# GUIDE-FORMULAIRE

DE

# THÉRAPEUTIQUE

## GÉNÉRALE ET SPÉCIALE

PAR

le Dr V. HERZEN



CINQUIÈME ÉDITION

ENTIÈREMENT REFONDUE



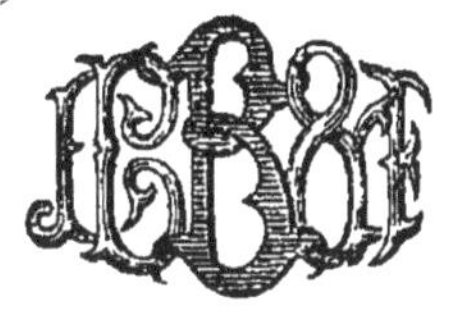

PARIS

LIBRAIRIE J.-B. BAILLIÈRE ET FILS

19, RUE HAUTEFEUILLE, 19, PRÈS DU BOULEVARD SAINT-GERMAIN

1909

# GUIDE-FORMULAIRE

DE

# THÉRAPEUTIQUE

DIJON, IMP. DARANTIERE.

# GUIDE-FORMULAIRE

DE

# THÉRAPEUTIQUE



## GÉNÉRALE ET SPÉCIALE

PAR

le Dr V. HERZEN

---

CINQUIÈME ÉDITION

ENTIÈREMENT REFONDUE

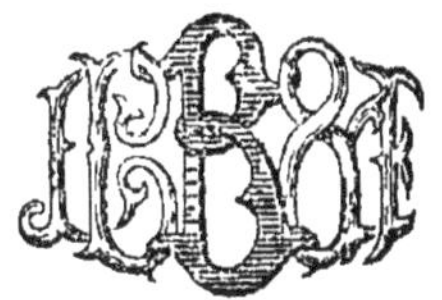

PARIS

LIBRAIRIE J.-B. BAILLIÈRE ET FILS

19, RUE HAUTEFEUILLE, 19, PRÈS DU BOULEVARD SAINT-GERMAIN

---

1909

# PRÉFACE

## DE LA CINQUIÈME ÉDITION

Bien que la cinquième édition de ce livre paraisse à peine un an après la précédente, j'ai tenu à le remanier, à y apporter quelques développements nouveaux et à y faire de nombreuses retouches, à le compléter et à le développer, tout en m'efforçant de lui garder l'esprit et les qualités que j'avais essayé de donner à la première édition : *concision, clarté, utilité pratique.*

Tous les chapitres ont été repris et refondus avec le double souci de multiplier les détails pratiques et de ne pas trop grossir l'ouvrage ; quelques-uns ont été complètement transformés :

*Albuminurie,*
*Allaitement,*
*Dysenterie,*
*Fièvre puerpérale,*
*Typhus exanthématique.*

Plusieurs sont entièrement nouveaux :

*Albuminurie calculeuse,*
*Allaitement et syphilis,*
*Maladie du sommeil,*
*Polycythemie splenomegalique,*
*Sporotrichose,*
*Sinusites.*

Cette cinquième édition est enrichie d'un grand nombre de méthodes thérapeutiques et de médications nouvelles :

*Méthode de Bier,*
*Sérothérapie de la dysenterie,*
*Tuberculinothérapie,*
*Collargol dans la fièvre puerpérale,*
*Atoxyl dans les trypanosomiases.*

L'ensemble de ces modifications est tel que cette cinquième édition a subi une augmentation notable, mais indispensable, pour maintenir mon *Formulaire* au courant des nouvelles acquisitions de la thérapeutique.

J'ai dû, en outre, toujours dans le même but, sacrifier à la mode en citant dans cette édition les nombreux *médicaments nouveaux* introduits en thérapeutique pendant le cours de ces dernières années (*atoxyl, collargol, lactobacilline, pyramidon, goménol, sérum antidysenterique, tuberculine,* etc).

C'est pourquoi j'espère que le public médical voudra bien lui faire l'accueil favorable qu'il a fait aux quatre premières éditions.

Août 1908.

Dr V. Herzen.

GUIDE ET FORMULAIRE

DE

# THÉRAPEUTIQUE

GÉNÉRALE ET SPÉCIALE

---

## ABCÈS

**A. CHAUD.**

*Incision* large au point le plus déclive, suffisante pour recevoir un drain. En cas de décollements ou de diverticules : *contre ouvertures.*

*Lavage* immédiat et répété avec une solution antiseptique faible (acide phénique 2 à 3 p. 100, sublimé 1 p. 2000, lysol 1 à 2 p. 100).

*Pansement* à la gaze iodoformée, salolée ou à la gaze au sublimé.

Chez les nourrissons et les enfants, chez les anémiques ou les cachectiques, chez les néphritiques : ne pas employer les antiseptiques toxiques, ni la poudre d'iodoforme, ni la gaze iodoformée.

Faire usage pour les lavages d'une solution d'*acide borique* à 3 p. 100, d'*eau oxygénée* ou d'*eau bouillie salée* à 7 p. 1000.

**Au début des suppurations aiguës,** recourir au traitement par l'*hyperémie* soit *avec la bande élastique*, soit avec les *appareils d'aspiration.*

Si on utilise la bande, l'hypérémie devra être chaude et sans douleurs : ouvrir tout abcès en formation ou fluctuant par une ponction, sous anesthésie locale au chloréthyle. Dans le traitement post-opératoire, éviter l'emploi des antiseptiques toxiques, des drains et des mèches.

**A. DENTAIRE.**

*Ouvrir* largement, soit du côté de la gencive, soit du côté du palais, suivant que l'on a à faire à un abcès vestibulaire ou palatin.

Voy. *Ostéopériostite des maxillaires, Périostite alvéolo-dentaire.*

**A. DU FOIE.**

Voy. *Hépatite aiguë, Fièvre intermittente hépatique.*

**A. FROID.**

Recourir de préférence aux *injections répétées d'éther iodoformé* de Verneuil. Pour les abcès peu volumineux, employer la solution à 10 p. 100, pour les abcès spacieux, employer celle à 5 p. 100.

Ne jamais injecter plus de 50 à 100 gr. de la solution d'éther iodoformé à 10 p. 100, même pour les abcès volumineux.

Préférer la solution de *crésol iodoformé*, qui a sur l'éther iodoformé l'avantage de n'être pas douloureuse (solution de crésol à 1 p. 100 mélangée au moment de l'injection avec parties égales d'une solution iodoformée . iodoforme 5 gr., éther 10 gr., alcool 100 gr.)

Voy. *Mal de Pott.*

**Lorsque la peau est très amincie** et sur le point de se rompre, ne pas pratiquer d'injection d'ether iodoforme; recourir de suite à l'*opération sanglante* pratiquer, selon le cas, une ou plusieurs incisions, suffisamment larges, mais surtout disposées de manière à pouvoir porter l'action de la curette ou des agents microbicides aussi près que possible du point d'origine de l'abcès, c'est-à dire de la lésion osseuse, puis procéder à un grattage soigné des parois de l'abcès, dans toute l'étendue des surfaces que l'instrument pourra atteindre.

Compléter l'action destructive de la curette par des badigeonnages ou même des injections avec une solution de chlorure de zinc à 1 p. 20

L'opération terminée, diminuer autant que possible l'étendue des incisions à l'aide de quelques points de suture, et même oblitérer celles qui ne sont plus susceptibles de servir au traitement ultérieur.

Par les ouvertures restées béantes, établir un drainage convenable, grâce auquel on pourra pratiquer des injections de teinture d'iode, de naphtol camphré, ou de préférence, de glycérine iodoformée (S. Duplay).

**Si la collection est ouverte :** *incisions* et *raclage*, poursuivre les décollements Pratiquer des *cautérisations* au chlorure de zinc à 1 p 20 : introduire dans les trajets fistuleux des *crayons d'iodoforme ;* tamponner à la *gaze iodoformée.*

Ne jamais négliger le *traitement général* . séjour à la campagne, à la montagne, aux bords de la mer, suralimentation, huile de foie de morue, cacodylate de soude, phosphates, lécithine.

**A. DE LA GLANDE DE BARTHOLIN (BARTHOLINITE).**

**Au début** *Repos, grands bains*, cataplasmes ou mieux *compresses* de tarlatane imbibées d'une solution d'acide borique à 3 p. 100, d'acide phénique ou de lysol à 1 p 100, de sublimé à 1 p 1000 ou de phénosalyl à 1 ou 2 p 100

*Traiter la blennorragie.*

**En cas de suppuration :** *Inciser* largement à la limite de la peau et de la muqueuse ; lavages chauds au *lysoforme* à 1 p. 100

**En cas de bartholinite chronique** avec hyperplasie ou sclérose de la glande : pratiquer l'*ablation totale* du canal et de la glande, ou bien recourir à la *cautérisation profonde* à l'électrocautère en suivant autant que possible la direction des canaux excréteurs.

**A. DE LA GLANDE DE COWPER.**

Ordonner les *grands bains*, les *cataplasmes.*

**En cas d'inflammation intense :** *sangsues* au périnée.

Ne pas sonder, à moins de rétention d'urine.

**En cas de suppuration** · *incision* périnéale large ; débrider et drainer les diverticules.

**A. ILIAQUE.**

Voy. *A. froid, Appendicites, Mal de Pott, Péritonite enkystée.*

**A. DE LA MARGE DE L'ANUS.**

**En cas d'abcès superficiel :** simple *incision.*

**En cas de suppuration périrectale profonde :** pratiquer la *section du rectum* dans toute la hauteur correspondant à l'abcès.

**A. MASTOÏDIEN.**

**Si l'abcès proémine derrière l'oreille :** *incision, drainage,* lavage, pansements antiseptiques.

**S'il n'y a que douleur, rougeur, gonflement :** recourir à la *trépanation* de l'apophyse mastoïde.

Voy. *Otite moyenne aiguë, Méningite aiguë, Septicémie otique.*

**En cas de mastoïdite de Bezold** (abcès ossifluent profond du cou) : *ouvrir* le foyer osseux et le foyer purulent cervical.

**A. MIGRATEURS,** ossifluents.

Voy. *Abcès froid, Mal de Pott.*

**A. MULTIPLES,** chez les nourrissons.

*Incision* suivie de lavages avec des solutions antiseptiques faibles : *acide borique* à 4 p. 100, *acide salicylique* à 0,2 pour 100, *lysol* à 0,50 p. 100.

Ne pas employer l'acide phénique, ni la gaze phéniquée.

Pansements à la *gaze salolée;* rejeter l'emploi de la gaze iodoformée.

Pour prévenir les abcès : *propreté absolue* de la peau, *bains antiseptiques* (1 gr. de sublimé et de chlorure de sodium par bain, dans une baignoire non métallique).

**A. DES PAUPIÈRES.**

**Au début :** *compresses* chaudes boriquées.

**En cas de suppuration :** pratiquer une *incision* parallèle au bord palpébral.

Voy. *Orgelet.*

**A. PELVIENS.**

Voy. *Abcès froid, Appendicites, Cancer du rectum, Mal de Pott, Prostatites, Rectites.*

**Chez la femme :** (abcès tubo-ovarien) :

**Au début :** *Repos au lit, révulsion* (ventouses scarifiées).

Appliquer le *sac de glace en permanence* sur l'hypogastre, pratiquer des *injections vaginales* et *rectales chaudes* de 45 à 50°.

Administrer des *laxatifs,* faire prendre des *lavements.*

INTÉRIEUREMENT, prescrire les *antithermiques* (quinine, phénacétine, pyramidon).

Combattre la douleur à l'aide de *suppositoires calmants* ou d'injections de *morphine.*

**En cas de suppuration,** dans les cas aigus et récents et lorsque l'abcès *bombe* dans le vagin, pratiquer la *colpotomie.*

Si l'abcès est haut situé, on peut encore recourir à la colpotomie (incision transversale de la muqueuse sur la face postérieure du col utérin et décollement du péritoine jusqu'au contact de l'annexe purulente), mais, dans la plupart des cas, préférer la *laparotomie.*

**En cas d'abcès multiples, de lésions anciennes,** et quel que soit l'état d'hecticité de la malade : pratiquer l'*hystérectomie vaginale* d'emblée, qui présente l'immense avantage d'assurer le drainage et l'évacuation de toutes les poches avec un minimum de danger.

Voy. *Cellulite pelvienne, Hematocele suppuree*, *Pelviperitonite*, *Salpingite*

**Après la période aigue** conseiller le *massage* general et local, *l'hydrotherapie*.

Administrer *l'iodure de potassium*, a la dose de 50 centigr. a 1 gr. par jour.

Traiter la blennorragie chronique, lorsqu'elle existe.

*Eaux salines* . Salins, Salies-de-Bearn.

**Pendant la grossesse** : Voy. *Parametrite*.

**A. DE LA PROSTATE.**

Recourir aux onctions avec *l'onguent mercuriel belladone ;* faire appliquer des *sangsues* au perinee.

Combattre la douleur, la congestion, la retention d'urine par des *bains* generaux ou localisés tièdes et des *lavements chauds* a 50°, répétés 2 a 3 fois par jour, pris lentement avec un irrigateur et gardés le plus longtemps possible (Reclus).

**En cas de rétention absolue** : vider la vessie avec une sonde molle de Nélaton, ou avec une petite sonde béquille a un seul œil.

**S'il y a suppuration** : pratiquer *l'ouverture de l'abces par le perinee*.

Si une collection limitée et superficielle de la face posterieure de la glande pointe franchement sous la muqueuse rectale, recourir a *l'incision par le rectum*.

**A. RÉTRO-PHARYNGIEN,** chez les enfants.

*Intervenir au plus tôt :* abaisser la langue de l'enfant place en face d'un bon eclairage, plonger hardiment le bistouri a la base préalablement entourée de diachylon, au milieu de la tumeur, incliner vivement la tête en avant pour que le pus ne pénetre pas dans les voies aeriennes et pratiquer une irrigation boriquee.

Préferer la *voie cutanee* qui assure l'antisepsie, l'hémostase et met a l'abri de tout danger. Si l'abces est saillant a l'exterieur, l'ouverture par la peau s'impose.

**A. DU SEIN.**

**Au début** faire appliquer sur le sein des *cataplasmes* de farine de lin ou des *compresses* imbibees d'une solution antiseptique faible (acide phenique 1 a 2 p. 100, résorcine 0,50 a 1 p. 100, lysol 1 p. 100, sublimé 1 p. 2000 à 3000) ou d'alcool a 60° et recouvertes de taffetas gommé.

Ou bien recourir au traitement par *l'hyperemie* à l'aide de la ventouse pour le sein, appliquée pendant 3/4 d'heure chaque jour (l'aspiration ne doit amener aucune douleur, la malade tiendra elle-même la cloche aspiratrice).

Interdire l'allaitement avec le sein malade et ne l'autoriser avec la mamelle saine, que si la fievre n'est pas elevee.

INTÉRIEUREMENT, administrer les *antithermiques* (quinine, associée a la phénacetine, antipyrine, pyramidon).

**En cas de suppuration :** *inciser* au point le plus éloigné du mamelon, afin d'eviter autant que possible les galactophores.

Lavages antiseptiques répétés ; pansements aseptiques et légèrement compressifs.

Si dès le début on a eu recours au traitement par l'aspiration, continuer journellement l'application de la ventouse jusqu'à guérison, en évitant les larges incisions et l'emploi des antiseptiques, des drains et des mèches.

**Chez les nouveau nés** respecter et protéger les engorgements physiologiques contre tout froissement et tout traumatisme, proscrire les pressions, les sucions et les tractions du mamelon pour vider la mamelle.

Appliquer une couche de *ouate hydrophile* ou une rondelle d'*emplâtre rouge* ou de *diachylon*.

En cas de suppuration : *incision*

**A. DU TESTICULE.**

Voy. *Orchites.*

**A. URINEUX.**

*A. urineux aigu.*

**Si l'abcès siège à la région périnéale :** *incision périnéale* de l'anus à la racine des bourses. Inciser couche par couche jusqu'à l'aponévrose superficielle ; ponctionner celle-ci sur la ligne médiane, puis introduire une sonde cannelée pour achever l'incision de la poche. Débrider largement, pratiquer une contre-ouverture au sommet de la poche et introduire un drain (Guyon).

Intervenir sur l'urètre quand la plaie périnéale est presque complètement fermée, pratiquer à ce moment l'*urétrotomie interne.*

**Si l'abcès siège à la partie pénienne :** *incision large, urétrotomie interne.*

*A. urineux chronique :*

*Inciser* sur la ligne médiane, puis enlever à la curette tranchante, ou extirper au bistouri, ou mieux détruire au thermocautère les tissus indurés.

Ou encore, pratiquer l'*énucléation* de la tumeur en réséquant, s'il le faut, une partie de l'urètre (Horteloup).

Voy. *Fièvre urineuse, Infiltration d'urine.*

## ACARE

Voy. *Gale.*

## ACCIDENTS GRAVIDO-CARDIAQUES

Voy. *Asystolie, Insuffisance mitrale.*

## ACCOUCHEMENT

**A. SPONTANÉ** (physiologique).

**Avant l'accouchement :** voy. *Grossesse.*

Conseiller de faire chaque jour, pendant les quinze derniers jours de la grossesse, un *savonnage* de la vulve suivi d'une *injection vaginale boriquée.*

## ALMANACH OBSTÉTRICAL

| | | | | | | | | | | | | | | | | | | | | | | | | | | | | | | | | |
|---|---|---|---|---|---|---|---|---|---|---|---|---|---|---|---|---|---|---|---|---|---|---|---|---|---|---|---|---|---|---|---|---|
| Janv. | 1 | 2 | 3 | 4 | 5 | 6 | 7 | 8 | 9 | 10 | 11 | 12 | 13 | 14 | 15 | 16 | 17 | 18 | 19 | 20 | 21 | 22 | 23 | 24 | 25 | 26 | 27 | 28 | 29 | 30 | 31 | |
| *Oct* | 8 | 9 | 10 | 11 | 12 | 13 | 14 | 15 | 16 | 17 | 18 | 19 | 20 | 21 | 22 | 23 | 24 | 25 | 26 | 27 | 28 | 29 | 30 | 31 | 1 | 2 | 3 | 4 | 5 | 6 | 7 | *Nov.* |
| Fév | 1 | 2 | 3 | 4 | 5 | 6 | 7 | 8 | 9 | 10 | 11 | 12 | 13 | 14 | 15 | 16 | 17 | 18 | 19 | 20 | 21 | 22 | 23 | 24 | 25 | 26 | 27 | 28 | | | | |
| *Nov.* | 8 | 9 | 10 | 11 | 12 | 13 | 14 | 15 | 16 | 17 | 18 | 19 | 20 | 21 | 22 | 23 | 24 | 25 | 26 | 27 | 28 | 29 | 30 | 1 | 2 | 3 | 4 | 5 | | | | *Déc* |
| Mars | 1 | 2 | 3 | 4 | 5 | 6 | 7 | 8 | 9 | 10 | 11 | 12 | 13 | 14 | 15 | 16 | 17 | 18 | 19 | 20 | 21 | 22 | 23 | 24 | 25 | 26 | 27 | 28 | 29 | 30 | 31 | |
| *Déc.* | 6 | 7 | 8 | 9 | 10 | 11 | 12 | 13 | 14 | 15 | 16 | 17 | 18 | 19 | 20 | 21 | 22 | 23 | 24 | 25 | 26 | 27 | 28 | 29 | 30 | 31 | 1 | 2 | 3 | 4 | 5 | *Janv.* |
| Avril | 1 | 2 | 3 | 4 | 5 | 6 | 7 | 8 | 9 | 10 | 11 | 12 | 13 | 14 | 15 | 16 | 17 | 18 | 19 | 20 | 21 | 22 | 23 | 24 | 25 | 26 | 27 | 28 | 29 | 30 | | |
| *Janv* | 6 | 7 | 8 | 9 | 10 | 11 | 12 | 13 | 14 | 15 | 16 | 17 | 18 | 19 | 20 | 21 | 22 | 23 | 24 | 25 | 26 | 27 | 28 | 29 | 30 | 31 | 1 | 2 | 3 | 4 | | *Févr.* |
| Mai | 1 | 2 | 3 | 4 | 5 | 6 | 7 | 8 | 9 | 10 | 11 | 12 | 13 | 14 | 15 | 16 | 17 | 18 | 19 | 20 | 21 | 22 | 23 | 24 | 25 | 26 | 27 | 28 | 29 | 30 | 31 | |
| *Févr* | 5 | 6 | 7 | 8 | 9 | 10 | 11 | 12 | 13 | 14 | 15 | 16 | 17 | 18 | 19 | 20 | 21 | 22 | 23 | 24 | 25 | 26 | 27 | 28 | 1 | 2 | 3 | 4 | 5 | 6 | 7 | *Mars* |
| Juin | 1 | 2 | 3 | 4 | 5 | 6 | 7 | 8 | 9 | 10 | 11 | 12 | 13 | 14 | 15 | 16 | 17 | 18 | 19 | 20 | 21 | 22 | 23 | 24 | 25 | 26 | 27 | 28 | 29 | 30 | | |
| *Mars* | 8 | 9 | 10 | 11 | 12 | 13 | 14 | 15 | 16 | 17 | 18 | 19 | 20 | 21 | 22 | 23 | 24 | 25 | 26 | 27 | 28 | 29 | 30 | 31 | 1 | 2 | 3 | 4 | 5 | 6 | | *Avril* |
| Juillet | 1 | 2 | 3 | 4 | 5 | 6 | 7 | 8 | 9 | 10 | 11 | 12 | 13 | 14 | 15 | 16 | 17 | 18 | 19 | 20 | 21 | 22 | 23 | 24 | 25 | 26 | 27 | 28 | 29 | 30 | 31 | |
| *Avril* | 7 | 8 | 9 | 10 | 11 | 12 | 13 | 14 | 15 | 16 | 17 | 18 | 19 | 20 | 21 | 22 | 23 | 24 | 25 | 26 | 27 | 28 | 29 | 30 | 1 | 2 | 3 | 4 | 5 | 6 | 7 | *Mai* |
| Aout | 1 | 2 | 3 | 4 | 5 | 6 | 7 | 8 | 9 | 10 | 11 | 12 | 13 | 14 | 15 | 16 | 17 | 18 | 19 | 20 | 21 | 22 | 23 | 24 | 25 | 26 | 27 | 28 | 29 | 30 | 31 | |
| *Mai* | 8 | 9 | 10 | 11 | 12 | 13 | 14 | 15 | 16 | 17 | 18 | 19 | 20 | 21 | 22 | 23 | 24 | 25 | 26 | 27 | 28 | 29 | 30 | 31 | 1 | 2 | 3 | 4 | 5 | 6 | 7 | *Juin* |
| Sept. | 1 | 2 | 3 | 4 | 5 | 6 | 7 | 8 | 9 | 10 | 11 | 12 | 13 | 14 | 15 | 16 | 17 | 18 | 19 | 20 | 21 | 22 | 23 | 24 | 25 | 26 | 27 | 28 | 29 | 30 | | |
| *Juin* | 8 | 9 | 10 | 11 | 12 | 13 | 14 | 15 | 16 | 17 | 18 | 19 | 20 | 21 | 22 | 23 | 24 | 25 | 26 | 27 | 28 | 29 | 30 | 1 | 2 | 3 | 4 | 5 | 6 | 7 | | *Juil.* |
| Oct | 1 | 2 | 3 | 4 | 5 | 6 | 7 | 8 | 9 | 10 | 11 | 12 | 13 | 14 | 15 | 16 | 17 | 18 | 19 | 20 | 21 | 22 | 23 | 24 | 25 | 26 | 27 | 28 | 29 | 30 | 31 | |
| *Juill.* | 8 | 9 | 10 | 11 | 12 | 13 | 14 | 15 | 16 | 17 | 18 | 19 | 20 | 21 | 22 | 23 | 24 | 25 | 26 | 27 | 28 | 29 | 30 | 31 | 1 | 2 | 3 | 4 | 5 | 6 | 7 | *Août* |
| Nov | 1 | 2 | 3 | 4 | 5 | 6 | 7 | 8 | 9 | 10 | 11 | 12 | 13 | 14 | 15 | 16 | 17 | 18 | 19 | 20 | 21 | 22 | 23 | 24 | 25 | 26 | 27 | 28 | 29 | 30 | | |
| *Août* | 8 | 9 | 10 | 11 | 12 | 13 | 14 | 15 | 16 | 17 | 18 | 19 | 20 | 21 | 22 | 23 | 24 | 25 | 26 | 27 | 28 | 29 | 30 | 31 | 1 | 2 | 3 | 4 | 5 | 6 | | *Sept.* |
| Déc. | 1 | 2 | 3 | 4 | 5 | 6 | 7 | 8 | 9 | 10 | 11 | 12 | 13 | 14 | 15 | 16 | 17 | 18 | 19 | 20 | 21 | 22 | 23 | 24 | 25 | 26 | 27 | 28 | 29 | 30 | 31 | |
| *Sept.* | 7 | 8 | 9 | 10 | 11 | 12 | 13 | 14 | 15 | 16 | 17 | 18 | 19 | 20 | 21 | 22 | 23 | 24 | 25 | 26 | 27 | 28 | 29 | 30 | 1 | 2 | 3 | 4 | 5 | 6 | 7 | *Oct.* |

(Les mois imprimés en *italiques* sont ceux pendant lesquels aura lieu l'accouchement).

**Au moment de l'accouchement** : *savonner* les parties génitales, les cuisses et la région hypogastrique de la femme en travail (ne pas se servir d'éponge, mais de linge désinfecté par l'ébullition prolongée pendant 30 minutes ou mieux de coton antiseptique) ; pratiquer un *lavage antiseptique* de la vulve (aniodol à 1 p. 2000, chinosol à 2 p. 1000, acide phénique à 2 p. 100, sublimé à 1 p. 1000, lysol a 1 ou 2 p. 100) et donner une *injection vaginale antiseptique* (voy. *Antisepsie gynecologique et obstetricale*).

℞ Sublime . . . . . . . . 50 cgr.
Acide tartrique . 1 gr

Pour 1 paquet : dissoudre dans 2 litres d'eau bouillie chaude

Pratiquer le toucher vaginal le plus rarement possible, après desinfection minutieuse des mains, avec le doigt enduit de *vaseline sterilisee additionnee de sublime* à 10 cgr p. 100, et tenue dans un vase submergé d'une solution antiseptique.

Veiller pendant toute la durée de l'accouchement à la propreté, c'est-a-dire à l'*asepsie*, des linges touchant la parturiente.

**Pendant l'accouchement** : Si le travail est normal, se limiter a *soutenir le perinee* pendant la sortie de la tête fœtale.

Prévenir la rupture prematurée des membranes (repos au lit, toucher et injections vaginales rares et faits avec douceur).

S'abstenir du toucher vaginal pendant l'accouchement, chez les femmes qui ont une maladie infectieuse de l'appareil génital.

**En cas de résistance exagérée des parties molles** : (perinee haut et résistant, chez jeunes ou vieilles primipares), lorsque la femme pousse avec énergie, que les contractions uterines persistent tres rapprochees, qu'il y a presque un etat de tetanisation de l'uterus : pratiquer une *episiotomie* suivie d'une application de forceps, surtout si le fœtus manifeste un état de souffrance.

**En cas d'excès de volume du fœtus normalement conformé** : recourir suivant le cas et les difficultés rencontrees, au *forceps*, a la *version* avec extraction de la tête dernière, à la *craniotomie*, éventuellement même a l'*embryotomie cervicale* et a la *cleidotomie*.

Voy. *Ascite fœtale, Dystocies*.

**En cas de gemellité** : Voy. *Dystocies*.

Ne pas se hâter, après la naissance du premier enfant, de rompre les membranes du second enfant, couper le cordon du premier fœtus entre deux ligatures, et si l'uterus se repose *attendre une heure avant d'ouvrir la seconde poche des eaux*.

Si le second accouchement n'a pas lieu spontanement, intervenir : *expression du fœtus, extraction manuelle*.

**En cas de rigidité du col** Voy. *Dystocie uterine*.

**En cas de contractions douloureuses** : administrer l'*antipyrine* par la voie stomacale (75 cgr. a 1 gr. toutes les deux heures) ou par la voie hypodermique (25 cgr.) *Chloroformisation*

**En cas de douleurs pathologiques** : pratiquer une *injection sous-arachnoidienne de cocaine* de 5 mgr. (Doléris).

**En cas d'affaiblissement des contractions (inertie utérine)** pendant la période de dilatation, *savoir attendre*, faire *lever* et *marcher* la parturiente ; pratiquer le *massage* du fond utérin avec la paume de la main ; donner une *injection chaude* (50°), appliquer un *sac de caoutchouc* dans le vagin.

Administrer le *sulfate de quinine*, a la dose de 75 cgr à 1 gr.

Si la dilatation a dépassé trois travers de doigt, que la présentation soit normale et la tête profondément engagée, pratiquer la *rupture des membranes*.

Pendant la période d'expulsion, en cas de souffrance de l'enfant ou d'état grave de la mère, recourir au *forceps* ou à l'*expression fœtale* (agir *pendant* la contraction utérine qu'il s'agit en somme de renforcer ; saisir le fond de l'utérus avec des mains sèches, amener tout d'abord l'organe dans l'axe du détroit supérieur. Placer les mains de telle façon que le bord cubital soit dirigé vers le bassin et la face palmaire appliquée sur le fond ou sur les côtes de l'utérus, mais seulement sur sa moitié supérieure.

Le pouce devra rester sur la face antérieure En un mot, empaumer le fond de l'utérus. Presser alors légèrement les parois abdominales contre l'utérus à l'endroit saisi Puis, maintenant toujours les mains à la même place, exercer une pression légère qu'on augmentera graduellement Les pressions sur le fond de l'utérus doivent être dirigées de haut en bas, tandis que celles sur les parois latérales convergeront vers l'axe de l'utérus. Arrêter l'expression en même temps que la contraction, à moins que, la partie fœtale étant à la vulve, il suffise d'un supplément de pression pour l'expulser)

Ne jamais donner l'ergot de seigle.

**En cas d'exagération des contractions (tétanos utérin), d'excitation ou d'agitation nerveuse** . ordonner le *chloral* (en potion ou en lavement), l'*opium*, la *morphine*, ou employer le *chloroforme* en inhalations.

**En cas de pelviviciations** . Voy. *Pelviviciations*.

**En cas de cancer du col, de fibrome** : Voy. *Cancer*, *Dystocie*, *Fibromes*.

### DÉLIVRANCE.

Procéder à la délivrance avec une *prudence extrême ;* éviter toute intervention intempestive.

Ne rien faire pendant le premier temps de la délivrance, soit pendant le décollement.

Encourager la parturiente, lui inspirer confiance dans la bonne terminaison de l'accouchement.

Ne pas tirer sur le cordon tant que la matrice est relâchée et le placenta non encore décollé (danger d'hémorragie par arrachement du placenta).

Laisser reposer la matrice, surtout si l'expulsion fœtale a été longue et pénible et s'il n'y a pas d'hémorragie.

Si la délivrance était tardive, solliciter les contractions utérines par des *frictions légères* pratiquées sur le fond du globe utérin

Dans la plupart des cas, au bout d'un certain temps, quand

revient la contraction utérine, aider la sortie des annexes de l'œuf par des *tractions* exercées sur le cordon (en cas d'accouchement gemellaire, ne jamais tirer sur les deux cordons en même temps), ou bien pratiquer l'*expression* de la matrice selon la methode de Crédé : saisir le fond de l'utérus à pleine main et le serrer comme une eponge, combiner cette manœuvre avec une légère pression sur l'hypogastre.

De preférence associer ces deux methodes : tirer sur le cordon tout en exprimant l'uterus de l'autre main.

**En cas de résidus placentaires retenus** : pratiquer immediatement le *curage digital*, suivi d'une injection intra-utérine (Voy. *Fievre puerperale*).

**POST-PARTUM** (Suites de couches).

Aussitôt apres la délivrance, faire avec la main quelques *frictions* sur le ventre pour exciter les contractions de la matrice et pour eviter une hemorragie.

S'assurer de temps en temps que l'uterus est bien contracte et qu'il n'y a pas d'hemorragie.

**Après l'accouchement** *Repos au lit* pendant 10 a 15 jours, dans les cas normaux et *sejour au lit prolongé* (15 a 30 jours), toutes les fois que le perinee aura ete dechiré et suture ; qu'il y aura eu des accidents infectieux, que la paroi abdominale sera très relâchée, et les lochies tres abondantes, qu'il y aura eu quelque anomalie obstetricale (hydramnios, grossesse gemellaire, utérus volumineux pour une cause quelconque, etc.), qu'il existera des varices ou enfin qu'on se trouvera en présence d'une affection medicale (cardiopathie, tuberculose, etc.).

Appliquer, pendant ce laps de temps, une large *bande* bien serrée autour du ventre de la parturiente.

Pratiquer deux a trois fois par jour la *toilette vulvaire* avec des solutions legerement antiseptiques et appliquer sur la vulve du coton hydrophile

Veiller a ce que *la chambre de l'accouchee soit proprement tenue ;* réduire le mobilier au strict necessaire.

*Aerer* la chambre plusieurs fois par jour, en ouvrant largement les fenêtres, même en hiver.

Ne pas balayer la chambre ; essuyer le plancher et les meubles avec des linges humides

Défendre a l'accouchée de se lever et de s'asseoir.

*Faire rester la femme couchee sur le dos,* les jambes rapprochées, la tête pas trop elevée.

Mettre l'enfant au sein 6 à 10 heures après l'accouchement . faire tourner legèrement l'accouchee de côte (a droite pour donner le sein droit) et coucher l'enfant a côte de sa mere, la tête appuyee sur le bras de celle-ci. (Voy *Allaitement*).

Recommander a la femme de ne pas s'asseoir pour allaiter pendant les neuf premiers jours.

Permettre a la femme de s'asseoir a partir du troisieme jour pour les repas, si les suites de couches sont normales.

Conseiller a la femme de ne *pas se lever avant le neuvieme jour*.

*Regime* . pendant les trois premiers jours donner des aliments légers, tels que bouillon, soupe au pain, au gruau, à l'orge, aux pâtes, un œuf à la coque, du lait

Conseiller ensuite à l'accouchée de se nourrir de soupes, de laitages, de purées de lentilles et de pommes de terre, d'œufs, de viandes grillées, de cervelle, de poisson, de fruits cuits, de pruneaux.

Ordonner, les premiers jours après l'accouchement, des repas fréquents et pas trop abondants; augmenter peu à peu les aliments, de façon que l'accouchée ait repris son régime ordinaire vers le dixième jour.

Boissons : eau fraîche, infusions légères de tilleul, de violettes, feuilles d'oranger, fenouil, vin blanc ou vin rouge coupé d'eau, bière légère. Pas de liqueurs.

Combattre la constipation à l'aide de *lavements*, si la femme allaite et de *laxatifs* ou de *purgatifs* dans le cas contraire.

S'il n'y a pas allaitement, donner un *purgatif* le troisième jour après l'accouchement, au moment de la montée du lait.

Si les seins sont engorgés et douloureux, faire des *applications chaudes* et *tirer* quelques gouttes de lait; puis soutenir les seins avec des écharpes ou appliquer un *pansement compressif*.

Quand la femme commence à se lever ou à marcher, soutenir la paroi abdominale à l'aide d'une *ceinture appropriée* ou simplement d'un *bandage de corps* et lui permettre de prendre un *bain*, dès les premiers jours du lever, quand les lochies sont complètement taries.

**Si l'accouchement a été long et pénible** administrer la *potion tonique* suivante :

| ℞ Teinture de noix vomique . . | X gouttes |
|---|---|
| Extrait mou de quinquina . . . . | 2 gr. |
| Eau distillée . . | 120 — |
| Sirop d'écorces d'oranges amères . . | 30 — |

1 cuillerée à soupe toutes les deux heures (Heizen).

**En cas de rétention d'urine** : Exercer avec la paume de la main une pression sur le bas ventre ou arroser la vulve avec de l'eau bouillie chaude; soulever la malade de préférence avec des coussins sous les épaules et, si tous ces moyens échouent, pratiquer le *cathétérisme* en ayant recours à la sonde le moins souvent possible.

En cas de cathétérismes répétés, prescrire l'*helmitol*.

**En cas de tranchées** : prescrire l'*extrait thébaïque*, en potion (5 à 6 cgr.), ou bien le *laudanum*, par la voie stomacale (V gouttes, toutes les 2 heures) ou en lavement (XX gouttes, 2 à 3 fois dans les 24 heures).

Employer aussi des suppositoires calmants à la *dionine* : 2 cgr

**En cas de douleurs vulvaires** recourir aux *compresses vulvaires très chaudes*, souvent renouvelées et légèrement antiseptiques.

**En cas de constipation** : *huile de ricin* (20 à 30 gr.), *lavements glycérinés*.

**En cas de faiblesse et de relâchement de la paroi abdominale, du plancher pelvien et des organes du petit bassin** appliquer un *bandage ab-*

*dominal compressif*, donner l'*ergotine* et pratiquer des *injections vaginales chaudes* (aniodol 1 p. 1000), provoquer dès le 2e jour des évacuations intestinales à l'aide de *lavements* et du *massage abdominal ;* appliquer un *pessaire de Hodge*, dès la fin de la première semaine.

**En cas de subinvolution utérine** faire prendre des *injections vaginales chaudes* (45° à 50°), répetées deux fois par jour et continuées pendant plusieurs semaines.

Si la femme n'allaite pas, pratiquer des injections quotidiennes d'*ergotine* ou d'*ergotinine*, pendant 10 à 12 jours consécutifs

| ℞ Ergotinine | 1 cgr. |
|---|---|
| Acide lactique | 2 — |
| Eau distillée de laurier-cerise | 10 gr. |

Injecter 1/4 de cc tous les jours

Ou bien prescrire :

| ℞ Ergotine | 5 à 10 cgr |
|---|---|
| Sulfate de quinine | 10 — |
| — de strychnine | 1 mgr |

Pour 1 pilule · 3 pilules par jour (Heizen)

Recourir aussi à l'*electrothérapie :* employer les courants induits (bobine à fil gros et court). Introduire l'électrode bipolaire jusqu'au fond de l'utérus et atteindre peu à peu l'intensité maxima, en allant avec précaution dans l'engainement de la bobine induite.

Pratiquer des séances quotidiennes courtes (3 à 4 minutes) ; ne pas dépasser 30 à 50 interruptions par minute.

Conseiller enfin la *gymnastique suedoise* et le *massage uterin*

Voy. *Engorgement uterin.*

**En cas de fièvre :** Voy. *Fièvre puerperale.*

Déterminer la porte d'entrée de l'infection avant de commencer le traitement, qui peut autrement être tout à fait intempestif

Combattre la constipation, lorsqu'elle existe.

**En cas d'hémorragies** Voy. *Hemorragies du post-partum.*

**En cas d'œdèmes des membres inférieurs :** traiter la néphrite ou la phlegmatia alba dolens

### A. ARTIFICIEL OU A. PROVOQUE.

Voy. *Dystocies, Pelvivicıations.*

## ACÉTONÉMIE

Voy. *Coma diabetique.*

## ACÉTONURIE

Voy. *Diabete.*

Chez les sujets bien portants ou chez la femme, au cours de la grossesse, defendre le regime carné et prescrire le *regime lacto vegetarien.*

## ACHONDROPLASIE

Hygiene générale ; alimentation reconstituante, toniques.

Prescrire l'*opotherapie thyroïdienne*, continuee pendant longtemps et a doses élevees (Méry, Joffroy).

## ACNÉ

**A. VULGAIRE** (de la face).

TRAITEMENT GÉNÉRAL : *hygienique et dietetique* de la diathese arthritique ou de la scrofule.

Prescrire l'*huile de foie de morue*, le *morrhuol*, les *alcalins*, l'*arsènic*, ou administrer l'*ichtyol* à la dose de 1 à 3 gr. par jour pris au commencement des repas, en capsules de 25 cgr. chacune.

| | | |
|---|---|---|
| ℞ | Ichtyol . .. ... .. .... | 5 gr. |
| | Extrait et poudre de reglisse . . . | Q S |

Pour 50 pilules keratinisées, 2 à 3 pilules, 3 fois par jour

*Eaux thermales* de La Bourboule, Uriage, Challes, Saint-Honore, Vichy ou Royat.

*Regime* severe : défendre l'alcool, le vin, le thé, le cafe, la charcuterie, les graisses, les mets épicés, les viandes faisandees, les poissons de mer, les coquillages, les choux-fleurs et la salade

Pratiquer l'*antisepsie intestinale ;* administrer des *laxatifs* (soufre) et des *purgatifs salins* (sel de Carlsbad).

TRAITEMENT LOCAL

Utiliser, suivant l'état des teguments, le *soufre*, l'*ichtyol*, le *savon noir*, les *mercuriaux*.

**Si les téguments sont irritables** : prescrire de simples *lotions* tiedes à l'eau ayant bouilli avec de la camomille ou des têtes de pavots.

Appliquer ensuite des *pommades* à l'oxyde de zinc ou au sous nitrate de bismuth, au 1 p. 10, auxquelles on incorpore peu a peu de 1 p. 100 a 1 p. 25 de résorcine, soit de 1 p. 50 a 1 p. 15 de calomel, soit de 1 p. 30 a 1 p. 10 de soufre.

| | | |
|---|---|---|
| ℞ | Résorcine . . . | 5 à 10 gr |
| | Oxyde de zinc . . | ãa 25 — |
| | Amidon . ....... . | |
| | Lanoline ........ | 100 — |

**Si les téguments ne sont pas irritables** : recourir aux *preparations soufrees*, soit sous forme de lotions ou de pulverisations faites une ou deux fois par jour avec une eau sulfureuse naturelle (Brocq), soit sous forme de savon, pommade ou pâte.

| | | |
|---|---|---|
| ℞ | Soufre precipité ... | 10 gr |
| | Alcool camphre ... .. | 20 — |
| | Glycerine .. | 5 — |
| | Eau de roses .. | ãa 100 — |
| | Eau distillee. . | |

Pour lotions

Prescrire la lotion suivante où le savon est combine au soufre

| | | |
|---|---|---|
| ℞ | Soufre sublime. | 10 gr |
| | Esprit de savon de potasse ... ... | 20 — |
| | Alcoolature de lavande. | 60 — |
| | Alcool camphre . | 10 — |
| | Baume du Perou . . | 1 — 50 |
| | Essence de bergamotte. | V gouttes |

Pour lotions (Hebra)

Employer la pâte soufrée suivante :

| ℞ Soufre précipité | 40 gr. |
|---|---|
| Carbonate de chaux | 20 — |
| Oxyde de zinc | 20 — |
| Riz pulvérisé | 15 — |
| Glycérine | 20 — |
| Eau | 75 — |

Appliquer cette pâte le soir au moment du coucher (Unna)

Enlever, le matin, cette pâte avec un lavage à l'eau savonneuse.

Puis, après avoir séché la peau, appliquer pour la journée du cold-cream et de la poudre d'amidon.

| ℞ Cold-cream | 20 gr. |
|---|---|
| Oxyde de zinc | 3 — |
| Acide salicylique | 20 cgr. |

**Si le soufre n'est pas toléré :** recourir au *savon* noir, qui est le remède le plus simple de l'acné : faire le soir, et pendant 5 jours consécutifs, une onction

Ou bien appliquer sur les parties malades des morceaux de flanelle sur lesquels on aura étalé une couche de savon noir rendu plus maniable par l'addition d'alcool

Laver, le matin, avec de l'eau chaude et poudrer.

Traiter la dermatite avec les émollients.

Employer aussi le *savon noir additionné de soufre,* de *résorcine* ou d'*acide salicylique :*

| ℞ Acide salicylique | 2 gr. |
|---|---|
| Axonge | } āā 50 — |
| Savon noir | } |

(Besnier).

| ℞ Résorcine | } |
|---|---|
| Acide salicylique | } āā 5 gr. |
| Naphtol camphré | } |
| Amidon | } |
| Soufre | } āā 25 — |
| Savon noir | } |
| Vaseline | } |

(Besnier)

Utiliser l'*ichtyol* sous forme de savon, de pommade ou de lotion.

| ℞ Ichtyol | 5 gr |
|---|---|
| Vaseline | 20 — |
| Lanoline | 10 — |
| Vanilline | 10 cgr. |

Pour onctions, le soir.

| ℞ Ichtyol | 25 à 30 gr |
|---|---|
| Acide salicylique ou résorcine | 5 à 10 — |
| Alcool | } āā 50 — |
| Ether | } |

Pour lotions

Conseiller, dans les cas bénins, l'usage des *mercuriaux* en lavages avec du savon au sublimé, en lotions avec des solutions de bichlorure de mercure à 1 p. 500, en onctions avec des pommades au calomel de 1 p. 40 à 1 p. 20, ou au biiodure de mercure de 1 p 50 à 1 p 30.

**S'il y a des comédons**. voy. *Comédons.*

**En cas d'acné nécrotique**. recourir au même traitement que pour l'acné vulgaire.

**En cas d'acné indurée ou phlegmoneuse ou pustuleuse :** recourir au *galvanocautère*. Ouvrir les collections dermiques et sous-dermiques, ponctionner les follicules abcédés et les noyaux d'induration, même à la face (Brocq).

**A. PONCTUÉE.**

Voy. *Comédons.*

**A. ROSACEA (COUPEROSE).**

Rechercher et traiter la rhinite hypertrophique, si elle existe.

*Régime* : comme pour l'acné vulgaire.

Combattre la constipation en prescrivant des *pilules d'aloès*.

Tous les matins, frictionner vigoureusement tout le corps et en particulier les membres inférieurs avec de la flanelle et de l'eau de Cologne.

Faire prendre, au début du repas, deux fois par jour, et pendant 20 jours par mois, 2 des pilules suivantes :

| ℞ | | |
|---|---|---|
| | Arseniate de soude . . . . . | 1 mgr |
| | Ergotine . | 5 cgr |
| | Extrait de belladone . . | 2 mgr. |
| | Chlorhydrate de quinine | 4 cgr |
| | Extrait de gentiane et glycérine . . . | Q. S. |

Pour 1 pilule (Brocq)

Eviter tout contact irritant (vent froid) à la figure.

Se laver la figure avec de l'eau aussi chaude que possible.

Tous les soirs, au coucher, faire un savonnage alternativement avec le *savon mou de potasse* et le *savon au soufre*.

Mettre ensuite pour la nuit sur les parties malades, la pommade suivante :

| ℞ | | |
|---|---|---|
| | Acide salicylique | 25 cgr. |
| | Oxyde de zinc | 2 gr |
| | Benjoin . . . | Q. S |
| | Vaseline . . . . . | 18 gr |

(Brocq).

Si ce traitement n'irrite pas assez, mettre, pendant la nuit, une des deux pommades suivantes :

| ℞ | | |
|---|---|---|
| | Soufre précipité . . | āā 30 gr |
| | Alcool camphré . . . | āā 30 gr |
| | Eau distillée . . . . | 250 — |

Bien agiter (Brocq).

| ℞ | | |
|---|---|---|
| | Soufre précipité | 3 à 5 gr. |
| | Oxyde de zinc . . . . | 2 — |
| | Essence de violette. | Q. S. |
| | Lanoline . . | āā 5 gr. |
| | Huile d'amandes douces . . . . . | āā 5 gr. |

**Dans les cas rebelles** à ces moyens : recourir aux *scarifications* fines et superficielles, à l'*électrolyse*, aux injections, à la seringue de Pravaz, d'*alcool* à 95° (XX à XXX gouttes), répétées 3 fois par semaine, pendant 1 à 3 mois.

**Dans la forme hypertrophique** recourir à la *cautérisation ignée* et à l'*opération radicale au bistouri* (abrasion des parties exubérantes, en décortiquant le nez sans atteindre les cartilages) ; pratiquer ensuite des greffes ou l'autoplastie.

**Dans le rhinophyma :** recourir à la *galvanocautérisation* (se servir de pointes très fines et traverser toute l'épaisseur du tissu malade).

**A. VARIOLIFORME (MOLLUSCUM CONTAGIOSUM).**

**Au début :** toucher les petites tumeurs avec de la *teinture d'iode*, pratiquer des cautérisations répétées au *nitrate d'argent* ou à l'*acide chromique*, plus tard *excision* aux ciseaux courbes, suivie de cautérisation au nitrate d'argent, ou bien *raclage* à la curette tranchante.

Préférer l'*électrocautérisation*.

**En cas d'éléments éruptifs nombreux** : pratiquer d'abord des frictions au *savon noir salicylé* à 1 p. 30, puis des applications de *pommades soufrées fortes :*

| | | |
|---|---|---|
| ℞ Naphtol β | } | |
| Camphre | } | ãã 5 gr. |
| Résorcine | } | |
| Savon mou de potasse | | 8 — |
| Craie préparée | | 3 — |
| Soufre précipité | } | ãã 20 — |
| Vaseline pure | } | |

Laisser en place 5 à 25 minutes, puis enlever (Brocq)

Détruire enfin à l'*électrocautère* les éléments qui résistent (Brocq).

## ACROMÉGALIE

Modifier la nutrition générale par l'*arsenic* (liqueur de Fowler, en commençant par V gouttes, 3 fois par jour et en augmentant jusqu'à 2 gr. dans les 24 heures)

Donner le *méthylarsinate disodique* (5 à 10 cgr.) ou pratiquer des injections hypodermiques de *cacodylate de soude* (5 cgr. par jour).

Ou bien, *médication ferrugineuse* à haute dose et *hydrothérapie chaude*, emploi prolongé du *seigle ergoté*.

Recourir à l'*organothérapie* (sucs glandulaires de thymus, de thyroïde, de corps pituitaire).

**Contre les douleurs** : antipyrine, antifébrine, exalgine.

**Contre l'insomnie** sulfonal, trional, uréthane, hédonal, chloral.

## ACROPARESTHÉSIES

*Traitement général* de l'hystérie ou de la neurasthénie.

Quatre fois par semaine, *douche sulfureuse* dirigée sur les membres endoloris et engourdis, *frictions* quotidiennes avec un morceau de flanelle enduit d'une *pommade à base de tanin*.

**Contre les paroxysmes nocturnes** : *quinine*, associée à la *phénacétine* ; *antipyrine*, à la dose de 1 gr. 50 au dîner.

**Contre l'excitation nerveuse** : *bromures*, *électrothérapie* (Gilbert Ballet).

Voy. *Engourdissements*.

## ACTINOMYCOSE

Traitement général administrer l'*iodure de potassium* à la dose quotidienne de 2 à 5 gr. ; au début, donner, pendant quelques jours, 6 à 8 gr. de ce médicament, puis diminuer la dose à celle ci-dessus indiquée.

Soutenir les forces du malade par les *toniques* et l'*arsenic* ; combattre la fièvre.

**A. ABDOMINALE.**

Prescrire l'*iodure de potassium*, instituer l'*antisepsie intestinale*

**En cas de collection purulente** pratiquer la *laparotomie* (Voy. *Péritonite purulente*).

**En cas d'occlusion intestinale** : recourir à l'*entérotomie*.

A. CÉRÉBRALE.

Traitement général par l'*iodure de potassium.*

**En cas de foyer cérébral localisé :** pratiquer la *trépanation.*

A. EXTERNE (A. CUTANÉE, OSSEUSE, ANTHRACOÏDE).

Recourir à l'*intervention chirurgicale précoce et radicale* : pratiquer, si possible, l'ablation du foyer, sinon inciser largement la collection, râcler la poche à la curette tranchante et cautériser au chlorure de zinc (voy *Abcès froid).*

Dans certains cas, traiter les lésions actinomycosiques par les *injections interstitielles d'une solution iodo-iodurée.*

A. THORACIQUE.

Administrer l'*iodure de potassium*, prescrire les *inhalations antiseptiques,* particulièrement celles de vapeurs d'iode.

**En cas de bronchite fétide :** faire prendre l'*essence d'eucalyptus,* en perles, à la dose de 1 à 2 et 3 grammes par jour, et conseiller les inhalations de cette même essence.

Voy. *Bronchite fétide, Gangrène pulmonaire.*

## ADÉNIE

Voy. *Lymphadénie.*

## ADÉNITES

A. AIGUE.

**Au début :** repos, purgatif, pansement soigné et antiseptique de la plaie originelle.

Localement : onctions d'*onguent napolitain belladoné* à 1 p. 30, badigeonnages de *teinture d'iode,* application de *sangsues* ou de *cataplasmes* souvent renouvelés.

**A la période de suppuration** . voy. *Abcès chaud, Bubon.*

A. CHRONIQUE SIMPLE.

Traitement approprié du foyer d'absorption et de la cause de l'adénite (plaie, ulcère, dent cariée, séquestre).

Localement : révulsifs, onguent mercuriel, *pommade iodo-iodurée.*

| ℞ | | |
|---|---|---|
| Iode pur | 10 cgr. |
| Iodure de potassium | 1 gr |
| Vaseline | 20 — |

| ℞ | | |
|---|---|---|
| Ichtyol | āā 5 gr. |
| Onguent napolitain | |
| Vaseline | 20 — |

Pour onction, 2 fois par jour (Herzen)

A. SCROFULO-TUBERCULEUSES EXTERNES.

Traitement général de la scrofule et de la phtisie

Administrer pendant longtemps l'*huile de foie de morue*, à la dose de 4 à 8 cuillerées par jour, l'*iodure de potassium,* à la dose de 5 cgr. chez les enfants de quelques mois, à celle de 10, 15 et 20 cgr chez les enfants plus âgés et à la dose de 50 cgr. à 1 gr. à la période de la puberté, ou l'*iodoforme* à la dose de 15 à 30 cgr. selon l'âge du malade.

Donner l'*iodure de fer* sous forme de sirop, ou bien recourir au traitement par l'*iodure de fer à l'état naissant,* prescrire d'une part une solution de 4 gr. d'iodure de potassium dans 180 gr. d'eau et, d'autre part, de la teinture éthérée de malate de fer, et faire prendre au malade (enfants), à chacun des deux principaux repas, une cuillerée à dessert ou à bouche de la solution iodurée, dans laquelle on verse III à XX gouttes de la teinture martiale (Botkine).

Prescrire le *sirop iodo-tannique*, les *préparations arsenicales*, les *toniques*.

Voy *Lymphatisme, Scrofule*.

TRAITEMENT LOCAL :

**En cas d'adénopathie légère non suppurée** : badigeonnages iodés, *emplâtre de Vigo* ou *emplâtre rouge* en permanence.

| ℞ | | |
|---|---|---|
| | Axonge benzoïnée. | 30 gr |
| | Iodure de potassium | 2 — |
| | Extrait de ciguë | 2 — |

Pour onctions, matin et soir (Comby)

| ℞ | | |
|---|---|---|
| | Iodure de potassium.. | 2 gr |
| | Extrait de belladone .. | 1 — |
| | Axonge benzoïnée. ....... | 15 — |

Une onction par jour.

Recourir à la *méthode sclérogène* de Lannelongue : instiller dans les ganglions ou leur voisinage quelques gouttes d'une solution de chlorure de zinc à 1 p. 10 ou 1 p. 20.

Essayer le traitement par les *injections intra-focales de tuberculine* : commencer par injecter dans la glande une faible dose de la tuberculine A de Beraneck, puis accroître insensiblement la dose. Si sous l'influence des injections, il se forme un abcès, le vider par simple ponction et aspiration à l'aide d'une ventouse et continuer les injections dans son voisinage.

Pratiquer l'*extirpation* des ganglions volumineux.

Envoyer les malades à la *campagne*, à la *mer*, dans les *stations minérales chlorurées sodiques* de Salies-de-Béarn, Salins, Bourbonne, Bourbon-l'Archambault, la Bourboule, Salies-les-Bains, Saint-Nectaire, Barèges, ou bien faire prendre des *bains quotidiens salés* ou d'eaux-mères de Salies et prescrire le mélange suivant :

| ℞ | | |
|---|---|---|
| | Iodure de potassium. | 3 gr |
| | Bromure de sodium | 3 — |
| | Chlorure de sodium | 12 — |
| | Eau distillée .. | 100 — |

A prendre une cuillerée à café, 2 fois par jour, dans une tasse de lait (usage prolongé) (Herzen)

**En cas de suppuration** : pratiquer des injections *d'éther iodoformé* à 10 p. 100 ou de *naphtol camphré*.

Ou bien transgresser avec la règle qu'un abcès tuberculeux sous-cutané ne doit pas être transformé en suppuration ouverte et recourir à la *ponction de l'abcès suivie de l'aspiration* à l'aide d'une ventouse de Bier, répétée journellement pendant 3/4 d'heure.

Détruire le foyer tuberculeux par le *raclage*, avec destruction de la poche, et suivi de cautérisation au chlorure de zinc, ou bien par l'*extirpation* (voy *Abcès froid*).

## ADÉNOPATHIE TRACHÉO-BRONCHIQUE

*Relever la nutrition générale* par une bonne hygiène, par une bonne nourriture (graisses, œufs, viandes grillées, cervelles, poissons, lait, décoction de céréales), par la vie au grand air, la gymnastique suédoise, les frictions cutanées, les bains tièdes.

Localement : Badigeonnages à la *teinture d'iode* ou *coton iodé*, recouvert de taffetas gommé entre les épaules, de façon à entretenir sur la peau une irritation continue.

*Frictions* avec :

| ℞ Iodure de potassium | 2 gr. |
|---|---|
| Extrait de cigue | 1 — |
| Axonge benzoïnée | 30 — |
| | (Comby) |

Ou bien appliquer, tous les huit jours, des *pointes de feu* superficielles dans les gouttières interscapulaires

A l'intérieur : *huile de foie de morue, iodures de potassium ou de sodium, iodoforme, sirop d'iodure de fer, cacodylate de soude* (2 à 4 centigr.).

| ℞ Iodure de sodium ... | 10 gr. |
|---|---|
| Bromure de sodium . . | 20 — |
| Chlorure de sodium . | 40 — |
| Eau distillée Q. S pour | 300 cc |

2 cuillerées par jour, dans du lait (Grasset)

Donner la *teinture d'iode* à la dose de V à XV gouttes par jour dans du café, du malaga ou de l'eau de riz sucrée (Grancher).

Conseiller le *lait iodé* (10 cgr. par litre) chez les enfants à la mamelle Faire prendre du *lait phosphaté*.

**Contre les accès spasmodiques** : prescrire la *teinture de belladone* (V à XX gouttes), la *teinture d'aconit* (X à XV gouttes), le *bromure de potassium* ou de *sodium* (20 cgr. à 1 gr. par jour), l'*héroïne* (4 à 8 mgr. par jour) ou mieux encore le *bromoforme* :

| ℞ Bromoforme . .... .. | 2 gr 50 |
|---|---|
| Huiles d'amandes . | 30 — |
| Gomme arabique pulvérisée . . .. . . | 20 — |
| Sirop d'écorces d'oranges amères .... | 60 — |
| Eau distillée . . | Q S p 1/4 de litre |

2 à 6 cuillerées par jour (Grasset)

Envoyer le malade, en hiver, sur les *bords de la Méditerranée* ; prescrire *l'eau de la Bourboule* pendant 10 jours par mois, à la dose de 1/4 à 1/2 verre, selon l'âge.

En été, conseiller une cure aux eaux de *la Bourboule*, ou s'il y a, en même temps que l'adénopathie, un catarrhe bronchique très accusé, envoyer le malade au *Mont-Dore*.

En cas de lymphatisme à forme torpide, préférer les eaux de *Challes* ou celles d'*Eaux-Bonnes*.

Faire prendre des bains *d'eaux-mères de Salies*, ou le bain suivant :

| ℞ Sel marin. . ! . | 1000 gr. |
|---|---|
| Carbonate de soude . | 12› — |
| Iodure de sodium | 20 — |

Pour un bain de 10 minutes de durée, 30 bains (Comby)

**En cas d'hérédo-syphilis** : *traitement spécifique mixte* et *toniques*.

| ℞ Biiodure de mercure | 40 à 60 mgr. |
|---|---|
| Iodure de potassium | 10 gr. |
| Sirop d'écorces d'oranges amères Q S p | 150 cc |

3 cuillerées à café par jour (Herzen).

## ADHÉRENCES

**A. PÉRICARDIQUES** (péricardo-costales).

*Intervenir chirurgicalement* (résections costales et, si besoin, résection du sternum) dans les cas où les adhérences péricardiques se traduisent par le choc diastolique avec retraction systolique de la paroi thoracique et s'il existe en même temps des troubles circulatoires intenses (cyanose, dyspnée, stase au niveau du foie, ascite).

Voy. *Pericardite chronique.*

**A. PÉRIGASTRIQUES.**

Voy. *Ulcere de l'estomac.*

**A. PÉRIGÉNITALES CHEZ LA FEMME.**

Faire prendre des *injections chaudes*, vaginales et rectales.

Pratiquer le *massage gynécologique*. Voy. *Abcès pelvien, Cellulite pelvienne, Parametrite, Pelviperitonite, Salpingite.*

**A. PÉRITONÉALES** (brides péritonéales).

Voy. *Appendicites, Coliques intestinales, Nevralgie pelvienne, Occlusion intestinale, Ovarites, Parametrite, Pelvi-peritonite, Peritonites, Salpingites, Ulcere de l'estomac.*

**A. PLACENTAIRES.**

Voy. *Avortement, Hemorragie pendant la delivrance.*

**A. PLEURALES.**

*Revulsion, iodure de potassium* (50 cgr a 1 gr. par jour).

*Exercices musculaires* divers, *gymnastique generale, thoracique et respiratoire, reeducation respiratoire.*

Sejour à la *montagne*

Voy. *Pleuresie sero-fibrineuse* lorsque l'épanchement est tari.

## ADIPOSE

**A. CARDIAQUE.**

Voy. *Degenerescence graisseuse du myocarde.*

**A. DOULOUREUSE** (maladie de Dercum).

Administrer le *salicylate de soude*, la *strychnine*, l'*arsenic*; conseiller l'*hydrotherapie*.

Recourir a l'*extirpation* des masses adipeuses.

**A. GÉNÉRALISÉE**

Voy. *Obesite.*

## AÉROPHAGIE HYSTÉRIQUE

Voy. *Eructations.*

## AFFECTIONS VALVULAIRES

Voy. *Asystolie, Insuffisances* et *Retrecissements valvulaires.*

## AGE CRITIQUE

Voy. *Menopause.*

## AGITATION

Voy. *Alcoolisme chronique, Delires, Hystérie, Insomnie, Mélancolie, Nervosisme, Neurasthenie, Paralysie generale progressive*

Indications thérapeutiques : combattre l'éréthisme des centres nerveux ; favoriser l'élimination des produits toxi-infectieux emmagasinés dans la cellule cérébrale ; relever la nutrition (Deny).

*Purgatifs, abstinence* et *regime tres severe.*

**Dans toutes les formes de l'agitation**, quelle qu'en soit la cause, prescrire le *chloral*, en potion a la dose de 2 a 3 gr. chez la femme, et de 3 a 4 gr. chez l'homme, prise en deux fois.

Se méfier de l'action hyposténisante de ce médicament sur le cœur et aussi de la chloralomanie possible.

Employer le *bromure de potassium* dans les cas de **surexcitation nerveuse** (nervosisme), dans ceux d'**excitation chez les hystériques**, avec ou sans insomnie, dans les **psychoses menstruelles**, dans les accès d'**agitation post-épileptique**, et d'une façon générale chez les **aliénés** dans tous les états d'agitation Dans certains cas, combiner le bromure de potassium au chloral.

Utiliser l'opium ou la morphine, surtout pour combattre les **états de dépression et d'anxiété** qui s'accompagnent d'un abaissement de la tension artérielle; recourir à la morphine dans la **mélancolie anxieuse** s'accompagnant d'agitation et d'insomnie, dans certaines **psychoses hallucinatoires** et dans les états d'**excitation des déments** et des **paralytiques généraux.**

Eviter d'avoir recours aux opiacés dans les états maniaques et chez les alcooliques, s'abstenir également des doses élevées, qui sont susceptibles de produire un empoisonnement médicamenteux surajouté à l'intoxication préexistante des centres nerveux.

Employer le *phosphate de codeine* en injection sous-cutanée a la dose maximum de 10 cgr., ou en pilules à la dose de 30 cgr , dans la **mélancolie** et plus généralement dans toutes les affections mentales s'accompagnant de **troubles de la sensibilité générale, d'angoisse**, et de **douleur morale.**

Dans des cas d'**agitation rebelle** aux autres médications, avec agitation motrice et surexcitation excessive, prescrire le *chlorhydrate d'hyoscine* ou le *sulfate de duboisine* à des doses variant de 5 décimilligr. à 1 ou 2 milligr., par voie buccale ou mieux par voie sous-cutanée. Se servir pour l'un ou l'autre usage d'une solution aqueuse au millième, exactement dosée, de façon à ce que 1 cc. de cette solution corresponde à 1 milligr. d'alcaloide.

Administrer en une seule fois, de 1/2 a 1 cc. de la solution, soit melange a la boisson, soit en injection hypodermique, au moment du repas ou trois heures au moins, apres, mais jamais pendant la digestion

Prescrire indifféremment l'un ou l'autre de ces médicaments.

Chez les **grands agités**, pratiquer pour combattre l'agitation une injection sous-cutanée de sérum artificiel à la dose de 500 à 1000 gr (Cullerre).

Recourir aux *moyens physiques de traitement de l'agitation*, alitement (repos absolu au lit d'une façon permanente pendant un temps plus ou moins prolongé), balnéation et enveloppements humides.

*L'alitement* ou *clinothérapie* s'adresse au syndrome agitation, qu'il s'agisse de l'**agitation du maniaque**, de l'**anxieux** ou de l'**halluciné**. Il est obligatoire chez les **fébricitants**, les **anémiés** et les **épuisés**.

Dans les **manies symptomatiques** et chez les **paralytiques généraux** qui opposent une résistance invincible à l'alitement, combiner divers adjuvants physiques ou chimiques (drap mouillé, hyoscine).

Ne jamais faire usage, pour maintenir les malades au lit, de camisole de force, de liens ou d'entraves.

L'alitement est de rigueur dans la **confusion mentale**, dans les **psychoses infectieuses** et chez les **périodiques excités**.

Les *bains tièdes, simples, prolongés* (6, 8, 10, 12 heures) ou *permanents*, sont indiqués tant pour les **agités fébricitants**, que pour les **agités apyrétiques**: en général; maintenir l'eau à une température légèrement inférieure à celle du corps (33° à 36°).

Ne pas ordonner de bains prolongés aux cardiaques ou aux sujets profondément épuisés.

Essayer les *bains refroidis* de 24° à 18° chez les paralytiques généraux (Neisser).

Ne pas appliquer l'hydrothérapie froide dans les états d'excitation.

Quand il sera impossible, faute d'installation convenable, de faire administrer des bains prolongés, ordonner les *enveloppements humides* : le malade, complètement nu, est enveloppé soigneusement d'abord dans un drap trempé dans l'eau froide et tordu, et ensuite dans une ou deux couvertures de laine. Au bout d'une demi-heure ou une heure, lorsque le malade commence à transpirer, le recoucher dans le lit chauffé.

Répéter, au besoin, cette médication deux ou trois fois par jour, si le malade réagit franchement.

Recourir aux enveloppements humides surtout chez les malades dont la température est très élevée : **délire aigu, delirium tremens.**

Mettre toujours en œuvre le *traitement psychique*, principalement dans la **neurasthénie**, l'**hystérie**, la **mélancolie.** Se montrer en général aussi sobre que possible de paroles, éviter de contrecarrer le malade, ne pas engager de discussions avec lui et surtout ne jamais répondre à ses provocations.

## AINHUM

*(Amputation spontanée).*

Conseiller le massage, l'électricité, les bains chauds, les frictions stimulantes.

Prescrire l'*iodure de potassium* et les *toniques.*

Pratiquer des *débridements* pour enlever la constriction produite par l'anneau fibreux; faire des *incisions* perpendiculaires au sillon, ou encore pratiquer l'*ablation totale* de l'anneau, suivie de suture des parties cruentées

Recourir à la *désarticulation* ou à l'*amputation.*

## ALBINISME

*Verres fumés.*

Si le nystagmus n'est pas très prononcé : *lunettes sténopéiques.*

## ALBUMINURIES

**A. ALIMENTAIRE** (sans néphrite).

Traitement variable avec chaque malade : si celui-ci rend moins d'albumine avec le *régime animal* qu'avec le régime végétal, prescrire le premier ; inversement, si son albumine est moins élevée lorsqu'il est soumis au *régime végétal,* prescrire ce dernier

Lorsque le chiffre de l'albumine est le même, que le malade soit soumis au régime carné ou au régime végétal, prescrire le *régime mixte.*

**A. BRIGHTIQUE.**

Voy. *Néphrites.*

**A. CALCULEUSE.**

Ordonner le *traitement diurétique et alcalin* et les *dissolvants de l'acide urique* (benzoate de lithine, pipérazine, sidonal, lycétol).

*Cure aux eaux* de Vittel ou d'Evian, mais pas à celles de Vichy.

Conseiller une *intervention chirurgicale* (néphrotomie ou néphrolithotomie) en cas de douleurs tenaces et d'accidents infectieux graves.

**A. CARDIAQUE.**

**En cas de lésion valvulaire** : *Repos, régime lacté* et *digitale.* Régime déchloruré.

Retour lent à l'alimentation ordinaire.

Voy. *Asystolie, Insuffisances* et *Rétrécissements valvulaires.*

**En cas d'artériosclérose** . Voy. *Artériosclérose, Néphrite interstitielle des artérioscléreux.*

**A. CYCLIQUE INTERMITTENTE DE PAVY.**

Au commencement de l'accès, donner l'*antipyrine,* à la dose de 2 à 3 grammes.

**A. DES CHLORO-ANÉMIQUES.**

Traitement approprié de la chlorose. Diète fortifiante.

*Cure aux eaux* de Saint-Nectaire en Auvergne, ou de Ragatz en Suisse

Voy. *Chloro-brightisme*

**A. DES DIABÉTIQUES, DES GOUTTEUX, DES OBÈSES.**

Traitement hygiénique et diététique de la diathèse arthritique et traitement médicamenteux de sa manifestation.

Défendre les bains froids.

**A. DES DYSPEPTIQUES, DES DILATÉS.**

Soigner la dyspepsie et la dilatation stomacale. Régime lacté absolu (25 à 30 jours) et traitement de l'hypersthénie gastrique. Dans la seconde période de traitement : régime lacté et végétarien, puis introduire dans l'alimentation quelques poissons (sole, merlan), le bœuf rôti et le poulet. Eau de Contrexéville en boisson. Peu ou pas de traitement médicamenteux. Antisepsie intestinale.

**A. DES ENFANTS DÉBILITÉS,** en voie de croissance rapide.

*Régime mixte* (le régime lacté est nuisible). Défendre les boissons alcooliques et les vins pharmaceutiques Ne pas insister sur les préparations ferrugineuses ou arsenicales

Administrer les *phosphates* et la *strychnine.*

Agir sur la nutrition générale par les *frictions sèches*, les *bains sulfureux* ou *salés*, les promenades quotidiennes sans fatigue et le séjour à la *campagne* ou à la *montagne* (altitude moyenne, 800 mètres).

| ℞ Sulfate de strychnine | 10 à 30 mgr |
| --- | --- |
| Phosphate de soude | 5 à 10 gr |
| Eau distillée | 100 — |

1 à 3 cuillerées à café progressivement et selon l'âge du malade (Legendre).

Défendre les bains froids.

**A. GRAVIDIQUE.**

Voy *Néphrites*, *Eclampsie*

*Régime lacté*. 4 litres de lait par jour, coupé avec de l'eau de Vichy (Célestins), de l'eau de Vals ou de l'eau de chaux.

*Diurétiques, diaphorétiques, purgatifs salins, ventouses scarifiées*, à la région lombaire. *Saignée* de 250 à 300 gr, si la femme est pléthorique.

| ℞ Lactate de strontium . . | 20 gr. |
| --- | --- |
| Eau distillée . . . | 150 — |
| Sirop d'écorces d'oranges amères . . . . .. | 50 — |

3 fois par jour, 1 cuillerée à bouche dans 1/2 verre de lait (Tarnier).

**A. ORTHOSTATIQUE.**

*Régime mixte*. pas de régime diététique sévère. Inutile d'abaisser les rations de sel. Faire prendre un *laxatif léger* une ou deux fois par semaine (1 cuillerée à café de sulfate de soude à jeun).

Ordonner les *préparations ferrugineuses* et *quiniques* alternativement avec l'*arsenic* à doses modérées.

Donner de temps en temps le *bromure de potassium* à doses moyennes, pour calmer l'excitabilité du système nerveux.

Conseiller l'*hydrothérapie tiède* employée avec prudence ; les *frictions sèches.*

Recommander le *séjour au lit prolongé matin et soir* avec repos dans le décubitus horizontal de midi à deux heures (Teissier).

*Cure aux eaux* de Saint-Nectaire pour les nerveux avec nutrition viciée, d'Évian et de Vittel pour les uricémiques, de Brides et de Vichy pour les uricémiques et les goutteux.

**A. PRÉGOUTTEUSE,** chez les enfants ou les adolescents.

Traitement hygiénique de l'arthritisme. Sobriété, repas à heures fixes, sans excès, alimentation mixte ; se méfier des excès de viande et d'alcool, comme fortifiants. Recommander le *grand air*, les *exercices* du corps. Éviter le surmenage intellectuel et la vie sédentaire

*Cure aux eaux* de Vichy, Royat, Vals.

**A. PRÉTUBERCULEUSE,** chez les adolescents.

Bonne alimentation mixte. Séjour à la *montagne*.

Ne pas prescrire de créosote ou ses nombreuses combinaisons.

Donner les *phosphates*, le *sirop iodo-tannique*, le *sirop d'iodure de fer*.

Si les urines sont peu abondantes, faire prendre des *tisanes* ou des *médicaments diurétiques* :

℞ Fleurs de genêt . . 30 gr
Baies de genièvre. . 10 —
Faites infuser dans .
Eau .. ... 1000 —
Ajoutez :
Sirop de 5 racines . . 50 gr.

Prendre, tous les jours, 3 ou 4 tasses de cette tisane (Cullen).

## ALCOOLISME

**A. AIGU.**

**Forme légère, simple ivresse** : mettre le malade au *lit* et bien le couvrir.

Favoriser les vomissements par l'administration d'une *tisane chaude* (camomille, tilleul, fleurs d'oranger).

Ne donner l'*ipeca* ou le *tartre stibié* qu'à petites doses pour ne pas favoriser le collapsus : ipeca, 30 à 50 cgr. en 2 fois, ou bien émétique, 5 cgr. dans un demi-verre de vin

Faire prendre un *lavement d'eau salée*.

Administrer VIII à X gouttes d'*ammoniaque* dans un verre d'eau ou bien prescrire :

℞ Acétate d'ammoniaque . 10 gr.
Chlorure de sodium. .. 4 —
Infusion concentrée de café. 50 —
Sirop simple ..... .... .. 20 —

En 2 fois, à 1/4 d'heure d'intervalle.

**Forme grave avec état comateux** : appliquer des *sinapismes* aux extrémités et quelques *sangsues* aux apophyses mastoïdes.

Donner un *lavement purgatif*.

℞ Camphre. ... .. . . } āā 2 gr.
Éther sulfurique . . }
Huile d'amandes douces Q. S.
pour faire 10 cc.

Injecter 1 cc 3 ou 4 fois par jour (Herzen).

**En cas de collapsus** : voy. *Collapsus*

**Contre le délire alcoolique simple** : repos, *régime lacté*, *boissons rafraîchissantes* (limonade, orangeade), *bains tièdes prolongés*, *bromures associés au*

*chloral*, à l'*hydrate d'amylène*.

**Contre l'embarras gastrique** : prescrire les *purgatifs salins* (sulfate de soude ou de magnésie, 20 gr.).

Ordonner le *régime lacté* et les *alcalins* (eau de Vichy, prise à jeun à la dose d'un verre, matin et soir).

Si nécessaire, *laver l'estomac* avec de l'eau alcaline (5 gr. de bicarbonate de soude par litre).

**A. CHRONIQUE.**

**Contre la dipsomanie** : recourir à l'*isolement*.

*Diminution graduelle* des boissons alcooliques, faire boire du *lait*.

Prescrire les *hypnotiques*, si besoin est.

**En cas de délirium tremens** *isoler* le malade, le placer dans une chambre capitonnée et obscure (Magnan).

Ordonner les *enveloppements humides* et, dans certains cas, recourir à la *balnéation* froide : bains de 20° à 18°, de 10 à 12 minutes de durée, répétés toutes les 3 heures (Letulle, Sainton).

Voy *Agitation*.

*Alimentation tonique* et *reconstituante* (lait, bouillon, tropon, dermatose, jaunes d'œuf, jus de viande).

Donner des *boissons abondantes rafraîchissantes* ; pratiquer des *injections de sérum artificiel* à la dose de 800 à 1000 cc. par jour.

Ne pas donner d'alcool.

**S'il y a adynamie** : prescrire l'*alcool*, les *stimulants diffusibles*, la *caféine* et la *strychnine* en injections hypodermiques. Ne pas administrer les narcotiques.

**En cas de délirium survenant pendant une maladie fébrile ou après un traumatisme** : prescrire l'*alcool* (cognac, rhum), la *potion de Todd*, les *vins généreux*.

Combattre l'agitation et l'insomnie, à l'aide des *hypnotiques*

Donner l'extrait d'*opium à haute dose*. 15 à 30 cgr., ou le *laudanum* en lavements, à la dose de 2 à 3 gr. Préférer le *chloral*, seul ou associé au *bromure de potassium*, à la *jusquiame* ou au *chanvre indien*.

| | | |
|---|---|---|
| ℞ | Hydrate de chloral | 10 gr. |
| | Extrait thébaïque . . | 10 cgr. |
| | Hydrolat de laitue . | 160 gr. |
| | Sirop de gomme | 40 — |

1 cuillerée à bouche toutes les demi-heures jusqu'à effet (Herzen).

Une fois l'effet hypnotique obtenu, continuer à faire dormir le malade à l'aide d'injections répétées de *morphine* :

| | | |
|---|---|---|
| ℞ | Chlorhydrate de morphine | 10 cgr. |
| | Sulfate neutre d'atropine | 5 mgr. |
| | Eau stérilisée Q. S. pour | 10 cc |

Conseiller les *bains tièdes prolongés* (d'une heure et demie).

Voy. *Agitation*.

**En cas de faiblesse cardiaque** pratiquer des injections sous-cutanées de *caféine* ou de *spartéine* (5 cgr.).

**En cas d'adynamie** : recourir aux injections hypodermiques de *caféine*, d'*éther* et surtout de *sulfate de strychnine* à haute dose (2 à 3 mgr., 2 à 3 fois par jour.

| | | |
|---|---|---|
| ℞ | Sulfate de spartéine . | 40 cgr |
| | Sulfate de strychnine. | 15 mgr |
| | Eau distillée. Q. S pour | 10 cc. |

Injecter 3 seringues par jour (Herzen).

## ALLAITEMENT

**A. NATUREL.**

Sauf contre-indication, *la mere doit allaiter son enfant* [cancer, syphilis recente, tuberculose pulmonaire, albuminurie, dyspepsie grave, ulcère de l'estomac, anemie grave, leucemie, anémie pernicieuse, nevroses (folie, hystérie, épilepsie), neurasthénie, maladie infectieuse aigue (scarlatine, variole, erysipele, bronchopneumonie, pneumonie, fievre typhoide, etc.), atrophie des seins, mamelons mal formes, abces du sein].

Si la femme hésite à allaiter son enfant, l'engager à le faire en lui faisant comprendre que l'allaitement maternel est le seul mode d'alimentation naturelle pour le nourrisson et qu'aucun autre mode d'alimentation ne peut lui être compare. que toute mere a le devoir d'allaiter son enfant dans son interêt et dans celui de son enfant. que l'enfant séparé de sa mere court les plus grands risques, qu'il doit donc, autant que possible, être soigné par elle.

*Regime de la mere* conseiller simplement a la femme de manger les aliments qui composaient sa nourriture ordinaire. Défendre les liqueurs et recommander même d'eviter de prendre en quantite trop considerable toute boisson contenant de l'alcool : vin, biere, cidre, etc.

Conseiller a la femme d'eviter les fatigues, les emotions et, après une forte émotion, lui faire vider les seins et lui recommander d'attendre d'être calmée pour allaiter son nourrisson.

*Duree de l allaitement*. 10 à 12 mois.

Mettre l'enfant au sein 10 à 12 heures apres l'accouchement (Voy. *Accouchement* : Post-partum).

Ne pas lui donner du lait de vache, ni d'eau sucree

Faire laver le mamelon avant chaque tetee avec une solution d'acide borique a 4 p. 100, apres chaque tetée, le faire laver encore une fois avec la même solution et y faire appliquer une compresse boriquee.

Laver également la bouche de l'enfant, matin et soir.

*Nombre des tetees :* 6 à 8 de jour, 1 a 2 de nuit.

Des les premiers jours, habituer le nouveau-né a la *regularite des repas* et surtout à ne pas téter la nuit plus de deux fois.

Ne rien donner a l'enfant dans l'intervalle des tétées, même s'il crie

*Duree d'une tetee :* 10 à 20 minutes

*Quantite de lait* qu'un enfant doit prendre :

| | Par tetée | En 24 heures |
|---|---|---|
| 1er jour | 3 gr | 30 gr |
| 2e — | 15 — | 150 — |
| 3e — | 40 — | 400 — |
| 4e et 5e jours | 55 — | 550 — |
| Jusqu'a 1 mois | 60 — | 600 — |
| 2e et 3e mois | 70 — | 700 — |
| 4e et 5e — | 100 — | 750 — |
| 6e mois | 120 — | 800 — |
| 7e et au delà | 150 — | 900 — |

(Tarnier).

Pendant toute la durée de l'allaitement surveiller attentivement les fonctions digestives et la croissance de l'enfant, peser régulièrement le nourrisson (Voy. *Nouveau-né*)

**Si la mère ne peut pas nourrir** : donner à l'enfant une *nourrice*.

*Choix d'une nourrice* : âge de 25 à 35 ans, multipare, accouchée au moins depuis un mois s'il s'agit d'un nouveau-né, ayant un lait dont l'âge se rapprochera de celui de l'enfant à allaiter, s'il s'agit d'un enfant plus âgé.

S'assurer par un examen attentif que tous les organes sont normaux, notamment le cœur, les poumons, l'estomac, et que les glandes mammaires sont bien développées avec un mamelon bien accusé, sans gerçures, crevasses ou éruptions de quelque nature que ce soit.

Le lait doit être blanc, à reflet légèrement bleuâtre, sucré et abondant, il doit s'échapper avec facilité en jets minces et déliés en pressant avec les doigts la base du mamelon.

Examiner l'enfant de la nourrice qui devra être gros et gras.

**Si le nourrisson ne prospère pas** . modifier la qualité du lait par un *régime approprié de la nourrice* (ragoûts, soupes, lentilles, haricots, légumes farineux), lorsque son lait est trop aqueux et en quantité insuffisante. Défendre les boissons trop alcoolisées, permettre l'eau rougie, la bière légère, le cidre. Ecarter les aliments ou les condiments épicés, les oignons, les ails, les asperges, les choux, les salades qui pourraient modifier la saveur du lait Promenades au grand air. Au besoin changer de nourrice.

Dans le cas contraire, lorsque la mère a un lait trop abondant ou trop nourrissant, changer son alimentation et son hygiène, et diminuer la durée des tétées (5, 3 et même 2 minutes).

**Si la menstruation réapparaît** : changer de nourrice si l'enfant a moins de 6 mois et si la quantité de lait est insuffisante pendant les règles et la période intercalaire. Inutile dans le cas contraire

**Si la nourrice devient enceinte** : ne pas avoir peur du *mauvais lait*, préparer lentement le sevrage (Comby).

**Si la femme est notablement fatiguée par l'allaitement** : le *cesser* et recourir à l'allaitement artificiel

**Si la sécrétion lactée devient insuffisante** : faire prendre de la *bière* aux repas.

Prescrire le *galega*, l'*ortie*, le *cumin*, l'*anis* et le *fenouil*

| | |
|---|---|
| ℞ Extrait de galega . . | 50 gr |
| Sirop simple . . . . . | 1000 — |

4 à 5 cuillerées à bouche par jour (Caron de la Carrière)

| | | |
|---|---|---|
| ℞ Extrait de galega . | | |
| Lactophosphate de chaux . . . | ãã | 10 gr. |
| Teinture de fenouil . | | |
| Sirop de sucre. | | 400 — |

4 à 8 cuillerées à bouche par jour (Caron de la Carrière)

| | |
|---|---|
| ℞ Extrait d'ortie | 200 gr |
| Sirop simple . . . . | 1000 — |

4 à 5 cuillerées par jour

Recourir à l'*opothérapie placentaire*.

**En cas de difficultés ou de complications** (mauvaise conformation du mamelon, gerçures). employer un *bout de sein en verre avec tétine en caoutchouc* ou *téterelle biaspiratrice*.

Voy. *Crevasses du sein.*

Pratiquer temporairement l'*allaitement mixte*

**A partir du neuvième mois :** faire prendre à l'enfant une *nourriture légère* (lait stérilisé, œufs au lait, crème de riz, panades, farine lactée, phosphatine).

**Au onzième mois** . commencer le *sevrage* qui devra toujours être progressif.

Ne pas suspendre l'allaitement d'une façon définitive pendant les mois de juillet, août et septembre, ou bien lorsque évolue une éruption dentaire ou encore lorsque l'enfant présente une indisposition.

Le moment le plus favorable est celui où l'enfant a six incisives

Supprimer au commencement une tetée tous les trois ou quatre jours, et la remplacer par du lait de vache stérilisé, des soupes féculentes, des bouillons, des œufs frais, etc.

Au bout de trois à quatre semaines ne faire prendre à l'enfant qu'une seule fois le sein, puis cesser complètement l'allaitement. Éloigner la nourrice ou mettre de la quinine sur le bout du sein.

Veiller à ce que l'enfant ne reçoive pas trop d aliments.

Donner aux enfants qui viennent d'être sevrés des repas dont l'importance et la composition sont réglés de la façon suivante :

*Enfants de* 10 *à* 12 *mois* . une bouillie et 5 biberons avec 200 gr. de lait pur stérilisé et sucré.

Habituer l'enfant à boire au verre.

*Enfants de* 12 *à* 15 *mois* . 4 repas principaux par jour, deux grands et deux petits.

A 8 heures du matin, bouillie ou soupe au lait.

A midi, soupe ou potage au bouillon gras, un œuf ou, de temps à autre, de la cervelle de mouton, un peu de pain, comme boisson, un quart de timbale de lait stérilisé ou d'eau bouillie.

A 4 heures de l après-midi, 250 gr. de lait stérilisé.

A 6 heures et demie du soir, bouillie ou soupe au lait.

Ces quantités pourront être augmentées suivant l'âge de l'enfant.

*Enfants de* 15 *à* 20 *mois* . 2 bouillies plus abondantes et trois timbales de lait stérilisé.

*Enfants de* 20 *mois à* 2 *ans* : remplacer, de temps en temps, l'œuf du repas de midi par du blanc de poulet haché menu ou du poisson extrêmement frais. Au dernier repas, ajouter un peu de purée de pommes de terre ou de crème aux œufs. Si l'enfant est constipé, donner quelques légumes verts et de la compote aux fruits. Gâteaux secs (Marfan).

*Précautions que doit prendre la mère à l'époque du sevrage :* Ne pas boire beaucoup de liquide pendant quelques jours ; prendre un purgatif salin ; comprimer légèrement les seins avec de la ouate et les enduire, matin et soir, avec de l huile d'amandes douces chaude.

Donner, en outre, l'*antipyrine,* à la dose de 2 gr. par jour, en cachets de 50 cgr.

**A. ARTIFICIEL.**

Nourrir exclusivement le nouveau-né avec du lait de vache, de chèvre ou d'ânesse, au moins jusqu'au sixième mois.

Le pis de l'*ânesse* convient aux enfants âgés de moins de 5 mois. Le lait d'ânesse doit être pris en quantité assez notable (pauvre en beurre), sans addition d'eau ou de sucre.

La *chèvre* doit être nourrie avec des feuilles et des brindilles de végétaux verts, les fourrages secs rendent son lait trop caseeux.

Employer ordinairement le *lait de vache stérilisé* (ébullition 4 à 5 minutes, pasteurisation, bain-marie) et *coupé avec de l'eau bouillie et sucrée à 10 p. 100*. à moitié pendant les 5 ou 6 premiers jours; au tiers pendant les 4 ou 5 premiers mois (Marfan)

Par l'examen des matières fécales du nourrisson, se rendre compte de la manière dont s'opère la digestion, et si nécessaire, au lieu du coupage ordinaire au tiers, revenir au coupage à moitié, comme dans les premiers jours de la vie, ou bien prescrire le coupage au quart, ou enfin prescrire le lait pur avant le cinquième ou le sixième mois

*Lait pur stérilisé* aux enfants âgés de plus de 6 mois.

S'entourer de toutes les garanties possibles pour employer du lait pur; consommer le lait bouilli ou le lait chauffé au bain-marie dans les vingt quatre heures.

Laver à l'eau bouillie et boriquée le biberon, la cuiller ou le verre qui servent à donner le lait.

Pour la durée et la suppression de l'allaitement artificiel, pour les quantités du lait voy. *Allaitement naturel*.

Ne pas employer les biberons à tube en caoutchouc, *le meilleur modèle de biberon est celui dont la propreté est le plus facile à entretenir* (bouteille surmontée d'une tétine).

**A. MIXTE.**

Recourir à l'*allaitement mixte* dans les cas où la mère a une quantité manifestement insuffisante de lait, soit d'une façon temporaire, soit d'une façon définitive, au début ou au cours de l'allaitement et *ne pas permettre qu'on ait recours à l'allaitement mixte sans nécessité.*

Avoir soin de donner au nourrisson une *alimentation qui se rapproche du lait de femme.*

Suppléer au lait qui manque à la mère par l'administration d'une quantité suffisante de lait animal.

Voy. *A. artificiel.*

Il faut surtout ne pas exagérer les quantités de lait stérilisé qu'on donne à l'enfant, car comme il le prend très facilement, il n exerce plus aussi bien les mouvements de succion et la secrétion se tarit vite dans les seins de la mère (Budin).

Ne pas oublier non plus que le lait stérilisé est surtout bien digéré quand l'enfant absorbe simultanément une certaine quantité de lait naturel (Budin).

Beaucoup d'enfants ne supportent le meilleur lait de vache que si on le mélange avec 1/2 ou 1/3 de bouillon preparé sans sel et dégraissé (Herzen).

Ne donner à l'enfant que du lait, jusqu'à 9 et 10 mois.

**A. ET SYPHILIS.**

Après sa naissance, l'enfant

*doit être allaité par sa mère* et doit être traité pour prévenir les accidents ultérieurs. Il doit être allaité par sa mère, même si elle paraît saine et s'il présente des stigmates de syphilis congénitale (loi de Baumès-Colles), il doit également être allaité par sa mère, lorsqu'il paraît sain, quoique né d'une mère syphilitique (loi de Profeta).

Voy., *Faiblesse congénitale*, *Syphilis des enfants*.

Faire continuer concurremment à la mère son traitement personnel.

Si la mère n'a pas de lait, recourir à l'allaitement artificiel avec du lait animal, et ne jamais consentir à confier un enfant syphilitique à une nourrice saine, même si l'enfant est actuellement indemne de manifestations spécifiques.

## ALOPÉCIES

### A. CONSÉCUTIVE AUX GRANDES PYREXIES ET AUX CACHEXIES.

*Toniques généraux*. Démêler et peigner les cheveux avec précaution.

*Nettoyer le cuir chevelu* avec de l'eau et du savon, ou avec une décoction de panama.

*Frictionner* tous les jours le cuir chevelu avec de l'alcool naphtolé ou bien avec.

| ℞ | | |
|---|---|---|
| Teinture de cantharides | } ãã 12 gr | |
| Teinture de capsicum | } | |
| Huile de ricin | ... | 7 — |
| Eau de Cologne | | 28 — |

(Duhring)

ou encore avec.

| ℞ | | |
|---|---|---|
| Nitrate de pilocarpine | | 50 cgr |
| Teinture de cantharides | | 10 gr |
| Glycérine | | 25 — |
| Eau de Cologne | | 200 — |

### A. SÉBORRHÉIQUE.

Traitement général, hygiénique et diététique de la diathèse arthritique, voy. *Arthritisme*, *Herpétisme*.

Traitement local : nettoyer le cuir chevelu. Puis tous les jours le frictionner légèrement avec une brosse imbibée d'une solution de *sulfure de potasse* à 1 p. 50.

| ℞ | | |
|---|---|---|
| Polysulfure de potassium | | 4 gr |
| Teinture de benjoin | | 6 — |
| Eau distillée | | 250 — |

ou,

| ℞ | | |
|---|---|---|
| Sulfure de potasse | | 2 à 4 gr |
| Carbonate de potasse | | 1 — |
| Eau de laurier-cerise | | 10 — |
| Lait d'amandes | | 240 — |

**En cas de séborrhée humide**, employer la *lotion soufrée de l'hôpital Saint-Louis*.

| ℞ | | |
|---|---|---|
| Soufre précipité | } ãã 10 gr. | |
| Glycérine | } | |
| Alcool camphré | | 20 — |
| Eau distillée | | 160 — |

**Si les cheveux sont secs**, voy. *Séborrhée sèche avec alopécie*.

Prescrire :

| ℞ | | |
|---|---|---|
| Soufre précipité | | 6 gr |
| Beurre de cacao | | 10 — |
| Baume du Pérou | | 1 — |
| Huile de ricin | | 50 — |

Employer aussi les mélanges suivants.

℞ Acide salicylique.... .. 10 gr.
Alcool . . . . . . 100 —
Glycérine .. . . . . 200 —
(Neumann)

℞ Acide salicylique . 5 gr
Baume du Pérou. . . } ãã 10 —
Glycérine . . . }
Alcool.. . .. 300 —
(Neumann).

**A. SYPHILITIQUE.**

*Traitement général spécifique antisyphilitique.*

Chez les hommes, *couper les cheveux ras* Savonner tous les matins le cuir chevelu et faire une onction matin et soir avec

℞ Turbith minéral . ... 1 gr.
Vaseline . 30 —
(Brocq).

Ou mieux, pratiquer des lavages avec une solution de *sublimé* à 1 p. 1000 ou 1 p 500.

## AMBLYOPIES

**A. CONGÉNITALE.**

Incurable

**En cas de cataracte congénitale** *opération.*

**En cas de taies de la cornée** : *iridectomie optique*

**A. D'ORIGINE CÉRÉBRALE.**

Chez un jeune syphilitique : *traitement spécifique.*

**En cas de maladie générale** (fièvre typhoïde, urémie, anémie aigue) : traitement approprié au cas.

**A. HYSTÉRIQUE.**

*Métallothérapie, aimants, électricité statique, hydrothérapie.*

**A. TOXIQUE (ALCOOLIQUE, NICOTINIQUE, SATURNINE).**

Suppression brusque et complète de la cause nocive.

*Traitement général reconstituant* adapté au cas. *Hydrothérapie* Si besoin, *régime lacté.*

Intérieurement : *noix vomique, strychnine.*

℞ Teinture de noix vomique. 6 gr
Bromure de potassium 12 —
Eau distillée . 300 —

Une cuillerée à soupe à chacun des deux principaux repas (Trousseau)

**En cas de tabagisme ou d'alcoolisme** : usage local des *courants continus,* 4 à 5 éléments pendant cinq minutes de chaque côté, tous les jours (Trousseau).

## AMÉNORRHÉE

*S'enquérir toujours de la possibilité d'une grossesse au début.*

*Ne combattre l'aménorrhée que lorsqu'elle est cause d'accidents* (troubles nerveux, congestions ou hémorragies supplémentaires).

**En cas de maladie chronique ou pendant la convalescence des maladies aiguës** : traiter la maladie causale et donner les *toniques.*

**En cas de chloro-anémie** : prescrire le *fer,* le *manganèse,* l'*arsenic* (voy *Chlorose*).

En même temps conseiller les *exercices physiques,* le séjour à la *campagne* et l'*hydrothérapie.*

Recourir à l'*électrisation sta-*

*tique* et à l'*electrisation generale*, surtout chez les jeunes filles nerveuses et chlorotiques : un pôle à la nuque, l'autre dans un bain de pieds salé. commencer le traitement quelques jours avant l'epoque présumée des regles et faire une seance quotidienne jusqu'à ce moment.

Chez les chlorotiques avec uterus infantile ou chez celles presentant des symptômes d'insuffisance ovarienne, ordonner l'*ovarine* en cachets de 20 cgr., pris deux fois par jour, pendant des mois.

Faire prendre, pendant les quelques jours qui précèdent l'apparition presumee des règles, des *pediluves sinapises*, des *injections vaginales chaudes* et des *bains de siege chauds* à 30°.

Dans certains cas, administrer le *safran* (5 à 10 cgr. par jour, en cachets, la *rue*, la *sabine*, l'*absinthe*.

℞ Poudre de sabine
— de rue .
— de safran
— d'aloes. } ãã 5 cgr.
— d'absinthe
Fer reduit par l'hydrogene } ãã 15 —

Pour un cachet : 2 cachets par jour Herzen).

**En cas d'émotion violente, de refroidissement** : prescrire l'*apiol*, à la dose de 50 cgr par jour, en capsules de 25 cgr.

℞ Apiol cristallise. . . . . . 2 gr.
Huile sterilisee . Q. S. p. 10 cc.

Injecter une à deux seringues de Pravaz par jour.

Faire prendre le *safran* . une pincee de pistils infuses dans une tasse à thé d eau bouillante, ou 1 à 3 gr. de pistils dans un litre d'eau, à boire dans la journee.

℞ Huile essentielle de rue . . .
Huile essentielle de sabine.. . } ãã VI gouttes
Eau de fleurs d'oranger 15 gr
Eau distillee d armoise . 120 —
Sirop de safran .. . 30 —

A prendre en 3 fois à l'epoque correspondant au molimen menstruel

Donner aussi le *permanganate de potasse* .

℞ Permanganate de potasse . . .
Kaolin . . } ãã 15 cgr.
Vaseline.. . . . . . . .. Q S

Pour une pilule : 3 pilules par jour pendant quelques jours avant l'epoque (Hart et Barbour)

Traitement local . Conseiller l'*electrotherapie* : courants galvaniques pôle + dans la cavité utérine ou cervicale, pôle — à l'hypogastre. Chez les vierges : pôle + au niveau de l'uterus (exterieurement), pôle — à la région lombaire (Bigelow).

Ou mieux, recourir au *catheterisme uterin*, pratique avec un catheter souple tous les deux jours, pendant l'epoque des règles , laisser le catheter en place pendant quelques minutes, le retirer et pratiquer une injection tres chaude sur le col ; ou encore introduire dans la cavité uterine, toujours pendant l'epoque du molimen menstruel, une *tige de laminaire* ou un *petit pessaire intra uterin* pendant un ou plusieurs jours.

**Chez les obèses** : regime approprie

*Curettage suivi d'injections*

*iodées*, à l'époque présumée des règles (Pozzi).

Séjour à Brides, Vichy, Châtel-Guyon, Carlsbad, Marienbad.

**En cas d'aménorrhée par suite d'imperforation des voies génitales** : Voy. *Hématocolpos*, *Hématomètre*.

**En cas d'aménorrhée post-opératoire** (castration), accompagnée de bouffées de chaleur, vertiges, douleurs : pratiquer des *scarifications du col*, administrer des *purgatifs salins* et recourir à l'*organothérapie ovarienne*. capsules de Vigier, contenant 20 cgr. de substance ovarienne, 2 à 6 par jour.

Séjour à Montmirail.

## AMYGDALITES

**A. AIGUES.**

Voy. *Angines*, *Scarlatine*.

**A. CHRONIQUES.**

Voy *Angines syphilitiques* et *tuberculeuses*. *Hypertrophie des amygdales*.

## AMYOSTHÉNIE

Rechercher et traiter la maladie causale.

Voy. *Ataxie locomotrice*, *Diabète*, *Maladie d'Addison*, *Neurasthénie*.

## AMYOTROPHIES

Voy. *Atrophies musculaires*, *Paralysies*.

## ANAPHRODISIE

(*Impuissance sexuelle*).

*Rechercher et traiter la maladie causale* : excès vénériens, masturbation, fatigues cérébrales, émotions, neurasthénie, hypocondrie, intoxications (alcoolisme, nicotinisme, morphinomanie, saturnisme, arsenicisme), affections de la moelle (tabes, syphilis de la moelle), diabète, cachexie, maladies des organes génitaux (hydrocèle, hernie scrotale volumineuse, urétrite, prostatite chronique, cystite calculeuse), etc.

*Régime tonique* (poissons de mer, œufs cervelles, crustacés, poivre, gingembre, cannelle, muscade). *Vie au grand air*, *voyages*. *Hydrothérapie méthodique*. *Continence prolongée*. *Traitement psychique* de la timidité et de l'accoutumance chez les névropathes.

Dans certains cas, conseiller un *apprentissage pratique* avec une professionnelle pas trop jeune.

*Frictions* sur les lombes avec des liniments excitants :

| | | |
|---|---|---|
| ℞ Teinture de noix vomique | } āā 20 gr. | |
| — de cannelle | | |
| — de cantharide | ... | 10 — |
| Baume de Fioravanti | .. | 100 — |

Recourir à la *faradisation* : pôle + sur l'épigastre, pôle — au niveau des organes génitaux externes ; séances quotidiennes de 6 à 10 minutes, ou à la d'*Arsonvalisation* par les courants de haute fréquence.

Prescrire le *phosphure de zinc*, les *glycerophosphates* la *kola*, la *coca*, la *noix vomique* et la *strychnine*, en injections hypodermiques (4 a 8 mgr ).

℞ Phosphure de zinc .... 5 mgr.
Extrait de noix vomique . 2 cgr
— de kola . . 15 —
Poudre de quinquina Q S.

Pour 1 pilule, 5 par jour (Heizen).

℞ Sulfate de strychnine 2 cgr
Brucine .. . 1 —
Sirop de menthe . . . 200 gr

1 cuillerée à dessert avant les deux principaux repas

℞ Glycerophosphate de soude .. 2 gr 50
Eau bouillie . . 10 cc

Injecter tous les jours 1 cc

Ordonner la *yohimbine* à la dose de 15 mgr par jour, en tablettes de 5 mgr. chacune.

Voy *Neurasthénie génitale*

## ANASARQUE

Voy. *Asystolie, Insuffisances et retrécissements valvulaires, Nephrites, Œdemes.*

*Regime lacte*, couper le lait avec de l'eau de Vichy-Celestins, eau de Vittel ou d'Evian avec ou sans *lactose* (30 gr par bouteille).

Dans certains cas (néphrites), ordonner, en cas d'amélioration avec le regime lacte, le *regime dechlorure* : 200 a 300 gr. de viande, 300 à 500 gr. de pommes de terre, 50 gr. de riz, 50 à 150 gr. de sucre, 100 a 200 gr, de pain cuit sans sel, beurre. 50 gr de biscuits, 1500 gr de tisane de sureau additionnée de 50 gr de lactose, 3 gr. de chlorures (Achard, Widal).

Administrer les *purgatifs drastiques* :

℞ Eau-de vie allemande 15 à 30 gr.

A prendre en une seule fois.

℞ Teinture de jalap composee... } ãã 30 gr
Sirop de sene . }
— de nerprun . }

1 à 3 cuillerees a bouche

Donner les *diuretiques* tels que digitale (surtout chez les cardiaques), scille, genièvre, vin diurétique de Trousseau ou de la Charité, diurétine, agurine, théobromine, nitrate de soude et potasse, lactose, calomel, etc.

℞ Baies de genievre. . 10 gr
F infuser dans :
Eau bouillie .. 200 —
Ajouter :
Nitrate de potasse . . } ãã 2 gr
Acetate de potasse . }
Oxymel scillitique . . 30 —
Sirop de cinq racines . . . 35 —

A prendre dans la journee (Millard).

℞ Feuilles de digitale .. 1 gr
Eau chaude . 200 —
Infuser et ajouter :
Nitrate de potasse . 3 gr
Sirop de scille . 30 —

Une cuillerée a bouche toutes les 2 heures (Herzen)

℞ Poudre de scille . 10 cgr
Extrait de scille . . . 5 —

Pour 1 pilule : 4 pilules par jour (Grasset).

℞ Nitrate de potasse... . 2 gr
Poudre de digitale . . 1 —
Extrait de scille .. 50 cgr.
— de genievre . Q.S

Pour 20 pilules 8 à 12 pilules par jour.

℞ Lactose . . . . . 100 gr.

Dissoudre dans 1 litre d'eau ou de lait, à prendre dans la journée (G. Sée)

℞ Calomel . . } ãã 5 à 10 cgr.
Poudre de digitale }

Pour 1 cachet 2 cachets par jour (Eichhorst)

℞ Poudre de digitale. 10 cgr
Diurétine . . . . 1 gr
Sucre . . . . 30 —

Pour 10 prises : 4 prises par jour (Eichhorst).

℞ Poudre de digitale . . }
— de scille. . . } ãã 5 cgr
Calomel. . . }

Pour 3 paquets, à prendre à 1 heure d'intervalle renouveler pendant trois jours (Lancereaux).

℞ Diurétine . . 50 cgr à 1 gr.
Poudre de digitale } ãã 5 à 10 cgr.
— de scille }

Pour 1 paquet ; 3 à 4 par jour.

℞ Théobromine . . . . . 3 à 5 gr
Eau distillée. . . 100 —
Sirop de menthe. . . . 20 —

A prendre dans la journée pendant 5 jours

Autre mode d'administration de la *Théobromine*.

1er jour 3 gr en 6 cachets.
2e — 4 — — 6 —
3e — 5 — — 9 —

Continuer 3 à 4 jours à cette dose, puis donner pendant un jour seulement 1 milligr de *digitaline* (Huchard).

Ne pas administrer la théocine, qui donne lieu assez souvent à des accidents fâcheux (accès convulsifs, épileptiformes, troubles digestifs et lésions de l'épithélium rénal après usage prolongé).

℞ Agurine. . . . . 50 cgr à 1 gr.
Pour 1 cachet, 3 par jour

### Chez les enfants

℞ Uva ursi. . . . . 10 gr.
Eau distillée . . . . . 1000 —

Ajouter

Sirop de stigmates de maïs . . . . 100 gr.

2 ou 3 tasses par jour

℞ Diurétine . . . . . . 2 gr.
Eau distillée . . . 60 —
Sirop de menthe. . 40 —

Par cuillerées à soupe de 2 en 2 heures (10 ans).

℞ Extrait de scille } ãã 2 à 5 cgr.
Poudre de scille }
Gomme arabique . . . . . Q S

Pour 20 pilules 1 à 2 pilules à chaque repas.

℞ Théobromine. . . . . 2 gr
Eau de chaux. . . . . . 50 —
Jaune d'œuf . . . . . . N° 1.

Pour un lavement.

**Chez les néphritiques** : *régime lacté, cure de déchloruration*, conseiller les *bains de vapeur* (contre-indiqués chez les cardiaques).

Administrer les *sudorifiques* (sureau, bourrache, serpentaire, jaborandi, pilocarpine).

Pratiquer, selon le besoin, des *mouchetures* ou le *drainage capillaire* aux extrémités et des *ponctions aspiratrices*, thoraciques et abdominales.

Voy. *Néphrites*.

**En cas d'anasarque asthénique** (congestions rénale, médullaire, altérations des capillaires). favoriser l'effet des diurétiques habituels par des injections hypodermiques de *sulfate de strychnine*.

## ANÉMIES

**A. AIGUE** (posthémorragique). Voy. *Avortement, Hémorragies, Placenta praevia*.

**En cas de traumatisme** : pratiquer la *compression directe* de la plaie par un pansement aseptique ou la *compression indirecte* avec le tourniquet ou la bande d'Esmarch.

Recourir aux *irrigations d'eau très chaude*, 50° à 60°, ou à la *cautérisation au fer rouge*.

Préférer la *ligature* des deux bouts du vaisseau ouvert, n'hésitant pas, si c'est nécessaire, à débrider la plaie.

S'abstenir de l'emploi des styptiques (perchlorure de fer).

**En cas de syncope** : Déclivité de la tête, position inclinée de Trendelenburg, flagellation, injections sous-cutanées d'*éther* et de *caféine, respiration artificielle* (Voy. *Syncope*).

Réchauffer le malade par les *frictions* et les *boissons chaudes alcoolisées*. *Boules d'eau chaudes, vin rouge, café* et *cognac* en lavements.

Pratiquer la *transfusion* de sang ou mieux des injections intraveineuses de *sérum artificiel*, à la dose de 300 à 1000 cc.

| ℞ Chlorure de sodium | 5 gr. |
| --- | --- |
| Sulfate de soude | 10 — |
| Eau stérilisée | 1 litre |

Injecter 1/2 à 1 litre, à la température de 38° (Hayem).

| ℞ Chlorure de sodium | 7 gr. |
| --- | --- |
| Eau stérilisée | 1 litre |

(Sahli).

Injecter 1/2, 1 et 2 litres de ce sérum dans une veine du pli du coude découverte au bistouri, se servir d'un injecteur obstétrical ordinaire (bock ou douche d'Esmarch) que l'on tiendra élevé de 30 à 50 centim au-dessus du plan du lit.

Recourir à la *ligature des quatre membres* ou bandage roulé depuis leur extrémité jusqu'à leur racine.

**A. CHRONIQUE.**

**Chez les arthritiques** : traitement hygiénique de l'arthritisme, promenades, exercices en plein air, séjour à Royat-Saint-Mart, Saint-Nectaire, Luxeuil, à la montagne.

Prescrire le *sirop d'iodure de fer*, l'*arsenic*, le *cacodylate de soude* ou *de fer*.

**Chez les cardiaques** : repos relatif. Préparations ferrugineuses ou arsenicales.

Traiter la chloro-anémie liée à un rétrécissement mitral par les *toniques* et les *préparations de manganèse*.

| ℞ Lactate de manganèse | 15 cgr. |
| --- | --- |
| Colombo pulvérisé / Poudre de rhubarbe | ãã 10 — |
| — de noix vomique | 2 — |

Pour 1 cachet. 2 à 3 cachets par jour

**Contre l'anémie cérébrale** des malades atteints d'affections aortiques : donner l'*opium*, pratiquer des injections de *morphine* à la dose de 1/2 cgr.

Au moment des syncopes, conseiller les inhalations de *nitrite d'amyle* (V gouttes).

**Chez les convalescents** : régime fortifiant : séjour à la *campagne* ou à la *montagne* ; prescrire les préparations de *quinquina*, de *fer* (peptonate de fer liquide) et d'*arsenic*. Administrer les *glycérophosphates*, le *sirop de Fellow* (voy. *Chlorose*).

℞ Teinture de maïs ... } ãã 10 gr
Liqueur de Fowler }
Progressivement de IV à XX gouttes en deux fois, dans un verre de lait ou de bière aux repas (Roger)

**Chez les brightiques** ne pas insister sur le régime lacté exclusif ; instituer le *régime mixte* (hypochloruré).

**Chez les lymphatiques** : voy. *Lymphatisme*, *Scrofule*.

Prescrire l'*huile de foie de morue*, l'*emulsion Scott*, le *sirop d'iodure de fer*.

Cure aux *eaux sulfureuses ferrugineuses* de Bagnères-de-Bigorre, *ferrugineuses* de Vals, *chlorurées bicarbonatées* de La Bourboule, Saint-Nectaire, Rouzat, Vic-sur-Cère, Royat Saint-Victor.

Envoyer les malades mous et peu excitables aux *plages du nord*, les malades nerveux et irrités a *celles du midi*.

**Chez les rhumatisants** : utiliser l'*iodure* et l'*arseniate*, ou le *cacodylate de fer*.

En hiver, séjour dans les stations des bords de la Méditerranée.

**Chez les paludéens** : voy. *Paludisme chronique*.

Séjour prolongé a la *montagne* a 1200 et 1500 mètres.

*Quinquina*, *arsenic*, *cacodylate de soude* ou *de fer* (injections), *strychnine*, *hydrothérapie froide*.

**Chez les syphilitiques** : toniques généraux. Traitement spécifique, *atoxyl*.

**En cas d'anémie des pays chauds, d'anémie toxique ou d'anémie produite par le surmenage et la misère** : conseiller le *changement de climat*, *de milieu*, *de régime*.

Voy *Saturnisme*.

**En cas d'anémie consécutive a des hémorragies peu abondantes, mais fréquentes**: recourir au *traitement local* de la maladie causale. voy. *Epistaxis*, *Hémorroïdes*, *Métrite hémorragique*, *Ulcère de l'estomac*.

A. INFANTILE.

**A avec splénomégalie** : voy. *A. splénique*, *Leucocythémie*, *Lymphadénie*, *Paludisme chronique*.

**A. sans splénomégalie**. voy. *Chlorose*.

Traiter le rachitisme, la scrofule, la syphilis, lorsqu'ils existent.

Prescrire un *régime approprié*, les *exercices physiques* en plein air, les *bains salés* et *sulfureux*.

Conseiller le séjour à la campagne ou a la montagne.

Administrer les *ferrugineux* et, chez les jeunes gens, a l'époque de la puberté, l'*arsenic* ou le *cacodylate de soude*, à la dose de 3 a 4 centigr. par jour.

℞ Lactate de fer .. ..... 10 cgr.
Poudre de rhubarbe . . . 5 —
— de noix vomique . 1 —
Pour 1 paquet 2 paquets par jour.

℞ Tartrate ferrico-potassique . 2 gr.
Rhum. ... . } ãã 100 —
Sirop d'écorces d'oranges amères .. . }
2 à 3 cuillerées à dessert par jour.

℞ Arrhénal. . .. . .. · 20 cgr.
Sirop de tartrate ferrico potassique ... . } ãã 75 cc.
Sirop de quinquina ... }

*Enfants* : de 3 à 6 ans, 2 à 3 cuillerées à café par jour, de 6 à 10 ans, 2 à 3 cuillerées à dessert par jour (Herzen).

**Chez les enfants anémiques et nerveux :**

℞ Perchlorure de fer . .. 10 gr.
Liqueur d'Hoffmann . . 5 —

V à X gouttes dans l'eau sucrée (humer au chalumeau, pour éviter de noircir les dents) (J Simon)

En cas d'anémie compliquée de phénomènes hystériques .

℞ Extrait de valériane ... 10 gr
Sous carbonate de fer .. . 5 —

Mêler, diviser en 10 bols, 2 bols par jour, peu avant les repas

**A. PALUDÉENNE.**

Voy. *A. chronique, Paludisme chronique.*

**A. PERNICIEUSE PROGRESSIVE (MALADIE DE BIERMER).**

Rechercher et traiter la syphilis, lorsqu'elle existe

**Dans les autres cas** : *Régime :* lait, œufs crus ou peu cuits, viandes rôties ou grillées, poissons, légumes en purée, fromage, fruits cuits ou confits. Pain en petite quantité. Boissons : de préférence, lait, képhir ou bière légère.

Séjour à la *campagne* ou à la montagne.

Pratiquer des *lavages réguliers de l'intestin et de l'estomac*

**Au début**: prescrire le *fer*, comme dans la chlorose, ou bien :

℞ Liqueur de Fowler. . } ãã 10 gr
Tartrate ferrico potassique. .. ... ... }

X à XV gouttes avant chaque repas.

Recourir de préférence aux *injections de citrate ammoniacal de fer et d'arsenic*, ou *de cacodylate de fer* (5 centigr.).

℞ Citrate de fer ammoniacal 3 gr
Arséniate de soude. . 5 cgr
Sulfate de strychnine . 3 —
Eau stérilisée.. . . Q S p. 30 cc

Injecter d'abord 1/4 de seringue de Pravaz, puis augmenter jusqu'à injecter, après quelques jours, 1 seringue entière tous les jours (Herzen)

Pratiquer la *transfusion du sang ou la transfusion de sang défibriné* dans le péritoine (au début).

Ne pas insister sur l'administration du phosphore, de la strychnine, du sulfate de quinine. Préférer l'*arsenic :* liqueur de Fowler, X à XX gouttes par jour, si elle est mal supportée par le tube digestif, l'administrer par la voie hypodermique, à la dose de 1/2 à 1 cc. de liqueur de Fowler par jour.

℞ Liqueur de Fowler .. ... 5 gr.
Eau de laurier-cerise . 10 —

1 à 2 seringues de Pravaz par jour.

Ou bien employer la solution suivante :

℞ Arsenite de potasse . . . 20 cgr.
Chlorure de sodium. . . 27 —
Eau distillée. . ... 20 cc

Injecter progressivement VI à XX gouttes par jour, avec intervalles de repos de huit jours toutes les deux ou trois semaines (Bouchard)

Ou encore, recourir à l'administration de l'*arsenic par la voie rectale*.

℞ Liqueur de Fowler . . 4 gr
Eau distillée . . .. 56 —

Injecter progressivement de 5 à 15 cc. de cette solution par jour, en une, deux et trois fois, à la dose de 5 cc chaque fois (5 cc = 33 cgr. de liqueur de Fowler, soit 3 1/3 milligr d'acide arsenieux) (Vinay).

Employer aussi le *cacodylate de soude* soit par voie hypodermique (2, 4, 6 cgr par jour), soit par voie rectale (4 a 10 cgr. par jour).

Associer a l'administration des préparations arsenicales l'*opotherapie medullaire* . faire prendre par voie gastrique de la moelle rouge de veau a l'etat frais a des doses progressives de 40 à 100 gr. par jour, dans un peu de bouillon tiède.

**En cas de vomissements incoercibles :** potion de Riviere, *eau chloroformee, menthol, cocaine.*

Conseiller les inhalations d'*oxygene.*

**Pendant la grossesse :** ne pas pratiquer l'avortement artificiel.

**En cas d'anémie pernicieuse bothriocéphalique** . administrer l'*extrait de fougere mâle,* a la dose de 4 à 5 gr.

Pratiquer des injections de *cacodylate de soude* ou *de fer* et donner les antiseptiques internes.

Alimentation reconstituante et *toniques.*

**A. PSEUDO-LEUCÉMIQUE.**

Voy. *Leucemie, Leucocytémie.*

**A. SATURNINE.**

Voy. *A. chronique* et *Saturnisme.*

**A. SPLENIQUE.**

**En cas de malaria** : Voy. *Paludisme chronique.*

**En cas de syphilis** : traitement specifique, atoxyl (30 a 50 cgr. tous les deux ou trois jours, pendant deux a trois semaines), toniques.

**En cas de rachitisme** : huile de foie de morue, phosphates, lecithine, bains sales, arsenic, fer, sejour aux bords de la mer.

| ℞ Teinture de Mars tartarisee | 10 gr. |
| --- | --- |
| Liqueur de Fowler ..... | 5 — |

V gouttes matin et soir dans un peu d'eau ou de lait (enfants) (Comby)

Essayer la *moelle osseuse de veau :* une cuilleree à soupe, par jour, trituree avec 3 cuillerées d'eau filtree et mêlée au lait (Combe).

## ANESTHÉSIES ET ANALGÉSIES SPONTANÉES

*Rechercher et traiter la maladie causale :* apoplexie, myélites, névrites, hysterie, lèpre, sclerodermie, gangrene symétrique des extrémités, ataxie locomotrice, syringomyelie, intoxications (plomb, sulfure de carbone, alcool.

## ANÉVRYSME DE L'AORTE

Eviter tout ce qui pourrait augmenter la tension vasculaire efforts musculaires, exercices violents, emotions, coït.

Défendre les excès de toute nature, le thé, le café, l'alcool et le tabac.

*Regime* extrêmement sobre ; proscrire dans la nourriture quotidienne les substances riches en toxines alimentaires douées d'une puissante action vaso-constrictive (bouillons, viandes et surtout viandes faisandées et peu cuites, jus de viande, poissons, gibier, conserves alimentaires, fromages faits). Soumettre le malade soit au régime lacté exclusif, soit au régime lacté mitigé ou lacto-végétarien (2 litres de lait par jour, tous les légumes et les fruits, pas de viande). *Repos* aussi complet que possible (voy. *Artériosclérose*).

Pratiquer chez les sujets jeunes, robustes et pléthoriques, des *petites saignées* souvent répétées.

MÉTHODE MÉDICALE : administrer l'*iodure de sodium, de rubidium, de potassium*, à la dose de 50 cgr. par jour.

| | |
|---|---|
| ℞ Iodure de potassium. | 10 à 20 gr |
| Eau distillée.. | 300 — |

1 cuillerée à bouche dans du lait, aux repas

Interrompre cette médication tous les 20 jours, pendant 6 à 10 jours ; faire prendre la *trinitrine* (VI à XII gouttes de la solution au centième) ou le *tetranitrol* (5 milligr. et jusqu'à 2, 4 et 6 centigr.), s'il existe de l'hypertension artérielle.

Donner les *bromures*, les *opiaces*, le *strophantus*, la *sparteine*, l'*ergot de seigle*, pour combattre certains symptômes particuliers, comme l'éréthisme ou la défaillance cardiaque.

S'il y a tumeur, la *protéger contre les chocs extérieurs* sans la comprimer.

Tonifier le myocarde avec les pilules suivantes :

| | |
|---|---|
| ℞ Valérianate de quinine .. | } āā 10 cgr. |
| Ergotine. ... .. . | } |
| Sulfate de strychnine ... | 1 mgr. |

Pour 1 pilule. 2 à 3 pilules par jour (Heizen)

Ou bien stimuler l'énergie du cœur (lorsqu'il est fatigué de lutter contre l'obstacle circulatoire) par la *caféine*, donnée à petites doses, et la *strychnine* :

| | |
|---|---|
| ℞ Caféine ... . | 80 cgr à 1 gr. |
| Benzoate de soude | 1 à 2 — |
| Eau distillée . | 300 — |
| Sirop d'écorces d'oranges amères | 25 — |

2 cuillerées à soupe par jour (Heizen).

| | |
|---|---|
| ℞ Sulfate de strychnine. . | 5 cgr. |
| Eau distillée .. .. | 150 gr. |

1 cuillerée à café avant les principaux repas

Prescrire la digitale avec les plus grands ménagements, ou mieux s'en abstenir (rupture possible de l'anévrysme).

Voy. *Insuffisances valvulaires, Asystolie.*

Lorsque l'anévrisme a une origine nettement syphilitique, prescrire un *traitement mercuriel* : frictions mercurielles ou mieux injections sous-cutanées de biiodure de mercure (4, 6, 8 et 12 mgr.).

| | |
|---|---|
| ℞ Biiodure de mercure. . . | 40 cgr. |
| Huile d'olives stérilisée. | 100 cc. |

Injecter tous les jours 1 à 3 cc pendant 15 à 20 jours

Recourir aussi aux injections d'*atoxyl* à la dose de 25 à 50 cgr., répétées tous les deux ou trois jours, pendant 15 à 20 jours.

MÉTHODE DES INJECTIONS GÉLATINEUSES DE LANCEREAUX : employer une solution stérilisée de *gélatine* à 1 ou 2 p. 100, dans une solution de NaCl à 7 p 1000, maintenue à 37° Injecter chaque fois 100 à 150 et même 200 gr. de cette solution dans le tissu sous-cutané de la région fessière, par exemple. Pratiquer les injections avec des intervalles d'au moins cinq jours entre elles, faire 15 à 20 injections dans l'espace de 3 à 4 mois

MÉTHODE CHIRURGICALE : recourir à l'*electrolyse*, batterie donnant 25 millimètres cubes de gaz en 5 minutes, en décomposant l'eau acidulée avec un 30e de son poids d'acide sulfurique du commerce, aiguilles fines en fer doux, enveloppées à leur partie supérieure d'un enduit protecteur. Plonger les aiguilles dans la poche, et leur faire subir des mouvements correspondants à ceux produits dans l'anévrysme.

Au début de la cure, n'employer que 2 à 3 aiguilles, puis aux séances suivantes, en augmenter le nombre.

Faire passer le courant pendant 10 minutes dans chaque aiguille, mettre ensuite une vessie de glace sur la tumeur.

Appliquer ce traitement aux anévrysmes ampullaires qui forment une poche distincte appendue à l'aorte, et chez des malades dont le cœur est en bon état.

Se servir exclusivement du courant positif, le pôle négatif est appliqué sur le thorax.

MÉTHODE DE MOORE-BACCELLI : désinfection de la peau, introduction dans l'anévrysme, soit au moyen du trocart, soit directement, d'un *ressort de montre* soigneusement stérilisé et à l'extrémité bien aiguisée.

Employer un ressort de 20 à 40 cm. de longueur, et de quelques millimètres de largeur. Faire pénétrer l'extrémité externe du ressort bien profondément, pour éviter tout processus d'ulcération.

## ANGINES

**A. AIGUE.**

*Généralités thérapeutiques:*

ANTISEPSIE LOCALE : gargarismes, pulvérisations, lavages de la gorge, applications topiques.

Les gargarismes sont insuffisants, préférer les *lavages* de la gorge pratiqués avec des solutions chaudes, 40° à 50°, et préparées avec de l'eau filtrée ou bouillie. Se servir de *solutions alcalines* (chlorate de soude ou borate de soude, à 3 p. 100), pour débarrasser la gorge des mucosités et des enduits pultacés, et faire ensuite un second lavage avec une *solution antiseptique* (acide phénique 1/2 p. 100, aniodol 1 p 3000, phénosalyl 1/2 p. 100, sublimé 1 p. 20 000).

Employer des solutions antiseptiques faibles, répéter souvent les lavages (6 à 10 fois par jour), et les faire abondants (1/2 à 2 litres).

| ℞ | | |
|---|---|---|
| | Acide salicylique | 10 gr |
| | Alcool à 90° | 150 — |
| | Essence de thym. | 2 — |

1 cuillerée pour 1 litre d'eau bouillie (Heizen)

Réserver les préparations antiseptiques énergiques pour les *applications topiques directes et localisées*, pratiquées à l'aide de petits tampons de coton hydrophile, fixés à l'extrémité d'une pince à forcipressure de forme et de longueur convenables. Avant d'appliquer le topique, enlever le mucus ou les produits pultacés que le lavage n'a pu entraîner. Eviter avec le plus grand soin de faire saigner la muqueuse. Ne pas employer de topiques caustiques ou douloureux. Faire usage de la liqueur de Van Swieten, de glycérine légèrement phéniquée, ou d'une solution d'acide phénique dans le sulforicinate de soude, jusqu'à 40 p. 100 ou encore d'une solution de chlorure de zinc à 1 p. 30 et 1 p 20, surtout dans le cas d'amygdalite lacunaire ulcéreuse.

Antisepsie intestinale : au début de la maladie, *purgatif*; puis *lavements* répétés tous les deux jours.

Administrer ensuite les *antiseptiques insolubles dans l'estomac :* naphtol β, 2 à 3 gr. par jour; salol, 4 gr. ; benzoate de naphtol.

Voy. *Antisepsie*.

Régime : prescrire le *régime lacté*, les *œufs* à la coque peu cuits et, comme boissons, les *décoctions tièdes*, agréables au goût, stérilisées par l'ébullition, ou les *limonades acidulées*.

Soins consécutifs : ne pas cesser tout traitement avec la guérison de la maladie, mais faire continuer, matin et soir, la pratique des *irrigations antiseptiques* de la gorge pour éviter les récidives. *Soins de la bouche*, matin et soir; *extraction des chicots, obturation* des dents cariées.

**A. CATARRHALE AIGUE.**

Voy. *A. érythémateuse.*

**A. CHRONIQUES.**

Hygiène surveillée. Ni tabac, ni alcool. Eviter les refroidissements. Antisepsie buccale.

Combattre le lymphatisme ou l'arthritisme.

Donner alternativement les *sulfureux* et les *arsenicaux*.

Localement : *pulvérisations antiseptiques* et *badigeonnages* avec :

| ℞ | | |
|---|---|---|
| Iode métallique . | | 10 à 30 cgr. |
| Iodure de potassium | } | ãã 1 gr. 50 |
| Tanin . . . . . | } | ãã 1 gr. 50 |
| Glycérine . Q S | | p. 100 cc |

Pour badigeonnages pratiques tous les jours ou tous les deux jours (Grasset).

Conseiller une *cure hydrominérale* dans une station thermale.

Chez les *lymphatiques* et les *herpétiques déprimés*. eaux sulfurées de : Cauterets (la Raillère), Saint-Honoré, Eaux-Bonnes, Ax, Amélie-les-Bains, Luchon ; eaux sulfurées calcaires de : Enghien, Pierrefonds.

Chez les *malades excités :* Mont-Dore ou la Bourboule, intus et extra.

Chez les *arthritiques*, les *rhumatisants*, les *goutteux* . Royat.

A défaut d'une saison thermale, prendre 20 à 30 *bains tièdes de 10 minutes avec 10 kil. de sel marin et 2 bouteilles d'eaux-mères de Salies de Béarn ou un rouleau de sels des Salins du Midi :* un tous les deux jours.

**Angine granuleuse** . pulvérisations d'*eaux sulfureuses*.

Défendre le tabac, l'alcool.

A l'intérieur *liqueur de Fowler*, VI à XII gouttes par jour; *sirop d'iodure de fer*.

Toucher les amygdales avec :

℞ Nitrate d'argent 2 gr.
Eau distillée .. 10 à 20 —

℞ Teinture d'iode ... } ãã 10 gr.
Glycérine.. .. .. }

Toucher les granulations au *crayon de nitrate d'argent* ou au *sulfate de cuivre*.

Pratiquer des *insufflations* avec :

℞ Nitrate d'argent . 1 gr
Sucre pulvérisé . 50 à 70 —

**Amygdalite lacunaire caséeuse** *discission* des amygdales (introduire dans les orifices des cryptes malades un crochet mousse que l'on fait ressortir par l'orifice d'une crypte voisine en communication avec la première; rompre par traction le pont qui les sépare).

Frotter ensuite les parties cruentées avec un topique iodé.

Répéter la manœuvre jusqu'à ouverture de toutes les cavités (Ruault).

### A. DIPHTÉROÏDE.

Débuter par un *vomitif* ou un purgatif.

*Badigeonnages*, 3 fois par jour, avec :

℞ Acide phénique . 5 gr.
Alcool à 90°. .. . .. 10 —
Camphre ..... . 20 —
Glycérine . . 25 —
(Hutinel et Chantemesse).

ou bien avec :

℞ Salol .. ....... 10 gr.
Camphre . .. . . .. 20 —
Glycérine ... . . 30 —
(Comby)

*Irrigations*, également 3 fois par jour, avec :

℞ Acide salicylique . ... 10 gr.
Alcool à 90° .. ... 150 —
Essence de thym. . . 2 —
1 cuillerée pour un litre d'eau bouillie (Herzen).

**En cas de douleurs vives** : Voy. *A. érythémateuse*.

### A. ÉRYTHÉMATEUSE.

**Contre la fièvre** : donner la *quinine*, le *salicylate de soude*, l'*antipyrine*, l'*aspirine*, l'*exalgine*, en potion.

℞ Antipyrine .. 2 à 4 gr.
Teinture d'aconit. XII gouttes
Eau de tilleul 90 cc.
Sirop de fleurs d'oranger ... . 30 —
1 cuillerée toutes les 2 heures (Grasset).

ou bien :

℞ Antipyrine . 2 à 3 gr
Bromure de potassium 1 — 50
Eau distillée.. . . 120 —
Sirop d'écorces d'oranges .. . 30 —
A prendre en 4 fois, dans la journée (Herzen).

**Au début** : prescrire aussi le *benzoate de soude*, le *salol*, le *salophène* ou le *chlorate de potasse*.

℞ Benzoate de soude . 2 à 3 gr.
Alcoolature de racines d'aconit . . . XXV gouttes
Eau de laurier cerise 10 gr.
Sirop de tolu . } ãã 30 —
— de codéine . }
Eau . .. 120 —
Par cuillerées à bouche (Ruault).

℞ Salol. . . . . . . . . 2 gr.
Emulsionner avec
Huile d'amandes douces | Gomme arabique . . } āā 4 —
Sirop simple . . . . . . . 30 —
Eau distillée . . 80 —
— de menthe . 20 —

A prendre dans la journée : 1 cuillerée à dessert toutes les 2 heures, enfants de 10 à 15 ans (maintenir la potion tiède).

—

℞ Chlorate de potasse . . . 1 à 2 gr
Eau distillée . . . 90 —
Sirop de sucre . 20 —

1 cuillerée à dessert toutes les 2 heures.

**Contre les douleurs** : prescrire la *glace pilée* en petits fragments, les *gargarismes* et les *pulvérisations analgésiques*.

℞ Chlorhydrate de cocaïne | Acide phénique. . } āā 1 gr
Eau distillée . . . . . 500 —

Pour gargarismes (Fayet)

℞ Phénol absolu . . . . . 3 gr.
Teinture de coca. . | — de benjoin . . } āā 5 —
Infusion de coca à 2 p 100 290 —

Pour gargarismes (Ruault)

℞ Chlorhydrate de cocaïne . . 50 cgr.
Eau de laurier-cerise | Glycérine . . . . . . } āā 50 gr.
Eau distillée. . Q S p. f. 1/2 litre.

Pour pulvérisations faites 3 fois par jour, 2 cuillerées à bouche chaque fois (Grasset)

Ou bien pratiquer des *badigeonnages* avec le mélange

℞ Gaïacol cristallisé . | Glycérine . . . . . . . } āā 5 gr.

ou mieux avec une solution huileuse de menthol et de cocaïne :

℞ Chlorhydrate de cocaïne 30 cgr
Menthol . . . . . . 1 gr
Huile d'olive . . . . . . 30 —

Conseiller aussi l'application de *cataplasmes chauds* ou de *compresses imbibées d'eau chaude* recouvertes de taffetas gommé.

Prescrire les *gargarismes antiseptiques* borate de soude à 5 p. 100, phénate de soude ou acide phénique 1/2 p 100.

℞ Liqueur de Van Swieten | Eau chloroformée } āā 125 gr.
Essence de menthe . Q S.
Eau distillée . . . . . . . 750 gr.
(Darbonet).

℞ Feuilles de coca . . . . 10 gr.
Infusez dans.
Eau bouillante 1000 —
Ajoutez :
Borate de soude . 40 —
(Ruault)

Recourir, surtout dans les cas graves, aux *lavages* à l'eau boriquée, naphtolée, phéniquée ou salicylée :

℞ Acide salicylique . . . . . 10 gr.
Alcool à 90°. . . . 150 —
Essence de thym . . . . . . 2 —

1 cuillerée à bouche pour 1 litre d'eau bouillie (Herzen)

Badigeonner aussi, 3 fois par jour, les amygdales avec l'un des *collutoires* suivants :

℞ Borax . . . . . . . 4 gr.
Glycérine . . . . . . . . . . 30 —
(Grasset)

℞ Acide salicylique . . . 50 cgr.
Glycérine . . . . . 60 gr.
(D'Espine)

℞ Formaldéhyde . . . . . 20 cgr.
Glycérine . . . . . . 10 gr.

℞ Borate de soude . . | Acide borique . } āā 5 gr.
Glycérine . . . . . . 10 —
(Soulier)

℞ Salol . . . . . 2 gr.
Alcool . . Q. S p dissoudre
Glycérine . . . . . 40 gr.

℞ Salol . . . . . . 5 gr
Sulforicinate de soude. 95 —
(Ruault).

℞ Gaïacol . . . . . } ãã 5 gr
Glycérine . . . }
Pour badigeonnages

**Contre la congestion du visage** : faire prendre des *bains de pieds sinapisés*, appliquer des *sinapismes* aux jambes.

Chez les enfants, faire mettre des *bottes de ouate* aux extrémités inférieures.

**En cas de suppuration** : *inciser*, sans blesser les piliers du palais, puis pratiquer des irrigations antiseptiques boriquées.

Pendant toute la durée de la maladie, administrer les *toniques* et instituer l'*antisepsie intestinale*.

**Après la guérison** : *soins de la bouche*, 2 fois par jour.

*Gargarismes* répétés plusieurs fois par jour :

℞ Salol . . . . . . . . . 4 gr.
Alcool rectifié. . . 20 —
Essence de menthe . 5 —
1 cuillerée à café dans un verre d'eau

Voy. *Antisepsie buccale*

**En cas d'angines à répétition** : si les amygdales sont hypertrophiées, détruire le tissu amygdalien, à l'aide du *galvanocautère*

Voy *Hypertrophie des amygdales*.

**A. GANGRENEUSE.**

Prescrire les *toniques*, l'*alcool* :

℞ Extrait de noix vomique 10 cgr.
— de quinquina } ãã 4 gr
— de kola. . . }
Potion de Todd . . . . 130 —
Sirop de quinquina . 25 —
4 cuillerées à bouche par jour (Herzen).

*Gargarismes et irrigations antiseptiques* : Voy. *Antisepsie buccale, A. érythémateuse*.

℞ Trichlorure d'iode . . 1 gr
Eau distillée . 1 litre
Pour gargarismes et pour irrigations (Herzen).

*Pulvérisations antiseptiques* fréquentes et *collutoires*.

℞ Glycérine . . . } ãã 10 gr.
Teinture d'iode . . . }

ou glycérine à l'acide lactique de 5 à 10 p. 20, ou au sublimé de 50 cgr. à 1 gr p. 20, ou à l'acide phénique à 3 p. 100.

Recourir aux injections de *sérum antistreptococcique de Marmorek* (10 à 20 cc. à la fois).

**Dans les cas graves** : pratiquer des cautérisations au *thermocautère* ou au *galvanocautère*.

**A. HERPÉTIQUE.**

Traitement hygiénique et diététique de l'herpétisme. Voy. *Herpétisme*.

Remédier au dérangement intestinal par les *laxatifs*.

**En cas de céphalée intense** *vomitif*; si l'on craint son action déprimante, prescrire un *purgatif*.

*Gargarismes émollients*.

℞ Décoction de racines de guimauve à 2 p. 100 300 gr
Miel rosat . . . . . . 50 —

*Gargarismes et irrigations antiseptiques*, avec une solution d'acide phénique à 0,50 p. 100.

**Contre la douleur et la congestion** .

℞ Extrait de feuilles d'aconit 2 cgr.
Poudre de feuilles d'aconit 5 —
Bromhydrate de quinine. . 20 —

Pour une pilule : 3 pilules dans les 24 heures, une toutes les 8 heures (Heizen).

*Badigeonnages* répetés plusieurs fois par jour, avec :

℞ Chlorhydrate de cocaïne } ãã 50 cgr.
Acide phenique . }
Glycerine . . . . 20 gr.

*Gargarisme analgesique :*

℞ Feuilles de coca. .. 10 gr.
Eau bouillante 1000 —
Faire infuser et ajouter :
Borate de soude 40 —
Pour gargarismes (Ruault)

**A. MÉNORRAGIQUE (HERPÉTIQUE, CATAMÉNIALE).**

Combattre les troubles menstruels, prescrire des *pilules d'aloes*, des *bains de pieds sinapisés* à l'époque des règles.

Traitement local de l'angine herpétique.

**A. PHLEGMONEUSE.**

Même traitement que pour l'angine erythemateuse, mais avec indications therapeutiques speciales pour combattre l'intensité de l'adénite concomitante et la formation d'un abcès.

Régime lacté, boissons abondantes. Gargarismes, collutoires, et irrigations antiseptiques.

Antisepsie intestinale rigoureuse (naphtol β, salol, salicylate de bismuth, benzonaphtol).

Quinine, antipyrine, exalgine.

Toniques.

Appliquer continuellement, sur la region latérale du cou, des *cataplasmes* de farine de lin, larges, épais et aussi chauds que le malade peut les supporter.

Pour la nuit, remplacer les cataplasmes par l'onction suivante :

℞ Onguent napolitain . .. 30 gr.
Extrait de belladone . .. 2 —

**En cas de suppuration** *Inciser* largement et faire des *irrigations* légerement antiseptiques, fréquentes.

**A. SYPHILITIQUE.**

Traitement général antisyphilitique voy. *Syphilis*.

**Contre l'angine de la période secondaire avec plaques muqueuses** : prescrire les *gargarismes* suivants :

℞ Liqueur de van Swieten 50 gr.
Miel rosat . . ... 40 —
Decoction de guimauve. . 300 —

℞ Sublimé .. .. .. . 10 cgr.
Decoction legere de lin . 200 gr.
Sirop diacode . . 50 —
(Brocq)

Conseiller les *pulverisations* pratiquees avec la solution suivante :

℞ Biiodure de mercure . 50 cgr.
Iodure de potassium . 10 gr
Eau distillee . . 990 —

Pratiquer des *attouchements* répetes tous les 2 ou 3 jours avec :

℞ Nitrate d'argent. 1 gr.
Eau distillee 10 à 20 —

ou bien avec :

℞ Sublime corrosif. 50 cgr. à 1 gr.
Eau distillee . 25 —

Toucher les plaques muqueuses a la *teinture d'iode*.

**Dans les cas rebelles** : recourir aux cautérisations légères avec le *nitrate acide de mercure*, apres badigeonnages a la cocaine;

tremper une allumette dans le nitrate acide et toucher légèrement les points malades (Fournier).

**En cas de gommes** : traitement général mixte (iodure de potassium, 8 à 10 gr. par jour, associé au biiodure de mercure, 1 à 2 cgr par jour) (Fournier).

Si la gomme est ouverte : pratiquer des badigeonnages à la *teinture d'iode*, répetés 2 à 3 fois par jour, et des pulvérisations avec le mélange suivant :

| ℞ | | |
|---|---|---|
| Iodure de potassium | āā | 5 gr. |
| Teinture d'iode | | |
| Eau | | 100 — |

(Fournier)

Pratiquer aussi des cautérisations avec :

| ℞ | | |
|---|---|---|
| Nitrate d'argent | āā | 5 gr. |
| Eau distillée | | |

Voy. *Syphilis gommeuse*.

**A. TUBERCULEUSE.**

Traitement général de la phtisie. Voy *Phtisie*.

*Antisepsie buccale*.

**En cas d'hypertrophie amygdalienne** : recourir à l'*ignipuncture*.

**En cas d'ulcérations** : pratiquer des attouchements avec la *teinture d'iode*, le *naphtol camphré*, le *phénol sulforicine* à 4 p 100, l'*acide lactique* à 50 p. 100, le *chlorure de zinc* à 1 p. 20.

Ou mieux recourir au *grattage* des ulcérations, suivi de *cautérisation au galvanocautère*

| ℞ | |
|---|---|
| Acide phénique | 50 cgr. |
| Menthol | 1 gr. |
| Glycérine | 20 — |

Pour badigeonnages (Heizen).

**Contre la dysphagie** : badigeonner, avant les repas, avec la *glycérine phéniquée* à 50 p. 100, avec une solution aqueuse de *cocaïne* à 5 ou 10 p. 100, ou encore avec une solution huileuse de *menthol* à 1 p. 20.

| ℞ | |
|---|---|
| Chlorhydrate de cocaïne | 5 mgr. |
| Menthol | 1 cgr. |
| Correctif. Q. S. p faire une tablette. | |

(Treitel).

**A. ULCÉRO-MEMBRANEUSE.**

Administrer intérieurement le *chlorate de potasse*, et prescrire des badigeonnages à la *teinture d'iode*, au *formol*, au *menthol camphré*.

Enlever l'organe, s'il est trop profondément atteint (Brindel et Raoult).

**A. DE VINCENT.**

*Lavages* de la bouche à l'eau stérilisée ou avec une solution antiseptique, *cautérisations* quotidiennes à la teinture d'iode (Vincent).

Voy. *A. diphtéroïde* et *A. gangreneuse*.

## ANGINE DE POITRINE

TRAITEMENT GÉNÉRAL HYGIÉNIQUE ET DIÉTÉTIQUE.

Soustraire le malade à toute cause d'intoxication alimentaire et médicamenteuse.

Prescrire 2 *à* 3 *litres de lait*

par jour, en partie aux repas, en partie entre les repas.

Eviter toute fatigue, toute émotion, tout effort, supprimer les veilles prolongées, les libations, les repas copieux, les exercices musculaires, marcher lentement, faire des repas peu copieux, ne pas manger de gibier, de poissons de mer, de crustacés, de mets épicés et de fromages faits. Eviter les boissons excitantes et alcooliques, ne boire aux repas que de l'eau rougie, des *eaux alcalines* (Vichy, Vals)

Défendre l'usage du tabac et même le sejour dans une chambre dont l'atmosphère est imprégnée de fumée de tabac.

Combattre la diathèse arthritique par les *alcalins*, la *lithine*, la *piperazine* et le *lycetol*, s'il y a tendance à la goutte, et surtout par l'*iodure de sodium* ou *de rubidium*. Prescrire l'iodure de sodium, pendant des mois et des années, par périodes de 3 semaines tous les mois, à la dose de 50 cgr. à 2 gr. par jour.

Interrompre la medication iodurée pendant 10 jours par mois, et la remplacer par la *trinitrine* ou le *tetranitrol* (1 mgr. en capsules), et chez les angineux congestifs, chez lesquels la trinitrine pourrait déterminer de la congestion cérebrale, par le *veratrum viride :*

| ℞ Teinture de veratrum viride. | 10 gr. |
|---|---|
| Alcoolature de racines d'aconit. .. .. . | 15 — |
| Teinture de piscidia erythrina | 60 — |

XXX gouttes, matin et soir (Liégeois).

Administrer aussi l'*iodure de potassium* associé à l'*arseniate de soude :*

| ℞ Arséniate de soude | 5 à 10 cgr |
|---|---|
| Iodure de sodium.. | 10 gr. |
| Eau distillee .. | 300 — |

2 cuillerees par jour, aux repas, dans de l'eau rougie ou de la biere legere

Si l'iodure n'est pas toléré, donner la *teinture d'iode* à la dose de V à X gouttes, 2 fois par jour.

Combattre l'aortite par les *vésicatoires*, les *cautères*, les *pointes de feu repetees*, le *coton iodé* à la région précordiale.

Voy. *Aortites*, *Arteriosclerose*.

Si l'alcoolisme ou le saturnisme sont en cause, s'efforcer d'en supprimer l'action nocive. Combattre le tabagisme et le paludisme chronique.

Defendre le thé et le café, s'ils sont en cause.

Rechercher la goutte, le diabete, par les *preparations mercurielles*, l'*iodure de potassium* et les injections d'*atoxyl*.

**En cas d'hystérie et de neurasthénie** . *traitement hydrotherapique* approprie, pas de bains froids

Prescrire les *bromures*, pour eloigner les acces, et le *bromure de camphre* ou le *valerianate d'ammoniaque*

Au moment des accès, ordonner les *nervins* : antipyrine (1 gr.50), exalgine (30 a 50 cgr.).

**Contre la constipation** : administrer l'*aloes* en pilules de 10 cgr.

**Contre les accès** . dès le début de l'attaque douloureuse, inhalations de *nitrite d'amyle* (V à X gouttes, versees sur un mouchoir), ou d'*ether*.

Ou bien, s'il n'existe pas de cyanose et d'accidents d'asphyxie, faire une *injection d'atropomorphine :*

℞ Chlorhydrate de morphine 10 cgr.
Sulfate neutre d'atropine. 5 mgr.
Eau stérilisée . Q. S p 10 cc

Injecter 1 cc par injection, faire une ou plusieurs injections

Ou encore donner l'*antipyrine* a la dose de 2 gr., en cachets de 50 cgr., a prendre par quarts d'heure.

Faire appliquer à la région précordiale des *sachets de glace*, des *sangsues*, ou des *ventouses scarifiées*.

Ne pas recourir aux inhalations de chloroforme.

**Pendant toute la durée de la crise** : *nitroglycerine* et *régime lacte exclusif.*

℞ Solution alcoolique de trinitrine a 1 p. 100, XXX gouttes
Eau distillée .. 300 gr.

3 à 6 cuillerées à dessert dans les 24 heures (Huchard)

ou :

℞ Nitrite de sodium. .. . 14 gr.
Eau distillée . 350 —

2 cuillerées à cafe par jour (Mattew-Hay)

**En cas de phénomènes hyposystoliques, d'adynamie cardiaque avec tendance à la cardiectasie** : administrer la *cafeine*, par la voie hypodermique, ou par la voie gastrique, ordonner en même temps le *regime lacte*, la *theobromine* (2 a 3 gr. en cachets).

Ne pas prescrire la digitale; le fait de l'apparition tardive des phénomènes hyposystoliques constitue une contre-indication de ce médicament.

Voy. *Insuffisances* (période de dégénerescence cardiaque), *Myocardite chronique*, *Asystolie*.

## ANGIOCHOLISTE

Voy. *Fievre intermittente hepatique*, *Ictere grave*, *Lithiase biliaire*.

## ANGIOMES

**Chez un enfant non vacciné**. Inoculation par scarifications tres rapprochées sur la tumeur.

**Chez un enfant déjà vacciné** : badigeonnages quotidiens avec .

℞ Sublime corrosif... .... 2 gr
Collodion . . . . 20 —
(Comby)

℞ Chrysarobine . . 2 gr.
Collodion ricine. . 20 —
(Monin).

Injecter tous les 8 jours, dans la tumeur, avec une seringue de Pravaz stérilisée, I ou II gouttes de *liqueur de Piazza*.

℞ Eau distillee . .... 60 gr.
Perchlorure de fer a 30° 25 —
Chlorure de sodium . 15 —

**En cas d'angiomes très étendus**, employer la *liqueur de Piazza modifiee* par la substitution de chlorure de zinc au chlorure de sodium :

℞ Chlorure de zinc. . .. .. 3 gr.
Perchlorure de fer à 30°. . 25 —
Eau distillée . 60 —
(Th Anger)

Preferer l'*electrolyse* ou l'*extirpation*.

## ANKYLOSTOMIASE

Administrer le *thymol* en deux cachets de 2 grammes chacun, pris à deux heures d'intervalle.

Ne pas dépasser cette dose, surtout chez les sujets anémiés.

Inutile de donner un purgatif (Neiret).

| ℞ Thymol | 2 gr. |
|---|---|
| Huile d'olives | 4 — |
| Gomme arabique | 2 — |
| Eau distillée | 60 — |

1 cuillerée à soupe toutes les heures, le matin à jeun (pendant 3 jours consécutifs : purgatifs le soir)

Recourir aux *tænicides usuels*. extrait ethéré de fougère mâle (voy *Tænias*); ou bien ordonner l'essence d'*eucalyptus globulus* :

| ℞ Essence d'eucalyptus | 2 gr. |
|---|---|
| Chloroforme | 3 — |
| Huile de ricin | 40 — |

A prendre en deux fois, à une demi-heure d'intervalle Repeter deux ou trois fois l'administration de ce mélange, à deux jours d'intervalle

Changement de climat, traiter l'anémie.

## ANNEXITE

Voy. *Ovarites, Salpingites.*

## ANOREXIE

*Promenades, exercices musculaires* en plein air. *Frictions sèches* et *massage.*

*Douches froides*, séjour a la *campagne* ou à la *montagne.*

*Cuisine epicee*, si l'anorexie n'est pas symptôme d'une maladie de l'estomac.

*Combattre la constipation* par un régime approprié, par l'administration de l'aloès, de la rhubarbe, de la podophylline, du cascara sagrada. Voy. *Constipation.*

En cas d'embarras gastrique, recourir aux *vomitifs.*

Traiter la dyspepsie, la congestion hépatique et la chloro-anémie, l'alcoolisme, le tabagisme, lorsqu'ils existent.

**Chez les enfants :**

| ℞ Eau de fenouil | 80 gr. |
|---|---|
| Sirop d'ecorces d oranges | 25 — |
| Teinture de rhubarbe | 10 — |
| Sulfate de magnesie | 15 — |

1 cuillerée à cafe par jour (Archambault)

| ℞ Teinture de cascarille | ãa 5 gr. |
|---|---|
| — cannelle | |
| — gentiane | |
| — colombo | |
| — rhubarbe | |
| — noix vomique | 1 à 2 gr. |

X gouttes avant chaque repas (J Simon)

Donner la *teinture de noix vomique* aux doses suivantes :

| | | |
|---|---|---|
| De 6 a 15 mois | 1/2 à IV | gouttes |
| De 15 mois à 3 ans. | IV a VIII | — |
| De 3 ans à 5 ans.. | VIII a X | — |
| De 5 ans a 10 ans.. | X à XV | — |

Par jour

**Chez les adultes** : prescrire les *medicaments aperitifs* associés entre eux (teinture de colombo, de badiane, de quinquina, de gingembre, de quassia, de gentiane, de rhubarbe. d'aloes, de noix vomique).

℞ Teinture de quinquina. } ãã 5 gr.
— de colombo .
— de gentiane .
— de rhubarbe ..... 3 —
— de noix vomique . 2 —

XV à XX gouttes, dans un peu d'eau, avant les repas (Huchard).

℞ Teinture de quinquina } ãã 5 gr.
— de gentiane....
— de rhubarbe
— d'aloes . .
— de noix vomique . 2 —

XX gouttes, dans un peu d'eau, avant les repas (Herzen).

Donner les *gouttes ameres de Baume*, a la dose de IV a VIII gouttes, et le *sulfate de strychnine*, en pilules ou en granules de 1 mgr.

Prescrire aussi la *quassine amorphe*, a la dose de 5 cgr., en pilules.

**Chez les convalescents**:

℞ Ecorce de condurango 25 a 30 gr
Faire macerer pendant 12 heures dans
Eau . ...... .... 300 gr.
Reduire lentement et filtrer a. . . 150 —
Ajouter ·
Teinture de noix vomique 2 —
Acide chlorhydrique dilue 1 —50
Sirop de gingembre.. . 50 —

1 cuillerée à soupe toutes les deux heures.

Donner l'*orexine basique* ou l'*orexine tannique* en cachets, à la dose de 30 cgr. avant chaque repas, ou bien faire prendre une préparation de *kola* :

℞ Arséniate de soude . .. . 20 cgr
Vin de kola . .... . 1 litre

Un verre à liqueur matin et soir aux repas (Grasset).

Ordonner aussi le *vanadate de soude* à la dose de 5 milligr. par jour, en solution aqueuse.

**Chez les phtisiques** : voy. *Phtisie :* traitement symptomatique.

**Chez les hystériques** : traitement général de l'hystérie; *isoler* le malade et recourir à l'*intimidation morale;* persuader le malade que toute resistance est inutile et que l'isolement durera aussi longtemps que dure le refus d'alimentation.

Pratiquer la *suggestion hypnotique* et le *gavage par la sonde*.

Ne faire au malade aucune concession sur la nature ou sur la quantité des aliments à ingérer (Lyon).

## ANTÉFLEXION DE L'UTÉRUS

Traitement causal : métrite, paramétrite, corps fibreux.

**En cas de métrite** : voyez *Metrites*.

**En cas de périmétrite** : mobiliser l'uterus par le *massage* (voy. *Cellulite pelvienne, Parametrite*).

**A. CERVICALE.**

Pratiquer l'*amputation biconique du col* (Pozzi).

**A. CONGÉNITALE.**

*Dilater* et *redresser l'axe utérin* au moyen de laminaires. Passer ensuite des bougies de

Hégar, deux ou trois fois par semaine, jusqu'au nº 10 ou 12 (Pozzi)

Recourir aux *pessaires intra-utérins* et à l'*hystéropexie abdominale antérieure.*

Voy. *Sténose du col.*

Combattre les douleurs dysménorrhéiques, à l'aide de *suppositoires calmants* (extrait d'opium 5 cgr., ou dionine 3 cgr ).

**Pendant l'accouchement**, corriger l'antéflexion de l'utérus par le *décubitus dorsal* et la fixation de l'utérus à l'aide d'un *bandage compressif.*

## ANTÉVERSION DE L'UTÉRUS

Défendre les longues promenades en voiture, l'équitation et la danse.

Faire porter une *ceinture hypogastrique à plaque mobile* à double mouvement ; placer un *pessaire* de Dumontpallier.

Traiter la métrite, si elle existe (Voy. *Métrites*).

**Contre les douleurs lombaires** *repos ;* frictions avec le mélange suivant :

| | | |
|---|---|---|
| ℞ Chloroforme | | 10 gr. |
| Alcool camphré | } | ãã 60 — |
| Baume de Fioravanti | } | |

(Heizen).

**En cas de règles douloureuses :** *repos absolu. Lavements laudanisés* (XXX gouttes), 2 à 3 fois dans les 24 heures. *Suppositoires calmants.*

Voy. *Dysménorrhée.*

*Eaux* de Néris, de Forges, de Luxeuil, de Bourbon-l'Archambault, de Plombières, d'Uriage.

**A. DE L'UTÉRUS GRAVIDE.**

Faire porter une *ceinture.* Pendant l'accouchement, faire rester la femme dans la position horizontale et faire garder la ceinture appliquée pour que les contractions utérines s'exercent dans l'axe du détroit supérieur (Tarnier).

## ANTISEPSIE

**A. BUCCALE.**

Conseiller l'usage de la *brosse* et d'un *savon* ou d'une *pâte dentifrice*

| | | |
|---|---|---|
| ℞ Carbonate de magnésie | } | |
| Talc | } | ãã 5 gr. |
| Rhizome d'iris pulvérisé | } | |
| Savon médicinal | } | |
| Essence de menthe | | V gouttes |

(Savon dentifrice)

Faire rincer plusieurs fois par jour la bouche avec une *solution antiseptique :*

| | |
|---|---|
| ℞ Acide thymique | 25 cgr. |
| — benzoïque | 3 gr. |
| Teinture d'eucalyptus | 15 — |
| Alcool | 100 — |
| Essence de menthe poiv. | 75 cgr. |

Verser dans un verre une quantité suffisante pour produire un trouble (Miller)

| | |
|---|---|
| ℞ Acide phénique | 1 gr. |
| — borique | 25 — |
| Thymol | 50 cgr |
| Essence de menthe | XX gouttes |
| Teinture d'anis | 10 gr. |
| Eau distillée | 1 litre. |

Employer cette solution pure (Dujardin-Beaumetz).

℞ Acide thymique } ãã 1 gr.
— benzoïque }
Essence de menthe V gouttes
Alcool . . . . 100 gr.

Mettre une demi cuillerée à café de ce mélange dans un verre d'eau (Grasset).

℞ Acide phénique . . . . . . 10 gr.
Thymol . . . . . . 1 —
Alcool à 90° . . 300 —
Essence de menthe . 10 —
Teinture de cochenille. Q. S.

Elixir dentifrice. 1/2 à 1 cuillerée à café pour un grand verre d'eau bouillie (Herzen).

℞ Salol . . . . . . . . . 2 gr.
Eau de Botot. . . . . 100 —

XX gouttes dans un verre d'eau.

℞ Résorcine . . . . . . . . 20 gr.
Eau de Botot. . . . . . 100 —
(Binet).

℞ Acide phénique pur cristallisé . . . . 20 gr.
Alcool de menthe . . . . 160 —

V à VI gouttes dans un peu d'eau (Monin).

℞ Salol . . . . . . . . . 5 gr.
Alcool à 90° . . . 100 —

1 cuillerée à café dans un verre d'eau.

℞ Salol . . . . . . 6 gr.
Thymol . . . . . . } ãã 1 —
Menthol . . . . . . . }
Alcool . . . . . . . 100 —

1 cuillerée à café dans un verre d'eau.

*Eviter*, pour l'usage quotidien, l'emploi d'un elixir dentifrice à base de sublimé, de formaldehyde ou d'autres substances irritantes.

Employer l'une des *poudres dentifrices* suivantes :

℞ Salol pulvérisé . . . . 5 gr.
Craie préparée } ãã 20 —
Talc . . . . . . }
Essence de menthe . X gouttes.

℞ Acide borique finement pulvérisé . . 2 gr. 50
Chlorate de potasse . . . 2 —
Poudre de gaïac . . . . . 1 — 50
Craie préparée . . . } ãã 4 —
Carbonate de magnésie }

Essence de menthe Q. S. p. aromatiser (Le Gendre).

℞ Carbonate de chaux . . 30 gr.
Chlorate de potasse . . . } ãã 15 —
Borate de soude . }
Salol pulvérisé . . . 30 —
Saccharine . . . . . 50 cgr.
(Thomas).

**Chez les sujets malades** : prescrire les *gargarismes* et les *lavages antiseptiques* avec :

Borate de soude . . . à 2 ou 3 p. 100
Acide salicylique. . à 1 p. 1000
— thymique. . . . à 0,25 p. 1000
— phénique . . à 0,50 p. 100
Lysol . . . . à 0,25 p. 100
Sublimé corrosif . à 0,20 p. 1000
Trichlorure d'iode . . à 1 p. 1000
Liqueur de Labarraque à 5 p. 100

℞ Acide salicylique. . . . 10 gr.
Alcool à 90° . . 150 —
Essence de thym . . 2 —

1 cuillerée pour 1 litre d'eau bouillie (Herzen).

℞ Salol . . . . . . . . 20 gr.
Alcoolat de cochléaria } ãã 50 —
Teinture de ratanhia }
Alcool . . . . } ãã 200 —
Alcool de menthe . . }

1 cuillerée à café dans un verre d'eau bouillie.

Appliquer des *collutoires antiseptiques* :

℞ Chlorate de potasse . . . 75 cgr.
Jus de citron. . . . . 15 gr.
Glycérine . . . . . 10 —

Pour enfants (Le Gendre).

Nettoyer les lèvres et les gencives à l'aide de tampons de coton hydrophile imbibés d'*eau chloratée*, d'*eau boratée* ou d'*eau de Vichy*.

Faire sur les lèvres des onctions avec de la *vaseline boriquée* ou *salolée* à 10 p. 100.

**A. CUTANÉE OU EXTERNE.**

*Grands bains tièdes; savon-*

*nages et brossages energiques* prolongés, pendant 10 a 15 et même 20 minutes, suivis de lavage à l'*alcool* ou a l'*ether* et de désinfection prolongee avec une *solution antiseptique :* acide phénique, 2 à 5 p. 100, lysol, 2 à 3 p. 100, sublime corrosif, 1 p. 2000, 1 p. 500, chinosol, 2 p. 1000 ; amodol, 2 p. 1000, *hermophenyl*, 5 p. 100, *eau oxygenee* a 12 vol.

*Couper* les ongles ; *raser* les poils.

**En cas de plaies :** prescrire les *grands lavages antiseptiques* (solutions faibles : acide phenique 1 p. 100, sublimé 1 p. 5000 à 1 p. 10.000, eau oxygenee).

Employer la *pommade antiseptique* suivante :

| ℞ Iodoforme | 2 gr. |
|---|---|
| Acide borique | 5 — |
| Vaseline | 50 — |

ou bien les *poudres antiseptiques* suivantes.

| ℞ Poudre d'iodoforme | ãã 10 gr. |
|---|---|
| — de salol | |
| — de charbon | |
| — de quinquina. | |
| — de benjoin | |
| Sous nitrate de bismuth | |

(Schwartz)

| ℞ Poudre d iodoforme | ãã 10 gr. |
|---|---|
| — de benjoin | |
| — de quinquina | |
| — de carbonate. | |
| — de magnesie | |

(Lucas-Championnière)

Prescrire l'*aristol*, le *dermatol*, l'*iodol*, l'*amyloforme*, la *crurine*, le *xeroforme*, seuls ou associés entre eux.

### A. DES FOSSES NASALES.

Voy. *Rhinites*.

### A. GASTRO-INTESTINALE.

Purgation.

| ℞ Huile de ricin | 30 gr |
|---|---|
| Salol | 4 — |

| ℞ Huile de ricin | 30 gr. |
|---|---|
| Salacetol | 2 — |

(Bourget)

Répéter l'administration des purgatifs, à doses modérées.

Donner le *calomel*, a la dose de 40 cgr. à 1 gr, en une seule fois ou a celle de 60 à 80 cgr, en poudres de 20 cgr., prises à une demi-heure d'intervalle.

**Chez les enfants :** administrer le *calomel comme purgatif*, aux doses suivantes, prises en une seule fois.

| | |
|---|---|
| De 0 à 6 mois | s'abstenir. |
| De 6 à 15 mois. | 5 a 10 cgr. |
| De 15 mois à 3 ans | 10 a 20 — |
| De 3 ans à 5 ans. | 20 à 30 — |
| De 5 ans a 10 ans | 30 — |

(Marfan)

Et le donner *comme antiseptique intestinal* a doses faibles et repetées

| | | |
|---|---|---|
| De 0 à 6 mois | s'abstenir. | |
| De 6 a 15 mois | 5 mgr, | 3 à 5 fois |
| De 15 mois à 3 ans | 1 cgr, | 5 à 6 — |
| De 3 ans a 5 ans | 2 — | 4 a 5 — |
| De 5 ans à 10 ans | 3 — | 5 a 6 — |

(Marfan)

Ne pas repéter l'administration du calomel tous les jours

Prescrire la *diete hydrique* (24 à 36 heures) ou le *regime lacte*, et pratiquer, au besoin, le *lavage de l'estomac* et les *grandes irrigations intestinales antiseptiques* avec des solutions antiseptiques peu toxiques :

Acide borique ... à 40 p. 1000
Borax. ........ à 10 p. 1000
Chloral . .. . à 2 p. 1000
Acide thymique.... à 1/2 p. 1000
Naphtol . . à 1/4 p. 1000

℞ Acide thymique. . 60 cgr
Alcool . . Q. S. p. dissoudre.
Biborate de soude.. . 20 gr
Eau bouillie à 38° ..... 2 litres.
(Herzen)

℞ Naphtol... . . . 25 cgr.
Borate de soude.. . . 10 gr
Eau bouillie à 38° .... 1 litre.

Pratiquer ces lavements à l'aide d'une sonde molle en caoutchouc qu'on introduit jusque dans le côlon transverse, et faire pénétrer le liquide sous faible pression, au moyen d'un irrigateur à élévation.

Recourir aussi aux lavements d'*eau oxygenee.*

Prescrire des potions de *resorcine*, de *benzoate de soude*, de *creosote*, de *thymol*, de *salicylate de soude*, d'*acide salicylique* et d'*acide lactique.*

℞ Acide lactique . . . 10 à 15 gr.
Eau bouillie .. . . 1000 —

A prendre dans la journee, pendant plusieurs jours consecutifs (Hayem).

Ordonner des cachets de *salol* (2 à 4 gr. par jour), de *salicylate de bismuth* (2 à 4 gr.), de *salacetol* (2 à 3 gr.), de *salophene* (3 à 4 gr.), de *betol* (2 à 3 gr.), de *benzonaphtol* (3 à 4 gr.).

℞ Naphtol β . . .. 15 gr.
Salicylate de bismuth. .. 7 —50

Pour 30 cachets : 3 à 10 cachets par jour (Bouchard)

℞ Naphtol β ........ 6 gr
Salicylate de bismuth . 6 —
Charbon . . . 5 —

Pour 20 cachets 3 à 10 cachets par jour (Hanot).

℞ Salicylate de bismuth } ãã 25 cgr.
— magnesie }
Benzoate de soude }

Pour 1 cachet 6 à 10 cachets par jour.

℞ Magnésie... ...... } ãã 30 cgr.
Salicylate de bismuth. }
Benzonaphtol .. . }

Pour un cachet 2 à 3 cachets par jour.

℞ Salicylate de bismuth. } ãã 5 gr.
Naphtol β ... ... }

Pour 30 cachets : 3 cachets par jour, apres les repas (Boas).

℞ Benzonaphtol . .. . 40 cgr.
Dermatol .. ... . . ... 10 —

Pour 1 cachet. 6 cachets par jour (Gilbert)

℞ Betol .. . . . .. } ãã 15 cgr.
Salicylate de bismuth. }
Salol ..... ... }

Pour 1 cachet : 4 à 6 cachets par jour (Herzen).

Ordonner l'*ichtyoforme*, à la dose de 2 à 4 gr. par jour, en cachets.

Employer aussi comme antiseptique et comme antitoxique général (diarrhée infectieuse, diarrhée fétide, fièvre typhoide), la *teinture d'iode* dans du lait ou de l'eau de riz sucree, à la dose de V à VI gouttes, répétée 3 à 4 fois par jour, pendant 2 à 3 jours consécutifs (Herzen).

**Chez les enfants** : donner le *benzonaphtol* aux doses quotidiennes suivantes, en suspension dans un véhicule aqueux :

De 0 à 15 mois .. . 5 à 50 cgr.
De 15 mois à 3 ans... 50 cgr. à 1 gr.
De 3 ans à 5 ans .... 1 gr à 1 gr. 50
De 5 ans à 10 ans 1 gr. 50 à 3 gr.
(Marfan).

**A. GYNÉCOLOGIQUE ET OBSTÉTRICALE.**

**A. de la vulve et du vagin :**

*raser* et *savonner* la vulve. Savonner le vagin avec des tampons d'ouate montes sur pinces, faire ensuite un lavage au *sublime* a 1 p. 1000, ou au *biiodure* de mercure a 1/2 ou 2 p. 1000 (ajouter de l'iodure de potassium, pour obtenir la solution), a la *creoline* a 5 ou 15 p 1000, au *permanganate de potasse* a 1 ou 3 p 1000, à l'*acide salicylique* a 1 p. 1000, a l'*acide thymique* a 2 ou 4 p. 1000, a l'*acide phenique* a 1 ou 3 p. 100, au *lysol* a 1 p. 100, a l'*aniodol* a 1 p. 2000, au *chinosol* a 1 p. 1000.

| ℞ Sublime corrosif. . . . | 50 cgr |
|---|---|
| Acide tartrique . . . . | 1 gr |

Pour 1 paquet; 1 paquet pour 1 litre d'eau bouillie

| ℞ Acide thymique. . . . | 5 gr. |
|---|---|
| — salicylique . . . | 15 — |
| Alcool a 90° . . . . | 300 — |

1 cuilleree a bouche pour 1 litre d'eau bouillie (Herzen)

Introduire dans le vagin et appliquer contre le col un ou plusieurs tampons de coton hydrophile imbibés de *glycérine a l'iodoforme* a 10 ou 20 p. 100, au *salol* a 20 p 100, à l'*airol*, a l'*ichtyol* ou au *thigenol* a 25 et 40 p. 100.

**A. du col et de la cavité utérine** introduire dans le canal cervical et dans la cavite uterine des *crayons medicamenteux* :

| ℞ Iodoforme . . . . . | 20 gr |
|---|---|
| Gomme arabique. . . | ãã 2 — |
| Glycerine . . . . | |
| Amidon . . . . . . | |

Faire 20 bâtonnets de même calibre que les crayons ordinaires de nitrate d'argent (von Hacker).

| ℞ Bichlorure de mercure . . . | 50 cgr. |
|---|---|
| Poudre de talc . . . | 25 — |
| Gomme adragante . . . . | 1 — 50 |
| Eau bouillie . | ãã Q S. |
| Glycerine neutre . | |

Pour 50 crayons

Ou bien *saupoudrer* simplement le col d'iodoforme ou en *insuffler* dans sa cavité avec un appareil special, puis laisser a son contact un tampon de gaze iodoformée (Pozzi).

Recourir aux injections ou *lavages intra-uterins* de sublimé a 1 p. 2000, ou de lysol a 1/2 p. 100, ou d'acide phenique a 1 p. 100, en se servant d'une sonde a double courant.

Pendant les operations sur la vulve, le vagin et sur le col de l'uterus, pratiquer l'*irrigation operatoire continue*. Se servir soit du spéculum spécial de Fritsch, soit simplement d'une longue canule que l'un des aides tient a pleine main, en prenant un point d'appui sur le pubis, en même temps qu'il tient dans la même main un autre instrument (une valve ou pince fixatrice).

Employer pour l'irrigation une solution pheniquee a 10 p. 1000, d'une température de 35° a 40°. Si l'irrigation doit être prolongée assez longtemps, en abaisser le titre a 5 p. 1000 (Pozzi).

**A. génitale des accouchées.** *Toilette vulvaire* avec une solution d'acide phénique a 1 ou 2 p 100, ou une solution de lysol a 1/2 p. 100, ou d'aniodol a 1 p. 2000, ou avec une solution de sublime a 1 p. 4000.

| ℞ Acide phenique . . | ãã 245 gr |
|---|---|
| Alcool . . . . . | |
| Essence de thym . | 10 — |

1 cuilleree a soupe pour 1 litre d'eau bouillie = solution a 1 p 100 (Auvard).

℞ Acide phénique . . . . 100 gr.
Glycérine . . . . . . . . 150 —

Un verre à liqueur pour 1 litre d'eau bouillie (de Kervilly).

℞ Bichlorure de mercure . . 5 gr.
Alcool à 90° . . . . . . 100 —
Eau distillée. . . . . . . . 150 —

Un verre à liqueur (25 cgr.) pour un litre d'eau bouillie (1 p. 2000) (de Kervilly).

℞ Bichlorure de mercure . . 25 cgr.
Acide tartrique . . . . . . 1 gr.
Solution de carmin d'indigo à 5 0/00. . . . II gouttes

Pour un paquet, à dissoudre dans un litre d'eau bouillie (Auvard).

℞ Naphtol β . . . . . 5 gr.
Alcool . . . . . . 100 —

1 cuillerée à café pour 1 litre d'eau bouillie (Pinard).

Dans l'intervalle des toilettes, appliquer sur la vulve un tampon de ouate antiseptique sèche, maintenu en place par le rapprochement des jambes (Pinard).

Donner des *injections vaginales* une à trois fois par 24 heures avec des solutions antiseptiques faibles (acide phénique, 1/2 p. 100 ; sublimé, 1 p. 5000 à 1 p. 10.000, lysol 1/2 p. 100, chinosol 1 p. 1000, aniodol 1 p. 2000). Ne jamais élever l'irrigateur à plus de 50 centimètres du plan du lit.

Ces injections sont inutiles si les précautions antiseptiques ont été rigoureusement prises avant et pendant l'accouchement.

**En cas d'albuminurie ou d'anémie** : n'employer ni gaze au sublimé ou à l'iodoforme, ni coton phéniqué, et ne se servir pour les injections que d'*eau bouillie boriquée* ou de *solution au permanganate de potasse* à 1 p. 1000.

Comme solution énergique, employer l'*eau iodée* :

℞ Iode . . . . . . . . . 2 gr.
Iodure de potassium. . . 4 —

Pour 1 litre d'eau (solution faible).

℞ Iode . . . . . . . . . 3 gr.
Iodure de potassium . . . 6 —

Pour 1 litre d'eau (solution forte).

## A. OCULAIRE.

Recourir aux grands lavages des paupières, du bord ciliaire et des culs-de-sac conjonctivaux avec une solution de *sublimé* à 1 p. 5000 ou à 1 p. 2000, ne contenant pas d'alcool (Trousseau).

Employer aussi le *permanganate de potasse* à 1 p. 4000 ou à 1 p. 3000 (Kalt) et le *biiodure de mercure* à 1 p. 2000.

**En cas de plaie récente**, pratiquer un lavage abondant de la conjonctive avec une solution de *sublimé* à 1 p. 4000, après anesthésie locale, à l'aide d'un collyre de cocaïne ; puis instiller le collyre antiseptique suivant :

℞ Oxycyanure de mercure. . 5 cgr.
Eau distillée. . . . . . . . 10 —

## A. PULMONAIRE.

*Pulvérisations* et *inhalations antiseptiques*, pratiquées à l'aide d'un flacon barboteur, rempli à moitié du mélange suivant :

℞ Thymol . . . . . . . 15 gr.
Alcoolat de lavande . } ãã 100 —
Alcool. . . . . . . . . }
Eau. . . . . . . Q. S. pour 1 litre.

(Grasset).

Voy. *Bronchite fétide*, *Gangrène pulmonaire*, *Phtisie*.

Administrer par voie stomacale, par voie hypodermique, par voie trachéale ou par voie rectale la *créosote*, le *créosotal*, le *phosphotal*, le *myrtol*, l'*eucalyptol* et le *terpinol*.

**A. URINAIRE.**

Ordonner le *régime lacté*.

Prescrire le *benzoate de soude* (1 à 3 gr.), ou de *lithine* (1 gr. à 1 gr. 50), ou l'*acide borique*, pris dans les tisanes (50 cgr à 2 gr.).

Administrer la *térébenthine*, le *santal*, ou mieux le *salol*, et l'*urotropine*.

℞ Salol . . . . . 50 cgr

Pour 1 cachet 4 à 8 cachets par jour.

℞ Urotropine . 30 à 50 cgr.

Pour 1 cachet : 4 à 6 par jour.

Au besoin, pratiquer des *lavages* de l'urètre et de la vessie.

Voy. *Cystites, Pyélonéphrites*.

**En cas de rétention d'urine:** *Cathétérismes*, répétés deux à trois fois dans les vingt-quatre heures ; *sonde à demeure*.

Voy. *Rétention d'urine, Hypertrophie de la prostate*.

## ANURIE

Traiter la maladie causale : néphrite aiguë ou chronique.

**Au cours des maladies infectieuses, fébriles** (anurie scarlatineuse) : *Régime lacté, boissons abondantes* (eau, tisanes), injections de *sérum artificiel*.

Au besoin, *saignée*.

**En cas de congestion rénale intense :** *révulsifs* à la région lombaire (ventouses sèches); *émissions sanguines* locales (ventouses scarifiées).

*Régime lacté ; tisanes, alcalins.*

*Diurétiques* (digitale, caféine, diurétine), *purgatifs drastiques, sudorifiques*. *Saignée générale*.

Essayer les *grands lavements froids* de 1 litre d'eau. Grands *bains chauds*, *bains de vapeur*.

Voy. *Anasarque*.

**En cas d'accidents urémiques :**

Voy. *Urémie*.

**A. CALCULEUSE (Calculs dans les uretères) :**

Boissons diurétiques, *purgatifs drastiques, sudorifiques*.

Courants continus.

**Si l'urémie s'établit d'emblée et s'aggrave rapidement**, pratiquer la *néphrotomie* précoce dans les deux ou trois premiers jours.

**Si l'anurie est bien tolérée et les accidents atténués** : attendre pour intervenir chirurgicalement jusqu'au cinquième jour (Legueu).

**A. CANCÉREUSE** (cancer de l'utérus, compression des uretères).

**Si la femme est encore vigoureuse**, pratiquer la *néphrotomie*.

**Si la malade est cachectique** ne pas intervenir (Lejars).

**A. RÉFLEXE OU HYSTÉRIQUE.**

*Chloroformisation*.

**A. TOXIQUE (Empoisonnements).**

Ne pas donner de diurétiques médicamenteux.

Prescrire la *diète hydrique*, puis ensuite la *diète lactée* et pratiquer des injections sous-cutanées de *serum artificiel* à la dose de 300 à 1000 cc. par jour, à la condition qu'il ne se produise aucun œdème.

S'opposer à l'absorption du poison ingéré et combattre les accidents gastro-intestinaux par un traitement approprié.

Voy. *Empoisonnements*.

## AORTITES

**A. AIGUE.**

*Repos au lit. Regime lacte ; antisepsie intestinale.*

*Revulsifs*, sous forme de ventouses scarifiées, de pointes de feu, de vésicatoires, de cauteres.

Dans les poussées tres aigues, applications de *sangsues*.

**Contre la douleur** : antipyrine, exalgine, chloral, injections de *morphine*, ou de *dionine*.

**Contre la faiblesse cardiaque** . *digitale*, avec précaution.

**Contre l'éréthisme cardiaque**: *bromures* ; au moment des crises angineuses, inhalations de V a X gouttes de *nitrite d'amyle*, ou bien injections de *morphine*.

**En cas d'accidents graves** . pratiquer une *saignee*.

**Une fois la crise aiguë calmée** . usage prolonge d'*iodure de sodium* à la dose de 50 cgr. a 2 gr. par jour

Petits *vesicatoires* répetés, *pointes de feu*.

**A. CHRONIQUE.**

Régime éviter les aliments trop azotes, les mets épicés, manger peu de viande, s'abstenir de vin, d'alcool, d'excitants ; cesser de fumer.

Prescrire le lait, les légumes secs et frais, les fruits, les viandes blanches et bien cuites, les boissons légeres (vin coupé d'eau).

Traitement hygiénique . Eviter tout travail musculaire, les marches rapides et prolongées.

Vie au grand air, absence d'émotions et de preoccupations.

Traitement médicamenteux : Prescrire les *iodures de potassium*, de *sodium*, de *rubidium*, de *strontium* ou de *calcium*, pendant des mois et des années, a la dose de 30 cgr. a 1 gr. par jour.

| | | |
|---|---|---|
| ℞ Iodure de rubidium | . . | 15 gr |
| Eau distillee .. | . | 300 — |

2 cuillerees par jour, apres les repas.

Associer l'iodure de potassium a l'*arseniate de soude* .

| | | |
|---|---|---|
| ℞ Iodure de sodium | .. | 10 gr. |
| Arseniate de soude | | 5 cgr |
| Eau distillee. | . ... | 300 — |

2 cuillerées a soupe par jour, apres les repas, pendant les 3 premieres semaines de chaque mois.

Voy. *Arteriosclerose, Angine de poitrine, Anevrisme de l'aorte*.

Ne pas prescrire la digitale (contre-indiquee du fait de l'hypertension artérielle, constante a la premiere période de l'arteriosclerose).

**Si le cœur devient faible et irrégulier, si l'œdème prétibial apparaît**, si l'excretion urinaire diminue, si la congestion œdemateuse pulmonaire se declare · recourir à l'emploi de la *cafeine* par la voie hypodermique, ou a celui de la *sparteine*.

Ordonner le régime lacté absolu et prescrire la *theobromine*

(2 à 3 gr. par jour, en cachets de 50 cgr.).

Voy. *Insuffisances valvulaires* (période de dégénérescence cardiaque), *Asystolie*.

**Chez les syphilitiques** : recourir au *traitement antisyphilitique mixte*, prolongé pendant 4 à 6 semaines, et répété deux, trois et quatre fois à intervalles de quelques mois, ou mieux aux *injections huileuses ou aqueuses de biiodure d'hydrargyre* à la dose de 4, 8 et 12 mgr., continuées pendant une quinzaine de jours, puis reprises après un repos de huit jours, et ainsi de suite pendant plusieurs mois.

Recourir aussi aux injections d'*atoxyl* à la dose de 25 à 50 cgr. répétées tous les deux ou trois jours, pendant 15 à 20 jours.

Voy. *Syphilis*.

## APHASIE

Traiter l'artériosclérose.

Mêmes indications thérapeutiques que pour le ramollissement du cerveau.

*Rééduquer progressivement la facultas signatrix* : commencer les séances quand toute acuité a disparu, les faire courtes, espacées surtout au début. S'arrêter dès le moindre signe de fatigue du sujet.

Utiliser les parties de langage qui survivent pour réapprendre graduellement toutes les autres parties manquantes. Ainsi : apprendre à copier des barres, puis des lettres, puis des mots, des phrases ; à répondre par écrit à des questions (orales ou écrites) simples, puis plus compliquées, à écrire sous la dictée ; à écrire sa pensée. De même, apprendre à répéter des sons, des lettres, des phrases ; à dire des réponses ; à lire tout haut, à trouver sur un livre des lettres ou des mots dits. Se servir, au besoin, des lettres en relief, les faire assembler pour constituer des mots (Grasset).

Voy. *Hémorragie cérébrale*.

## APHONIE

**A. CATARRHALE.**

Voy. *Laryngites aiguës* et *chroniques*.

**A. NERVEUSE.**

Traitement général hygiénique et psychothérapique de la névrose (Voy. *Hystérie*).

*Électrisation* du larynx.

Dans les cas rebelles, recourir à l'*isolement* et à la *suggestion hypnotique*.

## APHRODISIE

Exercices musculaires, gymnastique. Travail intellectuel. Hydrothérapie. Continence.

Prescrire les *bromures alcalins*, le *bromure de camphre*, les préparations de *valériane*, la *lupuline*, l'*ergot de seigle*.

| ℞ Camphre. . . . . . | 10 cgr. |
|---|---|
| Extrait thébaïque. . . . | 5 — |
| Miel . . . . } | āā Q. S. |
| Extrait d'althéa . . } | |

Pour 1 pilule : 2 à 4 par jour (Callerier).

Voy. *Satyriasis*.

## APHTES

Prescrire le lait bouilli et une propreté rigoureuse des objets qui servent à l'alimentation des enfants.

Administrer le *chlorate de potasse* en potion :

℞ Chlorate de potasse .. 1 gr
Eau distillée . 90 —
Sirop de groseilles .. 10 —

1 cuillerée à café toutes les 2 heures (Monti)

Donner des *purgatifs*.

Recourir aux *collutoires* pour attouchements, badigeonnages des **ulcérations**, 4 à 5 fois par jour.

℞ Salicylate de soude . 5 à 20 gr.
Eau distillée ..... 100 —
(Hirtz)

℞ Chlorate de potasse .. 5 gr
Eau distillée. .. 100 —

℞ Acide salicylique .... 2 gr.
Alcool à 60° .. .. . 10 —
Glycérine . . . . . 20 —

℞ Borax en poudre.. . . 5 gr.
Tanin . . . . .. 2 —
Glycérine ... . . 60 —

Toucher les **ulcérations** au *crayon de nitrate d'argent* ou au *sulfate de cuivre*, ou bien les badigeonner avec un pinceau imbibé dans une solution de *sulfate de zinc* à 1 p 30 ou de *nitrate d'argent* à 1 p. 25 ou de *protargol* à 2 p. 25

## APOPLEXIES

**A. CÉRÉBRALE.**

**A. par anémie** : traitement hygiénique.

Dans le cas de syphilis (endartérite syphilitique), traitement spécifique intense.

Voy. *Ramollissement cerebral.*

**A par hémorragie** . voy. *Hemorragie cerebrale.*

**A. PULMONAIRE.**

*Repos absolu, silence*, température fraîche, ingestion de *glace* en petits fragments, boissons glacées et acidulées, *limonade sulfurique, eau de Rabel.*

Administrer les *opiaces*, l'*heroine*, la *dionine* ou pratiquer une injection de *morphine*.

**En cas d'hémoptysie abondante** . donner l'*ipeca* à doses nauséeuses (10 cgr. tous les 1/4 d'heure) ou bien prescrire :

℞ Tartre stibié ... . .. 10 cgr.
Ipeca . .. 1 gr
Eau.. .. . .. . 250 —
Sirop de menthe . . 25 —

1 cuillerée à café, d'heure en heure, pendant 24, 36, 48 heures

S'il survient des nausées ou des vomissements, suspendre pendant 1 à 2 heures environ la potion et intervenir au moyen de la glace, de l'eau chloroformée de la potion de Rivière, de l'alcool menthole à 10 p 100 (IV à X gouttes dans une cuillerée à café d'eau glacée) (Capitan)

Appliquer des *revulsifs* sur le thorax, et même, si le sujet est robuste, recourir à la *saignee* (200 à 300 gr ).

Voy *Embolie pulmonaire.*

**Dans les maladies générales** : *medication stimulante* et *tonique.*

**En cas de dépression cardiaque** administrer toutes les heures la *sparteine*, à la dose de

2 ou 3 cgr. répétés 4, 5, 6 et 7 fois en 24 heures, si besoin est

Voy. *Asystolie, Œdème pulmonaire.*

**En cas de collapsus** pratiquer des *frictions générales*, des injections d'*éther*, d'*huile camphrée* (1 à 2 cc d'une solution à 10 p. 100), donner des boissons un peu fortement alcoolisées (Capitan).

Voy. *Collapsus.*

**Pendant la grossesse**

**En cas d'accidents répétés d'apoplexie pulmonaire et à partir du sixième mois de la grossesse** : provoquer l'*accouchement prématuré* (Vaquez et Millet).

Intervenir pendant une période d'accalmie, se garder de pratiquer cette intervention en pleine crise d'œdème pulmonaire.

**A. SÉREUSE (Hydrocéphalie acquise).**

Ordonner les *purgatifs drastiques* (eau-de-vie allemande 15 à 25 gr) et pratiquer des *saignées locales et générales.*

## APPENDICITE

**A. PERFORANTE AVEC PÉRITONITE DIFFUSE, SURAIGUE.**

*Laparotomie* médiane, suivie du lavage antiseptique (eau bouillie seule, eau salée, boriquée, naphtolée, eau additionnée d'eau oxygénée) et de la toilette, aussi complète que possible, de la cavité péritonéale. Drainage (triple incision . au milieu et dans les fosses iliaques) ; drainage du cul-de-sac inférieur péritonéal par la voie rectale, pré-rectale ou vaginale. Injections sous-cutanées abondantes de *sérum artificiel.*

**A. PERFORANTE AVEC PÉRITONITE LOCALISÉE ET SUPPURATION CIRCONSCRITE.**

*Incision* de la collection, dès que les signes de localisation se sont montrés, en général du sixième au huitième jour.

Evacuer le pus, laver la cavité, réséquer l'appendice s'il se présente, le laisser s'il est enfoui au milieu d'adhérences ; compléter par un large drainage.

**A. AIGUE SIMPLE. SANS PERFORATION ET APPENDICITE PERFORANTE AVEC PERITONITE LOCALISEE ET ADHERENCES SANS SUPPURATION.**

**Dans les premières 24 à 36 heures après le début du mal** (période d'opérabilité précoce) : pratiquer l'*appendicectomie.*

**Les premières 36 heures passées** (appendicite aigue ayant franchi les limites d'opérabilité précoce) : ne pas recourir à la laparotomie, ordonner la *médication opiacée* et les *applications glacées* (voy *Péritonite aigue*), et n'intervenir que pour les cas d'urgence absolue.

Administrer 1 cgr. d'extrait thébaique, toutes les heures, jusqu'à 10 ou 15 cgr. par jour, pour un adulte, 5 à 10 cgr. pour un enfant de 10 à 15 ans.

Ou bien employer le *laudanum de Sydenham*, à la dose de V gouttes, répétée toutes les 2 ou 3 heures chez l'adulte.

Ne pas continuer trop longtemps la médication opiacée, qui

constipe et donne parfois des renseignements trompeurs sur l'etat local.

Si le malade ne se plaint pas, ne pas donner d'opium

Appliquer la *vessie de glace en permanence* sur la région cœcale, ou chez les malades qui ne supportent pas l'application de la glace, recourir à celle de *cataplasmes chauds*

Recommander au malade de garder une *immobilite* complète.

- Prescrire une *diete severe;* alimentation liquide, boissons glacées, prises par petites quantités (cuillerée a soupe tous les 1/4 d'heure).

Eviter les purgatifs, les lavements et les émissions sanguines, ou l'application de vesicatoires.

**Contre les vomissements :**

*Diete absolue,* tout au plus, permettre quelques gouttes de liquide sur la langue.

| ℞ Menthol | 25 cgr. |
|---|---|
| Cognac | 20 gr. |
| Teinture d'opium | 5 — |

X à XX gouttes, plusieurs fois par jour (Pinck)

**Contre la soif vive :** donner des *lavements d'eau,* des *lavements nutritifs,* et au besoin, pratiquer des *injections sous-cutanees de serum artificiel.*

**Contre le ballonnement abdominal :** placer un *drain anal.*

**En cas d'aggravation progressive, pendant 36 à 48 heures,** ou de persistance d'accidents generaux graves (douleurs, agitation, fievre intense dépassant 40°, sans remission accusee; pouls au-dessus de 120, petit, serré, dur ou mou, filant, régulier ou instable) pendant plus de 48 heures avec empâtement profond dans la fosse iliaque et induration de la paroi du cœcum dont la percussion demontre la vacuité, *intervenir chirurgicalement* (Roux, Reclus, Berger).

**Dans tous les cas où, au 6e, 7e ou 8e jour de la maladie** (periode d'abcès), le plastron caractéristique souleve la fosse iliaque, la fièvre persiste, la température, au lieu de s'abaisser, s'élève avec ou sans frissons et dépasse 39°, le ventre est météorisé et les symptômes (douleurs, diarrhée fétide, état typhoide avec langue sèche ou rôtie, vomissements répétés brunâtres, suppression de la diurèse malgré les injections sous-cutanées de sérum de Hayem) restent stationnaire ou s'aggravent : *intervenir sans hesitation* et ouvrir la collection purulente.

**Lorsque la température s'abaisse pendant que le pouls reste ou devient rapide et que le facies s'altère :** pratiquer la *laparotomie.*

**Si, au bout de la première semaine, les phénomènes généraux, et les symptômes locaux s'amendent** continuer le traitement médical jusqu'à guérison complète et n'intervenir que 2 à 6 mois après que celle-ci est établie, par l'*excision de l'appendice a froid,* pour eviter la recidive.

**Si une crise nouvelle parait se préparer** (après une amelioration réapparition ou augmentation de fréquence des vomissements, élévation ou abaissement anormal de la température, altérations des traits, persistance ou augmentation des douleurs) recourir à l'*intervention chirur-*

*gicale* (ouvrir la collection purulente).

**Pendant la convalescence** (lorsqu'on n'a pas eu besoin d'intervenir) activer la résorption des résidus inflammatoires a l'aide d'*applications chaudes*, d'*enveloppements de Priessnitz*, de *bains chauds*.

Eviter les rechutes en *defendant la reprise trop prompte et trop brusque d'une alimentation trop abondante et des mouvements*.

Traiter l hyperacidité gastrique, en donnant aux repas de midi et du soir des bouillies préparees au lait (riz, semoule ou tapioca au lait), ou bien en faisant prendre, deux ou trois heures apres le repas, une quantité determinée d'une solution de bicarbonate de soude a 1 p. 100 (en moyenne 100 gr.) ou un verre d'eau de Vichy.

Pendant la digestion intestinale, entretenir la chaleur aux pieds et aux jambes, soit par le mouvement, soit par des chaussures appropriées.

Ne pas laisser un seul jour l'intestin sans fonction evacuatrice, donner des *purgatifs salins* a petite dose le matin a jeun (une cuilleree a cafe de sel de Carlsbad ou de sulfate de soude dans un verre d'eau chaude), ordonner de prendre des fruits cuits au petit dejeuner du matin, et même des fruits crus, tels qu'oranges, raisins, pêches et poires, ou bien l'*eau alcaline* suivante :

| ℞ | | |
|---|---|---|
| Bicarbonate de soude | } | āā 5 gr |
| Phosphate de soude desseché . . . . . . | } | |
| Sulfate de soude desseché . . . . . . | } | |
| Eau bouillie . . . | | 1 litre. |

Prendre 150 gr. de cette eau, trois ou quatre fois par jour, 3 heures apres les repas (Bourget)

Au besoin, pratiquer des *lavages intestinaux* avec de l'eau bouillie additionnee d'une cuilleree a cafe d'ichtyol par litre, pris a la température de 38°. (Pour le dispositif de l'opération : Voy. *Enterite muco-membraneuse*).

Au besoin, agir sur l'etat névropathique géneral et gastrique, par l'*hydrotherapie generale et locale*, par le *bromure de calcium*, la *belladone*, la *valeriane*, la *codeine*.

**Chez les femmes enceintes :** instituer le *même traitement qu'en cas d'appendicite non compliquee de puerperalite* (operer le plus tôt possible, même en presence d'une péritonite généralisee).

Repousser l'évacuation préalable de l utérus (Pinard).

**A. CHRONIQUE.**

Combattre la constipation (eaux de Plombieres, Châtel-Guyon, Kissingen). Laxatifs.

Régime approprie lait, laitages, legumes cuits, fruits tres mûrs, peu de viande. Antisepsie intestinale, lavages intestinaux.

Voy. *A. aigue simple :* pendant la convalescence.

Lorsque l'état général du malade le permet, pratiquer la laparotomie suivie d'*extirpation de l appendice* (appendicectomie).

Voy. *Typhlite*.

**En cas d'adhérences** voy. *Pericolite*.

**A. A RECHUTE.**

*Excision* a froid de l'appendice (Sonnenburg, Treves. Roux).

**A. FAMILIALE.**

Combattre l'arthritisme. alcalins, arseniate de soude, eaux de Plombières, de Bourbon-Lancy. Quand il existe de la dyspepsie, du ballonnement, des gastro-entéralgies, des alternatives de diarrhée et de constipation, conseiller une cure aux eaux de la Bourboule, Royat, Vichy, Pougues, Châtel-Guyon, Kissingen, Carlsbad.

## ARTÉRIOSCLÉROSE

Traitement hygiénique : éviter toutes les causes de fatigue, aussi bien le surmenage physique que le surmenage intellectuel. Conseiller un exercice modéré, recommander les promenades quotidiennes, les lotions froides, le massage, les frictions excitantes et l'électrothérapie (courants de haute fréquence).

Interdire l'usage du tabac et des boissons alcooliques.

Régime : réduire les viandes au minimum, interdire la charcuterie, les viandes faisandées, les poissons de mer, les coquillages, les crustacés, les conserves alimentaires et les fromages vieux.

Prescrire un *régime mixte*, composé surtout de laitages et de légumes, de quelques œufs, de viandes très fraîches et très cuites, prises avec modération.

Modérer la quantité des boissons prises à chaque repas, insister sur l'usage du *lait* comme boisson, le couper avec une eau alcaline (Vichy, Alet Evian).

Ordonner une fois ou deux par jour, le matin à jeun ou le soir au moment du coucher, un verre d'eau (Vittel, Evian, Martigny, Contrexeville, Aulus) additionné d'un cachet de 50 cgr. de *lycetol*.

Faire prendre, tous les 8 jours, le soir au coucher, une pilule d'*aloes* de 15 cgr.

Maintenir le régime alimentaire dans toute sa rigueur pour les goutteux ou pour les candidats à la goutte et pour tous les uricémiques.

Défendre le séjour à des altitudes dépassant 600 mètres et le séjour au bord de la mer.

Choisir un climat à température égale.

Conseiller de prendre 2 fois par an, au printemps et à l'automne, 25 bouteilles d'*eau de Vittel* (Grande-Source) : une bouteille tous les matins, par demi-verre, de demi-heure en demi-heure, entre les deux déjeuners, en se promenant dans l'intervalle (Grasset).

Traitement médicamenteux.

**Au début**, lorsque l'hypertension artérielle prédomine, prescrire la nitro glycérine ou *trinitrine*.

| ℞ Solution alcoolique de trinitrine au 100°. | XXX gouttes |
|---|---|
| Eau distillée . . | 300 gr. |

2 à 6 cuillerées à bouche par jour, suivant la susceptibilité du malade (Huchard)

ou bien.

| ℞ Solution alcoolique de trinitrine au 100° . | XL gouttes |
|---|---|
| Eau distillée . . | 10 gr |

Injecter 1/4 à 1/2 seringue, 2 à 4 fois par jour (Huchard)

Employer dans le même but

le *tetranitrol* (tetranitrate d'érythrol) à la dose de 3 à 5 mgr. par jour, en comprimés ou en capsules de 1 mgr.

Donner l'*iodure de potassium*, de *sodium* ou de *rubidium*, à la dose de 25 cgr. à 1 gr. par jour.

| ℞ | | |
|---|---|---|
| Iodure de potassium | } ãã 15 gr | |
| Eau distillée . . . . . | | |

XV à XX gouttes, après les deux principaux repas, dans un peu d'eau

Pour assurer la tolérance de l'iodure de potassium, l'associer à l'extrait thébaïque :

| ℞ | |
|---|---|
| Iodure de potassium | 10 gr |
| Extrait thébaïque . | 10 cgr. |
| Eau | 300 gr |

1 cuillerée à soupe après chaque repas, dans un peu de lait

Ne pas oublier que l'iodure de potassium est plus actif que l'iodure de sodium et que, lorsque l'on prescrit ce dernier, il faut en donner une dose plus élevée.

En cas d'intolérance des voies digestives pour l'iodure de potassium, donner l'*iodure de calcium* ou de *strontium*.

Si les iodures sont mal supportés ou paraissent inactifs, employer d'autres préparations iodiques (teinture d'iode, iodone, iodalose, iodomaïsine, iodalbine, protiode, iodocatéchine, tiodine, iodipine, lipiodol, vasogène iodé, saiodine, iothion, iodothyrine).

Ne pas ordonner les iodiques chez les aortiques, dans les cas de sclérose rénale (danger d'œdème aigu du poumon ou d'œdème de la glotte) et à la période d'asthénie cardio-vasculaire.

Hâter l'élimination des toxines alimentaires, en prescrivant les *diurétiques* (théobromine, lactose, calomel), les *purgatifs salins* et les *eaux minérales diurétiques* (Evian).

**En cas de vertiges et de céphalée :** administrer l'*iodure de potassium associé à l'opium*, et recourir au *régime lacté*

Pendant toute la durée du régime lacté, faire prendre le mélange tonique suivant.

| ℞ | |
|---|---|
| Extrait fluide de coca | 120 gr. |
| — de kola . . . | 80 — |

1 à 2 cuillerées à café par jour, dans du lait (Huchard)

Injections de *sérum de Trunecek*

**En cas de céphalée rebelle, d'accès d'angoisse, d'accidents dyspnéiques graves** prescrire le *régime lacté* et la préparation suivante.

| ℞ | |
|---|---|
| Teinture de grindelia robusta | 30 gr. |
| — de convallaria maïalis | 10 — |
| — de scille . . . . | 5 — |

XV gouttes, 3 fois par jour (Huchard)

Faire prendre l'iodure de potassium et la trinitrine alternativement, soit : le premier de ces médicaments pendant une période de 20 jours chaque mois, le second pendant 10 jours. Ou bien donner le *tetranitrol*.

**Contre l'accès dyspnéique :** faire respirer pendant un instant les vapeurs du mélange suivant :

| ℞ | |
|---|---|
| Iodure d'amyle | 25 gr. |
| Chloroforme . . . . . . | 5 — |

**Si le cœur faiblit** administrer le *strophantus*, ou le *sulfate de spartéine*.

℞ Extrait de strophantus . 1 cgr.
ou
Sulfate de sparteine ... 50 —
Iodure de sodium. . . . 10 gr
Eau distillée . . 300 —

1 cuillerée au commencement de chaque repas.

## Contre les palpitations :

℞ Teinture alcoolique de digitale . . . . } āā 5 gr.
Teinture de scille .
— racines d'aconit .

X gouttes, 3 ou 4 fois par jour, pendant 8 ou 10 jours (Huchard).

℞ Teinture de veratrum viride.. 10 gr
Alcoolature de racines d'aconit 15 —
Teinture de piscidia erythrina 60 —

XXX gouttes, matin et soir (Liégeois).

Injections de *serum de Trunecek.*

L'usage de la digitale et de l'ergot de seigle est dangereux chez les artérioscléreux à la première période (tous deux augmentent la vaso-constriction qu'il faut combattre). La *digitale* ou la *digitaline,* administrées alternativement avec le *strophantus* et la *sparteine,* sont indiquees a la seconde période, lorsque le myocarde faiblit et se dilate et lorsque apparaissent les œdemes.

Voy. *Insuffisance mitrale* (période de dégénérescence cardiaque), *Asystolie* (A. des vieillards).

Prescrire aussi, a cette période, la *cafeine* et la *theobromine.*

℞ Theobromine . . 50 cgr.
Phosphate de soude 25 —

Pour 1 cachet . 4 cachets par jour (Grasset)

**En cas d'insomnie** insister avec les moyens hygieniques et être sobre de médicaments hypnotiques. Donner de préference la *paraldehyde,* a la dose de 2 a 3 gr.

℞ Paraldehyde . . 2 a 3 gr.
Eau distillee. . . 120 —
Teinture de vanille .. XV gouttes.
Sirop d'ecorces d'oranges ameres . 30 gr.

A prendre en 2 fois, avec une demi-heure d'intervalle.

Médication acide.

Employer la limonade lactique suivante :

℞ Carbonate de soude . . 10 gr.
Acide lactique.. Q. S p saturer.
Ajouter
Acide lactique . . . 10 gr.
Sirop de sucre... ... . 10 —
Eau . .... 200 —

A prendre en plusieurs fois dans la journee pendant un mois sur deux (Rumpf)

Ou bien recommander l'emploi de la *solution phosphorique :*

℞ Acide phosphorique officinal . . 15 gr.
Phosphate acide de soude. 30 —
Eau distillee . 250 —

1 cuillerее a cafe dans le verre de boisson a chaque repas (Joulie)

Sérum de Trunecek.

℞ Chlorure de sodium 4 gr. 92
Sulfate de soude . . 0 — 44
— de potasse. . 0 — 40
Carbonate de soude. . 0 — 21
Phosphate de soude . 0 — 15
Eau distillee. Q. S p 200 cc

Employer le sérum de Trunecek pour combattre les troubles moteurs, sensitifs et psychiques lies a l'arteriosclerose cérebrale, les crampes, la dyspnee d'effort, les crises d asthme, les crises angineformes, les palpitations douloureuses, l'oppression habituelle, l'anxiété précordiale, les bourdonnements d'oreille, les fourmillements.

Administrer ce médicament soit par la voie sous-cutanée (progressivement de 1 à 5 et 10 cc. tous les 4 à 6 jours, en augmentant la dose de 0 cc 50 par séance ; pratiquer 20 à 30 injections), soit par la voie rectale (de 5 cc. à 40 cc de sérum pur, sans addition d'eau), soit enfin par ingestion.

Ne pas utiliser ce sérum lorsque l'artériosclérose est arrivée à la période mitro-artérielle, que la tension est abaissée et le cœur dilaté, avec tendances asystoliques.

## ARTÉRITES

**A. AIGUE** (infectieuse, traumatique).

*Repos* et *immobilité* du membre.

Défendre les frictions et les massages.

Pratiquer des onctions légères avec une *pommade résolutive*.

| ℞ Ichtyol.. . .. <br> Onguent napolitain | } āā 10 gr. |
|---|---|
| Vaseline. . | 20 — |

Pour onctions, 1 à 2 fois par jour (Heizen).

S'abstenir des préparations de seigle ergoté.

À l'intérieur : *toniques*.

La période aiguë une fois passée, *iodure de potassium*.

**A. CHRONIQUE.**

*Traitement général* de la diathèse (arthritisme, goutte) ou de l'intoxication chronique (paludisme, saturnisme, syphilis).

Voy. *Aortites, Artériosclérose.*

## ARTHRITES

**A. BLENNORRAGIQUE.**

Traiter l'uréthrite blennorragique.

**Contre la douleur** : *repos, immobilisation* et *compression*.

Administrer l'*antipyrine*, l'*exalgine*, la *salipyrine*, la *phénacétine*.

Ordonner l'application en permanence de compresses d'*alcool* associée à celle d'un bandage compressif légèrement serré, ou bien pratiquer des onctions avec une *pommade ioduro-ichtyolée*.

| ℞ Ichtyol. .. .. <br> Iodure de potassium . | } āā 15 gr. |
|---|---|
| Axonge . . . | 100 — |

Prescrire aussi une pommade au *salicylate de méthyle* à 15 p. 100.

Si les douleurs persistent, recourir à l'application de la *vessie de glace* ou mieux à celle de *cataplasmes chauds* fréquemment renouvelés.

Conseiller le *traitement par l'hyperémie* avec la bande élastique, appliquée journellement pendant 20 à 22 heures. Entre temps faire l'élévation du membre pendant 2 à 4 heures pour aider à la disparition de l'œdème. Ne pas appliquer la bande compressive trop près de l'articulation enflammée et changer la place de la striction. Pas de pansements locaux ; ordonner des mouvements précoces.

**En cas d'hydarthrose énorme** recourir à la *ponction aspiratrice* de la synoviale, suivie de *lavage* avec une solution phéniquée à 5 p. 100; bandage compressif (Schede).

Pratiquer de préférence l'*arthrotomie précoce*, suivie de lavage et toilette de l'articulation dans tous les recoins de la synoviale, avec une solution phéniquée à 5 p. 100. Préférer cette opération à la ponction suivie de lavage, surtout pour les articulations du poignet, du coude et du cou-de-pied. Suture immédiate, drainage pendant 24 à 48 heures (Tillaux).

**En cas de suppuration** : même traitement qu'en cas d'hydarthrose, l'*arthrotomie* n'est vraiment indiquée que dans les cas graves.

**Après la phase aiguë** : *Révulsifs* : teinture d'iode, pointes de feu; procéder à la *mobilisation* de l'articulation et pratiquer le *massage*, pour empêcher la formation de raideurs articulaires; prescrire les *douches sulfureuses*, les *bains térébenthinés* et le traitement par la *boîte à air chaud*.

**Contre l'atrophie** . recourir aux *courants continus*, au *massage*

Intérieurement : administrer l'*iodure de potassium*, à la dose de 1 gr. par jour, pendant des mois.

*Eaux* d'Aix-les-Bains, Baden, Louèche, Luchon, Cauterets, Barèges.

## A. GOUTTEUSE.

Traitement général hygiénique, diététique et médicamenteux de la goutte (pipérazine, lycétol, lysidine, salicylate de soude ou de lithine).

Traitement local : *Repos, immobilisation*. Appliquer sur la jointure malade, en les renouvelant fréquemment, des *compresses imbibées d'eau de guimauve* ou d'*eau blanche froide* (entourer l'articulation de taffetas); ou pratiquer des badigeonnages de *teinture d'iode*, ou encore :

| | | |
|---|---|---|
| ℞ Chloroforme . . . . . | | 10 gr. |
| Huile de jusquiame . | } ãã | 25 — |
| Huile camphrée | | |
| Baume tranquille . . | | |

Appliquer un morceau de flanelle imbibé de ce mélange, puis exprimé, sur l'articulation malade, le maintenir en place par un pansement ouaté

| | |
|---|---|
| ℞ Extrait de jusquiame . | 3 gr. |
| Laudanum de Sydenham.. | 12 — |
| Huile camphrée .. .. . | 100 — |

Même mode d'emploi (Heizen)

## A. INFECTIEUSE.

*Révulsifs* ; *immobilisation*, *compression*, ou mieux *traitement par l'hyperémie* avec la bande élastique appliquée journellement pendant 20 à 22 heures, entre temps faire l'élévation du membre pour aider à la disparition de l'œdème. Serrer la bande compressive de façon à ne modifier ni la circulation, ni le pouls; le pouls artériel doit toujours être senti distinctement, l'hypérémie doit être chaude et indolore.

**En cas d'épanchement constitué par de la sérosité trouble** pratiquer une *ponction évacuatrice*, suivie d'injection phéniquée à 5 p. 100.

**Si le liquide reparaît avec les mêmes caractères** : faire l'*arthrotomie large*.

**En cas de pyarthrose** : recourir d'emblée à l'*arthrotomie*.

*Au pied* : incision verticale, passant en dedans ou en dehors des muscles antérieurs.

*Au genou* : incision verticale, de 6 à 8 centimètres, passant sur le prolongement externe du cul-de-sac sous-tricipital en dehors de la rotule. Ouverture large de la synoviale, lavage articulaire à l'eau bouillie, puis à l'eau phéniquée à 5 p. 100. Gros drain, suture comprenant la peau et les aponévroses, ne laissant que le passage du drain.

*A la hanche* : incision verticale postérieure en arrière et en dedans du trochanter.

*Au poignet* : incision oblique passant entre l'extenseur de l'index et l'extenseur du pouce.

*Au coude* : double incision de chaque côté de l'olécrâne.

*A l'épaule* : longue incision verticale antérieure entre le coracoïde et l'acromion avec contre-ouverture directement en arrière (Chaput).

**A. RHUMATISMALE.**

Voy. *Rhumatisme aigu*.

**A. SCARLATINEUSE.**

Voy. *Arthrite infectieuse*, *Scarlatine*.

**A. SÈCHE DÉFORMANTE.**

Relever les forces du malade par les *toniques*, les *ferrugineux*, le *quinquina*, l'*huile de foie de morue*.

Conseiller l'*hydrothérapie froide*.

Recourir à la *médication alcaline, iodurée* et *arsenicale*.

Laisser le malade faire usage de son membre malade, pratiquer des *mouvements combinés* et le *massage*.

Proscrire la *gymnastique suédoise*.

S'il y a laxité trop gênante, faire porter un *appareil de soutien*.

*Eaux* de Néris, Cauterets, Bagnères-de-Luchon, Barèges, Aix.

Voy. *Rhumatisme chronique progressif*.

**A. SYPHILITIQUE.**

*Repos relatif* ; l'immobilisation n'est pas nécessaire.

Recourir à la *compression* pour faciliter la résorption de l'hydarthrose.

Le *traitement spécifique* suffit à lui seul à procurer la guérison : emplâtre de Vigo, frictions mercurielles et iodure de potassium, sirop de Gibert.

Toutefois il est bon de varier, surtout dans les cas rebelles, le mode d'administration et de pratiquer des injections de sels hydrargyriques : biiodure de mercure (10 à 15 mgr. par jour), salicylate de mercure ou de préférence *calomel* : 5 à 10 cgr. tous les 8 à 10 jours ; pratiquer 10 injections.

Rétablir l'intégrité fonctionnelle du membre par le *massage*, les *bains sulfureux*, l'*électrisation*.

**A. TRAUMATIQUE.**

*Immobilisation* absolue et complète pendant les premiers jours.

*Compression* ouatée.

Dès que les douleurs se sont amendées, recourir au *massage*.

**Si la synoviale est trop distendue** : pratiquer une *ponction aspiratrice*, suivie ou non d'injection modificatrice (teinture d'iode, 5 à 10 gr.) ou de lavage articulaire avec une solution phéniquée.

### A. TUBERCULEUSE.

Traitement général de la phtisie huile de foie de morue, arsenic ou mieux cacodylate de soude (5 à 10 cgr.), iodure de potassium (20 à 50 cgr. par jour).

Recourir aux *injections intramusculaires profondes* avec :

| | | |
|---|---|---|
| ℞ Iode pur. .. . . . .. | 5 gr | |
| Iodure de potassium . | 10 — | |
| Eau distillée . ... | 100 — | |
| | (Durante) | |
| ℞ Gaiacol.. . . | 20 gr | |
| Iode pur. . . . . | 5 — | |
| Iodure de potassium. | 10 — | |
| Glycérine . . .. | 100 — | |

Injecter de 1/3 à 2 seringues de Pravaz par jour, en augmentant progressivement la dose, suivant l'âge du malade et sa tolérance.

Ou bien employer la *tuberculine* (voy. *Phtisie pulmonaire*. Tuberculinothérapie).

Séjour à la *mer*, mais proscrire la balnéation

Traitement local :

**Au début** : recourir à l'*immobilisation*, à la *révulsion* (pointes de feu très superficielles, mais nombreuses), à la *compression* ou au *traitement par l'hyperémie* à l'aide de la bande élastique (séances quotidiennes courtes, soit une fois une heure, ou une fois 2 à 3 heures, ou deux ou trois fois 1 heure par jour, avec constriction un peu plus serrée que dans les infections aiguës.

*Extension continue*, rectiligne pour le membre inférieur, *immobilisation* dans la flexion à angle droit et dans la demi-pronation pour l'articulation du coude.

*Appareils plâtrés.*

Au début, essayer aussi la *méthode des injections intra articulaires*. VIII à X gouttes de sulfate de zinc à 1 p. 10, acide phénique de 3 ou 5 p 100, ou mieux glycérine iodoformée à 10 p. 100.

Voy. *Abcès froid, Coxalgie.*

Recourir, pendant les premiers mois de la maladie, à la *méthode sclérogène de Lannelongue* se servir de la seringue de Pravaz munie de son aiguille ou d'une aiguille plus longue, si on a affaire à une articulation profonde et d'une solution de *chlorure de zinc* à 1 p. 10. Pratiquer les piqûres tout autour de l'articulation, à 2 ou 3 cm, en injectant à chaque piqûre IV à V gouttes de liquide Enfoncer l'aiguille perpendiculairement et pénétrer jusqu'à l'os, très obliquement dans les points où celui-ci est sous-jacent à la peau (rotule, côtes). Pratiquer 10 à 12 piqûres par séance chez l'adulte, 5 à 8 chez les enfants, puis immobiliser pendant 3 à 4 semaines dans un appareil plâtré et compressif. Si, au bout de ce temps, les fongosités n'ont pas disparu, une nouvelle série d'injections sera nécessaire. Si les fongosités ont pris une dureté caractéristique, de nouvelles injections seront inutiles ; l'immobilisation sera prolongée encore quelque temps, jusqu'à la cessation des phénomènes douloureux, dès lors, on sera autorisé à faire faire des mouvements à l'articulation et bientôt à laisser marcher le malade.

Agir à la fois sur les tissus intra et extra-articulaires en faisant précéder l'emploi de la méthode sclérogène par des injections intra-articulaires d'*huile iodoformée et créosotée :*

| | | |
|---|---|---|
| ℞ | Créosote pure. | 2 gr |
| | Iodoforme | 10 — |
| | Ether sulfurique | 40 — |
| | Huile d'olive | 90 — |

Injecter une quantité variable, suivant l'articulation intéressée (Lannelongue)

Recourir enfin au *traitement par les injections intrafocales de tuberculine :* commencer par s'assurer par un cliché radiographique de la localisation exacte du foyer tuberculeux, puis immobiliser le membre ou l'articulation malade dans un appareil plâtré. Par une fenêtre pratiquée dans celui-ci, commencer par injecter dans le foyer tuberculeux une faible dose de la tuberculine A de Beraneck, puis accroître insensiblement la dose afin d'obtenir à chaque injection une réaction locale manifeste. Si, sous l'influence des injections, il se forme un abcès, cet abcès sera très favorable à la guérison, s'il ne se forme pas d'abcès, arrêter le traitement, lorsque le malade n'a plus de douleurs et peut commodément se servir de son membre, la raideur articulaire avec les épaississements capsulaires souvent presque ligneux, sont les derniers symptômes morbides à disparaître et une mobilité fonctionnelle complète ou au moins suffisante, si elle est encore possible, ne s'établit souvent qu'au bout de plusieurs semaines ou même de mois après la fin du traitement (de Coulon).

Voy. *Arthropathies*

**En cas d'échec :** pratiquer la *résection.*

**Si les lésions sont très étendues et si le malade est atteint de tuberculose pulmonaire en voie d'évolution :** pratiquer l'*amputation.*

## ARTHRITISME

Trois indications primordiales : 1° régulariser le mouvement nutritif; 2° faciliter l'élimination des déchets de la vie organique, 3° restaurer l'énergie nerveuse.

Conseiller les *promenades*, la *gymnastique*, les *exercices* en plein air, l'*équitation*, la *bicyclette.*

Stimuler les fonctions de la peau par l'*hydrothérapie* tiède ou chaude, par les *frictions* alcooliques. *Massage.*

Eviter la sédentarité et le surmenage intellectuel.

*Régime :* conseiller un régime mixte. Défendre les excès de viande ; se méfier des viandes rôties saignantes données aux arthritiques pour les fortifier; interdire la charcuterie, les viandes conservées, le gibier, les crustacés. Recommander aux malades de manger beaucoup de légumes verts, de légumes secs en purée et de fruits bien mûrs. Proscrire les boissons alcooliques, permettre la bière légère, le cidre, le vin blanc coupé d'eau d'Evian.

Recommander aux malades de *manger modérément* et à heures fixes

Chez les obèses, chez les malades atteints de congestion du foie, d'eczéma ou de prurit, ordonner le *régime lacto-végétarien.*

Faire prendre, au printemps et à l'automne, 25 bouteilles d'*eau de Vittel* (grande source) : une bouteille tous les matins par demi-verre, de demi-heure en demi-heure, entre les deux déjeuners, en se promenant dans l'intervalle.

Conseiller l'usage quotidien de la *serviette mouillée*, avec laquelle on fait chaque matin une friction de tout le corps, l'eau ayant une température de 22° à 14°. Faire cette opération au sortir du lit et la continuer pendant toute l'année.

En été, *station thermale*, dont le choix sera fait d'après la prédominance de telle ou telle manifestation morbide, et, après la cure thermale, prescrire au malade une *cure d'air* et de *repos* de trois à quatre semaines, combinée à un traitement bien ordonné d'hydrothérapie.

Combattre certains désordres fonctionnels ou dynamiques de l'arthritisme (obésité, diabète arthritique, prurit), ainsi que quelques-unes des lésions matérielles qu'il engendre (eczéma, psoriasis, athérome artériel, rhumatisme chronique) par l'emploi des *préparations de glande thyroïde*, l'arthritisme n'étant qu'une variation particulière et individuelle dans l'intensité des mutations nutritives ou dans le mode suivant lequel elles s'accomplissent, due à une insuffisance fonctionnelle chronique et congénitale de la glande thyroïde (Herzen).

Donner le *kola*, la *coca*, les *glycérophosphates* et la *strychnine* pendant longtemps.

Prescrire les *iodures alcalins*, l'*arsenic*, le *cacodylate de soude* et le *méthylarsinate disodique*.

| ℞ Arséniate de soude . | 5 cgr. |
|---|---|
| Iodure de sodium .. | 10 gr. |
| Eau distillée . . . | 300 — |

1 cuillerée à bouche à chacun des deux principaux repas, pendant 20 jours chaque mois.

| ℞ Arséniate de soude . | 5 cgr. |
|---|---|
| Acide citrique . . | 1 gr. |
| Teinture de kola .. | ãã 50 — |
| — coca | |

1 cuillerée à café après chacun des 2 principaux repas (Grasset).

Alterner l'emploi de ces médicaments avec celui des *sulfureux*.

| ℞ Soufre sublimé . | 25 cgr. |
|---|---|

Pour 1 cachet : prendre un cachet à chaque repas.

Voy. *Gravelles, Rhumatisme chronique.*

Eaux thermales : envoyer les arthritiques, gros et gras, ayant des raideurs articulaires, des douleurs, une tendance à la goutte, au rhumatisme, à *Aix-les-Bains*, les faire doucher et masser.

Conseiller aux arthritiques dyspeptiques les eaux de *Vals*, *Royat* ou *Vichy*, aux sujets présentant des alternatives de diarrhée et de constipation, du ballonnement de ventre, de la gastro-entéralgie recommander les eaux de *Plombières, Bourbon-Lancy.*

Chez les arthritiques à gros foie, *Vichy*, chez ceux avec gravelle urique ou phosphatique, *Vittel, Contrexéville, Carlsbad, Wiesbaden, Évian* ; chez les sujets anémiques, mous, lymphatiques : *La Bourboule, Royat, Saint-Nectaire* ; chez les arthritiques nerveux : *Lamalou, Néris* ou *Plombières ;* chez ceux atteints d'accidents asthmatiformes : *Mont-Dore ;* chez ceux avec dermatoses : *La Bourboule, Uriage, Louèche.*

Lorsqu'il existe des affections organiques du cœur et des gros vaisseaux, il y a contre-indication formelle pour les cures aux eaux minérales.

Voy. *Herpetisme.*

## ARTHROPATHIES

### A. HYSTÉRIQUE

Traitement général de l'hystérie. *Suggestion* à l'état de veille, à l'état de sommeil hypnotique. Application d'*aimants*. *Massage*. Anesthésie, incision cutanée au niveau de l'articulation malade, suture, pansement.

Bannir la révulsion.

**En cas de rétractions fibro-tendineuses** *redressement forcé, ténotomie, appareil inamovible.*

Voy. *Coxalgie hystérique.*

### A. SCROFULO-TUBERCULEUSE

Voy. *Arthrite tuberculeuse.*

### A. TABÉTIQUE.

Recommander l'enroulement d'une *bande de flanelle*, le port d'une *genouillère* pour parer aux traumatismes.

**En cas de laxité articulaire.** *appareils de soutien*, à tuteurs métalliques.

**En cas de déviations, de déformations** : recourir aux *moyens orthopédiques* et pratiquer exceptionnellement des interventions sanglantes.

## ARYTHMIE CARDIAQUE

Rechercher et combattre la maladie primordiale.

Défendre l'usage du tabac.

**En cas d'artériosclérose généralisée** : avec prédominance de lésions bulbaires ou cardiaques, ou de **myocardite**, ne pas prescrire la digitale qui n'a aucune influence sur ces arythmies, ordonner par contre le *strophantus* et de préférence l'extrait, ou mieux la *caféine*.

Combattre l'insuffisance rénale (régime lacté absolu ou mitigé, théobromine), la dyspepsie, la lithiase biliaire (arythmie réflexe).

Voy. *Bradycardie* (maladie de Stokes Adam).

**En cas de dégénérescence graisseuse du myocarde** : voy. ce paragraphe.

**En cas d'arythmie réflexe** (dyspepsie, affection utérine, etc.) instituer le traitement approprié au cas.

## ASCARIDES

Administrer le *semen-contra* et la *mousse de Corse* :

| | | |
|---|---|---|
| ℞ | Semen contra . . | 4 gr. |
| | Mousse de Corse . . . . . | 8 — |
| | Faire infuser dans : | |
| | Lait . . . . . . . . . . . . | 125 — |

Ajouter :
Sirop de mauve........ 30 gr.

A prendre le matin à jeun (8 à 10 ans) (Vieillard)

Préférer la *santonine*, donnee aux doses suivantes :

| | | |
|---|---|---|
| De 1 à 2 ans | S'abstenir | |
| De 2 à 5 ans | 5 a 10 cgr. | par jour |
| De 5 à 10 ans | 10 a 15 — | — |
| Plus de 10 ans | 15 à 30 — | — |

(Marfan).

*Associer la santonine au calomel :*

℞ Santonine ........ 2 à 5 cgr.
Calomel ...... 5 a 10 —
Sucre de lait....... 30 —

Pour un paquet : 3 paquets le matin, à 1 heure d'intervalle, 2 jours de suite (Herzen)

L'administration de la santonine en solution dans l'huile mettrait le malade a l'abri de tout accident toxique.

℞ Santonine ...... 5 a 20 cgr
Huile d'olive ...... 40 à 60 gr

A prendre en deux fois, le matin (Kuchenmeister)

## ASCITE

*Traitement general* de la cause (cirrhose, néphrite, cardiopathie, syphilis du foie ou du rein, peritonite, tumeur abdominale).

**En cas d'ascite cirrhotique:** Voy. *Cirrhose du foie.*

**En cas d'ascite néoplasique** : *laparotomie* précoce.

**En cas d'ascite tuberculeuse :** Voy. *Peritonite tuberculeuse.*

**Pendant la grossesse** : traitement causal de l'ascite ; *paracentese*, et si le liquide se reproduit rapidement et abondamment, recourir, vers la fin de la grossesse, à l'*accouchement provoque.*

### A. FŒTALE.

**Pendant l'accouchement,** en cas de tête premiere ou dernière : procéder *a la ponction* de l'ascite a l'aide d'un appareil a aspiration ou simplement d un trocart conduit sur le doigt.

### A. LACTESCENTE, LAITEUSE.

Pratiquer la *paracentèse* pour combattre les accidents provoqués par la trop grande accumulation de liquide.

En cas de tuberculose péritonéale : voy. *Peritonite tuberculeuse.*

### A. SUCRÉE

Traiter le diabète, combattre la congestion ou la cirrhose hepatique et pratiquer la *paracentèse.*

## ASPERGILLOSE BRONCHOPULMONAIRE

*Iodure de potassium* a haute dose ; *arsenic*, *huile de foie de morue.* Regime reconstituant, suralimentation (voy. *Phtisie*).

Séjour à la campagne, au bord de la mer, a la montagne.

**Contre les hémorragies :** Voy. *Hemoptysies.*

**Contre la bronchite** : ordonner la *creosote*, la *terpine*, le *creosotal*.

**Contre les accès de suffocation** : donner la *teinture de lobélie* associée à l'*iodure de potassium*.

## ASPHYXIES

Se hâter de donner des secours et de continuer malgré le peu de chances de succès.

### A AU COURS D'UNE PNEUMONIE OU BRONCHOPNEUMONIE

Administrer les *expectorants*, recourir à la *balneation* et pratiquer, chez les sujets jeunes et vigoureux, une *saignee*.

Voy. *Bronchopneumonie, Pneumonie.*

### A DES NOUVEAU-NÉS

**En cas d'asphyxie légère, lorsque le corps de l'enfant est d'un rouge bleu** : *le laisser en communication avec le cordon ombilical* tant qu'on y percevra des battements ; pendant ce temps, *enlever de la bouche de l'enfant les mucosites* qu'il a pu aspirer et le *flageller* avec un linge mouillé ou le *frictionner* avec de l'alcool.

S'il ne reagit pas immédiatement, couper le cordon et plonger l'enfant dans un *bain chaud sinapise*, ou bien le plonger rapidement et tres peu de temps dans de l'*eau bien froide*, et puis le mettre dans un *bain chaud*, en repetant ces immersions jusqu'à ce que l'enfant crie à haute voix.

Faciliter le rétablissement de la respiration, en élevant et abaissant alternativement les bras et en exerçant des *pressions repetees* sur la cage thoracique.

Pratiquer aussi des *tractions rythmees de la langue*, à l'aide d'une pince large.

Ou mieux, recourir à la *methode de Schultze* qui a le grand avantage de ne pas exiger d'instrumentation : après avoir coupé le cordon ombilical et enlevé les mucosites qui éventuellement se trouvent dans la bouche ou le pharynx, l'accoucheur, debout, le haut du corps légerement penché en avant, les jambes entierement ecartées, les bras etendus vers le bas, tient l'enfant suspendu à ses index passés d'arrière en avant sous les creux axillaires et recourbés en crochet, les pouces reposant doucement sur le sommet de la face antérieure du thorax fœtal, les trois derniers doigts de chaque main appliqués dans une direction oblique, en bas et en dedans sur la face postérieure du thorax. La tête de l'enfant, qui tend à tomber inerte en arrière, trouve un point d'appui sur les bords cubitaux tournés l'un vers l'autre et sur une partie de la face palmaire des mains.

C'est là la position d'inspiration dans laquelle l'enfant ne doit pas être maintenu pour le moment. Sans perdre un instant, l'accoucheur lance l'enfant en avant et en haut ; quand les bras de l'accoucheur ont un peu dépassé l'horizontale, ils arrêtent leur mouvement doucement, de façon que l'extrémité inférieure du corps de l'enfant se rapproche progressivement du corps de l'accoucheur, par une flexion de la colonne vertebrale. Ce mouvement de flexion amene une compression du ventre de l'enfant par le poids de son extremité pelvienne.

Dans ce balancement par en haut, il faut particulièrement prendre garde : que la flexion de la colonne vertebrale se produise non pas dans le segment thoracique, mais dans la region lombaire ; que le soulèvement des bras jusqu'a l'horizontale ait lieu d'un mouvement brusque et vigoureux se passant dans l'articulation scapulo-humerale, afin que l'elevation des bras se passe de plus en plus lentement

Ne pas oublier que la manœuvre doit commencer par la position d'expiration, pendant laquelle les mucosités s'écoulent par le nez.

Faire 10 a 12 balancements par minute et au bout de une a deux minutes plonger l'enfant dans un bain chaud, pour recommencer ensuite la manœuvre.

**Si l'enfant ne revient pas ou d'emblée dans tous les cas.** proceder a l'*insufflation*.

Se servir de preférence d'un insufflateur, dont l'extrémite peut se fixer dans le larynx et dont le pavillon sert a insuffler l'air par la bouche ou par une poire en caoutchouc (insufflateur de Ribemont-Dessaignes). Coucher l'enfant sur un oreiller, la tête renversée un peu en arriere ; introduire l'index gauche dans la bouche jusque sur les cartilages aryténoides, porter alors l'insufflateur tenu de la main droite dans la cavité du larynx et insuffler l'air. Parfois, quoique l'insufflateur soit bien place, la dilatation thoracique ne se produit pas ; il faut alors aspirer les mucosités qui obstruent la trachee, retirer l'instrument et le reintroduire. Continuer l'insufflation jusqu'a ce que l'enfant fasse des inspirations naturelles, qu'il crie avec continuite et bruyamment.

Prescrire la potion suivante :

| ℞ Teinture de cannelle. | X gouttes. |
|---|---|
| Alcool .. . . | 2 gr. |
| Eau distillee . | 100 — |

Par cuillerees à cafe, deux par heure (Duges)

## A. LOCALE DES EXTRÉMITÉS.

Voy. *Gangrene symetrique des extremites.*

## A. PAR ACIDE CARBONIQUE ET OXYDE CARBONIQUE.

Soustraire le malade aux causes d'asphyxie, le placer sur un lit, la tête et la poitrine élevees dans une piece bien aeree, dont toutes les fenêtres sont ouvertes.

Pratiquer la *respiration artificielle*, les *tractions rythmees de la langue*, pendant une a trois heures de suite Recourir a la *faradisation* du phrenique, a l'application du *marteau de Mayor*.

**Quand le malade est revenu à lui :** administrer la potion suivante :

| ℞ Acetate d'ammoniaque | 10 gr. |
|---|---|
| Liqueur de Hoffmann. | 2 — |
| Sirop de fleurs d'oranger. | 30 — |
| Eau Q S p | 120 cc |

Par cuillerees (Grasset)

**Dans les cas d'intoxication grave par l'oxyde de carbone,**

il n'y a guère qu'un moyen : *forte saignée suivie de transfusion du sang d'homme à homme*.

**A. PAR CORPS ÉTRANGER DU LARYNX, PAR ŒDÈME DE LA GLOTTE OU PAR CROUP.**

Pratiquer au plus vite la *trachéotomie*.

Voy. *Croup, Diphtérie*.

**A. PAR LE GAZ DES FOSSES D'AISANCES ET DES ÉGOUTS.**

Agir promptement, exposer le malade *au grand air*, et recourir aux moyens précédemment indiqués.

Mettre avec précaution sous les narines du malade une *compresse chlorée* ou lotionner les narines avec une solution étendue de chlore, de chlorure de soude ou de chaux.

Couvrir les extrémités de *sinapismes*.

**A. PAR STRANGULATION.**

Couper la corde, faire une saignée et pratiquer la *respiration artificielle*.

**A. PAR SUBMERSION. NOYÉS.**

Débarrasser rapidement le noyé de ses vêtements en les coupant.

Le *coucher sur le dos*, un peu tourné sur le côté droit et légèrement penché pour faire écouler les liquides muqueux contenus dans la trachée; *débarrasser la bouche des mucosités* qui s'y trouvent. Ne jamais suspendre le noyé par les pieds.

Le *réchauffer* le plus promptement possible, en promenant sur toutes les parties de son corps des briques ou des fers à repasser convenablement chauffés, le frictionner avec de la flanelle chaude, que l'on enduit quelquefois d'un *liniment ammoniacal*. Placer sous le nez du noyé un flacon rempli de vinaigre radical ou d'ammoniaque étendue ; appliquer le *marteau de Mayor* au creux de l'estomac. Exercer des compressions alternativement sur la poitrine et sur le bas-ventre, pour établir et maintenir la ventilation pulmonaire, continuer *cette respiration artificielle* pendant une ou deux heures, sans s'arrêter un seul instant. Recourir exceptionnellement à l'*insufflation d'air* dans les poumons, pratiquée avec lenteur à l'aide d'un tube de gomme de 16 à 18 cm., ou du tube laryngien de Chaussier, ou de la canule de Pia, ou du tube de Ribemont.

Préférer les *tractions rythmées de la langue*, d'après la méthode de Laborde ; saisir la langue de la victime et la tirer au dehors assez fortement, à intervalles réguliers, de façon à pratiquer 15 à 16 tractions à la minute. La période de traction doit durer autant que l'inspiration normale. Continuer, d'une façon rythmique, avec persévérance pendant une, deux, trois et même quatre heures, même si l'asphyxie a séjourné une demi-heure ou une heure dans l'eau.

On a vanté l'*électricité*; l'*acupuncture* du cœur lui est préférable.

Quelquefois il est nécessaire de faire *vomir* ou de *saigner* le noyé.

**A. PROGRESSIVE DANS LES AFFECTIONS DU CŒUR ET DES REINS.**

Prescrire les *médicaments toniques du cœur*, les *diurétiques*; au besoin, recourir à la *saignée*.

Voy. *Asystolie, Cyanose, Œdème pulmonaire.*

**A. DES AFFECTIONS PLEURO-PULMONAIRES.**

Voy. *Bronchopneumonie, Œdeme aigu du poumon, Pleuresies, Pneumonie, Pneumothorax.*

## ASTASIES-ABASIES

**En cas d'astasie-abasie due à une amnésie motrice,** faire une sorte de rééducation en fixant, par tous les moyens possibles, l'attention du sujet sur les mouvements a accomplir pour réveiller les images motrices, les graver dans la mémoire, et faire rentrer dans le domaine de la conscience les acquisitions, jadis automatiques, qu'il a perdues (Séglas).

**En cas d'astasie-abasie hystérique, due à une idée fixe ou une phobie obsédante,** distraire l'attention de l'acte à exécuter, en forçant le sujet a la fixer sur d'autres points, afin de favoriser l'execution automatique des actes qui ne peuvent être accomplis sans angoisse (Séglas et G. Ballet).

## ASTHÉNIES

**A. CARDIAQUE.**

Voy. *Asystolie, Degenerescence du myocarde, Insuffisances et Retrecissements valvulaires à la periode de compensation troublee, Myocardites, Pericardites.*

**A. NEURO-MUSCULAIRE.**

Voy. *Neurasthenie.*

## ASTHÉNOPIE ACCOMMODATIVE

Porter des *verres prismatiques* ; s'abstenir de lire et d'ecrire à la lumière.

Combattre la faiblesse nerveuse ; prescrire les *toniques* et des *frictions* quotidiennes autour des yeux avec :

| ℞ | | |
|---|---|---|
| Baume de Fioravanti | } ãã | 30 gr |
| Alcoolat de lavande . . | } | |
| Ether sulfurique . . . | | 4 — |
| Camphre ... .. . | | 1 — |

(Gallois)

*Electriser* les tempes avec la pile a courants continus, 5 minutes par jour (4 a 5 éléments).

## ASTHME

**A. ESSENTIEL.**

Avant d'instituer un traitement symptomatique ou diathésique, examiner le nez, le pharynx et le larynx des malades, pour se mettre en garde contre l'asthme d'origine reflexe.

Chez la femme, traiter les affections utéro-ovariennes, lorsqu'elles existent.

Traitement de l'accès

**Au commencement de l'accès :** faire brûler ou faire fumer du *papier nitre*, des feuilles de *datura*, de *belladone* ou de *jusquiame*, seules ou associées.

| ℞ Nitrate de potasse | 3 gr |
|---|---|
| Poudre de feuilles de datura | ãã 5 — |
| — de belladone. | |
| — de jusquiame. | |

Brûler sur une assiette une cuillerée à café de cette potion

| ℞ Poudre de feuilles de stramoine | ãã 10 gr. |
|---|---|
| Poudre de belladone | |
| Nitrate de potasse. | 2 — |
| Poudre d'opium | 50 cgr. |

A employer chez un enfant de 8 à 15 ans

Prescrire les *poudres antiasthmatiques* de Gambier, d'Escouflaire ou de Lefebvre, et les *cigarettes antiasthmatiques de stramoine*, de *belladone*, ou celles d'*Espic*.

Recommander aussi les inhalations d'*ether*, d'*iodure d'éthyle*, de *chloroforme*.

Ou encore faire mettre, près du lit du malade, une soucoupe contenant 4 à 5 gr. de *pyridine* pour une chambre jaugeant 25 mètres cubes (G. Sée).

Donner la potion calmante suivante :

| ℞ Ether sulfurique | 1 gr |
|---|---|
| Extrait de belladone | 5 cgr |
| Eau de laurier-cerise | 10 gr |
| Eau distillée | ãã 60 — |
| Sirop d'écorces d'orange | |

1 cuillerée à soupe toutes les heures

Ou bien, faire prendre un paquet ainsi composé.

| ℞ Codéine pure | 2 cgr |
|---|---|
| Lactose | 50 — |

**Au summum de l'accès**. ouvrir largement les fenêtres, appliquer des *sinapismes* aux membres inférieurs et recourir à la *morphine*, en injections sous-cutanées, à la dose de 1 cgr., répétée 2 à 3 fois dans les 24 heures.

| ℞ Chlorhydrate de morphine | 1 cgr |
|---|---|
| Sulfate d'atropine | 1 mgr. |
| Eau de laurier cerise | 10 gr |

1 à 4 seringues dans les 24 heures chez des enfants de 5 à 10 ans (Comby).

Ordonner les *inhalations d'oxygène*.

Ne pas prescrire le chloral qui ralentit et affaiblit la respiration et plus encore la circulation.

TRAITEMENT EN DEHORS DE L'ACCÈS

Instituer le *traitement général hygiénique* et *diététique* du neuro-arthritisme (Voy. *Arthritisme*, *Nervosisme*).

Conseiller d'éviter les excès de toute nature. Ni tabac, ni alcool. Éviter les causes occasionnelles des crises (changement brusque de température, poussière, gaz irritants, émotions).

Combattre la bronchite et lorsque l'affection des voies respiratoires est attribuable à des inhalations de vapeurs irritantes (vapeurs de chlore, d'acides chlorhydrique, azotique ou sulfurique), conseiller un *changement de profession*.

Conseiller aux malades d'habiter la ville, les localités abritées du vent, de fuir les hautes altitudes, d'éviter les brusques transitions de température.

Prescrire l'*iodure de potassium* à la dose de 50 cgr. à 1 et 2 gr. par jour, suivant la tolérance ; l'associer à l'*arsenic* ou au *cacodylate de soude*.

| ℞ Arseniate de soude. | 2 cgr |
|---|---|
| Bromure de potassium. | 2 gr 50 |
| Sirop de fleurs d'oranger | 30 — |
| Eau distillée | 70 — |

3 cuillerées à café par jour (Comby)

Recourir à la *médication antispasmodique :* bromures, belladone, atropine, datura et daturine, lobelia inflata, grindelia robusta, teinture d'opium camphrée.

| | | |
|---|---|---|
| ℞ Poudre de feuilles de belladone | } | āā 20 cgr |
| Extrait de belladone.. | } | |

Pour 20 pilules débuter par 1 pilule, donner ensuite 2, 3 et 4 pilules par jour

Ou mieux, donner l'*atropine* d'abord à la dose quotidienne de 1/2 mgr (par la voie stomacale), en augmentant progressivement tous les trois jours de 1/2 mgr., jusqu'à faire prendre 4 à 6 mgr. dans les 24 heures. Continuer l'administration de cette dose pendant quelques jours, puis la diminuer progressivement, en faisant durer le traitement de 4 à 6 semaines.

Après 5 à 6 mois, répéter ce traitement, mais en administrant des doses moindres et en ne le prolongeant que pendant 3 à 4 semaines.

Employer la célèbre *formule de Green :*

| | |
|---|---|
| ℞ Iodure de potassium | 8 gr |
| Teinture de lobélie .. | 25 — |
| — d'opium camphrée | 25 — |
| Décoction de polygala | 100 — |

2 cuillerées à soupe par jour (Green)

Ou bien :

| | |
|---|---|
| ℞ Iodure de potassium } Teinture de lobélie } | āā 15 gr. |
| — datura. . . | 5 à 8 — |
| Eau distillée .. | 250 — |

1 cuillerée à soupe aux repas (Dujardin Beaumetz).

| | |
|---|---|
| ℞ Iodure de potassium } Teinture de lobélie.. } — de polygala . } | āā 10 gr. |
| Extrait d'opium | 10 cgr |
| Eau distillée. | 300 gr |

1 cuillerée à bouche, matin et soir (Huchard)

| | |
|---|---|
| ℞ Extrait thébaïque . . . | 50 cgr. |
| Teinture de jusquiame } Iodure de potassium . } | āā 10 gr. |
| Eau distillée. | 200 — |

1 cuillerée à bouche, en se couchant (Barth)

Continuer ces médications pendant très longtemps.

Traiter l'emphysème pulmonaire (aérothérapie), la bronchite chronique (terpine, créosotal, codéine, héroïne, révulsion)

*Hydrothérapie* modérément, avec précaution et discernement, préférer la douche écossaise.

*Climatothérapie* séjour d'altitude, séjour dans des climats spéciaux et variables, suivant les asthmatiques, séjour dans les étables.

*Cures thermales* . chez les asthmatiques goutteux eaux bicarbonatées sodiques de *Vals, Vichy, Saint Nectaire*. Chez la plupart des asthmatiques : eaux arsenicales de la *Bourboule* ou du *Mont-Dore*. Chez ceux atteints de bronchite catarrhale : eaux sulfureuses d'*Eaux-Bonnes*, de *Cauterets*, d'*Allevard*.

**A. CARDIAQUE.**

Voy. *Angine de poitrine, Artériosclérose, Asystolie, Dégénérescence graisseuse du myocarde Dilatation du myocarde, Insuffisances* et *Rétrécissements valvulaires, Myocardites, Péricardites.*

**A. DES FOINS** (A. d'été)

Traitement général du neuro-arthritisme.

Donner l'*iodure de potassium* (1 gr. par jour) et les *alcalins*, soit isolément, soit associés.

*Eau de Vichy* (Célestins ou Hauterive).

Cure thermale aux eaux du *Mont-Dore*, de *Plombières*, d'*Enghien*, de *Royat*.

Recommander au malade de ne pas respirer des poussières (pollen) ou certaines odeurs et poudres irritantes

Au besoin, conseiller au malade d'introduire un tampon de ouate dans chaque narine et de porter un lorgnon à verres fumés

**S'il existe une lésion nasale**, ou une zone hypéresthésique au niveau de la pituitaire : recourir à la cautérisation au moyen du *galvanocautère*.

**Prévenir ou supprimer le réflexe nasal** par des badigeonnages avec une *solution de cocaïne* à 1 p. 10, ou introduire dans chaque narine une *bougie* à la cocaïne.

| ℞ Chlorhydrate de cocaïne .. | 5 cgr. |
|---|---|
| Beurre de cacao .... | 1 gr |

Pour 1 bougie : 1 à 2 bougies par jour et par narine.

Ou bien, faire priser une pincée de la *poudre* suivante.

| ℞ Chlorhydrate de cocaïne. . | 50 cgr. |
|---|---|
| Sucre de lait . . . . | 10 gr. |

Ou encore, faire des applications fréquentes dans le nez au moyen de petits tampons d'ouate hydrophile imbibés de la *pommade* suivante :

| ℞ Chlorhydrate de cocaïne<br>Thymol. . . . . | āā 15 cgr. |
|---|---|
| Sous carbonate de bismuth | 6 gr |
| Vaseline .. .. . | 30 — |
| | (Menck). |

Pratiquer des *insufflations* dans les fosses nasales plusieurs fois par jour :

| ℞ Sulfate de quinine. . . | 3 gr. |
|---|---|
| Poudre de benjoin . | 6 — |
| | (Huchard). |

| ℞ Acide borique .. ... . | 2 gr |
|---|---|
| — salicylique .... . | 20 cgr. |
| Sulfate de quinine.. . | 20 — |
| Poudre de benjoin . ... | 5 gr. |

| ℞ Acide borique .. . .. | 2 gr. |
|---|---|
| Salicylate de soude . | 2 — 50 |
| Chlorhydrate de cocaïne | 12 cgr. |
| | (Philpats) |

Faire des *irrigations* et des *pulvérisations antiseptiques* (résorcine, chinosol, aniodol, acide phénique) :

| ℞ Eau tiède .. . ... | 500 gr. |
|---|---|
| Phosphate de soude bisodique | 1 — |
| | (P. Teissier). |

**Au début de l'accès** . prescrire l'*antipyrine* et la *quinine*.

### A. GASTRO-INTESTINALE.

Voy. *Dyspnée par intoxication alimentaire*.

**En cas de pneumatose stomacale** . *diète sévère*, un demi-verre de lait toutes les 3 heures, 2 ou 3 lavements alimentaires par 24 heures.

Faire une série de *lavages stomacaux* à l'aide de la sonde œsophagienne.

Pratiquer une injection de *morphine*, si la dyspnée persiste.

Combattre la constipation et traiter la dyspepsie, l'hystérie ou la neurasthénie.

Prescrire les pilules suivantes :

| ℞ Extrait de fève de Calabar | 20 cgr. |
|---|---|
| — belladone.<br>— noix vomique | āā 1 gr. |

Pour 50 pilules : 1 à 3 pilules par jour (Bois)

**En cas de pneumatose due aux fermentations stomacales** : Donner le *menthol* et le *carbonate de magnésie* (2 à 6 gr.).

℞ Menthol . . . . . . . . . 30 cgr.
Pour 1 cachet. 3 cachets par jour (Lauterbach).

Voy *Dilatation d'estomac*.

**Chez les névropathes** : *bromures* et *hydrothérapie*.

**A. D'ORIGINE NASALE.**

*Traiter chirurgicalement* les lésions nasales existantes.

**Au début de l'accès** : badigeonnage intra nasal avec une solution de *cocaïne* à 1 p. 10.

**A. THYMIQUE.**

Voy. *Spasme de la glotte*.

## ASYSTOLIE

*Repos au lit* et *régime lacté absolu* : toutes les deux heures, sauf sommeil, un bol de lait cuit ou cru, chaud, froid ou glacé; additionné, pour en changer le goût, d'une cuillerée de thé, de café ou d'eau de fleur d'oranger ou rendu gazeux à l'aide du sparklet.

Appliquer à la région précordiale et à la région hépatique deux *sangsues* et laisser couler le sang.

Prescrire la *digitale*, associée à la *scille*, à la *scammonée*, au *calomel* (l'asystolie n'est faite, en réalité, que de la réunion des insuffisances organiques partielles [rein, foie, poumon, surrénale] dues à des intoxications ou à des infections, qui viennent compliquer à un certain moment une lésion cardiaque jusque-là bien supportée).

℞ Poudre de feuilles de digitale }
— scille . . . . . . . . } ãã 1 gr.
— scammonée . . }

Pour 20 pilules : prendre 4 pilules dans la journée, durant 3 ou 4 jours, en augmentant la dose jusqu'à 6 ou 8 pilules, puis cesser pendant plusieurs jours, pour reprendre, si la diurèse et la régularité des battements cardiaques ne sont pas suffisantes (Lancereaux).

Ou bien administrer le *vin diurétique de Trousseau* à la dose de une à deux grandes cuillerées par jour (1 cuillerée de ce vin contient. 20 cgr de digitale, 60 cgr. d'acétate de potasse, 20 cgr. de baies de genièvre, 10 cgr. de scille et 15 gr. de vin blanc).

Ou encore pratiquer une injection de *digitaline cristallisée*, à la dose de demi à 1 mgr.

℞ Poudre de scille . . }
— digitale } ãã 5 cgr.
Calomel . . . . }

Pour 3 paquets, à prendre à 1 heure d'intervalle (en renouveler l'emploi à un, deux ou trois jours d'intervalle, suivant les indications) (Peter).

℞ Feuilles de digitale 50 cgr. à 1 gr.
Faire infuser dans .
Eau bouillante . . . . . . . 130 —
Ajouter :
Caféine . . . . . . . . . }
Benzoate de soude . . . } ãã 1 —
Sirop de menthe . . . . . . 30 —

1 cuillerée à bouche toutes les 2 heures (Herzen).

Après avoir administré la digitale, prescrire, pendant 4 à 5 jours, la *théobromine*.

℞ Théobromine . . . . . . 50 cgr.
Phosphate neutre de soude. 25 —

Pour 1 cachet. 4 cachets par jour (Grasset).

Pratiquer, surtout dans le cas de dégénérescence profonde du myocarde, des injections sous-cutanées de *cafeine*, d'*ether*, d'*huile camphree* à 10 p. 100 (1 ou 2 cc.) et de *strychnine*.

℞ Cafeine. . . . . . . 2 gr 50
Benzoate de soude . . . . 3 —
Eau sterilisee. Q S. p 10 cc.

Injecter 3 a 6 seringues de Pravaz par jour

℞ Sulfate de strychnine . . 1 cgr.
Eau sterilisee . . . 10 gr.

Injecter 3 à 4 seringues par jour

Recourir aux *excitants diffusibles*. acétate ou chlorhydrate d'ammoniaque, alcool.

**En cas d'ascite ou d hydrothorax** : donner un *purgatif drastique* (eau-de-vie allemande), prescrire les *diuretiques* (scille, théobromine, vin diurétique de Trousseau).

℞ Poudre de scille . . . 10 cgr.
Extrait de scille . 5 —

Pour 1 pilule 5 a 6 pilules par jour (Grasset)

Au besoin, recourir à la *paracentese*.

**En cas d'œdème considérable des membres** : pratiquer des *mouchetures* ou bien appliquer un ou deux *cauteres* a la pâte de Vienne a chaque jambe (Voy. *Anasarque*).

**Contre la dyspnée** : appliquer des *ventouses seches* en très grand nombre, injecter de petites doses de *morphine* (1/2 cgr. à la fois).

℞ Sirop de morphine... } ãã 100 gr
— d'ether }

A prendre 2 à 4 cuillerées à bouche du melange

**En cas d'asphyxie imminente** (stase veineuse) : pratiquer, chez les sujets jeunes, vigoureux et exempts d'arterio-sclérose, une *saignee* de 150 a 200 gr.

**En cas d'insomnie ou de délire** donner le *sulfonal*, la *paraldehyde*, l'*extrait thebaique* ou la *morphine* a faibles doses.

Eviter l'emploi du chloral.

Voy. *Arterioscletose*, *Endocardite aigue*, *Insuffisance* et *Retrécissement aortique* ou *mitral* (traitement de la periode troublee), *Myocardites*, *Pericardites*.

**Chez les enfants**. prescrire la *cafeine* ou l'*extrait de strophantus*, a la dose de 1 à 3 mgr. dans les 24 heures, suivant l'âge (5, 10, 15 ans).

℞ Cafeine . . } ãã 1 gr.
Benzoate de soude. }
Sirop de cinq racines. . 30 —
Eau distillee . . . . 70 —

1 cuilleree a dessert, trois fois par jour (Comby).

Ou bien, pratiquer des *injections sous-cutanees de cafeine*, a la dose de 10 a 20 cgr., répétees 2 a 3 fois par jour.

Administrer la *digitale* :

X gouttes de teinture ou
10 cgr de poudre en infusion

De 3 a 5 ans (Comby)

Recourir aux *diuretiques*, aux *excitants diffusibles* : alcool, acétate ou chlorhydrate d'ammoniaque, éther.

**Pendant la grossesse** (accidents gravido-cardiaques).

*Repos au lit*, *regime lacte*.

Prescrire le *strophantus* :

℞ Extrait de strophantus ... 1 mgr.
Excipient .... Q. S.
Pour 1 pilule : 2 à 3 pilules par jour.

ou bien recourir à la *médication digitalique,* mais à doses fractionnées ou encore donner le *vin diurétique de Trousseau.*

En cas d'insuffisance aortique, ne pas donner de digitale.

Pratiquer des injections d'*éther.*

Surveiller avec soin l'état de la circulation pulmonaire et si cet état donnait des inquiétudes, faire précéder l'administration de la digitale, d'un *purgatif salin,* ou d'une *saignée locale,* ou même d'une *saignée générale* de 200 à 300 grammes (Vaquez et Millet).

**En cas de congestion hépatique ou rénale,** avec diminution de la quantité des urines : prescrire le *régime lacté absolu ;* administrer la *théobromine* ou bien donner alternativement toutes les heures une tasse de lait et une tasse de solution de *lactose* (dissoudre 30 gr. de lactose dans une petite quantité d'eau chaude et verser la solution dans une bouteille d'eau d'Evian dont on a au préalable soustrait une quantité de liquide équivalente).

Donner tous les 3 ou 4 jours un *léger purgatif salin* (15 à 20 gr. de sulfate de soude).

Voy. *Insuffisance mitrale* (période troublée, pendant la grossesse).

**Pendant l'accouchement :**

Terminer la délivrance le plus vite possible.

**Après l'accouchement :**

En cas d'asystolie, prescrire la *digitale,* la *caféine.*

En cas de gêne de la respiration pulmonaire, avec oppression extrême, éviter de prescrire la digitale ou la caféine, et donner la *morphine,* en injections sous-cutanées de 1/2 cgr chacune, toutes les 5 ou 6 heures.

### A. D'ORIGINE HÉPATIQUE ET GASTRIQUE.

Traiter l'affection hépatique ou gastrique.

Pratiquer des *lavages d'estomac.*

**En cas d'asystolie hépatique** (cirrhose cardiaque hypertrophique), instituer le *traitement habituel de l'asystolie* repos, régime lacté, purgation, injection de digitaline cristallisée, à la dose de 1 mgr., puis strophantus, sous forme de teinture, associé à la théobromine.

**Si le foie est très gros et douloureux,** recourir aux *émissions sanguines locales* (voy. *Congestion passive du foie*).

### A. D'ORIGINE INFECTIEUSE.

Régulariser les fonctions du myocarde par la *digitale,* la *caféine,* la *strychnine,* l'*ergotine* et le *valérianate de quinine.*

### A. TOXI-INFECTIEUSE (A. aigue).

Voy. *Grippe,* forme cardiaque.

### A. DES VIEILLARDS.

Mettre le patient au *régime lacté absolu,* prescrire d'abord XXX gouttes de *teinture de digitale* par jour, pendant 4 jours consécutifs.

Au bout de ce temps, cesser l'usage de la digitale et donner 3 gr. de *théobromine* par jour, en cachets de 50 cgr., pris toutes les 2 heures.

**Une fois la diurèse établie, les œdèmes et les accidents uremiques disparus** (36 a 48 heures), cesser l'usage de la théobromine et administrer l'*iodure de potassium*.

Voy. *Arteriosclerose, Myocardite chronique*.

## ATAXIE LOCOMOTRICE

*(Tabes)*.

**Au début** : recommander au malade d'eviter toute préoccupation, tout exces et tout surmenage.

*Regime tonique*. Vie à la *campagne*.

Combattre l'intoxication par le plomb ou par le mercure, et conseiller aux malades, exposés de par leur profession à l'une ou l'autre de ces intoxications, de *changer de profession*.

*Traitement antisyphilitique* (frictions mercurielles, iodure de potassium, 2 a 4 gr.).

**Dans les cas à marche rapide**, tenter la *mercurialisation a hautes doses*. pratiquer des injections de benzoate de mercure, a la dose de 4 à 6 cgr. par jour, pendant des périodes de 25 jours, séparées par des intervalles de repos, ou des injections de biiodure de mercure a la dose quotidienne de 10 a 20 mgr, en les faisant précéder d'une injection de cocaine.

Apres une cure mercurielle, prescrire les glycérophosphates, le kola et le fer par voie gastrique, ou le cacodylate de soude et l'ovolécithine par voie hypodermique :

| ℞ | | |
|---|---|---|
| | Lactate de fer | 3 à 5 gr. |
| | Extrait aqueux de quinquina. | 4 à 5 — |
| | Extrait alcoolique de noix vomique | 40 a 60 cgr. |
| | Extrait de gentiane. | Q S |

Pour 100 pilules : 1 à 2 pilules, par jour (Erb)

**Dans les cas ordinaires ou lents**, la suppression de tout traitement est preferable, pour les malades, aux exagérations thérapeutiques.

Essayer d'enrayer le processus sclereux à l'aide des injections suivantes :

| ℞ | | |
|---|---|---|
| | Biiodure d'hydrargyre | 50 cgr. |
| | Iodure de sodium | 5 gr |
| | Cacodylate de soude | 5 — |
| | Eau sterilisee.. Q S p | 100 cc |

Injecter 4 cc tous les jours pendant 5 jours, repos de 5 jours, et ainsi de suite a trois reprises tous les mois (Herzen)

**Dans les cas d'ataxie sans syphilis antérieure** et dans ceux ou plusieurs traitements antisyphilitiques consécutifs n'ont produit aucune amélioration, donner le *nitrate d'argent*, a la dose de 3 a 5 cgr. par jour, en pilules de 1 cgr., et le *seigle ergote* a la dose de 60 à 90 cgr., de poudre d'ergot, pour chacun des trois premiers jours de chaque semaine, pendant 4 à 6 semaines (Charcot).

| ℞ | | |
|---|---|---|
| | Nitrate d'argent | 1 cgr. |
| | Ergotine pure | 5 — |
| | Extrait et poudre de gentiane | Q. S. |

Pour 1 pilule 3 pilules par jour, augmenter jusqu'a 6 pilules, puis diminuer.

Pratiquer en outre de la *revulsion* le long de la colonne

vertébrale : pointes de feu à droite et à gauche du rachis, frictions irritantes, pommade de Gondret.

Charcot ordonnait

1° Toutes les semaines, pendant les quatre premiers jours, prendre après les repas un paquet de poudre de *seigle ergoté* fraîchement pulvérisé :

℞ Poudre fraîche de seigle ergoté 20 cgr.
Pour 1 paquet (Charcot).

2° Tous les mois, pendant les quinze premiers jours, avant les deux principaux repas, deux granules de *phosphure de zinc* (quatre par jour).

℞ Phosphure de zinc en poudre fine . . . . . 80 cgr.
Poudre de réglisse . . 1 gr. 90
Sirop de gomme . . . 30 cgr.
Pour 100 pilules contenant chacune 8 mgr. de phosphure de zinc, soit 1 mgr. de phosphore actif. Prendre 3 à 5 pilules par jour (Vigier).

3° Les quinze autres jours, prendre avant les deux principaux repas une des pilules suivantes de *nitrate d'argent :*

℞ Nitrate d'argent . . . . . 50 cgr.
Mie de pain. . . . . Q S
Pour 50 pilules (Charcot)

ou bien prendre le matin, au réveil, dans une tasse à thé de macération de *quassia amara*, une cuillerée à soupe de la solution suivante :

℞ Iodure de sodium . . . 6 gr
Eau distillée. . . 200 —
(Charcot).

**Contre les douleurs fulgurantes** : prescrire l'*antipyrine*, l'*exalgine* ou l'*acétanilide* à hautes doses .

℞ Antipyrine . . . . 5 gr.
Eau . . . Q. S. p 10 cc.
Injecter 1 à 4 seringues par jour

Prescrire des applications de *baumes calmants :*

℞ Chloroforme. . . . } ãã 10 gr.
Laudanum de Sydenham }
Huile de jusquiame. }
(Herzen).

ou bien :

℞ Vératrine. . . . . . . . . 50 cgr.
Chloroforme . . . . . 15 gr.
Baume tranquille. . . 30 —
(Herzen)

Faire prendre des *bains chauds prolongés* et pratiquer des *pulvérisations d'éther* ou de *chlorure de méthyle* le long de la colonne vertébrale.

Recourir à la *suspension* et à l'*électrisation* avec les courants continus.

Si besoin, pratiquer des injections de *morphine*

N'employer la *rachicocaïnisation* que comme moyen d'exception.

**Contre les crises viscérales** : *acétanilide, antipyrine, exalgine, suspension.*

℞ Acétanilide . . . . . . . 3 gr
Cognac . . . . . 20 —
Eau distillée . . 100 —
Extrait de chanvre indien 30 cgr.
Sirop de fleurs d'oranger. 20 gr.
3 cuillerées à bouche avec 1 ou 2 heures d'intervalle.

Si ces médications échouent, pratiquer la *ponction lombaire* (Debove).

**En cas d'angine de poitrine tabétique** appliquer à la région aortique des *pointes de feu* et mieux encore un *cautère* dont on entretient la suppuration aussi longtemps que possible

Placer un *sac de glace* jour et nuit, au-devant du cœur Donner l'*antipyrine* à la dose de 3 gr. par jour et pratiquer des injections de *morphine* (Dieulafoy).

Voy. *Angine de poitrine, Aortites.*

**En cas de crises gastriques.** donner le *bromure de strontium* (2 à 4 gr.), le *chlorhydrate de cocaïne* (3 à 5 cgr.), l'*extrait gras de cannabis indica* (4 à 6 cgr. en pilules), la *dionine* (6 cgr. par jour)

Rechercher l'hyperchlorhydrie et, si elle existe, la combattre par les *alcalins à hautes doses* (Sahli).

Au moment de l'accès, pratiquer une injection de *morphine*, appliquer un *vésicatoire* au creux de l'estomac, ou faire des *pulvérisations d'éther* ou de *chlorure de méthyle.*

**Contre les vomissements**. donner le *protoxalate de cerium* à la dose de 5 et 15 cgr, répetée 3 à 4 fois par jour.

**En cas de crises laryngées**. prescrire la *santonine* à la dose de 15 cgr., trois fois par jour, pendant 8, 15 et 30 jours consécutifs (Collet)

**Contre l'incoordination** · recourir à la *suspension,* séances de 1 à 4 minutes, progressivement (Motschutkowski). Si, après 20 ou 30 séances renouvelées tous les deux jours, il n'est survenu aucune amélioration, interrompre le traitement pour recommencer après un repos de six à huit semaines. De même, il y aura avantage à interrompre les séances pendant le même temps quand l'amélioration ne fait plus de progrès.

Pratiquer aussi la *flexion forcée du rachis* au moyen d'un appareil spécial (Gilles de la Tourette).

Employer ces méthodes de traitement chez les tabétiques parvenus à la deuxième période avec incoordination commençante ; les interdire chez les ataxiques à la troisième période.

Essayer la *rééducation progressive des muscles* à l'aide des exercices méthodiques de gymnastique (Fraenkel), surtout dans le tabès avec ataxie précoce

**Contre les troubles urinaires** : prescrire le *seigle ergoté* et la *faradisation* de la vessie (un pôle dans le rectum, l'autre à la racine de la verge).

Ne pas donner de strychnine.

**En cas d'excitation génitale** · administrer les *bromures*, le *bromure de camphre*, le *valérianate de zinc.*

Faire prendre des *bains de siège froids.*

**Contre l'amyosthénie et l'asthénie** : recourir aux injections de *glycéro-phosphate de soude* ou *de sérum artificiel.*

| | |
|---|---|
| ℞ Arséniate de soude | 5 cgr. |
| Extrait hydroalcoolique de kola.. | 10 gr. |
| Sirop d'écorces d'oranges amères .. Q. S. p | 300 cc. |

1 cuillerée à chaque repas (Grasset)

Donner les *toniques*. quinquina, fer, arsenic, cacodylate de soude, huile de foie de morue, lécithine.

**Contre les anesthésies et les paresthésies** : conseiller la *faradisation* (pôle négatif au niveau des zones anesthésiques, pôle positif sur le sternum).

Prescrire des *frictions excitantes :*

℞ Ammoniaque liquide .... 5 gr.
Teinture de noix vomique 20 —
Baume de Fioravanti . } ãã 50 —
Alcool camphre. .. }
(Herzen)

Recommander les *bains d'eau chargee d'acide carbonique.*

**Contre les atrophies musculaires** . pratiquer le *massage,* l'*electrisation.*

**Contre les troubles de la vue** · recourir à la *faradisation,* en cas de diplopie.

En cas d amblyopie, employer les *courants continus*, pratiquer des injections de *strychnine* ou de *cyanure d'or* et de *potassium* .

℞ Cyanure d'or et de potassium 25 cgr.
Eau distillee . .. . . . 10 gr
Injecter d'abord six gouttes, puis augmenter progressivement jusqu'à dix et vingt gouttes, redescendre graduellement (Galezowski).

Contre-indications de la suspension :

Débilité, anémie intense, œdeme, obésité, affections des systèmes cardio-vasculaire et nerveux (emphysème, phtisie pulmonaire, athérome arteriel, affections cardiaques et des gros vaisseaux, congestions, apoplexie, névropathies s'accompagnant de phénomenes spasmodiques), lésions locales (ebranlement des dents, tendance aux fractures spontanées) (P. Blocq).

Contre-indications de la méthode de Frenkel (réeducation progressive des muscles) :

Tabes aigu ou subaigu, arthropathie tabétique, fracture spontanée ou ruptures tendineuses, cardiopathie (notamment insuffisance aortique), obésite, intoxications (morphine, alcool, cocaine) ; amaurose, atrophie musculaire ou paresie motrice prononcees, anesthesie tres étendue (Raymond).

Hydrothérapie :

Prescrire l'*hydrotherapie tiede* ou *chaude* contre les phenomenes douloureux, ordonner les *bains chauds prolonges* de 45 minutes a 1 heure

L'hydrotherapie tiede est en général mal supportée.

Cures thermales

Dans la periode active, chez les tabetiques ayant des douleurs ou presentant de l hyperesthésie, pas de medication thermale, y recourir quand la maladie semble s'être arrêtee dans sa marche, apres disparition des douleurs fulgurantes et des arthropathies.

Envoyer les malades a Lamalou, Lamotte, Balaruc, Uriage, Digne, Greoulx, Neris, Wilbad, Tœplitz, Aix-la-Chapelle.

En cas d'impossibilite de se deplacer, faire prendre a domicile *trente bains de 34° avec 100 gr. de sulfate de fer ;* durée 10 a 20 minutes, se remettre au lit ensuite. Un bain tous les jours (Grasset).

**A. A MARCHE FORT LENTE**

Savoir respecter ces cas, de peur d'entraver par une médication intempestive leur bénignité naturelle (Gilles de la Tourette).

## ATÉLECTASIE PULMONAIRE

**A. MARASTIQUE.**

Défendre au malade de rester continuellement couché sur le dos, lui recommander de *changer fréquemment de position* et de se coucher, pendant quelques minutes, sur le ventre (Duguet).

Prescrire les *toniques* et les *excitants diffusibles* : quinquina, noix vomique, acétate d'ammoniaque, alcool.

**A. PULMONAIRE CONGÉNITALE.**

**Si le nouveau-né n'a pas respiré** : voy. *Asphyxie des nouveau-nés*.

**Chez les nouveau-nés qui ont respiré** : pratiquer des *frictions stimulantes*, donner des *bains chauds*, suivis d'affusion à l'eau froide, recourir à la *faradisation* des nerfs phréniques et des muscles du thorax. Inhalations d'*oxygène*.

Combattre la somnolence, en faisant fréquemment changer de position à l'enfant, en le secouant et en le réveillant toutes les 2 heures.

Nourrir l'enfant toutes les demi-heures et le réchauffer.

Si nécessaire, mettre le nouveau-né dans la *couveuse* de Tarnier.

## ATHÉROME

Voy. *Artériosclérose*.

## ATHÉTOSE

Voy. *Hémiplégie spasmodique*.

## ATHREPSIE

Donner à l'enfant une *bonne nourrice* et *régler l'allaitement*.

Si l'allaitement naturel ne peut être pratiqué, instituer l'allaitement artificiel (voy. *Allaitement*).

Dans le cas de catarrhe gastro-intestinal chronique, chez les enfants alimentés avec du lait stérilisé ou bouilli, ou encore avec des succédanés du lait (laits condensés, farines lactées, etc.), qui vomissent continuellement sans qu'on parvienne à arrêter ces vomissements par les moyens thérapeutiques habituels, essayer le *lait de vache cru* coupé dans les proportions voulues avec de l'eau bouillie froide (voy. *Allaitement*).

*Laver* anus et organes génitaux, après chaque selle, avec de l'eau bouillie tiède.

**Contre l'affaiblissement** : employer la *couveuse* ou, à son défaut, recourir à l'*enveloppement ouaté* avec application de boules chaudes ; prescrire les *bains chauds* et *sinapismes* (50 gr. de farine de moutarde pour 30 litres d'eau) les *frictions stimulantes*.

| ℞ Huile de camomille camphrée . . . <br> Alcoolat de lavande <br> — de romarin. | ãã 10 gr. |
|---|---|

(Comby)

Pratiquer des injections de *serum artificiel*, à petite dose (5 à 10 gr.), répétées 2 a 3 fois par jour.

Maintenir constamment la température de la chambre a 20°.

**Contre la dépression** : faire prendre, avant chaque tétée, 1 ou 2 cuillérées a café de *bouillon de bœuf frais*, fait sans légumes, sans sel et dégraissé ; ou bien donner, après chaque tétée, X à XX gouttes de *cognac* (10 à 15 gr., par jour, dans un julep gommeux).

**Combattre la diarrhée** : voy. *Diarrhee chez l'enfant.*

Prescrire l'*acide lactique,* les *lavements* au sous-nitrate de bismuth ou à l'amidon, les *irrigations* intestinales avec de l'eau tiède additionnée de tanin.

| ℞ Acide lactique | | 2 gr. |
|---|---|---|
| Eau distillee ... | } | ãã 50 — |
| Sirop de framboises | } | |

Par cuillerees a cafe toutes les heures, dans les cas graves, tous les quarts d'heure (Grancher).

Administrer les *antiseptiques intestinaux* (benzonaphtol) et les *astringents* (dermatol, tannigène, tannalbine).

Ne pas donner de laudanum, même un quart de goutte.

**S'il existe des ulcérations** : faire des lavages à l'*eau boriquee tiede ;* saupoudrer avec de l'*aristol,* du *salol,* de l'*amyloforme,* du *xeroforme,* ou du *sous-carbonate de fer* en poudre et recouvrir d'un pansement humide.

| ℞ Salol pulverisé. | } | ãã 5 gr |
|---|---|---|
| Dermatol ou xéroforme. | } | |

(Herzen).

## ATONIE GASTRO-INTESTINALE

Voy. *Anorexies, Constipation, Dilatation d'estomac, Dyspepsies atoniques, Enterite muco-membraneuse, Neurasthenie abdominale*

## ATRÉSIES GÉNITALES

(Chez la femme).

**A. DU COL.**

Ouvrir le col par une *incision ;* maintenir un calibre suffisant par la *dilatation* avec les bougies de Hegar ; désinfecter la cavité uterine par le *drainage* et le *curettage* (Labadie-Lagrave et Legueu).

**A. DE LA VULVE ET DU VAGIN.**

*Creer un vagin artificiel* (dans le seul but de permettre le coit, ou pour remédier à de graves accidents de rétention), et assurer, dans la même seance, l'évacuation de la collection.

Sur le doigt introduit comme conducteur dans le rectum, inciser le fond imperforé du vagin, comme pour la creation d'un vagin artificiel. Refouler le rectum en arrière et en avant ; se creer ainsi un canal artificiel jusqu'à la collection.

Ponctionner celle-ci avec un trocart et, le long du trocart, inciser la poche.

Assurer plus tard la continuité du vagin avec la poche et prevenir la retraction artificielle.

Voy. *Hematocolpos.*

## ATROPHIE INFANTILE

Voy. *Athrepsie, Enfants arriérés ou retardataires, Faiblesse congénitale.*

Avoir toujours présentes à l'esprit les variations de poids de l'enfant normal aux différents âges (voy *Nouveau-né*).

Combattre les troubles digestifs, lorsqu'ils existent, par les moyens ordinaires et *régler l'alimentation suivant le développement de l'enfant.*

Si possible *mettre l'enfant au sein* et régler l'allaitement d'après les indications données à *Allaitement.*

Dans le cas contraire, donner le *lait d'ânesse cru* ou le *lait de vache stérilisé*, coupé d'eau bouillie, en quantité un peu supérieure à celle que prendrait un enfant normal, de même poids, mais plus jeune.

Mettre dans le biberon 20 à 25 gr. d'eau, et ajouter autant de lait qu'il est nécessaire pour obtenir la quantité qui convient à chaque repas (7 fois en 24 heures). Maintenir la quantité d'eau fixe et varier la quantité de lait à mesure que l'enfant devient capable de digérer une plus grande quantité de lait.

Pour évaluer la quantité de lait que doit prendre un enfant à chaque repas, multiplier par deux les deux premiers chiffres de son poids et ajouter à ce résultat un cinquième de la quantité obtenue si l'enfant pèse moins de 6000 gr. (poids d'un enfant de quatre mois), et un dixième s'il pèse davantage.

Pratiquer des pesées régulières et dresser une courbe de poids.

## ATROPHIES MUSCULAIRES

### A. MUSCULAIRES PAR NÉVRITES PÉRIPHÉRIQUES.

Pratiquer la *faradisation générale*. asseoir le malade sur une chaise, les pieds nus, appuyés sur un escabeau à plan incliné. Recouvrir ce plan incliné d'une plaque en fer ou en cuivre, séparée des pieds du malade par un morceau de flanelle mouillée ; relier la plaque à l'un des pôles d'un appareil d'induction et promener l'autre pôle, terminé par une éponge ou un pinceau, sur les différentes régions du corps. Appliquer d'abord le pôle mobile sur la nuque, tout particulièrement sur les points douloureux et les régions correspondant aux première, deuxième et septième vertèbres cervicales. Promener ensuite le pinceau successivement sur chaque moitié du dos, de la poitrine, sur le ventre et en particulier sur le creux épigastrique (plexus solaire), sur les membres supérieurs et sur les inférieurs. Terminer la séance par la faradisation de la tête et des ganglions cervicaux, en se servant de la main comme électrode.

Faire des séances de 15 minutes de durée : tête 1 minute, cou et région cervicale 4, dos 3, ventre 3, membres 4 (Raymond).

Voy. *Névrites.*

**A. MYÉLOPATHIQUES (A. MUSCULAIRE PROGRESSIVE).**

*Traiter la myelite.*

Stimuler la fonction nutritive des cellules anterieures par le *phosphore,* le *phosphure de zinc,* la *noix vomique,* la *strychnine*, le *fer,* l'*arsenic,* le *kola,* et l'*ergotine,* donnés seuls ou associés

| | | |
|---|---|---|
| ℞ | Phosphure de zinc | 8 cgr |
| | Arseniate de soude | 8 — |
| | Protoxalate de fer | 4 gr. |
| | Ergotine | 2 — |
| | Extrait alcoolique de noix vomique | 80 cgr |

Pour 80 pilules : 3 pilules par jour

Injections sous-cutanées de *cacodylate de soude*, de *cacodylate de fer,* d'*ovolecithine* ou de *glycerophosphate de soude* a la dose de 25 cgr. par jour. Conseiller l'application de *courants continus* le long de la colonne vertebrale.

Recourir au *massage,* à la *faradisation* des muscles. Conseiller l'*hydrotherapie* methodique.

S'il existe une position vicieuse (pied bot) ou des retractions tendino-fibreuses : *intervention chirurgicale.*

Cures thermales à *Lamalou,* et, au printemps et a l'automne, faire prendre *vingt bains tièdes,* de 10 minutes avec 5 kilogr. de sel marin et une bouteille d'eaux-mères de Salies-de-Bearn. un tous les deux jours.

Voy. *Paralysie infantile.*

**A. MYOPATHIQUES.**

*Revulsion* sur la colonne vertébrale et les principaux nerfs. *Massage, gymnastique* sans exagérer et laisser les muscles se reposer.

*Douches,* bains sulfureux, eaux chlorurées, sodiques.

Administrer la *noix vomique*, la *strychnine* et l'*ergotine.*

Prescrire les *toniques* soit par voie gastrique, soit par voie sous-cutanée (Voy *A. myelopathiques*).

Recourir aux *courants faradiques*. appliquer les deux electrodes sur la region a electriser, faire contracter les muscles par l'intermediaire des nerfs moteurs.

Recommander *Aix-les-Bains.*

## AVORTEMENT

**A. HABITUEL.**

*Traiter les maladies chroniques du pere et de la mere* (tuberculose, albuminurie, cardiopathie, anémie, diabète et surtout, syphilis); combattre les intoxications (tabac, plomb, sulfure de carbone, alcool).

*Ne pas employer,* pendant la grossesse, l'ergot de seigle, la rue, la sabine, le sulfate de quinine, le salicylate de soude et les purgatifs energiques.

Conseiller à la femme d'*eviter* les fatigues, les traumatismes, les rapports sexuels trop fréquents, les excitations génitales, les emotions.

*Traiter* l'endométrite, la métrite, les deviations uterines, les fibromes uterins, les tumeurs abdominales, surtout les kystes de l'ovaire et les adherences laissées par d'anciennes pelvi-peritonites.

**Contre l'irritabilité uté-**

**rine**. *repos absolu au lit* pendant une durée variable de quelques jours à quelques mois.

Recourir à l'emploi des *opiacés* et du *viburnum prunifolium*, à la dose de XXX gouttes d'extrait fluide dans un verre d'eau, répétée deux et même trois fois dans les 24 heures.

S'il y a accumulation de matières fécales, donner un lavement évacuant d'eau glycérinée ou de décoction de graines de lin, et dès que l'effet purgatif s'est produit, administrer un *lavement* calmant :

| ℞ Teinture de piscidia erythrina .. ... | | 3 gr. |
|---|---|---|
| Laudanum de Sydenham.. | 50 cgr. à | 1 — |
| Eau distillée (tiède) .. .. | | 100 — |

Pour un lavement que la malade doit garder (Bossi)

Ne donner qu'un ou tout au plus deux de ces lavements dans les 24 heures

**Contre la congestion utérine** (pesanteur dans la région inférieure de l'abdomen, s'exagérant surtout à l'époque correspondant à la menstruation et s'accompagnant souvent de coliques utérines, ainsi que d'hémorragies génitales) ; *repos* dans la position assise et mieux horizontale ; *laxatifs* intestinaux Si la femme est pléthorique, pratiquer des *saignées répétées et périodiques* de 200 à 300 gr. (Auvard).

En cas de perte sanguine : associer l'usage du viburnum prunifolium à celui de l'*extrait fluide d'hydrastis canadensis*, à la dose de L gouttes, répétée 2 ou 3 fois dans les 24 heures au maximum. Chez les femmes dont l'estomac ne tolère pas l'extrait d'hydrastis, administrer ce médicament par la voie rectale (LX gouttes dans le lavement calmant ci-dessus formulé).

**Lorsque la cause de l'avortement habituel reste indéterminée**. recourir au traitement antisyphilitique ou mieux donner le *mercure* à petites doses, pendant trois mois au plus, suivant le cas.

| ℞ Bichlorure de mercure. | àà 10 cgr. |
|---|---|
| Extrait thébaïque . | |
| — et poudre de réglisse | Q. S. |

Pour 30 pilules : à prendre une pilule tous les soirs (Bossi)

Si le mercure est bien toléré, porter, au bout d'un mois, la dose de sublimé à 5 mgr.

Ou encore, employer comme moyen prophylactique de la mort du fœtus, le *chlorate de potasse* à la dose de 40 à 60 cgr. par jour, pendant toute la durée de la gestation, à partir de la fin du troisième mois (Simpson, Rémy).

**En cas de mort habituelle du fœtus pendant les trois derniers mois de la grossesse** : *provoquer l'accouchement* quelques jours avant l'époque où l'enfant cesse ordinairement de vivre.

**A. PROVOQUÉ.**

INDICATIONS. vomissements incoercibles, rebelles aux autres moyens thérapeutiques ; pelviviciations au-dessous de 6 centimètres, môle hydatiforme, hydramnios, éclampsie, incarcération de l'utérus gravidique en rétroversion, tumeur du bassin, cancer de l'utérus, cardiopathies compliquées d'accidents gravido-cardiaques, néphrites, chorée grave, tuberculose pulmonaire.

Avoir recours, pendant les premiers trois mois de la grossesse, à l'introduction avec toutes les précautions nécessaires d'un *hysteromètre* d'assez gros calibre dans la cavité utérine.

Si ce procédé échoue, introduire dans le col une série de *laminaires* de volume grossissant jusqu'à ce que l'utérus irrité et dilaté par ce moyen finisse par expulser son contenu.

Pendant les six derniers mois de la grossesse, recourir à la *bougie de Krause*, qui suffit dans la grande majorité des cas pour provoquer l'expulsion prématurée, ne faire usage du ballon intra-utérin ou de tout autre moyen que si ce procédé échoue ou n'agit qu'avec une trop grande lenteur (Auvard) ; employer une bougie de caoutchouc (nº 15 à 20), bien aseptique et enduite de vaseline boriquée. L'introduire, au moyen du spéculum, à l'aide d'une longue pince, dans l'orifice externe du col, la pousser doucement entre la paroi extérieure et les membranes. Replier l'extrémité extérieure de la sonde dans le vagin, afin qu'elle soit bien maintenue en place (Krause).

Ou bien, pratiquer la *perforation des membranes*, au moyen du perforateur spécial ou de l'hystéromètre rendu aseptique.

Recourir *de préférence* à la méthode suivante : introduire dans la cavité utérine un *ballon dilatateur* en caoutchouc (Tarnier, Champetier de Ribes), après avoir dilaté le col au moyen d'une tige de laminaire bien aseptique (éther iodoformé), et après avoir fait pendant trois jours de suite un pansement vulvo-vaginal antiseptique (savonnage, injection, gaze iodoformée). Éviter les corps gras et la vaseline qui attaquent le caoutchouc et employer, comme corps lubrifiant, la glycérine ou le savon ordinaire. Une fois le ballon introduit, injecter dans celui-ci 80 à 100 gr. d'eau boriquée et mettre dans le vagin une forte mèche de gaze iodoformée. Si l'appareil descend dans le vagin, remplacer, sans attendre, le ballon par l'écarteur Tarnier.

**En cas d'hémorragie** : *injections vaginales très chaudes*, *tamponnement vaginal* à la gaze iodoformée ou salolée, introduction du *sac de Barnes*.

### A. SPONTANÉ.

Voy. *Irritabilité de l'utérus gravide*.

**Menace d'avortement** : *Repos absolu* au lit, éviter les examens internes répétés, les injections chaudes et le tamponnement vaginal.

Faire prendre, en cas de nécessité, une injection vaginale à 37°, sous faible pression (bock élevé à 50 ou 60 cm. au-dessus du plan du lit).

Prescrire le *laudanum* par la voie stomacale ou mieux par la voie rectale en lavements pris avec une seringue ou avec une poire en caoutchouc et non avec un irrigateur.

℞ Laudanum de Sydenham XX à XXV gouttes.
Eau tiède ... 60 à 100 gr.

Pour 1 lavement 2 à 3 lavements dans les 24 heures (vider préalablement le rectum par un lavement évacuateur) (Pinard)

Associer l'*antipyrine* au laudanum .

℞ Antipyrine . . . . . 3 gr
Laudanum de Sydenham XL gouttes
Eau bouillie tiède ... 250 gr

Pour deux lavements, pris à 2 heures d'intervalle

Chez les brightiques et les cardiaques, donner le *viburnum prunifolium* (extrait 2 à 3 gr., teinture XL à L gouttes dans les 24 heures, en lavement).

℞ Extrait fluide de viburnum prunifolium. . . 2 à 3 gr.
Hydrolat de laitue .. 120 —
Sirop diacode .. . .. 30 —

1 cuillerée à soupe toutes les 2 heures (Heizen)

Recourir enfin à l'administration des différents médicaments calmants et hémostatiques associés.

℞ Extrait fluide d'hydrastis canadensis
— — d'hamamelis virginica .
— — de viburnum prunifolium..
Teinture de piscidia erythrina .. ..
} ãã 10 gr.
Laudanum de Sydenham . . 2 —

XC gouttes dans 1/2 verre d'eau, 2 à 3 fois dans les 24 heures (Bossi).

**Si l'avortement est inévitable** (orifice utérin dilaté et pôle inférieur de l'œuf pointant dans le canal cervical). *repos* au lit; assurer l'*antisepsie vaginale*, pratiquer un *tamponnement vaginal* antiseptique et attendre plusieurs heures.

**Si l'expulsion de l'œuf et des annexes est incomplète, ou s'il survient une hémorragie** : pratiquer la *dilatation du col utérin* et *vider l'utérus*, soit avec le doigt en s'aidant avec l'autre main appuyée sur le fond utérin, soit avec une curette mousse

Voy. *Fièvre puerpérale* : curage digital

Faire suivre cette intervention d'une *injection intra-utérine chaude et légèrement antiseptique* (acide phénique à 2 p. 100, sublimé à 1 p. 5000), et du *tamponnement vaginal*

Donner, une fois l'utérus vide, l'*ergotine* ou l'*ergotinine* par la voie stomacale ou par la voie hypodermique :

℞ Ergotine .... .. .. 2 à 4 gr.
Vin cordial ... 100 —
Sirop d'écorces d'oranges amères .. . . .... 30 —

Par cuillerées dans la journée

℞ Ergotine .. .. . 2 gr. 5
Hydrolat de laurier-cerise 10 —

Injecter 1 cc, 2 à 4 fois par jour.

**En cas d'hémorragie grave** voy. *Anémie aiguë, Hémorragies de la délivrance*

**En cas de collapsus** : voy. *Collapsus*.

**En cas de lochies fétides** : voy. *Endométrite puerpérale, septique, Incarcération du placenta et Fièvre puerpérale*.

**A TUBO-ABDOMINAL.**

Voy. *Grossesse extra-utérine, Hématocèles*.

## AZOTURIE SANS POLYURIE

*Régime* surtout azoté ; ne pas supprimer complètement les féculents.

*Repos absolu* au lit.

*Médicaments antidéperditeurs* : valérianate de quinine,

20 à 50 cgr., extrait de valériane, 8 à 20 et 30 gr. par jour.

Arsenic, opium et codéine associée à la strychnine (Bouchard).

℞ Codéine . . . 6 à 10 cgr
Extrait de valériane. } ãã 5 gr
Poudre de valériane. }

Pour 10 bols à prendre dans la journée (Herzen)

Voy. *Diabète azoturique.*

## BAILLEMENTS

**B. GASTRIQUES** (chez les dyspeptiques).

*Traiter la dyspepsie,* prescrire ·

℞ Cyanure de potassium . . 5 cgr
Sirop de morphine . . } ãã 75 gr
— fleurs d'oranger. }

1 cuillerée à café toutes les heures, sans dépasser le tiers de la dose ci-dessus (A. Robin).

**B. NERVEUX** (chez les névropathes).

*Traitement général* de l'hystérie et de la neurasthénie.

Prescrire le *bromoforme,* la *belladone,* la *jusquiame,* le *datura,* l'*opium :*

℞ Extrait de belladone }
— jusquiame } ãã 1 cgr
— datura }
— thébaïque }
Camphre . . . 5 —
Sirop de camphre . Q. S.

Pour 1 pilule 2 pilules par jour (matin et soir), augmenter progressivement jusqu'à 4 pilules par jour.

## BAINS

Bain antithermique, 15° à 25°.

Chez les enfants, *dans la première enfance,* ne jamais abaisser la température au-dessous de 25° ; *dans la seconde enfance,* donner des bains à 25°, 20° et 18°.

Voy. *Fièvres éruptives, Fièvre typhoïde, Pneumonie, Rougeole, Scarlatine.*

Bain tonique, 25° à 30°.

Bain calmant, 34° à 38°.

Chez les enfants nerveux et agités, prescrire les bains tièdes prolongés (15 à 30 minutes), additionnés de *tilleul* et de *feuilles d'oranger :*

℞ Tilleul en bractées . . 50 gr.
Feuilles d'oranger . . . . 10 —
Faire infuser dans :
Eau bouillante... ...... 1000 —

Ajouter à l'eau du bain (25 à 30 litres)

Bain médicamenteux

*Bain alcalin.* sous-carbonate de soude, 200 à 500 gr.

*Bain d'amidon:* amidon 500 gr. délayer dans 2 litres d'eau et mélanger lentement au bain, en agitant.

*Bain aromatique ·* espèces aromatiques 500 gr., infuser une heure dans 5 litres d'eau bouillante, passer et ajouter au bain.

*Bain arsenical:* arséniate de soude 2 à 10 gr. pour un bain (200 à 300 litres d'eau)

*Bain de Barèges artificiel :*

℞ Monosulfure de sodium . } ãã 60 gr.
Chlorure de sodium.. }
Carbonate de soude desséché 30 —

Dans une baignoire émaillée ou peinte au blanc de zinc

*Bain de Bourbonne:*

℞ Carbonate de soude. . 100 gr.
Bromure de sodium .... 10 —
Chlorure de sodium. .. . 500 —

Pour un bain.

*Bain iode :*

℞ Iode . . .. . 10 gr.
Iodure de potassium. .... 20 —
Eau ....... . . . 250 —

*Bain iodure :*

℞ Iodure de potassium .. 50 gr.

Pour un bain.

*Bain mercuriel :*

℞ Sublimé corrosif.. } ãã 10 a 15 gr.
Chlorhydrate d'ammoniaque . }
Eau distillée ... .. 500 —

Dans une baignoire en bois ou émaillee

Chez les enfants :

℞ Sublime corrosif . . 1 gr
Chlorure de sodium ou d ammonium, ou alcali à 90° .. . ... 10 —
Eau chaude.......... 30 litres.

*Bain de Pennes.*

℞ Bromure de potassium.. .. 1 gr.
Carbonate de chaux... . 1 —
— de soude . . 300 —
Phosphate de soude. . 8 —
Sulfate de soude . ... 5 —
— d'alumine . 1 —
— de fer.. .. ... . 3 —
Huile essentielle de lavande. ... } ãã 1 —
— thym . . . }
— romarin .. }
Teinture de staphysaigre. 50 —

*Bain de Plombieres :*

℞ Carbonate de soude . 100 gr.
Sulfate de soude 60 —
Gelatine .. .. . ... 100 —
Sel marin..... .. ...... . 20 —

*Bain sale.*

℞ Sel gris . . . .. 5 kgr.

Faire prendre aussi des bains tiedes salés avec *5 a 10 kilogr. de sel marin et une bouteille ou deux d'eaux-meres de Salies-de-Bearn* ou *un rouleau de sels des Salins du Midi.*

Prendre 25 a 30 bains, un tous les deux jours, de 10 a 15 minutes de duree.

Chez les enfants :

℞ Sel gris . . .. . 1 kgr.

Pour 30 a 35 litres d'eau tiede

Employer les bains sales, pendant longtemps, tous les jours ou tous les deux jours, et, s'ils sont trop irritants, les mitiger avec l'amidon, le carbonate de soude.

℞ Chlorure de sodium . . 1000 gr.
Amidon .. .... ..... .. 500 —
Carbonate de soude.. . 50 —

Pour un bain.

*Bain sinapise :*

℞ Farine de moutarde.. .... 1 kgr.

Mettre la farine de moutarde dans un sac tres fin.

Chez les enfants :

℞ Farine de moutarde .. . . 100 gr.

Pour 30 litres d'eau.

*Bain de son :*

℞ Son .. . ...... .. 1 kgr.

Faire bouillir 5 minutes dans 10 litres d'eau, passer et melanger a l'eau du bain

*Bain sulfureux :*

℞ Trisulfure de potassium. . 100 gr.
Laisser fondre dans l'eau du bain.

Chez les enfants :

℞ Trisulfure de potassium 30 à 50 gr.
Pour 30 à 40 litres d'eau chaude.
(Baignoire en bois ou emaillee).

**B. DE MER**

*Indications et contre-indications des bains de mer chez les enfants :*

Comme règle générale, ne pas envoyer a la mer les enfants au-dessous de trois ans, excepte les rachitiques

Conseiller la cure marine aux enfants lymphatiques, anémiques, faibles de constitution, aux convalescents, à ceux qui ont grandi trop vite et qui sont maigres, pâles, inertes et défaillants, aux prédisposés à la tuberculose, aux tuberculeux au debut de la maladie.

Eloigner des bords de la mer les enfants nerveux, très excitables, les hystériques, les épileptiques, les choréiques.

Les enfants atteints de blepharo-conjonctivite, de kératite, d'otite, de bronchite, de tuberculose pulmonaire, de rhumatisme, de maladie du cœur, d'albuminurie, de diabète, de chlorose, d'eczéma, de coqueluche, d'affections prurigineuses, doivent fuir la mer.

Ces contre-indications sont formelles pour les plages du Nord et de l'Océan; elles le sont moins pour celles de la Méditerranée (Comby).

## BALANITE

Rechercher le sucre dans les urines.

*Repos*, laxatif. *Bains generaux* tous les 2 jours.

*Lotions locales* émollientes, légèrement antiseptiques ou astringentes (permanganate de potasse a 1/2 p. 1000, sulfate de zinc a 1 p 200, acetate de plomb a 1 p. 200; extrait de saturne a 1 p 100). Apres le lavage, faire, avec une seringue uretrale introduite entre le prépuce et le gland, une injection avec :

℞ Nitrate d'argent . . . 1 gr.
Eau distillee .... . 100 —
(Fournier).

## BALLONNEMENT DU VENTRE

Voy. *Dyspepsie flatulente, Flatulence, Neurasthenie abdominale, Tympanite.*

## BARTHOLINITE

Voy. *Abces de la glande de Bartholin*

## BASSINS VICIÉS

Voy. *Pelviviciations.*

## BÉGAIEMENT

Rééducation à l'aide d'*exercices méthodiques orthophoniques gradués* (méthode de Colombat, de Chervin). Durée du traitement : trois semaines d'exercices, un mois de convalescence (Chervin).

Dans certains cas, lorsqu'il existe de l'*asymétrie* crânienne avec aplatissement de la moitié gauche du crâne, recourir à la *crâniectomie temporaire* (Jonnesco).

**En cas d'hystérie**, traiter le bégaiement par la *suggestion hypnotique*.

## BÉRIBÉRI

*Changement de climat*, partir des régions tropicales.

*Hygiène générale* rigoureuse *Frictions, massage*.

Défendre l'usage du riz ; régime mixte, fortifiant.

**Forme séreuse** : recourir au traitement symptomatique : administrer les *purgatifs drastiques*, les *diurétiques*, les *diaphorétiques*.

Voy *Anasarque, Asystolie, Néphrites*.

S'il existe de l'hydrothorax, de l'hydropéricarde ou de l'ascite abondante, pratiquer la *ponction évacuatrice* (voy. *Ascite*).

Combattre la fièvre par la *quinine*.

**Forme atrophique** : *révulsion* le long des principaux troncs nerveux. Instituer le traitement de l'atrophie musculaire myopathique et de celle consécutive aux névrites périphériques *faradisation, galvanisation, massage, douches* froides ou chaudes, *douches sulfureuses, frictions générales* au gant de crin.

Voy. *Atrophies musculaires*.

Intérieurement, prescrire la *quinine*, le *phosphore*, le *phosphure de zinc*, les *glycérophosphates*, la *noix vomique*, la *strychnine*, l'*arsenic* et l'*iodure de potassium*.

Pratiquer des injections de *cacodylate de soude*, ou mieux de :

| | |
|---|---|
| ℞ Cacodylate de soude.. . | 1 gr 50 |
| Citrate de fer ammoniacal | 3 — |
| Strychnine pure. . | 30 mgr. |
| Eau stérilisée Q S p | 30 cc |

Injecter progressivement de 1/2 cc. à 1 cc par jour (Herzen)

S'opposer à la formation de rétractions fibro-tendineuses.

## BLENNORRAGIE

**B. AIGUE CHEZ L'HOMME**

TRAITEMENT HYGIÉNIQUE.

Défendre les fatigues, les longues marches, l'équitation, la bicyclette et les excitations sexuelles.

Faire porter un *suspensoir*, recommander les *lavages répétés* des organes génitaux et des mains et faire prendre, tous les deux jours, un *grand bain*.

*Régime* : défendre les excitants de tout genre, les mets epicés, le gibier, les huitres, les poissons de mer, les fromages faits, les truffes, les asperges.

Défendre le vin pur, les liqueurs et la bière.

Administrer des *tisanes rafraîchissantes* (orge, graine de lin, reglisse, queues de cerises) à la dose de 1 litre à 1 litre 1/2 par jour, prescrire les *eaux alcalines* (Alet, Vichy, Vals), ou bien :

| | |
|---|---|
| ℞ Bicarbonate de soude. | 3 à 5 gr. |
| Sucre en poudre. | 40 — |
| Essence de citron | II gouttes |

Pour 1 litre d'eau, à boire dans la journee (Fournier).

TRAITEMENT MÉDICAMENTEUX :

**Au début,** pendant les premières 24 à 48 heures, tenter le *traitement abortif* (injections de nouveaux sels d'argent, argentamine, argonine, protargol ; grands lavages de l'uretre antérieur ou des deux urètres avec des solutions de permanganate de potasse).

| | |
|---|---|
| ℞ Nitrate d'argent . . | 3 à 5 gr |
| Eau distillee . . . | 100 — |

Injecter 5 cc dans l'urètre, laisser agir le liquide pendant 2 minutes. Ne jamais repeter l'injection (Ricord)

Préférer les grands *lavages de l'uretre* avec une solution de permanganate de potasse, selon la methode de Janet, pratiques a l aide d'un irrigateur à élevation, muni d'un tube en caoutchouc de 2 mètres de longueur, termine par une canule en verre à bout conique

*Traitement de huit jours :* le premier, le deuxieme et le quatrieme jours, pratiquer deux lavages quotidiens ; le troisième jour et les quatre derniers, faire un seul lavage.

Premier et second lavages : solution de permanganate, variant de 1 p. 1000 à 1 p. 4000, suivant l'intensité de l'urétrite. Troisieme et quatrième lavages : solution à 1 p. 2000. Continuer ensuite à laver avec une solution à 1 p. 1000.

Apres ce traitement, rechercher le gonocoque et, s'il existe, pratiquer encore cinq à six lavages (Janet).

**Contre l'écoulement:** recourir aux *injections urethrales antiseptiques,* pratiquées avec une seringue de 20 cc. et répétées 4 à 8 fois par jour, excepté dans les cas ou l'urétrite atteint l'urètre posterieur.

Faire prendre ces injections, après avoir urine et etant assis.

Prescrire le *permanganate de potasse* à 1 p 2000 ou à 1 p 800, le *sublime* a 1 p. 10.000 ou 1 p. 8000, la *resorcine* a 2 ou 3 p. 100.

| | |
|---|---|
| ℞ Sulfophénate de zinc . . | 1 gr. |
| Résorcine . . . . | 4 — |
| Eau distillee . . . . | 200 — |

Pour injections pratiquees *jour* et *nuit*, d'abord toutes les 2 heures, jusqu'a ce qu'il ne se montre plus de goutte au meat le matin au reveil A ce moment, les pratiquer toutes les 3 heures pendant la premiere semaine et tous les 8 jours augmenter d'une heure cet intervalle, jusqu'a ce qu'il atteigne six heures pendant la quatrieme semaine (Unna).

Employer aussi le *nitrate d'argent,* 2 a 10 cgr. p. 100 ; l'*ichtyol* a 1 p 100, l'*argentamine* a 1 p. 3000, le *protargol* a 1 p. 250 ou a 1 p. 150, l'*alumnol* à 1 ou 2 p. 100, l'*argonine* a 2 p. 100, l'*ichtargan* à 1 p. 1000, la *largine* à 1/2 ou 1 1/2 p. 100, l'*airol*.

| | |
|---|---|
| ℞ Airol. . . . . . . . . . | 2 gr. |
| Glycérine . . . . . . | 15 — |
| Eau distillée . . . | 5 — |

Une injection par jour après lavage préalable avec l'eau boriquée (Legueu).

Préférer à ces injections les *grands lavages des deux urètres avec une solution de permanganate de potasse* variable suivant les cas : à 1 p. 4000, si le méat est œdémateux, l'urètre gonflé, la réaction séreuse abondante, la douleur en urinant vive; à 1 p. 2000, si l'urètre est souple, le méat normal, la sécrétion séreuse minime, la douleur en urinant presque nulle; à 1 p. 1000, si l'urètre a un aspect normal sans sécrétion et si l'urine est claire. Faire uriner et coucher le malade, laver d'abord l'urètre antérieur, puis faire pénétrer le liquide jusque dans la vessie en maintenant la canule appliquée contre le méat et en recommandant au malade de respirer profondément.

Élever l'irrigateur à la hauteur de 1 m. 50 au moins. Utiliser pour chaque lavage de 1 et demi à 2 litres de la solution.

Interrompre le lavage, chaque fois que le malade aura besoin d'uriner et le reprendre quand le malade aura uriné.

Faire un seul lavage par jour, pendant 10 à 15 jours consécutifs.

*Contre-indications des lavages et des injections :* orchite, prostatite, foyers inflammatoires dans l'urètre.

**En cas de blennorragie très intense** *expectation,* bains généraux quotidiens, purgatifs légers répétés tous les 2 jours, lavements émollients, laudanisés ou chloralés.

Donner intérieurement le *salol* (4 gr. par jour), le *salicylate de soude* ou le *borate de soude* (2 à 4 gr.).

**Une fois les phénomènes inflammatoires amendés** (période de déclin), lorsque l'écoulement devient blanc et filant : recourir aux *injections astringentes* et aux *balsamiques.*

| | |
|---|---|
| ℞ Sulfate de zinc . . . . . | 30 à 50 cgr. |
| Eau distillée. . . . . | 100 gr |

| | |
|---|---|
| ℞ Sulfate de zinc . . . | 30 cgr. |
| Tanin . . | 1 g.50 à 2 gr. |
| Eau distillée de roses | 200 gr. |

| | |
|---|---|
| ℞ Sulfate de zinc . . . . . | 1 gr. |
| Tanin. . . . . . . . . . . . . . | 2 — |
| Teinture de cachou } | āā 3 — |
| Laudanum de Sydenham } | |
| Eau de roses . . . . . . . . | 200 — |

(Ricord)

| | |
|---|---|
| ℞ Sulfate de zinc. . . . . } | āā 2 gr. |
| Acétate de plomb cristallisé } | |
| Eau distillée de roses . . | 200 — |

| | |
|---|---|
| ℞ Alun cristallisé . . . . . . . | 15 — |
| Sulfate de zinc . . . . . . . | 12 — |
| Eau chaude . . . | 1000 — |

(Injection de Pringle).

Recourir aussi aux *bougies médicamenteuses* à l'alumnol (2 à 10 p. 100), à l'airol (5 à 10 p. 100), au nitrate d'argent (0,25 à 10 p. 100), à l'argonine, au protargol, au sulfate de zinc (1/2 p. 100).

Prescrire le *copahu,* à la dose de 8 à 12 gr. par jour, et le *cubèbe,* aux doses de 10 à 30 gr., ou bien l'*opiat de cubèbe-copahu.*

| | |
|---|---|
| ℞ Cubèbe . . . . | 40 gr. |
| Copahu . . . . . | 20 — |
| Tartrate ferrico potassique | 4 — |
| Sirop de ratanhia. . . | Q. S |

Prendre dans un cachet, 4 à 6 fois

par jour, gros comme une noisette de cet opiat (15 à 20 gr.).

℞ Copahu. . . . ... 10 gr
Cubèbe fraîchement pulvérisé 20 —
Magnésie calcinée . . .. Q.S

Pour 30 bols : 4 à 6 bols par jour (Velpeau).

℞ Cubèbe. . . .. .. 30 gr.
Copahu . .. .. . . 15 —
Essence de santal . 10 —
Salol ... .. .. .... . 5 —

Pour opiat prendre, 6 à 10 fois par jour, gros comme une noisette de cet opiat.

Administrer le *santal* à la dose de 4 à 6 gr. par jour, en capsules de 30 à 40 cgr.

Ces médicaments sont contre-indiqués en cas d'albuminurie.

**S'il persiste un suintement muqueux** : prescrire les lavages au *nitrate d'argent* à 1 p. 10.000, ou au *sublimé* à 1 p. 20.000 (sans alcool) (Janet).

**Contre la douleur à la miction** : plonger la verge dans un verre d'*eau froide* (Fournier).

**Contre les érections douloureuses** (nocturnes), conseiller de coucher sur un *lit dur*, de *se couvrir peu* et de ne pas dormir dans le décubitus dorsal.

Faire prendre des *ablutions froides*, prescrire l'*antipyrine*, l'*opium*, la *belladone*, la *jusquiame*, la *valériane*, le *camphre* et le *bromure de camphre*.

℞ Antipyrine... . 1 gr 50 à 2 gr.
Laudanum de Sydenham . XV à XX gouttes
Eau chaude . . 50 gr

Pour un lavement, pris le soir au coucher (Guiard).

℞ Camphre . .. 3 gr
Extrait thébaïque. .... 20 cgr

Pour 24 pilules 4 pilules avant le coucher, de quart d'heure en quart d'heure (Diday).

℞ Camphre..... . . . 50 cgr.
Extrait gommeux d'opium. 5 —
Jaune d'œuf . . . Nº 1
Gomme arabique pulvérisée 6 gr.
Eau tiède. . . . . ... 180 —

Pour un lavement (Jullien)

℞ Bromure de camphre . 10 cgr.
Extrait de valériane . 5 —
— de jusquiame 2 —
Poudre de valériane Q.S.

Pour 1 pilule. 6 pilules par jour (Herzen)

Recourir aux injections de *cocaïne* à 1 ou 2 p. 100 dans l'urètre, au moment du coucher.

**Contre les pollutions** : prescrire les *bromures*.

℞ Bromure de potassium. }
— de sodium. . } āā 10 gr.
— d'ammonium }
Eau distillée . . . .... 300 —

2 à 3 cuillerées à bouche par jour.

**En cas de dysurie** : cesser les injections, prescrire les *grands bains chauds prolongés*, les *suppositoires calmants*, les *boissons mucilagineuses* et légèrement *alcalines*.

**En cas de rétention d'urine**: *évacuer la vessie*, après avoir exploré la prostate : se servir d'une sonde de gomme nº 10 ou 12 à bec un peu coudé. Recourir à la *médication calmante et antiphlogistique* : bain tiède prolongé (1 ou 2 heures), lavement laudanisé (XX gouttes), grands cataplasmes chauds et très humides sur le périnée ; sangsues au périnée.

Pratiquer le cathétérisme pendant trois ou quatre jours consécutifs (Mauriac).

**En cas d'urétrite postérieure et de cystite du col** : *instillations argentiques* au 100ᵉ, au 50ᵉ.

**Complications** : voy. *Abcès*

*de la glande de Cowper, Abcès de la prostate, Arthrite blennorragique, Conjonctivite blennorragique, Cystites, Orchites, Prostatites.*

## B. CHRONIQUE CHEZ L'HOMME.

Traitement hygiénique.

Le même que pour B. aiguë.

*Régime tonique, hydrothérapie, préparations ferrugineuses.*

Combattre la constipation, traiter les hémorroïdes.

**En cas d'urétrite chronique récente** recourir aux *injections* ou mieux aux *grands lavages des deux urètres avec une solution de permanganate de potasse* (1 p. 4000 à 1 p. 1000) pratiquées après avoir massé la prostate et exprimé l'urètre (voy. ci-dessus : *B. aiguë*).

Employer aussi pour les grands lavages les nouveaux *sels d'argent*. protargol à 1 p. 100, argentamine à 1 p. 2000, argonine à 1 ou 2 p. 100. Conseiller enfin, dans le cas d'urétrite antérieure, les injections avec une solution d'*eau oxygénée*.

℞ Eau oxygénée à 10 vol. 40 cc.
Eau distillée bouillie Q. S. p. 200 —

Faire une injection matin et soir (Brousse).

**En cas d'urétrite chronique ancienne avec sclérose de l'urètre** préférer les *instillations* de nitrate d'argent et les *cautérisations* endoscopiques, pratiquer la *dilatation*.

Instillations.

Se servir d'une bougie exploratrice à boule olivaire percée d'un orifice étroit à la partie terminale de la boule et d'une seringue de Guyon (4 cc.).

Faire uriner le malade, laver soigneusement le prépuce, le gland et le méat avec un tampon imbibé d'une solution antiseptique (sublimé à 1 p. 2000), puis faire un lavage de l'urètre antérieur avec une solution de permanganate de potasse, à canal ouvert ou mieux à canal fermé, en faisant pénétrer le liquide dans la vessie.

Comme caustique, employer le *nitrate d'argent* : commencer par tâter la tolérance urétrale par les solutions au 100e et au 50e, puis augmenter le titre de la solution et se servir de solutions au 30e ou au 20e.

Instiller dans l'urètre antérieur, au-devant du sphincter membraneux, VI à X gouttes de la solution argentique, que l'on laisse trois à quatre minutes en contact avec la muqueuse avant de retirer la bougie.

Dans l'urètre postérieur, instiller XV à XX gouttes et retirer immédiatement la bougie.

Répéter les instillations tous les 2 jours et instiller surtout au niveau des points douloureux.

Employer aussi le *sublimé*, le *sulfate de cuivre* à 4 ou 6 p. 100, le *protargol* à 5 p. 100, ou l'*acide picrique* à 1/2 ou 1 p. 100 (Desnos).

Cautérisations endoscopiques.

Recourir aux cautérisations endoscopiques, en cas de **lésions localisées** (polypes, lacunes, etc.).

Se servir de l'urétroscope et après avoir détergé les points malades, les cautériser avec une solution de *nitrate d'argent* à 1 p. 10, de *sublimé* à 1 p. 200 ou 1 p. 100, de *chlorure de zinc* à 1 p. 20 ou 1 p. 10.

Pratiquer les cautérisations,

seulement quand l'écoulement est très faible et qu'il ne tache plus le linge (Desnos).

Dilatation.

Recourir à la dilatation, dans les cas de **lésions anciennes avec sclérose urétrale, quand il existe des points plus serrés, douloureux, ébauches de rétrécissements**, et la combiner aux instillations, en observant le programme suivant : une séance de Béniqué, le lendemain instillation, le surlendemain, repos.

Faire, avant de pratiquer la dilatation, un lavage de l'urètre et une injection dans la vessie d'une solution de sublimé à 1 p. 20.000.

Commencer la dilatation par le nº 36, bougie de 6 millimètres de diamètre ; passer successivement les numéros suivants, jusqu'au nº 42, dans la même séance ; monter de trois à quatre numéros par séance ; ne pas dépasser le nº 52 ou 54.

**TRAITEMENT DES INFECTIONS SECONDAIRES.**

Si le gonocoque existe encore : pratiquer deux lavages de *permanganate sublimé* : ajouter à la solution de permanganate de potasse, 10 cgr. de sublimé par litre de solution. Puis faire quelques lavages au permanganate (Janet) : voy. *B. chronique.*

Si le gonocoque a disparu : pratiquer deux lavages de *sublimé*, espacés de 24 heures, le premier avec une solution à 1 p. 20 000, le second à 1 p. 10.000 (Janet).

**B. AIGUE CHEZ LA FEMME.**

(Urètre).

*Repos, cessation des rapports sexuels,* pendant toute la durée du traitement (conseiller au conjoint de se faire traiter de son côté).

*Grands bains amidonnés* (500 gr. amidon) tous les jours, *bains de siège* matin et soir. *Lotions vulvaires,* répétées plusieurs fois par jour avec une solution légèrement antiseptique (permanganate de potasse à 1 p. 4.000, sublimé à 1 p. 4.000, eau boriquée à 4 p. 100).

**Contre l'urétrite** : *Régime* : abstention de vin pur, de bière, de cognac, de liqueurs, de thé, de café, de vinaigre, de poivre, de moutarde, de tomates, d'asperges.

Boissons abondantes, eau de Vichy, alcalins.

Recourir aux *lavages de l'urètre* avec des solutions de permanganate de potasse, variant de 1 p. 4000 à 1 p. 1000 ou de sublimé à 1 p. 10 000 ou de lysoforme à 1 p. 100.

Prescrire les *balsamiques* (copahu, cubèbe, santal).

Voy. *B. chez l'homme.*

Donner le *salol* à la dose de 3 à 4 gr.

Voy. *Abcès de la glande de Bartholin, Métrites, Ovarites, Pelvipéritonites, Salpingites, Vaginites, Végétations, Vulvites.*

**Pendant la grossesse** : Chercher à guérir la blennorragie avant l'accouchement, à l'aide des médications précédemment indiquées.

**B. CHRONIQUE CHEZ LA FEMME.**

**Contre l'urétrite chronique** : Recourir aux *injections urétrales* avec des solutions d'alumnol à 2 p. 100, ou d'argonine à 1 p. 75, ou de protargol à 1/2 et 1 p. 100, pratiquées à l'aide d'une seringue urétrale en verre de la capacité de 15 cc.

Au besoin, pratiquer de *grands lavages de l'uretre et de la vessie* avec des solutions de permanganate de potasse de 1 p. 3000 à 1 p. 1000, ou de protargol a 1/2 et 1 p. 100.

Employer aussi les *crayons medicamenteux* a l'iodoforme a 10 ou 20 p. 100, au tanin à 5 p. 100, au protargol a 10 et 20 p. 100.

Pratiquer des *cauterisations*, avec le nitrate d'argent en solution à 1 p. 50 ou 1 p. 30, le chlorure de zinc à 1 p. 30, ou bien avec :

| ℞ Protargol | 1 gr. à 1 gr. 50 |
|---|---|
| Eau distillee | 20 — |

(Herzen).

Traiter la **cystite** lorsqu'elle existe (voy *Cystites*).

**Contre la vaginite**

Faire prendre tous les jours des *injections vaginales antiseptiques* (permanganate de potasse, 1 p. 2000. sublimé 1 p. 4000, lysoforme a 1 p. 100, acide phénique, 1 p. 100).

Pratiquer tous les 3 jours des *cauterisations* de la muqueuse vaginale avec le nitrate d'argent a 1 p. 30, ou le chlorure de zinc à 1 p. 50.

Recourir au *tamponnement du vagin* avec du coton imbibé de glycérine iodoformee ou bien saupoudré de .

| ℞ Alun | } ãã 10 gr |
|---|---|
| Salol. | |
| Iodol.. | |

(Herzen)

| ℞ Tanin.. | 10 gr |
|---|---|
| Glycerine | 300 — |

| ℞ Ichtargan | 15 à 30 gr. |
|---|---|
| Glycerine | 100 — |

Pratiquer aussi des *insufflations* de poudres antiseptiques et astringentes :

| ℞ Salol pulvérise... | } ãã 10 gr. |
|---|---|
| Tanin | |

| ℞ Dermatol | } ãã 10 gr. |
|---|---|
| Salol pulverise..... | |
| Alun.. | |

(Herzen)

En même temps que l'on traite la vaginite, agir sur le canal cervical, s'il est atteint.

**En cas d'érosions du col** . attouchement avec la *teinture d'iode*; insufflations de *poudres kératoplastiques*.

| ℞ Amyloforme | } ãã 10 gr. |
|---|---|
| Sous-nitrate de bismuth | |
| Oxyde de zinc. | |

(Herzen).

Voy. *Metrites*.

**En cas de catarrhe blennorragique du canal cervical :** nettoyer cette cavité a l'aide d'un tampon de coton roulé autour d'une pince et trempé dans une solution de *sublime* a 1 p. 1000, ou de *chlorure de zinc* a 2 p. 100.

Voy. *Vaginite maculo-granuleuse*.

**B. ET MARIAGE.**

*Chez l'homme*, ne permettre le mariage, que lorsque tout écoulement urétral purulent sera absolument tari ; jamais tant que les filaments qui, le matin, peuvent se mêler à son urine, contiennent encore des gonocoques.

*Chez la femme*, défendre le mariage tant que l'écoulement de l'urètre, du vagin et du col utérin contient encore des gonocoques, et tant que persiste une augmentation de volume de l'utérus, des ovaires et des trompes, accompagnée de sensibilité douloureuse à l'examen digital combiné.

**BLENNORRHÉE DES NOUVEAU-NÉS.**

Voy. *Conjonctivite blennorragique, Conjonctivite purulente.*

## BLÉPHARITES

Éviter la lumière trop vive, les poussières, la fumée, les irritations mécaniques. Défendre d'écrire ou de lire le soir à l'éclairage artificiel. Soins minutieux de propreté, même lavages au savon et à l'eau chaude. Traiter la conjonctivite coexistante. Veiller à l'écoulement normal des larmes. Chercher à modifier la constitution par un traitement général approprié.

Rechercher les végétations adénoïdes et, si elles existent, en pratiquer l'ablation.

Faire porter un *lorgnon fumé*.

**B. CILIAIRE.**

*Lotions* fréquentes à l'eau boriquée.

Le matin, au réveil, nettoyage des bords palpébraux.

Pratiquer l'*avulsion* des cils déviés vers la cornée et des cils malades (racines noires).

*Évacuer* le contenu des pustules à la base des cils avec la pointe d'une aiguille à cataracte.

Prescrire une pommade à l'*iodoforme* à 1 p. 5, au précipité blanc à 1 p. 10 ou mieux à l'*oxyde rouge de mercure* dans la proportion de 1 p. 50 à 1 p. 20, que l'on fera appliquer le soir sur les paupières avec un pinceau.

| ℞ | | |
|---|---|---|
| Précipité rouge | 10 cgr | |
| Acétate de plomb cristallisé | 5 — | |
| Axonge | 5 gr | |
| Huile d'amandes douces | V gouttes | |

(Galezowski).

Employer aussi l'*acide picrique*, soit en solution :

| ℞ | |
|---|---|
| Acide picrique | 1 gr. |
| Eau distillée | 5 cgr. |
| Glycérine | 50 gr. |

soit en pommade :

| ℞ | |
|---|---|
| Acide picrique | 1 gr. |
| Vaseline blanche | 50 — |

Ou encore suivant le cas

| ℞ | |
|---|---|
| Acide salicylique | 1 gr. |
| Oxyde de zinc | 10 — |
| Poudre d'amidon | 15 — |
| Vaseline | 20 — |

| ℞ | |
|---|---|
| Iodol | 3 gr. |
| Vaseline } | āā 10 gr. |
| Lanoline } | |

**En cas d'ulcérations** : voy. *B. ulcéreuse.*

**B. ECZÉMATEUSE**

*Période aiguë* : **En cas d'inflammation intense** : application nocturne de *cataplasmes* de fécule de riz et de *compresses* chaudes, imbibées d'eau boriquée à 4 p. 100.

*Onctions* le soir, au coucher, avec la pommade suivante :

℞ Oxyde de zinc . . . . . . 20 cgr.
Vaseline . . . 5 gr.
(Trousseau).

**En cas d'inflammation modérée** : appliquer matin et soir, pendant 15 à 30 minutes, des *compresses tièdes*, imbibées d'une solution de sublimé :

℞ Sublimé . . . . 5 cgr
Eau distillée . . . . 500 gr
(Trousseau)

*Période chronique*. — TRAITEMENT GÉNÉRAL. Combattre la scrofule, le lymphatisme.

Donner l'*huile de foie de morue*, le *sirop d'iodure de fer*, le *cacodylate de soude*, la *liqueur de Fowler*, de *Pearson* ou celle de *Donovan*.

LOCALEMENT. Faire usage d'une *pommade à l'ichtyol*, au *sulfure d'antimoine*, ou mieux au *précipité rouge*.

℞ Précipité rouge . . . 3 cgr
Vaseline . . . . . . . . . . 5 gr.
(Trousseau).

℞ Protonitrate de mercure. 1 à 3 cgr.
Vaseline. . . . 10 gr
(Hardy).

℞ Bioxyde de mercure . 10 cgr.
Extrait de Saturne . . X gouttes
Vaseline . . . . 20 gr.
(Panas)

**En cas de prurit** :

℞ Acétate neutre de plomb. . 10 cgr.
Chlorhydrate de cocaïne . 15 —
Vaseline . . . . . . . . . 3 gr.

— Onctions répétées sur le bord libre des paupières (Landolt).

**Si l'eczéma est très torpide** :

℞ Huile de cade . . . . 35 cgr.
Vaseline . . . 5 gr.
(Trousseau)

**B. ÉRYTHÉMATEUSE.**

Corriger les vices de réfraction par l'emploi des *verres correcteurs*. Désobstruer les voies lacrymales par des *cathétérismes* répétés.

Défendre les veillées, éviter les poussières, la fumée.

Prescrire l'application, matin et soir, sur les yeux pendant 20 minutes, de *compresses* bien mouillées, trempées dans la solution suivante :

℞ Sulfate de zinc . 1 gr. 50
Eau distillée . . . 300 —

Pratiquer des *instillations* d'un collyre au protargol à 5 p. 100, répétées 2 à 3 fois par jour, et recourir en même temps, *matin et soir*, aux *onctions* du bord des paupières avec de la vaseline boriquée ou avec la pommade suivante :

℞ Protargol . . . . . . . . . . 1 gr
Lanoline. . . . } āā 5 —
Vaseline. . . . }
(Moinson)

**B. HYPERTROPHIQUE**

*Compresses* tièdes au sulfate de zinc à 1/2 p. 100 (voy. *B. érythémateuse*).

*Onctions* avec la pommade suivante :

℞ Oxyde jaune d'hydrargyre. 50 cgr.
Vaseline . . . 10 gr.

**Dans les cas rebelles** : *scarifier* le bord libre des paupières et le traverser à plusieurs reprises avec la pointe fine du *galvanocautère*.

**B PITYRIASIQUE.**

*Compresses* tièdes au sulfate de zinc à 1/2 p. 100.

*Onctions* avec la pommade à l'oxyde jaune de mercure, à 1 p. 20.

**En cas de démangeaisons :** prescrire des lotions tièdes, faites avec une solution d'*acide phénique* à 1/2 0/0 et des onctions avec des pommades à la *cocaïne*, au *menthol* ou à l'*acide phénique* :

℞ Acide phénique . . . . . . 50 cgr.
Vaseline . . . . . . . . . . . . 15 gr.

**B SIMPLE**

Voy. *B. ciliaire*.

**B. ULCÉREUSE.**

Faire tomber les croûtes à l'aide de *cataplasmes* de fécule.

*Épiler* le bord palpébral et *désinfecter* les paupières par l'application de compresses trempées dans :

℞ Acide phénique . . . 1 gr. 50
Eau distillée. . . . . 300 —

ou bien :

℞ Sublimé. . . . . 5 cgr
Eau distillée . . . . 300 gr
(Sans alcool) (Trousseau)

*Lavages* abondants à l'eau bouillie chaude.

Application de *pommades antiseptiques*, à l'iodoforme, au nitrate d'argent.

Toucher les ulcérations avec la pointe effilée d'un *crayon au nitrate d'argent pur* ou *mitigé*, ou avec un pinceau trempé dans une solution de nitrate d'argent à 2 p. 100.

**Si les ulcères sont torpides:** stimuler avec la *teinture d'iode pure*, ou avec .

℞ Acétate de zinc cristallisé.. 40 cgr.
Glycérine . . . . . 5 gr
Eau de laurier cerise . . . 20 —
(Landolt).

**Après cicatrisation des ulcérations :** prescrire les *compresses au sulfate de zinc* à 1/2 p. 100 et les onctions avec la pommade suivante :

℞ Précipité rouge . . . . 3 cgr.
Vaseline . . . . . . 5 gr
(Trousseau).

## BLÉPHAROSPASME

*Traitement causal* : Affection oculaire, Névrose, Affection de la cavité nasale.

## BORBORYGMES

Voy. *Colites*, *Entérite muco-membraneuse*, *Flatulence*, *Météorisme*, *Neurasthénie abdominale*, *Tympanisme*.

## BOTHRIOCÉPHALE

Voy. *Anémie pernicieuse*, *Tænias*.

## BOUCHONS CÉRUMINEUX

Voy. *Corps étrangers dans l'oreille*.

## BOULIMIE

Rechercher et *traiter la cause :* dyspepsie hyperchlorhydrique, helminthiase, fistules biliaires, diabète, azoturie, phosphaturie, maladie d'Addison ou de Basedow, paralysie générale.

**Chez les névropathes** : instituer le traitement général hygiénique et diététique de l'hystérie ou de la neurasthénie, selon le cas.

Donner les *bromures* à hautes doses et le *bromure de camphre;* prescrire l'*opium*, la *belladone*, la *valeriane*, la *cocaine*, le *menthol*, l'*eau chloroformee,* et essayer la *liqueur de Fowler,* à la dose de III à V gouttes, 3 fois par jour.

| ℞ Extrait d'opium . . . | } ãã 3 cgr. |
|---|---|
| — de belladone | |
| Sucre . . . . | 50 — |

Pour 1 poudre une poudre matin et soir (Boas)

| ℞ Chlorhydrate de cocaine . | 25 cgr. |
|---|---|
| Eau distillee . . . . | 160 gr. |
| Sirop de framboises . . | 40 — |

1 cuilleree à bouche toutes les 2 heures, 4 à 6 par jour (Dujardin-Beaumetz).

| ℞ Chloroforme . . . | 1 gr. |
|---|---|
| Menthol . . . | 2 — |
| Teinture etheree de valeriane. . . . | 20 — |

Prendre XX gouttes plusieurs fois par jour (Herzen)

| ℞ Menthol dissous dans l'alcool . . . . | 50 cgr. |
|---|---|
| Chlorhydrate de cocaine | 10 — |
| Eau chloroformee. . . | 250 gr. |
| Sirop simple ou de codeine . . . . | 50 — |

2 à 4 cuillerees à bouche par jour

## BOURDONNEMENTS D'OREILLES

**En cas de congestion simple** *purgatifs* répétés. Petits *vesicatoires* ou *sangsues* aux apophyses mastoides.

Eviter le soleil, les travaux physiques fatigants et le travail intellectuel prolongé. Eviter aussi de rester la tête penchée en avant.

**En cas d'artériosclérose** : traitement general de l'artériosclerose, iodures, trinitrine. Injections d'atropo morphine, nitrite d'amyle, digitale.

*Regime dechloruré,* s'il existe de la nephrite interstitielle chronique.

**En cas d'anémie** : toniques, préparations martiales ou arsenicales.

**En cas de brightisme** : *regime lacte, theobromine.*

**En cas de cardiopathie** : *digitale, aconit.* Dans les affections aortiques, injections de *morphine* (1/2 cgr.), *nitrite d'amyle.*

**En cas de névropathie** : *bromures, valeriane, aconit. Hydrotherapie.*

**En cas de maladies de l'estomac ou de l'utérus** : traitement causal.

**En cas de bouchon de cérumen ou de corps étranger** : *ablation*

**En cas d'hyperhémie catarrhale de la caisse du tympan** *catheterisme de la trompe* suivi d'envoi dans la caisse de vapeurs d'éther acetique, d'iode, d'iodure d'éthyle, de balsamiques. Insufflations d'air

Intérieurement : *quinine, salicylate de soude, pilocarpine.*

| ℞ | | |
|---|---|---|
| Salicylate de soude | | 10 gr. |
| Ergotine | | 2 — |
| Sirop de réglisse | | 20 — |
| Eau | | 180 — |

1 cuillerée à bouche toutes les deux heures.

**En cas d'affection de l'oreille interne**, administrer le *bromure de potassium* à haute dose (4 à 6 gr. par jour en 2 ou 3 fois, pendant 6 semaines) ; donner aussi l'iodure de potassium (2 gr. par jour), l'acide bromhydrique anglais (40 à 60 gouttes par jour, pendant 3 semaines) et la liqueur de Fowler (2 à 10 gouttes par jour).

Recourir à la *révulsion* sur l'apophyse mastoïde par application de teinture d'iode.

Pratiquer tous les deux jours le *cathétérisme de la trompe d'Eustache*, suivi d'insufflation directe d'air dans la caisse. Dans les cas de bourdonnements très intenses, charger l'air insufflé de vapeurs d'éther, de chloroforme ou de bromure d'éthyle.

Si le malade ne peut être suivi régulièrement, conseiller les *douches d'air* par la méthode de Politzer.

Combiner aux insufflations d'air par la trompe d'Eustache le *massage du tympan* et la raréfaction de l'air du conduit auditif externe.

## BRACHYCARDIE

*Rechercher et traiter la maladie primordiale* : sténose congénitale de l'aorte et des artères du bulbe, artériosclérose, dégénérescence graisseuse du myocarde, etc.

**MALADIE DE STOKES-ADAMS.** *Traitement* hygiénique et diététique de l'artériosclérose.

Donner les *iodures* et tous les médicaments *vaso-dilatateurs*, mais s'abstenir de tout médicament vaso-constricteur (bromure de potassium, ergot de seigle, belladone, cocaïne, etc.).

Insister sur le *repos* et le *régime lacté*, instituer l'*antisepsie intestinale*; donner la *théobromine*.

**Combattre l'ischémie bulbaire** par la *caféine*.

| ℞ | | |
|---|---|---|
| Caféine | } | āā 20 cgr. |
| Benzoate de soude | } | |

Pour 1 cachet : 4 à 5 cachets par jour (Huchard).

Recourir aux injections sous-cutanées de ce même médicament ou aux injections d'*éther* et d'*huile camphrée*.

Employer les vaso-dilatateurs : *nitrite d'amyle*, en inhalations ou *trinitrine*, par voie gastrique, à la dose de VI à X gouttes par jour, de la solution alcoolique au 100e ou par voie hypodermique; *tétranitrol*, à la dose de 3 à 5 mgr. par jour (voy. *Artériosclérose*).

Tonifier le cœur à l'aide de la *caféine* ou mieux du *sulfate de spartéine* à la dose de 10 à 15 cgr.

| ℞ | |
|---|---|
| Caféine | 1 gr. 50 |
| Benzoate de soude | 3 — |
| Sulfate de spartéine | 20 cgr. |
| Eau distillée | 130 gr. |
| Sirop d'écorces d'oranges amères Q. S. p. f. | 150 cc. |

3 cuillerées à bouche par jour (Herzen).

— Ne jamais prescrire la digitale (elle ralentit le pouls et est dangereuse, si le cœur est graisseux).

Donner les *opiacés*, et pratiquer des injections de morphine (1/2 cgr.), selon le besoin.

## BROMIDROSE

Voy. *Hyperhidrose*.

## BRONCHECTASIE

Voy. *Dilatation bronchique*.

## BRONCHITES

### B. AIGUË DES ADULTES.

INDICATIONS THÉRAPEUTIQUES : 1° modifier et diminuer les sécrétions bronchiques ; 2° diminuer la toux ; 3° faciliter l'expectoration.

— **Modifier et diminuer les sécrétions bronchiques**, en prescrivant les *balsamiques* (térébenthine, terpine, terpinol, copahu, benjoin, acide benzoïque, goudron, créosote, baume de Tolu, baume du Pérou), les *plantes à huile essentielle* (boldo, buchu, bourgeons de sapin, eucalyptus), les *gommes-résines* (asa fœtida, galbanum, gomme-ammoniaque), les *sulfureux*.

L'insuffisance urinaire et l'intolérance de l'estomac sont des contre-indications à l'administration de ces agents. En cas d'intolérance stomacale, administrer les balsamiques par inhalation : verser une cuillerée à dessert d'essence de térébenthine dans de l'eau chaude et faire inhaler au malade les vapeurs qui s'élèvent au-dessus du mélange. Employer aussi des inhalations, pratiquées à l'aide d'un flacon dans lequel pénètrent deux tubes, et rempli à moitié du mélange suivant :

| | | |
|---|---|---|
| ℞ Créosote de hêtre | | 10 gr. |
| Baume du Pérou | | 25 — |
| Térébenthine suisse | | 30 — |
| Teinture d'eucalyptus | } ãã | 15 — |
| — de benjoin | } | |
| Essence de térébenthine | | 100 — |

(A.-B. Marfan).

**Calmer la toux** par les *narcotiques*, les *antispasmodiques*, particulièrement l'opium, la codéine, l'héroïne, la dionine, le laurier-cerise et la racine d'aconit.

— **Favoriser la sudation, apaiser la toux, calmer la sécheresse et la chaleur de la gorge** par les *tisanes préparées avec les espèces béchiques du Codex* (plantes suivantes, mélangées à parties égales : feuilles de capillaire du Canada, de lierre terrestre, de scolopendre, de véronique, de sommités d'hysope, de capsules de pavot blanc privées de semence), à la dose de 10 gr., en infusion, dans un litre d'eau.

Prescrire la **médication expectorante** : *ipéca*, *prépara-*

*tions antimoniales* et *apomorphine* (20 à 30 mgr. par jour).

En cas d'adynamie, se garder d'administrer ces médicaments : dans ce cas, donner l'*alcool*, l'*acétate d'ammoniaque*, le *chlorhydrate d'ammoniaque*, la *liqueur ammoniacale anisée*.

**Contre la douleur,** recourir à la *révulsion*.

**Au début :**

**Pendant la période fébrile :** *repos* au lit, dans une chambre à 18°, administrer les *tisanes chaudes* (10 gr. d'espèces béchiques du Codex, à infuser dans 1 litre d'eau bouillante, ou 10 gr. de lichen d'Islande pour 1250 réduits à 1000, couper avec du lait).

| ℞ | | |
|---|---|---|
| Feuilles de guimauve | } | ãã 30 gr. |
| Racine de guimauve. . . | | |
| — polygala | } | ãã 10 — |
| — réglisse | | |
| Fleurs de pavots blancs | } | ãã 5 — |
| — — rouges | | |

Pour 4 paquets : infuser 1 paquet dans un litre d'eau bouillante et édulcorer avec du sirop capillaire (Dujardin-Beaumetz).

Ou bien :

| ℞ | |
|---|---|
| Racine d'aunée. . . . . . . . | 5 gr. |
| — de réglisse . . . } | |
| Lierre terrestre . . } | ãã 10 — |
| Fleurs de tussilage . . } | |
| Faire bouillir 5 minutes dans : | |
| Eau bouillante . . . . . . . | 1 litre. |
| Faire refroidir, passer et ajouter : | |
| Sirop de tolu. . . . . . . . | 35 gr. |

A prendre dans la journée (Dujardin-Beaumetz)

Extérieurement : application de *ventouses sèches* ou applications répétées de *teinture d'iode* (recouvrir la poitrine d'une couche de ouate à la suite de ces applications) ou de *cataplasmes sinapisés*.

En même temps, prescrire :

| ℞ | |
|---|---|
| Sirop de tolu . . . . . | 300 gr |
| Eau de laurier-cerise | 100 — |
| Teinture d'aconit | C gouttes |

4 à 5 cuillérées à dessert (Grasset).

| ℞ | | |
|---|---|---|
| Alcoolature de racines d'aconit. . . . . . . . . | | XXX gouttes |
| Eau de laurier-cerise. | | 10 gr. |
| Sirop de codéine . | } | ãã 20 — |
| — tolu . . . . | | |
| Eau distillée. . . . . . . | | 100 — |

1 cuillerée à soupe, toutes les 2 heures.

**Contre la fièvre :** donner l'*antipyrine* et le *sulfate de quinine*, seul ou associé à la *phénacétine*, à l'*antifébrine*, *pyramidon*

**Contre la toux et l'insomnie :** administrer les *opiacés*, la *poudre de Dower*, le *bromoforme*, l'*héroïne*, le *narcyl* (8 à 15 cgr. par jour).

| ℞ | |
|---|---|
| Sirop diacode . . . . . . . | 100 gr. |
| Eau de laurier-cerise . . | 20 — |
| Alcoolature de racines d'aconit . . . | 2 — |

1 cuillerée à bouche toutes les 2 à 3 heures (le soir 2 cuillerées pour dormir. Cesser cette potion à la période de maturité) (Marfan)

| ℞ | |
|---|---|
| Chlorhydrate d'héroïne. . | 4 cgr. |
| Extrait de jusquiame . | 15 — |
| — feuilles d'aconit | 10 — |

Pour 12 pilules : 3 à 4 pilules par jour (Herzen).

| ℞ | | |
|---|---|---|
| Bromoforme . . . . . . | } | |
| Alcoolature de racines d'aconit . . . | } | |
| Teinture de drosera . . | } | ãã 2 gr. |
| Alcool à 90° . . | } | |
| Glycérine officinale . . . | } | |

Enfants : X à XX gouttes, adultes XX à XXX gouttes, en 3 fois dans les 24 heures (Berlioz).

**En cas d'expectoration difficile et pénible,** prescrire :

| ℞ | |
|---|---|
| Carbonate d'ammoniaque | 1 gr. |
| Eau de menthe . . . . | 100 — |
| Sirop Desessarts . . | 20 — |

Par cuillerées

℞ Infusion de polygala à 2 0/0 150 gr.
Liqueur ammoniacale anisée 1 —
Sirop d'ipeca. } ãã 20 —
— de tolu . }
— diacode . . . . 25 —
Par cuillerées, toutes les 2 heures (Herzen).

℞ Ipeca. . . . 50 cgr.
Faire infuser dans :
Eau chaude . . . . 150 —
Ajouter :
Liqueur ammoniacale anisée 2 —
Chlorhydrate de pilocarpine 3 cgr.
Sirop de polygala . . . . 30 gr.
1 cuillerée à bouche, toutes les heures.

℞ Ipéca . . . . 30 à 50 cgr.
Fleurs de sureau. . . . . 2 gr.
Faire infuser dans :
Eau chaude . . . . . . . 150 —
Ajouter :
Acétate d'ammoniaque 10 —
Sirop de guimauve. . . 30 —
1 cuillerée à bouche, d'heure en heure.

## A la période de déferves-cence :

℞ Terpine. . . . . . } ãã 4 gr.
Baume de Tolu . }
Pour 40 pilules : 4 à 8 pilules par jour (Marfan).

℞ Terpine. . . . . . . . 15 cgr.
Acide benzoïque . . . . 10 —
Poudre de Dower . . . . 15 —
Pour 1 cachet ; 5 cachets par jour (Herzen).

℞ Terpinol. . . . . . . } ãã 5 gr.
Benzoate de soude . . . }
Chlorhydrate de morphine . 25 —
Extrait d'eucalyptus . . Q. S.
Pour 50 pilules : 5 à 6 pilules par jour (Herzen)

## Si la toux est encore pénible:

℞ Terpinol . . . . . } ãã 3 gr.
Acide benzoïque . . }
Extrait thébaïque . . . . 50 cgr
— de belladone . . . . 30 —
Pour 30 pilules : 5 pilules par jour (Herzen)

℞ Goudron . . . . . } ãã 2 gr.
Poudre de Dower. . . . }
Extrait de racines d'aconit. 20 cgr.
Pour 50 pilules : 5 à 6 pilules par jour.

℞ Goudron de Norvège. . . 1 gr.
Poudre de Dower. . . . . 1 à 2 gr.
— benjoin. . . . . Q. S.
Pour 20 pilules : 4 pilules par jour (Gueneau de Mussy).

**Contre l'élément fluxionnaire**, pratiquer des *enveloppements humides permanents* du thorax. (Voy. *Bronchite aiguë des enfants*.)

**Une fois la fièvre tombée** : ne pas défendre les sorties, au contraire un *changement d'air* est le meilleur moyen pour obtenir la disparition complète de l'affection.

**Cas graves** : Soutenir les forces du malade (alcool, quinquina, noix vomique).

Contre la fièvre, donner la *quinine* (1 gr.)

Prescrire les toniques du cœur : *digitale*, ou mieux, *caféine* en injections sous-cutanées, ou encore *strophantus* (3 à 4 mgr. par jour, en pilules de 1 mgr.).

Administrer, dès le début, l'*ipeca* à doses vomitives, excepté dans le cas d'adynamie ou de dyspnée intense.

Éviter le tartre stibié.

Donner l'*ergotine* comme tonique vasculaire.

℞ Ipeca. . . . . . . . 50 cgr. à 1 gr.
Faire infuser dans :
Eau chaude . . . . . . . . 150 —
Ajouter :
Carbonate d'ammoniaque. . 2 —
Gomme ammoniaque . . 1 —
Sirop de codéine . } ãã 20 —
— gomme }
1 cuillerée à soupe toutes les heures (Herzen).

℞ Poudre d'ipéca . . . . . 50 cgr.
Ergotine Bonjean . . . . . 4 gr.
Rhum ou cognac . . . . 40 —
Julep gommeux . . . . . . 125 —
1 cuillerée à bouche toutes les heures (Renaut).

**En cas de dyspnée excessive** : inhalations d'*oxygène*.

*Saignée générale* de 150 gr., si le malade est encore vigoureux.

**En cas de menace de collapsus** : prescrire l'*acétate d'ammoniaque*, l'*alcool*, l'*ether*, la *cafeine*.

℞ Camphre . . . 1 gr.
Ether sulfurique . . . . 2 —
Huile d'olives stérilisée . . Q. S. p. 10 cc.

Injecter 1 à 2 seringues à la fois.

**Pendant la convalescence** : faire sur le thorax, devant et derrière, des *frictions revulsives et stimulantes* :

℞ Alcoolat de genièvre . . . . . 120 gr.
— lavande . . . 60 —
Essence de terebenthine . 30 —
Menthol . . . } āā 50 —
Thymol . . . . . . }
(Huchard)

B AIGUE DES ENFANTS

**Au début** : *Repos au lit*, ou séjour à la chambre.

*Enveloppement ouate* du thorax

*Boissons chaudes, lait chaud* sucré et additionné d'une cuillérée à dessert de cognac ou de rhum. *Tisanes* de fleurs pectorales, de violettes, de capillaire.

℞ Hysope . . . . . }
Lierre terrestre . . . } āā 5 gr.
Polygala . . . . }
Infuser dans un litre d'eau
Ajouter
Sirop de guimauve. . 30 —

Ou bien :

℞ Racine de guimauve . . . . . 50 gr.
Macerer pendant 1/2 heure dans :
Eau distillée . . . . . 200 —
Ajouter
Eau d'amandes amères . . . 10 —
Sirop de polygala . . . . 30 —

1 cuillerée à bouche d'heure en heure.

**En même temps, pour favoriser l'expectoration et calmer la toux :**

℞ Ipeca. . . . 15 à 30 cgr
Infuser dans :
Eau chaude . . . . . . . 100 gr.
Ajouter
Sirop de guimauve. . . } āā 15 —
— codeine . }

1 cuillerée à dessert toutes les 2 heures (5 a 10 ans) (Herzen)

℞ Racine de polygala. . . . . . 5 gr.
Infuser dans .
Eau chaude. . . . . . . . . 100 —
Ajouter :
Liqueur ammoniacale anisée 1 —
Sirop diacode. . . . . . . . 20 —

1 cuillerée à dessert toutes les 2 heures (Herzen).

℞ Oxyde blanc d'antimoine . . . 50 cgr a 1 gr.
Infusion d'hysope 60 —
Sirop de tolu. . . 20 —
— codeine . 10 —

1 cuillerée à café toutes les 1 a 2 heures, de 2 a 6 ans (Comby)

Pratiquer, en outre, sur le thorax, des *frictions* avec :

℞ Essence de terebenthine. }
Alcoolat de Fioravanti. } āā 15 gr.
Alcool camphré . . . . . }
(Herzen).

Ou bien, recourir a la *revulsion* : ventouses sèches, badigeonnages de teinture d'iode, cataplasmes sinapisés.

**Contre la fièvre** . donner le *chlorhydrate de quinine* dans du café ou en suppositoire.

℞ Chlorhydrate de quinine 10 a 20 cgr.
Beurre de cacao . . . . 1 gr

Pour 1 suppositoire.

Ou mieux, toutes les 3 heures, *bains chauds* à 36° de 10 minutes de durée.

**Contre la toux violente et l'insomnie :**

| | |
|---|---|
| ℞ Infusion de lierre terrestre | 60 gr. |
| Sirop de violettes | 20 — |
| Teinture de belladone | V gouttes |
| Elixir parégorique | X — |

1 cuillerée à café, toutes les heures, de 2 à 3 ans

| | |
|---|---|
| ℞ Sirop de coquelicots | 30 gr |
| Infusion de capillaire | 50 — |
| Eau de laurier-cerise | 5 — |
| Elixir parégorique | X gouttes |

1 cuillerée à café toutes les 2 heures

Donner l'*eau de laurier-cerise* aux doses quotidiennes suivantes :

| | |
|---|---|
| Au-dessous de 3 ans. | abstention |
| De 3 ans à 5 ans | 2 à 5 gr. |
| De 5 à 10 ans | 5 à 10 — |
| De 10 à 15 ans | 10 à 15 — |

(Marfan).

Rejeter d'une façon générale l'emploi des *préparations opiacées*; à partir de 2 à 3 ans, prescrire le *sirop de codéine* aux doses quotidiennes suivantes :

| | |
|---|---|
| De 3 à 5 ans | 3 à 10 gr. |
| De 5 à 10 ans | 10 à 20 — |
| De 10 à 15 ans. | 15 à 25 — |

(Marfan)

Ou bien donner le *narcyl* à la dose de 4 à 6 cgr. par jour, suivant l'âge de l'enfant.

**Contre l'élément fluxionnaire** : lorsque la fièvre s'allume et qu'il existe une toux sèche incessante, avec gêne respiratoire, en même temps que de l'agitation et de l'insomnie, pratiquer les *enveloppements humides permanents du thorax* : prendre une pièce de gaze pliée en huit doubles, d'une hauteur suffisante pour aller de l'ombilic jusqu'au sommet du thorax, assez longue pour entourer celui-ci au moins une fois; tailler un morceau de taffetas gommé de même dimension. Tremper la compresse de gaze dans l'eau froide à la température de la chambre (se servir d'eau à une température inférieure en y ajoutant plus ou moins de glace, lorsqu'on veut provoquer une réaction plus énergique), l'exprimer assez pour qu'elle reste simplement humide et l'appliquer autour du thorax, de manière que le bord supérieur effleure le creux axillaire, tandis que le bord inférieur passe en arrière au niveau de la région lombaire et en avant, au niveau de l'ombilic ; appliquer assez exactement, pour qu'il ne se forme pas de plis et enrouler par dessus la toile imperméable. Recoucher ensuite le malade et le couvrir comme d'habitude (P. Le Gendre).

**Si la bronchite est diffuse et tend à la capillarisation** : recourir à la *balnéation chaude systématique* Faire prendre à l'enfant toutes les 3 heures, ou mieux toutes les fois que la température atteint ou dépasse 39°, un bain chaud à 30° ou à 35°, de cinq à quinze minutes de durée. Entourer le front et la tête avec une serviette doublée et, si l'enfant semble se congestionner, faire sur sa tête des affusions froides (à la température de la chambre).

Si l'enfant est âgé de 2 à 3 ans, lui donner, à la moitié du bain, un peu de champagne, de cognac ou de vin d'Espagne.

**A la période de coction :** prescrire les *balsamiques* (terpine 20 à 50 cgr, carbonate de créosote ou créosotal, 1 à 3 gr.).

| | | |
|---|---|---|
| ℞ Sirop de térébenthine | | 60 gr. |
| — tolu | | 60 — |

1 cuillerée à soupe, matin et soir, dans une tasse de lait chaud.

| | | |
|---|---|---|
| ℞ Terpine | | 1 gr 50 |
| Eau distillée de laurier-cerise | | 30 — |
| Sirop de térébenthine | āā | 60 — |
| — tolu | | |

1 cuillerée à dessert matin et soir 4 à 6 ans). (Barth)

| | | |
|---|---|---|
| ℞ Terpine | | 4 gr. |
| Eau-de-vie vieille | | 40 — |
| Sirop de tolu | āā | 100 — |
| — de bourgeons de pin | | |

3 a 4 cuillerées à entremets par jour.

**Dans les cas graves, en cas de dépression**, *alcool*, grogs chauds, vins de Malaga, de Marsala ou de Xérès.

| | |
|---|---|
| ℞ Cognac ou rhum | 15 à 30 gr. |
| Sirop simple | 25 — |
| Teinture de cannelle | 3 — |
| Eau | 60 — |

1 cuillerée à café toutes les heures.

ou bien :

| | |
|---|---|
| ℞ Extrait mou de quinquina | 2 gr. |
| Sirop simple | 20 — |
| Xérès | 40 — |
| Eau distillée | 80 — |

1 cuillerée à café toutes les heures.

**B. AIGUE DES VIEILLARDS.**

Administrer les *toniques du myocarde* (digitale, strophantus, caféine).

Voy. *B. aiguë, Cas graves.*

Donner les *excitants diffusibles* (alcool, teinture de cannelle, acétate d'ammoniaque, éther).

Surveiller l'état des reins (lait, tisanes diurétiques).

Se méfier des congestions et de la bronchite capillaire (Voy. *Bronchite des cardiaques et des albuminuriques*).

**Pendant la convalescence :** ne pas prescrire les sulfureux chez les artérioscléreux et chez les malades a tendance congestive.

Administrer l'*iodure de potassium* ou mieux celui de *sodium*, a la dose de 50 cgr. par jour.

Voy. *Bronchite des artérioscléreux.*

**B. CAPILLAIRE.**

Voy. *Bronchopneumonie.*

*Chez l'adulte :*

*Séjour au lit ; diète liquide abondante* (lait, bouillon, tisanes, vin coupé d'eau, vin de Champagne). *Révulsion, expectorants, toniques généraux* et *toniques cardiaques.*

**Si les bronches sont encombrées**, prescrire un *vomitif* (contre-indiqué en cas d'adynamie), ou bien :

| | | |
|---|---|---|
| ℞ Chlorhydrate de morphine | āā | 3 cgr. |
| — d'apomorphine | | |
| Acide chlorhydrique dilué | | X gouttes |
| Eau distillée | | 150 gr. |

1 cuillerée à soupe toutes les 2 ou 3 heures.

**Contre les quintes de toux :** donner les *préparations opiacées*, l'*élixir parégorique*, le *chloral*, à doses modérées.

| | | |
|---|---|---|
| ℞ Sirop de chloral | āā | 30 gr. |
| — morphine | | |
| Eau de laurier-cerise | | 10 — |
| — fleurs d'oranger | | 100 — |

Par cuillerée a bouche, toutes les 3 heures (Dieulafoy).

**Dans la forme grave**, donner en même temps qu'une potion expectorante (infusion d'ipéca), la potion suivante :

| ℞ | | |
|---|---|---|
| Ergotine | | 1 à 2 gr |
| Sulfate de strychnine | | 2 à 5 mgr. |
| Julep simple | | 120 cc. |

1 cuillerée à bouche toutes les 2 heures (Grasset).

Recourir aux *bains tièdes* (35°), donnés 3 à 4 fois dans les 24 heures, ou aux *bains chauds* (38°), répétés toutes les trois heures.

Dans certains cas : *bains sinapisés.*

**En cas de suffocation** : vésicatoire, ventouses scarifiées, *saignee* (250 à 400 gr. de sang) : ordonner des inhalations d'*oxygène.*

Faire garder au malade la *position assise.*

| ℞ | | |
|---|---|---|
| Acide benzoïque | } | ãã 10 cgr. |
| Camphre pulvérisé | } | |
| Sucre | | 50 — |

Pour 1 cachet : 1 cachet, toutes les 1 à 2 heures.

*Chez l'enfant :*

Chambre spacieuse et bien aérée ; température constante a 18°. Rendre l'air de la chambre humide par des *vaporisations.*

Tenir l'enfant fréquemment assis ou sur les bras.

Surveiller les voies digestives.

Envelopper les jambes avec de la ouate et du taffetas gommé, ne pas changer ces *bottes* plus de deux fois par jour.

Appliquer de larges *sinapismes* et, au besoin, des *ventouses seches* en avant et en arriere de la poitrine (J. Simon)

*Regime.* diète liquide abondante, lait bouilli, bouillon, tisanes.

**Au début** : *vomitif ;* pas de tartre stibié Prescrire l'*ipeca* seul, à la dose de 30 cgr. de 6 mois à 1 an, à celle de 50 cgr. de 1 an a 2 ans ; à la dose de 1 gr. après 2 ans.

Ne pas renouveler le vomitif pour éviter la dépression.

Administrer la *potion calmante et stimulante* suivante :

| ℞ | | |
|---|---|---|
| Acetate d'ammoniaque | | 1 gr. |
| Alcoolature de racines d'aconit | | X à XV gouttes |
| Sirop de codéine | | 10 à 30 gr |
| Potion gommeuse | | 100 — |

1 cuillerée à cafe toutes les heures (J. Simon).

Ou bien :

| ℞ | | |
|---|---|---|
| Acétate d'ammoniaque | | 2 gr. |
| Teinture de cannelle | | 3 — |
| Eau de melisse | } | ãã 15 — |
| — menthe | } | |
| — distillée | | 60 — |
| Sirop de punch | | 20 — |

1 cuillerée à dessert toutes les heures (Herzen).

**Au point maximum des lésions** : appliquer un *vesicatoire* de la grandeur d'une pièce de 5 francs, que l'on renouvellera apres deux jours, surtout en cas d'anxiété respiratoire (J Simon).

Etre tres prudent avec l'emploi du vésicatoire à cause de son action nuisible sur les reins.

**Contre l'hyperthermie** : ne pas donner l'antipyrine, l'antifebrine ou la phénacetine, a cause de leur action nuisible sur les globules sanguins.

Administrer le *sulfate* ou le *chlorhydrate de quinine*, soit par la voie stomacale, soit par la voie rectale ou hypodermique.

| ℞ | | |
|---|---|---|
| Chlorhydrate de quinine | | 15 à 20 cgr. |
| Beurre de cacao | | 4 — |

Pour 1 suppositoire : 2 à 3 par jour.

℞ Bromhydrate neutre de quinine. . . . . . . 10 gr.
Eau distillée et stérilisée. . 10 —

Injecter 1/2 a 1 seringue de Pravaz, 2 à 3 fois par jour (Herzen)

Ou mieux bains chauds à 34° et 36°, toutes les trois heures, de 8 à 10 minutes de durée.

Ne pas donner de bains froids.

**En cas de congestion pulmonaire intense et de dyspnée** ; plonger l'enfant, pendant 4 à 5 minutes, dans un *bain sinapisé* (*tiède*, à 32°) (J. Simon).

Ne pas appliquer de sangsues et ne pas pratiquer de saignée. Recourir à la *balnéation chaude*.

**Contre l'asthénie et la dépression** . *café, alcool*.

Prescrire l'*eau-de-vie* aux doses suivantes

| | |
|---|---|
| Avant 1 an . . . . | 10 à 20 gr. |
| A 2 ans . . . . | 20 à 40 — |
| A 4 ans. . . . . | 30 à 50 — |

℞ Teinture de digitale VIII gouttes
Cognac. . . . . 20 gr.
Eau de mélisse . . }
— menthe . . } ãã 30 —
— distillée . . }
Sirop d'écorces d'oranges amères . . 25 —

1 cuillerée à dessert toutes les heures (Herzen).

**En cas d'agitation nerveuse** : ni opium, ni belladone.

Recourir aux *bains chauds* à 34° et 36°, répétés toutes les 3 heures, de la durée de 5 à 10 minutes.

Ordonner en outre la potion suivante :

℞ Bromure de potassium. 50 cgr.
Eau de fleurs d'oranger . 50 gr.
Sirop simple . . . . . . . 20 —

Par cuillerées à café, dans la journée enfants de 2 ans).

Si besoin, prescrire :

℞ Hydrate de chloral. 50 cgr.
Eau . . . . . . . . 60 gr.
Teinture de musc . XX gouttes
— valériane XV —

Pour 1 lavement (1 à 2 ans) (J. Simon).

**En cas de collapsus :**

℞ Looch. . . . . . . . . . } ãã 30 gr
Eau camphrée. . . . . . }
Alcool de mélisse . . . . . . 5 —
Sirop de quinquina. . . . . . 25 —
Teinture de musc . . . . . . 2 —

Par cuillerées à café, toutes les heures (D'Espine et Picot).

Pratiquer des injections d'*huile camphrée*, d'*éther* et de *caféine*, alternativement.

Voy. *Bronchopneumonie*.

*Chez le vieillard:*

Eviter toute médication déprimante. N'user que de la *révulsion* et des *stimulants diffusibles* (acétate d'ammoniaque, éther, alcool, café).

Pratiquer des injections de *sulfate de strychnine* et de *sulfate de spartéine*, associés.

### B CHRONIQUE

Hygiène des catarrheux : Se prémunir contre l'action du froid, porter constamment de la *flanelle* sur le corps. S'aguerrir par l'*hydrothérapie*, les *frictions* sèches ou alcooliques. Eviter de sortir par les temps humides, fuir les changements brusqués de température. Passer l'hiver dans un climat tempéré, dans une *station hivernale* : Pau, Dax, Madère conviennent dans les formes eréthiques ; Cannes, Menton, Hyères, Nice, Amélie, dans les formes atoniques.

Pendant l'été, fuir les villes.

*Bains généraux chauds*, pris tous les 2 jours.

Défendre de fumer, fuir les poussières.

Éviter le chant, l'enseignement oral, tous les exercices abusifs de la respiration, professionnels ou autres.

MÉDICATIONS : 1° médications qui modifient les sécrétions bronchiques ; 2° médication expectorante, 3° médication astringente, 4° médication stupéfiante ; 5° médication révulsive ; 6° aérothérapie ; 7° traitement thermal ; 8° traitement général de la diathèse existante.

*Chez l'adulte :*

**Formes humides** : combattre le lymphatisme, s'il existe.

Prescrire les *balsamiques*, les *expectorants*, les *astringents*, l'*opium*, la *belladone*, l'*aconit*.

| | | |
|---|---|---|
| ℞ Créosote | | 10 gr. |
| Teinture de gentiane | | 20 — |

Progressivement de XXV à CL gouttes, par jour en 3 fois, dans un peu de vin.

| | |
|---|---|
| ℞ Créosote | 4 gr. |
| Baume de tolu | 7 — |
| Térébenthine de mélèze | 1 — |
| Acide benzoïque | Q S |

Pour 80 pilules : 10 pilules par jour (Bouchard).

Ordonner le *créosotal* à la dose de 2 à 3 cuillerées à café par jour, prises dans une tasse d'infusion de fleurs d'oranger, ou le *phosphotal*, à la dose quotidienne de 3 à 6 gr.

| | |
|---|---|
| ℞ Créosotal | 5 gr. |
| Huile de foie de morue | 95 — |

1 à 2 cuillerées à café, trois fois par jour, selon l'âge de l'*enfant* (Herzen).

Faire prendre des capsules d'*essence de térébenthine*, de *goudron*, de *gaïacol*, d'*eucalyptol* (80 cgr. par jour).

| | |
|---|---|
| ℞ Goudron purifié | 5 gr. |
| Baume de tolu | 5 — |
| Benzoate de soude | 4 — |

Pour 40 pilules. 4 pilules par jour (Huchard).

| | |
|---|---|
| ℞ Goudron purifié | āā 2 gr |
| Poudre de Dower | āā 2 gr |
| — de benjoin | āā 2 gr |
| Extrait de racines d'aconit | 20 cgr |

Pour 50 pilules : 4 à 6 pilules par jour (Huchard).

Prescrire la *terpine* et le *terpinol* :

| | |
|---|---|
| ℞ Terpine | āā 10 cgr. |
| Acide benzoïque | āā 10 cgr. |
| Poudre thébaïque | 1 — |

Pour 1 pilule : 4 à 6 pilules par jour (Lyon).

| | |
|---|---|
| ℞ Terpine | 5 gr |
| Eau-de-vie | 75 — |
| Sirop diacode | āā 100 — |
| — de tolu | āā 100 — |

2 à 3 cuillerées à bouche par jour (Lyon).

| | |
|---|---|
| ℞ Terpinol | āā 3 gr. |
| Acide benzoïque | āā 3 gr. |
| Extrait d'opium | 15 cgr. |
| — de belladone | 30 — |

Pour 30 pilules : 5 à 6 pilules par jour (Herzen).

Donner l'*acétate de plomb* et le *tanin*.

| | |
|---|---|
| ℞ Acétate de plomb | 50 cgr. |
| Tanin | 3 gr |
| Conserves de roses | Q S |

Pour 50 pilules. 5 pilules par jour (Traube).

**Forme sèche.**

Combattre le neuro-arthritisme, s'il existe.

Traiter l'emphysème pulmonaire, lorsqu'il est en cause.

Recourir à la *révulsion* ; donner l'*iodure de potassium*, à la dose de 1 à 2 gr. par jour.

Faire des *inhalations de vapeurs d'eau chaude* à 60°, additionnee de 2 p. 100 de sel marin.

**Contre la sensibilité bronchique et la toux spasmodique suffocante** : ne pas donner d'opium, ni de belladone. Prescrire le *bromure de potassium*, le *bromoforme*, *l'heroine*, la *dionine*, le *narcyl*, le *chloral*.

℞ Alcoolature de racines d'aconit ... L gouttes
Bromure de potassium. 5 gr
Eau distillee ... ... 150 —

3 a 4 cuillerées par jour

℞ Bromure de strontium. . . 6 gr.
Sirop d'ecorces d'oranges }
— de punch ..... } āā 60 —
— diacode... ..... }

1 cuillerée a soupe le soir au coucher (Renault)

℞ Bromoforme... ....... .. 30 cgr
Benzoate de soude .. ... 4 gr.
Sirop de tolu. . 30 —
Hydrolat de laitue 90 —

Par cuillerées à soupe dans les 24 heures (Lemoine)

℞ Iodure de potassium 2 gr.
Chloral .. .. .. 4 —
Eau distillee . . . . 150 —

1 cuilleree à bouche toutes les demi heures (en cas d'asthme) (G. See)

Conseiller les *inhalations* faites avec de *l'eau boriquee additionnee de teinture de benjoin ou d'eucalyptus* (1 cuilleree a cafe), ou bien de *menthol* dissous dans l'alcool :

℞ Alcool à 70°. ... . . 30 gr.
Menthol . . . . . 1 —

1 cuilleree à café pour chaque inhalation

Ou bien prescrire :

℞ Menthol . ...... . 2 gr.
Teinture de benjoin.. .. .. 6 —
Chloroforme. . . . . 2 —
Alcool. .... ..... ..... 10 —

Inhaler pendant quelques instants X gouttes de ce mélange.

**Contre le catarrhe sec avec toux quinteuse** : prescrire, en même temps que les inhalations, la *codeine*, *l'heroine*, la *dionine*, le *narcyl*.

℞ Teinture de jusquiame }
— racine d'aconit } āā 15 gr
Codéine . ..... ..... 60 cgr

V à X gouttes toutes les six heures (X gouttes contiennent 1 cgr. de codéine (Barth).

**En cas de poussée aiguë**. *revulsifs ; ipéca, acetate d'ammoniaque, liqueur ammoniacale anisee.*

℞ Ipéca . . . . . 50 cgr.
Infuser dans
Eau chaude. . . . 150 gr.
Ajouter
Acetate d'ammoniaque. 5 à 10 —
Sirop de guimauve. 30 —

1 cuilleree à bouche toutes les 1 ou 2 heures

*Chez les vieillards :*

℞ Carbonate d'ammoniaque.. 2 gr.
Gomme ammoniaque. . . 1 —
Poudre d'ipeca.. .. . . 20 cgr
Extrait de jusquiame. 20 —
Melange de gomme... .. Q. S

Pour 20 pilules tolusees. 3 à 4 pilules par jour (Herzen).

EAUX THERMALES.

*Eaux sulfurees* : Cauterets, Eaux-Bonnes, Luchon, Ax, Amélie ; cette medication, qui est excitante, est contre indiquee chez les sujets sanguins.

Si le catarrhe est recent, peu étendu, a grosses bulles : *Enghien, Allevard, Saint-Honore, Pierrefonds.*

Pour les catarrheux arthritiques : *Royat.*

Pour les catarrheux lymphatiques. *La Bourboule.*

Pour les catarrheux a poussées aigues : *Mont-Dore.*

En Allemagne : *Ems ;* en Suisse : *Weissemburg, Schinznach.*

*Chez les enfants.*

*Revulsion* répétée et prolongée (teinture d'iode, coton iode, cataplasmes sinapisés, liniment térébenthiné).

℞ Essence de térébenthine.... 15 gr.
Baume de Fioravanti.. 30 —
Alcoolat de romarin. .... 15 —

Pour frictions pratiquées, matin et soir, a la region anterieure et postérieure du thorax (Herzen)

INTÉRIEUREMENT. *balsamiques* (sirop de sève de pin, sirop de térébenthine a la dose de 1 a 2 cuillerées a bouche par jour. Capsules de térebenthine, de goudron, d'eucalyptol, de créosotal. Eau de goudron, aux repas).

Prescrire aussi le *soufre* associé au *quinquina*.

℞ Extrait de quinquina . .. 10 gr.
Fleur de soufre. .... .. 5 —
Sirop de gomme .. .. .. 250 —

1 cuilleree à soupe matin et soir (Comby).

Chez les enfants scrofuleux : insister sur l'usage de l'*huile de foie de morue,* a la dose de 2 à 4 cuillerees a bouche, par jour.

℞ Huile de foie de morue.. .. 100 gr.
Créosote ... ........ .... 1 —
Saccharine.... ........ 5 —

3 cuillerees a cafe ou à dessert par jour (Hock).

Remplacer l'huile de foie de morue par le *sirop iodotannique, antiscorbutique* ou *de raifort iodé.*

Faire prendre des *bains sulfureux* et prescrire la *liqueur de Donovan,* a la dose de VIII a XV gouttes, progressivement, en 2 fois par jour, de 2 à 5 ans.

**B ASTHMATIQUE.**

Combattre le neuro-arthritisme.

Même médication que dans la bronchite chronique à forme sèche.

Traiter l'emphysème pulmonaire, lorsqu'il existe

Donner l'*iodure de potassium* associé à la *teinture de lobelie enflee* (1 à 4 gr. par jour).

℞ Iodure de potassium } ãã 15 à 20 gr.
Teinture de lobelie }
Eau distillee . . . 300 —

2 cuillerees a dessert ou a soupe par jour

Ou mieux :

℞ Bromoforme .. . .. 1 gr 75
Teinture de racines d'aconit . . . 1 —
— de noix vomique 75 cgr.
— grindelia robusta 75 —
— bryone.. .. . . 50 —
Sirop d'extrait d'opium. 50 —
— d'ecorces d'oranges amères. . . 150 —
Alcool a 90°.. ........ 25 —

Dissoudre le bromoforme dans l'alcool et le melange des teintures, verser cette solution sur le melange des sirops

Chaque cuilleree a bouche de ce sirop contient VII gouttes de bromoforme, V gouttes de teinture d'aconit, IV gouttes de teinture de noix vomique et de grindelia et III gouttes de teinture de bryone, plus 1 cgr d'extrait d'opium.

*Doses :* enfants, 1 cuilleree à café, adultes, 1 cuillerée à bouche, 3 a 4 fois par jour

Etendre chaque dose dans deux fois son volume d'eau.

Ou encore :

℞ Bromoforme.. . . . . XXX gouttes
Alcool à 90°. . . . . 10 gr.
Eau de laurier-cerise 20 —
Sirop d'ipeca.. . . . . 30 —
— thebaique. 150 —

3 a 5 cuillerees a bouche par jour

**Pendant les crises d'asthme.**

℞ Iodure de potassium..... 1 à 2 gr.
Chloral ... .. ..... 4 —
Eau . . ..... 120 —

Par cuillerée à soupe toutes les demi-heures (G. Sée).

Voy. *Asthme*.

Si la bronchite devient muco-purulente, prescrire les *balsamiques* et les *expectorants*.

**B. DES ARTÉRIOSCLÉREUX ET DES EMPHYSÉMATEUX.**

Prescrire l'*iodure de potassium* (15 cgr. à 1 gr. par jour) *associe a l'extrait thebaique* ou à la *belladone* et aux *balsamiques* (sirop de terebenthine, sirop de bourgeons de sapin, ou sirop d'ipéca.

**En cas de dyspnée nocturne** .

℞ Extrait de belladone..... 10 cgr.
— thebaique . . 20 —
Iodure de potassium . .. 15 gr.
Eau distillee .. ..... 300 —

1 cuilleree a bouche le soir, au coucher (Herzen).

Voy. *Arteriosclerose, Emphysème pulmonaire*.

**B. DES ALBUMINURIQUES.**

*Regime lacté*, repos au lit.

*Revulsion* sous forme de ventouses sèches en nombre illimité. *Derivation intestinale* (eau-de-vie allemande).

Combiner le traitement des bronchites cardiaques à celui des bronchites albuminuriques.

Voy. *Anasarque, Nephrite chronique*.

**En cas de dyspnée intense** : recourir à la *saignée* et conseiller les *inhalations d'oxygene*.

Dans les cas où la dyspnée parait purement nerveuse, prescrire l'*ipeca* (Dieulafoy).

℞ Ipéca . .. . 5 cgr
Opium . . . . 2 mgr

Pour 1 pilule 1 pilule toutes les heures jusqu'a production de l'etat nauseeux.

**B. DES CARDIAQUES.**

**Chez les aortiques** révulsion, bromures, iodures et caféine.

**Chez les mitraux** ; digitale, strophantus associes ou non a l'ergot de seigle.

℞ Feuilles de digitale . . 1 gr
Faire infuser dans :
Eau chaude.... . . . 200 —
Ajouter.
Ergotine . .... . 1 a 2 —
Sirop simple... ..... .. 25 —

**En cas de dyspnée intense** : pas de stupefiants.

Application de *ventouses scarifiees*; dans certains cas, *saignee* : 150 a 200 gr.

℞ Feuilles de digitale.... 1 gr.
Ipeca . . ..... 50 cgr.
Faire infuser dans.
Eau chaude..... . . . 120 gr.
Ajouter.
Liqueur ammoniacale anisée. . . .. . . 1 à 2 —
Sirop de guimauve..... 25 —

1 cuilleree à soupe toutes les 2 heures.

Voy. *Asystolie, Insuffisances* et *Retrecissements valvulaires*.

**B. FÉTIDE.**

Prescrire les inhalations d'*essence de terebenthine*, d'*essence d'eucalyptus*, de *thymol*, de *creosote*, de *terpinol*, de *gaiacol*, d'*eucalyptol*, de *resorcine*, d'*acide phénique* et d'*acide salicylique*.

℞ Creosote de goudron de hêtre 10 gr.
Alcool . . . . 200 —
Glycerine . . . . . . 20 —
Eau . . . . . . . . . 770 —

Ou bien .

℞ Acide phenique . . 5 gr.
— thymique . . . . . 1 —
Alcool à 90°. . . . . . . . 20 —
Eau . . . . . . . . . 1000 —
(C Paul).

Ou encore :

℞ Acide thymique. . . . 50 cgr.
— phenique . 3 gr
Alcool à 90° . . . . . . Q.S
Resorcine . . . . . . . 10 —
Eau distillée . . . . . . 1 litre.
(Herzen).

Conseiller aussi les *inhalations d'oxygene* : faire inhaler 3 fois par jour 10 à 20 litres d'oxygène avec l'appareil Limousin, dont le flacon laveur renfermera outre la quantité habituelle d'eau de chaux, 20 grammes d'essence de terebenthine (Barth).

Administrer la *creosote*, le *creosotal* (3 à 10 gr.), le *gaiacol*, l'*eucalyptol* (1 à 2 gr.), la *terpine* (1 gr.), le *terpinol*, le *myrtol*, *l'essence de terébenthine*, la *teinture d'eucalyptus* (3 a 4 gr.), et la *teinture de benjoin* (2 gr.), l'*iodoforme* (30 cgr.). (Voy. *Bronchite chronique* et *Phtisie*).

℞ Terpine. . . . . . . . . . 20 cgr
Codéine. . . . . . 1 —
Pour 1 pilule : 5 pilules par jour Grasset)

℞ Teinture d'eucalyptus. . . 3 à 4 gr.
Sirop de terébenthine. . . 40 —
Eau distillee. . . . . . . 120 —
Par cuillerees à bouche dans les 24 heures (Herzen)

Pratiquer des *injections sous-cutanées de gaiacol ou d'eucalyptol, associe a l'iodoforme* :

℞ Eucalyptol . . 25 gr.
Iodoforme. . . . . . . . 1 —
Vaseline liquide. Q S p 100 cc.
Injecter 5 cent cubes (Herzen)

Donner aussi l'*hyposulfite de soude*, à la dose de 6 à 15 gr. par jour, excepté dans les cas où il y a tendance à l'hémoptysie.

℞ Hyposulfite de soude . 6 gr.
Julep gommeux. . . . 250 —
Par cuillérées dans les 24 heures (Lancereaux).

Recourir enfin aux *injections intralaryngiennes* avec la solution suivante :

℞ Gaiacol . . . . . . . . 2 parties
Menthol. . . . . . 10 —
Huile d'olives stérilisee 80 —
Injecter, 2 fois par jour, 4 grammes de cette solution dans le larynx.

Faire, en même temps que l'on institue ces différentes médications, de la *révulsion* par les pointes de feu.

**B. PSEUDO-MEMBRANEUSE CHRONIQUE.**

*Iodure de potassium*, à la dose de 2 à 3 gr. par jour. *Balsamiques* (Huchard).

Cure d'*eaux sulfureuses* : Challes, Cauterets, Luchon, Saint-Honore, Allevard.

## BRONCHOPNEUMONIE DES ENFANTS

Voy. *Bronchite aigüe, Bronchite capillaire.*

Traitement général tonique et reconstituant.

*Repos au lit* dans une chambre isolée et à température constante (18°).

*Régime* : lait, crèmes, gelées de viande, bouillon.

Donner du vin de Malaga, de Marsala, étendu d'eau ou bien prescrire une potion au cognac :

| ℞ Cognac | 15 à 20 gr. |
|---|---|
| Infusion de mélisse | 60 — |
| Sirop de quinquina / — fleurs d'oranger | āā 15 — |

1 cuillerée à café toutes les heures (Roger)

**Au début** : faire appliquer des *cataplasmes sinapisés* en avant et en arrière de la poitrine, ou bien des *ventouses sèches*.

Ne pas employer de vésicatoire.

Administrer un *vomitif* tous les jours ou tous les deux jours :

| ℞ Ipéca | 30 cgr. à 1 gr. |
|---|---|
| Sirop d'ipéca | 30 — |

Ne pas donner le tartre stibié.

**Combattre la fièvre** par l'*antipyrine* ou la *quinine*.

A la période initiale, période des poussées successives du processus pneumonique, donner l'*antipyrine* en potion, additionnée d'une petite quantité de cognac, aux doses suivantes prises en trois fois, à une heure d'intervalle :

| | |
|---|---|
| De 2 à 4 ans | 20 à 35 cgr |
| De 5 à 10 ans | 40 à 75 — |
| De 11 à 15 ans | 75 à 1 gr |

(Demme).

**Contre la fièvre hectique** avec rémissions matutinales et exacerbations vespérales, préférer la *quinine*, à la dose de 10 cgr. à un an, en augmentant de 5 cgr. par année d'âge.

| ℞ Sulfate de quinine | 10 à 20 cgr. |
|---|---|
| Infusion de café | 20 gr. |
| Sucre en poudre | 5 — |

Pour enfant de 1 à 2 ans.

| ℞ Chlorhydrate de quinine | 1 gr. |
|---|---|
| Eau distillée | 4 — |

Injecter 1/2 à 2 seringues de Pravaz par jour

| ℞ Bromhydrate de quinine | 10 à 20 cgr. |
|---|---|
| Beurre de cacao | 2 gr. |

Pour 1 suppositoire enfant de 1 à 3 ans.

Employer l'*euquinine* aux mêmes doses que la quinine.

| ℞ Chlorhydrate d'euquinine | 40 cgr. |
|---|---|
| Sirop de gomme | 30 gr. |
| Infusion de tilleul | 70 — |

1 cuillerée à dessert, toutes les heures (enfants de 4 à 5 ans)

Recourir aux *bains tièdes* (32° à 35°), donnés plusieurs fois par jour (voy. *Bronchite aigüe des enfants*).

**Contre l'hyperthermie avec agitation et délire** : prescrire les *bains tièdes* de 30° à 35°, de 10 à 15 minutes, répétés 3 à 6 fois par jour

S'il existe des troubles nerveux assez accentués, faire, pendant le bain, des ablutions froides sur la tête.

Ou bien employer les *bains à température successivement moins chaude* : commencer par donner un bain de 2° inférieur à la température du petit malade (à 38°, si la fièvre est à 40°), d'une durée de 5 minutes ; une heure après, second bain à 35°, pendant 10 minutes, deux heures plus tard, troisième bain à 32° pendant 15 minutes, continuer en donnant, toutes les 3 heures, un bain de 30° à 25°.

Dans l'intervalle des bains, continuer la réfrigération par les *compresses froides* (température de la chambre 16° à 18°), faites autour du thorax et changées tous les quarts d'heure ou toutes les demi-heures, voire même toutes les heures.

Si l'hypothermie résiste à la balnéation tiède, employer les *bains froids* de 28° à 25°, donnés toutes les 2 ou 3 heures, pendant 5 à 15 minutes.

Pour les enfants plus grands (10 à 12 ans), abaisser la température du bain à 20°.

Après le bain, bien essuyer l'enfant avec des serviettes chaudes et le coucher sans trop de couvertures ; lui faire prendre du café ou un grog chaud.

A défaut de bains, employer le *drap mouillé*, les *compresses glacées sur la poitrine*.

**Contre l'encombrement bronchique et la congestion :**

| ℞ Kermès minéral | 10 cgr. |
|---|---|
| Benzoate de soude | 1 gr. |
| Eau de laurier-cerise | 1 — |
| Sirop de gomme | 80 — |

Par cuillerées à café de 2 en 2 heures

| ℞ Oxyde blanc d'antimoine | 50 cgr. |
|---|---|
| Infusion de polygala | 50 gr. |
| Oxymel scillitique | 15 — |

Par cuillerées à café d'heure en heure

*Ne pas trop insister* avec les antimoniaux, le polygala et l'ipéca, qui sont des médicaments hyposthénisants.

Pratiquer les *enveloppements humides permanents du thorax* (voy. *Bronchite aiguë des enfants*).

**Contre la toux quinteuse avec agitation :** ne pas prescrire les opiacés, ni la belladone, ni l'aconit.

Faire prendre la potion suivante :

| ℞ Antipyrine | 30 à 50 cgr. |
|---|---|
| Sirop de quinquina | } ãã 30 gr |
| — tolu | |
| Eau de menthe | |

Par cuillerées à café d'heure en heure (Comby)

Ordonner les *bains tièdes* à 34° ou 35°.

**Contre la dyspnée intense par encombrement bronchique** : administrer un *vomitif*.

*Poudre d'ipeca.*

| Nouveau-né | 10 à 15 cgr. |
|---|---|
| Jusqu'à 1 an | 30 — |
| A partir de 1 an | 50 — |
| A 2 ans | 1 gr. |

Donner la poudre d'ipeca dans 30 gr. de sirop.

| ℞ Poudre d'ipeca | 1 gr |
|---|---|
| Sirop d'ipéca | 60 — |

Une cuillerée à café ou à dessert toutes les cinq minutes, jusqu'à vomissement.

**Contre la dyspnée, la cyanose par congestion :** *cataplasmes sinapisés, ventouses sèches.*

Ordonner les *bains chauds à 32° sinapisés,* de 10 à 15 minutes.

Prescrire l'*acétate d'ammoniaque,* aux doses quotidiennes suivantes :

De 0 à 15 mois . . . . 50 cgr. à 1 gr.
De 15 mois à 3 ans . 1 gr. à 3 —
De 3 ans à 5 ans . 3 — à 5 —
De 5 ans à 10 ans . . 5 — à 8 —
(Marfan).

℞ Acetate d'ammoniaque. . 1 à 2 gr.
Rhum . . . . . . . 40 —
Infusion de mélisse. . . . . 80 —
Sirop d'éther. . . . 20 —
Par cuillerées à café toutes les heures.

**En cas de poussée locale de congestion pulmonaire ou de pneumonie** : appliquer un *petit vesicatoire* sur le point correspondant au maximum des lésions pulmonaires.

**En cas d'affaiblissement du cœur et d'anurie** : donner la *digitale*, le *strophantus*, la *cafeine*, en injections sous-cutanées. Prescrire l'*ether*, la *liqueur d'Hoffmann*, III a V gouttes, 3 à 4 fois par jour.

℞ Poudre de digitale. . . . 10 a 20 cgr.
Infuser dans
Eau bouillante. . . . . . . 100 gr.
Ajouter
Liqueur ammoniacale anisee . . . . . } āā 50 cgr.
Benzoate de soude . . }
Sirop de tolu. . . . 20 gr.
1 cuillerée à café toutes les 2 heures.

℞ Teinture de strophantus. V gouttes
Liqueur ammoniacale anisee . . . . . . . . X —
Eau distillée . . . . 60 gr.
Sirop d'éther ou de punch 20 —
1 cuillerée à café toutes les heures

**En cas d'adynamie**: prescrire les *excitants diffusibles*, l'*alcool*.

℞ Extrait de quinquina. . . . 2 gr
Xerès . . . . . . . . . . 40 —
Eau distillée . . . . . . . 80 —
Sirop de punch . . . . . 20 —
Par cuillerées a cafe toutes les heures.

℞ Liqueur ammoniacale anisee. . XII gouttes
Alcoolat de mélisse. 5 à 10 gr
Rhum . . . . . . 20 a 40 —
Infuse de tilleul . . . . 100 —
1 cuillerée a soupe toutes les 2 heures dans de l'eau sucree

Pratiquer des injections d'*éther* et de *camphre* dissous dans l'huile d'amandes douces.

℞ Camphre . . . . . . . } āā 1 gr.
Ether sulfurique . . . . }
Huile d'amandes douces Q. S p 10 cc.
Injecter 1/2 cc., 3 fois par jour (Herzen)

Faire prendre des *bains froids* répétés, 3 a 4 fois par jour, à température progressivement plus basse, d'une durée de 5 à 10 minutes :

Premier bain a 28° ;
Second bain à 25°,
Troisieme a 24° et au-dessous jusqu'à 20°.

**Contre l'insomnie** recourir aux *bains chauds* a 35°.

Ne pas donner d'hypnotiques.

**Pendant la convalescence** : séjour à la *campagne; huile de foie de morue, preparations martiales et arsenicales, quinquina.*

Cure thermale aux *Eaux-Bonnes*, a *Cauterets*, à *Luchon*, au *Mont-Dore* ou à *La Bourboule.*

### BRONCHOPNEUMONIES CHRONIQUES.

Traitement hygiénique des catarrheux : voy. *Bronchites chroniques*.

*Alimentation reconstituante; toniques* : huile de foie de morue, cacodylate de soude, glycérophosphates.

Combattre le lymphatisme ou l'arthritisme, lorsqu'ils existent. Faire prendre l'*arsenic*.

℞ Arséniate de soude . . . 5 cgr
Eau distillee . . . . . . 200 gr
1 à 2 cuillerees a dessert par jour (Cadet de Gassicourt).

Ordonner les médications qui modifient les sécrétions bronchiques, la médication expectorante, la médication astringente, la médication stupéfiante, la médication révulsive et l'aérothérapie (voy. *Bronchites, Phtisie pulmonaire*).

Rechercher la syphilis héréditaire et si l'on a des raisons de croire à la nature syphilitique de la pneumopathie, ne pas hésiter un instant à prescrire le *traitement spécifique antisyphilitique.*

*Cures thermales* aux eaux sulfureuses d'Eaux-Bonnes, Cauterets, Luchon, Les Fumades, ou aux eaux arsenicales du Mont-Dore et de la Bourboule.

## BRONCHORRAGIE

Voy. *Hémoptysie.*

## BRONCHORRÉE

Voy. *Bronchite chronique, Dilatation des bronches.*

## BRULURES

**B AU PREMIER DEGRÉ.**

Application de *topiques pulvérulents* (poudre d'amidon, de lycopode, de fécule de pomme de terre, mélange de poudre de riz et d'oxyde de zinc).

Ou bien, après avoir lavé les parties atteintes avec une solution antiseptique faible, appliquer des compresses de tarlatane aseptique ou de toile bien propre, trempées dans de l'*eau boriquée froide.* Renouveler ces compresses tous les quarts d'heure ou bien les arroser d'eau froide dès qu'elles commencent à s'échauffer. Continuer ce traitement jusqu'à disparition de la douleur (12 à 15 heures).

Remplacer alors les compresses froides par des *compresses chaudes;* tremper des morceaux de gaze stérilisée dans de l'eau boriquée à 40°, les exprimer fortement (pour qu'elles puissent exercer une action absorbante) et les appliquer sur les brûlures, puis les recouvrir d'une toile imperméable. S'il n'existe pas de suppuration, changer le pansement une fois par jour, dans le cas contraire, le changer deux fois par jour, en ayant soin d'enlever chaque fois avec une pince les tissus mortifiés et de laver les parties atteintes avec un jet d'eau boriquée à faible pression (Calliano).

**Dans le cas de brûlures très étendues**: *bains prolongés* à une température un peu inférieure à celle du corps.

**B AU DEUXIÈME DEGRÉ.**

Ménager avec grand soin l'épiderme soulevé ; évacuer le contenu des phlyctènes par une *ponction aseptique,* au point le plus déclive, envelopper les parties brûlées dans une épaisse couche de ouate hydrophile.

Quand ces brûlures sont plus profondes, quand la couche de Malpighi est à découvert, recourir au traitement par le *pansement humide absorbant* (voy. B. au 1er degré), ou bien envelopper les parties atteintes avec des *compresses de tarlatane imbibées de sublimé* à 1 p. 2 à 4000, en faisant par dessus un pansement absorbant (Reclus).

Recourir aussi aux applications de *vaseline phéniquée* à 1 p. 100.

| | | |
|---|---|---|
| ℞ Vaseline | | 50 gr. |
| Acide borique | } ãã | 5 — |
| Antipyrine | | |
| Iodoforme | | 1 — |
| | (Reclus). | |

| | |
|---|---|
| ℞ Vaseline | 30 gr. |
| Salol | 4 — |
| Chlorhydrate de cocaïne | 25 cgr. |

| | | |
|---|---|---|
| ℞ Naphtolate de soude | | 2 à 3 gr. |
| Essence de thym | } ãã | 25 cgr. |
| — d'origan | | |
| — de verveine | | |
| — de geranium | | |
| Vaseline | | 100 gr. |
| | (Lucas-Championnière). | |

| | |
|---|---|
| ℞ Aristol | 3 gr. |
| Huile d'olives stérilisée | 20 — |
| Lanoline | 80 — |

Enduire largement les parties malades avec ces pommades, et appliquer par dessus de minces gâteaux de ouate hydrophile, imbibés de sublimé à 1 p. 2000, fortement exprimés. Superposer plusieurs de ces gâteaux, envelopper le tout de taffetas gommé. Changer le pansement tous les jours ou tous les 2 ou 3 jours, selon le cas (Reclus).

Intérieurement, prescrire des *toniques* et des *calmants*.

Stimuler l'élimination des toxines par les reins et le tube digestif, prescrire des *diurétiques* (tisane d'uva ursi ou de chiendent, acétate de potasse en solution à 2 ou 3 p. 100) et des *purgatifs salins*.

**Si la peau devenait très rouge et douloureuse**, faire des applications avec la pommade suivante :

| | | |
|---|---|---|
| ℞ Carbonate de plomb | } ãã | 2 gr. |
| Oxyde de plomb | | |
| Vaseline | | 15 — |
| | (Calliano) | |

ou bien se servir du *liniment oléo-calcaire additionné de thymol* :

| | |
|---|---|
| ℞ Eau de chaux | 100 gr. |
| Huile de lin | 50 — |
| Thymol | 1 — |
| | (Wertheimer). |

Traitement par l'acide picrique. — Employer la solution à 12 p. 1000 gr., ou bien :

| | |
|---|---|
| ℞ Acide picrique | 5 gr. |
| Alcool à 90° | 80 — |
| Dissoudre et ajouter : | |
| Eau distillée et bouillante | 1 litre. |

Imbiber des compresses, les exprimer et les appliquer sur les brulures, pourvu qu'il reste des traces d'épiderme.

Recourir au procédé de Miles : laver les parties atteintes avec une solution faible d'acide phénique, ouvrir les phlyctènes et appliquer du lint aseptique imprégné d'une *solution saturée d'acide picrique*, obtenue par le mélange de 10 parties de cette substance avec 90 parties d'alcool et 1200 parties d'eau. Recouvrir ensuite avec une couche de ouate et maintenir le pansement en place par quelques tours de bande.

*Chez les enfants*, recourir à l'anesthésie chloroformique. (Avant d'appliquer ce pansement, s'enduire les mains de vaseline et après l'avoir effectué, se laver à l'alcool. Pour faire disparaître la coloration jaune des mains, il suffit de les frotter dans une solution saturée de carbonate de lithine.)

**Dans les cas graves, avec choc nerveux, chute de la pression et auto-intoxication,** pratiquer toutes les 2 ou 3 heures une injection sous-cutanée d'un dixième de milligramme d'*atropine*, ou bien administrer en ce même laps de temps 1 cgr. d'*extrait de belladone*.

| | | |
|---|---|---|
| ℞ Acétate d'ammoniaque | | 8 à 10 gr |
| Teinture de belladone | | XX gouttes |
| Liqueur d'Hoffmann | | 10 gr. |
| Eau chloroformee. | ãã | 50 — |
| Hydrolat de melisse | | |
| Sirop de cannelle | | 30 — |

1 cuillerée à bouche de demi-heure en demi-heure.

Donner les *excitants diffusibles* (acétate ou chlorhydrate d'ammoniaque, liqueur ammoniacale anisée, liqueur d'Hoffmann), faire des injections hypodermiques d'*ether*, de *cafeine*, pratiquer le lavage interne de l'organisme au moyen de l'injection sous-cutanée de *sérum artificiel* (1/2 à 1 litre); surtout s'il existe une albuminurie assez abondante.

**B. des pieds et des mains** : éviter les cicatrices difformes, la syndactylie, *en séparant les doigts avec de la ouate*.

**B. de tout un membre**, avec escarres, peau hyperémiée, vaisseaux thrombosés : *balneation continue* à 38° ou 40°, légèrement antiseptique ; s'abstenir avec un grand soin de refroidir au début le brûlé. Maintenir le membre dans la *position elevee*.

**B. de l'œil** : En cas de brûlure par un agent liquide, laver abondamment l'œil avec de l'*eau bouillie* (Trousseau).

En cas de brûlure par un solide, *enlever avec une pince* ou à l'aide d'un tampon d'ouate hydrophile toutes les parties qui restent en contact avec l'œil et ne procéder au lavage que s'il ne reste aucune matière étrangère qu'il y aurait chance de diluer (Trousseau).

Introduire ensuite entre les paupières une grande quantité de *vaseline blanche pure*, puis panser avec un linge imbibé de vaseline.

Dans le cas de brûlure de la cornée, appliquer des compresses tièdes, souvent renouvelées (Trousseau).

*Enlever les escarres* et appliquer des *compresses tiedes* à l'acide borique à 3 p. 100.

Surveiller le jeu des paupières et éviter les symblépharons en introduisant régulièrement, au moins deux fois par jour, dans le cul de-sac, de la *vaseline* ou même de la *gaze imbibée de vaseline*. *Mobiliser* fréquemment les paupières et *passer tous les jours une sonde* entre les paupières et le globe.

En cas de brûlure de la surface cutanée des paupières : pratiquer la *suture* de celles-ci.

**B. PAR UN ACIDE MINÉRAL.**

Avant tout pansement, pratiquer un lavage avec une solution de *bicarbonate de soude* à 1 ou 2 p. 100, ou de *carbonate de potasse* ou d'*eau legerement savonneuse*.

**B. PAR UNE SUBSTANCE ALCALINE (CHAUX VIVE).**

Faire un lavage préliminaire à l'*eau vinaigree*.

En cas de brûlure de l'œil par la chaux, pratiquer des lavages à l'*eau sucrée* (Gosselin), ou à l'*huile d'amandes douces* à l'aide d'une seringue de la capacité de 100 cc.

Voy. *B. de l'œil.*

## BUBON

Traiter le chancre mou.

**Au début** : *repos au lit, bains répétés, purgatif salin.*

Appliquer la *pommade* suivante :

| | | |
|---|---|---|
| ℞ Extrait de belladone | | 2 gr. |
| — ciguë | | 3 — |
| Ichtyol | ãã | 8 — |
| Onguent napolitain | ãã | 8 — |
| Vaseline | ãã | 8 — |
| Lanoline | ãã | 8 — |

Pour onctions, matin et soir (Herzen).

Ordonner des *cataplasmes chauds* de farine de lin.

Voy. *Adénite aiguë.*

MÉDICATION ABORTIVE : injections intra-ganglionnaires de X, XX à XXX gouttes de *solution phéniquée* au 60e ; placer ensuite sur le bubon un sac de plomb ou de sable, du poids de 3 à 4 livres (Taylor-Armstrong).

**En cas de suppuration peu étendue** : pratiquer une *petite incision* de 5 à 6 mm. de longueur avec un bistouri pointu que l'on plonge au centre de l'abcès, exprimer le pus, puis injecter dans la cavité, avec une seringue de Pravaz, munie d'une petite canule à pointe olivaire, une solution de nitrate d'argent au 100e ou au 50e, en quantité suffisante pour remplir la cavité (Lang).

Répéter ces injections d'abord tous les jours, puis, quand la sécrétion est diminuée, tous les deux jours.

Laver aussi la cavité de l'abcès avec une solution de *sublimé* à 1 p. 100, ou de la *teinture d'iode* ou de la *résorcine* à 25 ou 50 p. 100.

Appliquer ensuite un *pansement antiseptique absorbant* et légèrement compressif à la tarlatane, au sublimé et à la ouate antiseptique, fixé par une bande amidonnée.

On peut, en même temps, *exciser au bistouri le chancre* qui a donné lieu à l'adénite.

**En cas de suppuration très limitée** : *Extirpation* du bubon (Audry).

**En cas de suppuration très étendue** : *Inciser* largement dans l'axe longitudinal de l'abcès. Exprimer le pus ; détruire les brides et les cloisons ; gratter les parois de la cavité avec la curette tranchante ; cautériser avec une solution de chlorure de zinc à 1 p. 10, et faire un lavage soigneux avec une solution antiseptique (sublimé à 1 p. 1000). Tamponner la cavité à la gaze iodoformée et appliquer un pansement compressif.

**S'il y a des trajets fistuleux** : fendre au *thermocautère* ou au *galvanocautère*.

**Si la plaie prend un aspect lardacé, avec fond irrégulier** : cautérisation légère au *thermocautère*, au *galvanocautère*, ou au *nitrate d'argent*.

**Si la cicatrisation est lente** : lavages au *sublimé* à 1/2 ou 1

p. 1000, saupoudrer la plaie avec :

℞ Iodoforme . . . . . 20 gr
Poudre de quinquina. } ãã 10 —
Sous-nitrate de bismuth }
Camphre pulvérisé . . 5 —

Ou bien application de compresses imbibées de *vin camphré* renouvelées 2 fois par jour.

**En cas de bubon ouvert, ulcéré et chancrelleux** : cautérisations répétées au *chlorure de zinc* à 1 p. 10 et pansements à l'*iodoforme*.

**En cas de phagédénisme** : *râcler* la plaie à la curette, abraser toute la surface chancreuse, puis application de *caustiques*.

## CACHEXIES

### C. CANCÉREUSE.

Voy. *Cancers*.

### C. DES CHLORO-ANÉMIQUES.

**Au début** : eaux ferrugineuses faibles ;

**S'il y a éréthisme** : Evian, Cambo, Bagnères-de-Bigorre.

**Si la dépression domine** : Royat, Saint-Nectaire (sources arsenicales), Sainte-Marguerite, Châteauneuf.

**En cas de constipation opiniâtre** : Chatel-Guyon, Aulus.

**En cas de lymphatisme et de scrofule** : La Bourboule.

**Si l'état de l'estomac le permet** : Forges-les-Eaux.

Voy. *Anémie pernicieuse, Leucémie*.

### C. MYXŒDÉMATEUSE.

Voy. *Myxœdème*.

### C. PALUDÉENNE.

Administrer la *quinine* à petites doses, ou mieux, le *quinquina*.

Recourir à la *médication arsenicale* : liqueur de Fowler, VI à XV gouttes par jour.

Séjour à la *campagne*, à la *montagne* (800 mètres) et *hydrothérapie froide* ou *tiède*.

Voy. *Paludisme chronique*.

Eaux thermales. **S'il y a engorgement de la rate et du foie** : eaux bicarbonatées sodiques, Vals et ses sources ferrugineuses.

**En cas d'engorgement intestinal** : Châtel-Guyon.

**En cas d'entéralgie** : Plombières, Aulus, Encausse.

**En cas d'entéralgie compliquée d'anémie profonde** : Encausse, Forges, Cransac, Luxeuil, La Bourboule, Saint-Nectaire, Châteauneuf.

### C. SCROFULEUSE.

Voy. *Scrofule, Lymphatisme*.

Eaux thermales de La Bourboule, La Mouillère-les-Bains, Salins, Salies-de-Béarn, Saint-Nectaire, Vichy et ses sources ferrugineuses.

### C. STRUMIPRIVE, THYRÉOPRIVE.

Voy. *Myxœdème*.

### C. URINAIRE.

Voy. *Fièvre urineuse, Hypertrophie de la prostate, Pyélites*.

## CALCULS

C. APPENDICULAIRES.
Voy. *Appendicites.*

C. BILIAIRES.
Voy. *Colique hépatique, Ictère chronique, Lithiase biliaire.*

C. URINAIRES.
Voy. *Anurie calculeuse, Colique néphrétique, Gravelle, Pyélo-néphrites.*

## CALVITIE

Voy. *Alopécie.*

## CANCERS

C. DE L'AMPOULE DE VATER.
Combattre les douleurs, le melœna et la cachexie.

Contre l'ictère : voy. *Ictère chronique.*

C. DU COL UTÉRIN

TRAITEMENT GÉNÉRAL TONIQUE ET RECONSTITUANT (fer, arsenic, cacodylate de soude, quinquina, huile de foie de morue phosphorée).

Combattre l'anorexie et la constipation.

Séjour à la *campagne* ou au *bord de la mer.*

*Eaux* de Saint-Honoré, Saint-Sauveur, Luxeuil, Allevard, Uriage, Salies-de-Béarn.

**Au début :** TRAITEMENT CHIRURGICAL CURATIF.

Si le cancer est limité au museau de tanche (n'arrivant pas aux culs-de-sac vaginaux) : *amputation infravaginale* du col, procédé de Verneuil.

Si le cancer a envahi la totalité du museau de tanche, *amputation élevée ou supravaginale* du col, procédé de Schrœder.

Toutefois préférer, même dans le cas de cancer du col, l'*hystérectomie abdominale,* qui trouve, dans les cas au début, son maximum d'indications, car elle présente alors son maximum d'innocuité, son maximum de facilité, et donne les chances maximales d'éradication complète (Ricard).

En cas de cancer du col avec envahissement du corps, mais sans propagation aux tissus voisins : *hystérectomie vaginale* ou mieux *hystérectomie abdominale.*

**Quand on ne peut enlever tout le mal, en cas de cancer propagé aux tissus voisins :** TRAITEMENT PALLIATIF des hémorragies, de la douleur, de l'infection.

Si la malade est encore résistante, pratiquer la *castration ovarienne* et la *ligature des artères hypogastriques.*

Pratiquer des injections quotidiennes de *bichlorhydrate de quinine* à la dose de 50 cgr. à 1 gr. (Jaboulay), et localement des injections d'*alcool absolu,* si le cancer est localisé aux lèvres du col : injecter d'abord tous les 2 jours, puis tous les jours, une ou deux fois dans la tumeur à une profondeur variable 5 cc. d'alcool absolu (Schultz).

**Contre les hémorragies** : *Repos, injections chaudes* à 50° ou *froides* à 10°. *Ergotine*.

**Dans la forme végétante**, pratiquer le *curettage*, suivi ou non de *cautérisation* énergique avec un gros cautère ; terminer par un tamponnement à la gaze iodoformée, laissé en place pendant 48 heures ou bien recourir à l'application du *carbure de calcium* en nature antisepsie et assèchement parfait du vagin ; tapisser les culs-de sac avec de la gaze stérilisée, puis introduire, à l'aide d'une pince à pansement, le carbure de calcium en morceaux dans la cavité cervicale. Tamponnement serré du vagin à la gaze iodoformée. Laisser cette médication en place pendant 3 ou 4 jours, puis retirer la gaze et faire un lavage du vagin et du col ; replacer ensuite de nouveaux morceaux de carbure de calcium (Guinard).

**Contre les écoulements ichoreux** : *injections vaginales antiseptiques*, répétées 3 fois par jour avec une solution de *formaline* à 1 p. 2000, ou de *permanganate de potasse* à 1 p. 2000.

| ℞ | | |
|---|---|---|
| Acide phénique....... | } āā | 245 gr. |
| Alcool . . . . . . | } | |
| Essence de thym. . . . . . . . | | 10 — |

2 cuillerées à bouche par litre (Auvard).

| ℞ | |
|---|---|
| Acide thymique . . . . . . . . | 5 gr. |
| — salicylique . . . . . . | 20 — |
| Alcool à 90° . . . . . . . . . . | 300 — |

1 cuillerée pour 1 litre d'eau bouillie (Herzen)

Pratiquer le curettage suivi de *cautérisation* ou de tamponnement de la cavité du col à l'aide de gaze imbibée d'une solution de *chlorure de zinc* de 15 à 30 p. 100 ou de *formaline* à 2 p. 100 (1 partie de formaline du commerce, 19 parties d'eau distillée).

Recourir au traitement par le *carbure de calcium*.

Faire aussi des *insufflations* d'une poudre antiseptique.

| ℞ | | |
|---|---|---|
| Salol pulvérisé. . . . | } āā | 20 gr. |
| Xéroforme . . . . . . | } | |

(Herzen).

**Contre l'érythème de la vulve** : soins de propreté minutieux ; *bains de siège* fréquents ; lotions d'*eau blanche* ; onctions de *vaseline boriquée*.

**Contre les douleurs** : *lavements* et *suppositoires* calmants (dionine, 3 cgr.), injections de *morphine*.

| ℞ | |
|---|---|
| Hydrate de chloral | 2 à 3 gr. |
| Laudanum de Sydenham. . . . . | X à XV gouttes |
| Jaune d'œuf . . | n° 1 |
| Eau tiède . . . | 200 gr |

Pour 1 lavement

| ℞ | |
|---|---|
| Extrait de belladone. . . . . . . | 1 cgr. |
| — d'opium . . . . . . . . . | 5 — |
| Beurre de cacao . . . . . . | 4 gr. |

Pour 1 suppositoire 2 à 3 par jour Auvard).

### C. DU COL COMPLIQUÉ DE GROSSESSE.

1° **Pendant les premiers mois de la grossesse** et lorsque le cancer est limité et non propagé, pratiquer l'*hystérectomie vaginale*.

Si le cancer est propagé, le col très dur et manifestement inextensible, provoquer l'*avortement*, puis recourir au *traitement palliatif*, ou bien laisser la grossesse aller à terme en mettant la malade dans de bonnes conditions hygiéniques et pratiquer d'emblée l'*operation cesarienne*, dans le cours du 9e mois, suivie ou non de l'amputation de Porro ou de l'ablation totale de l'utérus.

Si le col est fongueux, mais extensible, toute sa circonférence n'étant pas envahie, *attendre* et ne provoquer l'*accouchement premature* que si l'affaiblissement des bruits du cœur fœtal fait craindre une mort imminente (Pozzi).

2° **Pendant les derniers mois de la grossesse**, lorsque l'uterus est trop développe, pour qu'on puisse songer à l'hystérectomie vaginale, avant de l'avoir évacué, recourir selon les circonstances aux opérations suivantes : *accouchement provoque suivi d'hysterectomie*, au bout de peu de jours ; *operation cesarienne*, suivie plus tard de *colpo-hysterectomie* ou d'*extirpation totale de l'uterus* par laparotomie combinée a la dissection vaginale ; *hysterectomie par la voie pelvienne* (après résection du coccyx et, s'il est nécessaire, d'une partie de sacrum)

3° **Au terme de la grossesse**, avoir recours a ces mêmes interventions ; cependant, si le col est dilatable, préférer la première des opérations ci-dessus indiquées : commencer par curetter les masses cancereuses pour se faire de la place, pratiquer des incisions profondes dans les parties saines du col et dans l'utérus : extraire rapidement le fœtus par le forceps ou la version ; exprimer le placenta et pratiquer seance tenante l'hystérectomie vaginale (Fritsch).

Réserver l'operation césarienne aux cas de bassins très rétrécis pour sauver la vie de l'enfant. Au moment de l'accouchement, lorsque celui-ci est laborieux, pratiquer des *incisions profondes* dans la partie saine du col, puis recourir, selon les circonstances, au *forceps* ou à la *version*, en dernier lieu a l'*opération cesarienne*, pour sauver la vie de l'enfant.

Ne pas faire la crâniotomie.

### C. DU CORPS DE L'UTÉRUS.

Mêmes indications thérapeutiques générales et locales que pour le cancer du col.

**Au début, lorsqu'on peut extirper tout le mal** : recourir au TRAITEMENT CHIRURGICAL CURATIF.

Pratiquer l'*hysterectomie vaginale*, ou mieux l'*hysterectomie abdominale ;* il est plus difficile d'extirper par la voie vaginale la masse utérine friable, sanieuse, septique, dont l'exérèse est penible, longue, malpropre et s'accompagne souvent d'hemorragies difficiles a maîtriser (Ricard).

**Lorsqu'on ne peut enlever tout le mal** : ne pas intervenir et recourir au TRAITEMENT PALLIATIF (Voy. ci-dessus *C. du col*).

*Injections vaginales et intra-uterines antiseptiques* (permanganate de potasse a 1 p. 1000, acide salicylique a 1 p. 1000, acide phenique a 1 p. 100, lysol à 1/2 p. 100, liqueur de Labarraque a la dose de 2 cuillerées à bouche pour 1 litre d'eau).

*Curettage*, suivi ou non de *cauterisation ignee* et d'un tamponnement antiseptique intra-uterin (gaze iodoformée, bourdonnets d'ouate trempés dans de l'éther iodoformé ou dans une solution de formaldéhyde à 2 p. 100).

*Insufflations intra-utérines* avec :

| | | |
|---|---|---|
| ℞ Salol pulvérisé ...... | } | ãã 20 gr. |
| Xéroforme .. .. | | |
| | | (Herzen) |

| | |
|---|---|
| ℞ Amyloforme ... ..... | 25 gr. |

Pour insufflations (Herzen).

Ou encore, application de *caustiques chimiques* : tamponner l'utérus avec des bourdonnets d'ouate imbibés d'une solution de chlorure de zinc à 15 et 30 p. 100. Exprimer les tampons avant de les introduire dans la cavité utérine et oindre au préalable les parois vaginales avec une pommade bicarbonatée à 25 p. 100.

*Onctions* du vagin et de la vulve avec la pommade suivante.

| | | |
|---|---|---|
| ℞ Chlorhydrate de cocaïne | | 30 cgr. |
| Xéroforme. . . . . | | 2 gr. |
| Vaseline .. | } | ãã 15 — |
| Lanoline. . . . | | |
| | | (Herzen). |

Injections de *morphine*.

**En cas d'hémorragies fréquentes** : recourir à la *ligature des artères hypogastriques*, à l'endroit même où elles se séparent de l'artère iliaque commune et à celle des *artères utéro-ovariennes*, à leur entrée dans le ligament large ; lier, en outre l'*artère du ligament rond*, prise dans ce même ligament, afin d'entraver la formation d'une voie collatérale.

**Pendant la grossesse et le travail** : voy. *C. du col compliqué de grossesse.*

**C. ÉPITHÉLIAL.**

Voy. *Epithelioma.*

**C. DE L'ESTOMAC.**

Rechercher la syphilis et si on soupçonne l'existence d'une lésion spécifique (gomme ou ulcère syphilitique, gastrite hypertrophique), ordonner sans hésiter le traitement spécifique antisyphilitique (injections de biiodure de mercure, 8 mgr. par jour, pendant 20 jours).

**Au début** : TRAITEMENT CHIRURGICAL CURATIF. Si le cancer siège au pylore : *pylorectomie*, suivie de gastro-entérostomie.

Si le cancer siège sur l'estomac : *résection partielle* de l'estomac.

**Lorsque la tumeur est appréciable à l'épigastre, qu'elle présente des adhérences au foie, au pancréas, à la colonne vertébrale et que l'état général est mauvais** : recourir au TRAITEMENT MÉDICAL PALLIATIF et, dans le cas d'imperméabilité pylorique, à la *gastro-entérostomie palliative* ou à la *gastrostomie*, s'il y a cancer du cardia avec fort rétrécissement.

RÉGIME. Indications diététiques : 1° diminuer ou supprimer les albuminoïdes ; 2° arrêter les fermentations ; 3° augmenter la ration des féculents.

Donner des poissons maigres (sole, barbue, turbot, merlan, poisson blanc), des volailles tendres en purée, des gélatineux et des poudres de viandes, des peptones.

Insister sur le régime végétal, les féculents azotés (purées de pois, de lentilles, de haricots, de fèves, pâtes alimentaires). Peu de légumes verts.

Conseiller les condiments.

Supprimer les aliments fermentescibles : pain, fromage, charcuterie.

Le lait et le képhir sont souvent mal supportés (fermentation, production d'acide lactique), et ne doivent être ordonnés que dans les cas où il n'y a pas de sténose pylorique et dans lesquels l'évacuation gastrique est complète.

Comme boisson : bière, extrait de malt, champagne étendu d'eau gazeuse.

Ne faire que trois repas par jour (A. Robin).

**Réveiller l'appétit** par le *condurango :*

℞ Écorce de condurango .... 15 gr.
Eau distillée ........ 250 —

Faire bouillir jusqu'à réduction à 150 gr. 1 cuillerée à soupe un quart d'heure avant les repas (A. Robin)

℞ Écorce de condurango..... 15 gr.
Eau distillée .......... 250 —

F. macérer pendant 12 heures, puis faire bouillir jusqu'à réduction à 150 gr.

Filtrer et ajouter :

Acide chlorhydrique dilué.. 2 gr.
Sirop d'écorces d'oranges amères ........... 25 —

1 cuillerée à soupe avant le repas (Herzen).

Donner les *strychniques*, le *vin thériacal* (1 à 6 cuillerées, 10 minutes avant les repas), ou encore, un des cachets suivants.

℞ Chlorure d'ammonium.. . 15 cgr.
Bicarbonate de soude. .. 25 —
Poudre de Dower ..... . 10 —
(A. Robin).

S'efforcer d'obtenir des digestions artificielles dans l'estomac des malades ; administrer pour cela la *pepsine*, la *papaïne*, la *dextrine*, la *maltine*, la *pancreatine* et l'*acide chlorhydrique :*

℞ Pepsine .... 50 cgr.
Maltine .. } ää 10 —
Pancreatine }

Pour 1 cachet, à prendre au milieu du repas (A. Robin).

℞ Papaïne... 15 cgr.

Pour 1 cachet, à prendre au milieu du repas

℞ Acide chlorhydrique . 1 gr.50
Eau distillée. ... .. 1000 —

A prendre un grand verre de cette solution du milieu a la fin du repas, par gorgées.

**En cas d'hyperchlorhydrie :** donner les *alcalins.*

℞ Bicarbonate de soude .. . 50 cgr.
Codeine .......... 1 —

Pour 1 cachet : 3 à 6 cachets par jour

**Contre les fermentations stomacales** : voy. *Antisepsie intestinale.*

Prescrire le *soufre lavé* ou *sublimé*, le *fluorure d'ammonium.*

℞ Naphtol . . . ..... 20 cgr.
Benzonaphtol . . ...... 30 —

Pour 1 cachet : un cachet à chaque repas (Grasset).

℞ Fluorure d'ammonium .. 1 gr.
Eau distillée ....... 300 —

1 cuillerée à bouche, au milieu du repas (A. Robin).

℞ Résorcine . . 4 gr.
Sous-nitrate de bismuth .. 20 —
Eau distillée ..... , 200 —

1 cuillerée à bouche dans un verre d'eau, une demi-heure avant les repas, 3 fois par jour (Agiter la mixture avant de s'en servir) (Einhorn).

Ou bien encore, administrer le *chlorate de soude*, à la dose de 8 à 15 gr. par jour (Brissaud).

℞ Ecorce de condurango .. 5 cgr.
Eau . . . . 150 —
Faire bouillir, passer avec expression et ajouter.
Chlorate de soude . 10 gr
Sirop d'écorces d'oranges amères . . ... . 50 —
Par cuillerées dans les 24 heures (Debove)

Pratiquer enfin le *lavage de l'estomac* tous les matins, à jeun, avec une solution aqueuse de chlorate de soude à 10 p. 1000 ou de chloral à 5 p. 100.

**Contre les vomissements** : employer la *cocaïne*, l'*eau chloroformée*, le *chlorate de soude* ou *de potasse*, la *picrotoxine*.

℞ Picrotoxine ........ .. 5 cgr.
Chlorhydrate de morphine. 5 —
Sulfate neutre d'atropine.. 1 —
Eau de laurier-cerise. . . 10 —
V à VIII gouttes à la fois (A. Robin).

℞ Teinture d'iode .. .. } ãã 5 gr.
Chloroforme . ..... }
V gouttes, 2 à 4 fois par jour, au début des repas (Huchard).

Pratiquer le *lavage d'estomac* et laisser l'organe au repos pendant plusieurs heures en permettant seulement de boire par petites gorgées du champagne frappé.

Introduire dans l'estomac des *poudres de viande* délayées dans du lait ou dans du chocolat.

**En cas de gastrorragie** *(hématémèse)* : *Repos au lit; glace* intus et extra. *Ergotine* par voie hypodermique : *tanin, ferropyrine, perchlorure de fer, gélatine.*

Pratiquer le *lavage de l'estomac* exclusivement dans les cas où il existe dans l'estomac des masses putréfiées et dans ceux de vomissements incessants (Linossier).

Voy. *Anémie aiguë, Collapsus, Hématémèse.*

**Contre les douleurs** : *Révulsion*, tous les 8 jours, pointes de feu ou vésicatoire de 5 centimètres carrés.

Faire mettre un *sachet de glace* en permanence sur la région épigastrique.

Ordonner la solution suivante

℞ Eau de chaux . .. 100 gr
Chlorhydrate de cocaïne. 3 cgr
— morphine 2 —
1 cuillerée à café de cette solution dans une cuillerée à soupe de lait glacé toutes les heures (Dieulafoy).

Appliquer sur le creux épigastrique l'emplâtre suivant :

℞ Emplâtre de diachylon . ... } ãã 5 parties
Emplâtre thériacal }
Extrait de belladone }
— ciguë . } ãã 1 —
— jusquiame }
Acétate d'ammoniaque. 2 —
(A. Robin)

**Si l'alimentation par la bouche devient impossible** : donner trois fois par jour un *lavement nutritif* composé comme suit : un verre de lait, un jaune d'œuf, 2 cuillerées de peptone liquide, V gouttes de laudanum, 1 gr. de bicarbonate de soude (Dujardin-Beaumetz) (voy. *Ulcère de l'estomac*).

## CARDIALGIE

Voy. *Gastralgies.*

## CARDIOPATHIES

Voy. *Angine de poitrine, Arteriosclerose, Asystolie, Insuffisances et Retrecissements valvulaires.*

## CARDIOPTOSE

*Traitement general* tonique et reconstituant (huile de foie de morue, fer, arsenic, cacodylate de soude, lecithine).

Séjour à la campagne; lotions froides, stimulation cutanée, gymnastique hygiénique, méthodique ; massage.

Conseiller au malade de se coucher la tête et le thorax dans la position horizontale, ou du moins d'avoir la tête tres peu elevée.

Abolition des spiritueux et du tabac.

Repos physique relatif; vie calme et régulière.

Calmer les manifestations névropathiques du malade.

*Traitement symptomatique* de l'asthenie cardiaque, de l'angoisse respiratoire, de la dyspnee d'effort, de la précardialgie, de la pseudo-angine de poitrine, des palpitations, de la tachycardie ou de la brachycardie.

**Contre la ptose** conseiller le port d une *ceinture cardiaque* ou d'un *corselet* ou *maillot* en tissu elastique, embrassant sans les comprimer les regions inferieure et moyenne de la cage thoracique.

## CARREAU

Voy. *Diarrhée des tuberculeux, Peritonite tuberculeuse.*

## CATALEPSIE

Voy. *Hysterie.*

## CATARRHES

**C BRONCHIQUE.**

Voy. *Bronchites.*

**C. D'ESTOMAC.**

Voy. *Anorexie, Dyspepsies, Gastrites.*

**C. INTESTINAL**

Voy. *Diarrhees, Enterites.*

**C. NASO-PHARYNGIEN.**

**Cas aigus :** voy. *Coryza, Pharyngites, Rhinites.*

**Cas chroniques.**

*Combattre la diathese* : lymphatisme, scrofule, arthritisme.

Enlever les mucosités par un nettoyage avec .

℞ Bicarbonate de soude } 
Biborate de soude . } āā 60 cgr.
Chlorate de soude . }

Pour un paquet à faire dissoudre dans un verre d'eau tiede.

Ou bien, *irrigations legerement antiseptiques abondantes,*

antérieures et postérieures, en alternant avec :

℞ Naphtol β . . . . . . . . 1 gr.

Pour 1 paquet, à dissoudre dans un litre d'eau tiède et bouillie.

℞ Resorcine . . . 1 —

Pour 1 paquet, à dissoudre dans un litre d'eau bouillie.

ou mieux :

℞ Acide salicylique . . . 5 gr.
Chlorure de sodium . . . 50 —
Bicarbonate de soude . . . 100 —

2 cuillerées à café par litre d'eau.

Se servir des *astringents* : actol, itrol, sulphophénate de soude, alun, tanin.

Si ces irrigations ne suffisent pas, pratiquer des *badigeonnages* de la gorge et du nez avec :

℞ Salol . . . . . . } āā 30 cgr.
Resorcine . . . . . }
Salicylate de bismuth }
Huile de vaseline . . . 15 gr.

Passer tous les 2 ou 3 jours, dans le pharynx nasal, un tampon de coton imbibé de :

℞ Tanin . . . . } āā 6 gr.
Iodoforme . . . }
Alcool camphré . . . 60 —

Introduire tous les soirs, au coucher, de la *vaseline boriquée* dans les narines.

**S'il y a des végétations adénoïdes** : *Grattage* de la voûte, suivi de badigeonnages iodo-iodurés à 1 p 60.

**C. PULMONAIRE.**

Voy. *Bronchites*, *Broncho-pneumonie*, *Emphysème pulmonaire*.

**C. SUFFOCANT.**

Voy. *Asthme*, *Laryngite spasmodique*, *Spasme de la glotte*.

**C. UTÉRIN**

Voy. *Endométrites*, *Leucorrhée*, *Métrites*.

**C. VÉSICAL.**

Voy. *Cystites*.

## CAVERNES PULMONAIRES

Voy. *Dilatation bronchique*, *Phtisie pulmonaire*.

## CELLULITE PELVIENNE

(Chez la femme).

**C. AIGUË.**

*Repos au lit*, dans le décubitus horizontal et dorsal.

*Alimentation liquide* : lait, bouillon, limonades, eau vineuse.

*Purgatifs légers, antithermiques*.

**Au début** : appliquer à la région hypogastrique 8 à 12 *ventouses scarifiées*, puis mettre le *sac de glace en permanence*, en ayant soin d'interposer une flanelle.

Pratiquer des *onctions calmantes* et *antiphlogistiques* sur la paroi abdominale :

℞ Ichtyol . . . . } āā 20 gr.
Onguent napolitain . }
Extrait de belladone . . . 2 —
— ciguë . . . 3 —

(Herzen).

Faire des *injections vaginales*

*chaudes* (45 a 50°), légèrement antiseptiques.

Voy. *Parametrite aigue.*

En même temps, traiter l'endométrite septique causale: voy. *Endometrite aigue, Fievre puerperale.*

**En cas de suppuration** ; *evacuer le pus* par la paroi abdominale, par le rectum ou par le vagin

S'il existe un phlegmon du ligament large, pratiquer de préférence la *colpotomie*.

Voy. *Abces pelviens, Pelvi-peritonite, Pyosalpinx.*

**Une fois la période aiguë passée** : hâter la résolution, en faisant prendre des *bains chauds generaux*, en donnant l'*iodure de potassium* (1 gr. par jour), en pratiquant des onctions avec la *pommade résolutive* suivante :

| | | |
|---|---|---|
| ℞ Ichtyol ........ | } ãã | 5 gr. |
| Iodure de potassium | | |
| Vaseline ........ | } ãã | 25 — |
| Lanoline ........ | | |

(Herzen).

Appliquer, trois fois par semaine, des tampons vaginaux imbibés de *glycérine ichtyolee :*

| | |
|---|---|
| ℞ Ichtyol ........ | 30 à 40 gr. |
| Glycerine ........ | 200 — |

**S'il existe des douleurs :** preférer le mélange suivant :

| | |
|---|---|
| ℞ Ichtyol ........ } | ãã 15 gr. |
| Iodure de potassium.. } | |
| Extrait de jusquiame ........ | 3 à 4 — |
| Glycerine ........ | 100 — |

(Herzen)

**C CHRONIQUE**

*Antisepsie vaginale et uterine.* Application de tampons imbibés de *glycerine ichtyolee*, et *massage gynécologique.*

*Cure aux eaux* de Luxeuil, Salies-de-Béarn, Uriage, La Bourboule.

Voy. *Parametrites.*

## CÉPHALÉES

Traiter l'arthritisme, l'anémie, la scrofule, le nervosisme.

Rechercher la cause et *instituer un traitement approprie* au cas : astigmatisme, hypermetropie, myopie, maladies inflammatoires de l'œil ou du nez, polypes du nez, troubles digestifs, artério-sclérose, néphrite chronique, intoxication chronique, paludisme chronique, syphilis, chez la femme, déviations uterines.

Chez presque tous les malades atteints de cephalalgie, defendre la vie sedentaire et le surmenage intellectuel. Recommander par contre la *vie au grand air*, à la *campagne*, à la *montagne* et les *exercices physiques.*

**Contre l'accès** : donner l'*antipyrine*, l'*exalgine*, la *phenacetine*, l'*antifebrine*, la *quinine*, la *migrainine*.

| | |
|---|---|
| ℞ Antipyrine ........ | 25 à 30 cgr. |
| Phenacetine ........ | 15 a 20 — |
| Antifebrine ........ | 5 a 10 — |

Pour un cachet : 3 cachets par jour, un toutes les 3 heures

| | |
|---|---|
| ℞ Sulfate de quinine ........ } | ãã 25 a 50 cgr. |
| Salicylate de soude ........ } | |

Pour 1 cachet, 3 cachets par jour.

℞ Antipyrine . . . . . . 50 cgr.
Citrate de caféine . . 10 —
Sulfate de spartéine . 2 —

Pour 1 cachet : 4 par jour (Grasset).

Donner aussi le *bromure de potassium* et les *hypnotiques* :

℞ Bromure de potassium . 3 gr.
Teinture de racine d'aconit . . . . X gouttes
Eau distillée . . 125 gr.

A prendre en une seule fois.

℞ Bromure de potassium } āā 10 gr.
Hydrate de chloral }
Extrait de chanvre indien . . } āā 10 cgr.
Extrait de jusquiame. }
Sirop d'écorces d'oranges amères . . . 100 gr.

1 cuillerée à café au moment de l'accès.

**Contre la céphalalgie persistante et rebelle aux médications ordinaires.** Rechercher attentivement la cause et la combattre :

Prescrire :

℞ Calomel . . 10 cgr.

Pour un cachet : prendre 1 cachet le matin à jeun pendant 6 jours. Si la cure échoue, en faire une seconde 3 semaines après (Gailliard).

Recourir à la *saignée générale* chez les sujets pléthoriques (150 à 250 gr.) ou à l'application de *sangsues* ou de *ventouses scarifiées* aux tempes et aux régions mastoïdiennes chez les enfants, les vieillards et les malades peu vigoureux (Marais).

**Contre la céphalée syphilitique très intense** (période secondaire) : pratiquer une *ponction lombaire* et évacuer 10 à 12 cc. de liquide céphalo-rachidien (Guillain, P. Marie, Milian)

**Contre la céphalalgie continuelle des neurasthéniques :** voy. *Neurasthénie*.

Extérieurement : crayons de menthol, eau sédative :

℞ Ammoniaque liquide à 0,92 . . . . . . . . . . 60 gr.
Alcool camphré . . . 10 —
Chlorure de sodium. . . . 60 —
Eau distillée . . . . 1000 —

(Eau sédative camphrée). Pour compresses (Raspail).

Recourir au *massage*, à la *faradisation*, aux *aimants*, à la *suggestion hypnotique*.

Voy. *Migraine*.

**Pendant la grossesse :** Rechercher l'albuminurie et si elle existe, instituer le traitement préventif de l'éclampsie (régime lacté, laxatifs, diurétiques, bains chauds répétés tous les deux jours).

## CÉPHALÉMATOME

Ne pas inciser, attendre la résorption spontanée Appliquer un *bandage légèrement compressif.*

**En cas de tension excessive :** *ponction aspiratrice.*

**En cas de suppuration** . *incision*, pansement à la *gaze salolée*. Ne pas employer l'acide phénique, ni le sublimé, ni l'iodoforme.

## CHALAZION

*Extirper* la petite tumeur ; pratiquer une incision à la peau ou à la conjonctive, après avoir pris le chalazion dans une pince de Desmarres. Disséquer avec soin au bistouri ; ne pas se servir de la curette.

Faire un seul point de suture ; pansement antiseptique (Trousseau).

Si le malade refuse l'opération, prescrire la pommade suivante :

| ℞ | | |
|---|---|---|
| Iode pur | | 20 cgr. |
| Iodure de potassium | | 60 — |
| Lanoline | | 4 gr. |
| Huile de vaseline | aa | 80 cgr. |
| Eau distillée | | |

Appliquer gros comme un pois de cette pommade sur la surface cutanée du chalazion, avant de se coucher (Strzeminski).

## CHANCRES

C INDURÉ (syphilitique).

**Au début** : pratiquer l'*excision* au bistouri, s'il n'existe pas encore d'induration ou d'adénopathie et s'il ne s'agit pas de chancre du frein (Fournier).

**Lorsque le chancre est constitué** : prescrire les *lotions* faites avec une solution faible de sublimé (1 p. 2000 à 1 p. 4000), répétées de 3 à 6 fois par jour.

Panser, après chaque lotion, avec une *poudre antiseptique* (iodoforme, diiodoforme, xéroforme, salol, aristol, iodol, dermatol), et du coton hydrophile.

Ou bien, recourir aux *pommades antiseptiques* :

| ℞ | | |
|---|---|---|
| Iodoforme | | 2 à 4 gr. |
| Baume du Pérou | | 3 — |
| Vaseline | | 10 — |

Pour pansements (Dujardin-Beaumetz)

| ℞ | | |
|---|---|---|
| Calomel | aa | 1 gr. |
| Oxyde de zinc | | |
| Amidon | | 2 — |
| Vaseline boriquée | | 25 — |

(Mauriac)

| ℞ | | |
|---|---|---|
| Salol | aa | 2 gr. |
| Xeroforme | | |
| Vaseline | | 25 — |

(Herzen).

Éviter les pommades caustiques ou les cautérisations.

Protéger la plaie et le pansement contre tout frottement résultant de la marche.

**S'il existe de l'inflammation** : recourir aux *applications émollientes*, aux *bains prolongés*, aux *cataplasmes*, jusqu'à ce que l'inflammation et les croûtes soient disparues et que l'ulcération soit détergée.

**En cas de chancre douloureux** : incorporer de la *cocaïne* (2 à 3 p. 100) aux pommades qui servent à panser le chancre.

**En cas de chancre buccal ou amygdalien** *gargarismes* légèrement antiseptiques (chlorate de potasse, acide thymique ; sublimé à 1 p. 5000).

Défendre l'usage du tabac et des liqueurs :

| ℞ | |
|---|---|
| Acide thymique | 50 cgr. |
| Alcool à 90° | 2 gr. |
| Eau distillée | 1 litre |
| Borate de soude | 10 gr. |

Pour gargarismes (Herzen).

**Si la cicatrisation est lente**: cautériser légèrement au *nitrate d'argent*, ou bien employer la pommade suivante.

| ℞ | |
|---|---|
| Nitrate d'argent | 50 cgr. |
| Baume du Pérou | 1 gr. |
| Vaseline | 30 — |

**En cas de chancre phagédé-**

**nique** : *repos, alimentation tonique* et reconstituante. *Toniques.*

Instituer le *traitement mixte* : iodure de potassium, 2 gr. par jour, frictions mercurielles ou biiodure de mercure, par la voie stomacale.

Panser l'ulcération avec de l'*onguent napolitain* ou de l'*iodoforme.*

Cautériser avec la solution de *perchlorure de fer*, ou bien avec .

| | | |
|---|---|---|
| ℞ | Tartrate ferrico potassique. | 3 gr. |
| | Eau distillee . . . . . | 10 — |

Faire précéder ces applications douloureuses par celles d'alcool absolu.

Recourir enfin au *thermo* ou au *galvanocautere*, mais ne pas renouveler ces cautérisations et insister avec la médication interne :

### C. MOU (C. SIMPLE OU CHANCRELLE).

**Au début** : essayer de détruire le chancre par les *caustiques* (pâte carbo-sulfurique, chlorure de zinc).

| | | |
|---|---|---|
| ℞ | Poudre de charbon. .. | 10 gr. |
| | Acide sulfurique . . | 4 — |
| | | (Ricord) |

| | | |
|---|---|---|
| ℞ | Chlorure de zinc.... ... | 1 partie |
| | Oxyde de zinc .... | 10 — |
| | Eau distillee . | Q. S, p f. pâte. |

Appliquer cette pâte directement ou au moyen d un petit tampon de coton hydrophile, repeter la medication 2 a 3 fois, à intervalle de 24 heures ; puis faire des pansements antiseptiques (Balzer)

Recourir aussi a la destruction par le *thermocautere* ou le *galvanocautere.*

Ne pas pratiquer l'excision du chancre

**Une fois le chancre constitué** : défendre les longues marches, la bicyclette et l'équitation.

Eviter toute irritation de la plaie ; couper, particulierement chez la femme, tous les poils qui sont exposes a s'agglutiner avec les pansements. Prescrire les *bains locaux*, repetes deux fois par jour, dans l'eau pheniquée a 1 p. 100 ou dans une solution de sublimé a 1 p. 4000, pris a la température de 45°.

Chez la femme, faire prendre matin et soir un *bain de siege* avec de l'eau de son ou de guimauve très chaude, additionnée de 40 gr. d'acide borique.

Pratiquer des *cautérisations* tous les deux ou trois jours, en donnant la préférence à des caustiques faibles : tartrate ferrico-potassique au 6e, ou mieux chlorure de zinc au 10e, ou teinture d'iode.

| | | |
|---|---|---|
| ℞ | Chlorure de zinc........ . | 1 gr |
| | Eau distillee . . . . | 10 — |

Faire penetrer cette solution dans tous les recoins du chancre et sous les bords decolles Badigeonner largement trempei à plusieurs reprises le pinceau dans la solution et ne pas craindre de passer sur le gland et le prépuce (le chlorure de zinc respecte les epithéliums sains et n'agit que sur les parties ulcerees des muqueuses). Laver ensuite a l'eau pheniquee faible (Berdal)

Ou bien employer :

| | | |
|---|---|---|
| ℞ | Alcool à 90° . . . . .. | 2 parties |
| | Acide phenique .... | 1 — |

Pour attouchements quotidiens ou biquotidiens, panser avec du coton hydrophile

| | | |
|---|---|---|
| ℞ | Nitrate d'argent .. . | 3 a 5 gr. |
| | Eau distillee. . . | 100 — |

Appliquer sur le chancre un tampon de ouate imbibe de cette solution et l'y maintenir

Utiliser enfin en attouchements biquotidiens l'*eau oxygenee* a 10 vol., le *perchlorure de fer*, l'*acide pyrogallique*, le *salol camphre*, le *phenol camphre* et le *gaiacol*.

| | | |
|---|---|---|
| ℞ | Acide phénique. . | 10 gr |
| | Camphre . . . . . . | 5 — |
| | (N'est pas caustique) | |

| | | |
|---|---|---|
| ℞ | Acide pyrogallique. . . | 10 gr |
| | Amidon ou vaseline . . | 40 — |

**Après chaque application de caustique** panser avec une *poudre antiseptique* (iodoforme, diiodoforme, sanoforme, xéroforme, iodol, europhène, aristol, amyloforme).

L'*iodoforme est le meilleur topique*, mais ne l'employer, a cause de son odeur penetrante, que pendant la nuit et recourir, pendant le jour, aux autres poudres antiseptiques, ou bien le prescrire comme suit :

| | | |
|---|---|---|
| ℞ | Iodoforme . . . . | 5 gr. |
| | Coumarine. . | 1 — |

| | | |
|---|---|---|
| ℞ | Iodoforme. . . . . . . . | 5 — |
| | Essence de roses . . . . | V gouttes |

| | | |
|---|---|---|
| ℞ | Iodoforme . . . . | 10 gr. |
| | Essence de neroli | 50 cgr |
| | — menthe | 10 — |
| | — citron . . | 20 — |
| | Teinture de benjoin . | 10 — |

Panser ensuite avec la *pommade* suivante :

| | | |
|---|---|---|
| ℞ | Salol pulverisé. . . | 3 gr. |
| | Xeroforme. . . . . | 2 — |
| | Chlorhydrate de cocaine | 20 cgr. |
| | Vaseline . . . . | 30 gr. |

(Heizen).

**En cas de chancre compliqué de phimosis, de chancre du méat, de l'urètre ou de l'anus** : ne pas pratiquer de cauterisations ; appliquer des *poudres* et des *pommades antiseptiques*.

**En cas de balano-posthite** : faire, deux ou trois fois par jour, des *injections sous-preputiales* avec une solution légèrement antiseptique (sublimé a 1 p. 2000).

*Bains generaux* ou *bains de siege tiedes*.

**En cas d'adénite** : voy. *Bubon*.

## CHARBON

Traitement général : soutenir les forces du malade (quinquina, vin, alcool, café).

Interieurement donner X, XX a XXX gouttes de *teinture d'iode* par jour, dans de l'eau sucrée ou bien :

| | | |
|---|---|---|
| ℞ | Iode . . . . | 1 gr. |
| | Iodure de potassium . . . | 2 — |
| | Eau distillee . . | 1 litre |

2 cuillerees a soupe toutes les 2 heures.

Traitement local : *excision* large de la pustule maligne, suivie de cauterisation de la surface mise a nu.

*Extirpation de la pustule au thermocautere* avec debridement profond de tous les tissus œdematies, operer largement, ne pas craindre les incisions longues et profondes.

*Injections antiseptiques* . le *sublime* est peu maniable, preférer l'*acide phenique* a 1/2 p.

100, ou mieux employer une *solution iodo iodurée* (iode 1 gr., iodure de potassium 2 gr., eau 1 litre) ou la *teinture d'iode* de 2 à 5 p. 100.

*Manuel opératoire* : au delà de la zone vésiculaire, à 2 cm. autour de l'induration, injecter la solution choisie, en des points assez rapprochés pour que les noyaux formés se touchent et se confondent. Injecter dans le tissu cellulaire sous-cutané, faire 6 à 10 injections, matin et soir, chaque fois plus excentriques.

Pratiquer aussi des injections iodées autour des ganglions engorgés.

TRAITEMENT MIXTE DE VERNEUIL : enlever la plaque et cautériser la surface cruentée ; puis larder l'aréole de pointes de feu profondes, jusque dans le tissu cellulaire.

En plus, injections iodées multiples dans la zone œdématiée.

SÉRUMTHÉRAPIE : injections de *sérum anticharbonneux*.

## CHARBON DE LA PESTE

Voir *Peste bubonique*.

## CHÉLOIDE

**Chez les scrofuleux**, administrer l'*arséniate de soude*, l'*huile de foie de morue*.

LOCALEMENT, employer à tour de rôle les quatre médications suivantes :

1° *Emplâtres*, appliqués pendant des mois : emplâtre de Vigo cum mercurio ; emplâtre à la résorcine ou à l'acide pyrogallique et surtout emplâtre à l'*acide chrysophanique* au 1/20, au 1/10, au 1/5, quand il est supporté.

2° *Pulvérisations*, faites matin et soir pendant une demi-heure ou trois quarts d'heure chaque fois, avec une *solution phéniquée* ou *résorcinée* à 1 p. 200 ou à 1 p. 100, suivant la tolérance des téguments.

3° *Scarifications linéaires quadrillées*, répétées tous les huit jours et qui divisent la chéloïde dans sa totalité.

Dans l'intervalle des séances, appliquer un des emplâtres ci-dessus mentionnés.

4° *Électrolyse* (Brocq).

## CHLOASMA UTÉRIN

Traiter l'affection utérine.

*Voilettes* épaisses, bleues ou vertes, chapeaux à larges bords.

Frictionner la peau avec le *savon mou de potasse*, jusqu'à ce qu'elle présente un certain degré d'irritation.

Mettre ensuite le soir, au coucher, la pommade suivante :

| | | |
|---|---|---|
| ℞ Onguent de Vigo . . . . | } | ãã 10 gr. |
| Vaseline . . | } | |

L'étendre sur de la mousseline et recouvrir de taffetas gommé. Le matin, nettoyer la figure avec une solution chaude de *sublimé* à 1 p. 2000, à 1 p. 4000, et appliquer une *pommade inerte* (à l'oxyde de zinc, par exemple), pour dissimuler l'effet de la médication.

(Besnier)

En cas de pigmentation

**peu marquée**. lotions journalières avec une *solution de borax* (borax 15 gr., eau 250 gr.) qu'on laisse sécher sur la peau (Gaucher).

| ℞ | | |
|---|---|---|
| Borate de soude | | 20 gr. |
| Bichlorure de mercure | | 1 — |
| Alcoolat de lavande | | 60 — |
| Eau | | 250 — |

Ou bien toucher les taches, matin et soir, avec un pinceau imbibé de la solution suivante :

| ℞ | | |
|---|---|---|
| Sublimé corrosif | | 1 gr. |
| Sulfate de zinc | āā | 2 — |
| Acétate de plomb | āā | 2 — |
| Eau | | 250 — |
| Alcool | | Q. S. |

Employer cette solution pure ou étendue d'eau, suivant la susceptibilité de la peau (Hardy).

**Dans les cas rebelles** : recourir à l'application de *compresses imbibées d'une solution alcoolique de sublimé* à 1 p. 100, laissées en place pendant quelques heures (Kaposi).

S'il se produit des phlyctènes, les percer avec une aiguille aseptique. Panser avec des poudres inertes.

Pratiquer enfin l'*écorchement*, moyen radical, mais douloureux (Unna et von Hoorn).

Conseiller les *douches sulfureuses chaudes*, principalement avec les eaux thermales naturelles.

Voy. *Éphélides*.

## CHLORO-BRIGHTISME

*Régime* (c'est l'indication capitale) : interdire formellement tout ce qui constitue l'alimentation forte des chlorotiques et des anémiques (viande rôtie ou grillée, gibier, alcools, élixirs et vins médicinaux).

Prescrire d'abord le régime lacté absolu et exclusif ; puis, le régime lacto-végétarien, et le régime achloruré.

*Frictions sèches* ou *alcooliques*.

Vie en plein air, à la campagne, à la montagne. Pas de travail intellectuel, pas de surmenage physique ; pas de soucis ni de préoccupations morales. Pas de grossesse ni de lactation.

*Repos* au lit d'au moins neuf heures.

Plus tard, faire tous les jours (10 jours sur 20) une injection hypodermique de *cacodylate de fer* de 3 cgr. chacune.

Voy. *Néphrites* (N. chronique).

## CHLOROSE

Voy. *Anémies*.

S'assurer, avant de commencer le traitement, qu'il ne s'agit pas d'une pseudo-chlorose ou d'une anémie symptomatique (tuberculose, syphilis acquise ou héréditaire, rachitisme, troubles gastro-intestinaux, néphrites, helminthiase, anémie consécutive à des hémorragies répétées, anémie paludéenne, anémie saturnine, leucémies, leucocythémie, etc.).

**CAS ORDINAIRES.**

Eviter les fatigues, la vie sédentaire, les veilles, les soirées, les bals, le séjour dans l'air confiné.

*Régime tonique et reconstituant* (œufs, viandes rôties, volailles, poissons, légumes verts en purée, fruits cuits, pain grillé). Pas de vin, de café, de thé, de liqueurs, de bière. Préférer le lait au vin et aux liqueurs ; proscrire l'administration de vins fortifiants ou médicamenteux ils déterminent souvent de la dyspepsie.

*Promenade quotidienne, exercice en plein air* et au soleil. Séjour à la *campagne* ou à la *montagne*.

Combattre la constipation et les troubles menstruels, traiter la dyspepsie (acide chlorhydrique, pepsine), stimuler l'appétit.

Conseiller les *bains chauds* à 40° d'un quart d'heure de durée, pris trois fois par semaine, suivis d'une *affusion froide très courte ;* ou bien prescrire les frictions quotidiennes au *drap mouillé*, au sortir du lit, ou encore les *douches en jet brisé* de 18° à 10° et 9°.

Recommander les *bains de mer*, si le malade n'est pas trop impressionnable, ni surtout trop excitable.

Administrer les *préparations ferrugineuses :* fer réduit, oxyde de fer, éthiops minéral, safran de Mars apéritif, sous-carbonate de fer, pilules de Vallet, pilules de Blaud, iodure de fer, pilules de Blancard, tartrate ferrico-potassique, boules de Mars, citrate de fer, lactate de fer, protoxalate de fer, albuminate de fer, peptonate de fer.

℞ Fer réduit . . . 10 à 20 cgr.

Pour un cachet : 2 cachets par jour. (Grasset).

℞ Protoxalate de fer . . 10 à 20 cgr.

Pour 1 cachet : 1 cachet au commencement de chaque repas (Hayem)

En même temps administrer les cachets suivants.

℞ Phosphate de chaux } ãã 50 cgr.
Chlorure de sodium }

Pour 1 cachet : 1 à 2 cachets après le repas

Ou bien :

℞ Protoxalate de fer . . 10 à 20 cgr
Phosphate de chaux . . 25 —

Pour 1 cachet à prendre au commencement de chaque repas (Hayem).

℞ Fer réduit . . . . . . 15 cgr.
Sulfate de fer . . . 5 —
Extrait de glycérine . . . Q S.

Pour 1 pilule : 3 pilules par jour (Herzen)

℞ Lactate de fer . . . } ãã 5 gr.
Poudre de rhubarbe. }

Pour 100 pilules : 4 pilules par jour.

℞ Protoxalate de fer } ãã 10 cgr.
Poudre de colombo }
Excipient de glycérine . Q S

Pour 1 pilule : 2 à 4 pilules par jour

℞ Citrate de fer . . . . . . . 10 gr
Teinture de noix vomique 5 —
Sirop d'écorces d'oranges amères. . . . Q S p 500 cc.

2 cuillerées par jour.

Prescrire la *poudre de sang desséchée*, l'*hémoglobine*, l'*oxyhémoglobine*.

**En cas d'anorexie, de gastralgies, de constipation opiniâtre ou de dyspepsie** (hypochlorhydrie, dilatation d'estomac). soigner les voies digestives d'abord ; la chlorose ensuite.

Ne pas donner le fer par la voie stomacale et recourir aux *injections sous-cutanées de citrate de fer ammoniacal*, seul ou associé à l'arséniate de soude, ou à celles de *cacodylate de fer*, à la dose de 3 à 5 cgr. par jour.

| | | |
|---|---|---|
| ℞ Citrate de fer ammoniacal. | | 5 gr |
| Arséniate de soude. | } ãã | 5 cgr. |
| Sulfate de strychnine | | |
| Eau stérilisée | | Q S p 50 cc |

Injecter progressivement de 1/2 à 1 seringue par jour dans les cas graves jusqu'à 2 cc dans les 24 heures, pratiquer de 35 à 40 injections, de préférence dans la région deltoïdienne ou fessière (Herzen).

**Chez les surmenés** : beaucoup de *repos*, peu de fer.

**En cas de chlorobrightisme** : prescrire un *régime* rigoureux, proscrire l'alimentation reconstituante généralement ordonnée aux chlorotiques : ni viandes, ni gibier, ni jus de viande, ni alcool ou vins médicinaux

Ordonner le *régime lacté* jusqu'à disparition des œdèmes et de l'albumine des urines, puis *régime lacto-végétarien*.

Voy. *Néphrite chronique*.

**Dans les cas de chlorose accompagnés de névralgies** : prescrire l'*arsenic*, seul ou associé au fer.

| | |
|---|---|
| ℞ Lactate de fer. . . . . | 5 cgr. |
| Acide arsénieux . . . . . . . | 1 mgr. |
| Excipient . . . . | Q S |

Pour 1 pilule : 1 à 2 pilules à la fois ; 6 à 8 par jour

| | | |
|---|---|---|
| ℞ Liqueur de Fowler . . | } ãã | 10 gr. |
| Tartrate ferrico-potassique. . . | | |

X à XV gouttes progressivement selon l'âge du malade, avant chaque repas

Ordonner le *cacodylate de soude* (4 à 6 gr.) ou le *cacodylate de fer* à la dose de 5 à 20 cgr. par jour, par voie gastrique

**Dans les cas rebelles au fer** : essayer le *manganèse*.

| | |
|---|---|
| ℞ Carbonate de manganèse . | 10 gr. |
| Extrait de gentiane . . | Q. S |

Pour 100 pilules : 2 à 4 pilules par jour (Potain)

| | | |
|---|---|---|
| ℞ Sulfate ferreux. . . | } ãã | 4 gr. |
| — manganeux . | | |
| Extrait de gentiane | | Q S. |

Pour 120 pilules 2 à 4 pilules par jour.

**CAS GRAVES.**

*Repos* au lit pendant 2 à 3 semaines, alimentation tonique et reconstituante, *lait, viande crue hachée* ou *râpée*. Champagne.

Injections sous-cutanées de *citrate de fer ammoniacal associé à l'arséniate de soude et à la strychnine*, ou injections hypodermiques de *cacodylate de fer* à la dose de 5 cgr par jour.

Inhalations d'*oxygène*. Bains d'*air comprimé*.

Puis *repos relatif* ou exercices modérés sans fatigue. Continuer la *suralimentation*, particulièrement chez les malades issus de tuberculeux.

**Contre la dyspepsie** : voy. *Dyspepsie gastrique atonique, Anorexie*.

**En cas de troubles nerveux** : recourir à l'*hydrothérapie tiède* ou *froide*.

**En cas de tendance permanente aux lipothimies** : prescrire le *sulfate de spartéine*, à la dose de 5 à 10 cgr. par jour.

Eaux minérales

*Stations thermales ferrugineuses* : Forges-les-Eaux, Bauché, Bussang, Renlaigue, Pyrmont, Schwalbach en Allemagne, Spa en Belgique.

*Stations thermales arsenicales*. La Bourboule ; *chlorurees* : Salies, Salins ; *sulfureuses* : Barèges, Luchon, Saint Sauveur, Saint-Gervais, Saint-Honoré, Uriage.

OPOTHÉRAPIE : dans les cas rebelles aux médications précédentes, recourir au *suc ovarien*, a l'*ovarine*.

## CHOLÉCYSTITE

Voy. *Colique hepatique, Fievre intermittente hepatique, Hydropisie de la vesicule biliaire, Ictere chronique, Lithiase biliaire*.

## CHOLÉRA

**Au début, contre la diarrhée prémonitoire** : prescrire le *calomel*, à la dose de 10 à 20 cgr., répétée toutes les 2 heures.

| | |
|---|---|
| ℞ Calomel .. . . | 10 à 15 cgr. |

Pour 1 poudre n° 6 Prendre une poudre toutes les 2 heures.

Ou bien, faire prendre une forte dose de calomel, 30 à 60 cgr. et prescrire ensuite des petites doses (2 à 5 cgr.) de ce même médicament, répetées toutes les 2 heures, en l'associant aux *antiseptiques intestinaux* (salol bétol, benzonaphtol) et au *laudanum*, ou a l'*elixir paregorique* ou à la *poudre d'opium*.

| | |
|---|---|
| ℞ Teinture ethérée, de valériane . . . . . | 10 gr. |
| Laudanum de Sydenham | āā 6 — |
| Alcoolat de melisse . . . | āā 6 — |
| Essence de menthe anglaise. . . . . . . . | X gouttes |

Ne pas filtrer et agiter avant de s'en servir XXV à XXX gouttes après chaque garde-robe, dans une cuillerée a soupe d'eau sucree (Lereboullet).

Faire prendre de l'*eau de riz albumineuse* pour boisson.

Pratiquer des *irrigations intestinales antiseptiques* avec le tube de Faucher : eau boriquee à 2 p. 100, permanganate de potasse à 1 p. 10.000, thymol à 1 p. 1000.

Donner, dès le début, l'*acide lactique* (10 à 15 gr.), associe au *laudanum* (1 gr.) où à l'*elixir paregorique* (3 à 4 gr.).

| | |
|---|---|
| ℞ Acide lactique .. ..... | 10 à 15 gr. |
| Sirop de sucre ... .. | 200 — |
| Eau bouillie | 800 — |

1 ou 2 litres dans les 24 heures, par verres (Hayem).

| | |
|---|---|
| ℞ Acide lactique .... | 10 à 15 gr. |
| Sirop de sucre . | 90 — |
| Alcoolat d'orange ou de citron ..... ..... | 2 — |
| Eau bouillie.. . . | 1000 — |

Par verres, toutes les heures, additionner cette potion de 3 à 4 gr d'élixir paregorique, surtout si les évacuations sont fréquentes (Dujardin-Beaumetz)

*Regime* : lait glacé et eau bouillie glacée, additionnés de cognac.

*Isoler* le malade dans une chambre à 18°. lui faire prendre du thé, du café, des boissons alcooliques.

*Desinfection* des vases avec une solution de sulfate de cuivre à 5 p. 100, et de la literie et des linges avec une solution de sublimé a 1 p. 1000.

**Contre la soif et les vomis-**

**sements** prescrire la *glace* par petits morceaux, les *boissons glacées* (eau de Seltz ou eau de Vichy glacée, champagne frappé).

Donner l'*ether*, l'*eau chloroformee*, le *menthol* (50 cgr. à 1 gr., dans une potion alcoolisée), le *chlorhydrate de cocaïne* à petites doses (2 à 4 cgr).

| | | |
|---|---|---|
| ℞ Menthol | | 1 gr. |
| Chloroforme | | 2 — |
| Alcool à 90° | | 25 — |
| Teinture d'opium | | 5 — |

X gouttes, plusieurs fois par jour (Herzen)

| | | |
|---|---|---|
| ℞ Laudanum de Sydenham | | XV gouttes |
| Ether sulfurique | | 4 gr |
| Eau de fleurs d'oranger | } ãã | 30 — |
| Sirop de limons | } | |
| Eau de tilleul | | 90 — |

Par cuillerees à soupe, toutes les heures (C. Paul)

Au besoin, pratiquer le *lavage de l'estomac* avec une solution d'acide lactique à 2 ou 3 p. 100, ou de permanganate de potasse à 1 p. 10 000.

**En cas d'algidité**. administrer des *boissons chaudes alcoolisees* (thé au rhum); donner des *bains chauds* (un bain à 40°, toutes les deux heures) : pratiquer des *frictions alcooliques ;* faire mettre des *briques chaudes* aux pieds.

Prescrire des potions à l'*acetate d'ammoniaque*, à l'*ether*.

**Contre la diarrhée** : ne pas prescrire le *laudanum* (il favorise le collapsus).

Employer l'*acide lactique*, en en abaissant progressivement la dose 15, 10 et même 5 gr. pour 1000 gr. d'eau (Galliard).

Recourir a l'*entéroclyse*, pratiquée au moyen du tube de Faucher introduit aussi haut que possible dans l'intestin.

Se servir de l'une des solutions suivantes :

| | |
|---|---|
| ℞ Eau bouillie à 38° ou 40° | 2 litres |
| Acide tannique | 8 à 10 gr |
| Gomme arabique | 50 — |
| Laudanum de Sydenham | XX à L gouttes |

(Cantani)

ou mieux :

| | |
|---|---|
| ℞ Acide tannique | 10 à 20 gr |
| Teinture d'opium | 2 — |
| Infusion de camomille | 2 litres, |

Injecter au moins a 38°.

**Contre les crampes musculaires** : *frictions alcoolisees* energiques et *bains chauds prolonges* (40°), donnés toutes les 2 heures.

**Contre l'adynamie** : prescrire les *boissons alcooliques* (cognac, rhum, champagne) et les *stimulants diffusibles* (acétate ou carbonate d'ammoniaque, éther, musc).

| | |
|---|---|
| ℞ Carbonate d'ammoniaque | 3 gr |
| Teinture de musc | 2 à 4 — |
| — de cannelle | 10 — |
| Hydrolat de camomille | 150 — |
| Sirop d'écorces d'oranges amères | 30 — |

1 cuilleree a bouche de demi-heure en demi heure

| | | |
|---|---|---|
| ℞ Ether sulfurique | | 2 gr. |
| Teinture de cannelle | | 10 — |
| Alcoolat de melisse | } ãã | 20 — |
| Cognac | } | |
| Acetate d'ammoniaque | | 10 — |
| Eau distillee | | 100 — |
| Sirop d'ecorces d'oranges ameres | | 30 — |

1 cuilleree a bouche, de demi-heure en demi-heure (Herzen).

Pratiquer, au besoin, des injections de *cafeine*, d'*ether*, de *camphre*, de *musc*, de *strychnine*.

℞ Camphre 1 gr.
Ether sulfurique 2 —
Huile d'olive stérilisée Q. S. p. 10 cc.

Injecter 1 à 2 cc. à la fois.

℞ Teinture éthérée de musc 20 cc.
Sulfate de strychnine... 20 mgr.

Injecter 2 à 4 seringues dans les 24 heures (Herzen).

**En cas de dyspnée :** conseiller les *inhalations d'oxygène.*

**Contre les phénomènes de déshydratation des tissus :** pratiquer la *transfusion saline intra-veineuse* et la *transfusion hypodermique* (hypodermoclyse) de *sérum artificiel.*

℞ Eau distillée 1 litre
Chlorure de sodium 5 gr.
Sulfate de soude 10 —
(Hayem.)

Pratiquer la transfusion veineuse dans une veine du pli du coude ou bien dans la saphène, injecter lentement de 1500 à 2000 centimètres cubes, à la température de 38°, à l'aide d'un récipient muni d'un tube de caoutchouc terminé par une aiguille creuse et que l'on élève de 50 cm. à 1 mètre au-dessus du plan du lit.

Répéter la transfusion toutes les 6, 12 ou même toutes les 24 heures, selon le cas.

Pratiquer les *injections sous-cutanées de sérum artificiel,* soit à la partie antérieure des cuisses, sous la peau du ventre ou dans la région interscapulaire. Injecter 400 à 800 cm. cubes de sérum artificiel à la température de 38° ; masser légèrement la région pendant toute la durée de l'injection et répéter cette transfusion 2 à 4 fois dans les 24 heures, selon le besoin.

**S'il existe des symptômes d'urémie :** recourir à la *saignée* (200 gr.), pratiquée immédiatement après une injection intra-veineuse.

**Contre le collapsus,** recourir aux *injections de sérum artificiel* soit intraveineuses, soit sous-cutanées. Pratiquer en plus des injections de *caféine,* d'*éther,* d'*éther camphré* à 1 ou 2 p. 100, et donner des *bains chauds* à 40°, toutes les 2 heures, ou des *bains sinapisés.*

℞ Camphre } āā 2 gr.
Ether sulfurique }
Huile d'amandes douces. Q. S. p. 10 cc.

Injecter 1 cc., 3 fois par jour (Herzen).

**Si la réaction se produit :** administrer l'*alcool,* prescrire la *caféine* et la *strychnine.*

**Pendant la convalescence :** insister sur le *régime lacté exclusif,* puis permettre les œufs et les viandes blanches.

Administrer les *antiseptiques intestinaux.*

℞ Benzonaphtol } āā 50 cgr.
Benzoate de bismuth }

Pour 1 cachet, à prendre après les repas (Grasset).

Prescrire les *toniques :* noix vomique, strychnine, glycérophosphates, kola, coca.

Traiter la neurasthénie post-cholérique par l'hydrothérapie (Grasset).

**C. INFANTILE**

Voy. *Diarrhée cholériforme.*

## CHOLÉRINE

Voy. *Diarrhee choleriforme des enfants.*

## CHORÉES

**C. DE SYDENHAM.**

**Cas légers.**

Imposer le *repos* et défendre le travail intellectuel. Eviter aux malades les contrariétés et les émotions. Vie calme, isolée et régulière, au grand air, à la *campagne*. *Alimentation legere*: conseiller le lait, les œufs, les viandes grillees, les legumes verts, les graisses.

S'il existe des mouvements choreiques des mâchoires, employer une timbale au lieu de verre.

Ne pas donner à l'enfant de fourchettes, ni de couteaux pointus.

Hydrothérapie : si l'enfant a plus de 7 ans, donner la *douche froide en forme de jet brise* applique sur tout le corps et d'une durée de 1/4 de minute au plus. Ou bien : *douche froide en jet sur la colonne vertebrale*, en pluie sur les epaules, le tout d'une durce de 1/4 de minute.

Les pratiques hydrothérapiques sont contre-indiquees par le rhumatisme ou les complications cardiaques ; prescrire alors les *bains sulfureux*, pris tous les 2 jours, d'une demi a une heure de duree.

Chez les enfants âges de moins de 7 ans, s'en tenir soit aux *bains tiedes prolonges*, soit aux *lotions a l'eponge* à l'eau salee, soit a l'*enveloppement dans le drap mouille*; prendre pour cela de l'eau tres froide (9° a 10°), y tremper un drap, l'exprimer, et envelopper le malade jusqu'au cou en pratiquant, par-dessus le drap, des frictions énergiques. Quand le patient est bien réchauffé, l'enrouler dans plusieurs couvertures, le laisser ainsi 25 à 30 minutes, activer la reaction en mettant des boules d'eau chaude aux pieds. Répeter l'opération 2 fois par jour.

Conseiller aussi de faire une *cure hydrotherapique* dans un établissement spécial : Champel, Divonne, Brioude, Saint-Didier, Lafont.

En même temps, recommander la *gymnastique suedoise, cadencee et rythmee*.

Ne pas insister sur l'application de ventouses seches a la nuque ; recourir aux *pulverisations d'ether* ou de *chlorure de methyle* le long de la colonne vertébrale.

Employer l'*electricite* sous differentes formes : faradisation, galvanisation, franklinisation.

Si l'enfant est chlorotique, prescrire le *protoxalate de fer*, ou mieux, pratiquer des *injections profondes de fer et d'arsenic* :

| ℞ Citrate de fer ammoniacal. | 1 gr 50 |
|---|---|
| Arseniate de soude | 15 a 20 mgr |
| Eau sterilisée. Q. S p | 20 cc |

Injecter progressivement 1/4 a 1 seringue par jour, pratiquer 30 à 40 injections (Herzen).

En cas de faiblesse génerale,

ordonner les *glycerophosphates* et le *cacodylate de soude* (par voie hypodermique).

Si besoin, donner l'*acide chlorhydrique*.

**Cas de moyenne intensité.**

Insister sur le *traitement hygienique et dietetique* précédemment indiqué.

Eviter les aliments solides, car un etouffement serait possible.

Administrer methodiquement les différents médicaments suivants : *salicylate de soude, arsenic* et *antipyrine*.

Prescrire le *salicylate de soude* dans les cas d'origine rhumatismale. autrement préférer l'arsenic et l'antipyrine.

Donner la *liqueur de Fowler*, en commençant par IV gouttes par jour ; augmenter d'une goutte par jour jusqu'à X et XX gouttes.

Si, a ce moment, apparaissent des troubles intestinaux, suspendre pendant 2 a 3 jours, pour reprendre ensuite à la dose atteinte au moment de l'apparition des accidents et augmenter d'une goutte par jour jusqu'aux doses de XVIII a XX gouttes par jour. Continuer à ces doses; cesser de temps en temps la medication, s'il survient des accidents.

Prescrire de préférence l'*acide arsenieux*, qui est plus actif que l'arséniate de soude, faire prendre la *liqueur de Boudin* ou solution d'acide arsénieux a 1 p 1000, a doses progressivement croissantes : commencer par donner 4 gr de liqueur incorporée dans une potion de 125 gr., a prendre dans la journee. Augmenter cette dose initiale de 2 gr. par jour, jusqu'a ce que l'intolérance se produise, sans toutefois dépasser 30 mgr. d'acide arsénieux, c'est-a-dire 30 gr. de liqueur de Boudin. En cas d'intolérance, abaisser la dose : une diminution de 4 gr. de liqueur suffit ordinairement pour faire cesser l'intolérance. Ces symptômes disparus, reprendre la marche ascendante de la médication.

Une fois la guérison survenue, ne pas interrompre brutalement l'administration de l'acide arsénieux, mais diminuer la dose de 4 gr environ par jour, pour arriver progressivement à la suppression complète de la médication.

Cette médication exige une surveillance très étroite (Marfan).

Si l'usage interne de l'arsenic n'est pas toléré, recourir aux *injections sous-cutanees de liqueur de Fowler pure*, a la dose de 0 cc 25 à 0 cc. 50 (Filatow).

Ne pas employer le cacodylate de soude.

**En cas d'échec avec l'arsenic** : employer l'*antipyrine* à doses élevées et massives.

| ℞ Antipyrine . . . . . . | 15 gr |
|---|---|
| Sirop de fleurs d'oranger. | 50 cc |
| Eau de tilleul . . . . . . | 100 — |

6 à 8 cuillerees à cafe par jour (Herzen).

| ℞ Antipyrine . . . . . . . . | 3 à 4 gr |
|---|---|
| Julep gommeux . . . . | 120 — |

1 cuillerée à soupe de 2 en 2 heures (Legroux).

Débuter, chez les enfants de 6 à 15 ans, par la dose quotidienne minima de 3 gr., augmenter les doses jusqu'a 4, 5 et 6 gr. par jour, suivant les âges. Si la dose de 5 à 6 gr., prise pendant 3 semaines, ne produit pas d'amélioration, ne pas compter, dans le cas particulier, sur ce médicament (Legroux).

Pour éviter les accidents toxiques (éruptions diverses, vomissements, anurie, etc.) que les hautes doses sont susceptibles de produire, mettre les petits malades au repos et les faire boire abondamment (régime lacté).

Compléter le traitement par l'antipyrine, par l'arsenic ou par l'usage d'un *hypnotique*.

Prescrire le *chloral* à la dose de 75 cgr. à 2 gr., le soir, vers 9 heures.

℞ Paraldéhyde . . . . . . 1 gr.
Sirop de limon. . . . 30 —
Eau de tilleul . . . . 70 —

A prendre en 2 fois, le soir avant de se coucher.

℞ Sulfonal . . . . . . 30 cgr.

Pour un cachet 2 à 4 cachets le soir et avaler une gorgée d'eau après chaque prise.

S'il existe une affection cardiaque, administrer une potion au *bromure de potassium* additionnée d'une petite dose d'*opium*.

Ordonner aussi la *médication stibiée* (Méry), spécialement dans certains cas graves, ou bien recourir aux injections sous-cutanées d'*acide phénique* pendant dix, vingt et trente jours, à la dose de 10 à 30 cgr. par jour, suivant la gravité du cas et l'âge du malade.

**En cas de chorée à forme typhoïde** : recourir à la *balnéation froide* (Marfan).

**Pendant la convalescence :** prescrire la *gymnastique*, les *bains sulfureux*, pris tous les jours à une température de 35° et d'une durée de 10 minutes et, en été, *cure hydrothérapique* dans un établissement spécial Divonne, Champel.

Conseiller de faire, deux fois par jour, une séance de *mouvements rythmés*, d'abord partiels, puis d'ensemble, faits au commandement ; séances courtes pour ne pas provoquer la fatigue.

Contre les troubles localisés survivant à la chorée (secousses dans un membre, tremblement, troubles dans les mouvements de l'écriture), recourir à la *suggestion hypnotique* (Bernheim).

## C. CHRONIQUE DES ADULTES ET DES VIEILLARDS.

Les médicaments usuels échouent habituellement.

*Intérieurement :* bromures, antipyrine, arsenicaux, ferrugineux. Injections sous-cutanées d'hyoscine et de duboisine.

*Extérieurement :* pointes de feu, ventouses sèches teinture d'iode sur la nuque, stypage de la colonne vertébrale.

En même temps ordonner les *toniques* (quinquina, kola, fer, arsenic, huile de foie de morue) ou mieux pratiquer des injections de *glycérophosphate de soude* (25 cgr.), ou de *cacodylate de soude* (5 cgr.), ou de *cacodylate de fer* (3 à 10 cgr.). *Électricité statique. Hydrothérapie tiède. Cures thermales* à Lamalou, Néris, Ragatz.

## C. DES FEMMES ENCEINTES.

Rechercher l'hystérie et, si elle existe, instituer le traitement général de cette névrose (Gilles de la Tourette).

Prescrire un *traitement tonique et sedatif*.

Administrer le *chloral*, de telle sorte que la malade soit plongée dans un sommeil continuel; réveiller la malade au moment des repas.

℞ Chloral . . . . 6 à 8 gr
Sirop simple. . . . 30 —
Essence de menthe . II gouttes
Eau . . . . . . . 90 gr.

A prendre dans les 24 heures (Pinard).

Prescrire le *bromure de potassium*, l'*antipyrine*, l'*arsenic*.

℞ Antipyrine } āā 1 gr
Bromure de potassium }

Pour 1 cachet : 4 cachets dans les 24 heures (G See).

Essayer l'*opium*, l'*hyosciamine*, recourir aussi à l'*hydrothérapie* sous forme de bains tiedes, prolongés, d'applications du drap mouillé, de douches.

**Dans les cas graves** avec insomnie persistante : *Accouchement provoqué*; *dilatation digitale du col.*

C HYSTÉRIQUE

Voy. *C. Saltatoire.*

C MOLLE

S'abstenir de mesures thérapeutiques excessives.

*Medication tonique et antispasmodique*, usitée contre la choree vulgaire.

*Electrisation faradique* (P. Blocq).

C. FAUSSE ÉLECTRIQUE.

*Electrisation galvanique* : un des electrodes sur le rachis, l'autre successivement promene sur les membres affectes.

La valeriane, la belladone, les bromures sont peu efficaces.

Pratiquer des injections d'*hyoscine* ou de *cocaine*, méthodiquement employées, à doses extrêmement faibles.

Recourir a l'*emetique* .

℞ Tartre stibie. . . . 5 cgr

A prendre le matin à jeun dans un peu d'eau sucree, pour un enfant de 8 a 10 ans, faire suivre cette prise de quelques gorgees d'eau chaude

C SALTATOIRE.

*Traitement general* de l'hysterie

Conseiller la *gymnastique methodique*, les *mouvements rythmés* et la réeducation des mouvements musculaires par la suggestion a l'état de veille.

Voy. *Hysterie.*

## CHROMIDROSE

Antisepsie intestinale.

Traiter l'hysterie, lorsqu'elle existe.

## CHUTE DU RECTUM

**Chez les enfants.**

*Combattre la cause* . diarrhée, constipation, oxyures, polypes, atonie intestinale.

En cas de constipation, prescrire des *lavements froids* quotidiens.

Conseiller au malade d'*aller a*

*la selle assis sur un siege eleve,* de façon que ses pieds ne touchent pas le sol. Ou bien, prescrire le *decubitus lateral ou dorsal* au moment de la defecation.

Traiter le rachitisme, s'il existe. Donner les *toniques* (huile defoie de morue, sirop d'iodure de fer, sirop iodo-tannique, fer, phosphore, phosphates, lécithine, cacodylates)

Recourir a la *reduction* de la tumeur chaque fois que cela sera necessaire. mettre le malade dans l'attitude genu-pectorale ou le coucher dans le decubitus latéral, enduire le bourrelet de vaseline, et avec un linge fin, également vaseliné, presser doucement en refoulant vers l'anus. Maintenir la réduction a l'aide d'un tampon de ouate fixé par un bandage en T

Réveiller la contractilité du sphincter anal par des *lotions froides* à 10° ou 15°, ou par des *lavements froids,* pris tous les jours, ou encore par l'introduction de petits morceaux *de glace* dans l'anus.

Appliquer le soir un *suppositoire astringent :*

| | | |
|---|---|---|
| ℞ Extrait de ratanhia ... | } åå | 1 gr |
| Tanin ... | } | |
| Beurre de cacao ... | | 2 — |

Pour un suppositoire.

Administrer le *sulfate de strychnine,* comme excito-moteur.

Essayer l'*electrisation,* ou bien faire au voisinage de l'anus des *injections profondes d'ergotine :*

| | |
|---|---|
| ℞ Ergotine ... | 2 gr. |
| Hydrolat de laurier-cerise .. | 10 — |

Injecter 1/2 seringue de Pravaz, par jour (Vidal)

Preferer les *injections d'alcool absolu* enfoncer l'index profondement dans le rectum, pour guider à distance l'aiguille de Pravaz plongée a fond parallèlement au rectum, en dehors de ses tuniques.

Pratiquer trois a quatre piqûres par seance (deux latérales, une anterieure et une posterieure) et injecter 2 a 3 cc. d'alcool. Répéter éventuellement cette intervention sous anesthesie générale (Mayor, Roux). Maintenir pendant huit jours les fesses rapprochées à l'aide d'une bandelette de diachylon.

**Chez l'adulte.**

*Traitement general tonique* et reconstituant : injections profondes de citrate de fer ammoniacal, associé à l'arséniate de soude et a la strychnine.

*Traitement hygiénique* et *dietetique* des hémorroïdes.

Pratiquer, selon le cas, la *resection du prolapsus* avec abaissement de la muqueuse rectale que l'on suture à la peau, ou la *rectococcypexie.*

*Intervenir d'urgence,* lorsque la réduction manuelle est impossible et le prolapsus en imminence de sphacèle ou déja sphacélé (prolapsus étranglé). pratiquer, dans ces cas, l'*ablation* de la partie prolabée suivant le procédé de Mikulicz ou celui de Segond et Nélaton.

## CHUTE DE L'UTÉRUS

Voy. *Prolapsus uterin.*

## CHYLOTHORAX

*Thoracentese* Rechercher la filaire du sang.

## CHYLURIE

Combattre la filariose par le *mercure*, *l'iode*, le *bleu de methylene*.

## CIRCULAIRES DU CORDON

Voy. *Dystocie funiculaire*.

## CIRRHOSES

**C. ALCOOLIQUE (VEINEUSE) DU FOIE** (*atrophique* et *hypertrophique*).

*Exercice au grand air*.

Régime : défendre absolument l'alcool, le vin, la bière, le cidre. Ne permettre comme boissons que le *lait ecreme*, les *eaux alcalines* (Vichy, Vals), l'*eau de Vittel* ou l'*eau d'Evian*, avec ou sans 20 gr. de lactose par bouteille, s'il y a de l'ascite ; faire prendre du *cafe* léger.

Peu ou pas de viandes, pas de graisses · *regime lacte absolu* (le lait doit être écrémé) ou *regime mixte* comprenant les aliments peu aptes à la production de toxines intestinales, comme les œufs, les purées de haricots, de lentilles, les soupes d'orge, d'avoine (Chauffard).

Si le cas n'est pas grave, permettre les viandes blanches, les poissons légers, les crèmes, les fromages frais, les légumes verts cuits et les fruits cuits.

Aider a la digestion du lait par l'emploi des *alcalins* : bicarbonate de soude (4 gr. par litre), eaux alcalines naturelles (Vichy-Hôpital, Vals, Pougues), eaux de chaux, ou bien prescrire :

℞ Pepsine . . . . . . }
Pancreatine . . . . . } ãã 4 gr.
Bicarbonate de soude . }

Pour 20 cachets, 3 à 4 cachets par jour (Huchard).

Respecter la diarrhée produite par le lait, lorsqu'elle n'est pas excessive ; combattre, au contraire, la constipation (évonymine, 5 gr.).

Ajouter enfin de la *magnesie* et du *charbon* au lait, s'il y a dyspepsie flatulente.

Se défier de tous les médicaments susceptibles d'exciter le foie, ne pas prescrire d'elixirs, de vins médicamenteux toniques ou diuretiques (vin diurétique de Trousseau ou de la Charite); la suppression de l'alcool doit être radicale, complete, absolue.

Ne pas donner l'arsenic, l'acide salicylique, le naphtol et ses dérives.

**Contre la sensation de tension douloureuse à l'hypocondre**, faire appliquer de *grands cataplasmes chauds* ou quelques *ventouses scarifiees*.

**Au moment des poussées**

**aiguës** : recourir à la *révulsion* (vésicatoire, pointes de feu), ou aux *emissions sanguines* locales et administrer les *purgatifs salins* (voy. *Congestion du foie).*

S'il y a ictère, vomissements, langue saburrale, donner un *vomitif :* ipéca

**Contre la sclérose hépatique :** *Revulsion* au moyen de sangsues, de ventouses sèches ou scarifiées, de vésicatoires, de pointes de feu, de cautères suppurés.

Prescrire pendant un an sans cesser l'*iodure de potassium,* à la dose de 20 à 50 cgr. par jour, ou le *peptoniode*, qui n'irrite pas la muqueuse stomacale (soluté concentré, dont chaque centimètre cube représente 5 centigr. d'iode, à la dose de 2 à 4 cmc. par jour).

Préférer le *calomel* à la dose de 1 à 2 cgr , pris le matin pendant 10 à 20 jours consécutifs, ou à la dose de 3 a 5 cgr. tous les 2 jours, en y joignant l'usage du chlorate de potasse et l'antisepsie buccale (nettoyage des dents, lavage avec la solution boriquée, la solution de chloral a 1 p. 100, attouchements de la sertissure des gencives à la teinture d'iode, frictions au chlorate de potasse).

Donner, toutes les semaines, un *purgatif :* eau-de-vie allemande (10 à 15 gr ) ou calomel associé a la gomme gutte.

| ℞ Calomel | .... | 30 à 50 cgr |
|---|---|---|
| Gomme-gutte | .... | 15 à 20 — |

Pour 1 paquet, à prendre le matin à jeun (Herzen).

Conseiller l'*hydrotherapie :* douche hépatique froide, prise tous les jours, d'une durée de quelques secondes.

Recourir enfin à l'*opotherapie hepatique.*

Dans la sclérose confirmée, *diriger tous les efforts du côte du rein,* afin de lui permettre de suppléer à l'insuffisance de la dépuration hepatique (régime lacté mitigé, eau de Vittel ou d'Evian additionnée de 30 gr. de lactose par bouteille) en évitant toute medication capable d'irriter l'épithélium rénal (caféine, digitale, drastiques, etc ).

**En cas de diarrhée opiniâtre :** combattre la stase veineuse de la muqueuse gastro-intestinale à l'aide de *sangsues* appliquées à la région hepatique et à l'anus et administrer les *poudres inertes* et les *astringents* (tanin, tannalbine, dermatol, ratanhia).

**En cas d'hémorragies gastro-intestinales** appliquer des *sangsues* à la région hepatique et à l'anus, pour combattre la stase veineuse du plexus veineux péri-œsophagien et du système de la veine porte.

Voy. *Hematemèse, Hemorragie intestinale.*

**Contre l'ascite :** *Regime lacté* absolu, en coupant le lait, s'il est mal toléré, avec de l'eau de Vichy ou de Vals ; dans certains cas rebelles, ordonner le *regime dechlorure.*

Administrer les *diuretiques,* pendant des semaines et les *purgatifs drastiques* (eau-de-vie allemande, a petites doses, calomel combiné a la gomme-gutte). Quand les drastiques sont mal supportés, quand ils déterminent des coliques trop fortes, se contenter des seuls cholalogues (évonymine, 5 cgr. par jour).

℞ Baies de genièvre ... 10 gr.
Faire infuser dans
Eau bouillante .... 500 —
Ajouter :
Nitrate de potasse } āā 2 —
Acétate de potasse }
Oxymel scillitique . 30 —
Sirop des cinq racines.. 35 —

A prendre dans la journée, en 4 fois (Millard).

Ou bien :

℞ Poudre de scille .... 10 cgr.
Extrait de scille ..... 25 —

Pour 1 pilule 4 pilules par jour, pendant 10 jours (Grasset).

Alterner avec :

℞ Théobromine 50 cgr.
Phosphate neutre de soude 25 —

Pour 1 cachet 4 à 5 cachets par jour, pendant 10 jours consécutifs (Grasset).

Voy. *Anasarque, Ascite.*

Pratiquer la *ponction-évacuatrice* ou *paracentèse*, avant que la distension de l'abdomen soit excessive ; la renouveler, si le liquide se reforme, 3, 4 et même 8 et 10 fois.

Se rappeler qu'une paracentèse précoce permet souvent au traitement, jusque-là peu efficace, d'agir ; aussi, quand l'ascite ne diminue pas, quand les urines restent troubles, quand leur quantité est inférieure, ou à peine égale à la quantité de boisson, la ponction abdominale ne doit pas être trop longtemps différée.

Pratiquer la ponction à gauche, sur le milieu d'une ligne joignant l'ombilic à l'épine iliaque antérieure et supérieure ; se servir d'un trocart moyen, muni d'un long tube de caoutchouc qui fait siphon. Évacuer le liquide aussi complètement que possible, vers la fin de la ponction, exercer une compression douce sur l'abdomen et faire tourner lentement et progressivement le malade sur le côté gauche. Éviter les mouvements brusques.

Une fois la ponction terminée, appliquer un large bandage de corps, après avoir badigeonné très largement l'abdomen de collodion, et faire rester le malade couché sur le dos ou incliné du côté opposé à la ponction.

Dans les cas rebelles, lorsque les moyens médicaux ont échoué et que leur inefficacité est démontrée, pratiquer l'*opération de Talma* (fixation de l'épiploon à la paroi abdominale antérieure ou omentopexie) (Chauffard).

Ne pas intervenir lorsqu'il y a insuffisance du foie ou état cachectique.

Repousser l'anastomose porto-cave ou opération de la fistule d'Eck.

*Cures hydrominérales :* s'en abstenir.

Conseiller de faire, en été ou en automne, une *cure de lait* et *de raisin* dans une des stations des Alpes françaises ou suisses.

**C BILIAIRE.**

Interdire l'alcool, le tabac, tout surmenage physique ou vénérien, éviter toute action du froid humide.

Instituer l'*antisepsie intestinale permanente* (salol, 4 gr., salophène) :

℞ Benzonaphtol ... } āā 20 cgr
Salol ..... }

Pour un cachet : 6 à 10 cachets par jour

*Régime lacté absolu* ou *mitigé* :

faire prendre de préférence des œufs, des purées de lentilles, de haricots, de féculents. *Eau de Vichy*, de *Vittel* ou d'*Evian*.

Prescrire le *calomel a doses minimes*; préférer l'emploi du *salicylate de soude* (1 a 2 gr. par jour), associé au *benzoate de soude* (1 gr par jour), en cachets, pendant 15 jours chaque mois.

Voy. *Cirrhose alcoolique, Ictere chronique, Lithiase biliaire*.

*Cures hydrominerales*. Saint-Nectaire, Châtel-Guyon, Carlsbad, Vichy

Après echec du traitement médical, intervenir chirurgicalement et pratiquer la *cholecystostomie*

**C CALCULEUSE.**

Desenclaver le calcul, rétablir la perméabilite biliaire, éviter la rétention biliaire, soit en établissant une *fistule biliaire externe*, soit en abouchant directement le fond de la vesicule dans l'intestin par la *cholecystentérostomie* (Tuffier).

Essayer avant tout le traitement par l'*huile d'olives*.

Voy. *Colique hepatique, Ictere chronique, Lithiase biliaire*.

**C. CARDIAQUE.**

Voy *Asystolie, Congestion passive du foie, Insuffisances et Rétrecissements valvulaires*.

**C GRAISSEUSE** (aigue ou subaigue).

Combattre la cause. alcoolisme, tuberculose.

*Regime* et *traitement medicamenteux* de la cirrhose alcoolique.

**C PIGMENTAIRE PALUDÉENNE**

*Traiter l'impaludisme chronique* (voy. *Fievres intermittentes*).

Administrer l'*iodure de potassium* et le *calomel* a petites doses.

*Regime* de la cirrhose alcoolique.

**C. SYPHILITIQUE.**

**Chez le nouveau-né et chez l'enfant**. *traitement specifique* intensif, mixte et prolongé par l'*iodure de potassium* a 1 ou 2 gr. par jour et l'*onguent napolitain*, 2 a 3 gr en frictions.

**Chez l'adulte** : injections de *biiodure de mercure* (4 mgr) pendant 15 à 20 jours, ou *frictions mercurielles* avec menagement; *iodure de potassium* a doses moyennes (2 gr. par jour), *regime lacte*.

Recourir aussi aux injections d'*atoxyl* (50 cgr. tous les trois jours, pendant trois semaines).

**C TUBERCULEUSE.**

Traitement général hygiénique et medicamenteux de la phtisie.

*Regime* de la cirrhose alcoolique.

Traitement symptomatique de la douleur, de l'ascite.

## CLAUDICATION INTERMITTENTE

Traiter l'arterite, l'artériosclerose ou l'affection medullaire causale.

Combattre la goutte ou la syphilis lorsqu'elles existent.

## COCCYGODYNIE

*Traiter les maladies de l'utérus ou de ses annexes, l'hystérie ou la neurasthénie*, lorsqu'elles existent.

Prescrire des *suppositoires calmants* contenant 3 cgr. de *dionine*, ou bien :

| | | |
|---|---|---|
| ℞ Extrait de belladone.. | | 1 cgr. |
| — d'opium | .. | 5 — |
| Beurre de cacao | ....... | 4 gr. |

Pour un suppositoire. 2 par jour (Auvard).

Recourir au traitement des névralgies : *antipyrine, exalgine* (25 à 30 cgr., deux à trois fois par jour), *phénacétine*.

Pratiquer des *injections épidurales de cocaïne* (1 ou 2 et même 3 cgr.) par l'hiatus sacro-coccygien.

Appliquer des *pointes de feu*.

Conseiller l'*électrisation faradique*.

**Dans les cas rebelles** : pratiquer des *myotomies*, des *ténotomies*, ou l'*extirpation* du coccyx.

## CŒUR GRAS (ADIPOSE)

Voy. *Dégénérescence graisseuse du cœur*.

## COLIQUES

**C. APPENDICULAIRES.**

Voy. *Appendicites*.

**C. HÉPATIQUES.**

**Si la crise est imminente :** donner le *salicylate de soude*, à la dose de 3 gr. par jour, surtout dans le cas d'infection angiocholitique (Chauffard).

Prescrire aussi le *salol*, le *salophène* et le *salicylate de méthyle* en badigeonnages.

Ou bien faire pratiquer des onctions sur la région hépatique avec :

| | |
|---|---|
| ℞ Chloroforme .... | ãã 15 gr. |
| Glycérine. | |
| Alcoolat de menthe | |
| Baume de Fioravanti. | |

(Mesnard).

Recourir à l'administration de l'*huile d'olives*, à la dose de 150 à 400 gr., ou, s'il y a répugnance de la part du patient, à celle de *glycérine* (2 cuillerées à soupe).

| | |
|---|---|
| ℞ Huile d'olives | 200 à 400 gr. |
| Cognac. . . . | 25 — |
| Jaunes d'œuf. | n° II |
| Menthol... ...... | 30 cgr. |

A prendre en 2 fois à une demi heure d'intervalle (Chauffard, Dupré).

En même temps, prescrire 6 capsules d'*éther amylvalérianique*, prises deux par deux, de demi-heure en demi-heure, pour émousser la sensibilité des voies biliaires.

**Lorsque la crise éclate** : faire appliquer des *cataplasmes laudanisés*, des *linges chauds* ou la *vessie de glace*.

Donner, s'il n'y a pas de vomissements, le *chloroforme* ou l'*antipyrine*, à la dose de 1 gr., répétée trois fois dans la journée.

Et faire prendre, surtout en cas de vomissements, des *lavements laudanisés* ou *chloralés*.

℞ Hydrate de chloral....... 3 gr.
Eau de camomille .... 100 —
Sirop de morphine ... 20 —

1 cuillerée à soupe tous les 1/4 d'heure jusqu'à effet.

℞ Laudanum de Sydenham XV à XXV gouttes
Eau tiede..... 60 gr

Pour 1 lavement · 2 à 3 lavements par jour.

℞ Hydrate de chloral. .. 2 à 4 gr.
Lait ....... 200 —
Jaune d'œuf ......... n° I

Pour 1 lavement (Dujardin-Beaumetz).

℞ Antipyrine . 1 gr à 1 gr 50
Laudanum de Sydenham XV gouttes
Eau tiede..... 60 gr

Pour 1 lavement : 3 lavements par jour (Herzen).

Ou bien, ordonner des *suppositoires calmants :*

℞ Extrait de belladone ... 2 cgr
— d'opium ...... 3 —
Beurre de cacao. ... 4 gr.

Pour 1 suppositoire . 3 par jour.

Conseiller les *bains chauds prolongés* à 34°.

Prescrire l'*huile d'olives anisée* à la dose de 200 gr.

**Si la douleur est très vive :** pratiquer des injections de *morphine*, à la dose de 1 cgr., mais ne pas abuser de ce médicament, pour éviter de prolonger la crise.

Associer la morphine à l'atropine :

℞ Chlorhydrate de morphine 10 cgr.
Sulfate neutre d'atropine 5 mgr.
Eau de laurier-cerise. . 10 cc.

Injecter 2 à 4 seringues de Pravaz dans les 24 heures (Dujardin-Beaumetz).

Recourir aussi aux inhalations d'une petite quantité de *chloroforme* et d'*ether :*

℞ Alcool ........ 4 gr
Chloroforme ........ 8 —
Ether sulfurique .... 12 —

Inhaler X à XX gouttes versées sur le mouchoir.

Alimentation : pendant toute la durée de la crise, permettre au malade le *lait écrémé*, le *bouillon dégraissé*, l'*eau de Vichy*, ou l'*eau de Seltz*.

**En cas de vomissements :** *glace*, *champagne*, *potion de Rivière*, etc.

**En cas de fièvre et de phénomènes infectieux** (calcul enclavé) : ordonner le *calomel*, à la dose de 5 cgr., répétée toutes les heures, puis, après la quatrième ou la cinquième dose, toutes les deux heures jusqu'à l'apparition de selles copieuses, molles, verdâtres.

Ne donner jamais plus de 12 prises successives (Zakharine).

Recourir au *traitement chirurgical* (voy. *Fièvre intermittente hépatique, Ictère grave, Lithiase biliaire*).

**Après la crise douloureuse :** faciliter l'expulsion du ou des calculs, en prescrivant l'*huile de ricin*, à la dose de 40 gr. en une fois, ou l'*huile d'olives* à la dose de 200 ou 400 gr.

Soumettre le malade au *régime de la lithiase biliaire* et ordonner, comme prophylactique, l'*ether amylvalerianique*, la *glycerine*, à la dose de 10 à 15 gr. par jour prise dans un peu d'eau alcaline, ou le *remède de Durande :*

℞ Essence de terebenthine .. 8 gr.
Ether sulfurique... . 12 —

Prendre 4 gr. de ce mélange par jour, dans du bouillon, pendant 3 à 4 semaines.

Ou mieux, prescrire des *capsules d'éther* et des *capsules d'essence de térébenthine* (1 de térébenthine pour 2 d'éther).

Ordonner aussi, pour prévenir de nouvelles attaques, le *salicylate de soude* à la dose moyenne de 2 gr. par jour, associé au *benzoate de soude*, à celle de 1 gr. pris pendant 15 à 20 jours par mois (Chauffard).

℞ Benzoate de soude . . . . 5 gr.
Salicylate de soude . . . . 10 —
Pour 15 cachets : 3 par jour au moment des repas.

Lorsque le foie est très congestionné, recourir à une *émission sanguine locale*, à l'aide de ventouses scarifiées ou au moyen de quelques sangsues.

Ne jamais opérer en cas de simples coliques hépatiques rares, sans fièvre, ni ictère, ni angiocholite ascendante.

**En cas de coliques à répétition, très rapprochées, très pénibles et ayant une influence fâcheuse sur l'état général** : après avoir mis en œuvre un traitement médical et thermal rigoureux et après avoir usé d'une grande patience, recourir à l'*intervention chirurgicale*.

Voy. *Lithiase biliaire*.

**En cas d'oblitération persistante des canaux biliaires** : Voy. *Hydropisie de la vésicule biliaire, Ictère chronique, Lithiase biliaire*.

## C. INTESTINALES.

*Rechercher et combattre la maladie causale* (entérites aiguës ou chroniques, lithiase intestinale, névrose, adhérences ou brides péritonéales, rétrécissements de l'intestin, néoplasmes, etc.).

*Supprimer les influences qui exagèrent ou entretiennent la douleur indépendamment de la cause directe* (médication intempestive, surmenage cérébral et physique, émotions).

*Modifier l'état nerveux, cause ou conséquence de l'entéropathie.*

Extérieurement : *cataplasmes chauds laudanisés, linges chauds, onctions calmantes.*

℞ Chloroforme . . . . } ãã 10 gr
Laudanum de Sydenham }
Huile de jusquiame . . }
— de belladone . } ãã 25 —
— camphrée. . . }
(Herzen).

Intérieurement : *laudanum de Sydenham* par la voie stomacale, à la dose de V à X gouttes, répétée 2 à 3 fois dans la journée, ou par la voie rectale, à la dose de XV à XXV gouttes pour un lavement, répété 2 à 3 fois par jour.

*Extrait thébaïque*, (2 cgr.) en pilules, d'heure en heure, jusqu'à 10 ou 12 cgr. par jour.

Au besoin, injections de *morphine* (1 cgr.) répétées 2 à 3 fois dans les vingt-quatre heures.

Dans certains cas, commencer par administrer un *purgatif* (huile de ricin, 30 gr., ou sulfate de soude ou de magnésie, 20 gr.) : voy. *Constipation*.

**Si le malade est un névropathe** : prescrire les *nervins* (antipyrine, 1 à 2 gr., exalgine, 30 cgr.), la *belladone*, l'*éther*, les *valerianates d'ammoniaque* ou de *zinc* :

℞ Extrait de belladone . } āā 1 cgr.
Poudre de belladone }

Pour 1 pilule. 3 pilules par jour (Potain)

℞ Valérianate de zinc . . . . 5 cgr
Extrait de jusquiame . . . 3 —
— de belladone . . 1 —

Pour 1 pilule d'abord 2, puis 3 et même 4 pilules par jour (Herzen)

Recourir à l'*electrothérapie* : électricité faradique entre les crises ; électricité galvanique, s'il y a dilatation intestinale.

Voy. *Constipation*, *Entérite muco-membraneuse*, *Neurasthénie abdominale*.

**En cas de colique spasmodique avec météorisme :**

℞ Essence d'anis . } āā X gouttes
Ether sulfurique }
Laudanum de Sydenham . . . XX —
Eau distillee. . . . 130 gr
Sirop de menthe . . 50 —

Par cuillerees à bouche toutes les demi-heures (Herzen)

**Chez la femme, en cas de coliques précédant la défécation** . traiter la retroversion adherente de l'uterus, ou la perimétrite, ou la pelvipéritonite chronique, si elles existent.

**Chez les jeunes enfants :** régler les tétees, en réduire le nombre, veiller a la propreté des biberons ; écarter les aliments grossiers ; faire prendre du lait bouilli ou sterilise (voy. *Allaitement*).

Donner aux nourrissons, apres chaque tétée, une demi-cuilleréc a café d'*eau de Vichy* ou de *Vals* (Saint-Jean).

Si l'enfant est au biberon, ajouter à son lait des eaux alcalines ou de l'*eau de chaux* (5 à 10 gr par biberon) ou de la *dextrine* (1 cuilleree à cafe par biberon)

Recouvrir le ventre de *ouate* ou de *flanelle chaude*, pratiquer des *onctions calmantes* avec de l'huile de camomille camphrée, de l'huile de jusquiame, de l'huile chloroformée, du baume tranquille :

℞ Huile de camomille camphree . 40 gr.
— de jusquiame . 25 —
— chloroformee 15 —
Laudanum de Sydenham . . . . VI gouttes

(Herzen)

Prescrire la potion suivante :

℞ Essence d'anis . . XII gouttes
Sucre blanc . . . . 4 gr.
Teinture de gingembre 8 —
Eau distillee de menthe 280 —

2 cuillerees a dessert par jour.

Combattre la constipation (rhubarbe, magnesie calcinee).

Employer le *laudanum de Sydenham* tres prudemment, surtout avant l'âge de 18 mois, et le donner en potion, par doses fractionnées :

| | Par jour |
|---|---|
| De 1 à 2 ans. | I a II gouttes |
| 2 a 3 — | II a III — |
| 3 à 5 — | III à IV — |
| 5 à 10 — | IV a X — |

Au-dessus de 3 ans, prescrire l'*extrait thebaique* ou *extrait d'opium* aux doses de 1 à 2 cgr. par jour chez les enfants âges de 3 a 5 ans et à celles de 2 à 3 cgr chez les enfants âges de 5 à 10 ans.

Cure aux eaux de *Bourbon-Lancy* ou de *Plombières*.

**C. NÉPHRÉTIQUES.**

Faire prendre toutes les deux heures une tasse de lait coupée par moitié d'eau de Contrexéville-Pavillon.

Extérieurement :

*Cataplasmes* très chauds, laudanisés, sur la région lombaire.

*Bains chauds prolongés* à 34°.

Intérieurement : s'il n'y a pas de vomissements, donner l'*antipyrine*, le *chloral*, l'*extrait thébaïque* :

| ℞ Extrait thébaïque . . . . | 3 cgr |
|---|---|
| — de belladone . | 1 — |

Pour 1 pilule. 4 par jour, une pilule toutes les 4 heures (Herzen).

Chez les enfants, ordonner la potion suivante :

| ℞ Antipyrine . | 50 cgr. à 1 gr |
|---|---|
| Eau chloroformée saturée | 30 — |
| Eau de tilleul . . . . . . | 60 — |
| Sirop d'éther . . . | ãã 10 — |
| — de belladone . | |
| — de fl. d'oranger | |

Par cuillerées à dessert toutes les demi-heures (Perier).

Administrer des *lavements calmants* laudanisés ou chloralés.

Prescrire des *suppositoires calmants* (voy. *Coliques hépatiques*).

**Si la douleur est très intense et si la crise se prolonge** : recourir à la *chloroformisation à la reine* ou mieux pratiquer des injections de *morphine* (1 cgr., 2 à 3 fois dans les 24 heures).

**Une fois la crise passée :** soumettre le malade au *régime de la gravelle*.

**En cas d'accidents inflammatoires ou d'hématuries fréquentes** : intervenir chirurgicalement par la *néphrotomie* suivie de l'ablation du ou des calculs et de drainage.

Voy. *Hématurie, Pyélites.*

**C. NERVEUSES.**

Voy. *Coliques intestinales*.

**C. DE PLOMB OU SATURNINES**

**Contre la douleur** : appliquer des *cataplasmes laudanisés* sur l'abdomen ; donner l'*antipyrine*, à la dose de 4 à 6 gr. par jour (Devic). Essayer la *belladone*, à la dose de 10 cgr. d'extrait, en pilules de 1 à 2 cgr., ou bien l'*atropine* (1/2 à 1 mgr ).

| ℞ Extrait de belladone.. | ãã 1 cgr. |
|---|---|
| Poudre de belladone. | |

Pour 1 pilule. 5 pilules le premier jour, et dès le second jour, en cas de persistance des coliques, 10 pilules en ajoutant un purgatif (miel et soufre préférablement) (Soulier).

Pratiquer aussi des *frictions calmantes* sur l'abdomen avec :

| ℞ Extrait de belladone. ..... | 4 gr. |
|---|---|
| Axonge .. | 30 — |

et faire des *irrigations intestinales* avec de l'eau très chaude (45° à 48°) à l'aide d'un bock à injections (Tripier).

Conseiller le traitement par les *lavements électriques*.

**En cas de douleur très vive**, recourir aux *lavements laudanisés* ou *chloralés* (3 à 4 gr.), ou mieux aux injections de *morphine*, à la dose de 1 centigr., répétées 2 à 3 fois dans les 24 heures.

Au besoin, pratiquer une *injection épidurale de cocaïne*.

**Contre la constipation** : administrer l'*huile de ricin* associée à l'*huile de croton* et insister sur les *irrigations intestinales* avec de l'eau très chaude ; recourir aux *lavements électriques* :

℞ Huile de ricin ... } ãã 30 cc
— d'amandes douces }
Sirop de limons. . . . 60 —
Huile de croton . . . . I goutte

1 cuillérée toutes les 2 heures (Grasset).

Administrer enfin un *lavement purgatif* :

℞ Feuilles de séné. . . 15 à 20 gr
Sulfate de soude . . . 20 à 30 —
Eau . . . . 1000 —

Ou bien instituer le traitement par l'*huile d'olives*, à la dose de 50 à 60 et 100 gr., répétée chaque matin, pendant 4 à 6 jours consécutifs, en donnant, avant son ingestion, 20 à 30 cgr. de menthol ou une petite dose de cocaïne (Weil, Combemale).

**Une fois la crise passée** : chercher à transformer le plomb en sels insolubles et inoffensifs pour l'économie (sulfure ou sulfate de plomb) et entretenir la liberté du ventre, donner dans ce but le *soufre sublimé et lavé*.

℞ Soufre . . . . . } ãã 50 gr
Crème de tartre pulvérisé }
Miel . . . . . . Q S.

Prendre 15 gr. tous les matins

Combattre l'intoxication chronique : voy. *Encéphalopathies saturnines, Goutte saturnine, Saturnisme*.

**C DU POST-PARTUM**

Comprimer le fond de l'utérus, afin de provoquer l'expulsion des caillots et pratiquer une *injection intra-utérine* avec une solution phéniquée tiède, à 1 p. 250 ou avec une solution de sublimé à 1 p. 5000.

Intérieurement, donner les *opiacés*, le *chloral* et l'*antipyrine*, si la malade est une névropathe.

Recourir aussi aux *lavements laudanisés* ou *chloralés*.

℞ Laudanum de Sydenham
X à XV gouttes
Antipyrine . . . . 1 gr
Infusion de camomille . 60 —

Pour 1 lavement. 2 à 3 lavements par jour (Herzen)

**C SALPINGIENNES.**

Voy. *Salpingites*.

## COLITES

**C. DYSENTÉRIFORME** (C. muco-sanguine).

Traiter la dyspepsie primitive ; combattre les fermentations gastro-intestinales.

Rechercher et traiter la colite muco membraneuse (voy. *Entérite muco-membraneuse*, en cas d'accès dysentériforme)

*Repos* au lit ; donner une dose de *calomel*, 40 à 60 cgr., ou d'*huile de ricin* (30 à 40 gr) ; faire mettre en permanence sur le ventre des *compresses imbibées d'eau chaude*, recouvertes de taffetas gommé (maillot humide)

*Régime* : lait coupé d'eau de chaux, œufs, viande crue râpée.

Administrer tous les matins à jeun une petite dose de *sulfate de soude* (4 à 5 gr.), pris dans de l'eau de Vichy, ou bien prescrire le *sel de Carlsbad* à la dose de une cuillerée à café, pendant 15 à 20 jours (Lyon).

Contre la colite muco-sanguine ou fausse dysenterie des pays chauds, instituer le traitement suivant : faire prendre au malade une cuillerée d'huile de ricin dans la matinée et le faire rester à jeun jusqu'au soir, à ce moment lui permettre un léger repas (bouillon de poulet, œuf à la coque) et lui faire absorber un grand verre à boire de la décoction suivante :

| | |
|---|---|
| ℞ Ecorce de simarouba .. | 60 gr. |
| — cannelle. . | 30 — |
| Eau.. ...... . .. ... | 2500 — |

Faire réduire jusqu'à 2000 ou même 1750 gr., ajouter 3 grandes cuillerées d'eau-de-vie.

Continuer les jours suivants l'usage de ce remède, à la dose de 4 grands verres par 24 heures (à 8 heures du matin, à midi, à 4 heures et à 9 heures du soir); en cas d'évacuations sanglantes, ajouter au dernier verre de décoction de la journée, de XV à XX gouttes de laudanum. Si vers le second jour le patient a des nausées (signe favorable), suspendre l'administration de la décoction et donner 1 cuillerée d'huile de ricin. Espacer les doses quand l'amélioration survient; dans la convalescence, ordonner une nouvelle prise d'huile de ricin, si 36 heures se sont écoulées sans qu'il y ait eu de selle. Pendant toute la durée du traitement, ne faire prendre au malade que de l'eau de riz coupée avec un tiers de lait frais, comme nourriture, ne lui donner que du bouillon de poulet, des œufs à la coque, un peu de pain rassis et de la volaille bouillie (traitement dit du Dr Rheins).

**Contre le ténesme** : employer les *lavements* peu abondants d'infusion de camomille ou de décoction d'amidon (50 à 150 gr.) (additionnées de laudanum (XV à XX gouttes).

Voy. *Dysenterie.*

**S'il existe des ulcérations** faire tous les jours un *grand lavage du gros intestin*, puis ce lavement rendu et le malade reposé, administrer des *lavements astringents*.

| | |
|---|---|
| ℞ Acide tannique...... | 4 gr. |
| Gomme arabique . . | 60 — |
| Eau bouillie tiède . | 1000 — |
| Laudanum de Sydenham. .. | XXV gouttes. |

Pour un lavement, à garder le plus longtemps possible.

Ou bien :

| | | |
|---|---|---|
| ℞ Sous-nitrate de bismuth | ãã | 10 gr. |
| Salicylate de bismuth | | |
| Gomme adragante. ..... | | 1 — |
| Eau distillée tiède. . | | 500 — |

Pour un lavement, à garder le plus longtemps possible (repos absolu, donner une heure avant X à XV gouttes de laudanum et répéter tous les deux jours) (Blanc).

**C. MUCO-MEMBRANEUSE** (glaireuse).

Voy. *Entérite muco-membraneuse.*

**C. SABLEUSE**

Voy. *Lithiase intestinale.*

## COLLAPSUS

Rechercher et *traiter la maladie causale*. maladie generale toxi-infectieuse, empoisonnements, cardiopathies d'origine cardiaque ou artérielle, asystolie, traumatismes de l'abdomen, hemorragies.

EXTÉRIEUREMENT : *revulsifs* (sinapismes aux extrémites, ventouses seches sur le tronc). *Frictions alcoolisees* energiques. Marteau de Mayor.

Bien couvrir le malade et placer des *boules d'eau chaude* a ses pieds.

INTÉRIEUREMENT : administrer les *excitants diffusibles* (alcool, acétate ou carbonate d'ammoniaque, éther, musc).

℞ Acetate d'ammoniaque . 5 gr
Teinture de cannelle . 10 —
Eau de menthe .
— de melisse . } ãã 40 —
— de camomille .
Sirop d'ether . . 30 —

1 cuilleréе a soupe, tous les quarts d'heure (Herzen).

Pratiquer des injections souscutanees d'*ether*, de *cafeine*, d'*huile camphree* a 10 p. 100.

℞ Musc. . . . 30 cgr.
Ether sulfurique . 15 gr

Injecter 4 a 8 seringues de Pravaz par jour

℞ Camphre .. . 2 gr
Huile d olives sterilisee } ãã 10 —
Ether sulfurique . . }

Injecter 4 a 5 cc par jour

**Chez les enfants,** donner l'*ether* aux doses quotidiennes suivantes :

| | | |
|---|---|---|
| De 0 à 15 mois. | I a III | gouttes |
| De 15 mois a 3 ans | III — X | |
| De 3 ans a 5 ans. | X — XV | |
| De 5 ans a 10 ans. | XV — XX | |

et employer la *liqueur d'Hoffmann,* a doses doubles.

Ordonner la *cafeine* par voie hypodermique, aux doses suivantes :

| | |
|---|---|
| De 0 a 15 mois. | 5 a 15 cgr |
| De 15 mois à 3 ans | 15 — 20 — |
| De 3 ans a 5 ans . . | 20 — 35 — |
| De 5 ans à 10 ans . | 35 — 50 — |

Par jour.

Voy. *Asystolie, Œdeme pulmonaire*

**En cas de collapsus consécutif à une hémorragie** : recourir, en plus du traitement ci-dessus, aux *injections hypodermiques ou intraveineuses de serum artificiel* (voy. *Anemie aigue*).

## COMA

Rechercher et *traiter la maladie causale*. alcoolisme aigu, asphyxie par oxyde de carbone, coup de soleil, diabète, éclampsie, empoisonnements, epilepsie, meningites, paludisme aigu, uremie, tumeurs cérébrales, syphilis du cerveau, apoplexie.

C APOPLECTIQUE.

Voy. *Hemorragie cerebrale.*

C. DIABÉTIQUE

Eviter les emotions, les fatigues, la diete carnee et toute alimentation abondante

*Boire abondamment de l'eau*

*alcaline*, prescrire les *diurétiques* et les *drastiques*

Recourir au *traitement alcalin intensif* : bicarbonate de soude (40 à 80 gr. dans les 24 heures).

*Injections intraveineuses*, répetées de 1 litre d'eau stérilisée, contenant 7 gr. de chlorure de sodium et 10 gr. de bicarbonate de soude par litre (3 à 6 litres en 24 heures).

*Soutenir le cœur et faciliter la diurèse* avec des injections hypodermiques de *citrate de caféine* (1 gr. à 1 gr. 50 par jour).

**Contre la dyspnée** inhalations d'*oxygène* (Lépine).

**C. URÉMIQUE.**

Pratiquer une *saignée* de 400 à 600 gr., suivie d'*injection sous-cutanée d'eau stérilisée* à la dose de 300 à 500 cc. et à la température de 38°.

Si possible, administrer les *diurétiques* et les *drastiques* (eau-de-vie allemande, 20 à 30 gr.).

Voy. *Urémie*.

## COMÉDONS

Traitement général de l'acné.

Faire sortir mécaniquement les comédons : *expression*.

Recommander l'usage pour la toilette du *savon à l'ichtyol* ou du *savon au soufre*.

Prescrire les *lotions*, pratiquées matin et soir, avec l'alcool camphré, avec l'eau de Cologne, ou avec l'eau chaude additionnée de XX à XXX gouttes d'ammoniaque, par verre.

Recourir aux *frictions* avec :

| ℞ | | |
|---|---|---|
| | Acide salicylique | 1 gr. |
| | Savon noir | 40 — |
| | Alcool de lavande | 10 — |
| | Alcool à 90° | 80 — |

(Brocq).

**Si les comédons sont confluents** : dissoudre les bouchons sébacés avec une *solution chaude alcaline ou éthérée*, puis faire une lotion alcoolique ou astringente.

**Si ces médications sont insuffisantes** : passer aux *applications soufrées*, comme pour l'acné simple.

## COMMOTION CÉRÉBRALE

**Forme légère** : soumettre le malade à un *isolement* et à un *repos physique* et *cérébral absolus*, jusqu'à ce que la lourdeur de tête soit passée.

**Forme grave** : *excitants* sur la peau (sinapismes).

Intérieurement : *dérivatifs intestinaux* et *stimulants*.

Ne pas abuser de l'alcool.

Si la déglutition est impossible *lavements nutritifs* et *stimulants*.

*Repos absolu* et *isolement prolongé* pendant des semaines.

## COMPRESSION DE LA MOELLE

Voy. *Mal de Pott, Paraplégie*.

## CONDYLOMES

**C ACUMINÉS.**

Voy. *Végétations vénériennes.*

**C PLATS.**

TRAITEMENT GÉNÉRAL antisyphilitique.

LOCALEMENT, prescrire des *soins minutieux de propreté* (grands bains tièdes, 3 par semaine; bains de siège quotidiens).

Recommander de faire, en outre, deux fois par jour, des *lotions avec une solution de sublimé* à 1 p. 3000.

Dans le cas où les condylomes siègent à l'anus et aux organes génitaux externes, faire prendre des *bains de siège au sublimé* (1 gr.)

Après chaque bain ou chaque lotion, panser avec une *poudre antiseptique* associée à une *poudre inerte* (iodoforme, salol, xéroforme, iodol, aristol), puis recouvrir les parties malades de coton hydrophile, pour éviter toute irritation locale.

| ℞ | | |
|---|---|---|
| Acide salicylique | | 1 gr |
| Calomel | } ãã | 10 — |
| Acide borique pulvérisé | | |
| Talc | | 30 — |

Préférer le pansement au *calomel.*

**Lorsqu'il existe de l'infiltration profonde des tissus :** employer la *solution de Plenk.*

| ℞ | | |
|---|---|---|
| Alcool dilué | } ãã | 45 gr |
| Vinaigre concentré | | |
| Sublimé corrosif | | 4 — |
| Alun | } ãã | 2 — |
| Camphre | | |
| Céruse blanc | | |

Pour cautérisations (Plenk).

## CONGÉLATION

*Frictions* avec de la neige, de l'alcool camphré, du baume de Fioravanti, du vin aromatique.

Donner des *boissons chaudes alcoolisées* (grogs, thé au rhum), administrer les *excitants diffusibles* (sels ammoniacaux, éther).

Exécuter des *mouvements passifs* avec les membres congelés.

*Réchauffer lentement* le malade, en le mettant au lit bien couvert et en plaçant des boules d'eau chaude le long de son corps.

Voy. *Engelures.*

## CONGESTIONS

**C. CÉRÉBRALE.**

**Congestion active.**

*Repos,* éviter le soleil, ne pas séjourner dans une chambre trop chauffée. Défendre le travail cérébral, le vin et le café.

Faire garder au malade la *position assise* et mettre sur la tête un *sac de glace* en permanence.

Administrer un *purgatif drastique* et donner ensuite l'*aloès,* pour entretenir la liberté du ventre.

Recourir aux *émissions sanguines :* sangsues derrière les

oreilles, à la nuque, aux tempes et, au besoin, saignée générale de 300 gr

Administrer les *bromures :*

℞ Bromure de sodium. . . . 30 gr.
Eau distillée . . . . . 120 —

3 cuillerées à café par jour, dans du lait (Hammond)

Ne jamais prescrire l'opium, ni le chloral.

Conseiller aux sujets prédisposés aux congestions cérébrales une cure aux *eaux de Châtel-Guyon* ou de *Carlsbad.*

**Au cours des maladies infectieuses** recourir à la *balneation.*

Voy. *Agitation, Delire.*

**Au cours des maladies nerveuses** (sclérose en plaques, paralysie générale), pratiquer des injections d'*ergotine :*

℞ Ergotine . . . . 1 gr.
Eau de laurier-cerise . . 10 cc.

Injecter 2 à 3 seringues de Pravaz par jour.

Voy. *Coup de soleil, Hemorragie cerebrale, Paralysie générale progressive.*

**Chez la femme, en cas d'aménorrhée** : *bains de pieds sinapises*, sinapismes sur les cuisses. *Scarifications* du col, *sangsues* a l'anus et sur le col.

Chercher à faire reparaître les règles : voy *Amenorrhee.*

**Congestion passive.**

Supprimer toute gêne de circulation veineuse.

**Chez les cardiaques** : *regime lacté ;* administrer les *toniques du cœur ;* associer la *digitale* (tonique du cœur) à l'*ergotine* (tonique des vaisseaux).

℞ Feuilles de digitale 1 gr.50
Faire infuser dans :
Eau chaude . . . 180 —
Ajouter :
Ergotine . . . 1 à 2 —
Sirop d'ecorces d'oranges amères. . . 20 —

1 cuillerée à bouche toutes les 2 heures

Ordonner la *theobromine* (2 gr. par jour en cachets)

Voy. *Asystolie, Insuffisances* et *Retrecissements valvulaires.*

**En cas d'insomnie** : n'administrer ni opium, ni chloral; donner les *bromures*, le *sulfonal,* la *paraldehyde,* l'*hydrate d'amylene.*

Voy. *Insomnie.*

C DU FOIE.

**Forme active aiguë.**

*Regime lacte absolu*, si possible (lait écrémé) ; sinon, permettre les purées de lentilles, de haricots, les légumes verts cuits, les œufs, peu de viandes blanches non épicées, peu de poissons legers.

Pas de graisse, pas d'alcool.

Boissons amères.

Pratiquer l'*antisepsie intestinale :* naphtol, benzonaphtol, bétol, salol, salacétol, salophene.

Recourir aux *emissions sanguines locales* (sangsues, ventouses scarifiées au nombre de douze) et à la *revulsion* (vésicatoire, ou mieux, pointes de feu).

Au besoin, appliquer des *sangsues à l'anus.*

Décongestionner le foie en donnant

℞ Calomel. . . . . . } āā 5 cgr.
Aloes. . . . . }
Gomme-gutte. . . . . 2 —

Pour 1 pilule. prendre 1 pilule, le matin, pendant plusieurs jours consécutifs (Rendu)

| | | |
|---|---|---|
| ℞ Calomel... | | 3 cgr |
| Extrait de rhubarbe.. | | 10 — |

Pour 1 pilule prendre 1 pilule tous les matins, pendant 5 à 6 jours.

Donner aussi le *sulfate de soude* à la dose de 30 à 50 gr.

Administrer des *grands lavements d'eau froide* (1 litre), pour provoquer l'évacuation des voies biliaires.

**Dans les cas prolongés, subaigus ou à répétition** : régime de la goutte (lacto-végétarien). Conseiller l'usage du *lait* en assez grande quantité. *Eaux minérales alcalines* (Vichy, Vals).

Défendre les repas copieux, l'alcool, les mets épicés et le tabac.

Traiter les troubles gastro-intestinaux, la dilatation de l'estomac, les auto-intoxications d'origine gastro-intestinale, la goutte.

Combattre la constipation chronique par des *purgatifs salins* et par l'emploi du *calomel*, donné pendant plusieurs jours consécutifs, à la dose de 10 cgr

| | | |
|---|---|---|
| ℞ Sulfate de soude | } | ãã 20 gr |
| — magnésie | } | |
| Magnésie calcinée | } | ãã 10 — |
| Crème de tartre | } | |

2 cuillerées à café, le matin à jeun, dans un verre d'eau tiède (Herzen)

Faire prendre aussi le *sel de Carlsbad*, à la dose de 1 cuillerée à café, tous les matins, dans un verre d'eau tiède, pendant 3 à 4 semaines

Conseiller l'*hydrothérapie générale* et les *douches locales* sur la région hépatique.

*Cure aux stations thermales* : au début de l'engorgement du foie. Vichy, Vals.

En cas de constipation : Aulus, Châtel-Guyon.

Si le malade est obèse : Brides.

Si le sujet est pléthorique. Bourbonne, Balaruc, Marienbad.

Si le malade est anémié, excité ou déprimé : Luxeuil, Pougues, Cransac, Chaudesaigues, Sylvanès, Carslbad.

**Forme passive** (foie cardiaque).

*Repos au lit.*

Prescrire les *dérivatifs intestinaux*, les *purgatifs salins*, les *diurétiques* (théobromine).

Insister sur le *régime lacté absolu.*

Donner la *digitale*, le *vin diurétique de Trousseau*, le *strophantus*, la *caféine.*

Dans les cas de congestion intense, prescrire les pilules suivantes.

| | | |
|---|---|---|
| ℞ Poudre de digitale | } | ãã 5 cgr. |
| — scille | } | |
| Résine de scammonée | } | |
| Calomel | | 1 — |
| Excipient | | Q. S |

Pour 1 pilule 5 pilules par jour en dehors des repas pendant 3 jours.

Ou bien :

| | | |
|---|---|---|
| ℞ Poudre de digitale.. | } | ãã 5 cgr. |
| — scille .. | } | |
| Calomel...... | } | |
| Extrait aqueux d'ergot de seigle. | | 10 — |
| Excipient ..... | | Q. S. |

Pour 1 pilule 5 pilules par jour pendant 3 jours (soins de la bouche)

Voy *Asystolie, Insuffisances* et *Rétrécissements valvulaires.*

**En cas de douleurs** : appliquer des *sangsues* ou des *ventouses scarifiées* sur la région du foie et des *sangsues* à l'anus

**Contre l'ascite** . *ponctionner*,

si l'épanchement est abondant.

Voy. *Anasarque, Ascite.*

C DE LA MOELLE.

*Repos absolu, Révulsion* le long de la colonne vertébrale

Prescrire l'*ergotine*.

Voy. *Ataxie locomotrice, Myélites, Paralysie infantile, Rhumatisme articulaire aigu.*

Dérivation intestinale, à l'aide de *purgatifs drastiques.*

Surveiller l'évacuation de la vessie, et, au besoin, pratiquer le *cathétérisme.*

C PULMONAIRE

**C. active aiguë ou fluxion** (*Maladie de Woillez*).

*Révulsion* sous toutes ses formes, préférer l'application de *ventouses scarifiées* au nombre de 8 à 12, et les jours suivants, l'application de ventouses sèches ou de larges sinapismes.

Administrer des *dérivatifs intestinaux.*

Prescrire l'*ipeca*, comme expectorant, surtout dans les cas accompagnés d'hémoptysies.

℞ Ipeca . . 50 cgr à 1 gr
Eau bouillante . . . . 130 —
Faire infuser, filtrer et ajouter
Carbonate d'ammoniaque . 5 —
Sirop de guimauve ou diacode . . . . 25 —

1 cuillerée à bouche toutes les heures ou toutes les 2 heures (Herzen)

℞ Ipeca . . . . . . 50 cgr
Julep gommeux. . . . 150 gr.

1 cuillerée à soupe toutes les 2 heures (Huchard).

℞ Poudre de Dower . . } 
— de scille . . . } ãã 1 —
Sulfate de quinine . . . } 
(Poudre de Dower 2 gr)

Pour 20 paquets : 1 paquet par jour (Huchard).

Chez les enfants, donner l'ipeca à dose vomitive, puis prescrire :

℞ Acétate d'ammoniaque 1 à 2 gr.
Benzoate de soude . 2 —
Oxymel scillitique. . . 10 —
Sirop de cerises . 30 —
Eau distillée . . . . 110 —

1 cuillerée à dessert toutes les heures (Perier).

Ne pas appliquer de vésicatoire.

**Si la congestion est intense**, recourir, chez les sujets jeunes et vigoureux, à la *saignée*. 250 à 350 gr.

Pratiquer également une saignée dans le coup de sang pulmonaire des ivrognes refroidis, ou des surmenés soumis au chaud et froid.

**Contre la dyspnée et surtout s'il y a menace d'asphyxie** : *saignée, excitants diffusibles*

℞ Liqueur d'Hoffmann 2 gr.
Acétate d'ammoniaque . 8 —
Teinture de cannelle 5 —
Cognac ou rhum. . . . 40 —
Hydrolat de mélisse. . . . 60 —
Sirop de menthe . . . 30 —

1 cuillerée toutes les heures (Huchard)

Pratiquer en outre des *injections de spartéine*.

℞ Sulfate de spartéine 50 cgr.
Eau distillée et stérilisée 10 cc

Injecter 2 à 3 seringues de Pravaz dans les 24 heures.

Appliquer des *ventouses sèches* sur tout le thorax.

Voy *Œdème aigu du poumon.*

**Au cours d'une maladie aiguë des bronches, du poumon ou de la plèvre** : traitement approprié de la maladie causale.

Si la congestion est très étendue, recourir à la *saignée.*

Insister sur la *révulsion* et employer les *enveloppements humides permanents du thorax*, ou les *enveloppements froids du thorax* ou la *balnéation tiède.* Au cours d'une bronchite grave, donner l'*ipeca* combiné à l'*ergotine*

Voy *Bronchite aiguë, Bronchopneumonie, Pleurésies, Pneumonie*

Combattre la dyspnée, à l'aide des *sirops d'éther* et de *morphine* associés, à parties égales.

**Au cours de la phtisie pulmonaire** : instituer le traitement de l'hémoptysie.

Voy. *Phtisie ;* traitement symptomatique . congestions et inflammations bronchopulmonaires intercurrentes.

**Au cours d'une maladie infectieuse fébrile** : rechercher et traiter la cause : parésie des vasomoteurs chez les malades plongés dans l'adynamie ou fortement intoxiqués, stase sanguine, due à de l'asthénie cardiaque ou au décubitus dorsal permanent, infection secondaire ou bronchopneumonie secondaire.

*Antisepsie* de la bouche et de la cavité nasale ; *aération* de la chambre du malade.

Conseiller de *changer fréquemment le décubitus* du malade.

Administrer les *toniques.* les *excitants diffusibles,* les *toniques du cœur.*

Recourir à la *balnéation :* bains tièdes ou froids.

Voy. *Rougeole maligne, Variole.*

Concurremment avec les bains recommander l'application de la *compresse froide* au niveau des foyers de congestion : tremper un morceau de toile ou une serviette pliée en plusieurs épaisseurs dans de l'eau froide, bien l'exprimer et l'appliquer sur la région où l'on veut agir Recouvrir la compresse d'une serviette sèche pliée en quatre, pour préserver la chemise du malade et la laisser en place une demi-minute, puis la remplacer par une autre préparée comme la première. Deux compresses successives sont en général suffisantes (Fernet).

Au cours de l'**influenza :** *ipeca,* associé dans certains cas avec l'*ergotine.*

Au cours du **rhumatisme articulaire :** *tartre stibié.*

| | | |
|---|---|---|
| ℞ | Tartre stibié . .. .. | 20 cgr. |
| | Julep gommeux . . . | 120 gr. |

1 cuillerée toutes les heures (Jaccoud).

Combattre l'action hyposthénique du tartre stibié à l'aide d'une potion cordiale.

Pendant un accès de **fièvre intermittente :** recourir à l'administration par voie hypodermique de sels de *quinine,* et à l'application d'un *vésicatoire.*

**Congestion passive.**

**Chez les cardiaques** : voy. *Artériosclérose, Asystolie, Insuffisances* et *Rétrécissements valvulaires.*

Si la congestion persiste en dehors d'un accès asystolique, recourir à l'application répétée de *pointes de feu* et à l'administration de l'*iodure de potassium* à la dose de 50 cgr par jour.

Pendant la grossesse, en cas

d'**accidents gravido-cardiaques**, pratiquer la *saignee* (voy. *Asystolie pendant la grossesse ; Insuffisance mitrale)*.

**Chez les brightiques** : voy. *Anasarque, Œdeme du poumon.*

*Purgatifs, diuretiques, lait. Toniques du cœur.*

**Congestion réflexe**

Traiter la lésion de l'organe provocateur (affection gastro-intestinale, lithiase biliaire, affections nerveuses, hystérie).

Ne pas recourir a la medication locale.

Chez la femme, traiter les affections utérines et combattre les troubles de la menstruation ; employer la *kinesitherapie* de l'utérus et des annexes.

C RÉNALE.

**C aigue** (primitive).

Repos au lit *regime lacte.*

Appliquer des *ventouses scarifiees* sur la région lombaire.

Prescrire le *sulfate de quinine*, à la dose de 1 gr 50, en 3 fois, dans la journée (Dreyfus-Brisac).

Si l'urine est sanguinolente, donner l'*ergotine*, le *tanin*, le *perchlorure de fer* ou la *ferropyrine* (voy *Hematurie)*.

Apres quelques jours, administrer un *purgatif salin*.

**C. passive** (rein cardiaque) :

*Repos au lit*, *regime lacte exclusif* ou *regime maigre :* purees de legumes secs, legumes verts cuits, œufs, tapioca, riz ou racahout cuits au lait, pâtes alimentaires.

Pas de viande. de bouillon, de poisson, de charcuterie, de fromages frais.

Prescrire les *toniques du cœur* (digitale, strophantus, sparteine, caféine), associés a l'*ergotine* ou a la *strychnine*.

| ℞ Ergotine. . . . . . | 2 gr |
|---|---|
| Sirop de digitale . | 30 — |
| Eau de fleurs d'oranger . | 10 — |
| — tilleul. . . . . . | 90 — |

1 cuilleree à soupe toutes les heures (Dehóve)

Ordonner la *théobromine* à la dose de 2 gr par jour, en cachets de 50 cgr.

Si le cœur est faible, preférer les *excitants*.

Traiter l'hydropisie.

Voy. *Anasarque, Arteriosclerose, Asystolie, Insuffisance mitrale, Uremie.*

C UTÉRO-OVARIENNE.

**C. aigue**

Voy. *Endometrite aigue, Metrite aigue, Ovarites.*

*Scarifications du col, revulsifs* (petits vésicatoires, pointes de feu a l'hypogastre). *Pediluves sinapisés, sinapismes* sur les cuisses. Application de la *vessie de glace* en permanence.

Combattre la constipation

**C chronique.**

Voy *Engorgement uterin.*

## CONJONCTIVITES

C BLENNORRAGIQUE.

*Prophylaxie* . pratiquer, chez les parturientes, des injections antiseptiques vaginales avant et pendant l'accouchement.

Instiller, chez les nouveau-nes, apres un nettoyage soigneux des paupieres, II a III gouttes dans chaque œil, d'une solution de *nitrate d'argent*, à 1 p. 50

(Crédé), ou mieux à 1 p. 100, et bien laver les yeux pendant les premiers jours avec une solution de *sublimé* à 1 p. 4000.

Employer le *protargol* à 10 p. 100.

Instiller aussi quelques gouttes de *jus de citron*.

Voy. *Conjonctivite purulente*.

**C. CATARRHALE.**

Soustraire le malade à l'action des poussières irritantes, de la fumée, de l'éclairage artificiel.

Isoler le malade.

**C. catarrhale aiguë.**

**Si l'écoulement est peu abondant** : laver trois à quatre fois par jour l'intérieur des paupières avec une *solution froide de sublimé*.

| | | |
|---|---|---|
| ℞ Sublimé | . . . . | 10 cgr. |
| Eau distillée. . . . | . . | 500 — |

Sans alcool (Trousseau)

Lotions répétées à l'*eau boriquée* à 4 p. 100.

Appliquer sur les yeux, matin et soir, pendant trente minutes, des *compresses froides ou chaudes*, imbibées d'eau boriquée.

**Si l'écoulement est abondant** : cautériser, une fois par jour, la conjonctivite palpébrale avec une solution de *nitrate d'argent* à 1 ou 2 p. 100, et sans s'astreindre à neutraliser par l'eau salée l'excédent du collyre, laver largement les paupières avec une solution d'acide borique.

Appliquer sur les yeux, 3 ou 4 fois par jour et pendant 20 minutes chaque fois, des compresses trempées dans une solution de *sublimé* à 1 p. 5000 (préparée sans alcool), ou dans :

| | | |
|---|---|---|
| ℞ Acide salicylique | . . | 1 gr. |
| Borate de soude. . | . | 10 — |
| Eau bouillie | . . | 1000 — |

Rejeter complètement l'emploi des solutions phéniquées, même très diluées.

**C. catarrhale chronique.**

Compter surtout sur l'*hygiène générale*, conseiller le séjour à la campagne.

Faire appliquer, matin et soir, des *compresses* trempées dans la solution suivante :

| | |
|---|---|
| ℞ Sulfate de zinc | 1 gr. |
| Eau distillée | 250 à 300 — |

Instiller une ou deux fois par jour, quelques gouttes du *collyre* suivant sans toutefois en prolonger l'emploi :

| | | |
|---|---|---|
| ℞ Nitrate d'argent | . . . | 10 cgr. |
| Eau distillée . | . . . | 30 gr. |

ou de :

| | | |
|---|---|---|
| ℞ Sulfate de zinc | } | ãã 5 cgr. |
| — cadmium. . | } | |
| Acide borique . | . | 1 gr. |
| Eau distillée | . . . | 30 — |

Combattre l'état hypertrophique de la muqueuse par de légers attouchements avec le *crayon de sulfate de cuivre*; dans quelques cas, recourir même aux *scarifications* de la muqueuse (Trousseau).

**Chez les enfants** : insister sur le *traitement général* (huile de foie de morue, sirop d'iodure de fer).

Agir localement par les *pommades mercurielles* :

| | | |
|---|---|---|
| ℞ Précipité jaune. | . . | 20 cgr. |
| Vaseline | . . . . } | ãã 5 gr. |
| Lanoline | . . } | |

*Eaux minerales* chlorurées sodiques, arsenicales et sulfureuses.

**C DIPHTÉRITIQUE.**

Traitement général de la diphtérie. Injections sous-cutanees de *serum antidiphterique* (voy. *Diphterie*).

Lorsqu'un seul œil est pris, protéger l'autre (voy. *C. purulente*)

*Compresses* et *lavages antiseptiques tiedes* : eau boriquée, sublimé à 1 p. 5000, acide phenique à 1/2 p. 100

S'abstenir de tout caustique ; employer le *jus de citron.*

Après chaque lavage (quatre fois par jour), instiller dans le sac conjonctival quelques gouttes de *serum antidiphterique,* puis placer un bandeau occlusif (Mongour).

Dès le début, employer le collyre au *sulfate d'eserine*, à 1 p. 100

**Contre la tension douloureuse des paupières** : conseiller l'application de compresses trempées dans l'*eau glacee,* sans toutefois abuser de ce moyen (danger de nécrose).

Lutter contre la formation d'adhérences entre la conjonctive palpébrale et la conjonctive bulbaire (voy *Brûlures de l'œil*).

**C FOLLICULAIRE**

Lorsque la conjonctivite résulte de l'action d'un collyre à l'atropine, en cesser l'emploi et le remplacer par des onctions avec une pommade belladonee (Delens).

Traiter les affections des voies lacrymales et les vices de refraction, s'ils existent.

*Traitement général* approprié au cas ; *changement de climat.*

*Verres fumes.*

Lavages et compresses froides au *sublime* à 1 p. 5000 (solution sans alcool).

Attouchements répétés de la muqueuse des culs-de-sac avec une solution d'*acetate de plomb,* etendue de moitié d'eau, ou avec une solution de *sublime* a 1 p. 1000, ou encore avec le *crayon d'alun* ou de *sulfate de cuivre,* ou enfin avec une solution de *nitrate d'argent* a 1 p. 100.

**C GRANULEUSE** (C. trachomateuse).

Isoler le malade.

*Traitement general reconstituant ; changement d'air, vie a la campagne.*

*Eviter les congestions*

*Antisepsie rigoureuse :* employer pour les lotions oculaires du coton hydrophile, qui sera detruit dès qu'il aura servi une fois.

Varier le traitement suivant la forme de la conjonctivite : seche ou sécretante, diffuse ou localisée.

Menager la muqueuse et renoncer aux methodes qui la detruisent.

**Lorsqu'il n'y a pas de complications** : *cauteriser* la conjonctive palpebrale, tous les jours ou tous les deux jours, apres avoir prealablement retourné les paupières, avec un pinceau trempé dans :

| ℞ Sulfate de cuivre | .. | 1 gr. |
|---|---|---|
| Glycerine neutre. | . | 10 — |

Apres un mois, substituer à ce collyre l'un des suivants.

℞ Eau de Vallée . . . 10 gr
Sous acétate de plomb . 20 cgr.

Ne pas employer ce collyre, s'il y a desquamation épithéliale de la cornée

℞ Tanin . . . . . . . 1 gr.
Glycérine neutre . . 10 —

Alterner l'emploi de ces collyres jusqu'à guérison complète (3 mois à 3 ans)

*Bien renverser la paupière supérieure,* employer pour cela, au besoin la pince à torsion, et aborder le cul-de-sac supérieur dans toute son étendue y compris les angles : l'interne et l'externe, qui sont les principaux foyers de granulations.

Dans l'intervalle des cautérisations, prescrire de fréquentes lotions et des applications de compresses imbibées d'une solution de *sublimé* à 1 p. 3000, ou d'*acide borique* à 4 p. 100.

**Lorsque les granulations sont peu nombreuses et nettement isolées** substituer au glycérolé la cautérisation directe avec le *crayon au sulfate de cuivre.*

**En cas de poussée aiguë, lorsque la sécrétion est abondante** : préférer les cautérisations au nitrate d'argent à 2 ou 3 p. 100 (neutraliser l'excès de nitrate d'argent avec une solution de chlorure de sodium).

Employer aussi le *crayon de nitrate d'argent mitigé* ou le *crayon de sulfate de cuivre* ou l'*ichtyol pur* (lavage de la conjonctive avec une solution de sublimé à 1 p. 5000, suivi d'instillation de quelques gouttes d'ichtyol, puis second lavage à l'eau stérilisée), ou dilué au 20 p. 100, en collyre.

Recourir aux frictions vigoureuses de la muqueuse avec un tampon de coton hydrophile ou au *brossage de la conjonctive* avec une brosse à dents, imbibés, l'un ou l'autre d'une *solution de sublimé* à 1 p. 500 et même à 1 p. 100 (Hippel, Manolescu).

**Si les granulations sont volumineuses** : *scarifier, curetter* et *gratter* les granulations, puis pratiquer un brossage au sublimé (Darier), ou des injections sous-conjonctivales de cyanure d'hydrargyre (Cuenod).

*Exciser* avec des ciseaux, puis cautériser au *thermocautère* ou au *galvanocautère.*

**En cas de pannus intense** : pratiquer la *péritomie* au thermocautère.

Recourir à l'*électrolyse* directe péri et supracornéenne (2 à 3 milliampères).

**En cas d'ulcération ou de perforation de la cornée** : employer le collyre à l'*ésérine* ; quelquefois recourir à la *cautérisation au galvanocautère.*

**En cas de déplacement des points lacrymaux et d'obstruction des canaux** : pratiquer le *cathétérisme.*

Recourir à des opérations spéciales pour les complications qui se produisent du côté de la conjonctive (xérosis, cicatrices vicieuses) ou des paupières (entropion, ectropion, trichiasis, blépharophimosis, déformation du cartilage tarse).

**C HYPÉRÉMIQUE** (C. simple, C. catarrhale).

Interdire le séjour dans les lieux dont l'atmosphère est viciée par des poussières, par de la fumée de tabac

Éviter l'action du vent, les frottements intempestifs, les congestions céphaliques.

Faire cesser tout travail à la lumière artificielle.

Conseiller le *repos de l'organe* et l'emploi de *verres fumés*.

Corriger les vices de réfraction, arracher les cils déviés.

**C. hypérémique aigue.**

Application sur les yeux de compresses imbibées d'une *solution boriquée tiède ou froide*, répétée trois fois par jour, pendant 15 à 20 minutes chaque fois.

*Lavages* fréquents avec une solution d'acide borique ou de biborate de soude.

Instillations, matin et soir, d'une goutte de solution d'*adrénaline* à 1 p. 1000.

Faire usage de *solutions astringentes faibles*, mais ne jamais employer de collyre au nitrate d'argent ou au sous acétate de plomb, ne jamais pratiquer de cautérisations.

| ℞ Sulfate de cuivre . . | 5 à 10 cgr. |
|---|---|
| Eau distillée .. | 10 gr |

Collyre

| ℞ Sulfate de zinc . . . | 5 cgr |
|---|---|
| Eau distillée. . . . . | 15 gr. |

Collyre.

**C. hypérémique chronique.**

Compresses appliquées, pendant 20 minutes chaque fois, trempées dans l'une des solutions suivantes :

| ℞ Sublimé corrosif . . . . . . | 10 cgr |
|---|---|
| Eau distillée. . . . . . . . . | 500 gr. |
| | (Delens) |

| ℞ Sulfate de zinc | 2 gr |
|---|---|
| Eau distillée . | 500 à 600 — |

Ne jamais pratiquer de cautérisations.

**C. PHLYCTÉNULAIRE**

Traitement local des manifestations impétigineuses de la face et de la rhinite infectieuse, lorsqu'elles existent.

Rechercher les végétations adénoïdes et, si elles existent, en pratiquer l'ablation.

Proscrire la cautérisation des phlyctènes avec le crayon de nitrate d'argent.

Faire mettre sur les yeux, 2 fois par jour, des *compresses tièdes boriquées*, pendant 20 minutes chaque fois.

Au moment du coucher, déposer, avec un pinceau, dans le cul-de-sac conjonctival inférieur, gros comme un pois de la pommade suivante :

| ℞ Oxyde jaune d'hydrargyre | 50 cgr à 1 gr |
|---|---|
| Vaseline . . . | 10 — |

Ne jamais prescrire d'iode ou d'iodures à l'intérieur pendant que l'on fait usage de cette pommade.

Ou bien, projeter entre les paupières une pincée de poudre de *calomel* à la vapeur.

**C. PURULENTE.**

**Chez l'adulte**

Isoler le malade et prévenir les personnes qui approchent le malade du danger de contagion. Soins minutieux de propreté, antisepsie rigoureuse ; conseiller au malade de se laver les mains avant et après chaque pansement ; ne faire usage que du coton hydrophile et brûler le coton qui a servi aux pansements.

Si un seul œil est atteint : laver l'œil sain au sublimé à 1 p. 5000, ou au nitrate d'argent à 1 p. 500 et instiller quelques gouttes d'une solution de nitrate d'argent a 1 p. 100 ou même à 1 p. 200; le protéger d'un *verre de montre* enchâssé dans du diachylon ou faire un *pansement occlusif antiseptique*, que l'on renouvelle tous les jours.

**S'il n'existe pas de complications cornéennes, si la conjonctive ne présente qu'un épaississement modéré, avec coloration rouge pourpre foncé, sans trace d'infiltration diphtéritique, avec sécrétion purulente modérée** recourir aux *cautérisations au nitrate d'argent*, au début, à 1/2 p. 100, puis à 1, 2 ou 3 p. 100.

Pratiquer l'éversion complète des paupières, de façon à pouvoir atteindre les culs-de-sac; si le spasme de l'orbiculaire rendait la manœuvre difficile, fendre d'un coup de ciseaux la commissure externe. Enlever avec un tampon de coton hydrophile le pus qui recouvre la conjonctive, puis promener sur toute la surface, et jusque dans les replis des culs-de-sac, un pinceau de blaireau imprégné de la solution de nitrate d'argent. Faire la cautérisation sans timidité et la prolonger jusqu'à ce que toute la muqueuse soit blanche; neutraliser alors, avec un autre pinceau trempé dans l'eau salée à 1 p. 100, le surplus du caustique et laisser les paupières reprendre leur position naturelle. Répéter les cautérisations toutes les 12 heures, ou toutes les 24 heures dans les cas légers.

Employer aussi le *protargol* à 5 p. 100 (Darier).

| | |
|---|---|
| ℞ Protargol | 1 gr. |
| Chlorhydrate de cocaïne | 40 cgr. |
| Eau distillée | 20 gr. |

Pour cautérisations (de Speyr).

Après chaque cautérisation, instillation au collyre de *sulfate d'ésérine* (0,5 0/0) et application sur les paupières de *compresses* trempées dans une solution saturée d'acide borique ou d'aniodol à 1 p. 500.

| | |
|---|---|
| ℞ Sulfate d'ésérine | 2 à 10 cgr. |
| Eau distillée | 10 gr. |

(Galezowski).

Pendant le premier stade de la conjonctivite purulente, celui de l'infiltration conjonctivale progressive, avec état lisse et boursouflé de la conjonctive et sécrétion plutôt séreuse, préférer aux cautérisations les *grands lavages ou douches oculaires* à 25°, pratiqués toutes les 2 heures, avec une solution de *nitrate d'argent* à 1 p. 1000, de *sublimé* (sans alcool) à 1 p. 5000 (Trousseau) ou avec une solution de *permanganate de potasse* à 1 p. 5000 (Kalt), en élevant le récipient à 40 ou 50 cm. de hauteur.

Faire faire aussi des *lotions antiseptiques* fréquentes avec du coton hydrophile imbibé d'eau boriquée ou de :

| | |
|---|---|
| ℞ Sublimé | 20 cgr. |
| Glycérine | 20 gr. |
| Eau distillée | 1000 — |

| | |
|---|---|
| ℞ Acide salicylique | 1 gr. |
| Borate de soude | 10 — |
| Eau bouillie | 1000 — |

et faire appliquer des *compresses* trempées dans l'une de ces solutions glacées ou dans de l'*eau de chlore* à 5 p. 100, tiède.

**S'il se produit une infiltration diphtéritique de la con-**

jonctive palpébrale : éviter tout médicament caustique ou simplement astringent (nitrate d'argent, sulfate de cuivre ou de zinc, tanin, sublimé a un titre superieur à 1 p 10 000, etc.).

Faire des *lavages antiseptiques* avec des solutions très faibles.

Appliquer des *pommades antiseptiques non irritantes* (acide borique (3 p. 100, airol 5 p. 100). *Eserine*, preventivement.

Ordonner l'application de *compresses glacees*, si la cornée est intacte, et celle de *compresses chaudes*, s'il existe des complications cornéennes

**Contre les douleurs oculaires tensives et lancinantes** : appliquer quelques *sangsues* à la région temporale.

Si besoin, ordonner les *narcotiques* (morphine).

**En cas de complications cornéennes** : préférer les *lavages au permanganate de potasse*, continuer les *cauterisations* comme il vient d'être indique.

Instiller le *collyre a l'eserine* ou celui au *chlorhydrate de pilocarpine* a 2 p. 100, deux fois par jour.

Substituer aux applications de compresses glacées des *compresses trempees dans une solution boriquee chaude.*

**En cas d'abcès ou d'ulcération** : employer le collyre a l'*eserine*, et s'ils s'etendent, les toucher au *galvanocautere.*

Chercher à améliorer la circulation et la nutrition des tissus lésés à l'aide de *cauterisations lineaires* pratiquées avec un crayon de nitrate d'argent bien pointu, sur la partie la plus saillante de la muqueuse des culs-de-sac ectropionnée ; faire aussi des *scarifications* superficielles au moyen d'un instrument tranchant.

**En cas de perforation imminente** : rompre le fond de l'ulcère a l'aide du *galvanocautere,* continuer le collyre a l'*eserine* et appliquer un *bandeau compressif*, que l'on renouvellera très fréquemment

**S'il y a eu perforation** : s'en tenir au traitement cité plus haut; de même en cas de complications corneennes et en cas d'abcès ou d'ulcération, si la brèche cornéenne est tres limitee et la hernie de l'iris peu saillante. Insister sur les lavages antiseptiques. Si la perforation est large, *reséquer* l'iris hernié ou le toucher avec le *galvanocautere ; extraire le cristallin* par une incision pratiquée à travers le point le plus saillant de la hernie. Instiller l'*eserine ;* appliquer un *bandeau compressif*

Toutefois si la perte de substance de la cornée est considérable et qu'une grande partie de l'iris se trouve à nu, mieux vaut alors *respecter la hernie.*

**En cas de chémosis très prononcé** : pratiquer de larges *scarifications* parallèlement au diamètre horizontal des paupières, apres avoir fait une cauterisation.

Ou bien, instiller 2 à 3 fois par jour, 1 goutte de la solution d'*adrénaline* à 1 p. 1000

**Lorsque par le traitement ci dessus indiqué et rigoureusement suivi on est arrivé à arrêter les progrès de la conjonctivite purulente** : espacer de 24, puis de 48 heures, les cauterisations qui devront être renouvelées tant que persiste la sécrétion du pus, même en quantité minime.

En même temps, diminuer la proportion du nitrate d'argent, employer une solution à 1 p. 100.

**Plus tard, lorsque toute sécrétion purulente a disparu** employer une solution de *sulfate de zinc* à 1 p. 500, en lotions.

**Si la conjonctivite passe à l'état chronique :** faire usage du *glycérole de sulfate de cuivre* à 1 p. 10, se servir aussi du *crayon de sulfate de cuivre* (Delens).

**Après guérison, en cas de leucome adhérent** pratiquer une *iridectomie*.

**Chez les nouveau-nés**

Dans les formes légères ou bénignes, pratiquer des *lavages antiseptiques* avec des solutions faibles, répétés 4 fois par jour (eau boriquée à 4 p. 100, oxycyanure de mercure à 1 p. 5000, sublimé à 1 p. 10.000).

Appliquer une *pommade* à l'acide borique à 3 p. 100, ou à l'*oxyde jaune de mercure* à 2 p. 100, ou au *sous-nitrate de bismuth* à 4 p. 100.

S'il persiste une sécrétion muco-purulente légère, sans gonflement des paupières et sans altération notable de la conjonctive tarsale, autre qu'un léger épaississement hyperémique, faire des instillations quotidiennes ou bi-quotidiennes de *nitrate* d'argent à 1/2 ou à 1 p. 100.

Dans les cas graves, instituer le traitement indiqué chez l'adulte.

Dans tous les cas, couvrir les yeux du nouveau-né avec un *bandeau* pour empêcher l'écoulement du pus sur le sein, et faire *laver* soigneusement, après chaque tétée, le mamelon de la nourrice et l'auréole avec de l'eau alcoolisée, de l'eau boriquée à 4 p. 100, ou avec une solution de naphtol.

## CONSTIPATION

**Chez un nouveau-né,** qui n'a pas rendu le méconium, introduire dans le rectum une *sonde de Nelaton* trempée dans la vaseline, ou mieux dans la glycérine. Prescrire aussi un petit *suppositoire au beurre de cacao* ou au savon.

Donner, comme purgatifs, le *sirop de manne*, le *sirop de chicorée*, l'*huile d'amandes douces*, administrés à la dose de 1 à 2 cuillerées à café, le matin à jeun.

**Chez les enfants de quelques mois :** prescrire la *manne* (5 à 10 gr.), la *mannite* (10 à 20 cgr.), l'*extrait de tamar indien*, et au besoin le *calomel*, à la dose de 5 à 10 cgr., dans une cuillerée à café de lait.

| | |
|---|---|
| ℞ Manne . . . . . . . . | 5 gr |
| Eau de fenouil . . | 25 — |

1 cuillerée à café tous les 1/4 d'heure.

| | |
|---|---|
| ℞ Mannite cristallisée. . . . . | 5 gr |
| Eau distillée . . . . | 100 — |

1 cuillerée à café toutes les heures (Monti)

| | |
|---|---|
| ℞ Extrait de tamar indien . . | 10 gr |
| Sirop composé de manne. | 25 — |
| Eau distillée . . . . . . . | 25 — |

2 cuillerées à café avant de téter, 1 fois par jour.

En même temps, *combattre la constipation chez la nourrice*, lorsqu'elle existe, à l'aide d'un régime approprié.

**Chez les enfants de plus de un an** donner *l'huile de ricin*, à la dose de 1 à 2 cuillerées à café, prises le matin à jeun, ou bien

| ℞ | | |
|---|---|---|
| Huile de ricin | } | ãã 10 gr. |
| Sirop de gomme | } | |

A prendre en une fois.

| ℞ | | |
|---|---|---|
| Huile de ricin | } | ãã 10 gr. |
| Glycérine | } | |
| Essence de menthe | | II gouttes |

A prendre en une fois.

la *rhubarbe*, aux doses suivantes :

| | |
|---|---|
| De 1 à 3 ans | 20 à 40 cgr. |
| De 3 — 5 — | 40 — 50 — |
| De 5 — 10 — | 50 — 75 — |
| De 10 — 15 — | 75 cgr à 1 gr.50 |

| ℞ | | |
|---|---|---|
| Rhubarbe pulvérisée | } | ãã 5 gr. |
| Magnésie calcinée | } | |
| Oléo saccharure d'anis | } | |

Une pincée, trois fois par jour (Wyeth).

Ordonner la *poudre de racine de scammonée :*

| | |
|---|---|
| De 1 à 3 ans | 5 à 15 cgr. |
| De 3 — 5 — | 20 — 30 — |
| De 5 — 10 — | 30 — 50 — |
| De 10 — 15 — | 50 — 75 — |

Associer la scammonée au *calomel*, à la dose de 4 à 10 cgr.

| ℞ | |
|---|---|
| Calomel | 10 cgr. |
| Scammonée | 30 — |
| Sucre de lait | 4 gr. |

Pour 10 prises : une prise toutes les heures, jusqu'à effet (Sevestre).

Faire prendre le *jalap*, *l'eau-de-vie allemande*, à la dose de 1 gr., par année d'âge, associée à la même dose de sirop de nerprun :

| ℞ | |
|---|---|
| Poudre de jalap | 5 à 10 cgr. |
| Calomel | 2 à 5 — |
| Sucre vanillé | 25 — |

Pour 1 paquet : 2 à 4 paquets, suivant l'âge

Employer le *séné :*

| ℞ | |
|---|---|
| Follicules de séné | 4 gr. |
| Manne en larmes | 30 — |
| Poudre de café torréfié | 10 — |
| Eau bouillante | 100 — |

A prendre en 2 ou 3 fois (Sevestre).

Donner le *podophyllin* et la *cascara sagrada :*

| ℞ | |
|---|---|
| Podophyllin | 5 cgr. |
| Alcool rectifié | 5 gr. |
| Sirop de rhubarbe | 95 — |

1 à 2 cuillerées à café par jour, selon l'âge (Bouchut).

| ℞ | |
|---|---|
| Extrait hydroalcoolique de cascara | 50 cgr. à 1 gr |
| Sirop simple | 50 — |
| Teinture de cannelle | 2 — |

1 à 2 cuillerées à café le soir, au coucher

Employer les sels purgatifs suivants : *sulfate de soude, sulfate de magnésie, citrate de magnésie, tartrate de soude.*

| ℞ | |
|---|---|
| Sulfate de soude | 10 gr |
| Sirop de framboises | 40 — |
| Eau | 60 — |

A prendre en une ou deux fois selon l'âge.

| ℞ | |
|---|---|
| Citrate de magnésie | 10 gr. |
| Sirop de séné | 30 — |
| Eau | 70 — |

A prendre en une fois, le matin à jeun.

| ℞ | |
|---|---|
| Tartrate de soude | 10 gr |
| Sirop de limon | 30 — |
| Eau | 70 — |

A prendre en une ou deux fois, selon l'âge.

User toujours avec beaucoup de ménagements des purgatifs : préférer les *lavements tempérés*, de la contenance de 50 à 100 gr., donnés avec une poire en caoutchouc, munie d'une petite canule en os.

Employer la décoction de guimauve ou de graines de lin, l'eau savonneuse, l'eau tiède additionnée d'une cuillerée à café de glycérine.

Ne pas abuser des lavements : les remplacer par des *suppositoires à la glycérine* (suppositoires creux au beurre de cacao contenant 1 gr. de glycérine) ou par les *ovules en glycérine solidifiée*.

Recourir au *massage de l'abdomen* ; s'enduire les mains de vaseline, puis commencer par soulever la peau du ventre sous forme de larges plis qu'on pince tout doucement entre les doigts. Ceci fait, pratiquer le pétrissage d'abord des muscles droits, puis des muscles transverses de l'abdomen ; ensuite exécuter avec la paume de la main des effleurages circulaires sur l'intestin grêle, dans l'espace compris entre l'ombilic et le pubis, et terminer par un pétrissage profond du côlon, en suivant cet intestin sur tout son trajet.

Avant la première séance, faire évacuer l'intestin au moyen d'un purgatif ou d'un lavement.

Lorsque l'abdomen est très dur et distendu, pratiquer, avant de commencer le massage proprement dit, un effleurage circulaire, pour assouplir les parois abdominales.

Faire des séances d'abord de 3 à 4 minutes, plus tard de 6 à 8 minutes de durée.

Continuer ce traitement pendant 4 à 6 semaines (Heubner).

Modifier le *régime*, conseiller les légumes, les fruits bien mûrs et les compotes.

Ne pas négliger de traiter les accidents qui résultent de la constipation ou qui l'entretiennent : hernie, invagination intestinale, fissure anale, etc.

## Chez l'adulte

### C. ACCIDENTELLE.

Prescrire l'*huile de ricin* (20 à 40 gr.), le *sulfate de soude* ou de *magnésie* (15 à 30 gr.), l'*eau-de-vie allemande* (15 à 30 gr.), le *calomel* (30 à 80 cgr.), associé au jalap, à la scammonée ou à la gomme-gutte.

| | | |
|---|---|---|
| ℞ | Calomel | 30 à 50 cgr. |
| | Gomme-gutte | 10 à 15 — |

Pour 1 poudre, à prendre le matin à jeun (Herzen).

| | | |
|---|---|---|
| ℞ | Huile de ricin | 30 gr. |
| | Poudre de gomme arabique | 8 — |
| | Eau de menthe | 15 — |
| | — distillée | 60 — |
| | Sirop de sucre | 90 — |

A prendre le matin à jeun.

| | | |
|---|---|---|
| ℞ | Émétique | 5 cgr. |
| | Sulfate de magnésie | 30 gr. |
| | Eau | 500 — |
| | Sirop de nerprun | 30 — |

A prendre en une fois (purgatif énergique).

Donner les *eaux purgatives naturelles* : Carabana, Hunyadi-Janos, Rubinat, Pullna, Montmirail, Birmenstorf, Sedlitz, Villacabras.

### C. HABITUELLE.

Rechercher et traiter la cause : atonie ou anesthésie intestinale des hystériques, vie sédentaire, diète carnée, douleur (hémorroïdes, fissure ou fistule anale, phlegmasie péri-utérine, pérityphlite, cystite, hernie douloureuse), obstacle au passage des matières (tumeurs ou rétrécissements de l'intestin, brides péritonéales, invagination intestinale, kystes de l'ovaire, rétroversion de l'utérus), saturnisme, morphinomanie, abus des lavements, etc.

*Régime :* peu de viandes, préférer les viandes blanches.

Légumes verts, fruits crus mûrs (oranges, pommes, figues, raisins, prunes, pruneaux), fruits cuits ou compotes, miel, pains grossiers.

Peu de boissons alcooliques : *limonades, cidre, café.*

Faire boire un grand verre d'*eau froide* ou de *petit lait*, le matin à jeun

La mastication doit être aussi complete que possible, le cas échéant, y remédier par le port d'un *râtelier* ou par l'usage d'un *masticateur.*

Conseiller les *promenades*, les *exercices* en plein air; éviter les transpirations abondantes

Prescrire une *cure de raisin* ou *de petit lait.*

*Se presenter chaque jour a la même heure à la garde-robe*, après avoir pris ou non, au préalable, un *suppositoire glycériné* ou un *lavement glycerine* (3 à 4 cuillerées a soupe de glycérine, pour 1 litre d'eau), ou, si le cas l'exige, après avoir pris un *lavement abondant* au moyen d'une canule souple et longue et d'un irrigateur à élévation (1 1/2 a 2 litres d'eau simplement bouillie et refroidie à 37°, injectée sous faible pression de façon à pouvoir être gardée aussi longtemps que possible; employer aussi une infusion d'herbes aromatiques ou une infusion de camomille).

Dans certains cas, recourir aux lavements d'*huile d'olive tiede*, à la dose de 500 cmc., pris le soir avant de se coucher.

Faire prendre la *graine de lin* et la *semence de psyllium*, a la dose de 1 cuilleree à café, avant chaque repas.

Recourir au *massage intestinal :* placer le malade dans la position génu-pectorale Se tenir à sa gauche: appliquer la main gauche au-dessus, et la main droite au dessous de l'ombilic. Masser ainsi l'abdomen, en faisant alterner les mouvements transversaux avec les mouvements longitudinaux. Dans ces derniers, mouvoir la main gauche du rebord des côtes a l'ombilic, en même temps exécuter avec la main droite un mouvement en sens inverse, de la symphyse pubienne à l'ombilic. Après cinq minutes de ce massage, qui doit être energique, coucher le malade sur le dos et pratiquer alors, dans cette situation, le massage de l'abdomen d'après le procédé usuel : effleurages circulaires, avec la paume de la main dans l'espace compris entre l'ombilic et le pubis, puis pétrissage profond du côlon, en suivant cet intestin sur tout son trajet.

Séances quotidiennes, continuées pendant 4 à 6 semaines.

Recommander aux malades de continuer chez eux le massage, en se servant de la *boule anglaise*, du poids de 5 kgr. en moyenne, qu'ils promèneront chaque matin sur le ventre (de droite à gauche), pendant 5 minutes.

Recourir aussi à l'*électrothérapie* : courants faradiques ou galvaniques, électricité statique (bain électrique).

Conseiller l'*hydrothérapie* : douches sur le ventre, douches périnéales, anales ou rectales.

Chez la femme, traiter les déviations utérines (rétroversion), la paramétrite et les tumeurs de l'utérus (fibrome) ou de l'ovaire (kyste), lorsqu'elles existent.

*Cure thermale* aux eaux de Châtel-Guyon, Aulus, Capvern, Montmirail, Pullna, Birmenstorf, Carlsbad.

Administrer des pilules d'*aloès*, de *cascara sagrada*, de *rhubarbe*, de *podophyllin*, d'*évonymin*.

℞ Aloès . . . } ãã 5 cgr
Rhubarbe . . . }
Savon amygdalin . . }

Pour 1 pilule 1 à 3 pilules au repas du soir (Dujardin-Beaumetz)

℞ Aloès . . . . . 2 gr.
Calomel . . . . . . 30 cgr.

Pour 20 pilules. 1 à 2 pilules par jour (Empis)

℞ Extrait de cascara sagrada. 10 cgr.
— rhubarbe . . . 2 —
Poudre de jusquiame . . . Q S

Pour 1 pilule 1 à 2 pilules par jour au coucher.

℞ Podophyllin . . . . . . 3 cgr.
Extrait de jusquiame . . 2 —
Savon médicinal . . . . Q. S

Pour 1 pilule, prise le soir au coucher (Lyon).

℞ Extrait de cascara . . . . . 10 cgr.
Podophyllin . . . . . 2 —
Extrait de jusquiame . . 2 —

Pour 1 pilule : 1 à 2 par jour (Herzen)

℞ Aloès . . . . . } ãã 5 gr.
Extrait de rhubarbe . . }
— coloquinte . } ãã 1 —
— noix vomique }
Huile de croton. . . . . I goutte.

Pour 100 pilules : 1 pilule matin et soir (Herzen).

℞ Évonymin. . . . . . . . . 10 cgr.
Conserves de roses . . . Q S

Pour 1 pilule · 1 à 3 pilules au repas du soir (Dujardin-Beaumetz)

℞ Podophyllin 1 gr.
Aloès . . . . . 5 —
Gomme-gutte . . 2 — 50 cgr.

Pour 50 pilules. 1 à 2 pilules par jour.

℞ Aloès . . . . 1 gr.
Résine de scammonée } ãã 50 cgr.
— jalap . . }
Calomel . . . . . . . }
Extrait de belladone. } ãã 25 —
— jusquiame }
Savon amygdalin . . . . Q S.

Pour 50 pilules. 3 à 4 par jour (Ball).

Dans la constipation spasmodique, ne pas donner de purgatifs et surtout pas les purgatifs drastiques, recourir aux calmants, ordonner la *belladone* sous forme de pilules de 1 cgr. d'extrait de belladone, et donner, le matin à jeun, une pilule, puis deux par jour.

Voy. *Entérite muco-membraneuse*.

## CONTRACTURES

Rechercher et combattre la maladie causale : apoplexie, lésions des centres moteurs, myélites, arthropathie, hystérie, ergotisme.

Voy. *Crampes, Tétanie, Tétanos, Torticolis*.

## CONVULSIONS

Voy. *Eclampsie, Empoisonnements, Encephalopathies, Epilépsie, Hemorragie cerebrale, Hysterie, Meningites, Myelites, Syphilis du cerveau, Tetanie, Urémie.*

**C. CHEZ LES ENFANTS.**

**Au moment de l'attaque :** *desserrer les vêtements*, placer l'enfant au *grand air* près de la fenêtre *Aspersion d'eau froide* a la figure et sur la poitrine.

Donner immédiatement un *lavement d'eau de savon*, ou d'*eau salee*, ou un *lavement glycerine* (1 cuillerée à café de glycérine pour 100 gr d'eau tiède)

Pratiquer des *flagellations*, faire prendre un *bain sinapise.*

**Après l'attaque** : combattre la cause (indigestion, constipation, helminthiase, dentition, végétations adénoides, auto-intoxication, dilatation d'estomac, gastro-entérite aigue ou chronique, affections aigues febriles, etat septicémique, affections des méninges et du myelencéphale, coqueluche, cyanose congenitale, otites, nervosisme, hydrocéphalie, syphilis héréditaire, syphilis cérébrale, impaludisme, uremie, athrepsie, rachitisme, corps étrangers du conduit auditif, des fosses nasales, de la vessie, intoxication medicamenteuse : opium, acide phenique, iodoforme, alcool, chlorate de potasse, etc.; asphyxie par oxyde de carbone.

Insister sur le *regime lacte* ou l'*allaitement*, selon l'âge du malade

*Veiller a ce que la nourrice n'abuse pas de boissons alcooliques*

Prescrire une *potion calmante*.

| | | |
|---|---|---|
| ℞ Bromure de potassium | | 4 gr. |
| Musc | | 20 cgr. |
| Hydrolat de tilleul | ⎫ | |
| — fleurs d'oranger | ⎭ ãã | 50 gr. |
| Sirop simple | | 20 — |

1 cuillerée à café tous les quarts d'heure (J. Simon)

| | |
|---|---|
| ℞ Bromure de potassium | 2 gr. |
| Sirop de fleurs d'oranger | 30 — |
| — codéine | 5 — |
| Hydrolat de tilleul | 100 — |

Une cuillérée a café, toutes les heures (Heizen)

Ou mieux, ordonner le *chloral* à doses fractionnées, prises tous les quarts d'heure ou toutes les demi-heures :

| | |
|---|---|
| Nouveau-nés | de 3 a 5 cgr |
| Nourrissons | de 5 a 15 — |
| De 2 a 6 ans | 20 a 30 — |

Ce medicament est contre-indique dans les cas de cyanose avec asphyxie.

**Si les convulsions persistent**, donner un *lavement antispasmodique*.

| | |
|---|---|
| ℞ Hydrate de chloral | 30 cgr. |
| Musc | 20 — |
| Camphre | 1 gr |
| Jaune d'œuf | N° 1 |
| Eau | 100 gr. |

Pour 1 lavement (J. Simon)

Appliquer a la nuque un *vesicatoire*, grand comme une piece de 5 francs, que l'on laissera en place pendant 3 heures et que l'on remplacera par un cataplasme ou mieux des *sangsues* derriere la tête.

**C. PENDANT L'ACCOUCHEMENT.** Terminer l'accouchement aussi promptement que possible. Voy. *Eclampsie*.

## COQUELUCHE

**FORME ORDINAIRE.**

TRAITEMENT HYGIÉNIQUE : empêcher l'enfant de sortir par les temps froids et humides; lui faire porter des *vêtements chauds;* recommander au contraire, si le temps est beau, que le malade passe toute la journee au grand air, ou qu'il fasse du moins de frequentes *promenades*.

Faire *ventiler* largement la chambre a coucher du malade et interdire que celui-ci y séjourne pendant la journée.

Ordonner des *bains chauds* de 34° a 38°, de la durée de 15 a 20 minutes, pris une, deux et même trois fois par jour

Donner une *alimentation substantielle* sous un petit volume ; conseiller de faire des repas frequents, mais peu copieux.

Faire prendre dans la journee, a deux ou trois reprises, des boissons chaudes, des *tisanes* de violettes, de capillaire, de fleurs pectorales édulcorees avec du sirop de tolu.

Entretenir soigneusement la liberté du ventre (huile de ricin, calomel).

Réaliser la desinfection du naso-pharynx a l'aide d'instillations dans le nez d'*huile mentholee* a 10 p. 100.

| ℞ Menthol | 30 cgr. |
|---|---|
| Aristol | 1 gr |
| Huile d'amandes douces sterilisee | 25 — |

Instiller, matin et soir, XV gouttes dans chaque narine, le malade restant la tête renversee en arriere pendant tout le temps de l'operation et pendant quelques minutes apres celle-ci (Herzen)

TRAITEMENT MÉDICAMENTEUX.

Administrer la *belladone*, l'*aconit*, l'*antipyrine*, la *quinine* ou l'*euquinine*, certains *opiaces*, la *peronine*, les *bromures*, le *bromoforme*, l'*antispasmine*, la *valeriane* et l'*ipécacuanha*, contre l'encombrement bronchique et les congestions pulmonaires,

**Chez les enfants de moins de 1 an :**

| ℞ Sirop de belladone | 50 gr. |
|---|---|
| — tolu | 150 — |

1/2 cuilleree à cafe, matin et soir, puis augmenter d'une demi-cuilleree a midi (Cadet de Gassicourt).

**Chez les enfants de 1 an :**

| ℞ Sirop de belladone | 50 gr |
|---|---|
| — tolu | 100 — |

1 cuilleree a cafe matin et soir.

Cesser d'administrer ce melange, quand on voit les pommettes rougir, les yeux devenir brillants, les pupilles se dilater.

**Chez les enfants de plus de 2 ans**

| ℞ Sirop de belladone | ãã 30 gr. |
|---|---|
| — tolu | |
| — codeine | |

1 cuilleree à cafe, matin et soir (enfants de 2 1/2 a 5 ans) (J Simon).

| ℞ Extrait de belladone | 5 cgr. |
|---|---|
| Sirop de tolu | 100 gr. |

1 a 2 cuillerées a cafe par jour, pour les enfants ages de 1 an ; au dessus de 1 an, 2 cuillerees a cafe dans les 24 heures, par annee d'âge

℞ Sirop de belladone | ãã 20 gr.
— d'opium
— d'ether
— de fleurs d'oranger

2 à 4 cuillerees à cafe par jour, selon l'âge de l'enfant (Descroizilles)

Administrer la belladone en fractionnant les doses, mais en allant jusqu'aux limites de la tolérance.

*Associer la belladone a l'aconit :*

℞ Teinture de belladone | ãã 5 gr.
Alcoolature de racines d'aconit

X gouttes, matin et soir (J Simon)

℞ Teinture de belladone.. | ãã 2 gr.
— d'aconit .
— de drosera .
— de myrrhe . . . 10 —

X gouttes, apres chaque quinte, dans un peu de lait (5 à 10 fois par jour) (Monin).

Donner la *peronine* comme suit.

℞ Peronine. . 2, 3, 4, 5, etc . cgr.
Potion gommeuse 50 gr

(Autant de centigr que l'enfant a d'annees, chaque cuilleree à cafe renferme alors 2, 3, 4, 5, etc., mgr de peronine). Dose 3 cuillerees a cafe par jour (Eberson).

Prescrire les *bromures* comme suit :

℞ Bromure de potassium | ãã 2 gr.
— d'ammonium
— de sodium . .
Sirop de chloral | ãã 60 —
Eau distillee...

De 1 cuilleree à cafe a 1 cuilleree a bouche, matin et soir, dans du lait chaud (enfants de 5 a 10 ans) (Dujardin-Beaumetz).

Donner l'*antipyrine,* a la dose de 20 cgr., a un enfant de 2 ans; augmenter de 10 cgr. par année d'âge; dans les cas intenses, doubler la dose.

Préférer les doses fortes et non fractionnées, répétées trois fois par jour :

De 2 à 3 ans . . . . . . . 25 cgr.
De 3 a 6 ans . . . . . . 50 —
De 6 a 10 ans . . . . . . 75 —
De 10 à 15 ans . . . . 1 gr

℞ Antipyrine. . . . . 2 à 5 gr.
Sirop de belladone . 20 à 50 —
Eau de tilleul 280 a 350 —

4 cuillerees par jour (Grasset).

Employer l'*antispasmine*, comme suit :

℞ Antispasmine . .. 2 gr.
Eau distillee . ... . 900 —
Elixir pectoral ... .. .. . 98 —

Doses, pour enfants, 3 fois par jour.
A 1 an . 1 à 2 cuillerées a cafe,
De 2 à 3 ans 2 à 3 — —
De 5 à 6 ans 1 à 1 1/2 cuilleree a bouche
(Demme et Stoss)

Faire prendre le *bichlorhydrate de quinine* ou l'*euquinine* a raison de 2 fois en décigrammes le nombre d'années de l'enfant et, si celui-ci a moins d'un an, deux fois autant de centigrammes qu'il a de mois. Ne jamais dépasser la dose totale de 1 gr. 50 cgr.

Ordonner, de préférence a tous les autres medicaments, le *bromoforme,* qui diminue notablement le nombre, l'intensite et la duree des quintes de toux. Administrer ce medicament dans une émulsion huileuse et le faire prendre a doses fractionnées et répétées : au-dessous de un an, I goutte de bromoforme toutes les 4 heures, de 1 an a 3 ans, I goutte toutes les 2 heures, au-dessus de trois ans, I goutte toutes les heures ou II gouttes toutes les 2 heures. Après deux ou trois jours de traitement, voir comment l'enfant réagit vis-à-vis du médicament et juger si la dose est suffisante, ou si au contraire elle doit être augmentée :

| | |
|---|---|
| ℞ Bromoforme .. | XLVIII gouttes |
| Huile d'amandes douces | 15 gr. |
| Gomme arabique . .. | 15 — |
| Eau de laurier-cerise .. | 4 — |
| Eau distillée . Q. S p f | 120 cc. |

1 cuillerée à café renferme II gouttes de bromoforme

*Doses :*

| | | |
|---|---|---|
| A 15 mois | 2 cuill. 1/2 à café par jour | |
| A 3 ans | 6 cuillerées | — |
| A 5 ans | 10 — | — |
| A 10 ans | 5 — | à soupe p jour |

(Marfan).

| | |
|---|---|
| ℞ Bromoforme 1 gr | 20 ou XLV gouttes |
| Huile d'amandes douces . | 15 gr |
| Gomme arabique pulvérisée. | 10 — |
| Sirop de laurier-cerise ... | 30 — |
| Eau distillée. . | 65 — |

Par cuillerées à café . une cuillerée à café contient 5 cgr de bromoforme (Gay et Grasset).

*Doses :*

| | | | |
|---|---|---|---|
| A 2 ans | 1 à 2 cuillerées à café. | | |
| De 2 à 4 ans | 2—3 | — | — |
| De 4 à 8 ans | 3—6 | — | — |

Dans les 24 heures

Chez les **adolescents,** donner jusqu'à XXX gouttes par jour, et chez les **adultes,** jusqu'à L gouttes.

Essayer l'application d'une *pommade à l'antitussine* à 5 p. 100 :

| | |
|---|---|
| ℞ Antitussine .. .... . . | 5 gr. |
| Lanoline . . . . | 85 — |
| Vaseline . . . . . . | 10 — |

Pour onctions, sur la poitrine et sur la région interscapulaire

Sérothérapie injecter, aussitôt le diagnostic confirmé, 5 à 10 cc. de *serum anticoquelucheux Leuriaux.*

**Pendant la convalescence.** conseiller les *bains sulfureux,* un *changement d'air,* la vie à la *campagne* ou un séjour à la *montagne* à altitudes moyennes, pendant 4 à 6 semaines.

Donner le *sirop iodotannique* ou de *raifort iodé,* l'*huile de foie de morue,* le *fer,* l'*arsenic,* le *cacodylate de soude.*

Envoyer le malade à *La Bourboule,* au *Mont-Dore* ou à *Cauterets.*

N'envoyer l'enfant à l'école que trois semaines après la cessation complète des quintes caractéristiques.

Voy. *Adénopathie trachéo-bronchique.*

**FORME GRAVE.**

Insister sur le *traitement hygiénique* et ordonner les *bains chauds* à 38° et à 40°, répétés deux à quatre fois dans les 24 heures.

Administrer le *bromoforme* et si nécessaire, associer aux médications qui précèdent (belladone, antipyrine, aconit et bromoforme à hautes doses) les *narcotiques* (chloral, sirop de codéine ou de chloral ; sirop de morphine, héroïne, dionine, dans la seconde enfance).

Entretenir des *vapeurs médicamenteuses* dans la chambre de l'enfant :

| | |
|---|---|
| ℞ Acide phénique . . | 3 gr |
| Thymol .. . . | 5 — |
| Alcool pur . | 50 — |
| Alcoolat de lavande . | 20 — |
| Eau distillée . .... | 1000 — |

A faire évaporer dans une bouillotte, pendant la journée (Heizen).

Pratiquer des *pulverisations medicamenteuses* directes dans la gorge du malade avec une solution de *phenosalyl* a 1 p. 100, ou bien avec :

| | | |
|---|---|---|
| ℞ Phénate de soude | 1 gr. | |
| Resorcine | 3 — | |
| Alcool | Q S | |
| Eau | 250 gr. | |
| | (Herzen). | |

| | |
|---|---|
| ℞ Thymol | 10 gr. |
| Alcool | 250 — |
| Eau | 750 — |

Pour pulvérisations, 3 à 4 fois par jour (Bouchut).

Recourir aux *inhalations medicamenteuses* :

| | |
|---|---|
| ℞ Essence de terébenthine | 1 gr |
| Chloroforme | 3 — |
| Ether sulfurique | 6 — |
| | (Wilde) |

Pratiquer des *badigeonnages a la cocaine*, du pharynx et de l'isthme du gosier, 2 a 4 fois par jour, avec une solution aqueuse a 1 p. 20, associés aux *insufflations nasales de melanges antiseptiques*, repétées 2 fois par jour.

| | |
|---|---|
| ℞ Benjoin pulverisé } ãã 10 gr. | |
| Salicylate de bismuth } | |
| Sulfate de quinine | 2 — |
| | (Moizart) |

| | |
|---|---|
| ℞ Antipyrine pulverisee. } ãã 1 gr. | |
| Chlorhydrate de quinine } | |
| Acide borique | 2 — |
| Sous-nitrate de bismuth. | 5 — |

**Contre les vomissements** : veiller a ce que l'enfant n'absorbe *pas trop de medicaments*.

*Reduire* egalement l'alimentation, la limiter pendant quelques jours a l'emploi du laitage, des œufs, de la somatose (2 cuillerées a café par jour, delayées dans du lait).

Faire prendre les *repas immediatement apres le vomissement*, en donnant 1/2 à I goutte de *laudanum*, directement avant le repas (Trousseau).

Prescrire une *infusion de cafe*, a prendre par cuillerées a dessert.

Chez les très jeunes enfants, donner l'*elixir paregorique*, a la dose de I a V gouttes, ou encore :

| | |
|---|---|
| ℞ Acide chlorhydrique. | 2 gr |
| Sirop de sucre | 200 — |
| Alcoolature de citron | 2 — |

1 cuilleree à cafe apres la quinte.

Recourir à l'administration du *bromoforme*, de preférence a tout autre médicament anticoquelucheux (Herzen).

**Contre la fièvre** : employer la *quinine* en potion ou en suppositoires, à la dose de 25 à 60 cgr. par jour.

| | |
|---|---|
| ℞ Chlorhydrate de quinine | 2 gr. |
| Eau distillee | 100 — |

2 a 6 cuillerees a cafe par jour, dans un peu de sirop

Ou mieux, bains chauds a 34° et 36°, toutes les 3 heures, de 10 minutes de durée.

**En cas d'insomnie** : hydrate de *chloral* en potion ou en lavements, *paraldehyde, urethane*.

| | |
|---|---|
| ℞ Sulfonal | 30 cgr. |

Pour un cachet 2 a 3 cachets dans la soiree, avaler une gorgee de tisane chaude apres chaque prise.

Recourir a l'administration du *bromoforme*, de preference a tout autre médicament anticoquelucheux et à tout hypnotique.

**En cas de fréquence et de faiblesse du pouls :** donner la *digitale,* sous forme de sirop : 5 à 12 gr. par jour, teinture : V à XV gouttes dans les 24 heures, pendant 3 à 4 jours.

**En cas d'abattement :** *toniques, café, cognac* à la dose de 5 à 25 gr. par jour, selon l'âge de l'enfant.

Si on administre le bromoforme, en diminuer la dose quotidienne.

**En cas d'encombrement bronchique, de dyspnée :** *vomitif ;* prescrire l'*ipeca,* à la dose de 30 cgr. à 1 an, à celle de 1 gr. à 2 ans. Répéter l'administration du vomitif une fois par semaine ou tous les 4 jours, dans les formes intenses, s'il n'existe pas de dépression.

**En cas d'agitation :** *bains tièdes prolongés* (32° à 34°, 1/2 heure de durée), répétés 2 à 4 fois par jour. *Enveloppement humide, maillot.*

Administrer le *bromoforme* de préférence à tout autre médicament anticoquelucheux.

**En cas de convulsions avec fièvre :** plonger l'enfant 5 à 10 minutes, dans un *bain à 25° ou 30°,* plusieurs fois par jour.

**En cas de délire** prescrire le *musc* en potion :

| | |
|---|---|
| ℞ Teinture de musc. | X gouttes. |
| Sirop de fleurs d'oranger. . . . . | 20 gr |
| Eau distillée . . . | 40 — |

Par cuillerées à café ou à dessert (Comby).

**En cas de syncope, de crise spasmodique** *flagellation,* avec un linge mouillé d'eau froide ; *exciter la pituitaire* avec les barbes d'une plume, exercer des *tractions rythmées de la langue,* pratiquer la *respiration artificielle.*

**En cas d'épistaxis répétées et abondantes :** *sinapismes* aux jambes ou *bains de pieds sinapisés.*

Faire des *irrigations nasales* avec de l'eau très chaude, ou des *insufflations* dans les narines de poudres astringentes au tanin, à l'alun, au ratanhia.

**En cas d'ulcération sublinguale :** attouchements avec une solution de *nitrate d'argent* à 1 p. 30 avec un pinceau trempé dans le collutoire suivant :

| | |
|---|---|
| ℞ Acide borique . . . . . . . | 3 gr. |
| Chlorhydrate de cocaïne | 20 cgr. |
| Glycérine . . . . . . . . . . | 20 gr. |

Pour badigeonnages, répétés 2 fois par jour (ne pas employer le borax avec la cocaïne en collutoire en raison de l'incompatibilité).

**En cas d'exagération de la bronchite ou de bronchopneumonie :** voy. ces mots.

**Dans les formes graves, si tous les médicaments échouent :** avoir recours au *changement d'air,* qui seul, parfois, permet d'espérer la guérison.

**Pendant la convalescence :** traiter la bronchite chronique, l'anémie, l'adénopathie bronchique.

Cure au *Mont-Dore,* en cas de persistance de la bronchite ; à la *Bourboule,* en cas d'asthénie et d'anémie.

## CORONARITE

Voy. *Angine de poitrine.*

## CORPS ÉTRANGERS

### C. É. DE L'ESTOMAC.

Administrer un *vomitif*, si les corps étrangers peuvent être rejetés facilement.

Favoriser le passage dans l'intestin, toutes les fois que la nature, le volume et la forme des corps étrangers ne s'opposent pas a cette évolution naturelle. Dans ce but, chercher à enrober les corps etrangers dans les matières alimentaires ; donner des *purees de pommes de terre*, du *riz*, des *panades*.

**Si le corps étranger est volumineux**, cause ou peut causer des accidents graves, pratiquer la *gastrotomie*.

### C. É. DES FOSSES NASALES.

Essayer de chasser le corps etranger d'arriere en avant, en faisant une *irrigation forte* par le côté sain, tenir bouche l'orifice anterieur du côté malade, pour accroitre la pression, puis le déboucher brusquement.

Provoquer les eternuements, a l'aide du *tabac a priser*.

**Si ces moyens échouent**, éclairer les fosses nasales avec le spéculum nasal et le miroir frontal, déplacer le corps etranger avec un stylet recourbe et le saisir avec une *pince a griffes* ou *a mors recourbes*.

Après extraction, aseptiser le foyer et arrêter l'hemorragie par un tamponnement à la gaze salolee.

### C. É. DE L'ŒIL.

**Conjonctive.** — Lorsque le corps étranger (grain de sable, particules de charbon, petit insecte) est logé dans le cul-de-sac conjonctival supérieur, recourir au *retournement de la paupiere superieure* : faire regarder le malade en bas, saisir le rebord ciliaire entre le pouce et l'index gauche et attirer la paupiere en bas, pour la déplisser. Appliquer alors un stylet sur le milieu de la surface externe de la paupière supérieure et presser légèrement pour faire basculer le cartilage tarse, relever a ce moment le bord ciliaire, afin de mettre à nu la surface conjonctivale de la paupière supérieure.

En cas de spasme intense des paupieres, faire préceder cette manœuvre de l'instillation, entre les paupières, de V à VI gouttes d'une solution de cocaine a 1 p. 50.

Pratiquer l'ablation du corps étranger a l'aide d'un petit tampon de coton hydrophile.

Si le corps etranger est implanté sous la conjonctive, l'extraire à l'aide d'une *pince*, apres avoir pratiqué, si le cas l'exige, une petite incision a l'aide d'un bistouri.

**Cornée.** — Pratiquer l'anesthésie locale cocainique, puis exécuter l'*ablation* immédiate du corps etranger a l'aide de l'aiguille spéciale à corps etrangers de la cornee, ou, si l'on n'a pas cet instrument sous la main, a l'aide de la pointe d'un bistouri fin. Chercher à insinuer la pointe de l'instrument choisi entre le corps étranger et la cornée pour le faire sauter hors de la logette qu'il occupe.

Le corps étranger retiré, appliquer, sur l'œil malade, un pansement aseptique simple que l'on laissera en place pendant 24 heures.

C. É. DE L'ŒSOPHAGE.

Extraire, avec une *pince adaptee*, avec le *crochet de Kirmisson* ou avec le *panier de de Graefe*, les corps etrangers assez reguliers.

Pratiquer la *pharyngotomie retro-thyroidienne* ou l'*œsophagotomie externe*, lorsque les corps etrangers ne peuvent pas être extraits par la bouche, lorsqu'ils sont tres irréguliers, durs et à bords tranchants; et lorsqu'ils occupent la region cervicale ou la partie tout a fait supérieure de la région thoracique.

**Si le corps étranger ne dépasse pas la première pièce du sternum** : on peut encore avoir avantage à aller le saisir par la plaie œsophagienne, au moyen de longues pinces.

**Si le corps étranger est fixé près du cardia** : essayer, lorsque celui-ci est dur et lisse, de le pousser, a l'aide d'une sonde, dans l'estomac ; dans le cas contraire, pratiquer la *gastrotomie*.

C. É. DE L'OREILLE.

Faire des *injections abondantes d'eau tiède savonneuse* avec une pompe suffisamment puissante

Prendre garde d'enclaver le corps étranger en l'enfonçant avec le bout de la seringue.

**Si l'on échoue,** *seringuer* plus fort et plus longtemps et, si le corps se déplace, persister avec ce moyen. Si le corps ne se déplace pas, suspendre le seringage ; prescrire des *bains d'alcool absolu* frequents dans le conduit pour retracter un peu ses parois et *recommencer a seringuer le lendemain.*

**En cas de complications locales** : commencer toujours par *seringuer* et si l'injection échoue, procéder seance tenante à l'enlèvement du corps étranger à l'aide d'un *petit crochet mousse coudé a angle droit*, ou d'un *crochet piquant*, ou d'un *levier* spécial, ou d'un *extracteur a double crochet.*

Ne jamais employer la pince (Lermoyez).

Traiter l'otite externe traumatique par l'instillation de glycérine pheniquee a 1 p. 20, par les bains d'alcool boriqué a 1 p. 20.

Si l'on échoue, *decoller le pavillon* en arriere, *sectionner le conduit auditif externe* à son insertion osseuse et aller cueillir directement le corps du délit. Suture de la plaie, tamponnement du conduit a la gaze iodoformee ; pansement aseptique.

**En cas de corps étrangers vivants** (insectes) : remplir a pleins bords l'oreille d'*huile d'olives* et apres la mort de l'insecte recourir à la même technique d'extraction que pour les corps étrangers inertes (Lermoyez)

**En cas de bouchons cérumineux** : verser de l'*eau tiede savonneuse*, ou de l'*huile*, ou de la *vaseline liquide*, ou de la *glycerine* dans l'oreille et boucher avec un bourdonnet de ouate, faire garder ce pansement une journee et une nuit.

Employer aussi le mélange suivant :

| ℞ Bicarbonate de soude | 1 gr. |
|---|---|
| Glycérine | ãã 10 — |
| Eau distillée | |

Après avoir ainsi imbibé le cérumen, pratiquer avec une grande pompe ou un fort irrigateur une *irrigation tiède*, jusqu'à ce que tout le bouchon soit entraîné au dehors.

Essuyer ensuite le conduit et le badigeonner avec :

| ℞ Glycérine | 30 gr. |
|---|---|
| Coaltar saponiné | 4 — |

(Ménière).

Tenir l'oreille fermée avec du coton pendant 2 jours.

## C. É. DU RECTUM.

Recourir à l'*extraction par la voie naturelle* au moyen des doigts, de pinces à mors cannelés ou de pinces de Museux.

Dans certains cas, essayer de passer le doigt en crochet au-dessus du corps étranger, afin de l'abaisser.

Fragmenter certains corps étrangers avant de les extraire, si leur fragmentation ne fait courir aucun danger aux parois du rectum (pomme de terre).

**Si le corps étranger est très volumineux, ou s'il est enclavé** dans la concavité sacrée, pratiquer la *périnéotomie postérieure*, complétée le cas échéant par une *résection du coccyx*.

## C. É. SOUS-CUTANÉS.

Pratiquer l'anesthésie de la région à la cocaïne, puis une *incision cutanée*, suivie de la recherche du corps étranger et de son extraction.

**En cas de corps long et étroit** (aiguille), faire une *incision absolument perpendiculaire* au corps étranger.

## C. É. DE L'URÈTRE.

Pratiquer l'extraction par le méat, en le débridant, au besoin, à l'aide de la *pince articulée*.

**Si l'on échoue**, faire une *boutonnière*, en suturant la plaie urétrale.

## C. É. DU VAGIN.

**Si le corps étranger est petit**, le retirer à l'aide d'une *pince à pansements vaginaux*.

**S'il est gros et lisse**, employer une *pince à faux germe*.

**Si le corps étranger a des extrémités pointues ou des crêtes vives**, protéger les parois du vagin avec un *speculum* ou des *valves*.

**Si le corps étranger est incrusté et devenu rigide**, le *briser* avant d'en pratiquer l'extraction.

Traiter la vaginite concomitante.

## C. É. DE LA VESSIE.

**Chez l'homme** : *taille hypogastrique*.

**Chez la femme** : dilatation de l'urètre, suivie d'*extraction* du corps étranger, s'il est petit et lisse. Pratiquer la *taille vaginale* quand il est volumineux.

## C. É. DES VOIES AÉRIENNES.

Si le corps étranger s'est arrêté dans le larynx, l'*extraire* en s'aidant du miroir et d'une *pince laryngienne* de Fauvel.

**Si l'on échoue** *pharyngotomie sus-hyoïdienne*, pour les corps sus-glottiques : *thyrotomie*, pour ceux fixés plus profondément.

En cas d'accidents asphyxiques ; *tracheotomie* (voy. pour la technique opératoire : *Croup*).

## CORPS FIBREUX

Voy *Fibromes utérins*.

## CORS ET DURILLONS

Ramollir l'épiderme par un *bain*, enlever *par grattage* ou *couche par couche, avec le bistouri*, des lamelles épidermiques sans intéresser le derme.

Ou bien mettre sur le cor pendant plusieurs jours de suite :

℞ Acide salicylique — lactique . . ãã 2 gr.
Collodion élastique . . 8 —

Pour applications avec le pinceau.

## CORYZAS

**C. AIGU.**

Défendre au malade de sortir, si le temps est froid et humide.

Favoriser la sudation en conseillant au malade de se coucher et de boire, à deux ou trois reprises dans la journée, des *tisanes chaudes* (violettes, guimauve, tilleul).

**Au début** prescrire le *benzoate de soude* (6 à 10 gr., chez l'adulte ; 3 à 5 gr chez l'enfant), pendant 3 à 4 jours, associé à l'*aconit*, pour calmer les douleurs frontales.

℞ Benzoate de soude . 6 à 10 gr
Alcoolature de racines d'aconit. . . . . . XX gouttes
Eau de laurier-cerise. . 3 gr.
Sirop de tolu — codéine . . ãã 30 —
Eau distillée. . 60 —

A prendre en 4 fois, dans les 24 heures, entre les repas (Ruault)

Ou bien .

℞ Aconitine cristallisée. . . 1 mgr
Bromhydrate de quinine. 50 cgr.
Extrait de réglisse . . Q S

Pour 10 pilules : une pilule toutes les 1 heure et demie à 2 heures (Huchard)

Faire inspirer, plusieurs fois par jour, quelques gouttes du mélange suivant, versé sur un mouchoir ou sur du papier buvard.

℞ Acide phénique . . . Ammoniaque. . . ãã 5 gr.
Alcool à 90°. . . . . . . . 10 —
Eau. . . . . . 15 —
(Brand)

Prescrire des *poudres antiseptiques à priser* :

℞ Menthol . . . . . 20 cgr.
Chlorhydrate de cocaine. 10 —
Acide borique pulvérisé . 10 gr.

℞ Chlorhydrate de cocaine . 20 cgr.
Menthol . . . . . 30 —
Salol pulvérisé . . 5 gr.
Acide borique pulvérisé . 15 —
(Lermoyez).

Conseiller au malade de faire des *irrigations des fosses nasales* à l'aide du siphon de Weber avec de l'eau boriquée tiède.

**Contre la céphalalgie et la douleur frontale** *antipyrine*, 2 à 3 gr. par jour, ou *phénacétine* ou *exalgine ; sels de quinine*, 20 à 25 cgr., 3 fois par jour.

Faire priser une *poudre composée à la morphine :*

℞ Chlorhydrate de morphine.. 5 cgr.
Salicylate de bismuth. } ãã 1 gr.
Acide borique pulvérisé }
A priser dans les 24 heures (Herzen).

Ordonner des *pulvérisations intra-nasales* pratiquées toutes les trois heures, avec le mélange suivant :

℞ Chlorhydrate de cocaïne } ãã 5 gr.
Menthol . . . . .. }
Huile de vaseline . . 100 —
(Pugnat)

**En cas d'excoriations aux lèvres ou aux narines**

℞ Salol pulvérisé . } ãã 1 gr.
Xéroforme . }
Vaseline . . . . . . 20 —
(Herzen).

**Chez les enfants au-dessous de 1 an** : rétablir la respiration par le nez, en instillant dans chaque narine I goutte, 3 à 4 fois par jour, de la solution suivante .

℞ Chlorhydrate de cocaïne. .. 2 gr.
Glycérine . } ãã 50 —
Eau distillée . }
(Naegeli-Akerblom).

Ou bien employer l'*huile mentholée*, à 3 ou 5 p. 100 :

℞ Menthol. . . . . 30 cgr.
Huile d'olives stérilisée.. 10 gr.
Instiller III à IV gouttes dans chaque narine, 3 à 4 fois par jour.

Pratiquer des *lavages* des fosses nasales avec une solution de bicarbonate de soude à 5 p. 1000 que l'on injecte à l'aide d'une seringue en verre

Voy. *Rhinites infectieuses.*

**C. CHRONIQUE.**

Voy. *Catarrhe naso-pharyngien chronique.*

TRAITEMENT GÉNÉRAL :

*Rechercher la cause et la combattre :* scrofule, lymphatisme, syphilis.

Traiter les végétations adénoïdes, l'hypertrophie des cornets, la pharyngite granuleuse, l'hypertrophie des amygdales.

Défendre le tabac, l'alcool, le séjour dans une atmosphère viciée.

Eviter les refroidissements, porter de la flanelle sur le corps.

TRAITEMENT LOCAL :

Prescrire des *irrigations abondantes et légèrement antiseptiques* (douche de Weber) ou de préférence, à la fois *alcalines et antiseptiques*, répétées 2 à 3 fois par jour et données à la température de 25° à 30°.

℞ Acide salicylique. . ... 5 gr.
Chlorure de sodium. .. 50 —
Bicarbonate de soude . . 100 —
2 cuillerées à café par litre d'eau.

Employer aussi une solution de *phosphate de soude* à 1 p. 500 ou de *chlorure de sodium* à 7 p. 1000.

Une fois les fosses nasales nettoyées, agir sur la muqueuse par des *astringents* ou des *caustiques* pulvérulents, en insufflations.

℞ Nitrate d'argent . 10 cgr. à 1 gr.
Poudre d'amidon . 10 —
Augmenter progressivement la dose de nitrate d'argent

Insuffler cette poudre tous les deux ou trois jours, alternativement dans chaque narine. Faire 10 à 12 insufflations.

℞ Acide borique .. . . } ãã 10 gr.
Talc de Venise.. .. . }
Sulfate de zinc . .. 2 —
Menthol . . . .. 60 cgr

Pour insufflations répétées 3 fois par jour (Comby).

℞ Bétol . ... . } ãã 10 gr
Sous-nitrate de bismuth }
Protargol. . . 2 à 4 —
(Herzen)

℞ Acide borique ....... 25 cgr.
Borax .. . . . } ãã 2 gr. 50
Tanin . . . }

Ne pas employer l'alun.

Recourir aussi aux badigeonnages avec une *solution de nitrate d'argent*, variant de 2 p. 100 à 1 p. 10, ou de *protargol* à 10 ou 20 p. 100, et, si l'on veut exercer une action caustique énergique, employer le *nitrate d'argent pur*, l'*acide chromique* ou le *chlorure de zinc*.

℞ Iode métallique . 20 cgr.
Iodure de potassium... ... 2 gr.
Menthol ... . 20 cgr.
Glycérine . ... . . 20 gr.

Pour badigeonnages de la muqueuse nasale, tous les deux jours (Hedon)

Voy. *Rhinites, Ozène*.

**C. SPASMODIQUE.**

Traiter l'arthritisme et l'herpétisme.

Voy. *Asthme des foins*.

**C. VASO-MOTEUR.**

Voy. *Hydrorrhée nasale*.

## COUP DE SOLEIL

*Insolation.*

**CAS LÉGERS.**

Eloigner le malade du soleil et le mettre à l'ombre, puis le dévêtir, lui faire sur le visage et sur la tête des *affusions froides*; appliquer aussi sur la tête des *compresses glacées*.

Prescrire une *infusion froide de café*.

**CAS GRAVES.**

Déshabiller le malade et recourir à la *réfrigération* : frictions énergiques avec de l'eau froide sur le corps, affusions d'eau froide, frictions avec de la glace.

Pratiquer en même temps des injections de *caféine* et d'*éther*, alternativement.

Si le malade a repris connaissance, administrer l'*éther*, la *liqueur d'Hoffmann*, et la *liqueur ammoniacale anisée*, en potion.

℞ Liqueur ammoniacale
anisée . . VI gouttes.
Ether sulfurique . . X —
Eau sucrée . . . .. 20 gr

A prendre en 2 ou 3 fois avec 5 minutes d'intervalle (Herzen)

### Dans la forme anémique :

℞ Sulfate de strychnine . 1 cgr.
— d'atropine. . . 3 mgr
Trinitrine .. . .. 5 —
Eau distillée et stérilisée
. Q. S p 5 cc.

Injecter 1 cc.

### Dans la forme apoplectique

℞ Teinture de strophantus 30 cgr.
Alcoolature de racines d'aconit . . X gouttes
Trinitrine. . . 5 mgr.
Eau distillée et stérilisée .. ... Q S p 5 cc.

Injecter 1 cc, répéter, au besoin, l'injection au bout de 2 heures

Recourir à la *saignée*, chez les sujets vigoureux et pléthoriques.

Pratiquer la *ponction lombaire* du canal rachidien (Dopter).

**En cas de convulsions :** *révulsion cutanée* (sinapismes à la nuque, sur la poitrine, aux extrémités), *émissions sanguines* (sangsues aux tempes et derrière les oreilles) ; *saignée*, si le sujet est jeune et vigoureux.

Administrer un *lavement purgatif* et mettre le *sac de glace* sur la tête.

Ne pas prescrire l'opium, ni le chloral.

**En cas de coma persistant :** pratiquer des injections d'*éther camphré*, appliquer un *vésicatoire* à la nuque.

℞ Camphre . . . . 1 gr.
Éther sulfurique. . . . . . 10 cc.

Injecter 3 à 5 seringues de Pravaz par jour

Recourir à la *ponction lombaire* (Dopter)

**En cas d'asphyxie**, pratiquer avec persévérance la *respiration artificielle*, ou les *tractions rythmées de la langue*.

Employer les inhalations d'*oxygène*.

**Pendant la convalescence :** recommander au malade d'éviter toute fatigue physique ou intellectuelle pendant plusieurs semaines

## COUPEROSE

Voy. *Acné rosacée*.

## COWPÉRITE

Voy. *Abcès de la glande de Cowper*.

## COXALGIES

**C. HYSTÉRIQUE.**

Éviter les moyens violents, les révulsifs énergiques, l'extension continue, les appareils inamovibles.

Préférer les *frictions*, le *massage*, les *douches locales*.

**En cas d'attitude vicieuse persistante :** appliquer un *appareil à extension continue* avec un poids de 2 à 10 kilos, selon l'âge du malade et le degré de l'attitude vicieuse.

**Dans les cas invétérés :** *ténotomie*, *redressement* forcé en narcose.

**Dans les cas qui se prolongent :** faire une *opération fictive* (anesthésie générale, incision cutanée, suture, pansement aseptique) (S. Duplay).

Dans tous les cas, insister sur le *traitement hygiénique* et *psychothérapique* de l'hystérie, recourir à l'*électricité* sous ses différentes formes.

**C. TUBERCULEUSE.**

Traitement général hygiénique, diététique et médicamenteux : voy. *Mal de Pott, Phtisie*.

Traitement local :

*Immobilisation au lit*, combinée à l'*extension continue* à l'aide de poids ou *grand appareil plâtré*.

Recourir aux *injections de chlorure de zinc*, comme moyen adjuvant.

Ne pas recourir à l'application de vésicatoires, ni à celle de pointes de feu ou de teinture d'iode.

Ne pas recourir à la résection de la hanche : elle donne de mauvais résultats thérapeutiques et de plus mauvais résultats au point de vue de la marche (Chaput).

**En cas d'amélioration** : recourir à l'application d'un *appareil de marche*, composé d'une attelle métallique fixée à l'aide de bandes plâtrées (appareil de Frœhlich ou appareil analogue).

**En cas d'attitudes vicieuses** : pratiquer l'*extension continue* jusqu'à redressement de l'attitude vicieuse, suivie d'immobilisation de l'articulation à l'aide d'un appareil ambulatoire.

Si l'attitude vicieuse n'est pas corrigée par l'extension continue, quand elle est ancienne, pratiquer le *redressement sans narcose générale*.

**En cas d'abcès** : pratiquer, si l'abcès n'est pas encore ouvert, l'*immobilisation en extension et abduction* dans un appareil plâtré, et si l'immobilisation n'est pas suffisante, faire des injections d'*éther* ou d'*huile* ou de *crésol iodoformés* ; recourir à ce moyen même après avoir appliqué un appareil plâtré dans lequel on aura ménagé une fenêtre au niveau de l'abcès.

Voy. *Abcès froids, Mal de Pott*.

Remplacer l'appareil plâtré après une période de temps variable, suivant les cas, par un appareil de marche.

Si l'abcès est ouvert appliquer un *appareil plâtré* immobilisant l'article dans la position où il se trouve, pratiquer des *injections modificatrices*, pour chercher à tarir les fistules. Si cela ne suffit pas, faire des *grattages*, des *tunellisations* des os, et même des *résections atypiques* qui favoriseront le drainage de l'articulation (S. Duplay).

**En cas de fièvre intense** : pratiquer la *résection de nécessité*.

Indications de la résection de la hanche :

1° Nécrose et séparation de la tête fémorale en totalité ;

2° Présence d'un séquestre, soit dans le col, soit dans la cavité cotyloïde ;

3° Carie étendue du fémur ou du bassin, donnant naissance à une suppuration prolongée, et à la formation de trajets fistuleux ;

4° Abcès intrapelviens, consécutifs à une lésion de la cavité cotyloïde ;

5° Affection étendue et très ancienne de la synoviale, ulcération des cartilages articulaires, avec suppuration persistante ;

6° Luxation de la tête du fémur dans la fosse iliaque externe avec trajets fistuleux.

## CRAMPES

Voy. *Contractures.*

**C. D'ESTOMAC.**

Voy. *Dyspepsies, Gastralgie, Ulcère de l'estomac.*

**C. DE LA GROSSESSE.**

Rechercher et traiter l'albuminurie gravidique, si elle existe.

**Au moment des crampes** *masser* les muscles contracturés; étendre fortement la jambe, le pied, les orteils si la crampe siège dans les fléchisseurs, la fléchir si elle siège dans les extenseurs (Tarnier).

Frictions avec le *liniment ammoniacal camphré,* ou bien avec :

| | | |
|---|---|---|
| ℞ Ammoniaque liquide .... | | 3 gr. |
| Huile d'amandes douces | } | āā 30 — |
| Baume de Fioravanti . | } | |
| Alcool camphré. . | } | |
| | | (Herzen). |

**Pour prévenir le retour des crampes** : faire porter une *ceinture abdominale ;* combattre la constipation, prescrire les *bromures* (2 à 3 gr. par jour).

| | | |
|---|---|---|
| ℞ Bromure de potassium. | | 6 gr. |
| Sirop d'éther. . | } | āā 40 — |
| — de fleurs d'oranger . . . .. | } | |
| Teinture de musc .. .. | | XX gouttes |
| Eau distillée . .. . . | | 20 gr. |

3 cuillerées à soupe par jour.

**C. PROFESSIONNELLES** *(des écrivains).*

Rechercher et traiter l'arthritisme, la goutte, l'alcoolisme, le tabagisme, l'hystérie ou la neurasthénie.

Recourir à l'*électrisation statique*

Localement : *abstention complète* de toute écriture pendant plusieurs semaines.

*Electrothérapie :* courants galvaniques le long des muscles et des nerfs atteints, tous les jours, pendant 10 à 20 minutes, 5 à 10 milliampères.

*Massage.* séances quotidiennes pendant 4 à 6 semaines.

Pratiquer des injections sous-cutanées de *strychnine.*

Recourir à la *méthode de Schott,* qui comprend la gymnastique et le massage : la gymnastique consiste en mouvements passifs, que le malade exécute et en mouvements actifs, qu'une autre personne arrête. Le massage porte sur les nerfs et sur les muscles (Norstrom).

Conseiller au malade d'*apprendre à écrire de la main gauche,* ou s'il veut continuer à écrire de la main droite, lui faire employer un appareil spécial : porte-plume en forme de massue, appareil à trois anneaux reliés, anneau de caoutchouc, pour maintenir deux ou trois doigts réunis, appareil à boule simple de Velpeau, appareil de Duchenne (de Boulogne).

## CRANIOTABES

*Craniomalacie.*

Traitement général : *allaitement naturel.* si l'allaitement artificiel est inévitable, le réglementer et donner du *bon lait,* bouilli et stérilisé ; prescrire le *lait phosphaté*.

Combattre les troubles digestifs (diarrhee, vomissements).

Si les enfants sont nes avant terme, les mettre dans la *couveuse* de Tarnier. les *gaver*.

Prescrire les *bains sales* quotidiens de 10 a 15 minutes de duree, suivant la tolerance des enfants (1 kgr. de sel par bain).

Sorties frequentes, vie a la *campagne*.

TRAITEMENT LOCAL : éviter les coups, les pressions sur le crâne, faire usage d'*oreillers mous*, dans les cas extrêmes, faire porter aux enfants des *casques rigides* moules sur le crâne (en fil de fer, carton, cuir bouilli, celluloid) (Comby).

## CRÊTES DE COQ

Voy. *Condylomes, Vegetations veneriennes ou spontanees.*

## CREVASSES

**C. DES MAINS.**

Eviter l'action du froid et de l'eau froide, protéger les mains a l'aide de *gants* ; appliquer, matin et soir, la *pommade* suivante :

| | |
|---|---|
| ℞ Menthol | 1 gr |
| Salol | 2 — |
| Huile d'olive | 10 — |
| Lanoline | 30 — |

ou bien employer la *glycerine* ou le *cold-cream*.

Prescrire aussi le *liniment* suivant :

| | |
|---|---|
| ℞ Beurre de cacao | 7 gr. |
| Huile d'amandes douces | 5 — |
| Oxyde de zinc. / Borate de soude | ãã 10 cgr |
| Essence de bergamote | VIII gouttes |

A appliquer le soir.

**C. DU SEIN.**

Empêcher le traumatisme de la succion, employer la *teterelle biaspiratrice* de Auvard : dans certains cas, faire cesser complètement l'allaitement et donner à l'enfant une nourrice.

*Lavages*, apres chaque tétée, avec une solution legèrement antiseptique (aniodol 1 p. 1000, aseptol à 1 p. 500, acide borique à 4 p. 100, sublimé a 1 p. 3000), ou bien appliquer sur le sein des *compresses* imbibees d'une solution antiseptique faible :

| | |
|---|---|
| ℞ Phenosalyl | 2 gr 50 |
| Eau distillee | 500 — |

Recourir aux onctions avec la *pommade* suivante :

| | |
|---|---|
| ℞ Menthol / Chlorhydrate de cocaine | ãã 50 cgr. |
| Salol pulverise / Huile d'olive sterilisee | ãã 1 gr |
| Lanoline | 50 — |

**Contre les douleurs** : application de compresses trempees dans une *solution de cocaine* à 1 ou 2 p. 100, ou badigeonnages des crevasses avec une *solution etheree d'orthoforme*, ou mieux encore verser sur le mamelon 2 à 3 gouttes de *solution saturee d'orthoforme dans l'alcool a 40°* (15 à 20 p. 100) et deux heures après cette application mettre l'enfant au sein apres un lavage préalable à l'eau boriquée (Maygrier, Blondel).

Prescrire aussi

℞ Orthoforme . . . 5 gr.
Éther sulfurique . . . Q. S.
Huile d'amandes douces . . 70 cc.
(Blondel).

Dans les **cas invétérés**, pratiquer des badigeonnages au *glycérole de tanin*, ou des cautérisations au *nitrate d'argent* en crayon ou en solution à 1 p. 30.

## CRISES DE NERFS

Voy. *Hystérie, Nervosisme.*

## CROISSANCE (TROUBLES DE)

Voy. *Achondroplasie, Enfants débiles, arriérés ou retardataires.*

Traitement hygiénique : prescrire le *repos* et le *sommeil prolongés*.

Ordonner des *promenades quotidiennes*, les exercices de *gymnastique suédoise*, la *gymnastique* et la *rééducation respiratoires*. Pratiquer l'*aération continue*, même pendant la nuit.

Envoyer les enfants à la *campagne*, au grand air, mais ne pas leur imposer de marches et de fatigues, les envoyer aussi à la *mer*, excepté s'ils sont irritables et nerveux.

*Bains salés* ou *sulfureux*; *douche froide*, si elle est supportée ; chez les jeunes arthritiques, préférer l'*hydrothérapie tiède*. *frictions sèches* au gant de crin.

Recourir à l'*électricité statique* et à la *faradisation* des muscles qui entourent le cartilage inférieur du fémur.

*Cure aux eaux* de la Bourboule, Saint-Nectaire, Forges-les-Bains, Salies-de-Béarn, Salins-les-Bains ; *séjour à la montagne* (altitude 800 à 1200 mètres).

En cas de syphilis héréditaire : recourir au *traitement spécifique mixte* et *aux toniques*.

℞ Biiodure de mercure 30 à 60 mgr
Iodure de potassium 10 gr
Sirop d'écorces d'oranges amères Q. S. p. 150 cc.

3 cuillerées à café par jour (Herzen)

En cas d'hérédo-paludisme : ordonner l'*extrait de quinquina*, l'*arsenic* ou le *cacodylate de soude*. Combattre le lymphatisme, lorsqu'il existe (voy. *Scrofule*). Veiller au bon fonctionnement des organes digestifs.

Régime : lait, lait de poule, œufs, crèmes, poissons, cervelles, ris de veau, viandes rôties (ne pas abuser des viandes chez les fils d'arthritiques), légumes verts, épinards, purées de lentilles, de haricots, décoctions de céréales : mettre, dans 4 litres d'eau, deux cuillerées à soupe de blé, d'orge, d'avoine, de seigle, de maïs et de son ; faire bouillir le tout, pendant trois heures, jusqu'à réduction de 1 litre de décoction. Laisser refroidir et passer à travers un tamis fin.

Administrer cette décoction, aux repas et entre ceux-ci, coupée ou non avec du lait, sucrée ou non sucrée, ou encore aromatisée avec un peu de kirsch, d'anisette, d'eau de fleurs d'oranger, etc. (Spinger).

Défendre l'alcool, peu de vin, pas de café.

**En cas de céphalalgie** : retirer l'enfant du collège et le mettre au *repos le plus complet*.

Rechercher et traiter l'hypertrophie de l'amygdale pharyngée, si elle existe.

**Contre l'anémie** : *préparations ferrugineuses* et *arsenicales;* sirop d'iodure de fer.

Eaux d'Orezza, de Spa, de Bussang, de Renlaigue.

Prescrire les modificateurs de la nutrition, tels que les *préparations phosphatées*, et avoir recours aux agents qui stimulent le système nerveux, comme la *strychnine* :

| | | |
|---|---|---|
| ℞ Sulfate de strychnine | 1 à 4 | cgr. |
| Phosphate de soude | 5 à 10 | gr. |
| Eau distillée | 100 | — |

2 à 3 cuillerées à café, par jour (Legendre)

Donner les *glycérophosphates*, le *sirop de Fellow's* aux hypophosphites ou la *lécithine* sous forme de pilules à 5 cgr., prises 3 à 4 par jour.

**En cas de palpitations,** prescrire

| | |
|---|---|
| ℞ Iodure de potassium | 5 gr. |
| Bromure de potassium | 10 — |
| Sirop d'écorces d'oranges amères | 300 — |

1 à 2 cuillerées par jour, selon l'âge (Comby)

**En cas de douleurs osseuses, d'arthralgie** prescrire le *repos*, les *bains tièdes*, l'application pendant la nuit de compresses imbibées d'une solution saline renfermant des eaux mères, des sels d'eaux mères et du chlorure de sodium.

**En cas de scoliose :** conseiller la *gymnastique suédoise*.

## CROUP

*Diphtérie du larynx.*

TRAITEMENT GÉNÉRAL hygiénique et médicamenteux de la diphtérie.

Injections de *sérum antidiphtérique Roux*.

Voy. *Diphtérie*.

**Contre le tirage sus et sous-sternal continu et progressif:** pratiquer le *tubage*, chez les enfants très jeunes, et la *trachéotomie* chez les malades âgés de plus de 2 ans.

**TUBAGE.**

*Instruments :* ouvre-bouche ; introducteur ou applicateur, qui sert à porter le tube dans le larynx ; série graduée des tubes, avec leurs mandrins.

*Manuel opératoire :* enrouler l'enfant dans un drap, les bras étant allongés le long du corps, et le faire maintenir par un aide entre ses jambes.

Placer l'ouvre-bouche et le faire tenir par un second aide, qui en même temps immobilisera la tête de l'enfant.

Rechercher avec l'index gauche les points de repère (épiglotte, orifice glottique) ; une fois ceux-ci trouvés, saisir, de la main droite, l'introducteur et le porter dans l'orifice glottique, en suivant le bord externe de l'index gauche et placer le tube. Tenir toujours le manche de l'instrument exactement sur la ligne médiane.

Si la glotte est fermée, par contracture des cordes vocales, l'obturer, pendant quelques instants, avec l'index gauche, et introduire le tube au moment où l'enfant fait une forte inspiration.

S'assurer que le tube est engagé (le doigt ne doit plus sentir le tube qu'à travers une sorte de pont tendu entre les deux cartilages aryténoïdes), le fixer avec l'ongle de l'index gauche et libérer le mandrin en élevant le levier de l'applicateur, retirer enfin l'applicateur.

En cas de faux engagement intercrico-thyroïdien, recourir à la manœuvre suivante : le tube étant engagé dans le larynx à 1 ou 2 centimètres, sans pouvoir pénétrer plus loin, retirer la main gauche du pharynx, tout en tenant fixe le tube dans la position où il se trouve par la main droite armée de l'applicateur. Exercer alors avec le pouce gauche, la main étant appliquée dans une position analogue à celle de l'énucléation, une pression sur l'espace intercrico-thyroïdien (Escat).

En cas de faux engagement ventriculaire droit ou gauche, maintenir le tube engagé et, de la main gauche, saisir le larynx entre le pouce et l'index, comme dans la crico-trachéotomie, mais en sens inverse, le poignet tourné vers le sternum. Imprimer alors au conduit laryngo-trachéal des mouvements de latéralité (Escat).

En cas d'obturation du tube par une fausse membrane, tirer sur le fil dont est muni le tube et le retirer ; puis, si la membrane a été ramenée avec le tube, recommencer l'intubation ; dans le cas contraire, injecter dans la trachée 3 centimètres cubes d'huile mentholée à 3 ou 5 p. 100 pour faciliter le détachement des fausses membranes.

*Soins consécutifs*. maintenir dans la chambre une atmosphère saturée de vapeur d'eau, pratiquer deux fois par jour des lavages de la bouche avec une solution de *liqueur de Labarraque* à 5 p. 100, ou bien, dans les cas graves, avec :

| | |
|---|---|
| ℞ Chloral . . . . . . . . . | 10 gr. |
| Eau distillée . . . . . | 1000 — |

Pour irrigations de la gorge et des fosses nasales (Sevestre).

Ne jamais perdre de vue l'enfant qui rejette ou expectore souvent le tube ou qui peut asphyxier, si une fausse membrane l'obstrue.

Laisser le tube en place, pendant trois jours en moyenne, si l'on a recours en même temps à la sérumthérapie ; dans le cas contraire, ne le retirer que lorsque la fièvre est tombée et que la respiration est devenue normale.

## TRACHÉOTOMIE.

**Chez l'enfant.** *Préparatifs :* choisir une table solide, sans roulettes (table de cuisine), assez grande pour y coucher l'enfant, y déposer comme matelas une série de draps pliés jusqu'à la hauteur convenable et recouverts d'une toile imperméable et d'une alèze : comme traversin, se servir d'une bûche ou d'une bouteille roulée dans un drap.

*Instruments :* bistouris droit et boutonné, dilatateur à deux branches, canule (modèle Luer), écarteurs, sonde cannelée, pince à fausse membrane, plumes avec leurs barbes, plaques d'amadou.

Se servir, suivant l'âge de l'enfant, d'une canule d'un calibre plus ou moins grand.

N° 00 jusqu'à 6 mois
— 0 de 6 mois à 2 ans
— 1 de 2 ans à 4 ans
— 2 de 4 ans à 6 ans
— 3 de 6 ans à 15 ans et au-dessus.

Avoir soin de se munir de deux numéros voisins.

Avoir deux aides : l'un doit tenir le corps de l'enfant enroulé dans un drap ou dans des couvertures, l'autre doit maintenir fixée la tête. Avec le chloroforme, un seul aide peut suffire

*Antisepsie* du champ opératoire et des instruments.

Pratiquer l'*anesthésie générale au chloroforme,* sans la pousser jusqu'à la résolution musculaire complète. (La chloroformisation est contre-indiquée dans les cas d'asphyxie et d'intoxication très avancée, et lorsqu'il existe de la bronchopneumonie).

*Procédés opératoires :*

1° Procédé lent ou procédé de Trousseau (consistant à inciser lentement, couche par couche, les tissus jusqu'à la trachée, en pratiquant une hémostase minutieuse).

2° Procédé rapide ou procédé de Saint-Germain (permettant d'arriver dans la trachée d'un seul coup de bistouri).

3° Procédé mixte, celui que l'on emploie habituellement.

*Manuel opératoire :* coucher l'enfant sur la table d'opération, la tête rejetée en arrière, la nuque reposant sur le traversin. Palper successivement les divers points de la région antérieure du cou, afin de reconnaître les saillies et les dépressions qui s'y rencontrent (rebord de l'os hyoïde, membrane thyro-hyoïdienne, bord supérieur proéminent du cartilage thyroïde, sillon crico-thyroïdien, saillie arrondie du cricoïde, enfin dépression sous-cricoïdienne). Commencer l'opération quand on a dans les doigts les divers points de repère, Fixer à ce moment le larynx, en le saisissant de la main gauche par ses faces latérales au niveau du cartilage thyroïde, comme si on voulait l'énucléer. Chercher avec l'index de la même main le cartilage cricoïde et appliquer l'ongle au niveau de son bord inférieur. A ce moment, prendre le bistouri et faire exactement sur la ligne médiane, à partir de l'ongle de l'index, une incision de 3 centimètres d'étendue, intéressant toute l'épaisseur de la peau Arriver rapidement sur la trachée, au moyen d'une ou deux incisions semblables, sans se préoccuper de l'hémorragie, et, avec le bistouri tenu perpendiculairement, la ponctionner et l'inciser d'un seul coup, de façon à avoir une incision trachéale exactement parallèle à l'incision cutanée et assez longue pour admettre le doigt (1 1/2 à 2 centimètres). Remplacer le bistouri, dans l'ouverture trachéale, par l'index gauche et introduire la canule de la main droite en glissant son extrémité le long de l'index.

Si, l'introduction en est difficile, se servir du dilatateur et glisser la canule entre les branches écartees de l'instrument.

Une fois la canule introduite, laisser l'enfant se réveiller, nouer les cordons, nettoyer soigneusement les alentours de la plaie et appliquer au-devant du cou une couverture de tarlatane destinée a tamiser l'air.

En cas de mort apparente, terminer l'opération le plus rapidement possible et pratiquer la respiration artificielle ou les tractions rythmées de la langue.

*Soins consecutifs :* donner a boire a l'enfant du cognac etendu d'eau, des vins genereux, du cafe.

Veiller a ce que la chambre soit fréquemment aerée et a ce que l'atmosphère y soit entretenue en etat d'humidité. Faire évaporer ou pulvériser près du malade la solution suivante .

| | | |
|---|---|---|
| ℞ | Acide thymique . . . . | 5 gr. |
| | — phénique . . . . | 20 — |
| | Alcool . . . . . . | 100 — |
| | Eau distillee. . . . . . . | 875 — |

(Hutinel)

Changer fréquemment la cravate de tarlatane, placée au-devant du cou.

Nettoyer la canule interne toutes les trois heures , enlever immédiatement les fausses membranes qui obstruent la canule.

Enlever la canule externe, au bout de vingt-quatre heures, après avoir preparé une seconde canule, qui pourra être introduite immediatement si l'enfant suffoque.

Faire pénétrer la canule, après nettoyage, dans un orifice percé au milieu de plusieurs doubles de gaze salolée, recouverte de taffetas gomme, destiné au pansement de la plaie, et a la protection de la partie anterieure du cou.

A chaque pansement suivant, laisser l'enfant sans canule, d'abord pendant quelques minutes seulement, puis progressivement pendant un laps de temps plus long.

Retirer complètement la canule du 6e au 12e jour.

En cas de *diphterie de la plaie*, enlever les fausses membranes et badigeonner la plaie avec du jus de citron, ou avec le naphtol camphré, et pratiquer des injections de serum antidiphterique

**Chez l'adulte** :

*Antisepsie* du champ opératoire et des instruments.

Choisir une *canule* du nº 3 ou 4.

Prendre les points de repère et exécuter l'operation, comme il a ete dit plus haut.

Couper aux ciseaux et cautériser au crayon de nitrate d'argent les bourgeons, qui, après un certain temps, forment une collerette autour de l'orifice.

## CYANOSE

**C. CONGÉNITALE** (*maladie bleue*, rétrecissement de l'artère pulmonaire avec communication des deux cœurs).

Rechercher et traiter la syphilis hereditaire.

Traitement purement palliatif.

Insister sur le *repos ;* éviter

les fatigues, et les émotions, défendre au malade les jeux en plein air.

Faire des *massages*, des *frictions* sèches et stimulantes.

Conseiller le séjour dans le Midi, surtout en hiver; faire porter de la flanelle.

Relever l'énergie du cœur par la *digitale*, prise pendant 4 jours consécutifs, toutes les 3 à 4 semaines.

| ℞ Teinture de digitale. . | aa 5 gr |
|---|---|
| — scille. | |

X gouttes par jour, en 2 à 3 fois, pour un enfant de 5 à 6 ans (Gomby).

**Pendant les paroxysmes :** faire inhaler l'*oxygène*, appliquer des *ventouses sèches*; essayer les *bains d'air comprimé*.

Prescrire les toniques, l'huile de foie de morue, le fer, le quinquina.

**C. ENTÉROGÈNE.**

Traitement approprié au cas: purgatifs, régime lacté, antiseptiques intestinaux, grands lavages de l'intestin.

**C. DES NOUVEAU-NÉS.**

Voy. *Asphyxie des nouveau-nés*.

Dans le cas de cyanose simple avec hypothermie, placer le nouveau-né dans une *couveuse*; à son défaut, ordonner les *bains chauds prolongés* à 37°, d'après la méthode de Winckel; pratiquer des *frictions excitantes* et donner les *stimulants diffusibles*.

Voy. *Faiblesse congenitale, Sclerème*.

**C. SYMPTOMATIQUE** (affections cardiaques et pulmonaires).

Voy. *Asystolie, Bronchite capillaire, Bonchopneumonie, Congestion pulmonaire, Corps étrangers des voies aériennes, Croup, Dilatation du myocarde, Œdème pulmonaire, Péricardite, Pleurésies, Pneumonie, Pneumothorax*.

## CYSTITES

**C. AIGUE.**

**Au début** : repos au lit. *Régime lacté*, pendant quelques jours additionner le lait de 2 gr. de bicarbonate de soude par litre.

Éviter les mets épicés, le café, les liqueurs, le vin pur; donner du *thé, très léger, coupé de lait*, des *tisanes* rafraîchissantes. Ordonner l'*eau d'Evian*.

Prescrire les *alcalins* (bicarbonate de soude 3 à 8 gr. par jour, eaux alcalines de Vichy, de Vals, le *salol* (4 gr. par jour), l'*acide benzoïque*, le *benzoate de soude* ou *de lithine*.

| ℞ Benzoate de soude | aa 30 à 40 cgr. |
|---|---|
| Borate de soude | |

Pour 1 cachet. 4 à 6 cachets par jour

| ℞ Salol . . . . . | aa 50 cgr. |
|---|---|
| Bicarbonate de soude . | |
| Magnésie anglaise. . . . | 25 — |

Pour 1 cachet : 4 à 8 cachets par jour.

Ne pas pratiquer de lavages vésicaux pendant la période aiguë du début de la cystite aiguë.

Combattre la constipation : *laxatifs doux, lavements émollients*.

Faire prendre des *grands bains chauds*.

**En cas de fièvre** *antithermiques* (sels de quinine, antipyrine, pyramidon, acétophénine, phénacétine) associés au *salol*.

**Contre la douleur** : *grands bains tièdes* et *fomentations chaudes* à l'hypogastre et au périnée.

Donner les *bromures alcalins* ou mieux prescrire le *chloral* à petites doses souvent répétées.

Prescrire des *lavements laudanisés* (XX gouttes de laudanum de Sydenham pour 50 gr. d'eau tiède) ou *chloralés* (2 à 3 gr. de chloral pour 1 lavement composé d'un verre de lait et d'un jaune d'œuf, pour émulsionner).

| | |
|---|---|
| ℞ Extrait thébaïque . . . | 1 gr |
| — de belladone | 40 cgr |
| Eau distillée . | 100 gr |

Injecter dans le rectum, 3 fois par jour, 1 cuillerée à café de cette solution additionnée d'une cuillerée à café d'eau chaude (Herzen).

Ordonner aussi des *suppositoires calmants* à la dionine (3 cgr.).

| | |
|---|---|
| ℞ Extrait thébaïque | 5 cgr. |
| — de belladone | 1 — |
| Beurre de cacao . . | 4 gr. |

Pour 1 suppositoire : 2 à 3 dans les 24 heures.

Quand la douleur ne cède pas aux antiphlogistiques et aux calmants, faire une *injection de morphine*, ou bien recourir aux *instillations de nitrate d'argent*, si la période suraiguë est passée. Cette méthode est applicable aux cas les plus aigus et surtout à ceux qui s'accompagnent de petites hémorragies à la fin de la miction. Faire uriner le malade avant l'opération. Éviter tout lavage vésical borique ou autre, avant et après l'instillation. Choisir un instillateur n° 13 ou 14, et instiller XXX gouttes de nitrate d'argent à 1 p. 100. Au bout de quelques jours, employer les solutions à 1 p. 60, à 1 p. 40 et à 1 p. 20.

Répéter ces instillations tous les 2, 3 ou 4 jours.

**Contre la rétention d'urine.** *cathétérisme*, répété 3 à 4 fois par jour, évacuer lentement et incomplètement la vessie.

**Contre le ténesme (dysurie).** appliquer des *sangsues* à l'anus ; recourir aux *lavements calmants*, ou bien prescrire le *camphre*, le *bromure de camphre*, l'*opium*, la *jusquiame* et la *belladone*.

| | | |
|---|---|---|
| ℞ Camphre . . . . . | | 50 cgr |
| Extrait d'opium . . | } ãã 1 — | |
| — de jusquiame | } | |
| — belladone . | | 5 mgr. |

Pour 1 pilule. 6 pilules par jour (Herzen).

| | |
|---|---|
| ℞ Camphre . . . | 50 cgr. |
| Élixir parégorique . . . | 3 gr. |
| Gomme pulvérisée. . . . | 5 — |
| Potion gommeuse . . | 125 — |

Par cuillerées à bouche toutes les heures.

**Après la période aiguë du début** : faire des *lavages vésicaux légèrement antiseptiques* (contre-indiqués dans la première période des cystites aiguës), pratiqués tous les 2 jours, tous les jours ou même plusieurs fois par jour.

Technique des lavages vésicaux : se servir de préférence

d'une *sonde en gomme*, à large lumière, munie de deux yeux latéraux, ou, à son défaut, d'une sonde en caoutchouc rouge. Rejeter l'emploi des sondes métalliques et des sondes à double courant. Injecter le liquide à l'aide d'une *seringue à anneaux* de 150 à 200 gr.

Introduire la sonde dans la vessie et évacuer le contenu vésical ; cela fait, ramener la sonde dans l'urètre prostatique où l'un des yeux doit être engagé de façon à assurer le lavage de l'arrière canal ; vers la fin de l'opération, repousser la sonde dans la vessie. Introduire alors l'embout de la seringue dans la sonde, et *pousser l'injection par petits coups*, c'est-à-dire par fractions de 50 à 80 gr., *assez vivement, mais sans violence.*

Retirer la seringue et laisser s'écouler le liquide, *sans l'aider par des pressions sur l'hypogastre ;* avant que la vessie soit complètement vide, renouveler l'injection avec les mêmes précautions et ainsi de suite, jusqu'à ce que le liquide ressorte limpide ; 2 ou 3 seringues suffisent généralement.

Après le lavage vésical, faire un lavage de l'urètre, en retirant la sonde.

| ℞ | | |
|---|---|---|
| | Acide borique | 50 gr |
| | Biborate de soude | 5 — |
| | Eau distillée bouillante | 945 — |

(Desnos).

Donner les *balsamiques* ou l'*urotropine* à la dose de 2 à 3 gr. par jour en cachets de 30 à 50 cgr. chacun (voy. *Cystite chronique*).

**En cas de pyurie abondante** : lavages avec des solutions d'*acide phénique* à 1 p. 200, de *sublimé* à 1 p. 4000, de *permanganate de potasse* à 1 p. 3000 ou 1 p. 1000, de *chinosol* à 1 p. 1000.

**La pyurie terminée** : faire encore quelques *lavages astringents*, pour modifier la muqueuse vésicale, avec des solutions d'alun, de *sulfophénate de zinc* ou de *nitrate d'argent* à 1 p. 500.

Recourir aux *instillations de nitrate d'argent.*

Voy. *Cystite chronique.*

**Lorsque les symptômes généraux et locaux de l'infection urinaire continuent,** malgré les lavages, placer la *sonde à demeure*, laissée en place de 5 à 10 et même 15 jours, ou mieux, jusqu'à cessation complète de toute élévation thermique pendant 3 jours (Guyon).

C BLENNORRAGIQUE.

Instituer le *traitement de la cystite aiguë.*

Ordonner les *balsamiques* ou l'*urotropine* (2 à 3 gr. par jour, en cachets).

Pratiquer les lavages avec des solutions de *permanganate de potasse* ou de *sublimé corrosif* (voy. *Blennorragie*) ou encore d'*eau oxygénée* au 1/5 (à 2 vol. O).

Recourir aux *instillations argentiques*, pratiquées à l'aide de la seringue de Guyon et de la sonde : XV à XX gouttes d'une solution de nitrate d'argent à 1 p. 50.

**En cas d'hématurie** : *repos au lit*, *régime lacté absolu* ; *salol associé au benzoate de soude* (*āā* 50 cgr.), capsules de *santal.*

Bains généraux tièdes.

Pas de lavages.

**C. CANTHARIDIENNE.**

Pour la prévenir, saupoudrer de camphre les vésicatoires cantharidiens, ou mieux, employer la vésication ammoniacale.

Une fois la cystite déclarée, prescrire les *boissons alcalines* abondantes et le *camphre*, à l'intérieur.

| ℞ Camphre . . . . | | 10 cgr. |
|---|---|---|
| Extrait thébaïque . | } ãã | 1 — |
| — de jusquiame.. | | |

Pour 1 pilule : 5 à 6 pilules par jour (Herzen).

**C. CHRONIQUE.**

Rechercher et traiter la cause.

**En cas de calcul vésical** : *lithotritie*

**En cas de rétrécissement** : *urétrotomie*, suivie de *dilatation progressive* avec les sondes Béniqué

Dans tous les cas, prescrire les *balsamiques* (copahu, santal, térébenthine), ou les *désinfectants internes* (salol, urotropine, 2 à 4 gr. par jour, en cachets).

| ℞ Térébenthine de Venise | } ãã | 10 cgr. |
|---|---|---|
| Extrait de quinquina . | | |
| Magnésie calcinée. | | Q. S. |

Pour 1 pilule : 6 à 10 pilules par jour (Guyon).

| ℞ Baume de copahu. | } ãã | 2 gr. |
|---|---|---|
| Térébenthine de Venise | | |
| Magnésie calcinée ... | | Q. S. |

Pour 30 pilules : 3 à 6 pilules, 3 fois par jour

Pratiquer des *lavages vésicaux antiseptiques*, répétés tous les jours ou tous les deux jours, avec des solutions d'acide borique à 4 p. 100, de permanganate de potasse à 1 p. 2000, de permanganate de chaux à 1 p. 5000, au sublimé à 1 p. 10.000 ou à 1 p. 3000, au biiodure de mercure à 1 p. 20 000, à 1 p. 10.000, au nitrate d'argent à 1 p. 1000 et jusqu'à 1 p. 300, au protargol à 1 p. 200.

| ℞ Biiodure de mercure.. . | 5 cgr |
|---|---|
| Alcool . . . . . | 25 gr |
| Eau distillée . . . . | 975 — |

(Desnos).

Les injections vésicales sont indiquées quand l'urine stagne et se décompose dans la vessie.

Les lavages seront courts, si la muqueuse est sensible, et lorsqu'elle supporte mal les médicaments ci-dessus indiqués, pratiquer un lavage borique.

| ℞ Acide borique . . | 50 gr. |
|---|---|
| Biborate de soude . | 5 — |
| Eau distillée . . | 1 litre. |

puis injecter dans la vessie et y abandonner une petite quantité d'*iodoforme* ou de *dermatol*, tenu en suspension dans un liquide mucilagineux.

Ne jamais terminer un lavage, sans laisser dans la vessie une petite quantité de liquide antiseptique (Desnos).

| ℞ Iodoforme pulvérisé.. | 12 gr |
|---|---|
| Glycérine . ...... | 40 — |
| Eau distillée . . . . | 80 — |
| Gomme adragante Q.S. p. émuls | |

Injecter 5 cc. de cette émulsion additionnée de 100 cc. d'eau boriquée tiède (Herzen).

**En cas de rétention d'urine partielle** : *sondages évacuateurs*, pratiqués plusieurs fois par jour.

**En cas d'urétro-cystite** (dans la blennorragie chronique) : recourir aux *instillations* *de nitrate d'argent :* XXV à XXX gouttes d'une solution à 1 p 50, deposees au niveau du col vesical et dans la region prostatique de l'uretre (voy. *Blennorragie chronique*).

**En cas de cystite douloureuse** : pas de lavages.

*Instillations de nitrate d'argent* et mise au repos de la vessie par une *sonde a demeure*.

Intérieurement : *antispasmodiques* (bromure de camphre, à la dose de 1 gr. 50 par jour).

Si le drainage est insuffisant, pratiquer, **chez l'homme**, la *taille hypogastrique* ou la *taille perineale* et, **chez la femme**, la *dilatation forcee de l'urètre*, suivie ou non du curettage vesical, la *taille vesico-vaginale*, ou la *taille hypogastrique*.

A côte de ce traitement local, ne pas oublier l'etat diathesique du sujet ; agir sur l'élément strumeux, par les *medications sulfurees arsenicales*, sur l'element goutteux par les *eaux minerales* appropriees et la *salifor-mine ;* combattre l'etat névropathique du sujet par les *bromures alcalins*. on aura ainsi raison de cystites jusqu'alors rebelles a toute medication locale.

Chez la femme, rechercher et traiter les affections qui produisent un etat congestif de la vessie (constipation, tumeurs pelviennes, prolapsus génital, cystocèle, hémorroides).

Eaux thermales dans les maladies de la vessie et de l'urètre

1° *Affections anciennes de la vessie chez les anemies :* Cransac (ferrugineuses).

2° *Algies vesicales et uretrales*, d'origine spinale avec gravelle urique ou phosphatique. Evian.

3° *Atonie de la vessie et des organes uropoietiques :* Forges, Evian, Orezza, Bussang.

En cas de *constipation :* Evian, Cransac, Vittel, Contrexéville, Châtel-Guyon (source Gubler).

En cas de *goutte :* Martigny, la Preste, Vichy, Vals.

En cas de *depression :* Cauterets.

4° *Blennorrée :* chez les constipes : Aulus, Pougues, Vichy, Vals, la Preste ; chez les anémiés Vals (Dominique), Cransac, Orezza, Forges.

5° *Catarrhe vesical :* Martigny les-Bains.

Catarrhe avec cystite du col et épreintes : Evian, Bagnères-de-Bigorre.

Catarrhe avec gravelle phosphatique. la Preste.

Catarrhe avec gravelle urique : Wildungen, Saint-Boès.

Catarrhe léger et récent : Pougues

Catarrhe lie a l'arthritisme : Capvern.

Catarrhe lié a l herpétisme : La Porretta, Saint-Sauveur.

Catarrhe muqueux ou mucopurulent Contrexéville.

Catarrhe chez les névropathes : Evian, Vals.

Catarrhe chez les rhumatisants, les goutteux, les sanguins, les congestionnés : Aulus.

6° *Cystite chronique du col :* Evian

7° *Emission rare d'urine* chez les constipes, les congestionnés, les hypocondriaques : Châtel-Guyon, Aulus, Vittel.

8° *Hematurie :* Cransac, Forges-les-Eaux, Spa, Orezza, Aulus, Châtel-Guyon, Rubinat, Birmenstorf, Hunyadi-Janos, Pullna, Montmirail.

9° *Hypertrophie et induration des parois vesicales*. Saint-Amand.

10° *Nevroses et nevralgies rhumatismales du col de la vessie et de l'urètre* Néris Evian.

11° *Paralysie et paresie de la vessie* : Boues de Dax, de Saint-Amand, Forges, Evian, Capvern, Wildungen.

12° *Paralysie de la vessie avec atrophie musculaire* : Acqui et ses boues.

13° *Rétrecissements de l'urètre, retrecissements inflammatoires* : Martigny.

En cas de cystite subaiguë ou chronique : Contrexéville, la Preste. Soultzmatt.

14° *Stagnation d'urine* : Soultzmatt.

15° *Troubles des nerfs moteurs ou sensitifs de la vessie* : Saint-Amand.

16° *Calculs phosphatiques*. Saint-Léger.

17° *Calculs uriques et oxaliques* : Vals, Vichy, Saint-Alban, Pougues, Vic, Evian, Capvern, Contrexéville.

S'il y a coliques néphrétiques. la Preste, Molitg, Olette, Contrexéville, Martigny, Vittel.

**C. GRAVIDIQUE.**

Rechercher la blennorragie et, si elle existe, instituer le traitement de la cystite blennorragique.

Dans les autres cas, ordonner des *bains de siege* et des *bains généraux* chauds et prolongés.

Faire porter une *ceinture abdominale*

Au besoin, prescrire les *balsamiques* (si les reins sont sains).

Exceptionnellement recourir aux *lavages vesicaux*.

**C. TUBERCULEUSE.**

*Traitement general de la phtisie* (voy. *Phtisie*).

| | |
|---|---|
| ℞ Creosote . . . . . | 5 cgr. |
| Iodoforme . . . . | 1 — |
| Arseniate de soude . . | 1 mgr |
| Cynoglosse . . . . . | 5 cgr. |
| Poudre de benjoin. . | Q S. |

Pour 1 pilule : 4 pilules par jour, 2 pilules au dejeuner, 2 au diner (Guyon)

*Lavages vesicaux*, avec une solution de sublimé corrosif à 1 p 1000, répétes 3 fois par semaine, ou bien avec une solution phéniquée à 6 p 100 : tous les deux jours au début, à des intervalles plus longs quand la guérison se dessine, on injecte dans la vessie 50 cc. d'une solution phéniquée chaude à 6 p. 100, après avoir évacué tout le pus que pouvait contenir l'organe ; la solution est laissée trois ou quatre minutes, puis rejetee, et l'on recommence jusqu'a ce que le liquide ressorte clair, c'est-à-dire trois ou quatre fois de suite. A la fin de la séance, il faut avoir soin d'introduire dans le rectum un suppositoire contenant 0 gr. 02 cgr. de morphine, pour prévenir les douleurs qui, sans cette précaution, se manifesteraient dans les deux ou trois heures consécutives (Rovsing).

Ne pas pratiquer le curettage ou la resection totale de la muqueuse vésicale.

Préférer les *instillations de sublime*, à titre variant de 1 p. 1000 à 5 p. 1000, à la dose de XX à XL gouttes.

Ces instillations calment les douleurs et diminuent la fréquence des mictions, tout en agissant comme bactéricides. Les employer dès le début.

Éviter les instillations au nitrate d'argent (Guyon).

Pratiquer aussi des instillations d'*huile gomenolée* à 20 p. 100, après avoir préalablement vidé la vessie par un cathétérisme.

**Contre la douleur** : recourir en plus des topiques de la vessie à l'application sur l'hypogastre ou le périnée de *cataplasmes* ou plutôt de *compresses* imbibées de décoction de guimauve, recouvertes d'un imperméable.

Ordonner des *bains de siège* ou des *bains généraux chauds*. Dans les formes congestives, recourir à la *révulsion* (teinture d'iode, pulvérisations de chlorure de méthyle ou d'éthyle, pointes de feu sur l'hypogastre).

Administrer les *calmants* par la voie rectale (suppositoires contenant 2 à 3 cgr. de belladone, de cocaïne, d'extrait thébaïque ou de dionine)

| ℞ Antipyrine . . . | 1 gr 50 |
|---|---|
| Laudanum de Sydenham . . . | XII gouttes |
| Décoction de guimauve | 100 gr. |

Pour 1 lavement à garder, introduit après évacuation du rectum.

Pratiquer des injections de *morphine*.

**Combattre la purulence des urines et les douleurs vésicales**, au moyen du *salol* ou du *gaïacol*, associés à la *codéine* :

| ℞ Chlorhydrate de codéine | ãã 30 cgr. |
|---|---|
| Extrait de chanvre indien | |
| Carbonate de gaïacol . | 6 gr |

Pour 20 capsules gélatineuses. Une capsule après chaque repas

**Contre la fermentation ammoniacale**, donner l'*urotropine* en cachets de 30 cgr., pris quatre fois par jour.

**Dans les formes douloureuses de la cystite tuberculeuse**, intervenir par la *cystotomie hypogastrique*, sans toucher à la muqueuse vésicale, en se contentant de drainer la vessie et en gardant la fistule pendant longtemps (une année).

## CYSTOCÈLE

Voy. *Incontinence d'urine*, *Prolapsus de l'utérus*.

## DACRYOADÉNITES

**D. AIGUE.**

*Lotions antiseptiques* tièdes, fréquemment renouvelées.

Pendant la nuit, *cataplasmes* de farine de lin, ou *pansement*, avec une couche de coton hydrophyle, imprégné d'une solution boriquée à 4 p. 100 et recouvert d'un morceau de taffetas imperméable.

**En cas de suppuration** : donner issue au pus à l'aide du bistouri.

**D. CHRONIQUE.**

Emploi des *iodures alcalins* et de l'*arsenic* (les iodures congestionnent les yeux et sont par conséquent contre-indiqués, quand il existe une inflammation oculaire).

*Massage* de la glande.

**En cas de syphilis** : traitement général antisyphilitique (injections de biiodure de mercure à 6 et 8 mgr.).

## DACRYOCYSTITES

**D. AIGUE.**

Emollients, *cataplasmes. Lotions* fréquentes à l'eau bouquée.

**En cas de suppuration** : *incision*, au point ou proémine l'abcès : si les points lacrymaux peuvent être trouvés et si le patient est assez docile, introduire le couteau de Weber dans le point lacrymal, *sectionner le canal, debrider le ligament palpebral interne*; exprimer le contenu du sac, puis pratiquer des *injections antiseptiques* (sublimé 1 p 3000, chlorure de zinc 1 p. 200, phenosalyl 4 p. 1000).

Dans l'intervalle *compresses* à l'acide borique (4 p. 100), au sublimé (1 p. 5000).

**Après la période aiguë** : *catheterisme du canal nasal.*

**D. CHRONIQUE.**

Traitement général approprié au cas (scrofule, anémie, syphilis).

Combattre la rhinite ou la conjonctivite, lorsqu'elles existent.

*Catheterisme* du canal nasal avec les sondes de Bowman, precédé de la dilatation du point lacrymal inférieur, pratiquee avec le stylet conique dilatateur de Trousseau ou de l'incision pratiquée avec le couteau de Weber.

Recourir (après chaque cathéterisme) aux *injections modificatrices* de sulfate de zinc à 1 p. 200, de *nitrate d'argent* à 1 p. 100, de *protargol* à 5 ou 10 p. 100.

Dans les cas légers, employer le *sublime* à 1 p. 3000.

**Dans les cas rebelles** aux traitements ordinaires, pratiquer le *curettage* du sac lacrymal et du canal lacrymo-nasal avec une petite curette, courbe, tranchante et fenêtrée.

En cas de forte dilatation du sac lacrymal : *resection partielle* de la paroi anterieure.

## DARTRES

Voy. *Eczema, Pityriasis, Seborrhee.*

## DÉBILITÉ CONGÉNITALE

Voy. *Faiblesse congenitale.*

## DÉCHIRURES

**D. DU COL UTÉRIN.**

**D. récente** (apres accouchement).

Voy. *Hemorragies de la delivrance.*

**D. ancienne peu étendue** : cauterisations au *thermocautere*, suivies d'un pansement a la gaze salolee.

*Antisepsie vaginale.*

**D ancienne étendue** : recourir a la *trachelorraphie* ou opération d'Emmet.

Si la malade ne consent pas

a se laisser opérer, recourir au traitement suivant, applicable surtout dans les cas où, avec une lacération très étendue, l'orifice utérin est largement ouvert : appliquer chaque jour dans la cavité du col un *crayon* ainsi préparé :

℞ Aristol . . . . . . . . . . . . 5 gr.
Gomme arabique . . . . . . . . 40 —
Pour faire 10 crayons semblables mesurant chacun 5 cm de longueur (Lutaud).

Maintenir en place le crayon introduit, à l'aide d'un tampon de ouate. Enlever ce pansement, au bout de 24 heures et diriger sur le col, pendant que le spéculum est en place, de façon à bien déterger les parties malades, l'injection suivante :

℞ Acide salicylique. . . . . . 4 gr.
Alcoolat de lavande. . . . . . 30 —
Eau distillée. . . . . . . . . . 450 —
2 cuillerées à soupe pour 1 litre d'eau (Lutaud).

Voy. *Antisepsie vaginale*.

**D. compliquée d'érosion ou d'ulcération peu étendue** : en obtenir la cicatrisation par de simples cautérisations au *thermocautère*, puis pratiquer l'*opération d'Emmet* (trachelorraphie).

En cas d'**ulcération étendue**, recourir à l'*opération de Schrœder* ou excision de la muqueuse (Pozzi).

Voy. *Erosions du col*, *Ulcérations du col*.

**D. DU PÉRINÉE.**

**D. récente et simple** : faire immédiatement après la délivrance une série de *sutures* à la soie ou au crin de Florence, le long du vagin et du périnée. Enlever les fils au bout de huit jours.

Si la déchirure s'est produite à la suite d'une intervention obstétricale ayant nécessité l'anesthésie générale, laisser la malade endormie et passer les fils périnéaux de suite après l'extraction du fœtus et après avoir fait une injection vaginale antiseptique ; appliquer sur ces fils des pinces à forcipressure, mais ne les serrer qu'une fois la délivrance effectuée.

**D. compliquée** : faire *trois ordres de sutures*. Une suture continue au catgut réunissant les deux lèvres de la paroi recto-anale ; des sutures à points interrompus à la soie ou au crin de Florence, pour accoler les bords de la paroi vaginale, et des sutures analogues sur le périnée.

Si les tissus sont œdématiés, remettre la périnéorraphie à plus tard.

**D. centrale** : *faire du côté du vagin et du côté du périnée une série de sutures* à la soie, en ayant soin de prendre une épaisseur de tissu suffisante pour éviter la formation d'un cloaque entre les sutures superficielles et les sutures profondes (Auvard).

Pendant l'accouchement, *couper d'un coup de ciseaux le pont de tissus* qui sépare la plaie de la commissure postérieure de la vulve, pour éviter la rupture de l'anus, puis, après l'accouchement, suturer comme il vient d'être indiqué.

**D. ancienne** : pratiquer la *périnéorraphie*.

**D. DU TYMPAN.**

Éviter toute intervention intempestive ; ne pas toucher à la rupture du tympan, et pratiquer uniquement l'antisepsie du conduit auditif externe à l'aide d'*instillations de solutions antiseptiques* (sublimé 1 p. 4000, lysol 1 p. 200), suivies de l'application d'un tampon de coton hydrophile aseptique obturant le conduit.

**En cas de complications** : voy. *Otite moyenne aiguë.*

**D. DE L'UTÉRUS.**

Voy. *Rupture de l'utérus.*

**D. DU VAGIN** (récente).

**Pendant l'accouchement, en cas de rupture du cul-de-sac vaginal postérieur** : *extraction immédiate* du fœtus par les voies naturelles, *suture de la plaie* et principalement du péritoine, sans quoi tamponnement et drainage.

**Après la délivrance** :

Pratiquer une *injection chaude* (45° à 50°) et porter sur la plaie hémorragipare quelques *bourdonnets de coton aseptique* (tamponnement local).

Éviter l'emploi local du perchlorure de fer.

Si l'on peut nettement distinguer un vaisseau qui saigne, jeter une *pince hémostatique* sur le vaisseau et *suturer* la déchirure

## DÉCOLLEMENT PRÉMATURÉ DU PLACENTA

(normalement inséré).

Hâter et terminer rapidement l'accouchement ; **chez les primipares** : *dilater le col* à l'aide d'un ballon de caoutchouc de Barnes, puis *rompre les membranes*, et, si la mère est en danger, appliquer le *forceps*.

**Chez les multipares** : pratiquer la *dilatation manuelle rapide du col* ou bien introduire dans celui-ci un ballon de Barnes ; une fois le col dilaté, faire la *version interne podalique* suivie de l'*extraction du fœtus* et de la *délivrance artificielle*.

*Ergotine* par voie hypodermique, *injection intra-utérine chaude*.

## DÉGÉNÉRESCENCE

**D. GRAISSEUSE DE L'AORTE, DU MYOCARDE, ADIPOSE CARDIAQUE.**

**Contre la surcharge graisseuse** : soumettre le malade au *régime de l'obésité*, réduction des liquides : aux repas, 1 verre d'eau de Vichy ou de Vals rougie ou de thé non sucré ; entre les repas, 1 verre de lait. Suppression des graisses, des féculents et des sucres. Conseiller la croûte de pain (100 à 200 gr., en deux repas), les œufs, le poisson, la viande dégraissée (160 à 300 gr.), les légumes verts, les fruits. Pas de confitures, ni d'alcool.

*Massage, douches froides* ou *hydrothérapie tiède.*

Éviter les efforts violents.

*Promenade quotidienne* sans fatigue Permettre l'équitation, la bicyclette, le patinage, la danse, si ces exercices sont bien supportés ; sans cela, conseiller le jeu du billard, les travaux de jardinage.

Defendre de jouer des instruments a vent.

**Si le myocarde n'est pas trop dégénéré** : conseiller la *cure de terrain*, ou bien instituer un *traitement methodique par marches regulierement graduees* et par l'*exercice du mur* qui consiste a appliquer aussi exactement que possible toute la partie postérieure du corps contre une surface verticale, puis de lever lentement les bras au-dessus de la tête en leur faisant décrire un demi-cercle d'avant en arriere ; continuer l'exercice pendant trois minutes, puis augmenter progressivement jusqu'a 10 minutes par seance (Barie).

Prescrire la *gymnastique suedoise*.

Limiter les heures de *sommeil* (6 a 8 heures au plus), ne pas faire de sieste apres le repas.

Combattre la constipation ; faire usage des *eaux salines purgatives* (Carabana, Hunyadi-Janos, Villacabras, Vittel, Rubinat).

Pendant 15 jours par mois, faire prendre au malade 1 gr. d'*iodure de sodium* par jour, en 2 fois, au repas.

| | | |
|---|---|---|
| ℞ | Iodure de sodium . . . . | 10 à 15 gr. |
| | Eau distillee...... .. | 300 — |

1 cuilleree a bouche, à la fin des 2 principaux repas, dans un peu d'eau.

Conseiller l'usage des *alcalins*, des *eaux de Vichy* ou de *Vals*, aux repas.

**En cas de brachycardie, de débilitation cardiaque, d'arythmie** . prescrire les *toniques du myocarde*.

| | | |
|---|---|---|
| ℞ | Cafeine . . . . . . . . . . . . | 75 cgr. |
| | Benzoate de soude.. . . | 1 gr |
| | Eau de tilleul . . . . . . | 90 — |
| | Sirop de cinq racines.. . | 30 — |

Par cuillerees à bouche, toutes les heures (Barie)

S'il faut agir plus énergiquement, donner le *sulfate de sparteine*, a la dose de 10 cgr. par jour.

| | | |
|---|---|---|
| ℞ | Sulfate de spartéine. .... | 10 cgr. |
| | Sirop de tolu . . ... | 20 gr |
| | Eau de tilleul. . | 60 — |

Par cuillerees à bouche dans la journee (Barie).

| | | |
|---|---|---|
| ℞ | Sulfate de spartéine... | 50 cgr. |
| | Extrait de quinquina . | 2 gr 50 — |
| | — noix vomique | 25 — |

Pour 25 pilules : 4 à 5 pilules, dans les 24 heures (Herzen).

| | | |
|---|---|---|
| ℞ | Sulfate de spartéine . . . . | 1 gr. |
| | Eau distillee...... ..... | 50 — |

XV à XX gouttes, 5 fois par jour.

Ne pas prescrire de médicaments qui augmentent la pression artérielle (digitale).

**En cas de dilatation cardiaque, asthme cardiaque et d'accidents subasystoliques** : Voy. *Asystolie, Dilatation du myocarde*.

**En cas d'angine de poitrine** : *trinitrine, tetranitrol, nitrite d'amyle, morphine* avec précaution.

Voy. *Angine de poitrine*.

CURES THERMALES à *Brides, Vichy, Chatel-Guyon, Marienbad, Carlsbad, Ems*.

## D. GRAISSEUSE AIGUE DU CŒUR

**DANS L'INTOXICATION AIGUE PAR LE PHOSPHORE.**

Même traitement que pour le collapsus cardiaque : inhalations d'*oxygène*, injections de *caféine*, d'*éther*, d'*huile camphrée*.

**STÉATOSE CARDIAQUE.**

Lutter contre la cause (anémie, cachexie, tuberculose, etc.).

*Régime sobre, mais tonique.* Exercices modérés, abstention de tout effort, séjour à la campagne.

Usage des *iodures*.

**Contre l'asthénie cardiaque**, *Toniques du cœur*.

Sulfate de strychnine 5 à 10 millig.
— spartéine 15 à 20 centig.
Eau de mélisse 20 gr.
— menthe 60 —
Sirop des 5 racines } ãã 25 —
— d'éther }

2 à 4 cuillerées à bouche dans les 24 heures (Herzen).

**D. GRAISSEUSE DU FOIE.**

*Rechercher la cause et la combattre* (suppurations prolongées, tuberculose, alcoolisme, etc.).

*Régime alimentaire* de la cirrhose hépatique ; *opothérapie hépatique*.

Voy. *Cirrhoses*, *Ictères*.

## DÉLIRES

Voy. *Agitation*.

*Rechercher et combattre la cause* : troubles vasculaires, lésions de nutrition, altérations du sang, variation de la température organique, affections de l'encéphale et de ses enveloppes, etc.

**D. DES AUTO-INTOXICATIONS ET DES EMPOISONNEMENTS.**

Prescrire les *diurétiques*, le *régime lacté* ; donner un *purgatif*.

Pratiquer des injections de *sérum artificiel* et de *caféine*.

Recourir, au besoin, à la *saignée*.

Voy. *Empoisonnements*, *Urémie*.

**D. AU COURS DES CARDIOPATHIES.**

Instituer le traitement des affections valvulaires non compensées.

Voy. *Asystolie*, *Insuffisance mitrale*.

**D. DE LA CONVALESCENCE.**

*Repos au grand air, à la campagne* ; *hydrothérapie* ; alimentation substantielle ; toniques.

En cas de délire d'inanition, *opium*.

**D. MANIAQUE.**

Voy. *Agitation*.

**D. MÉLANCOLIQUE.**

Voy. *Mélancolie*.

**D. DES NÉVROSÉS.**

**Chez les hystériques** : *compression des ovaires*, *hypnotisme*.

En cas de délire hallucinatoire provoqué par hallucinations de la vue, placer un *bandeau* sur les yeux.

**Chez les choréiques** : *chloral*, *sulfonal*, *uréthane*, à hautes doses.

**Chez les épileptiques** : *bromures*, à hautes doses.

#### D. AU COURS DE LA PARALYSIE GÉNÉRALE.

Recourir, contre le délire congestif, à l'*ergotine* en injections sous-cutanées, aux *revulsifs* appliqués à la nuque, et, au besoin, aux *emissions sanguines locales* (sangsues aux apophyses mastoïdes).

#### D. PUERPÉRAL.

Voy. *Folie puerpérale*.

#### D. DES PYREXIES.

Faire *couper les cheveux* et faire mettre le *sac de glace* sur la tête (interposer une flanelle entre le sac et le cuir chevelu).

Administrer un *purgatif* (huile de ricin, calomel associé à la scammonée ou au jalap, eau-de-vie allemande).

Favoriser l'élimination des toxines par l'administration de *tisanes diuretiques*, par l'absorption abondante d'*eau* et de *limonades*, par la *diete lactee*, par les *diuretiques* (caféine, théobromine, scille) et par le *lavage de l'organisme*, pratiqué à l'aide d'injections de sérum artificiel (eau salée à 7 p. 1000), à la dose de 1 à 2 litres par jour.

Recourir à la *saignée*, seule ou associée aux injections de sérum artificiel.

**Contre le délire fébrile simple** : recourir de préférence à la *balneation froide*, chez les sujets jeunes et vigoureux, et à la *balneation tiede*, chez les enfants et les vieillards.

Voy. *Bronchopneumonie, Coqueluche, Fievre typhoide, Grippe, Pneumonie, Rougeole.*

Etre sobre d'antipyrétiques, d'antispasmodiques et d'hypnotiques.

**Chez les alcooliques** : administrer simultanément l'*alcool* et l'*opium*, à hautes doses.

Voy. *Alcoolisme chronique.*

**Chez les paludéens**, en cas de delire au cours d'un acces de fièvre intermittente : donner la *quinine*, soit par la voie stomacale, soit en injections sous-cutanées, à la dose de 1 gr. d'emblee.

Voy. *Fievres intermittentes.*

**En cas d'agitation continuelle accompagnée d'insomnie** : prescrire les *hypnotiques* (bromure de potassium, chloral, uréthane, paraldéhyde, opium, ou mieux jusquiame et chanvre indien) à doses faibles.

| | | |
|---|---|---|
| ℞ Urethane | . .. ...... | 3 gr. |
| Antipyrine | | 2 — |
| Bromure de potassium | ... | 80 cgr. |
| Extrait de jusquiame | .... . | 10 — |
| Sirop de digitale | ... | 30 gr. |
| Eau de tilleul | ...... | 90 — |

1 cuillerée à bouche toutes les 3 heures ; le restant en une seule fois, le soir, entre 8 et 10 heures.

| | | |
|---|---|---|
| ℞ Bromure de potassium | | 2 gr. |
| Hydrate de chloral | ...... | 4 — |
| Eau de laurier-cerise | ... | 10 — |
| Eau de tilleul | . . .... . | 100 — |
| Sirop de codéine | | 20 — |

A prendre en 3 fois dans du lait chaud, le soir (Herzen)

Chez les enfants, prescrire la potion suivante :

| | | |
|---|---|---|
| ℞ Bromure de sodium | | 1 gr. |
| Hydrate de chloral | | 50 cgr |
| Extrait alcoolique de jusquiame | . . . . | 3 — |
| Extrait alcoolique de chanvre indien | | 3 — |
| Eau distillee | . . | 60 gr. |
| Sirop de fleurs d'oranger | | 20 — |

1 cuillerée à cafe toutes les heures (Herzen).

**D. POST-OPÉRATOIRE ET TRAUMATIQUE.**

Rechercher la cause et agir en conséquence (sénilité, manition, alcoolisme, névropathie, anémie, intoxication médicamenteuse, urémie, septicémie, psychose).

**D. URÉMIQUE.**

Voy. *D des auto-intoxications ou des empoisonnements, urémie.*

**DÉLIRIUM TREMENS.**

Voy. *Alcoolisme chronique.*

## DÉLIVRANCE

Voy. *Accouchement, Hémorragies de la délivrance, Rétention du placenta.*

## DÉMANGEAISONS

Voy. *Prurit.*

## DENGUE

**Contre l'embarras gastrique** : *purgatif* ou *vomitif*, au début.

**Contre la fièvre et les douleurs articulaires** : *antipyrine, phenacetine, exalgine, sulfate de quinine, salipyrine.*

℞ Bromhydrate de quinine . . 15 cgr.
Phenacetine . . . . . . 30 —

Pour 1 cachet. 3 cachets, par jour (Herzen)

**En cas de douleurs très fortes** : *chloral, morphine.*

## DENTITION

Ne pas confondre les accidents de la dentition et ceux de la suralimentation : *regler tout d'abord l'alimentation du nourrisson.*

Faire mâcher à l'enfant une *racine de guimauve.*

Ne pas faire trop hâtivement des scarifications des gencives.

Surveiller l'alimentation, ne pas faire le sevrage (voy. *Allaitement*).

**En cas d'agitation et d'insomnie** . faire des *frictions sur les gencives* avec un des sirops suivants :

℞ Chlorhydrate de cocaine 10 cgr.
Teinture de safran X gouttes
Sirop simple . . . . . 20 gr

Pour frictions sur les gencives, plusieurs fois par jour (Herzen)

℞ Chlorhydrate de cocaine 10 cgr.
Saccharine . . . 5 —
Glycérine . . . . 20 gr.
Teinture de vanille . . XX gouttes

Frictions douces avec une boulette d'ouate imbibee de ce melange.

Donner les *bromures*, à la dose de 30, 40 et 50 cgr. par jour, et le *chloral* avec prudence.

Ordonner des *bains tiedes*, répétés matin et soir.

**En cas de méningisme** : *bromure de potassium*, a la dose de 30 cgr. à 1 gr par jour ; au besoin, *chloral*, 25 à 50 cgr.

*Bains tiedes prolonges* à 32°.

**Si gingivite** : *antisepsie buccale ; badigeonnages cocaines*.

**Si stomatite ulcéreuse**. voy. *Stomatites*.

## DERMALGIE

Traiter l'hysterie ou la neurasthenie (kola, coca).

Donner le *valerianate* ou le *bromhydrate de quinine*, les préparations de *valeriane*, la *jusquiame*, les *bromures*, le *bromure de camphre*.

Administrer l'*antipyrine*, l'*exalgine*, la *phenacetine*.

| ℞ Bromhydrate de quinine. . | 25 cgr. |
|---|---|
| Extrait de jusquiame . . | 5 — |
| — valériane . .. | 10 — |

Pour 1 pilule : 1 pilule par jour, puis progressivement 2, 3 et 4

## DERMATITES

**D. CONTUSIFORME.**

Voy. *Erytheme noueux*.

**D. HERPÉTIFORME** (D. polymorphe prurigineuse chronique à poussées successives).

Traitement général hygiénique et diététique de l'arthritisme et de l'herpétisme (voy. ces paragraphes).

Combattre la dyspepsie et le nervosisme.

Prescrire les *toniques du système nerveux* (strychnine, arsenic, cacodylate de soude, phosphates, kola, coca.

**En cas de fièvre** : bromhydrate et valérianate de quinine.

LOCALEMENT :

**Contre les douleurs et le prurit** : *ouvrir les bulles* avec une aiguille purifiée, puis faire des *lotions à l'acide phenique*, au *sublime*, à l'*acide cyanhydrique*, à la *cocaine*.

Conseiller les *bains prolongés*, pratiquer des onctions avec le *liniment oleo-calcaire additionne d'un peu d'acide phenique*, ou avec des *pommades faibles au goudron*.

| ℞ Goudron . . . . . . . . . . . . . . | 10 gr. |
|---|---|
| Camphre . . . . . . . . . . . . | 5 — |
| Vaseline. . . . . . . . . . . . . | āā 50 — |
| Lanoline. . . . . . . | |

(Balzer)

Essayer, au besoin, des cautérisations des surfaces à vif avec des solutions de *nitrate d'argent*.

**Si le derme est irrité** : pansements avec des *poudres seches* (Brocq).

## DERMATONEUROSES

Voy. *Lichen, Prurigo, Prurit, Strophulus*

## DERMATOSES

**D. ALIMENTAIRES OU PAR INTOXICATION.**

Voy. *Acne, Erythemes, Urticaire.*

**D. MÉDICAMENTEUSES.**

Voy. *Eruptions bromiques et iodiques.*

## DÉVIATIONS

**D. DE LA COLONNE VERTÉBRALE.**

Voy. *Scoliose.*

**D. DE L'ORIFICE UTÉRIN** (pendant l'accouchement).

Voy. *Dystocies.*

**D. DE L'UTÉRUS.**

Voy. *Anteflexion, Retroflexion, Rètroversion* et *Prolapsus de l'uterus*

## DIABÈTE

**D. AZOTURIQUE** (azoturie avec polyurie).

*Régime azoté*, sans supprimer les féculents.

Dans les cas un peu intenses : *repos absolu* et *prolongé* au lit.

Administrer les *médicaments antidéperditeurs* bromhydrate ou valérianate de quinine, arsenic, cacodylate de soude, valériane, coca.

Donner 10 a 30 cgr. d'*extrait de valeriane*, dans les 24 heures.

Prescrire les *opiacés*, surtout la codeine, a la dose de 10 a 50 cgr. par jour, associée a la *strychnine*.

Pas d'alcalins, pas d'iodure de potassium, excepté dans les cas de syphilis (Bouchard).

| ℞ | | |
|---|---|---|
| Codéine | . | 1 cgr |
| Strychnine | . | 1 mgr. |
| Poudre de valeriane | . | 10 cgr. |
| Sirop de quinquina | | Q S |

Pour 1 pilule 3 a 10 pilules dans les 24 heures

Donner aussi les *medicaments reconstituants* . quinquina, fer, kola.

| ℞ | |
|---|---|
| Extrait alcoolique de kola | 15 cgr |
| Poudre de kola | Q. S |

Pour 1 pilule : 10 à 15 pilules par jour.

Recourir à l'*hydrothérapie*, en se bornant aux applications du drap mouillé, pratiquées le matin, au sortir du lit, avec repos au lit pendant un temps plus ou moins long, jusqu'a plusieurs heures après l'opération.

Se garder de dire au malade d'aller prendre des douches sans autre indication. Employer les douches seulement quand le malade aura gagné assez de force pour les supporter avec avantage, en suivant les mêmes règles, en prenant toutes les précautions qui auront présidé à l'application du drap mouillé, c'est-a-dire en les combinant avec un repos plus ou moins absolu, suivant l'état du sujet (Glatz).

**En cas de neurasthénie azoturique** : recourir à la cure de Weir-Mitchell, par la *suralimentation* et le *repos absolu*.

**D. PHOSPHATURIQUE.**

Combattre la cause (dyscrasie acide, infection).

Régime : aliments riches en phosphates, céréales, poissons, œufs.

Prescrire les *médicaments nervins*, administrer les *glycérophosphates*, en cachets ou en sirop.

| | | |
|---|---|---|
| ℞ Glycérophosphate de chaux. | | 30 cgr. |
| — | soude | 10 — |
| — | potasse | 10 — |
| — | magnésie | 10 — |
| — | fer | 5 — |
| Poudre de fève Saint-Ignace | | 2 — |

Pour 1 cachet, 2 cachets par jour (A Robin).

| | |
|---|---|
| ℞ Glycérophosphate de chaux | 30 cgr. |
| Poudre de noix vomique | 3 — |
| — coca | 50 — |

Pour 1 cachet, 3 cachets par jour.

| | | |
|---|---|---|
| ℞ Glycérophosphate de chaux | | 6 gr. |
| — soude | } | |
| — potasse | } | ãã 2 — |
| — magnésie | } | |
| — fer | | 1 — |
| Teinture de fève de Saint-Ignace | | XXX gouttes |
| Teinture de kola | | 10 gr. |
| Sirop de cerise pour compléter | | 200 — |

2 à 3 cuillerées à bouche par jour (A Robin).

Recourir à l'*hydrothérapie* en applications diverses et à l'*électrothérapie* (bain statique, courants de haute fréquence).

**D. SUCRÉ.**

**Diabète arthritique.**

Suppression absolue du sucre et des mets, fruits et racines sucrés (raisins, melons, figues, dattes, betteraves, navets, carottes).

Diminution aussi complète que possible, et même suppression, au moins au début, des aliments féculents (pain, pâtes, haricots, lentilles, pois, pommes de terre).

Remplacer le sucre par la *cristallose* ou la *saccharine* en tablettes comprimées.

Régime alimentaire *à suivre avec rigueur* : se nourrir exclusivement d'œufs, de viandes de toutes sortes, volailles, gibier non faisandé, fromage frais.

Éviter le régime carné exclusif pour prévenir le coma.

Permettre tous les légumes verts, sauf les betteraves, les carottes et les navets.

Manger de tous les fruits, sauf les fruits doux : raisin, figues, dattes, melon.

Insister sur les aliments gras, tels que sardines à l'huile, thon à l'huile, hareng saur à l'huile, lard, beurre, graisse d'oie, gras de jambon, charcuterie, choucroute garnie, caviar.

Prendre surtout des soupes aux choux, du bouillon aux œufs pochés, des soupes maigres, de la soupe à l'oignon.

Tous les potages doivent être pris sans pain et sans pâtes alimentaires.

Manger du pain de gluten, de soja, du pain sans mie ou bien encore à chaque repas 100 gr. de pommes de terres cuites à l'eau.

*Boissons* : permettre aux diabétiques de boire, même en abondance, de l'eau fraîche, des eaux alcalines, de l'infusion de graines de lin, de genièvre, du thé léger, du café, du maté, du kola sucrés à la saccharine.

Peu de vin de Bourgogne ou de Bordeaux : pas de vins sucrés, ni de champagne, ni de liqueurs. Permettre la bière.

Donner du *lait coupé avec de l'eau de chaux*.

Ne jamais imposer un régime draconien, sous son influence la glycosurie peut diminuer ou disparaître, mais le diabète, bien supporté jusque-là, s'aggrave, l'albuminurie naguère absente apparaît, l'amaigrissement et la cachexie surviennent. Ménager les diabétiques et en général ne pas défendre absolument les aliments farineux : les sauces, le pain, les pommes de terre (Dieulafoy).

HYGIÈNE STIMULATRICE DE LA NUTRITION : *exercices physiques* journaliers. Insister surtout sur les promenades à pied en plein air ; conseiller la gymnastique, l'escrime, le patinage, l'équitation, le canotage. Tous les exercices du corps sont favorables, mais ils doivent être faits avec modération, les sueurs profuses étant défavorables aux diabétiques.

Faire prendre trois *bains tièdes* par semaine, suivis de frictions énergiques et de *massage ;* en été, bains de mer ou de rivière très courts, à condition que la réaction se fasse.

*Bains salés, bains sulfureux, hydrothérapie tiède :* prescrire les douches chaudes et froides en pluie (de 35° à 40° et poussées jusqu'à 45° et plus si le malade supporte facilement l'eau très chaude) ; durée de la douche chaude, 2 à 4 minutes, la faire suivre d'une douche fraîche (22° à 18°) ou même froide (14° à 10°) très courte, de 10 à 15 secondes (Glatz).

*Electrothérapie* (courants de haute fréquence).

HYGIÈNE GÉNÉRALE : usage de la flanelle, les refroidissements étant funestes aux diabétiques.

Eviter le surmenage, les passions et les émotions violentes ; habitudes journalières sagement ordonnées.

Pendant l'hiver, séjour dans les *climats chauds* et les *stations méridionales.*

TRAITEMENT MÉDICAMENTEUX.

Prescrire les *alcalins* pour combattre la glycosurie et surtout pour prévenir l'intoxication acide : prendre avant les deux principaux repas, dans un verre d'eau de Vichy (Hauterive) ou de Vals (Saint Jean), une des doses suivantes :

| | |
|---|---|
| ℞ Carbonate de lithine. . . . . | 10 gr. |

En 30 doses (Dujardin-Beaumetz).

Faire boire aux repas et dans la journée de l'*eau bouillie additionnée de bicarbonate de soude,* 2 à 4 gr. par litre.

Pendant 15 jours chaque mois, donner l'*arséniate de soude* ou le *cacodylate de soude* (5 cgr. par voie hypodermique), si le cas est de moyenne intensité :

| | |
|---|---|
| Liqueur de Fowler . . . . . . . . | 10 gr. |

V à X gouttes pendant 15 jours par mois.

| | |
|---|---|
| ℞ Arséniate de soude. . . . | 3 à 4 cgr. |
| Eau distillée. . . . . . . . | 80 gr. |

1 cuillerée à café à chaque repas, pendant 15 jours (Dieulafoy).

Ou bien prescrire les *pilules de Vigier :*

| | |
|---|---|
| ℞ Carbonate de lithine. . . . | 10 cgr. |
| Arséniate de soude . . . | 3 mgr. |
| Extrait de gentiane . . . . . | 5 cgr. |

Pour 1 pilule. 2 à 3 pilules dans les 24 heures, pendant 15 jours.

Recourir, pendant les autres 15 jours du mois, à l'administration de l'*antipyrine*, à la dose de 1, 2 ou 3 gr. par jour, excepté dans les cas où il existe de l'albuminurie.

℞ Antipyrine........ 10 à 20 gr.
Bicarbonate de soude. 10 —

Pour 20 cachets 3 à 4 cachets par jour, avec 4 heures d'intervalle.

Associer les alcalins et l'antipyrine aux *opiacés* (extrait thébaïque ou mieux codéine en cas d'usage prolongé) :

℞ Extrait thébaïque . 10 à 15 cgr
Antipyrine . . . 10 gr.
Bicarbonate de soude. 5 —
Eau distillée ...... 250 —
Saccharine . .. . 20 —

3 cuillerées à bouche par jour, dans un peu d'eau (Herzen).

℞ Codéine ........ 1 cgr
Antipyrine .. .... } ãã 1 gr
Bicarbonate de soude.. }
Acide tartrique . . . 50 cgr.
Saccharine . . .. . 1 —

Pour 1 paquet, en prendre trois par jour, en dehors des repas, dans un demi-verre à bordeaux d'eau d'Evian (Robin)

Continuer l'emploi de l'antipyrine pendant une à deux semaines, si le sucre s'abaisse rapidement, si la diminution de la polyurie ne s'accompagne pas d'une densité sensiblement plus grande de l'urine, s'il ne survient pas d'accidents digestifs avec affaiblissement général et s'il n'apparaît pas d'albumine dans les urines dans le cas contraire, cesser l'administration de ce médicament.

Après 10 à 15 jours, interrompre l'usage de l'antipyrine, pendant 15 jours, puis reprendre une autre série ; recourir, pendant ce laps de temps, à la médication arsenicale. Continuer ainsi ces deux médications, alternativement, pendant plusieurs mois.

**En cas de symptômes d'auto-intoxication et d'insuffisance hépatique** (diminution de la sécrétion urinaire et de l'élimination de l'urée, haleine dégageant l'odeur de pomme-reinette) ; prescrire les cachets suivants :

℞ Antipyrine . . ... } ãã 50 cgr.
Benzoate de lithine . }

Pour 1 cachet · 3 cachets par jour ; matin, midi et soir, dans un verre d'eau alcaline (Lemoine)

Voy. *En cas d'accidents acétoniques.*

**Lorsqu'il n'y a plus de sucre dans l'urine** : administrer les *alcalins*.

℞ Benzoate de lithine..... } ãã 50 cgr.
Carbonate de lithine .. }

Pour 1 cachet : 2 cachets par jour ; un le matin, avant le premier repas, le second vers cinq ou six heures du soir avec un verre d'eau alcaline (Lemoine).

**Dans tous les cas** : instituer l'*antisepsie intestinale* (salol, benzonaphtol, bétol, après les repas) ; combattre la constipation par les *laxatifs* (rhubarbe, aloès, calomel), et par les *lavements frais*.

Prescrire aussi l'*antisepsie de la bouche :*

℞ Acide borique. .... 25 gr.
— phénique . . 1 —
Thymol ........ 25 cgr.
Eau distillée. . . . 1 litre.

Ajouter :

Teinture d'anis . . . 10 gr.
Essence de menthe . . X gouttes
Alcool . . . . . . 100 gr.
Cochenille . . . . Q. S. p. colorer

Etendre de moitié d'eau pour l'usage

Se rincer la bouche, en se frottant doucement les gencives, après les repas (Dujardin-Beaumetz).

Voy. *Antisepsie buccale, Gingivite, Stomatites.*

**Chez la femme.**

Femme à marier : *pas de mariage.*

Femme mariée : *pas de grossesse.*

Femme accouchée : *pas d'allaitement.*

Recourir à l'OPOTHÉRAPIE HÉPATIQUE dans le diabète par anhépatie dans lequel les fonctions du foie sont insuffisantes et s'il y existe de la diminution de l'urée, de l'urobilinurie, etc. ; repousser cette médication dans le diabète par hyperhépatie avec fonctionnement exagéré du foie et essayer l'*opothérapie pancréatique.*

EAUX MINÉRALES.

Diabétiques gras, diabétiques hépatiques avec congestions répétées du foie, diabétiques atteints de goutte ou de gravelle : *Vichy, Vals,* tant qu'il n'existe pas d'azoturie et de phosphaturie, ni de signes d'épuisement nerveux, de la tuberculose pulmonaire, de l'artério-sclérose ou une cardiopathie.

Diabétiques excités, anémiés : *Evian.*

Diabétiques anémiés, déprimés : *Capvern.*

Diabétiques lymphatiques et scrofuleux. *La Bourboule.*

**Cas graves.**

**En cas de sommeil agité :** donner toujours l'antipyrine, mais à la dose de 1 gr. 50 cent. en trois prises ou à celle de 2 gr. en deux prises, et faire prendre, une heure avant le coucher, du *bromure de potassium* associé au *phosphate de soude,* en qualité de tonique du système nerveux.

℞ Bromure de potassium . . . 40 gr.
Phosphate de soude. . . . . 10 —
Eau distillée. . . . . . . 300 —

1 cuillerée à soupe, dans un bol d'une infusion non sucrée, une heure avant le coucher pendant un mois environ (Lemoine).

**Contre l'insomnie :** donner le *sulfonal,* le *trional,* l'*uréthane.*

℞ Sulfonal. . . . . . . . 1 gr.

Pour un cachet. 2 cachets à une demi-heure d'intervalle, pris 2 heures avant l'heure du coucher.

**Contre la polyphagie, la polydypsie et la polyurie intenses :** Prescrire l'*opium* ou mieux la *codéine* 3 à 6 cgr. par jour.

℞ Extrait thébaïque. . . . . . 1 cgr.
— de valériane. . . . 5 —
Poudre de valériane. . . . . Q. S.

Pour 1 pilule. 5 à 10 pilules, dans les 24 heures.

Associer les alcalins, l'antipyrine et les opiacés de la façon indiquée précédemment a. Traitement médicamenteux.

**Contre les douleurs névralgiques :** recourir à la *médication opiacée.*

℞ Antipyrine . . . . . } ãã 50 cgr.
Bromure de potassium }
Chlorhydrate de cocaïne . . 1 —
Valérianate de caféine. . . 2 —

Pour 1 cachet, à prendre au moment de l'accès.

**En cas de congestion hépatique**, prescrire les *alcalins*, diminuer la quantité des aliments gras, des graisses.

Administrer l'*iodure de sodium*, à la dose de 1 à 2 gr. par jour.

**En cas de prostration des forces et d'azoturie** : défendre les exercices musculaires, et ne pas donner les alcalins.

Insister sur les *aliments azotés* : œufs, fromages, viandes, poisson : faire prendre des *aliments gras*. Permettre les *farineux*, le *pain*, les *pommes de terre*, les *sauces* et le *vin* (vins de Bourgogne et de Bordeaux), défendre les liqueurs.

Conseiller le *repos*.

Administrer l'*arsenic*, le *cacodylate de soude*, la *valériane*, et les *valérianates de quinine* ou de *fer*, l'*opium*, ou mieux la *codéine*, la *strychnine*, les *phosphates*, le *kola* et la *coca*.

Donner tous ces médicaments à hautes doses.

Ordonner l'*huile de foie de morue* et la *glycérine*

℞ Glycérine . . . . . . . . 40 gr.
Rhum ou cognac . . . . . 10 —
Essence de menthe . . . I goutte

A prendre en 3 ou 4 fois, dans la journée.

℞ Glycérine pure . . . . 20 à 30 gr.
Eau distillée . . . . . 64 —
Acide citrique ou tartrique . . . . . . . . 1 à 2 —

Faire dissoudre A prendre dans la journée (Schultzen).

Ou bien pratiquer des *injections sous-cutanées d'huile*, à la dose de 30 à 200 gr. par jour; ou encore se servir pour l'alimentation sous-cutanée de la formule suivante :

℞ Huile stérilisée . . . . . . . . 100 gr.
Chlorure de sodium . . . 5 —
Iodure de sodium . . . . 2 —

Injecter 3 fois par jour 5 cc. (pratiquer chaque fois un massage prolongé).

**En cas d'accidents acétoniques** (haleine d'odeur acétonique, réaction rouge rubis de l'urine au contact du perchlorure de fer) : interdire le régime exclusif carné et ordonner un *régime mixte* : lait, œufs, crèmes, viandes blanches, pain, légumes verts, beurre, pommes de terre.

Administrer le *bicarbonate de soude*, à la dose de 12 à 15 et 20 gr. par jour.

Pratiquer, en même temps, des injections de *sérum artificiel*, à la dose de 50 à 100 gr. par jour en une ou deux fois.

Instituer l'*antisepsie intestinale* (benzonaphtol, bétol, salicylate de magnésie) et prescrire des *laxatifs* et des *lavements*.

Au besoin, inhalations d'*oxygène*.

**En cas d'oligurie** : *eaux minérales diurétiques* (Evian, Vichy-Célestins) ou *infusion de genièvre*.

℞ Baies de genièvre . . . . . . 20 gr.
Faire infuser dans :
Eau bouillante . . . . . . 1000 —

A prendre par demi-verres.

Pratiquer des injections sous-cutanées de *caféine* et de *sérum artificiel* à petites doses (10 à 30 gr. par jour).

**En cas de diarrhée** : réduction des aliments, *diète képhirienne mitigée*, pas de lait.

**En cas de dyspepsie intense, de néphrite, de troubles cardiaques, de myocardite ou d'œdèmes** : essayer le *régime* *lacte;* si la quantité de sucre dans les urines augmente, cesser ce régime.

Injections hypodermiques de *cafeine,* matin et soir.

**En cas de mal perforant :** *Intervention chirurgicale,* sans trop tarder.

**En cas de coma** : voy. *Coma diabetique.*

**D. NERVEUX.**

*Hygiene generale des nevropathes :* repos de l'esprit, distractions. Eviter toute émotion, toute excitation nerveuse

Séjour a la *campagne.*

*Hydrotherapie* tiède ou froide.

Prescrire les *bromures,* l'*antipyrine,* la *valériane,* les *valerianates de quinine, d'ammoniaque* ou *de zinc,* l'*opium,* la *jusquiame,* la *belladone,* la *codeine.*

| | | |
|---|---|---|
| ℞ | Antipyrine . . . . . . . . | 10 gr. |
| | Bromure de sodium | 20 — |
| | Eau distillee. . . | 300 — |

1 a 4 cuillerées à bouche par jour progressivement ; puis redescendre (Grasset).

Donner en même temps les toniques et les reconstituants : *quinquina, fer, arsenic, cacodylate de soude, phosphates, glycerophosphates, phosphure de zinc, lecithine, strychnine, kola, coca, huile de foie de morue.*

Administrer tous ces médicaments à hautes doses.

*Regime* : œufs, poissons, fromage, mets gras, mets sales (conserves, salaisons, olives conservées, charcuterie), légumes verts (choux et chicorée), en cas de déperdition de potasse.

Ne pas donner les *alcalins* en cas d'épuisement nerveux avec dépression générale.

**D. PANCRÉATIQUE.**

Exercices musculaires avec modération.

Permettre le *vin* comme tonique.

Ne pas donner les alcalins, les bromures, l'antipyrine, qui dépriment et affaiblissent encore le malade.

**En cas de syphilis :** traitement antisyphilitique mixte.

*Régime azote;* regime du diabète en général.

Prescrire les *antidéperditeurs* (arsenic, cacodylate de soude, valériane, codéine), les *toniques generaux* et les *toniques du systeme nerveux* (quinquina, kola, coca, phosphates, strychnine, huile de foie de morue, glycérine).

Recourir à l'*opotherapie pancréatique :* pancréas frais et cru, mangé en sandwichs.

**D. SYPHILITIQUE.**

Instituer le *traitement specifique mixte :* frictions mercurielles avec onguent napolitain, ou injections de biiodure de mercure, à la dose de 6 à 8 mgr. par jour, pendant 15 jours chaque mois, deux ou trois mois de suite ; iodure de potassium a doses moyennes, 2 à 3 gr. par jour ; ne jamais atteindre les doses de 6, 8 et 10 gr. par jour.

Recourir aux injections d'*atoxyl :* 50 cgr. tous les trois jours, pendant trois semaines.

## DIARRHÉES DES ADULTES

**D. AIGUE** *(D. ab ingestis, D. estivale).*

**Formes légères** : *diminution de l'alimentation* ou même *diete lactee*; administration de *poudres inertes* (sous-nitrate de bismuth, craie préparée, talc ou salicylate de bismuth) associées aux *opiaces* (poudre d'opium, extrait thébaique, laudanum, élixir parégorique).

| ℞ | | |
|---|---|---|
| Sous-nitrate de bismuth | } āā | 50 cgr. |
| Craie preparee ...... | | |
| Opium brut pulvérisé . . . | | 1 — |

Pour 1 cachet : 6 à 10 dans les 24 heures

**Formes intenses** : *Diete absolue* et ne permettre comme boisson que la *tisane de riz*, la *decoction blanche de Sydenham* (au phosphate tricalcique) ou l'*eau albumineuse* :

| ℞ | |
|---|---|
| Eau bouillie ........ .. | 1 litre |
| Blancs d'œufs. ...... . | N° 4 |
| Eau de fleurs d'oranger.. | 10 gr. |
| Sirop de coings ..... . | 100 — |

Donner avant tout traitement un *leger purgatif salin* (15 gr. de sulfate de soude ou de magnesie), ou :

| ℞ | |
|---|---|
| Salol ............... .... | 3 gr. |
| Huile de ricin . .... | 30 — |

| ℞ | |
|---|---|
| Salacetol . ....... . | 2 gr. |
| Huile de ricin . ... . | 30 — |

A prendre en une fois (Bourget).

| ℞ | |
|---|---|
| Chloroforme ... . .. | II gouttes |
| Teinture d'iode . . | X — |
| Essence de menthe poivree ......... ....... | III — |
| Huile de ricin . ..... | 20 gr. |

A prendre en une fois (Bizine).

| ℞ | |
|---|---|
| Chloroforme .. ..... | V gouttes |
| Teinture d'iode..... | XV — |
| Essence de girofles! .. | VII — |
| — menthe. .. | V — |
| Emulsion d'huile de ricin ... . . . | 180 gr. |

1 cuillerée à bouche, toutes les heures (Bizine) (L'iode agit comme antiseptique et antitoxique puissant)

Ou bien, administrer le *calomel*, à la dose de 40 à 60 cgr.

Donner ensuite l'*acide lactique*, à hautes doses.

| ℞ | |
|---|---|
| Acide lactique . .. | 10 à 15 gr |
| Eau bouillie .. . .... | 900 — |
| Sirop de limons. . . . | 100 — |
| Alcoolature de limons | Q. S. |

A prendre par demi-verres, dans la journee (Hayem)

Ajouter a cette limonade 1 gr. de laudanum, ou 2 a 3 gr. d'elixir paregorique.

Conseiller l'application de *flanelles chaudes* ou de *cataplasmes chauds* sur le ventre.

Après 24 a 36 heures, selon les cas, prescrire la *diete lactee*, puis permettre les *œufs*, le *riz*, la *viande crue hachee* et donner l'*alcool*

Administrer les *constipants* et les *antiseptiques intestinaux*; faire usage des *lavements astringents*.

Faire prendre le *silicate de magnésie* (talc), à la dose de 200 a 400 gr. par jour, dans du lait (Debove).

| ℞ | |
|---|---|
| Opium en poudre ..... .. | 2 cgr. |
| Tanin... .. . . . . .. | 10 — |
| Sucre en poudre . . .... . | 50 — |

Pour 1 cachet. 1 cachet toutes les heures.

| ℞ | |
|---|---|
| Tanin.............. ..... | 25 cgr. |
| Poudre de ratanhia . . | 50 — |
| — d'opium brut .. | 2 — |

Pour 1 cachet : 5 par jour (Lemoine).

| ℞ | | |
|---|---|---|
| Salicylate de bismuth. | } āā | 20 cgr. |
| Bétol.......... ....... | | |
| Tanin.. . ....... .... . | | 30 — |
| Poudre d'opium. .. .. | | 2 — |

Pour 1 cachet : 4 à 5 par jour (Herzen)

℞ Sous nitrate de bismuth 1 gr.
Dermatol 30 cgr.
Poudre d'opium 2 —

Pour 1 cachet : 6 à 8 cachets dans les 24 heures (Herzen)

℞ Tanin 25 cgr.
Salol pulvérisé 50 —
Opium en poudre 2 —

Pour 1 cachet : 6 par jour (Herzen)

℞ Tannalbine 50 cgr.
Salicylate de bismuth 30 —
Poudre d'opium 1 —

Pour 1 cachet : 6 à 10 cachets par jour.

℞ Tannigene 50 cgr.
Benzonaphtol 30 —
Poudre d'opium 1 —

Pour 1 cachet : 6 à 10 par jour (Herzen)

Voy. *Antisepsie intestinale*.

Prescrire les potions suivantes :

℞ Laudanum de Sydenham XX gouttes
Sous-nitrate de bismuth 10 gr.
Sirop de ratanhia 50 —
Eau distillée de menthe 10 —
— de laitue 80 —

Par cuillerées à bouche dans la journée.
Agiter avant de s'en servir
(Dujardin-Beaumetz)

℞ Extrait de ratanhia 5 gr.
Salicylate de bismuth 2 —
Sirop diacode 30 —
— de gomme 20 —
Hydrolat de melisse 60 —

1 cuillerée à bouche, toutes les heures (Lemoine)

℞ Tanin 2 gr.
Extrait de ratanhia 4 —
Elixir parégorique 5 —
Sirop de cachou 30 —
Infusion de camomille 250 —

Par cuillerées toutes les heures (Herzen).

**En cas de vomissements, d'adynamie, de refroidissement des extrémités :** voy. *Choléra*.

**D. fétide infectieuse.**

Insister sur l'emploi des *antiseptiques intestinaux*, de l'*acide lactique*.

℞ Salol
Salicylate de bismuth āā 15 gr.

Pour 30 cachets : 6 à 8 par jour.

℞ Salicylate de bismuth 60 cgr.
Benzonaphtol 40 —

Pour 1 cachet : 5 par jour (Lemoine).

Ordonner le *bleu de méthylène*, à la dose de 50 cgr. par jour, en cachets de 15 à 20 cgr. chacun (Combemale).

Voy. *Antisepsie intestinale*.

Pratiquer des *irrigations intestinales*.

Donner les *toniques*.

Contre la fièvre : *quinine*.

**D. palustre.**

Administrer la *quinine associée aux astringents*.

℞ Chlorhydrate de quinine 30 cgr.
Tanin 15 —
Poudre d'opium 1 —

Pour 1 cachet. 5 à 6 par jour (Herzen).

Essayer le *bleu de méthylène*, à la dose de 50 cgr. par jour, en cachets de 15 à 20 gr. chacun.

**D. CHRONIQUE.**

*Rechercher et traiter la cause* : infection intestinale, usage de mauvais aliments ou de mauvaise eau, grandes chaleurs, hypochlorhydrie, affections inflammatoires ou ulcéreuses de l'intestin, idiosyncrasies (lait, fruits, viandes faisandées, gibier), paludisme, etc.

RÉGIME : lait bouilli ou pasteurisé (2 à 3 litres par jour, par tasses toutes les heures), viande crue râpée et képhir.

Lorsqu'il se produit une améliorations, permettre le riz, les bouillies au lait et au gruau de blé ou d'avoine, au maïzena, à l'arrow-root, au tapioca, les purées de féculents, les poudres de viande (salvatose), la somatose et le tropon, les œufs peu cuits ou crus.

Plus tard, donner des consommés et en dernier lieu des viandes très cuites, râpées.

Supprimer le vin rouge; faire prendre la tisane de roses de Provins et la décoction de myrtilles (faire bouillir 200 gr. de baies sèches dans 500 à 1000 gr. d'eau, jusqu'à évaporation d'un tiers du liquide, laisser refroidir et passer).

Boire 2 à 3 verres, par jour, de cette décoction.

Conseiller l'eau de Vichy.

Faire porter une *ceinture de flanelle.*

*Changement de climat.*

TRAITEMENT MÉDICAMENTEUX. — Prescrire les *poudres inertes*, les *astringents*, les *antiseptiques intestinaux*, les *opiacés.*

℞ Craie préparée .. } āā 30 gr.
Phosphate de chaux }
Salicylate de bismuth ... 15 —

3 cuillerées à café, par jour.

℞ Salicylate de bismuth. }
Magnésie }
Carbonate de chaux. } āā 10 gr.
Phosphate de chaux. }

3 à 4 cuillerées à café, par jour.

Donner le *silicate de magnésie* (talc), aux doses de 200 gr. et plus, à prendre dans du lait.

℞ Tanin. . . . . . . . 10 cgr.
Extrait de ratanhia ... 5 —
Cachou en poudre }
Miel } Q. S.

Pour 1 pilule : 5 à 6 pilules par jour (Debove).

℞ Alun . . . . . }
Cachou . . . . . } āā 10 cgr.
Extrait de ratanhia .. }

Pour 1 pilule. 6 à 12 pilules par jour.

℞ Tanin . . . . . }
Extrait de ratanhia } āā 10 cgr.
— thébaïque. .. 1 —

Pour 1 pilule : 8 à 10 pilules par jour.

Employer aussi le *tannigène*, la *tannalbine*, le *tannoforme* et le *dermatol* (sous-gallate de bismuth) seul à la dose de 3 à 4 gr. par jour, ou associé aux astringents et aux antiseptiques intestinaux.

℞ Dermatol . . . . . 30 cgr.
Bétol. . . . . . . 25 —
Poudre d'opium . . 1 à 2 —

Pour 1 cachet : 5 à 8 cachets par jour (Herzen).

Recourir au *nitrate d'argent*, au *protargol* ou à l'*argentamine* en potion à 1/2 p. 100, prise par cuillerées à café ou à soupe.

℞ Nitrate d'argent . . . 25 cgr.
Extrait d'opium . . . . 50 —
— et poudre de gentiane . . . . . Q. S.

Pour 50 pilules : 4 à 8 pilules par jour.

℞ Nitrate d'argent. . . . . 2 cgr.
Extrait de belladone..... 1 —
— d'opium. . . . 2 —

Pour 1 pilule : 2 à 3 pilules par jour.

℞ Protargol . . . . . . . 5 cgr.
Extrait de belladone. }
— d'opium. . . . } āā 1 —

Pour 1 pilule. 4 à 5 pilules dans les 24 heures.

**Chez les femmes enceintes :** donner les médicaments usuels (sous-nitrate de bismuth, salol, astringents divers, lavements laudanisés). Prescrire le *nitrate* *d'argent*, à la dose de 2 cgr. par jour, une pilule matin et soir (Charpentier).

Administrer les *médicaments nervins* : bromure de potassium, antipyrine.

**Chez les arthritiques, les herpétiques et les goutteux** : recommander au malade d'éviter les refroidissements ; prescrire les *alcalins* et la *quinine* (voy. *Herpétisme*).

**Chez les paludéens** associer le *sulfate de quinine* aux *antiseptiques intestinaux*, aux *astringents* et à la *poudre de Dower*.

| ℞ | | |
|---|---|---|
| Salicylate de bismuth.. | ãã 30 cgr | |
| Tanin | | |
| Sulfate de quinine | 15 — | |

Pour 1 cachet 4 à 6 par jour (Herzen).

| ℞ | | |
|---|---|---|
| Bétol | ãã 25 cgr. | |
| Phosphate de chaux... | | |
| Salicylate de bismuth | | |
| Sulfate de quinine | 15 — | |
| Charbon de peuplier | Q S. | |

Pour 1 grand cachet. 4 par jour (Herzen).

| ℞ | |
|---|---|
| Bétol... | 30 cgr. |
| Poudre de Dower | 20 — |
| Sulfate de quinine. | 25 — |

Pour 1 cachet : 3 à 4 par jour (Herzen).

**En cas de diarrhée matutinale** (névropathes hyperchlorhydriques) : faire prendre le soir de la viande grillée ou rôtie plutôt que des légumes ; avant de souper, un paquet de 2 à 4 gr. de *bicarbonate de soude* et le soir, en se couchant, du *phosphate de chaux gélatineux* en suspension dans du lait (10 gr.) ou dans un sirop :

| ℞ | |
|---|---|
| Phosphate de chaux gélatineux | 100 gr. |
| Sirop simple | 900 — |
| Alcoolat de citron | 5 — |

1 verre à Bordeaux le soir (Lemoine).

**En cas de diarrhée consécutive aux repas** (hyperchlorhydriques, dilatés, névropathes) : surveiller l'alimentation, régler les repas et conseiller l'usage des *opiacés* au début ou à la fin des repas (laudanum de Sydenham, V à VIII gouttes ; gouttes noires anglaises, III gouttes).

Recommander le repos après les repas (Lemoine).

**En cas de diarrhée fétide** : insister sur l'emploi des *antiseptiques intestinaux* (salicylate de bismuth, bétol, benzonaphtol, 2 à 3 gr., salol 3 à 4 gr., xéroforme 2 à 4 gr., en cachets de 25 à 30 cgr, chez les adultes).

Donner le *charbon pulvérisé*, le *charbon naphtolé*.

Voy. *Antisepsie intestinale*.

Conseiller les *irrigations intestinales* à 38° ou 40°.

**En cas de coliques douloureuses et de météorisme** : *cataplasmes chauds sur l'abdomen* ; pendant la nuit, *compresse échauffante*. Faire prendre de grands *bains chauds prolongés* (35° à 37°).

Prescrire les *opiacés* (laudanum, par la voie stomacale ou rectale ; extrait thébaïque en pilules ; élixir parégorique).

**En cas d'entérite du gros intestin** : recourir aux *grandes irrigations intestinales antiseptiques*, aux *lavements de tanin et de ratanhia* et aux *lavements d'ipéca* : faire bouillir 10 gr. d'ipéca concassé dans 250 gr. d'eau, pendant une minute et administrer cette infusion en lavement, après avoir ajouté V à XV gouttes de laudanum (Dujardin-Beaumetz).

**En cas de diarrhée chroni-**

**que accompagnant l'hypochlorhydrie** : employer les *eupeptiques*, la *pepsine*, la *pancréatine*, la *dextrine*, l'*acide chlorhydrique* ou la *gasterine* de Frémont (30 à 150 cc. aux repas).

| ℞ | | |
|---|---|---|
| Phosphate de chaux | 30 gr | |
| Salicylate de bismuth | 20 — | |
| Sulfate de quinine | 10 — | |
| Pepsine | 20 — | |
| Pancreatine | 25 — | |
| Charbon de peuplier | Q. S. | |

Pour 1 grand cachet. 3 cachets par jour, aux repas (Herzen)

EAUX THERMALES : Plombières, Bourbon-Lancy, Luxeuil, Cauterets (Mauhourat), Bagnères-de-Bigorre, Celles, Evian.

## D. LIENTÉRIQUE.

Administrer la *pancréatine*.

| ℞ | |
|---|---|
| Bicarbonate de soude | 8 gr. |
| Pancreatine | 6 — |
| Pepsine | 4 — |
| Diastase | 2 — |

Pour 20 cachets. 1 cachet au milieu de chaque repas.

**Chez les hypochlorhydriques** avec hypoacidité extrême du contenu stomacal : donner l'*acide chlorhydrique*, faire prendre, après chacun des deux principaux repas, XV gouttes d'acide chlorhydrique officinal, puis, au bout d'une demi-heure, en faire ingérer encore XV gouttes.

## D. NERVEUSES.

**Chez les neurasthéniques, les névropathes** : prescrire les *opiaces*, la *belladone* et l'*atropine* (1/2 a 1 mgr.).

Faire prendre la *decoction de myrtilles* : faire bouillir 20 gr. de baies sèches dans 500 à 1000 gr. d'eau, jusqu'a évaporation d'un tiers du liquide, puis laisser refroidir et passer ; prendre 2 ou 3 verres dans la journee (Glatz).

Voy. *D. chronique matutinale* et *D. chronique consecutive aux repas*.

Défendre le vin rouge, les mets épicés.

Recourir à l'*hydrotherapie generale* (douches froides ou chaudes) et aux *douches rectales chaudes* à 40° et 48°.

Conseiller l'*electrotherapie generale* et la *galvanisation* de l'abdomen.

**Chez les tabétiques et les basedowiens** : donner l'*atropine*, à la dose de 1/2 à 1 mgr. par jour.

## D. DES PAYS CHAUDS.

Hygiène diététique rigoureuse, ne permettre au malade de boire que de l'*eau bouillie et filtree*.

Faire prendre le *lait* et les *peptones*; donner les *alcalins* (eau de Vichy-Hauterive, bicarbonate de soude, 2 à 6 gr. par litre de lait ou d'eau bouillie)

Prescrire les *poudres inertes*, les *astringents* et les *antiseptiques intestinaux*; employer le *calomel* à petites doses ; 1 cgr. de calomel toutes les 2 heures (6 cgr. par jour) pendant plusieurs jours.

Administrer des *lavements astringents* :

| ℞ | |
|---|---|
| Tanin | 3 à 5 gr. |
| Decoction de ratanhia | 500 — |

Pour un lavement

Ou pratiquer de *grandes ir-*

*rigations intestinales* à 38° ou 40° :

| | | |
|---|---|---|
| ℞ | Acide thymique. | 1 gr. |
| | Biborate de soude. | 20 — |
| | Eau bouillie | 2 litres |

Pour une irrigation donnee à 38° avec un irrigateur à élevation (Herzen).

**D. SYPHILITIQUE TERTIAIRE.**

Être très prudent en prescrivant le mercure qui pourrait empirer l'état entéritique ; au besoin, recourir aux *injections hypodermiques de sels de mercure* (biiodure de mercure, 4 a 8 mgr par jour, pendant 15 jours, suivis de un mois de repos, puis nouvelle série d'injections).

Administrer l'*iodure de potassium* par la voie stomacale ou par la voie rectale.

*Lait, lait d'ânesse ;* cure tonique et reconstituante.

**D. DES TUBERCULEUX**

*Traitement général* hygiénique de la phtisie.

**En cas de diarrhée due à l'auto-intoxication** : prescrire la *teinture d'iode* en qualité d'antitoxique, à la dose de X a XII gouttes, en surveillant l'action que ce médicament exerce sur l'état pulmonaire.

| | | |
|---|---|---|
| ℞ | Teinture d'iode. | X a XII gouttes |
| | Eau distillee | 130 gr. |
| | Sirop de sucre. | 25 — |

1 cuillerée à bouche toutes les heures; boire immediatement apres un peu de lait.

**En cas de diarrhée lientérique** : ne pas prescrire le régime lacté absolu. Faire prendre le *kephir* et permettre les viandes blanches râpées, les gelées de viande, les œufs, le jambon, le riz et les purées de feculents.

Administrer la *pancreatine*, qui émulsionne et dédouble les corps gras, associee a la *maltine*, à la *dextrine* et a la *pepsine* .

| | | |
|---|---|---|
| ℞ | Pancreatine | 50 cgr. |
| | Maltine | ãã 30 — |
| | Dextrine | |
| | Bicarbonate de soude. | 25 — |

Pour 1 cachet pris au milieu du repas (Herzen).

**S'il existe de l'hypochlorhydrie** : employer l'*acide chlorhydrique*.

**En cas d'entérite ulcéreuse** : voy. *Enterites*.

## DIARRHÉES DE L'ENFANT

**D. AIGUE** (enfants de 2 a 15 ans).

*Regime lacte ;* permettre les *bouillies au lait, preparees avec des farines alimentaires* (gruau de blé ou d'avoine, maizena, arrow-root, farine lactée). Faire boire de l'*eau de riz*

Donner les *poudres inertes*, de préférence le *sous-nitrate de bismuth,* a la dose de 2 a 5 gr. en 24 heures ou la *bismutose* a celle de 4 a 5 gr. par jour.

Prescrire les *astringents* (tanin, ratanhia, tannigène, tannalbine, dermatol) et les *antiseptiques intestinaux* (benzonaphtol, 1 a 2 gr. par jour).

Au besoin, recourir aux *preparations opiacees.* Administrer le *laudanum de Sydenham,* a la dose de :

| | |
|---|---|
| Jusqu'à 6 mois. | 1/2 goutte |
| De 6 mois à 1 an | I — |
| De 1 an à 2 ans | II — |
| A 2 ans | III — |
| A 3 ans | IV — |

Répartir l'ingestion de ces doses sur toute la journée, (1 cuillerée à café, d'heure en heure, d'une potion de 60 à 80 gr.) (Comby)

Voy. *Coliques intestinales*.

Pour un lavement, rester plutôt en deçà des doses indiquées à cause de l'impossibilité du fractionnement, ne pas dépasser I à II gouttes.

Prescrire l'*elixir parégorique* (dix fois moins actif que le laudanum), a la dose de :

De 1 à 3 ans (24 heures), VI à XX gouttes.

Faire usage du *sirop diacode* à la dose de :

| | |
|---|---|
| A 1 an | 2 gr. |
| A 2 ans | 3 à 4 — |
| A 3 ans | 5 à 6 — |

en répartissant ces doses sur toute la journée (Comby).

| | | |
|---|---|---|
| ℞ Sous-nitrate de bismuth | | 2 gr. |
| Laudanum de Sydenham | | I goutte |
| Cognac | | 10 gr. |
| Sirop de ratanhia | } ãã | 20 — |
| — coings | | |
| Eau bouillie | | 40 — |

1 cuillerée à café de 1/2 heure en 1/2 heure (agiter avant de s'en servir).

| | |
|---|---|
| ℞ Extrait de ratanhia | 1 gr. |
| Elixir parégorique | V gouttes |
| Eau de riz | 40 gr. |
| Sirop de coings | 30 — |

1 cuillerée à café, toutes les heures.

| | |
|---|---|
| ℞ Tanin | 50 cgr. |
| Laudanum de Sydenham | II gouttes |
| Eau distillée | 80 gr. |
| Sirop simple | 20 — |

1 cuillerée à café, toutes les heures (Herzen).

| | |
|---|---|
| ℞ Tannigène, tannalbine ou tannoforme | 20 cgr. |

Pour 1 prise : 4 par jour.

**Contre les douleurs intestinales :** applications de *cataplasmes chauds* sur l'abdomen ; onctions avec le liniment suivant :

| | |
|---|---|
| ℞ Chloroforme | 10 gr. |
| Huile de jusquiame | 100 — |

Voy. *Coliques intestinales*.

**En cas de diarrhée fétide :** insister avec les *antiseptiques intestinaux* et donner le *calomel* a dose purgative (15 à 40 cgr.).

Faire usage du *salicylate de bismuth*, aux doses quotidiennes suivantes.

| | |
|---|---|
| De 6 a 15 mois | 10 a 50 cgr. |
| De 15 mois a 3 ans | 50 cgr. à 1 gr. |
| De 3 ans à 5 ans | 1 gr. à 2 gr. |
| De 5 ans a 10 ans | 2 — 3 — |
| | (Marfan). |

| | | |
|---|---|---|
| ℞ Benzonaphtol | } ãã | 15 cgr. |
| Salicylate de bismuth | | |

Pour 1 prise : une toutes les 2 ou 3 heures (Herzen).

Au besoin, *diète hydrique* continuée pendant 36 heures.

### D. D'ORIGINE ALIMENTAIRE.

**Chez les enfants nourris exclusivement au sein.**

Peu ou pas de médicaments.

Rechercher la cause et y remédier, en prescrivant 7 *ou 8 tetées dans les 24 heures*, dont 6 dans la journée et 2 dans la nuit.

*Regler le regime de la nourrice*, qui devra éviter les mets indigestes et les spiritueux.

Si malgré la réglementation des tetées, le lait est mal digéré, faire prendre a l'enfant, a l'aide d'une petite cuiller, quelques gouttes d'*eau de chaux*, d'*eau de Vichy* (Hauterive), de *Vals* (Saint-Jean) (Comby).

Si la nourrice est réglée et si l'enfant a de la diarrhée persistante, *changer de nourrice*.

**D. SIMPLE OU LIENTÉRIQUE**, des enfants soumis à l'allaitement artificiel ou mixte, alimentés prématurément.

*Régler l'allaitement* artificiel ou mixte, selon les indications données aux paragraphes.

Faciliter les digestions, en donnant de l'*eau de chaux* aux doses quotidiennes suivantes :

| | |
|---|---|
| De 0 à 15 mois. | 5 à 10 gr. |
| De 15 mois à 3 ans | 15 à 25 — |
| De 3 ans à 5 ans | 25 à 30 — |
| De 5 ans à 10 ans | 30 à 60 — |

ou en faisant prendre de l'*eau de Vichy*, mêlée au lait dans la proportion de 2 à 3 cuillerées à café par jour ; ou bien en prescrivant 1 cuillerée d'*eau de Vals* (Saint-Jean), avant et après chaque repas.

Préférer l'administration de la *dextrine*, à la dose de 1/2 cuillerée à café, 2 à 3 fois par jour ; délayer une demi-cuillerée à café de dextrine dans du lait chaud (pur ou coupé d'eau, selon le cas), et ajouter le tout à la quantité de lait que doit prendre l'enfant (200 à 300 gr.) (Herzen).

Beaucoup d'enfants ne supportent le meilleur lait de vache que si on le mélange avec 1/2 ou 1/3 de *bouillon préparé sans sel et dégraissé*.

**En cas de diarrhée abondante** : prescrire les *poudres inertes* (sous-nitrate de bismuth) ; les *astringents* (tannigène, tannalbine, dermatol) et les *antiseptiques intestinaux* (benzonaphtol, salicylate de bismuth).

Voy. *D. aiguë*.

**D. DU SEVRAGE.**

Ne sevrer l'enfant qu'à l'âge de 12 à 14 mois ; procéder au sevrage avec méthode, le préparer pendant des semaines et des mois, et de préférence pendant la saison printanière et automnale.

Remplacer les tétées supprimées par le lait stérilisé, les laitages, les *petites soupes préparées avec des farines lactées ou de la farine d'avoine, du maïzena, du tapioca, du sagou*. Prescrire du *lait de poule*, des *œufs à la coque*, du *bouillon bien dégraissé*.

Repas très réguliers. Ne pas laisser prendre les mets en trop grande quantité.

Comme boisson, *lait allongé d'eau de Vichy* (Hauterive). 2 cuillerées à café par verre ou bien faire boire de l'eau de Vals pendant 4 à 5 jours, puis celle d'Alet.

Ne pas donner de vin, de cidre, de bière, ou autre boisson fermentée.

Défendre les viandes, les féculents, les légumes (Comby).

Voy. *Allaitement naturel*.

**D. DE DENTITION.**

Surveiller et régler l'allaitement ; prescrire l'*eau de Vichy* avant et après les tétées, à la dose de 1/2 cuillerée à café.

Voy. *D. simple lientérique*, *Dentition*.

**D. VERTE INFECTIEUSE.**

Recourir à la *diète relative* ou mieux à la *diète absolue*.

Prescrire, au début, le *calomel*, à dose purgative :

| | |
|---|---|
| ℞ Calomel | 2 à 4 cgr |
| Sucre en poudre | 50 — |

Pour 1 paquet : 4 paquets par jour, puis à une demi-heure d'intervalle.

Ou bien donner la *mixture antiseptique* et *antitoxique* suivante :

| | | |
|---|---|---|
| ℞ | Emulsion d'huile de ricin | 180 gr. |
| | Essence de menthe poivrée | III gouttes |
| | Essence de girofle | V — |
| | Teinture d'iode | X — |
| | Chloroforme | II — |

1 cuillerée à café d'heure en heure (tenir ce mélange dans la glace) (Bizine).

Instituer pendant 24 à 36 heures la *diète hydrique* ou mieux ordonner :

| | | |
|---|---|---|
| ℞ | Eau bouillie et refroidie | 1 à 1 1/2 litre |
| | Acide lactique | 5 à 8 gr. |
| | Sirop de coings | 80 — |

Par petites quantités, dans les 24 heures.

Permettre ensuite le *lait stérilisé coupé d'eau de riz*, d'*eau de chaux*, l'*eau de riz*, l'*eau albumineuse*, le *bouillon de poulet dégraissé*, ou un *mélange à parties égales d'eau dextrinisée, de bouillon dégraissé et de lait* (Herzen).

| | | |
|---|---|---|
| ℞ | Eau bouillie | 100 gr. |
| | Blanc d'œuf | N° 1 |

(Eau albumineuse).

| | | |
|---|---|---|
| ℞ | Eau | 2 litres |
| | Os | 1 kilogr. |
| | Sel | une pincée |

Faire bouillir pendant 24 heures jusqu'à réduction de moitié ; dégraisser, laisser refroidir et ajouter 100 gr de glycérine pour 1 litre de bouillon (Baratier).

| | | |
|---|---|---|
| ℞ | Eau | 1 litre. |
| | Viande sans graisse | 250 gr. |
| | Légumes | 50 — |
| | Sel | 2 —50 |

Faire bouillir 6 heures, dégraisser et laisser refroidir : 50 à 60 gr. de ce bouillon toutes les 2 heures (Lesage).

Prescrire la *décoction de Salep* :

| | | |
|---|---|---|
| ℞ | Salep | 1 gr. |
| | Eau bouillante | 500 — |
| | Sirop de ratanhia | 50 — |

A prendre à volonté dans la journée.

Employer la *décoction blanche de Sydenham*, de préférence additionnée de cognac et de sirop de coings.

Décoction blanche de Sydenham

| | | |
|---|---|---|
| ℞ | Corne de cerf calcinée porphyrisée | 10 gr. |
| | Mie de pain blanc | 20 — |
| | Gomme arabique | 10 — |
| | Sucre blanc | 60 — |
| | Eau de fleurs d'oranger | 10 — |
| | — distillée | 1000 — |

Remplacer la corne de cerf calcinée et porphyrisée par le phosphate tricalcique à la dose de 10 gr.

| | | |
|---|---|---|
| ℞ | Décoction blanche de Sydenham | 500 gr. |
| | Cognac | 20 — |
| | Sirop de coings | 30 — |

Par cuillerées dans la journée.

Conseiller la *décoction d'orge* et l'*eau de riz*, préparées de la manière suivante : faire bouillir pendant une demi-heure 2 cuillerées à café d'orge perlé dans un demi-litre d'eau, puis passer au tamis. Pour préparer l'eau de riz, jeter 60 gr. de farine de riz dans un demi-litre d'eau froide, ajouter un demi-litre d'eau bouillante, puis faire bouillir le mélange, passer ensuite dans une étamine claire.

Conseiller l'*alcool*, le *cognac*, le *rhum* en potion.

Continuer l'administration de l'*acide lactique* :

| | | |
|---|---|---|
| ℞ | Acide lactique | 2 gr. |
| | Sirop de coings | 30 — |
| | Eau distillée | 100 — |

Par cuillerées à café toutes les demi-heures ou toutes les heures.

Essayer l'*acide chlorhydrique* :

| | |
|---|---|
| ℞ Acide chlorhydrique. . . | 25 cgr. |
| Sirop de ratanhia . . . . | 30 gr. |
| Eau distillée . . . . . . . . | 100 — |

1 cuillerée à café toutes les 2 heures.

Recourir aux *antiseptiques intestinaux* (benzonaphtol, bétol, salol, salicylate de bismuth, xéroforme à la dose de 60 cgr. à 1 gr. par jour, en julep gommeux) et les *astringents* (ratanhia, tanin, tannigène, tannalbine, dermatol), surtout si la diarrhée est abondante.

Voy. *D. aiguë*.

**En cas de diarrhée persistante** : employer le *protargol* et prescrire les lavements suivants.

| | |
|---|---|
| ℞ Eau de chaux. . . . . . . . | 40 gr. |
| — de riz. . . . . . . . . . . | 60 — |
| Laudanum de Sydenham | 1 goutte. |

Pour un lavement, administré une fois par jour, si l'enfant est âgé de moins de 1 an 1/2, répété 2 fois dans les 24 heures, si l'enfant a 2 ans ou plus (Comby).

| | |
|---|---|
| ℞ Protargol. . . . . . . . . . . . . . | 10 cgr. |
| Eau distillée . . . . . . . . . . | 50 gr. |

1 cuillerée à café toutes les 2 heures (Herzen).

Voy. *Diarrhée cholériforme*.

**D. CHOLÉRIFORME (CHOLÉRA INFANTILE).**

**Dès le début,** prescrire la *diète hydrique* : donner de l'eau filtrée et bouillie, refroidie, à la dose de 1 litre à 1 litre et demi par jour, prise par gorgées ou administrée à l'aide d'une cuiller.

Ne pas additionner l'eau d'alcool, de bouillon, de sucre, de thé, ni de blanc d'œuf.

Continuer la diète hydrique pendant 24 heures au moins.

A ce moment, s'il s'est produit une amélioration, permettre l'*eau albumineuse*, l'*eau de riz*, la *décoction d'orge* et laisser l'enfant prendre le *sein*, toutes les 4 heures pendant 2 à 4 minutes, ou bien lui donner également toutes les 4 heures *20 gr. de lait stérilisé coupé avec 40 gr. d'eau filtrée et bouillie* (Marfan).

Laver à l'eau boriquée le biberon, la cuiller ou le verre qui servent à donner le lait.

Si au bout de 24 heures de diète hydrique, il ne s'est pas produit d'amélioration, *prolonger cette diète pendant 10, 12 ou 24 heures encore*.

Ne pas prescrire l'acide lactique, ni le calomel, ni les antiseptiques intestinaux, ni de potions au bismuth, au ratanhia, à l'élixir parégorique ; ne pas donner l'alcool (Marfan).

Pratiquer, également, dès le début, la *balnéation chaude* : bains à 35° ou 36°, d'une durée de 5 à 10 minutes, donnés 2 à 4 fois par jour (Marfan).

Dans la forme pyrétique, préférer les *bains à 28° et 30°*, de 5 minutes de durée, renouvelés toutes les 3 ou 4 heures, si la température atteint 39°.

Recourir en outre aux *injections sous-cutanées de sérum artificiel*, pratiquées sous la peau de l'abdomen ou des cuisses, à la dose de 30 cc., répétées 2 à 3 fois dans les 24 heures, pendant 3 à 4 jours consécutifs.

| | |
|---|---|
| ℞ Sulfate de soude. . . . . . . | 10 gr. |
| Chlorure de sodium . . . . | 5 — |
| Eau distillée stérilisée. . . | 1 litre. |

(Hayem).

— Débarrasser aussi l'estomac et l'intestin des produits septiques, à l'aide du *lavage de l'estomac* et des *irrigations intestinales* pratiquées à l'eau bouillie additionnee de biborate de soude à 10 p. 1000.

Coucher le malade légèrement penché sur le côté droit, de façon à ce que le cæcum soit en position déclive; introduire dans le rectum une sonde en caoutchouc (nº 25 de la filière Charrière) et l'enfoncer jusqu'à 15 cm. environ. Faire alors pénétrer la solution choisie à l'aide d'un irrigateur d'Esmarch, que l'on élève au-dessus du plan du lit. Au début, retirer la sonde, pour évacuer les matières fécales, puis l'introduire à nouveau et obturer hermétiquement l'anus, pour empêcher le reflux du liquide. Employer 1 litre à 1 litre 1/2 de solution, à 38º ou 40º.

℞ Acide thymique .......... 50 cgr.
Biborate de soude.......... 10 gr.
Eau bouillie.......... 1 litre.
Pour une irrigation à 38º (Herzen).

℞ Naphtol β.......... 1 gr.
Biborate de soude.......... 10 —
Eau bouillie.......... 1 litre.
Pour une irrigation (Bonnaire).

**Contre les vomissements** : *diete hydrique, lavage d'estomac*; donner tous les aliments et toutes les boissons *glacés*, essayer la *potion de Rivière*.

℞ Tannate d'orexine.......... 5 cgr.
Salicylate de bismuth.......... 15 —
Pour 1 prise; une toutes les 2 heures (Herzen).

**En cas d'algidité** : *bains chauds, sinapisés* à 38º, répétés 3 à 4 fois par jour, suivis de friction et d'enveloppement dans une couverture. *Boule d'eau chaude. Bains de vin chaud.*

Administrer les *excitants diffusibles* (alcool à la dose de 5 à 25 gr. par jour; sels d'ammoniaque, teinture de cannelle, liqueur d'Hoffmann).

℞ Cognac ou rhum .......... 10 à 30 gr.
Teinture de cannelle .......... 6 —
Eau distillée.......... 60 —
Sirop simple .......... 25 —
1 cuillerée à cafe, d'heure en heure

℞ Acetate d'ammoniaque .......... 2 gr.
Eau de chaux.......... 30 —
— distillee .......... 50 —
Sirop de coings.......... 30 —
1 cuilleree à cafe, d'heure en heure (Comby).

℞ Ammoniaque.......... 10 à 20 gr.
Huile camphree.......... 80 —
Pour frictions.

**En cas de collapsus**, relever les forces et stimuler l'organisme à l'aide des *injections de serum artificiel à faibles doses* (20 à 60 gr. par jour).

℞ Eau (non distillee), sterilisée .......... 300 gr.
Chlorure de sodium.......... 2 — 50
Citrate ou benzoate de caféine.......... 35 cgr.
Faire 3 injections par jour avec cette solution, injecter chaque fois 5 à 20 gr. (Marfan).

Pendant la convalescence

Prescrire :

℞ Ether sulfurique.
Teinture de valériane } ãã 2 gr.
II gouttes plusieurs fois de suite, à quelques minutes d'intervalle, dans une cuillerée à café d'eau bouillie (Comby).

Pratiquer des injections sous-cutanées de *cafeine*, d'*ether*, d'*huile camphree*.

**En cas de convulsions :** *bains tièdes* ou *chauds* (28° à 36°), avec *affusion froide sur la tête*, pendant la durée du bain.

**Lorsque les symptômes cholériformes ont disparu :** reprendre l'alimentation lactée, graduellement, avec lenteur et avec prudence.

**Contre la diarrhée persistante :** prescrire le *tannigène*, à la dose de 25 cgr., répétée 3 à 4 fois par jour, ou bien :

| | |
|---|---|
| ℞ Benzonaphtol | 1 gr. |
| Sous-nitrate de bismuth | 2 — |
| Teinture de colombo | 5 — |
| — cachou | 10 — |
| Julep gommeux | 80 — |

5 à 6 cuillerées à café par jour (Marfan).

| | |
|---|---|
| ℞ Sous-nitrate de bismuth | 25 cgr |
| Dermatol | 20 — |

Pour 1 prise. 4 prises par jour (Herzen).

Au besoin, ordonner le *protargol* :

| | |
|---|---|
| ℞ Protargol | 10 cgr. |
| Eau | 50 gr. |

Prendre 1 cuillerée à café toutes les 2 heures (Herzen).

**En cas de rechute :** reprendre la *diète hydrique* et donner le *calomel* à faibles doses (Marfan).

**Pendant la convalescence :** prescrire comme reconstituant :

| | |
|---|---|
| ℞ Biphosphate de chaux | 10 gr. |
| Eau distillée | 300 — |

1 cuillerée à café, à dessert ou à soupe, selon l'âge, 3 fois par jour (Grasset).

Surveiller attentivement l'alimentation (voy. *Allaitement*).

Conseiller *jusqu'à neuf mois* exclusivement le lait. A partir de neuf mois, permettre les potages légers, les bouillies au lait préparées avec des farines lactées, de la farine d'avoine, de riz, de maïzena, de froment, d'arrow-root.

*A 12 mois*, faire prendre les potages gras ou maigres au tapioca, au sagou, au pain, et donner un œuf chaque jour.

Continuer à faire boire à l'enfant environ un litre de lait par jour.

*A 1 an et demi*, permettre les viandes blanches, le poisson d'eau douce.

Donner, comme boisson, de l'eau pure.

*A 2 ans*, faire manger à l'enfant des soupes, des potages, des œufs, du pain bien cuit, des légumes cuits, des fruits très mûrs.

Permettre, comme boisson, l'eau rougie.

**D. CHRONIQUE.**

Donner du *lait stérilisé* pur ou coupé d'eau bouillie, suivant l'âge de l'enfant.

Prescrire le *kephir*.

Chez les enfants plus âgés, éviter les aliments indigestes, les légumes grossiers, les crudités, les sauces épicées, la charcuterie et les boissons irritantes (vin, bière, cidre) ; ne permettre que trois ou quatre repas par jour : rationner l'enfant, ne pas laisser prendre les mets en trop grande quantité ; ne rien donner entre les repas et faire manger les aliments suivants : laitages, crèmes, purées de légumes secs, potages au pain grillé, au tapioca, à la semoule, aux œufs. Œufs à la coque, viande crue, finement hachée, riz.

Comme boisson : lait coupé d'eau de Vichy, eau de riz, édulcorée avec le sirop de coings, ou lait coupé d'infusion de glands de chêne torréfiés et moulus.

Défendre le vin, le café.

Prescrire les *toniques* et les *amers*.

℞ Lactate de fer.. ...... 2 à 5 cgr.
Sous nitrate de bismuth 10 a 20 —

Pour 1 prise ; 2 à 3 prises par jour.

℞ Teinture de mars tartarisee 10 gr.

V à X gouttes, pendant le repas, dans un peu d'eau edulcoree, avec du sirop de framboises

Donner aussi la *pepsine*, à la dose de 25 cgr., après chaque repas, associée à l'*acide chlorhydrique*.

Vie au grand air, promenades, séjour à la *campagne*.

Administrer le *calomel*, avant d'instituer tout autre traitement médicamenteux, à la dose de 5 cgr., répétee 3 à 4 fois par jour, pendant un jour seulement.

Puis faire usage des *alcalins*, des *astringents* et des *antiseptiques intestinaux*.

℞ Eau de chaux........ .. . 40 gr.
Sirop de cachou ... . } ãã 20 —
— ratanhia .. }

Par cuillerees à cafe, toutes les 2 heures.

℞ Bétol ou benzonaphtol . 20 cgr.
Sucre en poudre. . . 1 gr

Pour 1 paquet prendre un paquet semblable toutes les 2 heures (Gomby)

℞ Benzonaphtol.... .... } ãã 15 cgr.
Dermatol . .... }
Sucre en poudre .......... 30 —

Pour 1 paquet. 5 à 6 par jour (Herzen).

℞ Dermatol. ... ... } ãã 1 à 2 gr.
Benzonaphtol . . }
Teinture de ratanhia...... 10 —
Julep gommeux... . 100 —

1 cuilleree à café ou à dessert toutes les 2 heures (Herzen)

℞ Alun ou tanin... . ... 60 cgr.
Eau de tilleul .. . . 60 gr.
Sirop de sucre . .. 30 —
— diacode . . 10 —

Par cuillerees à cafe, en 2 ou 3 jours

Employer le *tannigène* mélangé a du sucre, aux doses quotidiennes suivantes :

De 0 a 2 ans . 15 cgr. à 1 gr.
De 2 a 5 ans.... 75 — a 1 — 50
De 5 à 10 ans .. 1 gr à 2 —
(Marfan).

Prescrire encore le *nitrate d'argent* ou le *protargol* :

℞ Nitrate d'argent ... . . 1 cgr.
Eau distillee . ....... .. 60 gr.
Sirop simple ... .... .. 30 —

Donner par cuillerees a cafe la moitie de cette potion chez les enfants de 1 a 2 ans et la totalite chez les enfants de 2 à 5 ans (Marfan).

℞ Protargol . ....... .... 3 cgr
Eau distillee .... . . 40 gr
Sirop de fleurs d'oranger.. 25 —

Par cuillerees à cafe, dans la journee (Herzen).

**Chez les enfants de 5 à 15 ans** : ne pas insister sur le régime lacté et la viande crue.

Conseiller les potages très cuits, épais et dégraissés, les purées de légumes secs, le riz, le macaroni, les pâtes, les œufs à la coque, les viandes tres cuites et tendres.

Avant chaque repas, administrer une petite dose d'*opium* (I à III gouttes de laudanum de Sydenham).

Après les repas, donner l'*acide chlorhydrique*.

℞ Acide chlorhydrique officinal 50 cgr.
Eau distillee. . . . . . . 200 gr.
Sirop de limons .. . ... 50 —

Une a plusieurs cuillerees à café apres les repas.

Prescrire le *phosphate de chaux* :

℞ Phosphate de chaux } ãã 20 gr.
Craie préparée .. .. . }
Salicylate de bismuth ........ 10 —
Une pincée, 3 fois par jour.

Donner tous les matins, pendant un certain temps, une légère dose d'*eau laxative* ou de *sulfate de soude* ou *de magnésie* (Hutinel).

Cure thermale aux eaux de *Plombières* et de *Carlsbad*.

## DIATHÈSES

Voy. *Arthritisme, Goutte, Hémophylie, Herpétisme, Rhumatisme chronique, Scrofule.*

## DILATATIONS

**D. BRONCHIQUE.**

HYGIÈNE GÉNÉRALE DES CATARRHEUX : éviter les refroidissements, soigner le moindre rhume. Habiter une maison sèche et bien abritée du vent. Porter de la flanelle.

Éviter toutes les substances qui peuvent fatiguer le cœur : alcool, tabac.

Vie à la campagne, à proximité, si possible, d'une forêt de sapins. En hiver, séjour au bord de la Méditerranée.

TRAITEMENT MÉDICAMENTEUX : mêmes indications thérapeutiques que pour la bronchite chronique.

**Contre le catarrhe bronchique** : *balsamiques* (térébenthine, terpine, goudron, créosote, gaïacol, tolu, eucalyptus) et les *expectorants* (kermès, polygala).

℞ Goudron. }
Créosote }
Poudre d'eucalyptus } ãã 5 cgr.
— de benjoin }

Pour 1 pilule : 6 à 10 pilules par jour (Debove).

℞ Terpine ........ 10 cgr.
Extrait de polygala.. ...... 5 —
— thébaïque... ....... 1 —

Pour 1 pilule : 6 pilules par jour (Herzen).

Voy. *Bronchite aiguë* et *Bronchite chronique*.

℞ Racine de polygala. ........ 8 gr.
Eau bouillante. ........ 150 —
Infuser, passer et ajouter.
Kermès ........ 15 cgr.
Sirop de tolu.. } ãã 15 gr.
— codéine }
A prendre par cuillerées (Herzen).

Employer les *eaux sulfureuses* en inhalations ou en boisson.

**Contre la toux** : éviter autant que possible les narcotiques ; calmer la toux avec des *inhalations d'eau bouillante additionnée de teinture de benjoin ou d'eucalyptus*.

Prescrire la *codéine*, l'*héroïne*, la *dionine*, la *jusquiame*, la *poudre de Dower*.

**En cas d'accidents inflammatoires** : *révulsifs* (teinture d'iode, pointes de feu, vésicatoires, cautères).

Voy. *Bronchite aiguë, Bronchopneumonie.*

**En cas de défaillance du cœur** : *digitale, caféine.*

**En cas de fétidité** : *inhala-*

*tions antiseptiques* (voy. *Bronchite fétide*).

Ou bien *injections intra-laryngiennes antiseptiques* :

| | |
|---|---|
| 2/ Gaïacol cristallisé | 2 parties. |
| Menthol | 10 |
| Huile d'olives stérilisée | 80 |

Injecter dans le larynx, 2 fois par jour, 1 grammes de cette solution (Grainger-Stewart).

**Chez un syphilitique**, recourir au *traitement spécifique mixte* : protoiodure de mercure 6 à 10 cgr. par jour, en pilules, ou biiodure de mercure, 4 à 8 mgr. par jour en injections huileuses, pendant 15 à 20 jours, deux à trois mois de suite ; en même temps, iodure de potassium, 2 à 4 gr. par jour.

Traitement chirurgical : pratiquer la *pneumotomie* dans le cas de dilatation ampullaire unique, à contenu putride, à siège superficiel, accessible et précis (déterminé par la ponction exploratrice) et dans les cas où il existe des phénomènes généraux graves ou des accidents septicémiques ; enfin dans les cas où il n'existe ni tuberculose, ni gangrène évidente du poumon, ni emphysème très prononcé du côté opposé (voy. *Gangrène pulmonaire*).

**D. CARDIAQUE.**

Voy. *D. du myocarde*.

**D. DU COLON** (congénitale).

*Hygiène alimentaire sévère* (aliments nutritifs sous le volume le plus réduit).

**Contre la distension du colon et la constipation** : *grands lavages de l'intestin*. Pas de purgatifs.

En cas d'urgence : *ponction intestinale*.

**Contre la parésie intestinale** : *lavements électriques, strychnine, ésérine*.

**En cas de complications graves** : recourir, selon le cas, à la *colostomie*, à l'*entéro-anastomose* ou à la *résection intestinale*.

**D. DE L'ESTOMAC.**

**D. atonique, par insuffisance de contraction des parois de l'estomac.**

**Chez les adultes.**

Indications thérapeutiques : distendre l'estomac le moins possible, le moins souvent possible et le moins longtemps possible (Bouchard). Activer la digestion, empêcher et combattre les fermentations, calmer les douleurs.

Régime : permettre seulement 2 *repas*, séparés par un intervalle de 9 heures, si le cas est grave.

*Le plus souvent, permettre* 3 *repas*, avec un intervalle de 4 à 5 heures entre le premier et le second (7 heures du matin et midi), et de 8 heures entre le second et le troisième (midi et 8 heures du soir).

*Réduire la quantité quotidienne des liquides à* 800 *ou* 1000 *grammes*. Boire un grand verre aux deux principaux repas, un autre au premier repas.

Défendre le vin rouge ; boire du *vin blanc* coupé d'eau d'Alet, de Vals, ou du *thé très léger avec du lait*. Défendre les eaux minérales gazeuses.

*Interdire* les potages liquides, les ragoûts, les sauces grasses, la viande de porc, la charcuterie, le gibier faisandé, les homards, les poissons de mer, les mets épicés, les fritures, les féculents (pommes de terre), les crudités (salades, radis, artichauts), les pâtisseries, les fruits crus et la mie de pain.

*Permettre* les œufs à la coque ou sur le plat, les viandes grillées, de préférence des viandes froides et très cuites ; le poisson d'eau douce bouilli ; des potages épais de riz, d'orge, de gruau, de purées de lentilles et de haricots ; des fromages frais, des compotes de fruits.

Manger seulement la croûte du pain et du pain grillé.

Comme fruits frais, permettre les fraises, les pêches, les bananes, les figues et les raisins (Bouchard).

Lorsque la viande et les farineux ne sont pas digérés, et surtout lorsqu'il y a des phénomènes douloureux, insister sur le *regime lacté* sans dépasser 2 litres et demi de lait par jour, en 10 doses de 250 grammes chacune.

Arriver par transitions insensibles au *regime mixte ;* ajouter successivement au lait un potage au riz, à l'orge, à l'avoine, au gruau, puis un œuf, du poisson bouilli, de la volaille froide, de la purée de lentilles ou de haricots et en venir lentement au régime ordinaire de la dilatation de l'estomac (Mathieu).

**S'il existe un état neurasthénique prononcé avec amaigrissement :** *suralimenter* le malade sans tenir compte de ses troubles digestifs, même si l'ectasie et l'atonie gastrique sont très prononcées (Soupault).

Ordonner les poudres de viande, la viande crue, les œufs crus et le lait.

Au besoin, recourir à l'emploi de la sonde œsophagienne. Voy. *Neurasthénie abdominale.*

Traitement général et hygiénique : conseiller les *promenades* quotidiennes, une occupation manuelle, toutefois, dans les cas graves et prolongés, lorsque les symptômes locaux sont accusés, exiger le *repos au lit* pendant plusieurs jours et même l'*isolement* dans un établissement spécial.

Ordonner, chez la femme, la suppression du corset et le port d'une *ceinture hypogastrique spéciale*

Si l'état général est mauvais, prescrire les *toniques* (kola, quinquina, phosphates, glycérophosphates, lécithine et de préférence le cacodylate de soude par voie hypodermique).

Recourir a l'*electricite* (courants continus), au *massage* suédois vibratoire de l'épigastre, à l'*hydrotherapie* (douches écossaises).

Traitement médicamenteux : **Stimuler la digestion** à l'aide des *amers*, de la *noix vomique* pris avant les repas, et de l'*acide chlorhydrique*, utile surtout dans les cas où la digestion n'est pas terminée quatre à six heures après le repas :

| ℞ Acide chlorhydrique fumant pur........ | 4 gr. |
|---|---|
| Eau distillee........ .... | 1000 — |

1 verre à la fin du repas, en plusieurs fois.

Dans la plupart des cas d'atonie gastrique avec dyspepsie et lenteur des digestions, ordonner de préférence les *alcalins* à petite dose, pris avant le repas (1 à 2 gr. de bicarbonate de soude).

Recourir aussi à l'administration des *ferments digestifs* : pepsine, pancréatine et papaïne ; donner les pepsines au titre de 200, 400 et plus, à la dose de 1 gr. à 1 gr. 50 après chaque repas, ou encore prescrire la *peptone*, à la dose de 10 gr. par repas.

Dans les cas très graves, avec altération de l'état général et avec hypochlorhydrie, recourir à l'emploi de la *gastérine* de Frémont, à la dose de 30 à 150 cc. prise dans du bouillon, de la bière ou du vin.

Administrer les médicaments excito-moteurs : *strychnine*, à la dose de 5 mgr. par jour.

| | |
|---|---|
| ℞ Sulfate de strychnine.. . | 5 cgr. |
| Eau.... ...... .. .. . | 150 cc. |

1 cuillerée à café, après les repas (Grasset).

**Combattre la constipation** : *cascara sagrada*, *rhubarbe*, *podophyllin*, ou bien *sels de soude* ou *huile de ricin* (1 cuillerée à dessert 2 fois par semaine).

| | |
|---|---|
| ℞ Phosphate de soude......... | 5 gr. |
| Sulfate de soude. ......... | 4 — |
| Bicarbonate de soude....... | 3 — |

Pour 1 paquet à dissoudre dans une bouteille et à prendre tous les deux jours par verre à boire le matin à jeun (Soupault).

Donner des *lavements*.

**Contre les fermentations stomacales et intestinales** : instituer l'*antisepsie intestinale* (voy. ce mot).

| | |
|---|---|
| ℞ Naphtol............. | 20 cgr. |
| Benzonaphtol .... ....... | 30 — |

Pour 1 cachet. 1 cachet à chacun des repas (Grasset).

| | |
|---|---|
| ℞ Bétol............... | ãã 20 gr. |
| Salicylate de bismuth .. | |
| Magnésie........ ..... | |

Pour 30 cachets : 1 cachet à chaque repas (Bouchard).

| | |
|---|---|
| ℞ Salophène...... .. ...... | 50 cgr. |
| Bétol . . . . ......... | 30 — |
| Charbon de Belloc...... . | Q. S. |

Pour un grand cachet. un cachet à chaque repas (Herzen)

| | |
|---|---|
| ℞ Fluorure d'ammonium. .. | 1 gr. |
| Eau distillée ........... | 300 — |

1 cuillerée à bouche après chaque repas, ou une cuillerée à café, si le malade ne fait que de petits repas (A. Robin).

Ne pas oublier les *purgatifs* répétés, donnés à faible dose (huile de ricin, calomel, sulfate de soude ou de magnésie).

Ordonner les *lavages de l'intestin*.

**En cas de douleurs, de gastralgie** : conseiller le *repos horizontal* après les repas, l'application du *maillot humide*.

Prescrire l'*opium*, l'*eau chloroformée*, la *cocaïne*, le *chanvre indien*, la *jusquiame*, la *belladone* et recourir aux *révulsifs* appliqués à l'épigastre.

Si la douleur se déclare dès l'ingestion alimentaire, prescrire les médicaments, de préférence à l'état liquide et environ un quart d'heure avant le repas ; les prescrire au contraire, à la fin du repas, sous forme de poudres ou de pilules, chez les malades qui ne souffrent que quelque temps après être sortis de table.

Chez les sujets nerveux, agités, irritables, présentant des stigmates nerveux accentués et accusant des douleurs d'estomac en dehors des repas, ordonner le *valerianate d'ammoniaque* et les *bromures*, alternativement.

Au besoin, associer à ces médicaments le *chloral*.

| | | |
|---|---|---|
| ℞ Bromure de calcium | | 15 gr |
| Hydrate de chloral | | 5 — |
| Codeine | | 20 cgr. |
| Eau de laurier-cerise | } āā | 75 gr |
| — simple | | |

(Soupault).

S'il y a hyperchlorhydrie, donner les *alcalins* pour neutraliser les acides : bicarbonate de soude, craie préparée, magnésie calcinée.

**En cas de gastralgie intense** : *repos au lit* pendant plusieurs jours, pratiquer le *lavage de l'estomac* avec :

| | |
|---|---|
| ℞ Sous-nitrate de bismuth. | 30 à 40 gr. |
| Eau distillée | 1 litre. |

(Dujardin-Beaumetz)

| | |
|---|---|
| ℞ Eau de Vichy | 1 litre. |
| Eau chloroformée saturée | 2 à 3 cuillerées |

(Debove).

**Dans les cas très prononcés, lorsqu'il persiste des résidus alimentaires six ou sept heures après les repas** : *Eloigner les repas*, ne permettre que deux repas par jour, à intervalle de 9 heures et recourir au *lavage de l'estomac* pratiqué à l'aide du tube de Faucher, avec de l'eau de Vichy ou l'une des solutions suivantes :

| | |
|---|---|
| ℞ Bicarbonate de soude | 4 gr. |
| Eau | 1 litre. |

| | |
|---|---|
| ℞ Sulfate de magnesie | 40 gr |
| Eau | 1 litre. |

| | |
|---|---|
| ℞ Acide borique | 20 gr. |
| Eau | 1 litre. |

| | |
|---|---|
| ℞ Naphtol β | 1 gr. |
| Eau | 1 litre. |

| | |
|---|---|
| ℞ Permanganate de potasse. | 30 cgr. |
| Eau | 1 litre. |

Traitement chirurgical : lorsqu'il existe de l'entéroptose et de la dislocation verticale de l'estomac, pratiquer la *gastropexie*, après échec des moyens orthopédiques (ceinture hypogastrique haute allant du pubis au-dessus de l'ombilic, garnie d'ouate et capitonnée selon les indications à remplir) (Soupault).

Cure thermale : aux eaux de Vals, Vichy, Condillac, Pougues, Saint-Nectaire, Alet, Luxeuil, Plombières, Châtel-Guyon, Carlsbad, Marienbad, Kissingen.

**Chez les enfants.**

Prescrire *quatre repas*, si l'enfant est âgé de moins de 10 ans ; au-dessus de cet âge, *trois repas*. Le repas du matin (7 ou 8 heures) et celui de l'après-midi (4 heures) seront très légers, une soupe ou potage *épais*, un œuf à la coque, une marmelade de fruits, avec une petite quantité de pain grillé.

Les deux autres repas (11 heures et 7 heures) seront plus substantiels : donner du pain grillé, des potages *épais* au pain, au tapioca, au riz, au sagou, des bouillies de racahout, d'arrow-root, des œufs à la coque ou sur le plat, brouillés, pochés, et tous les aliments indiqués pour l'adulte.

Faire boire un grand verre (200 grammes) de vin blanc, étendu de 3/4 ou 4/5 d'eau, à chacun des deux principaux repas.

Interdire tous les aliments défendus chez l'adulte et toute ingestion de liquides en dehors des repas ; ne rien donner à manger entre ceux-ci.

Prescrire, pendant 8 à 15 jours, avant les repas :

| | | |
|---|---|---|
| ℞ Poudre de noix vomique | | 1 cgr. |
| Craie préparée | | 20 — |
| Bicarbonate de soude | | 20 — |
| Sucre en poudre | | 1 gr. |

Pour un paquet : un paquet avant les 2 principaux repas dans une cuillerée de lait ou d'eau (enfants de 1 à 8 ans) (Comby).

Après les repas, faire prendre :

| | | |
|---|---|---|
| ℞ Acide chlorhydrique | | IV gouttes |
| Pepsine soluble | | 2 gr. |
| Glycérine anglaise | | 20 — |
| Sirop de limons | } àà | 30 — |
| Eau distillée | | |

1 cuillerée à dessert, 1/2 heure après les 2 principaux repas (d'Espine et Picot).

Stimuler les contractions stomacales par la *strychnine*.

| | |
|---|---|
| ℞ Sulfate de strychnine | 1 cgr. |
| Eau distillée | 20 gr. |

X gouttes, après les repas, dans de l'eau sucrée.

Instituer l'*antisepsie intestinale* :

| | |
|---|---|
| ℞ Salol, bétol ou benzonaphtol | 15 à 20 cgr. |
| Sucre en poudre | 50 — |

Pour 1 paquet, 1 paquet à la fin des repas.

Combattre la constipation ou la diarrhée.

**S'il existe des phénomènes gastro-intestinaux avec acétonurie** : recourir aux *évacuants* : magnésie associée à la rhubarbe, citrate de magnésie, sulfate de soude ou de magnésie, calomel à la dose quotidienne de 10 à 15 cgr. pendant 2 à 3 jours de suite. Prescrire la potion antifermentescible suivante :

| | |
|---|---|
| ℞ Hyposulfite de soude | 20 à 50 cgr. |
| Eau glycérinée | 100 gr. |
| Sirop de fleurs d'oranger | 10 — |

A prendre dans la journée par cuillerées à dessert (Vergely).

**Dans les cas graves** : pratiquer le *lavage de l'estomac*.

Conseiller les promenades, les exercices et les jeux en plein air, le séjour à la montagne.

**D. HYPERTONIQUE D'ORIGINE PYLORIQUE.**

Rechercher et traiter la cause (sténose de cause intrinsèque ou extrinsèque du pylore, spasme du pylore).

Conseiller dans tous les types de la maladie, d'abord le Traitement médical.

*Indications thérapeutiques* : combattre l'irritation locale de l'estomac et l'excitabilité du système nerveux général.

Assurer le *repos de l'estomac* et ordonner un *régime alimentaire* semblable à celui formulé pour la dilatation atonique.

Conseiller l'application de la *compresse échauffante de Priessnitz* ; repousser l'emploi des révulsifs (pointes de feu, vésicatoires).

*Traitement médicamenteux* :

**Contre l'hyperacidité et l'hypersécrétion du suc gastrique ou les douleurs** : donner les *alcalins*, pour saturer les acides du suc gastrique.

| | | |
|---|---|---|
| ℞ Bicarbonate de soude | | |
| Craie préparée | } àà | 50 cgr. |
| Sous-nitrate de bismuth | | |
| Magnésie calcinée | | 25 — |

Pour 1 cachet : prendre un cachet

toutes les 2 heures, toutes les 3 heures, ou toutes les 4 heures, selon l'intensité des phénomènes subjectifs (Soupault)

Faire boire, comme eau de table, de l'*eau de Vichy*, de *Vals* ou de *Pougues*.

Ou bien employer le sous-nitrate de bismuth, sous forme de *lait de bismuth* : faire prendre aux malades, soit par la bouche, soit par la sonde, 15 à 20 gr. par jour de sous-nitrate de bismuth délayés dans 250 gr. d'eau et en deux ou trois fois par jour. Faire prendre cette potion au lit et conseiller aux malades de se coucher dans différentes positions.

Prescrire en même temps l'*eau de Carlsbad*, ou la solution artificielle suivante :

℞ Eau distillee .............. 1 litre.
Sulfate de soude 2 gr. 50 à 3 gr.
Bicarbonate de soude..... 2 —
Chlorure de sodium. . . . 1 —

Prendre 250 gr de cette solution d'abord, puis augmenter de 50 gr. par jour jusqu'à atteindre 500 gr , boire cette eau le matin à jeun, en 3 fois, par portions égales, à vingt minutes d'intervalle. Faire tiédir à 40° Durée de la cure 25 à 30 jours (Hayem).

Ou bien :

℞ Sulfate de soude..... 4 à 6 gr.
Eau de Vichy (Célestins) 1 bouteille

Prendre un verre à boire de cette eau tiède au bain-marie, tous les matins pendant un mois (Hayem)

Ou encore :

℞ Phosphate de soude........ 5 gr.
Bicarbonate de soude ..... 4 —
Sulfate de soude ... . ... 3 —

Pour 1 paquet, à dissoudre dans une bouteille d'eau d'Evian ; boire un grand verre de cette solution le matin à jeun, pendant 10 à 15 jours par mois (Soupault).

**Contre les fermentations stomacales** : employer les *antiseptiques internes* et le *charbon vegetal*.

℞ Bétol . . . . ... } āā 50 cgr.
Salicylate de magnésie }

Pour 1 cachet : 3 cachets par jour (Soupault).

**En cas de grande dilatation avec stase** : faire un *lavage d'estomac* tous les 2 jours, le matin a jeun, sans chercher a nettoyer complètement l'estomac.

Pour parer aux inconvénients du lavage (affaiblissement, amaigrissement, urémie, tétanie), faire une injection de sérum artificiel de 250 gr. et un lavement médicamenteux biquotidien de 200 gr. de ce même sérum (Soupault).

**Contre la constipation et les fermentations intestinales** : éviter l'usage trop répeté des purgatifs, préférer l'emploi des *lavements* et surtout des *grands lavages de l'intestin*.

Repousser le *massage* et l'*electrisation* appliqués localement.

**Dans tous les cas** : instituer un *traitement general* ; ordonner le *repos* physique et moral, dans les cas graves, exiger le *repos au lit* pendant plusieurs jours

Combattre l'état d'excitabilité du système nerveux a l'aide du *bromure de calcium* a la dose de 2 à 3 gr. par jour, de la *codéine* ou de la *dionine* (6 cgr. par jour), associées aux alcalins.

Conseiller l'*hydrotherapie tiède* ou les *grands bains prolonges* a 37° ou 38°, pris tous les jours ou tous les deux jours.

**Lorsque le traitement mé**

dical **donne des résultats insuffisants** recourir, dans toutes les formes de dilatation d'origine pylorique, au TRAITEMENT CHIRURGICAL.

Pratiquer, selon le cas, la *gastro-entérostomie* ou la *pylorectomie*.

Voy. *Cancer de l'estomac, Gastrosucorrhée, Ulcère de l'estomac.*

**D. DU MYOCARDE.**

Régler l'hygiène, défendre les exercices violents, l'alcool et le tabac; combattre la constipation et la dyspepsie.

**En cas d'accidents subasystoliques :** insister sur la *diète lactée*, les *laxatifs* et le *repos*, surtout s'il s'agit de dilatation d'origine gastrique.

**En cas d'altération du myocarde et d'obstacle permanent de déplétion du cœur :** *repos absolu*, soutenir l'énergie du muscle cardiaque avec la *digitale*, la *spartéine* et la *caféine*, données avec modération.

Ne pas ordonner la digitale dans les grandes dilatations du cœur avec rythme couplé ou imperméabilité du rein; dans ces cas, recourir à la médication déplétive par les *émissions sanguines locales*, aux *diurétiques* directs, aux *laxatifs* et à l'*évacuation chirurgicale* des œdèmes.

**Contre la cyanose, la stase veineuse, l'encombrement cardiaque, la dyspnée très marquée :** applications de *ventouses scarifiées*; inhalations d'*oxygène*, *purgatifs* (calomel), *saignée* de 200 gr. au plus, répétée au besoin.

Voy. *Asystolie, Dégénérescence graisseuse du myocarde, Insuffisances et Rétrécissements valvulaires.*

# DIPHTÉRIE

**D. A BACILLES DE LŒFFLER.**

INDICATIONS THÉRAPEUTIQUES :

Tonifier et stimuler l'organisme.

Enlever les fausses membranes qui recèlent le microbe spécifique.

Chercher à détruire non seulement sur la surface sous-jacente, mais sur les régions voisines, les bacilles spécifiques.

S'opposer aux effets des toxines spécifiques déjà absorbées, combattre l'intoxication et l'infection généralisée.

TRAITEMENT GÉNÉRAL.

*Isoler* le malade 3 à 4 semaines, dans une chambre vaste et bien aérée, pas trop chauffée (16 à 18°). Pratiquer souvent la *ventilation* de la pièce, en protégeant le malade contre le refroidissement: pendant la bonne saison, laisser la fenêtre ouverte pendant la plus grande partie de la journée.

*Propreté rigoureuse* de la chambre, qui devra être débarrassée des tentures, tableaux, meubles en étoffe, livres, en général de tout ce qui peut retenir la poussière.

Chercher à enrayer la diffusion de la maladie par des *injections préventives de sérum antidiphtérique*, pratiquées à tous les membres de la famille du malade et à toutes les personnes habitant la maison du malade.

*Alimenter le malade le plus possible* : lait, du bouillon, des potages, du jus de viande, des œufs, des purées de viande et de lentilles ou de haricots, des crèmes.

Faire boire de la *limonade de jus de citron*.

Donner des *vins généreux* : Malaga, Banyuls, Xérès, Madère, etc., de l'*eau-de-vie* (20 à 60 gr., selon l'âge du malade).

Faire des *vaporisations* dans la chambre, avec une casserole ou une bassine en fer battu, contenant 2 litres d'eau, faire bouillir et ajouter toutes les 2 à 3 heures une cuiller à soupe de l'un des mélanges suivants :

℞ Acide phénique . . . 250 gr.
— salicylique . . . 50 —
Alcool . . . 1000 —
(Renon)

℞ Acide phénique . . . 280 gr.
— salicylique . . . 56 —
— benzoïque . . . 112 —
Alcool rectifié . . . 468 —
(Hutinel)

Examiner les urines du malade, et si elles deviennent foncées, cesser la vaporisation, ventiler et remplacer les mélanges précédents par le suivant :

℞ Essence de thym . . . 10 gr.
Alcool . . . 250 —
Eau . . . 750 —
A faire évaporer dans la journée.

Administrer les *toniques* et *les excitants diffusibles*.

℞ Extrait de quinquina . . . 2 gr.
Cognac . . . 20 —
Eau de menthe . . . } ãã 40 —
Sirop de gomme . . . }

1 cuillerée à soupe toutes les 2 heures (enfants de 2 à 3 ans) (Comby).

℞ Acétate d'ammoniaque . . 3 à 6 gr.
Teinture de cannelle . . 1 à 2 —
Eau de mélisse . . 90 cc.
Sirop de quinquina . . 30 —
1 cuillerée toutes les 2 heures (Grasset).

Faciliter l'**élimination des toxines** à l'aide de purgatifs doux, répétés tous les 2 ou 3 jours, et de *lavements* d'eau bouillie donnés à la température de 20°, tous les jours, matin et soir (300 cc à 1 litre, selon l'âge du malade) (Herzen).

Dans le même but, ordonner les *diurétiques* à petites doses : caféine, diurétine, théobromine, scille.

℞ Caféine . . . 50 cgr.
Benzoate de soude . . . 2 —
Oxymel scillitique . . . } ãã 15 gr.
Sirop de 5 racines . . . }
Décoction de chiendent . . 100 —
A prendre dans la journée (enfants) (Comby).

**Contre la fièvre**, employer la *quinine* ou mieux recourir, pendant le jour, à la *balnéation tiède* (3 à 6 bains à la température de 30°, de 28°, ou de 25° et de 10 minutes de durée), et, pendant la nuit, à l'*enveloppement humide* laissé en place pendant 4 à 8 heures : tremper un drap de coton dans de l'eau à 25° et envelopper le malade des aisselles jusqu'aux cuisses, de façon à ce que les deux côtés du drap se recouvrent d'au moins quatre doigts à la partie antérieure du corps, puis appliquer par dessus un drap de flanelle et fixer le tout à l'aide de quelques épingles de sûreté. Lorsqu'on retire l'enveloppement, pratiquer une lotion rapide avec de l'eau a 25°.

**Contre la constipation** : ordonner les *purgatifs* (calomel, scammonée, jalap).

**En cas de myocardite** : injections sous-cutanées de *cafeine* et d'*ether*.

**En cas de bronchopneumonie** : *ventouses seches, balneation tiede ; stimulants diffusibles ;* inhalations d'oxygene.

Injections de *serum antistreptococcique* de Marmorek.

Ne pas appliquer de vésicatoire.

**En cas de vomissements incoercibles** glace, champagne, inhalations d'oxygene.

**En cas d'anurie, d'intoxication grave, de collapsus** : injections sous-cutanées de *serum artificiel* (20 a 200 gr.), répetees 2 à 3 fois dans les 24 heures et associees à des injections de *cafeine*.

Sérumthérapie.

Pratiquer des injections de *serum antidiphterique*, qui, administre en quantite suffisante, guerit la maladie declaree, si toutefois elle n'est pas arrivee à une période trop avancée avec empoisonnement diphtérique prononcé.

Injecter une *dose variant de 10 cc. a 30 cc.*, suivant l'âge du malade et la gravité du cas.

Faire les injections en n'importe quel point du corps, de preference dans la region du flanc, a la région externe des cuisses ou au niveau de l'angle inferieur de l'omoplate, dans le dos.

En general, ne pratiquer qu'une seule injection.

**Chez les enfants** : pratiquer une premiere injection de 5 à 10 cc., s'il s'agit d'une **diphterie bénigne prise au début**, pratiquer, 24 heures plus tard, une seconde injection de 5 à 10 cc, et, le troisième jour, en faire une troisième de 5 cc.

Ne pas malaxer la peau pour hâter la résorption du serum injecté.

Ne pas pratiquer une seconde injection trop rapprochée de la premiere (fievre possible, d'ou erreur de therapeutique).

En general, les fausses membranes se détachent dans les 24 ou 36 heures qui suivent la premiere injection, si la dose injectée était suffisante.

Ne considerer la maladie comme terminee que lorsque la temperature rectale du matin est inferieure a 38°

Dans les cas de **diphtérie datant de plusieurs jours**, ou de **diphtérie hypertoxique**, rapprocher les injections et augmenter la dose; faire une premiere injection de 20 cc, suivie d'une seconde et d'une troisieme injection, à 12, à 18 ou 24 heures d'intervalle, de 15 cc.

Se rappeler toutefois que la forme septique n'appelle pas nécessairement une forte dose de sérum; dans ces cas, il est absolument indispensable de stimuler les reactions vitales par le traitement general.

**Chez l'adulte** : injecter une dose initiale de 20 cc., si le cas est bénin, exceptionnellement, injecter jusqu'à 30 cc., dans les cas graves, particulierement dans ceux où l'on est obligé de pratiquer une tracheotomie.

Renouveler l'injection, 24 heures après, à la dose de 15 cc. et en faire une troisième de 10 cc

*La sérumthérapie doit toujours être associée au traitement général et à un traitement local*

Si, après une injection de sérum, il survient de la fièvre, rechercher et traiter la complication surajoutée qui la produit (complication pulmonaire, rénale, etc ).

Traitement local :

**Si l'on a eu recours à la sérumthérapie** : instituer un *traitement local simplifié*, et ne pas appliquer sur les fausses membranes des topiques caustiques ou irritants, qui, par leur action caustique locale, contrarieraient celle de l'antitoxine.

Ordonner les *pastilles de sérum* de Louis Martin.

Pratiquer des *pulvérisations et des irrigations légèrement antiseptiques*, toutes les 3 ou 4 heures, avec de l'eau boriquée à 3 p. 100, ou bien avec :

| | | |
|---|---|---|
| ℞ Liqueur de Labarraque | | 50 gr. |
| Eau distillée.. | . . | 1 litre |
| | | (Roux) |

Faire deux *badigeonnages* par jour avec de la glycérine salicylée à 1 p. 20, ou bien avec

| | | |
|---|---|---|
| ℞ Résorcine | . | 2 gr |
| ou : | | |
| Phénosalyl | ... | 1 — |
| Glycérine | . . . . . | 30 — |
| | | (Heizen) |

Faire prendre des *bains chauds* à 35° renouvelés toutes les quatre heures.

**Si l'on n'a pas eu recours à la sérumthérapie** pratiquer l'*ablation des fausses membranes*, au moyen de tampons de molleton fixés à l'extrémité de tiges d'osier ou de pinces à forcipressure

Avoir toujours plusieurs tampons à sa disposition (6 à 8).

Se servir aussi de tampons serrés de coton hydrophile ou de petits morceaux d'éponge

Abaisser la langue et éclairer le pharynx, pour appliquer un de ces tampons secs sur la surface de la fausse membrane, l'enlever en imprimant au tampon un mouvement de rotation sur lui même

Brûler les tampons ou les écouvillons, à mesure qu'on les retire de la gorge

Continuer l'opération jusqu'à ce que la gorge soit bien nettoyée ; s'efforcer de produire le moins possible de lésions.

Une fois l'exsudat enlevé, procéder à l'*application du topique*, avec un tampon de coton hydrophile monté sur une pince à forcipressure.

| | | |
|---|---|---|
| ℞ Naphtol β | . .... | 10 gr. |
| Camphre .... . | ... | 20 — |
| Glycérine | ... .. | 30 — |
| | | (Comby). |

| | | |
|---|---|---|
| ℞ Naphtol β . . | . . . | 10 gr |
| Sulforicinate de soude.. | . | 90 — |

Employer le *phénol sulforiciné* à 10 p. 100 chez l'enfant, à 20 p. 100 chez l'adulte.

| | | |
|---|---|---|
| ℞ Acide phénique.. | . . . . | 10 gr |
| Sulforicinate de soude | . | 90 — |

Éviter les pratiques violentes (cautérisations énergiques), qui sont toujours plus nuisibles qu'utiles

*Répéter l'ablation des fausses membranes et l'application du topique, toutes les 3 ou 4 heures,* selon que les fausses membranes se reproduisent plus ou moins vite A moins de cas tres graves, ne les pratiquer qu une ou deux fois la nuit.

*Faire des irrigations de la gorge toutes les 2 a 4 heures,* un quart d heure apres l'application du topique, a l aide d'un flacon de verre a deux tubulures, dont une inférieure, pouvant être eleve a l'aide d'une partie fixee au plafond ou le long du mur, a une hauteur de 2 metres 50 centimetres environ. La tubulure inferieure porte un tube de caoutchouc de longueur suffisante, termine par une longue canule mousse a robinet, pouvant donner un jet liquide de 2 1/2 a 3 millimetres (Ruault).

Employer les solutions suivantes :

| | |
|---|---|
| Acide phenique | à 1/2 p 100 |
| Acide salicylique | à 1 ou 2 p. 1000 |
| Acide borique | a 3 p 100 |
| Acide citrique | a 1 p 100 |
| Acide lactique | a 1 p 100 |
| Eau de Vichy | |
| Eau de chaux medicinale. | |
| Resorcine | a 2 p 100 |
| Hydrate de chloral | à 1 p 100 |
| Permanganate de potasse | à 1/4 p 1000 |
| Liqueur de Labarraque | a 5 p 100 |

La quantité de liquide pour chaque irrigation doit être de *1 1/2 a 2 litres, a la temperature de 38° a 40°*

Chez les enfants indociles, remplacer les *irrigations* par les *pulverisations a bout portant avec l'appareil de Lucas-Championniere* ou avec un *pulverisateur a main*

Chez les adultes, conseiller en outre les *gargarismes* repetes toutes les heures, avec du peroxyde d'hydrogene a 3 p. 100 etendu d'eau (2 ou 3 cuillerees a bouche pour un verre d eau)

| | |
|---|---|
| ℞ Trichlorure d'iode .. | 1 gr. |
| Eau distillee. . | 1 litre. |

(Herzen).

Voy. *Angine erythemateuse* et *Antisepsie buccale.*

La triple opération de l'ablation des fausses membranes, de l'application du topique et des irrigations doit être continuee pendant toute la duree de la maladie et même pendant 4 ou 6 jours après la disparition de l'exsudat (Gaucher).

**Contre l'engorgement ganglionnaire** . prescrire la *pommade iodo-iodurée.*

Voy. *Adenite chronique simple.*

**En cas d'engorgement douloureux et volumineux :**

| | |
|---|---|
| ℞ Extrait de belladone | 1 gr |
| — jusquiame . | 2 — |
| — cigue . . | 3 — |
| Iode pur . . . . | 30 cgr |
| Iodure de potassium . | 3 gr |
| Axonge . . . . | 30 — |

Pour onctions, 2 fois par jour (Herzen)

Pratiquer aussi des *injections antiseptiques et intraganglionnaires* de solution phéniquée a 1 1/2 p 100, de sublime a 1 p 1000 ou de trichlorure d'iode a 3 p 100, a la dose d'une demi-seringue de Pravaz a la fois.

**En cas de néphrite** : recourir a la *balneation chaude* (bains de 34° a 38°, de 15 minutes de duree, donnes matin et soir) et aux *enveloppements humides* de tout le corps avec enveloppement dans une couverture de laine et application de boules d'eau chaude, de la durée de 45 à 60 minutes (Herzen).

*Régime lacté absolu, tisanes diurétiques, eaux minérales diurétiques* (Évian, Vichy-Célestins)

**Une fois la formation de l'exsudat terminée et l'application du topique devenue superflue** : pratiquer pendant quelques jours des *badigeonnages* avec :

| ℞ Teinture d'iode. .. | } ãã 15 gr |
|---|---|
| Glycérine. . . . | |

Pour badigeonnages avec un pinceau répétés deux à trois fois par jour.

**En cas de diphtérie laryngée** : voy. *Croup*.

**En cas d'asphyxie** : pratiquer le *tubage du larynx*. Cette méthode reste surtout applicable aux hôpitaux plus qu'à la pratique de la ville ; elle exige un personnel spécial, qui ne perde pas de vue le malade qui souvent rejette ou expectore le tube.

Voy. *Croup* : tubage.

Après insuccès du tubage, en cas d'asphyxie avancée et d'excès de densité des membranes, pratiquer la *trachéotomie*.

Voy. *Croup* : trachéotomie.

**Après guérison**, s'il existe de l'hypertrophie de l'amygdale laryngée, en pratiquer l'*ablation*.

**DIPHTÉRIE ASSOCIÉE** (infection mixte ou surajoutée).

Traitement général : Voy. *D. à bacilles de Lœffler*.

**Au début** : utiliser le *sérum antidiphtérique*, dont l'action n'est en rien entravée du fait de l'association microbienne et dont les indications restent les mêmes que s'il s'agissait d'une diphtérie à bacilles de Lœffler.

Dans la plupart des cas, à cause de la gravité plus grande de l'affection, *employer des quantités plus considérables de sérum* (Méry).

Une fois que les fausses membranes ont perdu le caractère des pseudo-membranes diphtéritiques pour prendre celui des fausses membranes streptococciques, instituer le traitement qui suit.

**En cas de streptodiphtérie** (membranes à aspect grisâtre, mollasse, reposant sur un fond ulcéreux, saignant facilement) : ne pas insister sur l'emploi du sérum antidiphtérique, qui ne peut rien sur les fausses membranes streptococciques.

Abandonner le traitement de l'affection primitive (diphtérie par bacilles de Loeffler, emploi du sérum), pour combattre l'infection surajoutée par l'emploi du *sérum antistreptococcique* et l'*antisepsie buccale*.

Injecter le *sérum antistreptococcique de Marmorek*, à la dose de 20 à 30 cc., toutes les 12 ou 24 heures, selon la gravité des symptômes et jusqu'à disparition complète de ceux-ci.

Ne pas recourir concurremment à l'emploi du sérum antidiphtérique et du sérum antistreptococcique.

Se servir de tous les *antiseptiques locaux*, mais à des concentrations légères pour ne pas léser la muqueuse (Roux, Martin, Barbier).

Conseiller les *gargarismes* avec du peroxyde d'hydrogène à 3 p. 100 étendu d'eau (2 ou 3 cuillerées à bouche pour un verre d'eau) ou avec une solution de trichlorure d'iode, à 1 p. 1000, répétés toutes les heures ou toutes les deux heures.

Recourir à l'emploi de la *teinture d'iode,* prescrite en applications locales et donnée à l'intérieur à la dose de V à XX gouttes, selon l'âge du malade (Herzen).

Relever les forces, l'état général et le cœur par les moyens appropriés, insister avec la *balnéation tiède* et les injections de *sérum artificiel* (250 à 500 cc. par jour).

## DIPLOPIE

*Traitement étiologique :* rhumatisme, syphilis, hystérie.

**En cas de paralysie musculaire récente :** *bains salés* ou *sulfureux. Électricité. Hydrothérapie.*

*Strychnine,* en injections sous-cutanées de 1 à 5 milligr., par jour.

**Contre le vertige :** occlusion d'un œil, *porter devant l'œil malade un verre opaque.*

**En cas de paralysie ancienne :** *ténotomie, avancement capsulaire* (Trousseau).

## DISJONCTION DES SYMPHYSES PELVIENNES

Voy. *Relâchement des symphyses.*

## DOTHIÉNENTÉRIE

Voy. *Fièvre typhoïde.*

## DOULEURS

Rechercher et traiter la maladie primordiale.

Voy. *Accouchement, Acromégalie, Angines. Angine de poitrine, Antéversion de l'utérus, Aortites, Appendicites, Ataxie locomotrice, Blennorragie. Cancer du col utérin, Cancer de l'estomac, Céphalées, Coliques, Croissance, Cystites, Dysménorrhée, Dyspepsies, Fibromes utérins, Fièvre puerpérale, Gastralgies, Glaucome, Goutte, Grippe, Hémorroïdes, Hystérie, Iritis, Laryngites, Lumbago, Myalgies, Myélites, Myocardites, Neurasthénie, Névralgies, Névrites, Péritonites, Phtisie, Pleurésies, Pneumonie, Rhumatisme articulaire, Syphilis, Typhlite, Ulcère de l'estomac, Varices, Zona.*

## DRAGONNEAU

Voy. *Filaire de Médine.*

## DURILLONS FORCÉS

*Inciser* les durillons, lorsqu'ils sont douloureux depuis trois jours

Inciser sans retard s'il existe du gonflement et surtout s'il est apparu sur le dos de la main une rougeur correspondant au durillon à la paume.

## DYSENTERIE

**D. AMIBIENNE AIGUE.**

*Regime lacte.* lait froid, coupé avec de l'eau de chaux ou de l'eau de Pougues, pris par petites doses souvent repetees.

Lorsque le lait n'est pas supporte, recourir à l'*eau albumineuse*, à l'*eau de riz*, au *riz gomme*.

Si le cas n'est pas grave, permettre les *œufs*, la *bouillie de riz*, le *bouillon degraisse*, les *potages*, la *viande crue hachee*.

Prescrire l'*ipeca;* employer la méthode bresilienne prendre 8 gr. d'ipeca concasse, les faire infuser dans 200 gr. d'eau, filtrer et administrer le tout par cuillerées à bouche le premier jour le deuxieme jour, reprendre les 8 gr. d'ipeca qui ont servi et les faire infuser de nouveau dans 200 gr. d'eau, decanter une deuxieme fois, prendre cette infusion le deuxième jour, le troisième jour, toujours sur les mêmes 8 gr., verser 200 gr. d'eau bouillante, ne pas decanter, melanger la racine d'ipeca avec le liquide, et prendre le tout par cuillerees à bouche.

Preferer les formules suivantes.

| | |
|---|---|
| ℞ Poudre d'ipeca | 4 gr. |
| Faire bouillir 5 minutes dans | |
| Eau bouillante | 300 — |
| Filtrer et ajouter : | |
| Sirop d'opium } ãã | 30 — |
| Hydrolat de cannelle } | |

1 cuilleree a bouche toutes les heures (Delioux de Savignac)

| | |
|---|---|
| ℞ Ipeca | 4 a 6 gr |
| Faire infuser dans · | |
| Eau chaude | 100 cc. |
| Passer et ajouter · | |
| Sirop diacode | 30 — |

1 cuilleree toutes les 2 heures (Grasset)

Apres avoir administré l'ipéca pendant 3 à 4 jours, prescrire le *calomel*, soit à doses massives, soit a doses fractionnées :

| | |
|---|---|
| ℞ Calomel | 50 cgr. |
| Sucre en poudre | 1 gr |

Pour 1 paquet un a deux paquets par jour

| | |
|---|---|
| ℞ Calomel | 36 cgr. |
| Sucre en poudre | 3 gr. |

Pour 12 prises, a prendre dans la journee et donner le soir une pilule d'*extrait d'opium* a 3 cgr Continuer pendant 3 jours Soins de la bouche (Herzen)

Ne pas donner d'opium au début, avant modification des selles par purgatifs.

**Si, après ce traitement, la bile n'a pas reparu** dans les matieres fecales, recommencer l'administration de l'ipéca.

Prescrire l'*ipeca associe au sulfate de soude :*

| | |
|---|---|
| ℞ Racine d'ipeca. | 1 gr 50 |
| Eau bouillante | 200 — |
| Infuser, filtrer et ajouter : | |
| Sulfate de soude | 20 — |
| Sirop d'opium | 30 — |

Une cuilleree a bouche toutes les 2 heures

Donner les *pilules de Segond* pendant 3 à 4 jours de suite :

| ℞ | | |
|---|---|---|
| Ipeca en poudre. . . . | . | 40 cgr. |
| Calomel . . . . . . | . | 20 — |
| Extrait d'opium . . | . | 5 — |
| Sirop de nerprun . . | | Q S |

Pour 6 pilules, à prendre dans la journée

Recourir enfin au *traitement par l'huile de ricin* : 1er jour, donner 40 gr. d'huile ; 2e jour, 30 gr., et 20 gr. chacun des jours suivants, jusqu'à ce que les matières fécales soient redevenues normales.

**En cas de vomissements, ou pour les prévenir** prescrire l'ipeca associé au *menthol :*

| ℞ | |
|---|---|
| Menthol . . . | 50 cgr |
| Alcool . . . . . . . | Q S |
| Teinture d'ipeca . . . | 15 gr |
| Potion gommeuse | 150 — |

Par cuillerées toutes les 2 heures

Pendant toute la durée du traitement, instituer l'*antisepsie intestinale* (salol, salophène, salicylate de bismuth, betol, benzonaphtol).

Voy *Antisepsie intestinale, Diarrhées de l'adulte.*

| ℞ | |
|---|---|
| Salol . . . . | 4 gr |
| Eau . . . . . . . . . | 120 — |

1 cuillerée à café et jusqu'à une cuillerée à bouche toutes les demi-heures (Bengkok)

Administrer, en outre, des *lavements astringents*.

| ℞ | |
|---|---|
| Extrait de Saturne . | 3 à 5 gr |
| Eau . . . . . . . | 250 — |

Pour un lavement (Courtois-Suffit).

| ℞ | |
|---|---|
| Nitrate d'argent | 30 à 50 cgr |
| Eau distillée . . | 200 gr. |

Pour 1 lavement (adultes) (Trousseau).

| ℞ | |
|---|---|
| Nitrate d'argent | 5 à 10 cgr. |
| Eau distillée . . . . | 120 gr |

Pour 1 lavement (enfants)

| ℞ | |
|---|---|
| Protargol . . . | 1 gr 50 à 2 gr. |
| Eau . | 250 — |

Pour 1 lavement (Herzen)

| ℞ | |
|---|---|
| Alun . . . . . | 8 à 12 gr |
| Extrait de valériane . . | 4 — |
| Laudanum de Sydenham | 1 — |
| Amidon . . . . | 30 — |
| Décoction de guimauve | 500 — |

Pour 2 lavements

Ou encore, donner l'*ipeca en lavements*. 3 gr. en infusion

Insister sur le *traitement local* (grands lavages de l'intestin) qui est la médication de choix : employer des solutions boriquées, naphtolées, chloralées à 5 ou 10 p. 100, ou phéniquées à 1 ou 2 p. 100.

Recourir aussi aux *lavements au permanganate de potasse* à 50 cgr. p. 1000, à la température de 42° à 45°, répétés d'abord toutes les 12 heures, puis tous les jours ou tous les deux jours en diminuant la quantité de permanganate de potasse jusqu'à 30 cgr. ou 20 cgr pour 1000 (Gastinel).

**Contre la fièvre** ordonner le *tannate de quinine* à haute dose.

**Cas graves**.

*Entretenir la chaleur du corps* par tous les moyens possibles (couvertures, frictions chaudes, boules d'eau chaude, cataplasmes chauds sur le ventre, bains chauds prolongés).

Administrer les *astringents* et les *poudres inertes* (tanin, ratanhia, talc, bismuth) Voy. *Diarrhée aiguë* et *chronique*.

**En cas d'hémorragie intestinale** donner un lavement avec une cuillerée à bouche de *perchlorure de fer* pour 1 litre d'eau (voy. *Hemorragie intestinale*).

**D. AMIBIENNE CHRONIQUE.**

*Repos, diète lactee* rigoureusement suivie, *antisepsie intestinale* (benzonaphtol).

Ne cesser le traitement et ne reprendre l'alimentation habituelle qu'avec beaucoup de prudence, passer graduellement du régime lacté intégral au régime lacté mitigé par adjonctions de bouillon dégraissé, de peptones, de riz, de poudres de viande (salvatose), de poudres ou farines alimentaires preparées avec du lait sous forme de bouillies (somatose, tropon, farines de gruau, de ble ou d'avoine, de maizena, de sagou, d'arrow-root). puis, permettre la viande crue.

Ordonner des *lavements astringents* et *antiseptiques*, en particulier des lavements au *nitrate d'argent* a 1 p. 500 et même a 1 p. 250.

| ℞ Protargol | 1 gr 50 à 3 gr. |
|---|---|
| Eau. . . .. | 300 — |

Pour un lavement, repete tous les 2 ou 3 jours (Herzen)

| ℞ Teinture d'iode . | XX gouttes. |
|---|---|
| Iodure de potassium . | 50 cgr. |
| Eau . . . . | 250 gr |

Pour 1 lavement, pris tous les jours (Delboux).

Conseiller les *lavements creosotes* de 200 a 500 grammes renfermant 1 à 2 p. 100 de créosote prealablement dissoute dans de l'huile d'amandes douces ou dans de l'huile d'arachides, le tout émulsionne dans un jaune d'œuf

Pratiquer aussi des *irrigations abondantes* faites à l'eau bouillie tiède, puis avec du *nitrate d'argent* a 1 p. 1000 (Le Dentu), ou avec de l'*argentamine* a 1 p. 2000 (Herzen), ou avec de l'*itrol* à 1 p. 4000 (Herzen), ou au *permanganate de potasse* à 1 p. 4000, ou a l'*eau naphtolee* a 1 p. 1000.

Donner les *astringents* (tanin, ratanhia, dermatol), associes a l'*opium*, au besoin (voy. *Diarrhee aigue* et *chronique).*

**Contre le ténesme, les épreintes** : lavements d'*eau chaude*, a 45° ou 48°, a la dose de 1 litre, gardes le plus longtemps possible (Tripier).

*Lavements laudanises* (XX gouttes de laudanum pour 60 gr. d'eau tiede), ou lavements a la *cocaine* (3 a 5 cgr. pour 60 gr. d'eau tiede)

Prescrire des *suppositoires calmants et astringents*.

| ℞ Extrait d'opium ou dionine | 3 cgr |
|---|---|
| — de ratanhia . | 2 gr |
| Beurre de cacao . . | 5 — |

Pour un suppositoire 2 à 3 par jour.

Au besoin, pratiquer une injection de *morphine* (1 cc.).

**Lorsque la dysenterie est terminée, contre la diarrhée persistante** : employer les *astringents* et les *antiseptiques intestinaux associes a la poudre de Dower*.

| ℞ Betol . . . . . . . . | | 20 cgr |
|---|---|---|
| Tanin . . . . . | ãã | 10 — |
| Poudre de Dower | ãã | 10 — |

Pour 1 cachet 6 a 8 par jour (Herzen)

Conseiller une cure thermale aux *eaux de Plombieres* et a celles de *Vichy, en bains*, car leur absorption a l'interieur demande de grands menagements.

**D. BACILLAIRE.**

Voy. *Diarrhee aigue.*

Pratiquer des injections de *serum antidysenterique* a doses variables suivant la gravité du cas, l âge du sujet et le moment de l'intervention.

Dans les *dysenteries d'intensite moyenne,* prises au début, injecter 20 cc de serum et repeter l'injection, si besoin, après 24 heures.

Dans les *dysenteries graves,* injecter d'emblee 40 à 60 cc de serum et reiterer cette dose le lendemain ; puis si les troubles intestinaux ne sont pas suffisamment apaisés, poursuivre l'emploi du sérum a doses décroissantes jusqu'à ce que le nombre des selles s'abaisse a quelques unites.

Dans les *formes les plus graves,* recourir d'emblée a des doses massives, 80, 90, 100 cc. repartis en deux injections au cours de la journée, jusqu'a ce que les troubles intestinaux s'amendent. Continuer ensuite l'emploi du serum a doses decroissantes.

Chez les enfants les doses indiquees ci-dessus seront réduites de moitié (Vaillard et Dopter).

Pour eviter ou pour attenuer les accidents sériques (urticaire, erytheme polymorphe, arthralgies, myalgies), faire ingérer aux malades de 2 a 3 gr de chlorure de calcium, le jour de l'injection et les deux jours suivants (Netter).

*Desinfection* méticuleuse des dejections des malades et des convalescents, ainsi que des latrines, au chlorure de chaux.

Pratiquer des injections preventives de sérum antidysentérique aux personnes qui vivent avec le malade ou bien leur prescrire des pilules de creosote (30 a 50 cgr. par jour).

## DYSIDROSE

*(Cheiro-pompholyx)*

Prescrire les *toniques :* combattre l'arthritisme a l'aide des *alcalins,* de l'*arsenic ;* donner des *tisanes diuretiques.*

*Percer les grosses vesicules* avec une aiguille aseptique et en faire sortir le liquide qu'elles contiennent.

Faire prendre des *bains locaux* avec de l'eau d'amidon, deux fois par jour.

**En cas de vives démangeaisons :** additionner les bains de *vinaigre* ou d'*eau blanche.*

Apres les bains, appliquer sur les parties malades de la *pommade a l'oxyde de zinc* ou mieux :

| | | |
|---|---|---|
| ℞ Acétate de plomb. | . . | 2 gr |
| Oxyde de zinc | . . . . . | 3 — |
| Vaseline . | . . . . . . . . | 30 — |

**En cas d'inflammation intense :** *enveloppements humides* avec de la gaze pliee en huit ou douze doubles, imbibee d'eau d'amidon boriquee et recouverte de taffetas impermeable.

Ou bien panser avec du liniment oleo-calcaire légèrement boriqué et de la ouate (Brocq).

## DYSKINÉSIES PROFESSIONNELLES

Voy. *Crampes professionnelles.*

## DYSMÉNORRHÉE

**D. CONGESTIVE** (sanguine ou pléthorique).

Combattre la constipation habituelle.

**Au moment où doivent apparaître les règles** *repos au lit;* donner les *laxatifs,* prescrire les *lavements evacuateurs.*

Administrer la potion suivante:

| ℞ Acetate d'ammoniaque | | 25 gr. |
|---|---|---|
| Teinture de piscidia erythrina | ãã | 10 — |
| Teinture de viburnum prunifolium | | |
| Teinture d'hamamelis virginica | | |

3 à 4 cuillerees a cafe, chacune dans un quart de verre d'eau sucree (Herzen).

ou bien :

| ℞ Acetate d'ammoniaque | 4 gr. |
|---|---|
| Sirop de quinquina | 45 — |
| Infusion de camomille | 150 — |

A prendre en deux fois, l'avant-veille et la veille du jour ou doivent venir les regles

**Contre la douleur** prescrire l'*opium*, la *jusquiame*, le *chloral* en potion ou en lavement ; essayer les *analgesiques* (voy. *D. nerveuse).*

**Dans les cas graves** : recourir aux *scarifications du col.*

**D. DES JEUNES FILLES CHLOROTIQUES.**

*Traitement general* de la chlorose (cacodylate de fer, par voie hypodermique).

Faire prendre *pendant les six jours qui precedent l'apparition des regles.*

℞ Teinture de viburnum prunifolium (teinture au demi). 10 gr.

X a XX gouttes, 4 a 5 fois par jour (Auvard)

ou bien :

| ℞ Teinture de piscidia erythrina | ãã | 10 gr. |
|---|---|---|
| Teinture de viburnum prunifolium | | |

XX gouttes, 5 fois par jour (Huchard).

**Au moment des règles** : *repos au lit.* application de serviettes chaudes ou de *cataplasmes* sur le ventre, prescrire l'*antipyrine,* l'*exalgine,* la *phenacetine.*

Ou bien :

| ℞ Teinture de viburnum prunifolium | ãã | 10 gr. |
|---|---|---|
| Teinture de chanvre indien | | |

X a XV gouttes, 4 à 5 fois par jour (Herzen)

**Chez les fillettes de 12 à 16 ans,** lorsque la menstruation est defectueuse :

| ℞ Sommites d'armoise | ãã | 10 gr |
|---|---|---|
| Racine de valeriane | | |
| Absinthe | | |
| Feuille d'ambroisie du Mexique | | |
| Safran | | 50 cgr. |

Prendre 4 gr de cette tisane et les faire infuser dans 1 litre d'eau bouillante, sucrer et donner 3 à 4 tasses par jour

Ou bien :

| ℞ Huile essentielle de rue | ãã | V gouttes. |
|---|---|---|
| Huile essentielle de sabine | | |
| Eau de fleurs d'oranger | | 10 gr |
| Sirop de safran | | 20 — |
| Eau distillee d'armoise | | 100 — |

A prendre par cuillerees, dans la journee

**En cas d'insuffisance ovarienne** (bouffées de chaleur souvent accompagnées de sueur, caractère irritable, amaigrissement, diminution de la mémoire, cauchemars, asthénie neuro-musculaire), chez les malades anémiées et mal réglées : prescrire l'*ovarine*, en cachets de 20 cgr. chacun, à la dose de 2 cachets par jour, pendant longtemps.

**D. MÉCANIQUE.**

Voy. *Antéflexion et Antéversion, Atrésie et Sténose du col, Prolapsus de l'utérus, Rétroflexion et Rétroversion.*

**D. MEMBRANEUSE** (métrite exfoliatrice).

*Curettage* suivi d'injections intra-utérines *iodées* (Pozzi).

**D. NERVEUSE.**

*Traitement général* de l'hystérie ou de la neurasthénie.

Ordonner l'*hydrothérapie tiède*, les *bains de Barèges* (2 par semaine), les *frictions cutanées*.

Recourir à l'*électricité statique*.

℞ Valérianate de zinc . . 5 cgr
Extrait de jusquiame . . 2 —
— belladone. . 1 —

Pour 1 pilule 3 à 4 par jour (Herzen).

℞ Bromure de potassium } ãã 10 gr.
— sodium .. }
— d'ammonium }
Eau distillée . 300 —

Prendre 2 cuillerées à soupe (matin et soir), ou bien une et demie à deux cuillerées le soir au coucher, continuer pendant 10 à 15 jours par mois en commençant 8 jours avant l'apparition des règles (Auvard).

Ou encore

℞ Camphre monobromé } ãã 10 cgr.
Valérianate de quinine }
Extrait de jusquiame.. 2 —
— chanvre indien 2 —

Pour 1 pilule 4 à 5 par jour pendant plusieurs jours (commencer l'administration quelques jours avant l'apparition des règles) (Herzen).

Voy. *Hystérie, Neurasthénie*.

**Au moment des règles** : prescrire la potion suivante :

℞ Acétate d'ammoniaque 30 gr
Teinture de piscidia erythrina .. . } ãã 8 —
Teinture de valériane }

1 à 3 cuillerées à café, chacune dans un quart de verre d'eau sucrée.

Calmer la douleur en prescrivant les *narcotiques* et les *analgésiques*, en potion ou en lavements, après avoir administré préalablement un lavement évacuateur (laudanum, chloral, camphre, musc, teinture de belladone, teinture d'asa fœtida).

℞ Laudanum de Sydenham . . XV à XX gouttes
Eau tiède .... 30 à 50 gr

Pour un lavement.

℞ Laudanum de Sydenham . . .. XX gouttes
Camphre pulvérisé . 25 cgr
Jaune d'œuf . N° I
Eau distillée . . 200 gr

Pour un lavement (Lutaud).

℞ Hydrate de chloral . . 2 à 4 gr
Jaune d'œuf . .. .. N° 1
Eau tiède . 150 gr

Pour un lavement.

℞ Hydrate de chloral. 2 gr
Camphre . 50 cgr
Teinture de musc ... XX gouttes
Jaune d'œuf N° 1
Eau tiède . . 200 gr

Pour un lavement.

℞ Asa fœtida. ... 3 gr.
Teinture de belladone ... } ãã XX gouttes
Laudanum de Sydenham . .. }
Jaune d'œuf . . . . . Nº I.
Décoction de guimauve 120 gr
Pour 1 lavement (Herzen)

Prescrire les *analgésiques* (antipyrine 3 gr. par jour, en cachets de 1 gr. chacun, phénacétine, 1 gr. à 1 gr. 50, en trois cachets).

℞ Exalgine . . . 75 cgr.
Alcool à 90° . 5 gr
Sirop d'opium. .. .... 45 —
Eau distillée . . . . 20 —
A prendre en 3 fois dans la journée

Donner aussi les *antispasmodiques* :

℞ Liqueur d'Hoffmann. .. }
Teinture de valériane . . } ãã 5 gr.
— chanvre indien }
XV à XX gouttes toutes les 2 heures, dans de l'eau sucrée (Herzen)

℞ Valérianate d'ammoniaque . 1 à 2 gr
Teinture de chanvre indien . . XX gouttes.
Eau de tilleul . . 120 gr.
Sirop d'éther } ãã 20 —
— de menthe. }
1 cuillerée toutes les heures (Herzen).

℞ Camphre monobromé... . 1 gr.
Dionine ....... . 5 cgr.
Pour 5 pilules ; à prendre dans les 24 heures (Herzen)

Ou bien :

℞ Teinture de chanvre indien .... 1 gr 50
Hydrolat de laurier-cerise . . ... .... 10 —
Hydrolat de tilleul . 100 —
Sirop d'opium . } ãã 20 —
— d'éther . .. }
Par cuillerées à soupe toutes les heures (De Sinety).

**En cas de vomissements** : préférer les *suppositoires* calmants :

℞ Dionine 3 cgr
Beurre de cacao. . . . Q S
Pour 1 suppositoire 2 par jour.

℞ Chlorhydrate de morphine . 5 mgr.
Extrait de jusquiame ... 5 cgr
— belladone . 2 —
Beurre de cacao . .. .... Q S
Pour 1 suppositoire 2 par jour.

Ou bien, administrer des *lavements calmants et antispasmodiques* :

℞ Asa fœtida. .. .. .... 4 gr.
Jaune d'œuf . ... Nº I
Teinture de chanvre indien . . 1 à 2 gr
Infusion de racine de valériane à 20 p. 100 . . 250 —
Pour 1 lavement 2 par jour (Herzen).

**En cas d'échec des médications précédentes** : provoquer l'*anesthésie des zones génitales de la pituitaire* (tubercule de la cloison et cornet inférieur) avec de la cocaïne (Fliess, Chrobak).

Dans les cas rebelles, essayer la *suggestion hypnotique*.

**Contre les contractions spasmodiques du col**, pratiquer des injections hypodermiques de *sulfate d'atropine* à la dose de V à X gouttes d'une solution au 100e.

**D. OVARIENNE.**

*Cataplasmes chauds* et laudanisés sur l'hypogastre *Injections* vaginales et rectales chaudes, à 45° ou 50°. *Pédiluves sinapisés* et *sinapismes* à la partie interne des cuisses.

Traitement médicamenteux pour calmer la **douleur** (voir *D. nerveuse*).

Combattre la **constipation** : purgatifs drastiques.

**Si les ovaires sont malades** : pratiquer l'*oophorectomie*.

Recourir à cette opération dans les circonstances suivantes. 1° douleurs atroces ou troubles nerveux graves, à l'exclusion de psychoses, que l'opération ne calme jamais, mais aggrave parfois, 2° point de départ nettement ovarien des accidents ; 3° insuccès de tous les autres modes de traitement sérieusement essayés, y compris la suggestion ; 4° ménopause éloignée (lorsque la ménopause est proche il vaut mieux attendre) (Labadie-Lagrave et Legueu).

**En cas d'adhérences périovariennes** : pratiquer le *massage gynécologique*.

**En cas d'hystérie** : *castration simulée* (?).

**D. UTÉRINE.**

Traiter l'endométrite, la métrite par le *curettage*, et les *cautérisations intra-utérines* à la créosote au 1/3 (voy. *Métrites*).

Rechercher et traiter les polypes intra-utérins.

**En cas de ménorragies** : *curettage*.

**En cas de sténose du col, de déviations ou flexions de l'utérus** : recourir au *traitement mécanique* (dilatation de l'utérus pratiquée chaque mois à l'aide d'une tige de laminaire, redressement de l'utérus, pessaires, ceinture hypogastrique).

Voy. *Antéflexion et Rétroversion de l'utérus, Sténose du col utérin*.

**En cas d'empâtement périutérin** *massage* gynécologique. *injections* chaudes vaginales et rectales, à 45° ou 50°, applications de tampons d'*ichtyol*.

| ℞ Ichtyol . . . . . <br> Iodure de potassium | āā 10 gr. |
|---|---|
| Extrait de jusquiame. | 3 — |
| Glycérine . . . . . | 100 — |

Pour pansements vaginaux quotidiens un tampon tous les soirs (Herzen)

**Calmer les douleurs** par l'*opium*, la *jusquiame*, la *belladone*, l'*exalgine* (voy. *D. nerveuse*).

**Dans les cas graves** . pratiquer des *scarifications du col* de l'utérus au moment où doivent apparaître les règles.

## DYSPEPSIES DE L'ADULTE

**D. APPENDICULAIRE.**

Voy. *Appendicite aiguë simple* · pendant la convalescence. *Appendicite chronique, Péricolite*.

**D. GASTRIQUES ATONIQUES OU HYPOSTHÉNIQUES** (*Hypochlorhydrie, dyspepsie nervo-motrice atonique, dyspepsie des chlorotiques*).

Traiter la chlorose, la neurasthénie, défendre le surmenage intellectuel et la sédentarité.

Administrer les *toniques* appropriés au cas (fer, arsenic, cacodylate, quinquina, glycérophosphate, kola, strychnine).

Combattre l'anorexie et la constipation.

| ℞ Quassine amorphe | 5 cgr. |
|---|---|
| Bicarbonate de soude.. ... | 50 — |

Pour 1 cachet, à prendre avant chaque repas (Camperdon)

℞ Teinture de noix vomique 5 gr.
Gouttes amères de Baumé } ãã 10 —
Teinture de gentiane }
— rhubarbe }
Eau distillée de laurier-cerise } ãã 20 —
Eau de menthe Q. S. p. 100 cc

1 cuillerée à café à chaque repas (Grasset)

Voy. *Anorexie.*

Ordonner les *promenades* quotidiennes, les *exercices* en plein air, la gymnastique, la bicyclette, l'équitation, le canotage. Séjour à la *campagne* ou à la *montagne*.

Conseiller l'*hydrothérapie* froide ou tiède, les douches écossaises, les *bains salins*.

Régulariser et exciter la sécrétion du suc gastrique en prescrivant les *alcalins* et tout spécialement le bicarbonate de soude, à faible dose ou à dose moyenne (50 cgr. à 2 gr.), pris avant le repas

℞ Bicarbonate de soude } ãã 10 gr.
Phosphate neutre de soude }

Pour 60 cachets 2 par jour avant les repas (Huchard).

Prescrire dans le même but les *substances peptogènes* : bouillon, potage au pain grillé, pris une demi-heure avant le repas (Herzen).

*Régime mixte* : alimentation tonique, lait, viandes grillées ou rôties, volailles, légumes verts, mets épicés, œufs, charcuterie, purée de lentilles, fruits cuits

Interdire le café, le thé, les liqueurs, la bière.

Permettre les vins blancs ou rouges coupés d'eau de Pougues, Bussang ou Condillac.

Administrer les *eupeptiques* (peptones, pepsine, maltine) et l'*acide chlorhydrique*, pris pendant le repas ou à la fin du repas

℞ Pepsine soluble . . . 1 gr.

Pour 1 cachet, à prendre à la fin du repas

℞ Pepsine . . 30 cgr.
Maltine . . . . 15 —
Magnésie calcinée 20 —

Pour 1 cachet, à prendre au repas

Associer aussi la *pancréatine* à la pepsine et à la maltine.

℞ Pancréatine } ãã 10 cgr.
Maltine }
Pepsine 50 —

Pour un cachet, pris au milieu du repas

Donner l'*acide chlorhydrique*, à la dose de 1 à 3 et 4 grammes par jour : faire prendre après chacun des deux principaux repas d'abord XV gouttes d'acide officinal, puis, au bout d'une demi-heure, faire ingérer encore XV gouttes ; dans certains cas, donner une troisième dose de XV gouttes, après un nouvel intervalle de 30 minutes.

Ou bien prescrire

℞ Acide chlorhydrique fumant pur . . . 4 gr.
Eau distillée . . . . 1000 —

1 verre à la fin des repas (Bouchard).

℞ Acide chlorhydrique . 2 gr.
Eau distillée . . 200 —

1 cuillerée à bouche dans un quart de verre d'eau sucrée, 2 à 3 fois par jour (Hayem)

℞ Pepsine soluble . . 5 gr
Acide chlorhydrique .. 2 —
Teinture d'oranges . . 10 —
Eau distillée . . 200 —

1 cuillerée à soupe après les repas dans un peu d'eau (Heizen).

Employer également l'*acide phosphorique*.

℞ Acide phosphorique officinal 10 gr.
Phosphate acide de soude 20 —
Eau distillée. . 200 cc

Une à quatre cuillerées à café, dans le verre de boisson de midi et du soir (eau, eau et vin ou bière), pendant le repas (Martinet).

Ordonner aussi la *gasterine de Fremont* (suc gastrique de chien à estomac isolé), prise à chacun des trois repas, à la dose de 30 à 150 cc

Stimuler les contractions gastro-intestinales par les *excito-moteurs* : strychnine, à la dose de 3 à 5 mgr. par jour, aux repas.

Cure thermale aux *eaux de Chatel-Guyon*, s'il existe de la constipation chronique ; Forges, Plombières, Luxeuil

**En cas de dilatation de l'estomac** : pratiquer des *lavages de l'estomac* avec une solution de chlorure de sodium à 1 p. 100.

Voy. *Dilatation de l'estomac.*

**Chez les neurasthéniques**: recourir au *régime alimentaire de la dilatation* : prescrire la *noix vomique*, la *rhubarbe* à doses plus ou moins fortes.

Frictions au *drap mouillé* pratiquées le matin au sortir du lit ; puis *douches en jet brisé* de 22° à 14° et 10°, de 15 secondes de durée; le soir, *douche chaude, sur le ventre* (de 32° à 40° et 42°) ou bien *douches chaudes* et *froides sur l'estomac*, suivies *d'une douche froide très courte*, sur tout le corps.

*Massage abdominal* (stomacal et intestinal).

*Galvanisation et faradisation de l'estomac* avec le pinceau métallique.

Voy. *Neurasthénie.*

**D. DOULOUREUSE.**

Voy. *D. irritative, Entéralgie, Gastralgie.*

**D. FLATULENTE**

*(D. par perversion des fermentations gastriques).*

*Régime*. défendre les farineux, les pâtes alimentaires, les féculents, les pâtisseries Permettre le pain en petite quantité.

Pas de viandes conservées, salées, marinées ou fumées, sauf le maigre de jambon ; pas de sauces, pas de graisses Ni gibier, ni coquillages, sauf les huîtres.

Interdire les crudités (salades, radis), les choux, les betteraves, les raves, les navets.

Pas de fromages

Défendre les boissons gazeuses . pas de vin, pas de bière, pas de liqueurs.

Boire de l'*eau pure* . 250 à 300 gr. à chaque repas (A. Robin).

Conseiller les *promenades* et les *exercices*, après les repas.

Combattre la constipation. (Eau d'Hunyadi Janos, etc.).

Prescrire les *amers*, avant les repas.

℞ Teinture de quinquina . } ãã 10 gr.
— gentiane }
— badiane }
— noix vomique 5 —

XX à XXX gouttes progressivement avant les repas (Heizen).

Administrer, après les repas, les *absorbants* (craie préparée, charbon de Belloc, carbonate de magnesie), associés aux *antiseptiques intestinaux*.

℞ Salophene. . . . 1 gr.
Charbon de Belloc. .. 50 cgr

Pour 1 cachet, pris à la fin du repas (Herzen).

℞ Betol. . . . .
Charbon de Belloc ..
Carbonate de magnesie
Craie preparee
} ãã 25 cgr.

Pour 1 cachet, pris a la fin du repas (Herzen)

Prescrire aussi la *pepsine*, la *maltine*, et la *pancreatine*.

℞ Pepsine ... .. . . ..
Pancreatine . . .
Bicarbonate de soude
Magnesie calcinee
} ãã 20 cgr

Pour 1 cachet, à prendre à la fin de chaque repas (Herzen)

**Chez les névropathes et les hypocondriaques atteints de météorisme, de gonflement gastro-intestinal** . recourir au *massage electrique*, à la *faradisation* et a la *galvanisation*.

Combattre l'atonie intestinale.

Voy. *Neurasthenie abdominale*.

**D. GASTRIQUES IRRITATIVES OU HYPERSTHÉNIQUES** *(Hyperchlorhydrie, Dyspepsie avec gastralgie, Vomissements*, etc.)

**Hyperchlorhydrie aiguë** (par crises)

Defendre toute ingestion exagerée d'aliments ou de liquides.

Interdire le vin, les liqueurs, le tabac.

Conseiller au malade de ne faire que *trois repas par jour*.

Même *regime alimentaire* que pour l'hyperchlorhydrie permanente.

Donner, pour calmer la douleur et saturer l'acide en excès, le *bicarbonate de soude*, soit seul, soit associé a la *craie*, a la *magnesie*, au *sous-nitrate de bismuth*.

℞ Magnesie calcinee .. 1 gr. 50 cgr.
Sous-nitrate de bismuth . . . 20 à 60 —
Chlorhydrate de morphine . .. .. 1 à 2 mgr.
Bicarbonate de soude. 1 gr.
Lactose ...... .. . 50 cgr.

Pour un paquet, à prendre en une seule fois dans un peu d'eau au moment de l'acces (A. Robin).

*Repos intellectuel*, vie à la *campagne ; hygiene severe, hydrotherapie*.

**Hyperchlorhydrie permanente.**

Modifier l'état général (nervosisme) a l'aide de l'*hydrotherapie*.

Défendre le travail intellectuel prolongé et les émotions ; ordonner des *promenades* et des *distractions* quotidiennes. Vie à la *campagne*.

Interdire le tabac.

Régime.

Faire trois repas par jour et ne rien prendre dans leur intervalle. Manger lentement et mâcher avec soin Ne pas absorber d'aliments trop chauds ou trop froids.

Prescrire un *regime azote, alcalinise* . viandes, œufs, fromages frais ; peu de feculents, puree de lentilles, legumes verts cuits, fruits cuits, compotes.

Manger peu de pain, seulement la croûte ou des biscuits.

Recommander au malade de

s'abstenir de manger du sel (régime hypochlorure).

Defendre la charcuterie, les viandes conservees ou marinées, le gibier faisandé, les pâtes, les sauces, les fritures, les mets épices, la moutarde, le poivre, le vinaigre, les cornichons, les salades, les crudités, les fromages fermentes, les fruits peu mûrs, les pâtisseries, les bonbons, l'alcool sous toutes ses formes et le cafe apres les repas.

Limiter la quantite des boissons à 1 1/2 ou 2 verres par repas, et boire de preférence de l'*eau ordinaire pure* ou additionnée d'un peu de vin blanc de Bordeaux, ou du *lait pur* ou coupé d'eau de Vichy, ou du *the leger pur* ou coupe de lait. *Eaux* de Vichy, de Vals, d'Alet.

S'abstenir completement d'apéritifs et de vins medicamenteux.

Dans les cas graves : recourir à la *diete lactee* ou au *gavage* avec de la poudre de viande delayée dans un liquide fortement alcalinise.

TRAITEMENT MÉDICAMENTEUX.

Prescrire les *alcalins* Administrer dans les cas ordinaires, le *bicarbonate de soude,* 2 a 3 heures après les repas, a la dose de 50 cgr a 1 et 2 gr., associe a la *magnesie calcinee,* au *carbonate de magnesie,* a la *craie preparee,* aux *saccharates alcalins,* au *sous-nitrate de bismuth*

℞ Bicarbonate de soude
Sous-nitrate de bismuth } ãã 10 gr
Magnesie calcinee

Pour 20 paquets 1 a 2 paquets 2 a 3 heures apres le repas (au moment ou eclate la douleur).

℞ Bicarbonate de soude
Craie preparee . } ãã 10 gr
Magnesie anglaise.

Pour 30 paquets 1 a 2 paquets 2 heures apres le repas (Dujardin Beaumetz)

℞ Bicarbonate de soude
Magnesie } ãã 30 gr
Phosphate neutre de soude

3 à 6 cuillerees à cafe par jour (Huchard)

℞ Magnesie calcinee .
Bicarbonate de soude } ãã 20 gr
Carbonate de chaux..
Extrait de belladone .. 30 cgr.

1 cuilleree a cafe bien pleine, 2 heures apres les repas (Rosenheim)

℞ Magnesie calcinee 15 gr.
Carbonate de bismuth } ãã 5 —
— soude.
Extrait de belladone } ãã 10 a 20 cgr.
— strychnine

1 cuilleree à cafe, 3 fois par jour, une demi heure apres les repas (Boas)

S'il y a constipation, preferer :

℞ Bicarbonate de soude. .. 10 gr.
Magnesie calcinee ... 25 —

1 a 2 cuillerees a cafe, au moment des douleurs (Mathieu).

Ordonner aussi l'*atropine.*

℞ Sulfate d'atropine . 5 cgr.
Eau distillee. .. . 20 gr.

Prendre progressivement V, X et XX gouttes, avant les repas

Ou bien .

℞ Sulfate d'atropine... . 1 cgr.
Eau distillee .. . . 100 gr

Commencer par XX gouttes, 5 fois par jour, puis augmenter progressivement 6, 7 et jusqu'a 15 et 20 fois dans les 24 heures

Recourir a la *douche de l'estomac,* pratiquee avec une solution de nitrate d'argent, a dose faible, 1 p 1000, pratiquer d'abord un lavage à l'eau simple, puis au nitrate, enfin, de nouveau à l'eau, jusqu'à ce que le liquide retiré de l'estomac ressorte tout à fait clair (ce lavage diminue l'hyperacidité et l'hypersécrétion, combat la faiblesse musculaire et atténue les douleurs hyperesthésiques).

Agir sur l'ensemble nerveux, surtout chez les névropathes, par l'*hydrothérapie chaude* ou *froide* et l'*électricité statique* et *à hautes tensions*.

**Contre les douleurs et les gastralgies** : défendre le surmenage physique ou moral, faire prendre aux repas du *bromure de strontium* en solution à la dose de 1 gr., ou de l'*extrait gras de cannabis indica* à la dose de 1 cgr., en pilule, ou encore donner les *opiacés*, le vinaigre d'opium ou *gouttes noires anglaises*, à la dose de III à V gouttes, dans un peu d'eau, au moment des crises douloureuses.

℞ Chlorhydrate de morphine 3 à 5 mgr.
Sous-nitrate de bismuth 1 gr.

Pour 1 paquet, à prendre avant le repas.

Ou bien prescrire les *gouttes blanches* :

℞ Chlorhydrate de morphine 10 cgr.
Eau de laurier-cerise .. 5 gr.

II gouttes sur un morceau de sucre, avant les repas (Gallard).

Administrer aussi l'*eau chloroformée* :

℞ Eau chloroformée saturée . 150 gr.
— de fleurs d'oranger . 50 —
— distillée .. . . 100 —

1 cuillerée à café ou à bouche, avant les repas, ou bien 1 cuillerée à dessert de 1/4 d'heure en 1/4 d'heure, jusqu'à disparition de la douleur (De Beurmann).

℞ Eau chloroformée saturée 80 gr.
— de fleurs d'oranger. 20 —
Sirop d'opium .. ... . 50 —

Par cuillerée à café de 1/4 d'heure en 1/4 d'heure, jusqu'à effet.

**En cas de douleurs intenses** : *repos au lit*, application de la *compresse humide, échauffante*.

Ordonner la *morphine*, la *jusquiame*, la *belladone* ou la *dionine*, à la dose de 6 cgr. par jour.

℞ Chlorhydrate de morphine 3 mgr.
Extrait de jusquiame. . . 15 —
— belladone 5 —
Baume de tolu . Q. S.

Pour 1 pilule. 4 à 6 pilules par jour.

℞ Dionine . . . 1 cgr.
Bicarbonate de soude 50 — à 1 gr.

Pour 1 paquet. 4 à 6 par jour.

**En cas de gastralgies vives avec vomissements** : prescrire la *cocaïne*.

℞ Chlorhydrate de cocaïne . 50 cgr.
Eau distillée ... . . . 300 gr.

1 cuillerée à bouche avant les repas, ou 1 cuillerée à bouche toutes les 2 heures (Dujardin-Beaumetz).

Voy. *Gastralgie, Vomissements*.

Pratiquer le *lavage de l'estomac*.

**En cas d'hypersécrétion avec stase** : pratiquer une *évacuation quotidienne ou biquotidienne avec la sonde, mais sans lavage* du contenu de l'estomac, suivie d'un gavage à la poudre de viande (60 à 100 gr.) délayée dans 300 à 400 gr. (Mathieu, Laboulais).

En même temps, soumettre le malade au *régime lacté absolu* ou au *régime mixte* d'œufs, de lait et de potages, suivant la gravité du cas.

Donner les *alcalins* à haute dose.

Eaux thermales de Vichy, Vals, Pougues, Saint-Alban, Alet, Carlsbad, en cas de constipation, Châtel-Guyon.

**Hypersécrétion continue ou maladie de Reichmann** : Voy. *Gastrosuccorrhée*.

**D. INTESTINALE.**

**D. hépatique** *(hépatisme des pays chauds)*.

*Régime de la congestion du foie* : régime mixte, légumes verts, fruits, compotes.

Défendre les mets épicés, l'abus de viandes, les viandes en conserve, les fromages faits, l'alcool sous toutes ses formes.

Conseiller les *eaux alcalines* (Vichy, Vals, Alet) et l'*eau d'Évian*.

Ordonner les promenades quotidiennes, les exercices musculaires, l'équitation, le canotage.

Combattre la constipation et activer les fonctions du foie, en prescrivant le *calomel* (2 cgr.), le *podophyllin*, l'*évonymin*, le *cascara sagrada*, la *rhubarbe*, en pilules, ou bien le *sel de Carlsbad*, à la dose de une cuillerée à café, pris dans un grand verre d'eau tiède le matin à jeun, pendant 15 à 20 jours consécutifs.

| ℞ Calomel | 1 gr |
|---|---|
| Extrait de noix vomique | 50 cgr. |
| — rhubarbe | 5 gr |
| Poudre de rhubarbe | Q. S. |

Pour 50 pilules : une pilule matin et soir.

Voy. *Congestion du foie*.

**Dans les cas graves** : cure aux *eaux de Vichy* ; cure de *raisin*, cure de *petit lait*.

**D. intestinale à forme gazeuse (D. flatulente).**

Voy. *D. flatulente*, *Flatulence*.

Chez les névropathes et les hystériques : voy. *Neurasthénie abdominale, Tympanite.*

*Cure aux eaux thermales* de Luxeuil, Plombières, Bourbon-Lancy, Bagnères-de-Bigorre, Lamalou, Saint-Sauveur.

**D. NERVEUSES.**

Ne jamais annoncer d'emblée au malade dont la santé morale est plus ou moins chancelante (névropathe, dyspeptique) qu'il est atteint d'une dilatation de l'estomac, d'atonie avec entéroptose, pour ne pas exagérer ses craintes et contribuer au développement de l'idée fixe. Procéder avec ménagement et éviter de rendre pusillanime le malade par des prescriptions trop compliquées et trop sévères.

Chercher par contre à combattre les idées fixes, à tranquilliser le malade et à substituer aux autosuggestions maladives l'inébranlable conviction de la santé. Apprendre à connaître la personnalité mentale du malade, scruter sa vie intime, rechercher les causes morales qui ont fait naître le nervosisme. Chez les pusillanimes qui sont défiants, insister et renouveler l'influence psychothérapique, leur marteler en tête, dans quelques consultations, l'idée directrice.

Soumettre les malades atteints de dyspepsie nerveuse à la *suralimentation*, précédée d une diete lactee preparatoire de quelques jours.

Dans les cas graves ou rebelles, recourir au *repos au lit*, a l'*isolement*, au *massage* et a *l'hydrotherapie*.

Voy. *Bâillements, Boulimie, Dyspepsie atonique, Dyspepsie irritative, Eructations nerveuses, Flatulence, Hyperesthesie simple de la muqueuse de l'estomac, Merycisme, Neurasthenie abdominale Tympanite, Vomissements.*

## DYSPEPSIES DES ENFANTS

**D. DES NOURRISSONS.**

*Surveiller l allaitement* : 7 a 8 tétées dans les 24 heures, par intervalles de 2 a 3 heures, de 10 minutes de durée, au lieu de 15 a 20

Donner, apres chaque tétée, 1/4 de cuilleree a cafe d'*eau de Vichy*, de *Vals*, ou d'*eau de chaux*, dans un peu de lait de la nourrice.

*Surveiller en même temps le regime de la nourrice*, qui devra ne pas abuser des boissons alcooliques et éviter les mets indigestes.

*Combattre la constipation* de l'enfant et de la nourrice.

Si l'enfant est nourri artificiellement *regler l'allaitement artificiel* d'apres les indications données a ce paragraphe; diminuer la quantite d'aliments ingérés, régler les repas (4 repas par jour, si l'enfant est âge de moins de 10 mois)

Prescrire les *eupeptiques :*

| ℞ Acide chlorhydrique | II gouttes. |
|---|---|
| Pepsine soluble | 1 gr |
| Sirop de fleurs d'oranger . . . . . . . | 20 — |
| Eau distillee . . | 30 — |

1/2 cuilleree a cafe, apres les repas, 2 fois par jour

**D. DE LA DENTITION**

Voy. *Diarrhee de l'enfant.*

**D de la seconde enfance,**

**1° D. atonique** (avec défaut d'acide) combattre la chloroanemie, le lymphatisme ; conseiller les *promenades*, les exercices et les jeux en plein air, la vie à la *campagne*, a la montagne et l'*hydrotherapie* tiede ou froide.

Administrer les *toniques ;* donner, avant les repas, les *amers* (teinture de noix vomique, dix a quinze gouttes par jour) et apres les repas, l'*acide chlorhydrique* et la *pepsine*, à la dose de 50 cgr. à 1 gr.

Voy. *Anorexie.*

| ℞ Acide chlorhydrique officinal. . . . . . | 2 gr. |
|---|---|
| Eau distillee . . . | 200 — |
| Sirop de limons . | 50 — |

1 ou plusieurs cuillerées à cafe, apres les repas

| ℞ Acide chlorhydrique dilué . | 10 gr |
|---|---|
| Biphosphate de chaux . . | 5 — |
| Eau. . . . | 500 — |

1 cuilleree a dessert ou a bouche apres les repas, dans un demi-verre d'eau (Bourget)

Employer aussi la *papaine* a la dose de 1 gr. par jour.

**En cas de fermentations anormales** utiliser le *regime* et prescrire les *antiseptiques* (solution faible d'acide chlorhydrique, eau chloroformée).

℞ Eau chloroformée . . } ãã 125 gr.
Sirop de menthe . . }

1 cuillerée à dessert ou à bouche, après les repas (Gillet)

2° **D. irritative** (avec excès d'acide).

*Hygiène générale sévère*, promenades, exercices physiques, bains.

Combattre le nervosisme, éviter le surmenage scolaire.

*Régime azoté* (voy. *D. irritative de l'adulte)*; bannir les mets épicés, l  iments gras et suc  , défendre complètement les boissons alcooliques. Éviter les vins toniques et digestifs.

Conseiller les *eaux alcalines*.

Prescrire les *alcalins* (bicarbonate de soude, carbonate de magnésie, magnésie calcinée, craie préparée, carbonate de bismuth).

℞ Bicarbonate de soude . . . 25 cgr.
Eau distillée . . . . 50 gr.
Sirop de fleurs d'oranger . . 10 —

1 cuillerée à café, toutes les 2 heures (Tordeus).

℞ Bicarbonate de soude . . . . 2 gr.
Teinture de rhubarbe . . 6 —
Sirop de chicorée . . . . . . 20 —
Infusion de colombo . . . 60 —

Par cuillerées à café (Descroizilles).

**En cas de gastralgie** : donner les *préparations opiacées*, l'*élixir parégorique*, la *codéine*, la *dionine*, la *morphine*, la *jusquiame* et la *belladone*.

℞ Magnésie calcinée. . . . 1 gr
Craie préparée . . 50 cgr
Opium brut . . 5 mgr.

Pour 1 paquet 2 à 4 dans les 24 heures (Herzen)

℞ Bicarbonate de soude . } ãã 25 cgr.
Sous-nitrate de bismuth }
Dionine . . . . . . 5 mgr.
(Herzen)

℞ Bicarbonate de soude . . 1 gr.
Eau distillée . . . . 60 —
Élixir parégorique V à X gouttes
Sirop de fleurs d'oranger 15 gr

Par cuillerées à café, toutes les 2 heures (Herzen)

℞ Chlorhydrate de morphine . 5 cgr
Sucre . . 10 gr
Eau distillée . 40 —

1 ou 2 cuillerées à café, par jour (enfants de 12 à 15 ans)

Voy *Gastralgie*.

**En cas de vomissements** : conseiller, surtout s'il s'agit d'hyperchlorhydrie paroxystique, d'*avaler de l'eau chaude additionnée d'une petite quantité de bicarbonate de soude*.

Si les vomissements persistent, administrer un *lavement de chloral* et de *bromure de potassium* prescrit à dose appropriée à l'âge du sujet.

Voy. *Vomissements*.

## DYSPHAGIE

Voy. *Abcès rétro-pharyngiens, Anévrysme de l'aorte, Angine érythémateuse, Angine tuberculeuse, Laryngites, Paralysie du voile du palais, Rétrécissement de l'œsophage.*

## DYSPNÉE

*Rechercher et traiter la cause* : voir aux différents articles des maladies de l'appareil *respiratoire*, des maladies des *reins* et du *cœur* ou ce symptôme fait habituellement partie du tableau morbide.

**Chez les convalescents, les chlorotiques et les cachectiques** : donner les *toniques* et les *préparations martiales* ou celles *arsenicales* ; ordonner le séjour à la *campagne* et le *repos relatif*.

**Chez les hystériques** : employer l'*hydrothérapie* ; prescrire le *bromure* et le *valérianate d'ammoniaque*.

Voy. *Polypnée*.

D. PAR INTOXICATION ALIMENTAIRE CHRONIQUE (ptomaïnique).

Combattre la constipation.

*Régime lacté* (au moins le soir).

Défendre l'abus des viandes, le gibier, les mollusques, la charcuterie, les fromages vieux.

Conseiller le lait, les œufs, les purées de lentilles, de haricots, les compotes de fruits.

Faire boire des *eaux alcalines* et *diurétiques* (Vichy, Vals, Alet, Evian).

Instituer l'*antisepsie intestinale*.

℞ Benzonaphtol . .. 50 cgr.

Pour un cachet 1 cachet à chacun des 3 repas

**Chez les artério-scléreux** prescrire le *traitement général hygiénique, diététique* et *médicamenteux* de l'artériosclérose.

Ne pas donner la digitale ; employer la préparation antidyspnéique et diurétique suivante

℞ Teinture de grindelia robusta. 30 gr.
— de convallaria . 10 —
— de scille . . 5 —

XV gouttes, 3 fois par jour (Huchard)

Ordonner la *théobromine*.

Voy. *Artériosclérose, Néphrite chronique*

**Dans les cas graves** : *régime lacté absolu*, *purgatif énergique*. *Diurétiques*, *Antisepsie intestinale rigoureuse* (benzonaphtol, 3 à 4 gr. par jour, salicylate de strontium).

D. PENDANT LA GROSSESSE.

**En cas d'affection cardiaque ou pulmonaire** voy. *Asystolie, Insuffisances et Rétrécissements valvulaires pendant la grossesse, Phtisie, Pleurésie, Pneumonie*.

**En cas de toxémie avec albuminurie gravidique** . ordonner le *traitement préventif de l'éclampsie* (régime lacté absolu, laxatifs répétés, bains chauds à 34° ou 38°, eaux minérales diurétiques, ventouses scarifiées à la région lombaire).

Dans les cas graves . voy. *Eclampsie*.

**En cas d'hydramnios ou de grossesse compliquée d'ascite ou de kyste de l'ovaire** : voy. ces paragraphes.

## DYSTOCIES

D. FŒTALE.

**En cas d'excès de volume de la tête fœtale** (*hydrocéphalie*) . *ponctionner le crâne* à dilatation complète, puis attendre la terminaison spontanée de l'accouchement, si elle n'a pas lieu, recourir à l'*extraction avec le basiotribe*

Si la tête hydrocéphale vient

dernière ne pas faire de tractions violentes Pratiquer une incision sur la ligne médiane du dos de l'enfant pour ouvrir le canal rachidien, y pousser une sonde urétrale jusque dans le crâne et évacuer le liquide (van Huevel, Tarnier).

**En cas d'excès de volume du tronc fœtal**, s'il s'agit d'un excès de volume des **épaules**, arrêtant la tête dans l'excavation ou a la vulve, appliquer le *forceps* et amener la tete au dehors de la vulve. Puis recourir a la *manœuvre de Jacquemier* . abaisser successivement les deux bras en commençant par l'antérieur extraire le fœtus

Si la tête est hors de la vulve, faire des tractions soutenues, mais prudentes, en dégageant un ou deux bras avant le tronc.

En cas de tête dernière, abaisser les bras s'ils sont relevés.

S'il s'agit d'un excès de volume de l'**abdomen** (ascite), *ponctionner* et attendre la terminaison spontanée, ou bien extraire avec le *forceps*.

**En cas de procidence des membres** . voy *Présentations*.

**En cas de gémellité : fœtus en 99** *repousser la tête la moins engagée*, pour permettre la descente de celle qui l'est davantage.

**Fœtus en 66**, *ne tirer que sur un pied*, de manière à éviter, en prenant deux pieds, d'agir sur les deux fœtus a la fois.

**Fœtus en 69 ou 96** : si le premier fœtus se présente par le sommet, *attendre la terminaison spontanée de l'accouchement*.

Si, par contre, le premier fœtus se présente par le siège, tenter successivement : 1° de *repousser la tête du second fœtus*, de manière a permettre l'extraction du premier ; 2° une application de *forceps sur la tête du second fœtus* , 3° la *craniotomie sur la tête du second fœtus*, au cas seulement où il serait supposé mort, 4° si le second enfant est vivant, comme l'existence du premier est très compromise par la situation dans laquelle il vient de rester un certain temps, avoir recours à la *craniotomie*, soit à la *décapitation du premier enfant*, qui permettra d'extraire le second vivant (Auvard)

**Fœtus antéro-postérieurs**, *intervenir comme dans le cas de fœtus en 99*.

**Fœtus en T**. extraire le second fœtus par la *version interne*, de suite après la naissance du premier enfant

**Fœtus en T renversé** si le premier fœtus se présente transversalement et obstrue complètement l'accès du détroit supérieur, l'extraire par la *version*, ou au besoin par l'*embryotomie*, excepté dans le cas où le fœtus serait facilement accessible, auquel cas on pourrait essayer de l'extraire le premier avant de tenter l'embryotomie (Auvard).

Si le second fœtus, insinué entre le premier et l'utérus, se présente le premier et par le sommet, tenter de *libérer l'épaule*, si l'introduction de la main est possible et extraire par le *forceps*. Ou bien faire soit la *craniotomie* de la tête qui se présente, ou la *décollation* de l'autre fœtus et extraire par la version interne l'enfant reste dans l'utérus.

**Fœtus en hamac**, extraire

successivement les deux fœtus par la *version interne* (Auvard).

**D. FUNICULAIRE ET ANNEXIELLE**

**En cas de circulaires du cordon** (brièveté relative du cordon) : *desserrer* les circulaires, pour les faire passer par dessus la tête ou pour permettre aux épaules de les traverser.

Si les circulaires sont très serrés, *couper le cordon* entre deux pinces ou ligatures, puis extraire le tronc.

Si la tête est dans l'excavation ou plus haut (circulaires ou cordon congénitalement trop court, soit brièveté absolue du cordon), appliquer le *forceps*.

**En cas de résistance des membranes** : ouvrir la poche des eaux avec l'ongle ou avec une tige pointue dans l'intervalle de deux contractions utérines.

**D. MATERNELLE.**

Voy. *D. périutérine* et *D. utérine.*

**D. PÉRIUTÉRINE** (tumeur de l'ovaire).

**Pendant la grossesse** : *ovariotomie,* la pratiquer de préférence pendant les trois premiers mois. Opérer surtout dans les cas de petite tumeur des ovaires.

**Pendant l'accouchement** : intervenir seulement dans le cas de tumeur prævia (kyste de l'ovaire) par la *ponction évacuatrice* du kyste, par la voie vaginale ou en pratiquant une *incision* vaginale sur la ligne médiane jusque sur la tumeur, suturer les lèvres de l'incision vaginale à la poche kystique, puis inciser et évacuer le kyste. L'accouchement terminé, irrigation antiseptique faible, tamponnement à la gaze iodoformée de la poche incisée.

**D. UTÉRINE.**

**En cas de déviation de l'orifice utérin** : *introduire l'index recourbé en crochet dans l'orifice utérin,* ramener vers le centre de la filière génitale le segment inférieur par des tractions douces exécutées au moment des contractions utérines.

Voy. *Antéversion de l'utérus gravide.*

**En cas de rigidité du col** : recourir aux *calmants généraux et locaux*, s'il s'agit d'un spasme du col : *bains généraux* prolongés, lavements chauds, injections vaginales chaudes légèrement antiseptiques. *Lavements laudanisés* (XXV à XXX gouttes) ou *lavements de chloral.*

Inhalations de *chloroforme.*

Ne pas rompre les membranes.

Voy. *Spasme du col utérin.*

**S'il s'agit d'une rigidité anatomique** : appliquer dans le col l'*écarteur de Tarnier* ou mieux un *ballon dilatable gonflé de liquide* (ballon de Champetier), laissé en place pendant 2 à 6 heures.

Dans les cas de rigidité très intense, pratiquer deux incisions sur les parties latéro-inférieures du col, prolongées jusqu'à l'insertion vaginale. Préférer les *incisions multiples, mais petites* (1 centimètre), pratiquées sur les parties latérales du col.

**En cas de rigidité pathologique** : *extirper la tumeur* (fibrome) ou pratiquer l'*opération césarienne.*

S'il existe un épithéliome du col employer les moyens doux :

introduction du *ballon dilatable*, si le col étant trop résistant, il est impossible d'obtenir une dilatation suffisante pour terminer l'accouchement, pratiquer l'*opération césarienne*, quand l'enfant est vivant ou l'*embryotomie*, lorsqu'il est mort.

Voy. *Cancer du col* et *Fibromes utérins pendant l'accouchement.*

**En cas d'inertie utérine** : voy. *Accouchement, Hemorragies de la delivrance.*

**En cas de rétraction de l'anneau de Bandl** (présentation du siege) ; *endormir la patiente*, puis, si la main peut être introduite dans la cavité uterine, et si le fœtus avec ses cuisses relevées est déjà engagé dans l'anneau, chercher a *saisir un pied a l'aide de la manœuvre de Pinard* (porter la cuisse en abduction, afin de faire tomber le pied) ou bien ramener le pied vers le dos du fœtus en contournant la paroi utérine.

Si ces manœuvres échouent et lorsque le siège est situe au-dessous du rétrecissement, appliquer un *lacs* ou un *crochet* sur l'aine ou un lacs et un *forceps* simultanément. Pratiquer des tractions très modérées.

Ne jamais pratiquer la dilatation forcée à l'aide de dilatateurs métalliques, ni les incisions du col. Si la retraction ne se produit ou ne devient gênante qu'au moment du passage de la tête dernière, chercher a extraire l'extrémite cephalique à l'aide de la *manœuvre de Mauriceau*, mais si les tractions sont insuffisantes, recourir au *forceps*, si l'enfant est vivant, et à la *decollation* et à la *cephalotripsie*, si celui-ci est mort.

Dans certains cas (presentation du sommet, presentation du siège avec siege non abordable, femme non infectée et enfant vivant), pratiquer l'*operation cesarienne.*

**D. VULVO-VAGINO-PÉRINÉALE** (résistance du perinee).

**En cas d'étroitesse ou de rigidité de l'orifice vulvo-vaginal** : *episiotomie* (incisions pratiquees en bas et latéralement), application du *forceps.*

**Pendant le travail** : faire prendre de *grands bains chauds prolonges* et répetés a plusieurs reprises.

Placer dans le vagin un *pessaire a air de Gariel*, gonflé de liquide.

Voy. *Stenose du vagin, Thrombus de la vulve et du vagin.*

## DYSTROPHIES MUSCULAIRES

Voy. *Atrophies musculaires.*

## DYSURIE

Voy. *Antéflexion de l'uterus, Cellulite pelvienne, Cystites, Hypertrophie de la prostate, Retroversion de l'uterus gravide, Spasme de la vessie.*

## ECHINOCOCCOSE

Voy. *Kystes hydatiques du foie et du poumon.*

# ÉCLAMPSIE

**É. GRAVIDIQUE.**

TRAITEMENT GÉNÉRAL ET SYMPTOMATIQUE

**En cas d'albuminurie accompagnée de troubles de la vue, de douleurs épigastriques, de céphalalgie, d'insomnie, d'œdèmes** : prescrire le *regime lacte absolu* (3 à 4 litres de lait par jour) et un *purgatif salin*, répété tous les 2 ou 3 jours Faire prendre des *bains chauds*.

Si l'albuminurie est légère, permettre un peu de viande, une fois par jour ; des potages ou des bouillies au lait, des crèmes, des purees de lentilles, de haricots, de pommes de terre (voy. *Nephrites*).

**Si l'albuminurie augmente et s'il existe de l'agitation** : instituer la *diete hydrique* (Bar), administrer un *purgatif drastique* (eau-de-vie allemande, 20 gr ), pratiquer une *saignee* de 300 gr Conseiller les inhalations d'*oxygene* (voy. *Uremie*).

Donner le *chloral*, a la dose de 6 gr. par jour, et se tenir prêt à pratiquer l'accouchement artificiel.

Ne pas recourir aux inhalations de chloroforme.

**Pendant l'attaque convulsive** : eloigner du mur le lit de la malade, empêcher les morsures de la langue en plaçant une *compresse entre les mâchoires*.

Ne pas faire inhaler du chloroforme.

Si l'accès se prolonge, pratiquer des injections de *morphine*.

**Entre les accès** : traitement rationnel des auto-intoxications, surtout de l'hépato-toxémie.

*Regime lacte absolu, saignee* de 300 gr , *bains chauds prolonges* (35° à 38°), *enveloppements chauds humides*.

Continuer l'administration des *purgatifs salins* ou *drastiques*, donner les *sudorifiques* et les *diuretiques*.

| | | |
|---|---|---|
| ℞ Huile de croton | ... | 1 goutte. |
| — ricin | . | 25 gr |

A prendre en une fois, tous les 2 jours (Tarnier).

| | | |
|---|---|---|
| ℞ Calomel | ... | 60 cgr. |
| Poudre de jalap. | ... | 40 — |
| Gomme gutte | ... | 15 — |

Pour 1 paquet. prendre un paquet semblable tous les 3 jours (Herzen)

| | |
|---|---|
| ℞ Chlorhydrate de pilocarpine | 5 cgr. |
| Eau de laurier-cerise. | 10 gr. |

Injecter 1 à 2 seringues de Pravaz.

Pratiquer, au début, une *saignee* de 300 à 600 gr. et recourir aux injections sous-cutanées de *serum artificiel* (300 gr., 2 à 3 fois par jour), aux *lavages intestinaux abondants* avec de l'eau bouillie et aux inhalations d'*oxygene*.

Administrer en outre le *chloral*, soit seul à la dose de 8 à 12 gr , dans les 24 heures, de préférence en lavements, soit associé au *bromure de potassium*.

| | | |
|---|---|---|
| ℞ Hydrate de chloral | .. | 2 à 4 gr. |
| Lait | ... | 150 — |
| Jaune d'œuf | ... | n° 1 |

Pour un lavement, repete assez souvent pour maintenir la malade dans le calme.

| | | |
|---|---|---|
| ℞ Eau distillée | .. | 150 gr. |
| Hydrate de chloral | .. | 8 — |
| Bromure de potassium | .. | 4 — |

1 cuillerée à soupe toutes les 1/2 heures ou toutes les heures dans un demi-

verre d'eau ou de lait; faire précéder l'emploi du chloral d'un lavage de l'estomac (Herzen).

Employer aussi l'*hydrate d'amylene* soit en potion, soit en lavements, à la dose de 4 gr. à la fois et de 8, 10 et 12 gr. dans les 24 heures.

| | |
|---|---|
| ℞ Hydrate d'amylene . | 3 à 5 gr. |
| Gomme arabique.. | Q. S |
| Eau distillee . | 60 — |

Pour 1 lavement (Herzen).

Recourir au *traitement par la morphine :* debuter par une injection sous cutanee de 2 cgr. de chlorhydrate de morphine, puis continuer a injecter ce médicament a la dose de 1 cgr., repetée toutes les 2, 3 ou 4 heures, selon le besoin; ne pas craindre d'atteindre la dose de 10 et 15 cgr. de chlorhydrate de morphine dans les 24 heures.

**En cas de coma** : pratiquer une *saignee* de 300 à 500 gr., *suivie ou non d'injection intraveineuse de serum artificiel* (eau salee à 7 p. 1000, 1/2 a 1 litre, à la temperature de 38° à 40°).

Préferer l'*injection sous-cutanee de solution saline*, faite d'emblée, à la dose de 1 litre.

TRAITEMENT OBSTÉTRICAL

La période convulsive de l'éclampsie une fois déclarée ne pas s'attarder avec l'emploi des medicaments anesthésiques et hypnotiques (chloral, chloroforme, morphine) qui ne peuvent que contribuer par eux-mêmes à intoxiquer encore davantage l'organisme et *recourir d'emblee au traitement obstetrical* (evacuation rapide de l'uterus), qui est le meilleur traitement de l'éclampsie, qui doit être envisagée comme l'intolérance de la mère pour son produit de conception.

**En cas de col incomplètement dilaté et résistant** :

*Expectation* (multipares), surveillance attentive, car la dilatation se fait quelquefois tres vite.

*Hâter* (primipares), *au besoin, la dilatation* a l'aide du tamponnement vaginal, du ballon dilatateur de caoutchouc avec traction, de la pénetration douce des doigts dans la cavite du col (dilatation unimanuelle du col), et la dilatation complète obtenue, procéder comme ci-dessous à : *si le col est dilate.*

Si l'état de la mère est grave, *ponctionner* les membranes avant la dilatation complete du col et pratiquer l'*accouchement force* ou la *craniotomie*, ou bien l'*hysterotomie vaginale anterieure*. Ne pas pratiquer la dilatation a l'aide de dilatateurs metalliques (dilatateur de Bossi).

**Si le col est dilaté** rompre la poche des eaux, terminer l'accouchement par le *forceps*, en cas de présentation du sommet, et par l'*extraction manuelle*, en cas de presentation du siège (accouchement méthodiquement rapide).

Evitér autant que possible la *version*, indiquee dans les cas de presentation du tronc.

**En cas de rigidité spasmodique ou anatomique du col** recourir aux *incisions multiples de l'orifice externe* et, en cas d'echec, pratiquer, pour delivrer plus vite la malade, l'*operation cesarienne* (voie vaginale ou voie abdominale).

Rejeter les incisions cervicales profondes.

**En cas de pelvi-viciation prononcée** *operation cesarienne.*

**En cas de mort de la mère :** pratiquer, si l'enfant reste vivant, l'*accouchement force* par les voies naturelles, quand le col est perméable, dans le cas contraire, faire l'*operation cesarienne post mortem.*

É. INFANTILE.

Voy *Convulsions.*

## ECTASIES

E. DE L'AORTE.

Voy *Anevrysme de l'aorte, Aortites, Arteriosclerose.*

E. GASTRIQUE.

Voy *Dilatation de l'estomac, Neurasthenie* (abdominale).

## ECTHYMA

E. SIMPLE SUPERFICIEL.

**En cas de phtiriase ou de gale** · commencer par détruire les parasites.

**Dans les autres cas :** faire tomber les croûtes avec des *bains d'amidon*, des *cataplasmes de fecule* ou des *compresses salicylees* a 1 p. 1000, recouvertes de taffetas gommé.

Puis pansement occlusif avec l'*emplatre de Vigo* ou l'*emplâtre rouge de Vidal.*

Si l'emplâtre rouge est mal supporté, panser avec des *poudres seches :* xéroforme, iodoforme, iodol, salol, dermatol, aristol, amyloforme, sous-carbonate de fer, sanoforme.

Grande *proprete,* changer souvent de linge et de vêtements

Chez les enfants, donner les *toniques:* huile de foie de morue, sirop d'iodure de fer, sirop iodotannique, arsenic.

E. PROFOND ET ULCÉREUX.

Administrer les *toniques.*

Traiter les varices.

Lotionner avec des *solutions antiseptiques legeres :* acide borique 3 p. 100, acide phenique 1/2 p. 100, sublimé 1 p. 5000.

Panser ensuite a sec avec de la poudre d'*iodoforme* ou l'un de ses succédanés (europhene).

**En cas d'ulcérations atoniques :** lotions avec le *vin aromatique,* l'*alcool camphre,* panser avec des compresses imbibées de *vin camphre* ou avec de l'*onguent de styrax* pur ou mélangé a de l'iodoforme ou a l'aristol (Brocq).

## ECTOPIE RÉNALE

Voy. *Rein mobile.*

## ECTROPION DES LÈVRES DU COL UTÉRIN

*Traiter l'endometrite, la metrite et les dechirures du col* (voy. ces articles).

**Dans les cas légers** . pratiquer des *cauterisations frequentes* a la teinture d'iode, a la créosote au tiers, avec la solution normale de perchlorure de fer, ou avec une solution de nitrate d'argent à 1 p. 30.

Prescrire en même temps une *antisepsie vaginale rigoureuse* (injections quotidiennes avec des solutions antiseptiques chaudes : voy. *Antisepsie gynécologique*).

Faire suivre les cautérisations d'*insufflations médicamenteuses* : salol, aristol, iodol, dermatol, xéroforme, iodoforme, ichtalbine.

℞ Dermatol ........ } āā 10 gr.
Alun pulvérisé .
Acide borique pulvérisé

(Herzen)

℞ Salol pulvérisé ...... } āā 15 gr
Xeroforme........

(Herzen).

Employer les substances kératoplastiques, telles que le *thiol* ou mieux l'*amyloforme* :

℞ Amyloforme ... } āā 10 gr.
Sous-nitrate de bismuth
Oxyde de zinc ...

Pour insufflations (Herzen).

Terminer le pansement par le tamponnement à la gaze salolée.

Pratiquer des *scarifications du col* avec le scarificateur de Doléris, répetées 1 à 2 fois par semaine.

**Dans les cas intenses** : recourir aux *injections interstitielles dans le col* avec :

℞ Créosote de hêtre ... } āā 10 gr.
Glycérine à 30°......
Alcool. ........

Traiter un jour une lèvre, le lendemain l'autre lèvre, 4 à 5 piqûres sur chaque lèvre, en injectant quelques gouttes chaque fois (Auvard).

Pratiquer l'*opération de Schrœder* (excision de la muqueuse hypertrophique).

Voy. *Antisepsie vagino-utérine, Déchirures, Erosions, Hypertrophie du col utérin, Lacérations* et *Ulcérations du col, Métrite chronique.*

## ECZÉMAS

**E. AIGU.**

Traitement général hygiénique.

*Régime* : interdire l'usage du café, de l'alcool, des liqueurs, de la charcuterie, des poissons de mer, des crustacés, du gibier faisandé, des fromages vieux et fermentés, des aliments épicés et des crudités.

Recommander le *lait* comme boisson aux repas et entre les repas.

Prescrire, au début, un *purgatif salin*, puis donner des *laxatifs doux* (rhubarbe, magnésie, podophylle, calomel).

Supprimer tous les médicaments internes qui peuvent produire des éruptions.

Administrer le *bicarbonate de soude* ou le *carbonate de lithine* (30 centigr. avant chaque repas dans de l'eau gazeuse) :

℞ Bicarbonate de soude . 10 à 12 gr.
Sirop simple. . .. 250 —

(Gaucher).

Conseiller l'usage des *eaux minérales alcalines* : Vichy, Vals, Royat.

Chez les neuro-arthritiques avec eczéma intense prurigineux et compliqué d'urticaire, prescrire le *régime lacté*, pendant la phase aiguë de l'affection ; donner des *laxatifs* et de la *quinine*, à la dose de 60 à 75 cgr. par jour, pendant trois jours de suite.

Combattre aussi le prurit par l'*aconit* ou l'*aconitine cristallisée*, à la dose de 1 mgr. au maximum, dans les 24 heures.

| | |
|---|---|
| ℞ Extrait de feuilles d'aconit. | 3 cgr |
| Poudre de feuilles d'aconit. | 5 — |
| Bromhydrate de quinine | 15 — |

Pour 1 pilule : 4 pilules dans les 24 heures (Herzen)

TRAITEMENT LOCAL.

Ne pas instituer un traitement local actif.

**Pendant la vésiculation et le suintement** : *poudres dessiccatives* (amidon, oxyde de zinc), talc, sous-nitrate de bismuth).

Pas de bains, pas de pommades, pas de cataplasmes.

| | |
|---|---|
| ℞ Poudre d'amidon. | 90 gr |
| Oxyde de zinc | 10 — |

| | |
|---|---|
| ℞ Poudre d'amidon | 90 gr. |
| Oxyde de zinc. | 5 — |
| Sous-nitrate de bismuth | 10 — |

Si les parties malades sont très irritées, appliquer des *cataplasmes de fécule* à peine tièdes.

En cas d'eczéma généralisé, ordonner des *bains d'amidon* (500 gr.) ou de *son* (1 kilo) répétés tous les 2 ou 3 jours, poudrer ensuite les parties avec de la poudre d'amidon.

Lorsque la congestion de la peau est éteinte, que la surface de la peau est rouge, œdémateuse et légèrement suintante, la kératiniser avec l'*acide picrique* badigeonner la surface malade, après l'avoir bien détergée à l'aide d'une pulvérisation boriquée, avec un pinceau de ouate, imbibé d'une solution d'acide picrique à 1 p. 100, puis recouvrir de ouate sèche. Renouveler ce pansement tous les jours, pendant 8 jours.

**Quand les croûtes sont formées** : prescrire les *cataplasmes de fécule*, les *compresses d'eau boriquée*, les bains d'amidon avec modération.

Ne jamais donner l'arsenic dans les eczémas qui présentent le moindre phénomène inflammatoire.

**Pendant la desquamation** *pommades.*

| | |
|---|---|
| ℞ Oxyde de zinc | 2 à 3 gr |
| Vaseline | 20 — |
| Lanoline | 10 — |

| | |
|---|---|
| ℞ Sous-nitrate de bismuth | 3 gr. |
| Axonge fraîche | 30 — |

**S'il existe des démangeaisons** : additionner ces pommades de 30 à 40 cgr. de *menthol.*

Prescrire les *bains d'amidon* (1 kgr. par bain)

**En cas de vives démangeaisons** : donner intérieurement la *quinine*, la *teinture de belladone* (X à XII gouttes), l'*acide phénique.*

| | |
|---|---|
| ℞ Acide phénique cristallisé | 5 à 10 gr. |
| Glycérine | Q. S p diss. |
| Sirop d'écorces d'oranges amères | 400 gr. |

Prendre 2 cuillerées par jour (chez les enfants, réduire la dose d'acide phénique à 3 gr.).

Prescrire des pommades à l'*acide tartrique*, à l'*acide phénique*, au *menthol*, à la *cocaïne*.

℞ Acide tartrique . . . . . 1 gr.
Vaseline . . . 20 —
(Vidal)

℞ Chlorhydrate de cocaïne 50 cgr.
Acide tartrique . . . . . 1 gr.
Vaseline . . . 20 —
Lanoline . . . . . 10 —

Voy. *E. avec demangeaisons, Prurit.*

**En cas d'eczéma craquelé :**

℞ Sous-acetate de plomb } ãã 8 gr.
Glycerine . . . }
Axonge. . . . . . . . . . . 30 —
(Gaucher)

**S'il y a tendance à la chronicité :**

℞ Acide salicylique . . . . 2 gr.
Oxyde de zinc. } ãã 25 —
Amidon . . . . . }
Vaseline . . . . . 50 —
(Besnier).

**Chez les nourrissons** *Surveiller tout d'abord l'hygiene alimentaire* de la femme qui allaite (nourriture mixte, pas de cafe, pas d'alcool, pas de biere), lui prescrire des *laxatifs*.

*Regler ensuite l'alimentation du nourrisson*; éviter la suralimentation, donner des *alcalins*, des *laxatifs* (calomel) et des *antiseptiques* (benzo naphtol). Conseiller une *cure d'air*. Au besoin *changer la nourrice.*

**E. CHRONIQUE.**

TRAITEMENT GÉNÉRAL hygiénique et dietétique de l'etat général.

Veiller au bon fonctionnement de l'intestin et insister sur l'emploi des *laxatifs* (podophylline, évonymine, rhubarbe, soufre precipité, magnésie calcinée).

℞ Fleur de soufre . . } ãã 15 gr.
Creme de tartre . . . . }
Magnesie calcinee }

1 cuillerée à café, tous les matins, dans un peu d'eau

℞ Soufre precipite. . . . 15 gr.
Creme de tartre . . 10 —
Follicules de sene lavé a l'alcool en poudre . . 20 —
Racine de reglisse pulvérisee . 15 —
Sucre pulverise . . . . 60 —

1 cuillerée a cafe dans de l'eau ou du pain azyme, le matin (Herzen).

**En cas d'arthritisme** *traitement dietetique* (regime lacto-végetarien) et *hygienique* de l'arthritisme ; *alcalins* (voy *Arthritisme*).

Si l'eczéma est irritable, donner :

℞ Benzoate de soude . . . . 2 gr.
Bicarbonate de soude . . 10 —
Sirop de fumeterie . } ãã 200 —
Eau distillee . . }

2 a 4 cuillerees a soupe, par jour, 20 jours par mois (Brocq)

*Médication thyroidienne :* tablettes de thyroidine de 20 cgr., commencer par 1/2 tablette, augmenter progressivement la dose et la porter à 3 tablettes par jour, en surveillant les effets du traitement.

*Cures thermales :* Vichy, Vals, Pougues, Bagnères-de-Bigorre.

**En cas de goutte** : voy. *Goutte.*

℞ Chlorhydrate de quinine... 10 cgr
Extrait de colchique.. }
Poudre de feuilles de } ãã 1 —
digitale . . . . . . }
Extrait de gentiane et glycérine.. . Q S

Pour 1 pilule : 2 pilules par jour aux repas, pendant 8 jours par mois (Brocq).

*Cures thermales :* Vittel, Contrexéville, Royat, Aulus.

**En cas d'herpétisme** : voy. *Herpetisme.*

Si l'eczéma est torpide, ordonner :

| | |
|---|---|
| ℞ Arséniate de soude.... | 5 à 10 cgr. |
| Eau distillée ..... | 300 gr. |

1 cuillerée a bouche aux repas pendant 20 jours chaque mois.

Injections hypodermiques de *cacodylate de soude* (5 cgr. par jour).

**En cas de rhumatisme chronique** : voy. *Rhumatisme chronique.*

*Iodure de potassium,* ou bien *médication thyroïdienne* (Herzen).

**En cas de scrofule** : voy. *Scrofule.*

*Huile de foie de morue,* 3 à 6 cuillerées a bouche par jour; *sirop d'iodure de fer, sirop iodo-tannique, sirop antiscorbutique.*

*Cures thermales* : Ax, Uriage, Luchon, pour les lymphatiques torpides, Saint-Gervais; Molitg, les Fumades, pour les lymphatiques irritables.

Localement : faire tomber les croûtes et bien déterger la surface eczémateuse a l'aide de *lotions emollientes* et d'*enveloppements humides* avec la toile caoutchoutée, puis recourir aux *applications excitantes* ou aux *médicaments réducteurs.*

### E. SÉBORRHÉIQUE DES PLIS ARTICULAIRES ET DU THORAX.

*Lotions* avec une solution boriquée; en cas de prurit, avec une *solution phéniquée.*

*Savonnages,* plus ou moins énergiques (savon au goudron), puis application des *pommades* suivantes :

| | |
|---|---|
| ℞ Calomel ........ | 2 à 4 gr |
| Oxyde de zinc ..... | 10 — |
| Vaseline ....... | 100 — |

| | |
|---|---|
| ℞ Oxyde jaune d'hydrargyre | 1 gr. |
| Huile de cade .. | 1 à 3 — |
| Vaseline ........... | 20 — |

Poudrer par dessus avec une poudre minérale inerte, recouvrir avec de la toile fine inerte (Brocq).

### E. SÉBORRHÉIQUE DES RÉGIONS VELUES

Employer le *savon,* l'*eau de Panama,* l'*ether,* l'*alcool,* les pommades au *soufre,* a la *resorcine,* a l'*ichtyol,* à l'*acide salicylique.*

| | |
|---|---|
| ℞ Soufre.. ............ | 5 gr. |
| Oxyde de zinc............ | 10 — |
| Vaseline..... ......... | 100 — |
| | (Besnier). |

| | |
|---|---|
| ℞ Resorcine ........... | 5 gr |
| Oxyde de zinc ...... .. | 10 — |
| Vaseline ........... | 100 — |
| | (Besnier). |

| | |
|---|---|
| ℞ Acide salicylique........ | 2 a 4 gr. |
| Oxyde de zinc.. ..... | āā 50 — |
| Vaseline ........... | |
| | (Besnier). |

*Bains sulfureux* (80 gr. de polysulfure) tous les 2 jours pendant un ou deux mois.

### E. SÉBORRHÉIQUE DE LA TÊTE.

Mettre, tous les soirs, sur la tête, la *pommade soufrée,* à 15 p. 100. Le lendemain matin, préparer une *solution d'ammoniaque* (1 cuillerée a café pour 3 cuillerées d'eau) et se nettoyer le cuir chevelu avec une petite éponge trempée dans cette solution et exprimée (Besnier).

### E. SQUAMEUX PSORIASIFORME.

Prescrire des *pommades au goudron* (20 p. 100), a l'*huile de cade*, à l'*acide chrysophanique* (4 p. 100).

℞ Huile de cade } ãã 10 gr
Soufre précipité
Savon vert

Cesser l'application des pommades à l'huile de cade ou à l'acide chrysophanique, dès qu'il se produit une vive irritation.

**E. IMPÉTIGINEUX.**

Lotionner les parties malades avec de l'*eau de feuilles de noyer* et une *solution boriquée*.

Faire tomber les croûtes avec des *cataplasmes* ou des *enveloppements* de tarlatane, imbibés de décoction de camomille boriquée et recouverts de taffetas gommé.

**Lorsque les croûtes sont tombées** : employer :

℞ Huile de cade 1 à 5 gr
Savon noir.. Q. S. p. émulsionner.
Vaseline.. 30 gr.

℞ Précipité jaune 1 gr.
Huile de cade 15 —
Glycérole d'amidon 30 —
(Vidal).

**Quand l'éruption est sèche:**

℞ Précipité jaune 1 gr.
Cérat sans eau 20 —
(Vidal).

**Dans les cas rebelles, atoniques, avec infiltration profonde des téguments** employer le *nitrate d'argent* en solution à 1 p. 20, ou :

℞ Huile de cade 5 gr.
Glycérole d'amidon 30 —
(Vidal)

**Dès que l'éruption est sèche** mettre :

℞ Précipité jaune 1 gr.
Cérat sans eau 120 —
Emplâtre simple 600 —
Cire jaune 250 —
Huile blanche 400 —
Dextrine 20 —
Eau. Q. S. p. délayer la dextrine.
(Vidal).

**E. IMPÉTIGINEUX DE LA FACE. — E. DES PAUPIÈRES.**

℞ Précipité jaune. 50 cgr. à 1 gr.
Vaseline 20 —
(Brocq).

**E. DE L'ANUS.**

℞ Nitrate d'argent 5 à 10 gr
Eau distillée 100 —

Pour badigeonnages tous les 2 ou 3 jours (Besnier)

**E. DE LA VULVE.**

Voy. *Prurit vulvaire*.

**E. AVEC DÉMANGEAISONS.**

℞ Acide phénique 1 gr.
— salicylique 2 —
— tartrique. 3 —
Glycérole d'amidon 54 —
(Brocq).

℞ Chlorhydrate de morphine. 20 cgr.
— cocaïne 50 —
Oxyde de zinc 2 gr.
Vaseline. 20 —

Additionner, au besoin, cette pommade de 1 gr. d'acide salicylique (Brocq).

Badigeonnages avec une *solution de cocaïne* à 2 p. 100, ou de *nitrate d'argent* à 5 p. 100.

Pommades à l'*acide phénique* et au *menthol*:

℞ Tanin } ãã 1 gr.
Acide phénique
Glycérine } ãã 15 —
Eau

℞ Menthol. 1 gr.
Huile d'olives. 2 —
Lanoline 10 —

Voy. *Eczema aigu.*

En cas de demangeaisons, voy. *Lichen, Prurit, Strophulus.*

**E. TRÈS ÉTENDU** (diathésique).

Instituer le traitement général hygiénique et diététique de la diathèse en cause et ne procéder qu'avec lenteur à la cure locale : ne pas supprimer trop rapidement un exutoire étendu.

## ÉLÉPHANTIASIS ENDÉMIQUE

**Au début**. instituer le traitement de toute lymphangite ; en cas de fièvre, donner la quinine

**Une fois l'éléphantiasis confirmé** : soulager le malade et diminuer la tension par des *mouchetures* et des *scarifications* rigoureusement aseptiques, repetées à plusieurs reprises, pour faire diminuer les masses éléphantiasiques.

Pratiquer aux membres la *compression methodique* avec la bande de caoutchouc. Placer le membre dans l'*elevation*.

Interventions chirurgicales : Ne pas lier l'artère principale d'un membre, preférer l'*amputation*.

Aux parties génitales, chez l'homme : extirpation du scrotum ou *oschéotomie* ; chez la femme, *ablation des lèvres* de la vulve au bistouri.

## EMBARRAS GASTRIQUE

*Repos au lit.*

*Regime lacte, bouillon degraissé, potages, œufs, pain grillé.*

*Boissons acidulees* (limonade au jus de citron, limonade à l'acide chlorhydrique à 4 p. 1000, 1 à 3 verres par jour) ou *boissons ameres.*

*Antisepsie intestinale* (benzonaphtol, betol, salol, naphtol β, ichtyoforme 3 à 4 gr. par jour).

Assurer l'évacuation de l'estomac et de l'intestin par les *vomitifs* (ipéca 1 gr. 50, ou ipéca 2 gr., tartre stibié 5 cgr., en 3 paquets) et les *purgatifs salins* (sulfate de soude 20 gr. pendant deux ou trois jours de suite).

**En cas de langue recouverte d'un enduit blanchâtre et de sensation de pesanteur à l'épigastre**. prescrire, chez les enfants :

| ℞ Poudre d'ipeca | 30 à 50 cgr. |
|---|---|
| Sirop d'ipéca | 30 gr |

1 cuilleree à cafe de 1/4 d'heure en 1/4 d heure, jusqu'à effet vomitif.

| ℞ Poudre d'ipeca | 50 cgr. |
|---|---|
| Sirop d'ipeca | āā 15 gr |
| — de violettes | |
| Hydrolat de menthe | 70 — |

A prendre en 2 fois à jeun (Dauchez).

Pratiquer le *lavage de l'estomac*, surtout chez les dilates.

**Si les vomissements se sont déjà produits ou si le contenu stomacal a déjà passé dans l'intestin**, donner un *purgatif* (calomel 40 à 80 cgr., sulfate de soude 15 à 30 gr.).

| ℞ Calomel | 2 à 3 cgr |
|---|---|
| Poudre de jalap | 5 — |
| Sucre en poudre | 25 — |

Pour 1 prise. 1 toutes les heures, jusqu'à effet (4 à 5 prises, selon l'âge de l'enfant) (Heizen).

**Contre la fièvre :** donner la *quinine* (20 à 50 cgr., chez l'enfant ; 75 cgr. à 1 gr., chez l'adulte).

**Si l'appétit reste languissant :** prescrire les *alcalins* à petites doses, pris avant le repas sous forme d'eau *alcaline naturelle* (Vichy, Vals) ; donner aussi les *amers* (quinquina, gentiane, quassine, colombo, noix vomique, orexine).

| | | |
|---|---|---|
| ℞ Orexine basique | ... | 10 cgr |
| Extrait de rhubarbe | . . | 5 — |
| — noix vomique | | 1 à 2 — |

Pour 1 pilule 2 par jour, avant les repas (Herzen).

Séjour à la *campagne*.

**En cas de constipation :** faire prendre des *lavements évacuateurs*, surtout s'il existe de l'encombrement intestinal chronique. ordonner la *rhubarbe*, le *podophyllin*, l'*évonymine*.

| | | |
|---|---|---|
| ℞ Racine de rhubarbe concassée | ... | 6 à 8 gr. |
| Faites infuser dans | | |
| Eau bouillante | . . . . | 180 — |
| Ajoutez : | | |
| Résorcine | .. . | 2 — |
| Bicarbonate de soude | | 8 — |
| Oléosaccharure de menthe | | 10 — |

1 cuillerée à bouche toutes les deux heures

# EMBOLIES

**E. DE L'ARTÈRE CENTRALE.**

*Paracentèses répétées* de la chambre antérieure ; instillations d'*atropine*.

Traitement dérivatif, éviter toutes sortes d'excès.

**E. DU CERVEAU.**

Voy *Hémorragie cérébrale, Ramollissement cérébral*.

Traiter l'endocardite.

**E. DES MEMBRES.**

Mobiliser le caillot obturateur et le refouler le plus possible vers la périphérie à l'aide du *pétrissage* des artères du membre. Ensuite *enveloppement* complet du membre dans de la ouate.

Combattre les douleurs par les injections de *morphine*.

Traiter l'endocardite.

**E. PULMONAIRE** (infarctus hémorragique du poumon).

Traiter l'endocardite ou la thrombose veineuse causale (voy. *Hémorroïdes, Phlegmatia alba dolens*).

**Contre la dyspnée et la toux :** *ventouses scarifiées* et injections de *morphine*.

**En cas d'hémoptysie abondante :** mettre en œuvre les *traitements hygiéniques* et *médicamenteux* habituels de l'hémoptysie.

Administrer à l'intérieur la *térébenthine*, pour prévenir la suppuration ou la gangrène de l'infarctus (perles de térébenthine à 20 cgr, 8 à 15 par jour, terpinol, eucalyptol, gaïacol).

**Contre l'asthénie cardiaque :** prescrire la *digitale*, la *caféine*, recourir, au besoin, à la saignée (voy. *Asystolie*).

Voy. *Apoplexie pulmonaire*.

## EMBRYOCARDIE

Voy. *Asystolie, Fièvre typhoïde :* en cas de myocardite, de pouls rapide et d'affaiblissement du cœur, *Grippe :* forme cardiaque, *Myocardite aiguë.*

Donner la *caféine* pour relever la force contractile du cœur et l'*ergot de seigle* pour relever celle des vaisseaux.

## EMPHYSÈME PULMONAIRE

Hygiène. Porter des *vêtements de laine*, se tenir en garde contre les variations brusques de la température.

Éviter de sortir par les grands froids, par les temps de brouillards, de pluie froide ou de bise.

Soigner le moindre rhume, défendre le tabac.

En cas de bronchites interminables, *faire garder strictement la chambre,* dès que la température s'abaisse au-dessous d'un certain degré variable avec la susceptibilité de chaque malade, ou bien conseiller le séjour, pendant l'hiver, dans un *climat tempéré* où l'atmosphère soit peu agitée et pas trop sèche.

En été, séjour à la *campagne*, de préférence dans les forêts de pins.

Abandonner les professions pénibles et les exercices du corps qui exigent de grands efforts.

Combattre la constipation et la dyspepsie flatulente ; en cas de dyspepsie flatulente, avec crises pseudo-asthmatiques, faire prendre

| ℞ Teinture d'iode . . . . | 10 gr. |
|---|---|

V à VI gouttes dans un peu d'eau rougie et sucrée, après les repas (Martan).

Traitement médicamenteux : Traiter l'arthritisme, lorsqu'il existe, par l'*arsenic*, l'*iodure de potassium* et les *alcalins* (eaux de Vichy, de Vals, d'Alet).

Prescrire :

| ℞ | | |
|---|---|---|
| Benzoate de soude . . . . | | 5 gr |
| Bicarbonate de soude . . . | | 10 — |
| Sirop de salsepareille | ãã | 200 — |
| Eau distillée . | | |

3 cuillerées à bouche par jour (Herzen).

Donner l'*arsenic* et l'*iodure de potassium* alternativement, chacun pendant 15 jours chaque mois, ou bien associés :

| ℞ | |
|---|---|
| Arséniate de soude. . . . | 10 cgr |
| Iodure de potassium. . . | 10 gr. |
| Eau distillée . . . . . . . . | 300 — |

1 cuillerée à soupe, au commencement ou à la fin des 2 principaux repas, dans un peu d'eau et de vin, pendant 20 jours chaque mois.

Voy. *Arthritisme.*

**Combattre la bronchite chronique** : par l'*iodure de potassium*, les *balsamiques* (goudron, benjoin, térébenthine, terpine, créosote, eucalyptol).

| ℞ | | |
|---|---|---|
| Sirop de tolu . . . | | |
| — de térébenthine. | ãã | P. E. |
| — d'ipéca . . | | |

2 à 3 cuillerées par jour

| ℞ | |
|---|---|
| Gomme ammoniaque . . | 1 gr. |
| Poudre d'ipéca . . . | 20 cgr. |
| Acétate de morphine . . | 10 — |
| Carbonate d'ammoniaque . | 1 gr. |
| Mucilage de gomme . . . | Q. S. |

Pour 20 pilules 4 à 6 par jour (Romberg).

Voy. *Bronchite chronique*, *Bronchite des artérioscléreux et des emphysémateux*.

Conseiller les *sulfureux* et les *eaux sulfureuses*.

Donner les *expectorants* (kermès, polygala, ipéca, gomme, ammoniaque).

℞ Racine de polygala . . . . 10 gr
Eau chaude . . . . . 200 —
F. infuser, passer, ajouter :
Kermès. . . . . . . . . . 15 cgr.
Sirop de codéine . . . . 30 gr
Par cuillerées à bouche, toutes les 2 heures (Herzen).

Si la bronchite chronique est due à de la stase veineuse, à de la congestion passive par insuffisance du cœur droit ordonner la *digitale*, en macération ou en infusion.

℞ Poudre fraîche de feuilles de digitale. . . . 40 à 60 cgr.
Eau bouillante pour infusion . . . . . 150 gr.
Faire infuser une demi heure, filtrer, ajouter :
Sirop des cinq racines. . . 50 gr
A prendre en 4 ou 5 prises réparties dans les 24 heures.

Voy. *Asystolie : Insuffisance mitrale*.

**En cas de bronchite aiguë :** combattre la toux et la dyspnée avec l'*opium*, la *jusquiame*, la *belladone*, le *chloral*, l'*héroïne*, à la dose de 5 mgr, 3 à 4 fois par jour.

℞ Sirop de morphine . . } 
— de chloral . . } āā 40 gr.
Eau de tilleul . . }
1 cuillerée à bouche toutes les heures (Dieulafoy).

Voy. *Bronchite aiguë*.

**En cas d'encombrement bronchique :** recourir à la médication vomitive, 1 gr. 50 à 2 gr. d'*ipéca*.

**En cas d'accès d'asthme :** pratiquer une injection de *morphine*, recourir aux inhalations d'*oxygène*, de *pyridine*, de *nitrite d'amyle*, d'*éther*.

Prescrire le *datura*, la *lobélie enflée*, le *papier nitré*, les *cigarettes antiasthmatiques* ou bien le *bromoforme*, à la dose de 40 cgr à 1 gr. par jour.

℞ Bromoforme . . . . }
Teinture de jusquiame. }
— lobélie . } āā 5 cc.
— grindelia. }

XX gouttes, plusieurs fois par jour, dans un peu d'eau sucrée (Herzen).

Voy. *Asthme*.

**En cas de congestion pulmonaire :** recourir aux *ventouses sèches* ou *scarifiées*, aux *vésicatoires*.

**En cas de dilatation du cœur droit avec stases viscérales :** administrer la *digitale*, le *strophantus* et la *caféine*.

Aérothérapie : ne pas prescrire le bain d'air comprimé ; recourir à la *pneumothérapie* : faire inspirer dans l'air comprimé et expirer dans l'air raréfié ou l'air libre. Se servir des appareils de Waldenburg et de Dupont. (Ce traitement est contre-indiqué chez les vieux emphysémateux avec lésions cardiaques ou artérielles).

Cures thermales aux eaux du *Mont-Dore* ; conseiller aux arthritiques une cure à *Royat*.

## EMPOISONNEMENTS

INDICATIONS THÉRAPEUTIQUES.

1° Évacuer le poison, à moins qu'il ne puisse être immédiatement neutralisé par le contre-poison ; 2° une fois le poison reconnu, administrer le contre-poison ; 3° donner à l'empoisonné les soins médicaux que réclame son état.

### 1° ÉVACUATION DU POISON.

Donner 5 cgr. d'*emetique* dissous dans un demi-verre d'eau, répeter cette dose trois ou quatre fois, a quelques minutes d'intervalle ; faire boire beaucoup d'eau tiede, et favoriser le vomissement par la *titillation de la luette.*

Ou mieux, ordonner l'*ipeca* à la dose de 1 gr. 50 en trois paquets, pris coup sur coup.

| | |
|---|---|
| ℞ Poudre d'ipéca | 2 gr. |
| Tartre stibié | 5 cgr. |
| Sucre en poudre | 1 gr |

Pour 2 prises, à prendre a 5 minutes d'intervalle (adultes) (Herzen).

| | |
|---|---|
| ℞ Tartre stibié | 5 à 10 cgr. |
| Sirop d'ipeca | 25 gr. |

1 cuilleree à cafe toutes les 5 minutes jusqu'a effet (enfants de 4 a 10 ans)

Employer aussi le *sulfate de cuivre*, a la dose de 20 cgr. dissous dans deux cuillerees d'eau ; reiterer cette dose.

Ou encore pratiquer des injections de *chlorhydrate d'apomorphine :*

| | |
|---|---|
| ℞ Chlorhydrate d'apomorphine | 5 cgr. |
| Eau distillee de laurier-cerise | 10 gr |

Injecter une seringue de Pravaz et cinq a dix minutes apres une seconde seringue, ou bien injecter deux seringues d'emblée (L'apomorphine est contre-indiquée chez les vieillards et chez les sujets affaiblis, a cause du danger de collapsus )

Lorsqu'on ne peut faire vomir le malade, introduire la *sonde œsophagienne* et pratiquer le *lavage de l'estomac* avec 5, 10 et même 20 litres d'eau tiède, en versant de 1 a 2 litres de liquide chaque fois, de façon a déplisser complètement la muqueuse stomacale. Chez les enfants, employer une sonde en caoutchouc rouge, *sonde Nelaton*, du n° 12 ou 14, adapter un petit entonnoir en verre au pavillon de la sonde

**En cas de poison insoluble**, ayant deja franchi l'estomac, preférer un *emeto-cathartique :*

| | |
|---|---|
| ℞ Tartre stibie | 20 cgr. |
| Sulfate de soude | 60 gr. |
| Eau distillee | 1 litre. |

A prendre par grands verres, un verre toutes les 3 ou 4 minutes.

En même temps, faire de *grands lavages de l'estomac* à l'aide d'une longue canule.

Dans les empoisonnements par les substances vegetales nuisibles, administrer de *fortes solutions de sel marin*, qui agissent comme éméto-cathartique :

| | |
|---|---|
| ℞ Sel marin | 50 gr. |
| Eau | 1 litre. |

A prendre rapidement par grands verres

Ce moyen est precieux, car on a toujours du sel sous la main, et l'on ne saurait administrer trop tôt un évacuant.

**Quand le poison a été pris**

**sous forme de lavement et qu'il est parvenu dans le gros intestin** : avoir recours aux *lavements évacuateurs et purgatifs.*

Prescrire le sené et le sulfate de soude :

| | |
|---|---|
| ℞ Séne | 20 gr |
| Sulfate de soude | 50 — |
| Eau | 300 — |

Faire bouillir legèrement le séné avec l'eau, ajouter le sulfate de soude, passer, exprimer.

Préférer ce lavement aux drastiques les plus énergiques, dont l'action est plus lente.

2° **ADMINISTRATION DU CONTREPOISON.**

Donner la préférence à un *contrepoison d'une complète innocuite* et que l'on puisse se procurer immédiatement partout.

*Administrer le contrepoison en quantite beaucoup superieure* à celle qui est strictement nécessaire pour operer la neutralisation chimique du poison.

Prescrire, comme contrepoison des poisons organiques, le *tanin* ou l'*iode.*

| | |
|---|---|
| ℞ Tanin | 10 gr. |
| Eau distillee | 200 — |
| Sirop de gomme | 50 — |

A prendre en plusieurs fois

| | |
|---|---|
| ℞ Iode | 10 a 20 cgr. |
| Iodure de potassium | 20 a 40 gr |
| Eau distillee | 400 — |
| Sirop de gomme | 100 — |

3 cuillérées a bouche toutes les 5 minutes.

Dans la plupart des cas, *insister, apres l'administration du contrepoison, sur la medication evacuante.*

**Quand le poison a traversé l'estomac et a pénétré dans l'intestin grêle** : préférer un *contrepoison insoluble*, à un contrepoison soluble, dont l'effet pourrait se limiter à l'estomac.

3° **TRAITEMENT GÉNÉRAL ET SYMPTOMATIQUE :**

**Ranimer la circulation** en rechauffant la peau à l'aide de *couvertures chaudes*, de *frictions seches*, de *boules d'eau chaude*, de *sinapismes* promenés sur divers points, quelquefois il est utile de pratiquer une *saignee* (150 a 200 gr.).

| | |
|---|---|
| ℞ Ammoniaque | 5 gr. |
| Ether acetique | 20 — |
| Baume de Fioravanti | 40 — |
| Alcool camphre | 80 — |

Pour frictions (Herzen).

Application de *compresses tres chaudes sur la region precordiale*. Pratiquer des injections d'*ether*, d'*huile camphree* et de *cafeine*, alternativement.

Voy. *Collapsus.*

**Faciliter la respiration** par l'introduction d'un air pur en quantité suffisante, par des *pressions alternatives sur les parois du thorax*, par des *tractions rythmees* de la langue, par des *insufflations d'air*, par des *commotions galvaniques* convenablement employées, par des *inhalations d'oxygène*.

**Augmenter l'activité des organes sécréteurs** par les *diuretiques* et les *injections intraveineuses de serum artificiel*, dans le cas d'empoisonnement par les antimoniaux et les arsénicaux, qui sont élimines par les reins ; a l'aide des *cholagogues*, dans les cas d'empoisonnement par des poisons minéraux.

Dans quelques cas, pour **diminuer la quantité du poison**, pratiquer la *saignee suivie d'injection intraveineuse de solution saline* (7 p. 1000), pour diluer la quantité restante de poison et pour en faciliter l'élimination par les reins.

Quand le poison est absorbe et ne peut être facilement et promptement éliminé de l'économie, si l'on ne peut le poursuivre dans le sang avec le contrepoison, il faut avoir recours à des *remedes* ou *agents dynamiques dont l'action n'est point nuisible et peut se substituer a l'action dynamique fâcheuse du poison.* C'est ainsi que le café agit dans les cas d'empoisonnement par l'opium.

**Contre l'œsophagite** : administrer de l'*eau vinaigree*, de la *limonade citrique*, s'il y a eu ingestion d'une base caustique.

Si l'œsophagite est occasionnee par un acide, donner de l'*eau de chaux*, de la *magnesie*, de l'*eau de savon*.

Contre la douleur : *chlorhydrate de cocaine* à la dose de 2 à 4 cgr. en potion prise par cuillerées a cafe. Injections de *morphine*.

Pratiquer à temps le *catheterisme* pour empêcher les rétrecissements secondaires.

**Contre la gastrite aiguë** : prescrire la *glace*, à l'intérieur ; pratiquer des *lavages d'estomac tres froids*.

*Regime lacté.*

**En cas de douleur et de vomissements incessants** : pratiquer le *lavage de l'estomac avec de l'eau cocainisee*, à 10 cgr. par litre. Appliquer la *glace* extérieurement et faire prendre continuellement au malade des petits morceaux de glace.

**En cas d'hémorragies gastriques**, donner le *tanin* ou le *perchlorure de fer* en potion, ou bien recourir au *lavage de l'estomac avec de l'eau legerement perchloruree*.

**En cas d'anurie** (sublimé, arsenic) : ne pas donner de diurétiques medicamenteux ; prescrire la *diète hydrique* puis ensuite la *diète lactee* et pratiquer des injections sous-cutanées de *serum artificiel* a la dose de 500 a 1000 et 1500 cc par jour a la condition qu'il ne se produise aucun œdeme.

**EMPOISONNEMENT PAR :**

**Acétanilide** : vomitifs, inhalations d'oxygène, stimulants, respiration artificielle, saignée.

**Acétate de plomb** : voy. *Plomb*.

**Acides** : alcalins, magnésie (50 à 100 gr.), eau de savon, eau de chaux, eau albumineuse, huile, lait.

**Aconit** : Vider l'estomac, vomitifs ou mieux pompe stomacale, stimulants : injections d'éther, inhalations de nitrite d'amyle, respiration artificielle pendant 2, 3 et 4 heures, si nécessaire.

**Aconitine** : voy. *Aconit*.

**Alcalis, Ammoniaque** : vider l'estomac, lavages de l'estomac avec acide acétique 10 gr. pour un litre d'eau. Faire prendre du vinaigre dilue dans de l'eau (1 partie pour 4), de l'acide citrique ou tartrique, du jus de citron, des limonades acides.

| | |
|---|---|
| ℞ Acide chlorhydrique ou sulfurique . . . . | XX à XXX gouttes. |
| Eau . . . . | q. s. 300 gr. |

A boire en trois fois avec 5 minutes d'intervalle.

| | | |
|---|---|---|
| ℞ | Acide tartrique . . . . . | 10 gr |
| | Eau . . . . . . . . . | 1 litre. |

Prendre 2 grands verres, 5 minutes l'un après l'autre, puis, toutes les 5 minutes, prendre une cuillerée à café d'huile d'amandes douces, avec 5 cuillerées à bouche de limonade tartrique.

Lait ; eau albumineuse.

En cas de dyspnée par œdème de la glotte : trachéotomie.

**Alcool** : vider l'estomac, ipéca 30 à 50 cgr., pour ne pas provoquer le collapsus : ou bien émétique, 5 cgr. dans un demi-verre d'eau.

Café fort et chaud, additionné de XV gouttes d'ammoniaque. Affusions froides.

Au besoin : stimulants, inhalations de nitrite d'amyle.

Voy. *Alcoolisme aigu.*

**Alun** : vomitifs, lait, magnésie, boissons mucilagineuses.

**Ammoniaque** . voy. *Alcalis.*

**Aniline** air frais, stimulants, respiration artificielle, inhalation d'oxygène ; saignée.

**Antimoine, Émétique, Tartre stibié** : vider l'estomac. Astringents acide tannique, acide gallique, café fort, thé vert fort.

| | | |
|---|---|---|
| ℞ | Acide tannique . . . . . | 1 gr. |
| | Eau distillée . . . . . | 200 — |
| | Sirop de coings . . . . . | 50 — |

2 cuillerées, puis une cuillerée toutes les 5 minutes.

Émollients : blancs d'œufs, tisane d'orge, lait.

Chercher à faciliter l'élimination du tartre stibié par les reins, en faisant prendre la limonade tartrique.

| | | |
|---|---|---|
| ℞ | Acide tartrique . . . . | 6 à 8 gr |
| | Ou crème de tartre soluble | 15 — |
| | Eau . . . . . . | 500 — |
| | Sucre. . . . . . . . | 50 — |

A boire par verres.

S'il y a collapsus . caféine, éther. Réchauffer le malade.

**Arsenic, Acide arsénieux** : vider l'estomac (pompe stomacale et lavage de l'estomac, ou vomitifs : ipéca, apomorphine, sulfate de cuivre) ; pas d'émétique Eau chaude ou eau salée en grande quantité. Hydrate de sesqui-oxyde de fer ou hydrate ferrique.

| | | |
|---|---|---|
| ℞ | Hydrate de sesqui-oxyde de fer . . . . . . | 15 gr. |
| | Eau . . . . . . . . | 500 — |

1 verre toutes les 3 et 4 minutes (agiter).

Ou bien fer dialysé, à la dose de 30 gr. souvent répétée.

Si on ne peut pas se procurer ces contrepoisons, donner la magnésie à hautes doses, 30, 40, 60 gr.

| | | |
|---|---|---|
| ℞ | Magnésie hydratée . . | 30 gr. |
| | Eau . . . . . | 400 — |

A prendre en 2 fois

Huile d'olives et eau de chaux, à parties égales, à doses considérables.

| | | |
|---|---|---|
| ℞ | Huile d'olives . . | ãã 500 gr. |
| | Eau de chaux . . . . | |

A prendre par verres à bordeaux, toutes les 5 minutes

| | | |
|---|---|---|
| ℞ | Magnésie calcinée . | 30 gr. |
| | Eau de chaux . | 150 — |
| | — distillée. . . . . . | 200 — |
| | Sirop de fleurs d'oranger | 50 — |

A prendre par verres à bordeaux, toutes les 5 minutes.

Administrer enfin un purgatif énergique, en donnant la préférence au sulfate de soude, à la dose de 30 gr. et des lavements.

Stimulants. couvertures chaudes, boules d'eau chaude aux

extrémités. Boissons mucilagineuses (tisane de graines de lin).

**Arum maculatum** : vomitif, café très fort.

**Atropine** : voy. *Belladone*.

**Azotique (Acide)** : voy. *Nitrique (acide)*.

**Baryum ou Baryte** : vider l'estomac. Sulfate de soude 30 gr., acide sulfurique dilué, à la dose de 2 gr dans de l'eau. Stimulants.

**Belladone** : vider l'estomac. Lavages de l'estomac avec une solution d'acide tannique.

| ℞ Acide tannique | 10 gr. |
|---|---|
| Eau | 1 lit. |

Stimulants : alcools, vins généreux, café fort. Sinapismes aux jambes.

Sudorifiques : Jaborandi (5 à 7 gr. de teinture) par la bouche ou par le rectum ; pilocarpine, 2 cgr., en injection hypodermique (éviter ou compenser par les stimulants l'action dépressive sur le cœur).

| ℞ Feuilles de jaborandi | 5 gr. |
|---|---|
| Faire infuser dans : | |
| Eau bouillante | 200 — |

A prendre en une ou deux fois.

| ℞ Teinture de jaborandi | 5 gr |
|---|---|
| Eau distillée | 150 — |
| Jaune d'œuf | N° 1 |

Pour 1 lavement.

Si l'on est dans l'impossibilité de se procurer la pilocarpine, injecter la physostigmine.

La morphine est indiquée pendant le stade d'excitation ; elle est nuisible dans le stade suivant de dépression : injecter 2, 3 et 5 cgr. de chlorhydrate de morphine.

Respiration artificielle. Courants interrompus dans les membres.

**Benzine** : vider l'estomac. Stimulants, teinture de belladone, XXX gouttes, respiration artificielle, courants interrompus sur la poitrine et sur la région du cœur.

**Bichromate de potasse** : vider l'estomac Eau de chaux, ou mieux carbonate de magnésie ou de chaux dans du lait (30 gr ).

| ℞ Limaille de fer | 5 gr. |
|---|---|

Pour 1 prise : 1 toutes les 5 minutes

Blancs d'œufs, tisanes épaisses d'orge, de gruau.

**Brucine** : voy. *Strychnine*.

**Bryone** : vider l'estomac. Stimulants

**Caféine** : vider l'estomac. Acétate et carbonate d'ammoniaque. Stimulants. Injecter 1 cgr. de chlorhydrate de morphine, associé à 1 mgr. de sulfate d'atropine.

**Calabar** : vider l'estomac. Teinture de belladone en potion ou lavement, à la dose de XV à XX gouttes, ou bien injection de sulfate d'atropine (1 mgr.), répétée, au besoin.

Si l'on ne peut se procurer ces médicaments : administrer le chloral, à la dose de 1 gr. toutes les heures, en potion ou en lavements.

Dans les cas graves, injection de strychnine, 1 1/2 mgr. d'emblée, répétée, au besoin.

Stimulants Respiration artificielle

**Camphre** : vider l'estomac. Stimulants. Inhalations d'éther. Si le camphre a été pris sous la forme solide, ne pas donner de liqueurs spiritueuses par la bouche.

**Cantharides** : vider l'estomac à l'aide de vomitifs, de préférence l'apomorphine. Purgatifs non huileux. Huile sous aucune forme. Sulfate de soude ou de magnésie 25 à 30 gr. Manne 50 gr., dans une tasse de lait. Prescrire le camphre et l'opium, injections de morphine.

| | |
|---|---|
| ℞ Camphre pulvérisé ... | 3 gr. |
| Gomme pulvérisée. | 15 — |
| Potion gommeuse.... | 200 — |
| Elixir parégorique ... | 10 à 15 — |

1 cuillerée à soupe, toutes les 10 minutes.

Boissons émollientes : décoction de lin, d'orge, eau albumineuse.

Applications chaudes sur le ventre.

**Carbonique (Acide), Oxyde de carbone** grand air, respiration artificielle, inhalations d'oxygène, ammoniaque sous les narines, stimulants injections d'éther et injection d'un demi-litre de café fort et chaud dans le rectum, lotions d'eau froide sur la tête et la poitrine, saignée, transfusion de sang.

Voy. *Asphyxie par acide carbonique* ou *par oxyde de carbone*

**Caustiques, Potasse, Soude** : eau mélangée de vinaigre, d'acide acétique ou d'acide citrique, eau albumineuse, lait, huile d'olive.

| | |
|---|---|
| ℞ Acide chlorhydrique ou sulfurique.. | XX à XXX gouttes. |
| Eau. | 300 gr. |

A prendre en 3 fois, avec 5 minutes d'intervalle

**Champignons** : vider l'estomac, purgatifs.

| | |
|---|---|
| ℞ Huile de ricin. ....... | 30 à 40 gr. |
| Huile de croton .. .. | I goutte |

Ether ; pour combattre l'arrêt du cœur, teinture de belladone, XXX gouttes, ou injection de sulfate neutre d'atropine, 2 mgr. en 2 fois, à demi-heure d'intervalle.

Prescrire à la période algide.

| | |
|---|---|
| ℞ Acétate d'ammoniaque | 8 à 10 gr |
| Teinture de belladone | XXX gouttes |
| Liqueur d'Hoffmann | 10 gr |
| Eau chloroformée . / Hydrolat de mélisse. | āā 50 — |
| Sirop de cannelle . | 30 — |

1 cuillerée à bouche de demi-heure en demi-heure.

Inhalations d'oxygène.

**Chloral** . vider l'estomac ; stimulants ; injection de un demi-litre de café fort et chaud dans le rectum.

Réveiller le malade de toutes les manières ; injections hypodermiques de caféine et de strychnine (2 à 3 mgr., en trois fois). De temps en temps, inhalations de nitrite d'amyle. Respiration artificielle.

**Chlorate de potasse** : vider l'estomac, purgatifs, boissons émollientes.

**Chlore** . air frais, inhalations d'ammoniaque ou d'hydrogène sulfuré.

**Chlorhydrique (Acide)** : eau savonneuse en grandes quantités bicarbonate de soude ou de potasse . magnésie, 50 gr. eau de chaux ; huile d'olive ; lait, eau albumineuse.

Ne pas pratiquer le lavage de l'estomac.

**Chloroforme** si le chloroforme a été inhalé, tirer la langue avec une pince et débarrasser la bouche des mucosités qu'elle contient, puis pratiquer des tractions rythmées de la langue selon la méthode de Laborde

Mettre la tête dans une position déclive. Ouvrir portes et fenêtres Inhalations d'oxygène Respiration artificielle. Electrisation du nerf phrénique, un pôle au creux de l'estomac, l'autre sur le larynx. Massage de la région précordiale : piqûre du cœur avec une aiguille. Marteau de Mayor. Inhalations de nitrite d'amyle

Si le chloroforme a été ingéré, vider l'estomac. Lavage de l'estomac à l'eau de Vichy ou avec une solution de carbonate de soude. Huile d'olive ou huile d'amandes douces en grandes quantités, après avoir fait absorber un litre d'eau contenant 15 à 20 gr. de carbonate de soude Lait coupé d'eau de chaux.

Stimulants : café fort et chaud en lavement ; injection de caféine ; inhalations de nitrite d'amyle.

**Chromique (Acide)** carbonate de magnésie ou de chaux dans du lait. Eau albumineuse. Tisane d'orge, de graine de lin.

Voy. *Bichromate de potasse*

**Cigue, Cicutine** : vider l'estomac. Astringents.

| ℞ Acide tannique. | 3 gr. |
|---|---|
| Eau distillée. | 130 — |
| Sirop de coings | 20 — |

A prendre en 3 fois

Infusion de café, de thé vert. Stimulants. Injection de sulfate d'atropine, 1 mgr. Respiration artificielle.

**Cocaïne** : vider l'estomac. Astringents. Stimulants : alcool, caféine, éther. Inhalations de nitrite d'amyle.

| ℞ Nitrite d'amyle. | } ãã 5 gr. |
|---|---|
| Alcool à 90°. | |

Pour inhalations.

Respiration artificielle.

**Colchique** injections sous-cutanées d'éther ; inhalations de nitrite d'amyle Astringents Thé fort, eau albumineuse.

**Coloquinte** : vider l'estomac. Esprit de camphre, X gouttes tous les 1/4 d'heure, dans du lait Laudanum, X gouttes toutes les 5 à 10 minutes (jusqu'à XXX gouttes dans de l'eau-de-vie et de l'eau ; ou bien lavement laudanisé.

Boissons émollientes. Stimulants.

**Crayons de couleur** : vider l'estomac Fer dialysé à grandes doses, dans de l'eau.

**Créosote** : voy. *Phénique (acide).*

**Croton** : vider l'estomac. Boissons émollientes ; eau albumineuse. Esprit de camphre, X gouttes, toutes les 5 à 10 minutes. Laudanum, XXX gouttes, ou injection de morphine. Stimulants.

**Cuivre** : vider l'estomac. Magnésie calcinée 20 gr., ou limaille de fer et soufre.

| ℞ Limaille de fer . . . . | 15 gr. |
|---|---|
| Soufre sublimé et lavé | 8 — |

Pour 15 cachets : 1 toutes les 10 minutes.

Blancs d'œufs ; boissons émollientes.

Injection hypodermique de morphine, ou XXV gouttes de

laudanum par voie stomacale.

**Curare** : respiration artificielle continuée, pendant 5, 10, 20 heures. Stimulants.

**Cyanhydrique (Acide), Acide prussique** : sulfate de fer (vitriol vert) et eau, à hautes doses, 30 gr. à la fois. Vider l'estomac. Stimulants : alcool, éther, ammoniaque (2 gr. dans de l'eau), sel volatil. Injections sous-cutanées d'éther. Lotions froides sur la tête et la colonne vertébrale. Injection d'atropine 1 mgr., ou teinture de belladone à l'intérieur, XXX gouttes dans de l'eau. Respiration artificielle. Electrisation. Inhalations d'oxygène.

**Datura, Daturine** : voy. *Stramonium*.

**Digitale, digitaline** : vider l'estomac. Astringents : acide tannique ou acide gallique 3 à 4 gr., dans de l'eau chaude. Stimulants. Aconit :

℞ Alcoolature de racines d'aconit . . . XXX gouttes
Liqueur d'Hoffmann . 2 gr.
Eau . . . . . . 250 —

A prendre en 3 fois, avec 5 à 10 minutes d'intervalle.

Ou bien, injection sous-cutanée d'aconitine 1/4 de mgr., répétée 2 à 3 fois.

Faire garder la position couchée, même après que tous les symptômes ont disparu.

**Duboisine** voy. *Belladone*.

**Eau forte** : voy. *Nitrique (acide)*.

**Émétique** voy. *Antimoine*.

**Ergot de seigle** : vider l'estomac. Purgatifs : huile de ricin, 30 gr. et huile de croton I goutte; sulfate de soude 30 gr. Astringents (tanin 4 à 6 gr.). Stimulants, alcool, ether :

℞ Ether sulfurique . . . . 2 gr.
Eau distillée. . . . . . . 150 —
Sirop simple . . . 30 —

Par cuillerées à bouche, toutes les 15 à 30 minutes.

Inhalations de nitrite d'amyle.

**Esérine** : voy. *Calabar*.

**Essence de Mirbane** : voy. *Nitrobenzine*.

**Ether** : grand air. Flagellations. Ammoniaque sous les narines. Lotions d'eau froide. Respiration artificielle. Tractions rythmées de la langue. Marteau de Mayor. Inhalations de nitrite d'amyle. Trachéotomie.

**Fève de S. Ignace** : voy. *Strychnine*.

**Fowler (Liqueur de)** : voy. *Arsenic*.

**Gaz d'éclairage** : grand air. Ammoniaque sous les narines. Stimulants : 1/2 litre de café chaud par le rectum. Respiration artificielle. Inhalations d'oxygène. Ablutions froides sur la tête et la poitrine. Saignée.

**Gelsemium sempervirens** : vider l'estomac. Stimulants. Injection de sulfate d'atropine 1 mgr., répétée, au besoin, au bout d'une demi-heure. Ou bien, teinture de belladone XXV gouttes, en 2 fois. Respiration artificielle.

**Hydrochlorhydrique (Acide)** voy. *Chlorhydrique (acide)*.

**Hyoscyamine** : voy. *Jusquiame*.

**Iode** : vider l'estomac. Amidon et eau en grandes quantités.

℞ Amidon . . . . 50 gr.
Eau . . . . . . . . 150 —

A prendre par cuillerées.

Arrow-root, gruau, blancs d'œufs. Magnésie calcinée. Inhalations de nitrite d'amyle.

**Iodoforme** excitants, bains. Alcalins : carbonate de potasse, 15 gr., eau 200 gr. : 1 cuillerée à bouche toutes les 2 heures. Atropine (2 mgr. dans les 24 heures).

**Iodures**; limonade sulfurique, ensuite eau amidonnée.

**Jaborandi, Pilocarpine** : vider l'estomac. Astringents. Injections hypodermiques d'atropine à 1 mgr., ou teinture de belladone XXX gouttes

**Jusquiame, Hyoscyamine** : vider l'estomac. Stimulants alcooliques, ammoniaque, café fort, Sinapismes, Pilocarpine en injections sous-cutanées a 1 cgr., répétées deux, trois et quatre fois selon le besoin, ou bien 7 gr. de teinture de jaborandi en lavement.

**Kairine** : voy. *Resorcine*.

**Laurier-cerise (eau de)** . voy. *Cyanhydrique (acide)*

**Mercure (sels de)** ; voy. *Sublime*.

**Morphine** : vider l'estomac, de préférence par le lavage d'estomac ; ipeca 2 gr., apomorphine 5 mgr. Tenir le malade debout et l'empêcher de dormir par tous les moyens ; l'interpeller, l'empêcher de se coucher, le frapper avec une serviette mouillée, le stimuler de toutes les façons ; électricité aux membres, piqûres, brûlures, ammoniaque sous le nez.

Astringents.

| | |
|---|---|
| ℞ Permanganate de potasse | 40 cgr |
| Eau distillée . . . . . . . . | 30 gr |

X gouttes plusieurs fois de suite a de courts intervalles.

| | |
|---|---|
| ℞ Permanganate de potasse | 10 cgr |
| Eau distillee. . . . . . . . . . . | 100 gr |

1 cuilleree a cafe toutes les 5 minutes, en buvant apres chaque dose de grandes quantités d'eau de Seltz (Schwartz)

Injections sous cutanées d'une solution de permanganate de potasse a 1 ou 2 p. 100, 1 à 2 seringues de Pravaz.

Stimulants : 1/2 litre de cafe chaud par la bouche ou a defaut en lavement. Caféine, éther camphre, strychnine en injections hypodermiques.

Injection de sulfate d'atropine; 3 mgr. d'atropine sont l'antidote de 6 cgr. de morphine, ne pas donner de trop fortes doses d'atropine, se contenter d'injecter 2 mgr. au début, puis injecter 1 a 2 mgr. apres une demi-heure, 1 ou 2 heures. Injecter jusqu'a 5 et 6 milligr. mais ne jamais dépasser la dose de 1 centigr. d'atropine. Se guider sur l'etat de la pupille : tant que le myosis morphinique persiste, renouveler les injections d'atropine, mais le mydriasis une fois obtenu, cesser l'administration de l'atropine. Tenir aussi compte de l'état du pouls et cesser les injections d'atropine si la tachycardie devient inquiétante.

Injection de teinture de belladone, 2 gr. en une fois. Inhalations de nitrite d'amyle.

Respiration artificielle continuee pendant plusieurs heures, s'il est necessaire, inhalations d'oxygene

Voy. *Morphinomanie*.

**Muscarine** . voy. *Champignons*.

**Nicotine** : voy. *Tabac*.

**Nitrate d'argent** . laver l'estomac avec une solution de chlorure de sodium à 3 p. 100, et faire boire de l'eau salée dans la proportion de 1 cuillerée à café de sel pour un grand verre d'eau (8 à 10 gr. de sel pour 200 à 250 gr.). Administrer un émé-to-cathartique.

Tisanes émollientes, tisane d'orge, blancs d'œufs.

**Nitrate de potasse (Salpêtre)** : vider l'estomac. Boissons mucilagineuses. Blancs d'œufs, tisane de graine de lin, huile d'olive. Stimulants. Inhalations de nitrite d'amyle Injection hypodermique de 1 mgr. de sulfate d'atropine, en cas de faiblesse cardiaque.

**Nitrique (Acide), Acide azotique, Eau forte** : eau savonneuse en grande quantité. Bicarbonate de soude ou de potasse, carbonate d'ammoniaque ou de soude, dissous dans de l'eau. Magnésie, eau de chaux.

| | |
|---|---|
| ℞ Magnésie calcinee..... | 20 à 30 gr |
| Eau . . . . . . | 250 — |

A prendre en une fois

Lait coupé d'eau de chaux. Huile. Blancs d'œufs.

Tisane de graine de lin, tisane de gomme.

Au besoin, trachéotomie.

**Nitrite d'amyle** : air frais. Vider l'estomac. Respiration artificielle. Injections d'ergotine. Faire garder la position couchee pendant longtemps.

**Nitrite de sodium** : voy *Nitrite d'amyle*

**Nitro-benzine, Essence de Mirbane** : vider l'estomac. Stimulants. Ammoniaque sous les narines. Injection de sulfate d'atropine à 1 mgr., ou teinture de belladone, XXV à XXX gouttes. Respiration artificielle.

**Nitro-glycérine** : faire rester le malade couché. Appliquer le sac de glace sur la tête. Ergot de seigle, 3 gr., ou injections d'ergotine. Injection hypodermique de sulfate d'atropine à 1 mgr.. ou teinture de belladone, XX gouttes, par la bouche. Injections d'éther.

**Noix vomique** : voy. *Strychnine.*

**Opium** : voy. *Morphine.*

**Oxalique (Acide)** : chaux, craie préparée, blanc d'Espagne ou magnesie donnés à hautes doses. Solution de sucrate de chaux. Eau de chaux, Huile de ricin 30 gr.

Eviter l'administration de bicarbonate de soude ou de potasse, de carbonate de soude ou de potasse ou d'ammoniaque.

Boissons émollientes, blancs d'œufs

**Oxyde de carbone** : voy. *Carbonique (acide).*

**Paraldéhyde** voy. *Chloral.*

**Perchlorure de fer** : vider l'estomac. Astringents. Boissons émollientes, blancs d'œufs Huile d'amandes douces Stimulants.

**Pétrole** : vider l'estomac Stimulants

**Phénique (Acide), Phénol, Phénate de soude**

| | |
|---|---|
| ℞ Sulfate de soude .. . . . | 30 gr. |
| Eau. . . . . . . . . . . . . | 750 — |

Par grands verres, toutes les 5 minutes

Lavages stomacaux avec une solution de sulfate de soude, 10 à 20 gr par litre d'eau.

Sucrate de chaux. Eau albumineuse Huile d'amandes douces.

| | |
|---|---|
| ℞ Huile d'amandes douces | 20 gr |
| Poudre de gomme arabique | 10 — |

Faire une emulsion avec :

| | |
|---|---|
| Eau distillée | 200 gr. |
| Sirop simple | 100 — |

2 cuillerées à bouche toutes les 5 à 10 minutes.

Stimulants. Saignée. Respiration artificielle.

**Phosphore** : vomitifs (sulfate de cuivre) ou lavage de l'estomac d'abord à l'eau tiède, puis avec une solution de permanganate de potasse à 1 p. 5000 (5, 10 et 20 litres), terminer par un second lavage à l'eau tiède.

| | |
|---|---|
| ℞ Sulfate de cuivre. | 50 cgr. |
| Eau distillée | 50 gr. |

A prendre en 4 fois avec 1/4 d'heure d'intervalle.

En même temps, grands lavages de l'intestin à l'aide d'une longue canule, avec une solution de permanganate à 1 p. 10 000.

Recourir également à l'usage interne du permanganate de potasse en solution aqueuse à 1 p. 1000, administrée à la dose de 2 cuillerées à bouche toutes les 2 heures.

| | |
|---|---|
| ℞ Permanganate de potasse | 1 gr. |
| Eau | 300 — |

A boire, en 2 ou 3 fois.

Ou bien, essence de térébenthine (6 à 8 gr. en capsules ou en mixture).

| | |
|---|---|
| ℞ Essence de térébenthine | 15 gr. |
| Gomme arabique pulvérisée | 8 — |
| Eau | 180 — |
| F. une émulsion, ajouter | |
| Sirop de térébenthine | 25 — |

2 cuillerées à bouche, tous les 1/4 d'heure.

Purgatif : 25 gr. de sulfate de magnésie.

**Physostigmine** : voy. *Calabar*.

**Picrotoxine** : vider l'estomac. Chloral, 1 gr. 50 dans de l'eau, donner une seconde dose de 60 cgr. au bout d'un quart d'heure, si besoin. Bromures à hautes doses.

**Pilocarpine** : voy. *Jaborandi*.

**Plomb** : vider l'estomac ; lavages stomacaux avec une solution d'acide sulfurique, à 1 ou 2 p. 1000, ou de sulfate de zinc à 3 ou 4 p. 1000. Acide sulfurique : 2 gr. dilués dans de l'eau, sulfate de soude ou de magnésie.

| | |
|---|---|
| ℞ Acide sulfurique | 2 gr. |
| Sulfate de soude } | ãã 40 — |
| — de magnésie } | |
| Eau distillée | 1 litre |

Par grands verres, tous les quarts d'heure.

Ou bien soufre et miel.

| | |
|---|---|
| ℞ Soufre } | ãã 20 gr. |
| Miel } | |

A prendre en 3 ou 4 fois, en l'espace de 2 heures.

Eau albumineuse. Lait.

Voy. *Colique de plomb*, *Saturnisme*.

**Potasse** : voy. *Caustiques*.

**Précipité blanc** ou **Précipité rouge** : voy. *Sublimé*.

**Protoxyde d'azote** : voy. *Ether*.

**Prussique (Acide)** : voy. *Cyanhydrique (acide)*.

**Résorcine** : vider l'estomac. Lavages stomacaux avec une solution de soude. Blancs d'œufs. Stimulants. Inhalations de nitrite d'amyle. Injection sous-cutanée de sulfate d'atropine à 1 mgr.

**Rue, Sabine** : purgatifs : huile

de ricin. Eau albumineuse. Emollients.

**Salpêtre** : voy. *Nitrate de potasse*.

**Santonine** : vider l'estomac. Purgatifs. Boissons stimulantes. Inhalations de chloroforme.

**Sel d'oseille** : voy. *Oxalique (acide)*.

**Soude** : voy. *Caustiques*.

**Stramonium** : voy. *Belladone*. Ne pas administrer de physostigmine.

**Strychnine** : vider l'estomac de préférence à l'aide de la pompe stomacale.

S'il y a déjà des accidents tétaniques et du trismus, injections d'apomorphine. Purgatifs huileux.

Astringents. Bromures, opium et chloral. Inhalations de chloroforme.

Respiration artificielle. Inhalations de nitrite d'amyle.

| ℞ | | |
|---|---|---|
| | Chloral | 4 gr. |
| | Bromure de potassium | 10 — |
| | Eau | 100 — |

A prendre en une fois, dans un verre de lait.

Puis administrer de nouvelles doses de chloral et de bromure de potassium, jusqu'à concurrence de 10, 15 et 20 gr. de chloral et de 20, 25 et 30 gr. de bromure.

| ℞ | | |
|---|---|---|
| | Opium brut | 50 cgr. |
| | Sucre en poudre | 3 gr. |

Pour 10 prises : prendre 3 prises avec 20 à 30 minutes d'intervalle, et les autres, selon le cas, toutes les 1 ou 3 heures.

Lavements calmants de chloral ou de laudanum.

| ℞ | | |
|---|---|---|
| | Laudanum | XL à LX gouttes |
| | Eau tiède | 60 à 100 gr. |

Pour 1 lavement.

Curare en injection hypodermique, 1 à 1 1/2 mgr.

**Sublimé corrosif** : vider l'estomac. Eau albumineuse (10 à 15 blancs d'œufs par litre), en quantité illimitée. Hydrogène sulfuré. Magnésie calcinée (30 gr. dans 300 gr. d'eau). Lait. Farine et eau. Bouillie de gruau. Tisane d'orge. Stimulants.

Chlorate de potasse.

En cas d'intoxication mercurielle consécutive à des injections mercurielles insolubles (huile grise, calomel, biiodure d'hydrargyre) et lorsqu'il existe un ou plusieurs nodules dans la région où ont été pratiquées les injections, recourir à l'ablation de ces nodules.

**Sulfate de cuivre** : voy. *Cuivre*.

**Sulfate de zinc** : voy. *Zinc*.

**Sulfurique (Acide)** : eau de chaux, de savon, lait de chaux. Magnésie, bicarbonate de soude ou de potasse. Lessive de soude délayée dans l'eau. Lait coupé d'eau de chaux.

Huile d'olive ou d'amandes douces. Blancs d'œufs. Tisane de graine de lin.

| ℞ | | |
|---|---|---|
| | Magnésie calcinée | 25 à 30 gr. |
| | Eau | 250 — |

A prendre en une fois.

**Tabac** : vider l'estomac. Astringents : acide tannique ou acide gallique, 4 gr. ; infusion de thé très forte, café non torréfié. Poudre de noix vomique, 30, 50, 60 cgr., ou injection hypodermique de 2 mgr. de sulfate de strychnine.

**Tartre stibié** : voy. *Antimoine*.

**Tartrique (Acide)** : voy. *Oxalique (acide)*.

**Térébenthine** : vider l'estomac Sulfate de magnésie, 30 gr. dans de l'eau. Lait, blancs d'œufs et eau, tisane d'orge.

**Vératrine** : vider l'estomac. Stimulants. Café chaud en lavements, 1/2 litre.

**Vert de gris** : voy. *Cuivre.*

**Vitriol blanc** : voy. *Zinc.*

**Zinc (Sels de)** : vider l'estomac. Carbonate de soude ou de potasse en grandes quantités, dissous dans de l'eau chaude. Lessive de soude commune bien delayée Astringents : acide tannique, 4 gr., thé fort. Huile de ricin, 30 gr. Lait, blancs d'œufs avec de l'eau tiède. Lavement de gruau.

## EMPOISONNEMENT URINEUX

Voy. *Abces urineux, Fièvre urineuse, Infiltration urineuse.*

## EMPYÈMES

### E. DES SINUS MAXILLAIRES.

*Donner issue au pus par la bouche :* arracher la première ou la seconde molaire supérieure. Introduire dans l'alvéole dentaire un perforateur de petit volume, pousser de bas en haut pour pénétrer dans le sinus, puis introduire, par l'orifice ainsi fait, un second et un troisième perforateurs de dimensions supérieures au premier. Laver et curetter la cavité, tamponner à la gaze iodoformée. Répeter le pansement tous les jours, pendant 13 jours ; maintenir l'orifice buccal béant ; placer un drain métallique.

Ou mieux ouvrir le sinus par *la fosse canine :* pratiquer l'opération de Caldwell-Luc, ouverture du sinus par la fosse canine avec creation d'un hiatus naso-maxillaire et reunion immediate de la plaie buccale , ou encore, intervenir par *la cavite nasale :* opération de Claoué, résection large de la partie inferieure de la paroi nasale du sinus.

Voy. *Sinusites.*

### E. THORACIQUE.

Voy. *Pleuresie purulente.*

**En cas d'empyème pulsatile** : si l'etat géneral du malade est encore relativement bon, s'il n'existe pas de tuberculose pulmonaire et si l'empyème pulsatile est consecutif a une pleurésie pneumococcique ou streptococcique, ne pas temporiser et recourir d'emblée au traitement de choix : *thoracotomie avec large resection costale* (3 à 5 côtes).

Si l'empyème pulsatile est consécutif à une pleurésie tuberculeuse, et surtout s'il existe une tuberculose pulmonaire déjà étendue, lorsqu'enfin l'opération chirurgicale laisse peu d'espoir : conseiller les *ponctions aspiratrices repetees*, suivies d'injections modificatrices (teinture d'iode iodee, 50 a 100 gr.)

## ENCÉPHALITES

Même traitement que : *Meningites.*

Voy. *Paralysie générale progressive.*

**En cas d'encéphalite suppurée** : pratiquer la *trépanation.*

## ENCÉPHALOPATHIE SATURNINE

Rechercher l'alcoolisme ou la néphrite.

*Regime lacté,* et même traitement que pour l'urémie.

**Contre le délire et les convulsions** : donner les *bromures alcalins* et l'*opium.*

Faire prendre des *bains tiedes prolonges,* administrer les *purgatifs drastiques* (huile de ricin, 30 gr., et huile de croton, I goutte).

**En cas de coma** : pratiquer des *injections d'ether* et de *cafeine.*

Voy. *Saturnisme chronique, Uremie.*

## ENDOCARDITES

**E. AIGUE.**

TRAITEMENT GÉNÉRAL de toutes les maladies infectieuses aigues : *repos au lit ; aeration* de la chambre (16° à 18°) ; *lait, bouillon, toniques* (alcool, vins généreux, quinquina, en potion).

| | |
|---|---|
| ℞ Extrait aqueux de quinquina | 4 gr. |
| Alcoolat de cannelle | 8 — |
| Cognac | 30 — |
| Sirop d'écorces d'oranges ameres | 30 — |
| Vin rouge | 120 — |

1 cuilleree a soupe toutes les 2 heures.

Combattre la septicémie par des injections intraveineuses de *collargol* a 1 ou 2 pour 100, a la dose de 10 centimetres cubes, répétées toutes les 24 a 36 heures jusqu'a défervescence.

TRAITEMENT LOCAL : recourir aux *ventouses scarifiees* et aux *vésicatoires* (les sinapismes et la teinture d'iode sont insuffisants).

Dans les cas subaigus et prolongés, appliquer des *pointes de feu* au nombre de 40 a 80, renouvelées toutes les semaines.

Faire des *embrocations et des onctions medicamenteuses calmantes,* sur la region précordiale.

| | |
|---|---|
| ℞ Baume tranquille | 20 gr. |
| Chloroforme | 5 — |

TRAITEMENT SYMPTOMATIQUE :

**Au début, contre l'éréthisme cardiaque (douleurs précordiales, tachycardie)** ; prescrire la *digitale* a doses modérées, *associee à l'aconit.*

| | |
|---|---|
| ℞ Teinture de digitale | 6 gr. |
| — de racines d'aconit. | 4 — |

X gouttes, 3 a 4 fois par jour.

**Tonifier le myocarde, régulariser le rythme cardiaque, s'opposer à l'ectasie aiguë du**

**cœur et l'asthénie cardio-vasculaire** par l'emploi de la *digitale*, continué pendant 3 à 4 jours.

℞ Teinture de digitale . . . 10 gr.

*Adultes* XL à LX gouttes par jour, en 3 fois *Enfants :* X gouttes par jour, de 3 à 5 ans, XV gouttes de 10 à 15 ans.

℞ Feuilles de digitale 60 cgr à 1 gr.
Eau chaude 150 —
Infuser une demi-heure, ajouter :
Sirop des 5 racines 30 —

Par cuillerées dans la journée (adultes) (Hecker).

℞ Feuilles de digitale 10 à 20 cgr.
Eau chaude . . 100 gr.
Infuser, passer, ajouter :
Sirop de groseille . . 20 —

Par cuillerées à soupe de 2 en 2 heures (enfants) (Comby).

Après avoir administré la digitale et avoir dû en suspendre l'usage, donner la *caféine* par la bouche ou par la voie hypodermique, le *strophantus*, le *convallaria maialis*, ou l'*adonis vernalis*.

℞ Caféine . . . } ãã 1 gr
Benzoate de soude . . }
Sirop des cinq racines . . 30 —
Eau distillée .... 70 —

1 cuillerée à soupe, matin et soir (enfants) (Comby).

℞ Extrait de strophantus 1 mgr.
Excipient Q. S.

Pour une pilule : 2 à 3 dans les 24 heures (adultes).

℞ Teinture de semences de strophantus à 1/20.. 10 gr.

XV à XXV gouttes par jour en 3 fois (adultes).

℞ Extrait de muguet . . 2 gr
Sirop de digitale . 20 —
— d'écorces d'oranges amères . . 60 —

3 cuillerées à café, par jour (enfants) (Comby).

**Contre l'éréthisme nerveux** : prescrire les *bromures*, le *bromure de camphre*, la *valériane* et les *valérianates d'ammoniaque*, de *quinine*, de *zinc*. Appliquer la *vessie de glace* à la région précordiale.

℞ Bromure de sodium . . 20 gr.
Eau . . . 300 —

3 à 4 cuillerées à bouche par jour, dans du lait.

**En cas d'insomnie** : donner le *sulfonal* (75 cgr. à 1 gr. 50), ou le *trional* (1 gr.), ou mieux encore le *paraldéhyde*, l'*uréthane* ou l'*hédonal*.

**Contre la fièvre** : administrer la *quinine* (80 cgr à 1 gr), surtout en cas de paludisme ; l'*antipyrine* (1 à 2 gr.), le *pyramidon* (30 cgr., 2 à 3 fois par jour), ou mieux la *phénacétine* (1 gr.) et le *salicylate de soude* (3 à 6 gr.), contre l'élément rhumatismal.

**En cas de dyspnée et d'angoisse douloureuse** : pratiquer une injection hypodermique de *morphine* de 1/2 à 1 cgr, au maximum. *Vessie de glace* en permanence à la région précordiale.

— Sérumthérapie : en cas d'endocardite septique (streptococcémie), pratiquer des injections de *sérum antistreptococcique de Marmorek*, à la dose de 15 à 20 cc, répétée toutes les 24 heures.

Au cours d'une fièvre typhoïde, recourir à la *sérothérapie antityphique* ; au cours d'une diphtérie, employer le *sérum antidiphtérique*.

**Après la période aiguë** : faire prendre, comme résolutif, l'*iodure de potassium*, à la dose de 80 cgr., en deux fois, pendant 20 jours tous les mois. Donner, pendant les autres 10 jours de chaque mois, la *cafeine*, le *muguet*.

| | | |
|---|---|---|
| ℞ Caféine | } ãã | 3 gr |
| Benzoate de soude | | |
| Eau | | 200 — |
| Sirop des cinq racines | | 50 — |

2 à 3 cuillerées à bouche par jour (Herzen).

| | |
|---|---|
| ℞ Extrait de muguet | 3 à 5 gr |
| Eau distillée | 250 — |
| Sirop d'écorces d'oranges amères | 50 — |

2 à 3 cuillerées par jour (Herzen)

**Pendant la convalescence** éviter pendant longtemps le travail musculaire, les marches, les exercices violents

*Repos relatif prolongé.*

*Médication par l'exercice* : mouvements passifs, puis mouvements actifs de plus en plus généralisés.

Vie au *grand air*, à la *campagne*.

Eviter les causes occasionnelles du rhumatisme.

Voy. *Insuffisance mitrale (Hygiène)*.

Prescrire les *toniques* (arsenic, cacodylate de soude, fer), l'*huile de foie de morue*, le *sirop d'iodure de fer*.

**E. CHRONIQUE.**

Voy. *Insuffisance* et *Rétrécissement de l'aorte et de la mitrale*.

**En cas d'endocardite congénitale** rechercher et combattre la syphilis héréditaire.

Voy. *Cyanose congénitale*.

## ENDOMÉTRITES

**E. AIGUE.**

*Repos au lit*

**Contre les douleurs** :

Grands *cataplasmes* chauds sur le bas-ventre. *Onctions médicamenteuses calmantes* :

| | | |
|---|---|---|
| ℞ Extrait de belladone | | 2 gr. |
| — d'opium | } ãã | 4 — |
| — de jusquiame | | |
| Vaseline | | 40 — |
| Lanoline | | 20 — |

(Herzen)

**Contre la fièvre** : *quinine*, *antipyrine*, *phénacétine*, *acétopyrine*.

| | |
|---|---|
| ℞ Chlorhydrate de quinine | 15 cgr. |
| Phénacétine | 25 — |

Pour 1 cachet : 2 à 3 cachets par jour (Herzen)

**En cas d'insomnie d'agitation** : *bromures*, *chloral*.

| | |
|---|---|
| ℞ Bromure de potassium | 2 gr. |
| Hydrate de chloral | 4 — |
| Sirop de fleurs d'oranger | 30 — |
| Hydrolat de tilleul | 120 — |

1 cuillerée à soupe toutes les heures (Herzen).

**En cas de vomissements** donner des *boissons gazeuses froides* ou *glacées*, *glace* par petits morceaux ; *potion de Rivière*, *menthol*, en potion.

Traitement local.

Voy. *E. aiguë gonorrhéique* ou *E. aiguë puerpérale*.

**E. AIGUE GONORRHÉIQUE.**

Injections chaudes à 45° ou 50°, 2 fois par jour, avec des solutions de *permanganate de potasse* à 1 p. 1000, d'*aniodol* à 1 p. 2000, de *sublimé* à 1 p. 4000, d'*acide phénique* à 3 p. 100.

Voy. *Vaginite aigue.*

Pratiquer des *cauterisations intra-uterines a la teinture d'iode.*

**E. AIGUE PUERPÉRALE SEPTIQUE.**

Voy. *Fièvre puerpérale, Métrites.*

**E. CHRONIQUE.**

Voy. *Metrites.*

## ENFANTS DÉBILES, ARRIÉRÉS OU RETARDATAIRES

Voy. *Achondroplasie, Atrophie infantile, Croissance, Faiblesse congénitale, Myxœdeme, Rachitisme.*

*Rechercher et combattre l'affection causale :* maladies du cœur, des poumons, des vaisseaux, des reins, du foie, de la rate, des glandes génitales, des mamelles, de la pituitaire, du corps thyroide ; infections aigues ou chroniques, syphilis, intoxications.

Tenir compte que, dans l'état actuel de la science, les altérations des organes à sécrétion interne restent de beaucoup au premier plan comme origine des dystrophies de développement et que la plupart des arrêts de la croissance et des troubles du développement sont d'origine dysthyroidienne.

Recourir au *traitement thyroidien* dans tous les cas de **dystrophie dysthyroïdienne,** chez les retardés avec obésité ou avec myxœdème ou avec sénilisme et dans le cas d'infantilisme crétinoide.

Essayer le traitement thyroidien, même quand le point de depart de l'arrêt de croissance est ailleurs que dans une lesion du corps thyroïde (dystrophie totale primitive de l'organisme) dans ce cas, l'appliquer soit seul soit associé a des thérapeutiques variant selon les cas et en particulier au traitement mercuriel chez les hérédo-syphilitiques.

Faire prendre le corps thyroide à l'état de nature, fraîchement recueilli sur les animaux de boucherie (glande du cornet), à la dose de 20 à 30 cgr. a 7 ou 8 ans et à celle de 30 à 40 cgr. vers 15 a 16 ans.

Préférer l'emploi des préparations thyroidiennes et les donner aux mêmes doses que l'organe frais.

Lorsque le traitement thyroidien doit être continué pendant longtemps, administrer pendant toute sa durée la liqueur de Fowler à doses moyennes (IV a VI gouttes par jour).

**En cas de dystrophies dysorchidiennes, d'infantilisme eunuchoïde** . prescrire les *preparations orchitiques*

**En cas de dystrophie ovarienne** donner les *preparations ovariques.*

## ENGELURES

Baigner les mains, matin et soir, dans une *decoction de feuilles de noyer*, ou d'*eucalyptus*, ou dans de l'*eau blanche.*

Frictionner ensuite avec de l'*alcool camphre*, de l'*eau de Cologne*, du *baume de Fioravanti* ou du *vin aromatique*, et poudrer avec :

| | | |
|---|---|---|
| ℞ Salicylate de bismuth...... | 10 gr. | |
| Amidon ... ... . . . ... | 90 — | |

(Besnier).

Employer aussi les pommades à l'*acide phénique* (2 p. 100), à l'*extrait de Saturne* (10 p. 100), au *camphre* (1 p. 100), au *menthol* (5 à 8 p. 100).

| | | |
|---|---|---|
| ℞ Acide tannique ... ... .... | 2 gr | |
| Glycérine . ........... | ãã 50 — | |
| Alcool camphré... . | | |

Pour frictions.

| | |
|---|---|
| ℞ Acide phénique . ... . . | 50 cgr. |
| Menthol . . . . ... ...... | 2 gr |
| Vaseline . ...... . | 20 — |
| Lanoline.. ., .... . ... | 10 — |

Pour onctions : 2 à 3 fois par jour (Herzen).

Ou encore appliquer deux fois par jour sur les engelures une solution d'*acide picrique* à 1 p. 100.

**En cas d'engelures ulcérées** : *lavages astringents, lotions* et *pansements antiseptiques.*

| | |
|---|---|
| ℞ Salol pulvérisé. .. . . . | ãã 5 gr. |
| Baume du Pérou... . . | |
| Vaseline . . ...... . ... | 30 — |

Pommade pour pansements (Herzen).

| | |
|---|---|
| ℞ Salol pulverise ....... | ãã 10 gr. |
| Xeroforme. ....... ... | |

Poudre pour pansements (Herzen).

Prescrire les *toniques* : fer, quinquina, huile de foie de morue, sirop d'iodure de fer, glycérophosphates, cacodylates.

Combattre l'arthritisme.

Donner à l'intérieur.

| | |
|---|---|
| ℞ Sulfate de quinine........ | 1 gr. |
| Extrait aqueux d'ergot de seigle ..... . ........ | 50 cgr. |
| Poudre de digitale .. .. . | 10 — |
| — racines de belladone . .. ....... .. | 5 — |

Pour 40 pilules 3 pilules par jour, pendant 4 à 6 semaines (Brocq).

Conseiller les *bains de mer*.

## ENGORGEMENTS

Voy. *Congestions.*

**E. GANGLIONNAIRES.**

Voy. *Adenites chroniques, Adenites externes scrofulo-tuberculeuses.*

**E. DU FOIE.**

Voy. *Cirrhoses, Congestion du foie.*

**E. DES MAMELLES CHEZ LE NOUVEAU-NÉ.**

Voy. *Abces du sein.*

**E. DE LA RATE.**

Voy. *Hypertrophie de la rate, Paludisme chronique.*

**E. UTÉRIN PASSIF.**

Traiter les hemorroides, le cystocele ou le rectocèle, lorsqu'ils existent.

*Combattre la constipation*, ne pas donner l'aloes.

Conseiller l'*exercice*, la *marche*, la *bicyclette*, la *gymnastique suédoise* et la *gymnastique passive, dérivatrice.*

Défendre la danse et l'équitation.

Prescrire l'*ergotine* à petites doses, associée au *sulfate de quinine.*

Contre la pléthore abdominale et la congestion pelvienne, donner le *capsicum annuum*, l'*hamamelis virginica.*

℞ Extrait fluide d'hydrastis canadensis . . } 
Extrait fluide d'hamamelis virginica . . } ãã 10 gr.
Extrait fluide de viburnum prunifolium . }
Elixir de Garus . . . . . 200 —

2 à 3 cuillerées par jour (Herzen)

℞ Extrait fluide d'hydrastis canadensis } ãã 10 gr.
Extrait fluide de gossypium herbaceum }
Teinture d'hamamelis virginica . . . . 20 —

XL à LX gouttes, 3 à 4 fois par jour. Commencer l'usage de ces gouttes 5 jours avant l'apparition des règles, en continuer l'usage pendant toute la durée de celles-ci et jusqu'à 5 jours après leur cessation (Herzen)

℞ Extrait sec d'hamamelis . . 10 cgr.
Poudre d'ergot de seigle . . 5 —
Pour 1 pilule. 2 par jour (Herzen)

**En cas de métrorragies** prescrire l'*hydrastis canadensis* ou bien la *stypticine* par voie stomacale, à la dose de 10 à 50 cgr. par jour, en 5 à 10 doses, ou par voie hypodermique en se servant d'une solution à 2 p. 100, dont on injecte 2 fois par jour, 2 cc.

**Dans tous les cas**, appliquer tous les 2 ou 3 jours sur les lèvres du col un tampon de coton hydrophile imbibé du mélange suivant :

℞ Teinture d'iode. . . . 20 gr.
Acide tannique . . . . 40 —
Glycérine neutre à 30° . . 150 —
(De Kervilly).

**S'il existe de la subinvolution utérine** recourir à l'*électrothérapie* (voy. *Accouchement : en cas de subinvolution*).

CURE THERMALE aux *eaux chlorurées sodiques* Salies-de-Béarn, Bourbonne, Lamotte, Wiesbaden.

Voy. *Métrite chronique.*

## ENGOURDISSEMENTS

Voy. *Acroparesthésies, Artériosclérose, Ataxie locomotrice, Névrites.*

## ENROUEMENT

(Aphonie catarrhale).

Voy. *Laryngites aiguë ou chronique.*

## ENTÉRALGIE

Voy. *Coliques intestinales*

## ENTÉRITES

(*Entéro-colites*)

E. AIGUË. Voy. *Diarrhée aiguë.*

E. CHRONIQUE. Voy. *Diarrhée chronique.*

E. MUCO-MEMBRANEUSE.

TRAITEMENT GÉNÉRAL.

Rechercher, chez la *femme*, avant tout traitement, si la maladie n'est pas causée par une déviation utérine et dans le cas où celle-ci existerait, commencer par le traitement mécanique ou chirurgical (pessaire, hystéropexie) de la déviation utérine.

Combattre la neurasthénie; traiter les hémorroïdes; rechercher la lithiase intestinale.

*Promenades* quotidiennes, *bicyclette*; *changement d'air*, repos à la *campagne*, *gymnastique suédoise*, *massage*, électrisation statique.

*Toniques* (glycérophosphates, arsenic, cacodylate de soude, kola); proscrire les préparations ferrugineuses et celles à base d'alcool.

*Hydrothérapie* : grands bains chauds prolongés, frictions au drap mouillé faites le matin au sortir du lit; maillot, demi bains à 32°, suivis d'affusions à 24° et 22°, douches chaudes ou froides (éviter que le jet soit dirigé sur l'abdomen).

Séjour aux *eaux thermales* de Luchon, Plombières (nerveux excitables, neuro-arthritiques sujets aux douleurs, hypersthéniques gastriques et gastro-intestinaux), Châtel-Guyon (déprimés, torpides, ralentis de la digestion, de la circulation sanguine et lymphatique, intoxiqués, congestionnés sous-diaphragmatiques, hyposthéniques gastriques et gastro-intestinaux), Vichy (dyspeptiques, entéro-colite muco-membraneuse liée à une affection du foie, à de la lithiase biliaire ou rénale), Carlsbad, Vittel (dyspeptiques, malades atteints de lithiase rénale et biliaire), etc.

*Électrothérapie* : recourir au traitement par l'électricité dans tous les cas où les moyens ordinaires sont restés inefficaces.

Employer le courant galvanique de la façon suivante : faire passer d'une fosse iliaque à l'autre au moyen de deux électrodes soigneusement imbibées d'eau tiède, un courant continu, mais d'intensité constamment variable Faire usage d'une batterie de piles (de 24 éléments au moins); tourner pour cela la manivelle du collecteur jusqu'à ce que le galvanomètre, parti de 0, marque la limite maxima endurable. Redescendre ensuite aussitôt vers 0, en tournant la manette en sens inverse. Une fois le galvanomètre à 0, renverser le courant, et recommencer l'ascension vers le maximum supportable et ainsi de suite.

Durée de chaque séance, vingt minutes; faire de trois à quatre séances par semaine et vingt à trente séances en tout, suivant les cas (Zimmern).

RÉGIME : lait, laitages, potages au lait, bouillies (crèmes de riz, arrow-root, farine d'orge ou d'avoine, farine lactée, etc.); œufs, sous toutes les formes, viandes grillées ou rôties, blanches ou noires, coupées ou même hachées; jus de viande, beefsteak, etc.; cervelles, ris de veau poissons légers et à chair tendre, bouillis ou frits.

Défendre tous les aliments susceptibles de laisser des résidus abondants, d'irriter la muqueuse gastro-intestinale, ou de donner une prise facile aux fermentations.

Permettre les légumes, quoique indiqués, en petite quantité et toujours préparés sous forme de purées (purées de légumes secs ou purées de légumes verts, au jus ou au lait ; purée de pommes de terres).

Conseiller au malade d'être sobre de fruits cuits (compotes, etc.), et recommander plutôt, comme dessert, des crèmes, flancs, crèmes renversées.

Très peu de pain, grillé ou rassis.

Proscrire absolument le vin ; conseiller les boissons chaudes prises au cours ou à la fin des repas, ou bien l'eau pure, ou pour quelques personnes, une bière légère, coupée d'une eau alcaline faiblement minéralisée.

**Pendant la durée des crises paroxystiques** : *Régime lacté absolu.*

**En cas d'hyperchlorhydrie** : *alcalins* à hautes doses ou à doses réfractées.

**En cas d'hypochlorhydrie** : prescrire l'*acide chlorhydrique* ; donner les *antiseptiques intestinaux*, pour combattre les fermentations. Assurer surtout l'évacuation des matières qui fermentent dans le tube digestif.

**En cas d'entéroptose** : faire porter une ceinture de flanelle modérément serrée, placée de façon à relever le ventre, ou une *ceinture hypogastrique* de Glénard.

**Contre la constipation** : éviter l'emploi des purgatifs drastiques et du massage, et défendre les lavements évacuateurs pris quotidiennement.

Chez les malades peu constipés, prescrire le *sulfate de soude ou de magnésie* à la dose de 4 à 8 grammes, tous les matins et si ces substances salines provoquent des évacuations trop aqueuses, donner, le soir, 5 cgr. d'aloès (Glénard). Se servir aussi des diverses *eaux minérales purgatives*, à prédominance magnésienne (Huniady-Janos), à la dose quotidienne d'un verre à Bordeaux avant le premier déjeuner (Lancereaux).

Prescrire :

| ℞ | | | |
|---|---|---|---|
| Fleur de soufre | } | ãã | 10 gr. |
| Magnésie calcinée | | | |

Pour 20 paquets ; un paquet, le matin à jeun, et immédiatement après un verre d'eau de Châtel-Guyon (Potain).

Ou bien :

| ℞ | | |
|---|---|---|
| Soufre lavé | } ãã | 10 gr. |
| Crème de tartre | | |
| Follicules de séné | | 5 — |
| Cardamome pulvérisée | | 2 — 50 |
| Sirop de nerprun | | Q. S |

pour 1 électuaire.
1 cuillerée à café matin et soir (Ewald).

| ℞ | | |
|---|---|---|
| Sulfate de soude | } ãã | 20 gr. |
| — de magnésie | | |
| Magnésie calcinée | } ãã | 10 gr. |
| Crème de tartre | | |

1 à 2 cuillerées à café, le matin, dans un verre d'eau tiède (Herzen).

Conseiller, dans quelques cas, les légumes verts, les fruits cuits, le pain de Graham, les pruneaux le matin à jeun, l'ingestion d'une orange amère ou d'un verre d'eau froide le matin au réveil (voir *Régime*).

Dans la majorité des cas accompagnés de constipation opiniâtre, employer, pour la combattre, des moyens qui n'augmentent ni l'irritation sécrétoire, ni les phénomènes douloureux, ni la tendance au spasme (huile de ricin, belladone, grands lavages). Prescrire de préférence l'*huile de ricin*, prise le matin au lever, tous les jours ou tous les deux jours, à la dose de une ou deux cuillerées à café.

Pratiquer de *grandes irrigations intestinales* (entéroclyse de Cantani) : se servir soit d'une sonde œsophagienne, soit tout simplement de la longue canule d'un irrigateur-bock de la capacité de 2 litres. Coucher le malade sur le dos en résolution, élever l'irrigateur au-dessus du plan du lit. Faire faire en général deux lavages : le premier, de 1 litre à 1 litre et demi, doit être rendu immédiatement : le deuxième, de 1/2 à 3/4 de litre, doit être gardé quelques minutes, autant que le malade est capable de le supporter sans souffrir (faire coucher, à ce moment, le malade sur le côté droit).

Se servir, pour ces irrigations, d'eau bouillie à une température variant de 38° à 48° ; lorsque l'élément spasmodique est très prononcé, se contenter de solutions à 38° ou 40° ; mais quand il n'y a pas de spasme, préférer les solutions à 45° et même 48° (de Langenhagen).

Dans certains cas opiniâtres, recourir aux *grands lavements huileux* (Fleiner) : faire passer 400 à 500 grammes d'huile dans l'intestin à l'aide d'un irrigateur ou du bock à injection, après avoir adapté à l'extrémité du tuyau de caoutchouc une canule vaginale ou une sonde œsophagienne. Faire coucher le malade sur le dos, élever le bassin avec un coussin. Recommander au malade de s'incliner d'abord à gauche pour faire pénétrer l'huile dans l'S iliaque, puis à droite pour favoriser son passage dans le cæcum. Donner chaque jour un lavement, jusqu'à ce que l'intestin soit bien nettoyé (généralement 3, 4 ou 5 lavements suffisent) ; puis les administrer à l'intervalle de quelques jours, par 250 à 300 gr. pour chaque lavement.

Cesser ces lavements, quand les selles sont devenues bilieuses.

**Contre l'inflammation catarrhale de la muqueuse**. Pratiquer des *irrigations intestinales antiseptiques* ou *astringentes*. Additionner de 5 gr. de *biborate de soude* par litre l'eau bouillie, ou bien ajouter, en outre du biborate, une cuillerée à bouche du mélange suivant :

| | | |
|---|---|---|
| ℞ Alcool camphré. . . . . | } | āā P. E. |
| Teinture de benjoin . . . | } | |

(Bouchard).

Employer l'*ichtyol*, à la dose de une à deux cuillerées à café par litre d'eau (Bourget).

Prescrire les lavements astringents avec une solution de *tanin* de 1/2 à 1 p. 100 (Glatz) ou au *nitrate d'argent* à 1 p. 5000, en augmentant progressivement jusqu'au 1 p. 1000 (Charrin).

**Contre les fermentations intestinales et l'auto-intoxication** : pratiquer les grands *lavages de l'intestin*, administrer les *antiseptiques internes* (bétol, benzonaphtol, entérol) et les *antiflatulents*.

| | |
|---|---|
| ℞ Acide thymique . . . . . . | 1 gr. |
| Biborate de soude. . . . . . | 20 — |
| Eau bouillie. . . . . . . . | 2 litres |

Pour une irrigation à 38° (Herzen).

| | |
|---|---|
| ℞ Phosphate de soude. . . . . . | 50 cgr. |
| Salicylate de bismuth . . | 20 — |
| Charbon de peuplier. . . . . | 20 — |
| Rhubarbe en poudre. . . . . | 10 — |

Pour 1 cachet, un après chaque repas (Lutaud).

Ordonner la *lactobacilline* à la dose de 4 à 10 comprimés à 30 cgr. par jour, pris après les repas, en ingérant simultanément un aliment sucré.

**Contre les douleurs** : *Lavements chauds, bains,* ou mieux application permanente sur le ventre de *compresses échauffantes* (recouvertes de taffetas gommé et de flanelle).

Prescrire la *belladone* et surtout le *chanvre indien* : mais éviter l'opium et la morphine.

℞ Extrait gras de cannabis indica . . . . . 10 à 15 mgr.
Pour 1 pilule, une avant chaque repas.

Essayer, au moment des douleurs, le *menthol* :

℞ Menthol . . . . . . . . 15 cgr
Alcool . . . . . . . . Q. S.
Eau distillée . . . . . 180 gr
Par cuillerées à bouche (Lutaud).

Si les douleurs sont intenses, recourir à la *jusquiame*, à la *codéine*, à la *dionine* ou à la *morphine*.

℞ Extrait de belladone . . . 5 mgr
— de chanvre indien } āā 2 cgr
— de jusquiame }
et poudre de valériane Q. S.
Pour 1 pilule, 5 à 6 par jour (Herzen).

Pratiquer des injections épidurales de *cocaïne*.

Employer, comme sédatifs, les *bromures* de *strontium* et de *calcium* (2 à 3 gr.).

℞ Bromure de calcium . . . . 30 gr
Eau distillée . . . . . . 300 —
1 cuillerée à dessert de cette solution avec deux fois son volume d'eau, au début de chaque repas (G. Sée).

Ne pas donner les bromures de sodium et de potassium.

**En cas de poussée dysentériforme** : Lavages avec une solution faible de *nitrate d'argent* ou *d'argentamine* (1 p. 3000).

**En cas d'hémorragies** : ordonner les préparations d'*hamamelis* et les *grands lavements* à 45° (Mathieu).

TRAITEMENT CHIRURGICAL.

Dans les cas d'entérocolite muco-membraneuse rebelle aux médications usuelles accompagnés de douleurs violentes, de constipation opiniâtre, d'altération de l'état général, de crises aiguës simulant l'occlusion intestinale ou l'appendicite, essayer la *dilatation forcée du sphincter anal* et, en cas d'échec, pratiquer l'*entéro-anastomose iléo-sigmoïdienne* (exclusion unilatérale du gros intestin).

Repousser la typhlostomie.

## E. SABLEUSE.

Voy. *Lithiase intestinale.*

## E. ULCÉREUSE (TUBERCULEUSE).

*Traitement général* hygiénique de la phtisie.

*Régime* : lait, œufs, viande saignante râpée, képhir, boissons albumineuses.

Éviter les médicaments qui irritent l'intestin (créosote, iodoforme).

Conseiller l'application de *grands cataplasmes chauds et laudanisés*, sur l'abdomen et faire faire des onctions calmantes avec :

℞ Chloroforme . . . . . . 10 gr.
Huile de jusquiame }
— camphrée } āā 25 —
Baume tranquille }
(Herzen).

Ordonner le *sous-nitrate de bismuth* a haute dose (10 a 20 gr. par jour) ou la *poudre de talc* (40 gr. par jour).

Prescrire l'*opium* et les *preparations opiacees* (extrait thebaique, laudanum, élixir paregorique, eau de chaux legerement morphinée) et les *antiseptiques intestinaux* (bétol, benzonaphtol, salol, salicylate de bismuth, ichtoforme).

| | | |
|---|---|---|
| ℞ Benzonaphtol | .. .. | 30 cgr. |
| Sous nitrate de bismuth | | 50 — |
| Poudre d'opium | | 1 — |

Pour 1 cachet : 5 à 6 par jour

Donner les *astringents* : acétate de plomb, dermatol (sous-gallate de bismuth, 2 gr. par jour), tanin (2 gr.), ratanhia (3 a 5 gr., tannoforme (1 a 2 gr).

Administrer le *nitrate d'argent*, a la dose de 5 cgr., en pilules de 1 cgr. chacune (Peter).

Essayer le *protargol*, a la dose de 20 a 25 cgr. dans les 24 heures, en pilules.

| | | |
|---|---|---|
| ℞ Nitrate d'argent | . . | 1 cgr. |
| Extrait de belladone | . | 1 — |
| — d'opium | . . . | 3 — |

Pour 1 pilule : 5 pilules dans les 24 heures.

| | | |
|---|---|---|
| ℞ Acetate de plomb | .... | 3 cgr. |
| Dermatol | ....... | 30 — |
| Poudre d'opium | ... | 2 — |

Pour 1 cachet 4 par jour (Herzen)

Recourir a l'*acide lactique*, a la dose de 10 a 15 gr. par jour, en limonade.

| | | |
|---|---|---|
| ℞ Acide lactique. | . . | 4 a 8 gr. |
| Eau distillee | .... | 140 — |
| Sirop simple | ...... | 40 — |

1 cuilleree à bouche toutes les 3 heures (Rosenheim)

**En cas d'ulcérations dans le gros intestin :** pratiquer de *grandes irrigations intestinales* legerement antiseptiques (ichtyol, 1 a 2 cuillerees a café pour 1 litre d'eau) ; ou bien administrer des *lavements au nitrate d'argent* :

| | | |
|---|---|---|
| ℞ Nitrate d'argent | . . | 5 à 10 cgr. |
| Eau distillee | .... | 150 gr. |

Pour un lavement.

Voy. *Diarrhee des tuberculeux.*

## ENTÉROPTOSE

Voy. *Chute du rectum, Dilatation de l'estomac, Enterite muco-membraneuse, Prolapsus de l'uterus, Rein mobile.*

## ENTÉRORRAGIE

Voy. *Hemorragie intestinale.*

## ENTORSE

**E. récente** (sans fracture).

Pratiquer le *massage* associé a la *compression ouatee*, a l'*immobilisation* pendant les premiers jours apres l'accident, et a la *balneation chaude* a 45° ou 50° (Reclus).

**E. ancienne.**

*Massage* et *mobilisation.*

**E. compliquée de poussées**

**phlegmasiques** (arthrite aiguë).

*Immobilisation* et *compression ouatée.*

RÈGLES PRINCIPALES DU MASSAGE : 1° Exercer les pressions avec les mains enduites d'un corps gras ou de talc, dans une direction unique, celle de la circulation veineuse.

2° Commencer par des pressions très légères, en augmenter progressivement la force. Se guider sur l'absence ou le peu de douleur provoquée par les manœuvres, pour augmenter la force et passer de l'effleurement de la peau à des pressions véritablement fortes qui permettront de pétrir et de malaxer les régions les plus profondes.

3° Continuer la séance de massage aussi longtemps qu'il sera nécessaire pour obtenir la disparition de la douleur ou tout au moins son atténuation.

4° Faire une ou plusieurs séances par jour, suivant l'intensité de la douleur ou la gravité de l'entorse.

Voy. *Arthrite traumatique*.

## ENVIES

Voy. *Angiomes.*

## ÉPHÉLIDES

Éviter d'administrer l'arsenic et le nitrate d'argent.

Ne pas appliquer extérieurement de la teinture d'iode, des vésicatoires, des pointes de feu.

Fuir le grand air et les rayons solaires. Conseiller les chapeaux à larges bords, les voilettes épaisses, les gants.

Traiter la chloro-anémie, la dyspepsie, la scrofule, les affections utérines.

LOCALEMENT : frictionner, matin et soir, les parties malades avec une *solution de sublimé* à 1 p. 500 (Brocq).

| | | |
|---|---|---|
| ℞ Sublimé | | 1 gr. |
| Alcoolat de lavande | | 150 — |
| Eau | | 350 — |

Appliquer, pendant la nuit, de l'*emplâtre de Vigo* ou de l'*emplâtre hydrargyrique de Unna :* ou bien appliquer sur les taches de rousseur, le soir, une couche de la mixture suivante et laisser sécher sur place :

| | | |
|---|---|---|
| ℞ Sublimé | | 7 gr. |
| Eau distillée | | 1 litre |
| Blancs d'œufs | n° 4. | |
| Suc de citron | | |
| Sucre blanc | | 50 gr |
| | | (Hardy). |

Ou encore prescrire l'une des pommades suivantes.

| | | |
|---|---|---|
| ℞ Précipité blanc d'hydrargyre | ãã | 1 gr. |
| Sous nitrate de bismuth | | |
| Cold-cream | | 20 — |

| | | |
|---|---|---|
| ℞ Précipité blanc | ãã | 4 gr. |
| Sous nitrate de bismuth | | |
| Glycérolé d'amidon | | 15 — |
| | | (Touvenaint). |

Pendant le jour, appliquer sur les parties malades un fard quelconque, ou bien une des pommades suivantes :

℞ Acide salicylique. .... 25 à 30 cgr.
Oxyde de zinc . . } āā 3 gr
Poudre de lycopode. }
Vaseline . . . . . . } āā 10 —
Lanoline . . . }
Essence de violettes Q S p. arom
(Brocq).

℞ Oxyde de zinc . . . . . 30 cgr.
— jaune de mercure 1 gr. 25
Huile de ricin . . . . . } āā 30 —
Beurre de cacao . . . }
Essence de roses. . X gouttes.

Ou encore, faire usage de la colle de zinc suivante :

℞ Bol rouge . . . . . 3 cgr.
Solution d'éosine à 1 p 500 3 gr. 50
Eau distillée . . . . . . . 50 —
Gelatine . . . . . . . 15 —
Glycerine . . . . . . 10 —
Oxyde de zinc . . . . 25 —
(Rausch).

**Si la peau est très irritée** cesser les frictions au sublime et l'application des pommades ou des emplâtres à base de mercure, et appliquer uniquement l'une des pommades précédentes (Brocq)

**Dès que l'inflammation a disparu** : reprendre l'emploi des solutions ou des pommades mercurielles et continuer le traitement jusqu'à disparition des pigmentations.

**Si les préparations mercurielles sont insuffisantes** : recourir à l'*eau oxygenee* et à l'*acide phenique* à 1 p. 10 ou à 1 p. 5 (Brocq).

Voy. *Chloasma uterin.*

## ÉPHIDROSE

Voy. *Hyperidrose localisee.*

## ÉPIDIDYMITE BLENNORRAGIQUE

Voy. *Orchite blennorragique.*

## ÉPILEPSIES

**É. ESSENTIELLE.**

Traitement hygiénique : vie à la *campagne*, éviter avec soin les lieux où plusieurs personnes sont réunies, comme les cafés, les concerts, les spectacles. *Exercices frequents*, mais sans fatigue ; éviter les jeux violents, les sorties au soleil, la fatigue intellectuelle. Déconseiller le mariage ; rapports sexuels avec sobriete. Supprimer, dans les limites du possible, toute cause d'irritation mecanique ou chimique au voisinage d'un reseau sensitif peripherique (corps étrangers, vers intestinaux, affections de l'oreille, des fosses nasales, de l'utérus ou des ovaires, dents cariées, durillons, cicatrices veineuses).

Défendre l'allaitement aux accouchées.

Ne pas envoyer à l'ecole les jeunes enfants ou les adolescents épileptiques, recourir à l'*instruction privee au sein de la famille*. Eviter les emotions ; *vie calme et reguliere*. Combattre la constipation. *Ne pas dormir trop*, ne pas dormir pendant le jour.

Au moment de l'attaque : desserrer les vêtements du malade et le placer sur un matelas ou des coussins. Ne rien placer entre les dents du malade.

Régime : alimentation presque exclusivement herbacée, *regime lacto-vegetarien*. Defendre l'alcool sous toutes ses formes (vin, bière, liqueurs, vins médicinaux) et *mettre le malade a l'eau*.

Ni thé, ni cafe, conseiller les *tisanes chaudes*, du *mathe chaud* ou des *eaux minerales diuretiques*.

Defendre le tabac

Traitement palliatif.

*La medication bromuree est le seul traitement reellement efficace de l'épilepsie.*

Le *bromure de potassium* est le médicament le plus actif, mais il vaut mieux employer les trois bromures associés. Ne jamais prescrire le bromure de sodium seul, cet agent est beaucoup moins actif que le bromure de potassium ou qu'une potion contenant les trois bromures a parties égales.

Recourir, pendant toute la durée de la période d'activité de l'épilepsie, à la *methode d'administration continue* du bromure et réserver la methode d'administration interrompue, a l'epoque où l'on veut supprimer le médicament ou aux etats psychiques qui se montrent pendant la guérison.

*Donner le bromure à doses croissantes*, jusqu'a ce que l'on ait trouvé la *dose suffisante* pour supprimer les acces (légere mydriase, pupilles paresseuses : reaction lumineuse et réaction accommodative, suppression du reflexe pharyngien).

Administrer, par exemple, par jour 5 gr. de bromure la *première semaine*, 6 gr. par jour la *seconde semaine*, et 7 gr. la *troisieme* ; si a ce moment, le malade presente un peu d'obnubilation intellectuelle, une tendance au sommeil, sans être obligé de cesser ses occupations, on connait la dose suffisante et vraiment efficace ; si la dose de 7 a 8 gr. rend le malade apathique, somnolent, si sa langue est saburrale, son appétit nul et son intestin comme paralysé, diminuer la dose de bromure et n'administrer que 4 gr par jour.

Augmenter, apres un certain laps de temps, la dose de bromure de 1 ou 2 gr. : l'organisme s'habitue au médicament et la dose qui était suffisante au début du traitement devient insuffisante après quelques mois.

Préferer ce mode d'administration continue, *methode progressive*, et rejeter la methode constante, qui consiste a donner 2, 3 ou 4 gr. de bromure par jour, ainsi que la méthode oscillante (Grasset), d'apres laquelle on fait prendre au malade 2 gr. de bromure pendant 5 jours, 4 gr. pendant 5 autres jours, et ainsi de suite jusqu'a 10 gr., en diminuant ensuite de 2 gr. tous les jours pour reprendre une nouvelle série.

Favoriser l'efficacité de la médication bromurée par la *diminution ou la suppression du sel* de l'alimentation.

| ℞ Bromure de potassium . . . | 40 gr. |
|---|---|
| Eau . . . . . . | 300 — |

3 a 5 cuillerees par jour, dans du lait (1 cuillerее a soupe contient 2 gr de sel).

| ℞ Bromure de potassium . . . | 20 gr. |
|---|---|
| — de sodium . . | 10 — |
| — d'ammonium . | 10 — |
| Eau . . . . . . . . . | 300 — |

3 à 5 cuillerees par jour (1 cuillerее a soupe contient 1 gr de bromure de potassium et 50 cgr. de chacun des deux autres bromures)

℞ Bromure de potassium. 30 gr
— de sodium. .. 15 —
— d'ammonium . 15 —
Eau distillée . . . 1 litre.

6 à 10 cuillerées par jour (Ball). (1 cuillerée à soupe contient 1 gr. de bromure)

**Doses du bromure de potassium chez les enfants :**

| | | |
|---|---|---|
| A 1 an . ... | 50 cgr | par jour. |
| De 2 à 3 ans | 1 à 2 gr. | — |
| De 4 à 5 ans | 2 à 3 — | — |
| De 6 à 10 ans | 3 à 4 — | — |
| De 10 à 15 ans | 4 à 5 — | — |

Ne jamais oublier de faire prendre le bromure dans de grands verres de *lait* et de mettre en œuvre l'*antisepsie intestinale* et les *bains antiseptiques*, pour s'opposer à l'intoxication bromique. Préférer le *salol* aux autres antiseptiques intestinaux, et faire prendre autant de cachets à 10 cgr. chacun que le malade prend de grammes de bromure (Gilles de la Tourette).

Prescrire aussi.

℞ Salol . . . . } āā 30 cgr.
Benzonaphtol . . . . }

Pour 1 cachet 3 à 5 par jour (Herzen).

Donner aussi de temps en temps un *purgatif salin* (20 à 30 gr. de sulfate de soude).

*Durée du traitement* une fois la dose qui suffit à la cessation des crises établie, la continuer pendant 1 an à 1 an 1/2 et la diminuer peu à peu, de façon que la durée totale du traitement soit de 2 ans à 2 ans 1/2, et même 3 ans. Pendant ce laps de temps, le bromure sera pris *sans aucune interruption* (Gilles de la Tourette).

Ne pas employer les médicaments proposés comme succédanés des bromures (bromaline, bromipine) et ne pas associer ceux-ci à d'autres médicaments (atropine, adonis vernalis, chloral, piscidia erythrina).

Combattre l'influence dépressive du bromure de potassium sur la nutrition, par l'*arsenic*, donné séparément ou associé au bromure.

℞ Bromure de potassium . 50 gr.
Arséniate de soude 15 cgr
Eau distillée ..... . 1 litre

(1 cuillerée à soupe contient 1 gr de bromure) (Pitres)

Ou mieux injections de *cacodylate de soude* pendant 10 jours, suivis de 10 jours de repos, puis d'une nouvelle série d'injections, ou encore injections de la solution suivante :

℞ Phosphate de soude }
Sulfate de soude . . } āā 1 gr
Chlorure de sodium . . }
Acide phénique neigeux }
Eau stérilisée . . 100 —

Injecter progressivement de 2 à 10 cc par jour (De Fleury).

**Dans les cas rebelles au bromure à hautes doses** (12 à 15 gr. par jour) : ordonner le *borate de soude* aux doses de 1 à 4, 6 et 8 gr. par jour, ou mieux prescrire le *bromure de potassium* à doses croissante et décroissante, de 6, 7, 8 gr., associé au *borate de soude* à doses croissante et décroissante inverse ou croisée, de 3, 2, 1 gr. par jour, pris pendant une semaine à chacune des doses indiquées (Gilles de la Tourette).

℞ Borate de soude ... 10 gr
Glycérine . .. 10 —
Sirop d'écorces d'oranges amères .... . . 200 —

1,2 à 3 cuillerées par jour, associé au

bromure et de la façon indiquée (1 cuillerée à soupe contient 1 gr. du médicament).

*Règle générale*. Le borate de soude réussit mieux dans les épilepsies symptomatiques, le bromure de potassium réussit mieux dans l'épilepsie-névrose. Mais, dans ce dernier cas encore, il ne faut employer le borax que quand le bromure a échoué (Mairet).

**Chez les sujets guéris de leurs crises** : mais devenus coléreux, irascibles, et présentant par intervalles de l'excitation nerveuse, administrer le bromure, à la dose de 3 à 4 gr par jour, pendant ces périodes et durant 15 à 20 jours.

**En cas d'accès nocturnes**. faire prendre les *2/3 de la dose quotidienne le soir*, le reste le matin

**Si les accès ont lieu dans la journée** (vers midi) : faire prendre *les 2/3 de la dose quotidienne le matin*, le reste le soir.

**Pendant la grossesse** : continuer le *traitement bromuré à hautes doses* (Gilles de la Tourette).

Dans le cas d'épilepsie s'aggravant pendant la grossesse, malgré un traitement hygiénique, diététique et médicamenteux rigoureux (fuir la ville, vie à la campagne, régime lacté absolu, laxatifs répétés, injections de sérum artificiel, bromures administrés d'une façon continue), *interrompre la grossesse*.

**En cas d'état de mal épileptique** *Repos au lit*, dans l'obscurité et le silence. *Alimenter le plus possible* le malade : lait, œufs, crèmes, peptones, somatose, tropon.

S'il existe des convulsions cloniques empêchant le malade de boire et de manger, recourir à l'emploi de la *sonde œsophagienne*.

Ordonner le *bromure de potassium* (voie gastrique et voie rectale) ou mieux l'*hydrate d'amylène* par voie rectale, à la dose de 3 gr., trois fois par jour, ou par voie sous-cutanée (injections intramusculaires), à la dose de 2 à 3 gr., répétée deux à trois fois dans les 24 heures.

Pratiquer des injections de *sérum artificiel* (sous-cutanées ou intra-veineuses après saignée préalable) et de *caféine*.

**En cas d'agitation** : voy. *Agitation*.

**É. CONGESTIVE** (pléthorique).

*Hygiène* et *régime* de l'épilepsie essentielle.

*Émissions sanguines, saignée*. Pilules d'*aloès Ergotine*.

**É. JACKSONIENNE.**

**Chez un syphilitique** (gomme) *traitement spécifique intense*.

**Dans les autres cas** (abcès, kyste, tumeur) : intervention chirurgicale ; *trépanation, crâniotomie*, *hémicrâniotomie*.

**É. MENSTRUELLE.**

*Hygiène* et *régime* de l'épilepsie essentielle.

*Purgation drastique* (eau-de-vie allemande, 20 gr.), avant l'apparition des règles *Bains de pieds sinapisés* et *scarifications du col* ou *sangsues* à l'anus, à l'approche des règles.

Emploi du *bromure de potassium*, pendant 15 jours tous les mois ; commencer à l'administrer 10 jours avant l'apparition présumée des règles et continuer à le donner pendant toute la durée de celles-ci (3 à 6 gr. par jour).

**É. D'ORIGINE NERVEUSE PÉRIPHÉRIQUE** (plaies, compression d'un nerf).

*Intervention chirurgicale.*

**É. RÉFLEXE** (vermineuse, affections de la cavité nasale, pointe de hernie nouvelle, affection utérine).

Traitement approprié.

**É. SÉNILE.**

Combattre l'artériosclérose.

Surveiller avec grand soin l'état du rein (régime lacté, théobromine).

Conseiller une *continence absolue ; défendre les boissons alcooliques et les fatigues.*

Administrer la *sparteine*, le *strophantus* ou la *cafeine*, pour fortifier l'action du cœur et diminuer l'anémie cérébrale

Prescrire le *bromure de potassium.*

**É. SYPHILITIQUE.**

*Traitement spécifique intense.* 6 à 10 gr. d'onguent mercuriel en frictions, et 4 à 8 gr. d'iodure de potassium par la bouche ou par le rectum.

Après quelques semaines de traitement mixte, recourir à la méthode des traitements alternés de Fournier (injections huileuses de biiodure de mercure, 4, 6 et 10 mgr. pendant 15 à 20 jours, repos de 4 semaines, puis nouvelle série d'injections, et ainsi de suite).

**É. TOXIQUE.**

Traiter l'alcoolisme, l'absinthisme, le tabagisme, le saturnisme, l'urémie, l'acétonemie, etc.

## ÉPISTAXIS

**E. légère.**

*Déboutonner* et *dégrafer* les vêtements qui serrent le cou et la poitrine, faire garder au malade la *position verticale* et lui conseiller de faire des *inspirations profondes*

Recommander de *plonger la main* correspondante à la narine qui saigne, *dans de l'eau chaude.*

*Comprimer les ailes du nez* contre la cloison nasale

Introduire dans la narine et l'y maintenir un tampon de ouate imbibée d'une solution d'*antipyrine* à 1 p. 5, ou de *ferropyrine* à 1 p. 20, ou d'*eau hemostatique de Pagliari* ou d'*eau oxygenee*, ou bien introduire dans le nez une *vessie de baudruche* montée et fixée sur une sonde urétrale, que l'on remplit d'eau à travers la sonde, en ayant soin ensuite d'obturer celle-ci.

Pratiquer des *irrigations froides* ou mieux *chaudes* à 48° et *astringentes.*

| | | |
|---|---|---|
| ℞ Perchlorure de fer | . . . | 5 gr. |
| Eau distillée . | . . . | 1 litre. |

Ne pas recourir à l'application de perchlorure de fer, ni aux insufflations astringentes.

Toucher la muqueuse saignante avec un tampon imbibé d'une solution d'*adrenaline* à 1 p. 1000 et laisser en place un tampon imprégné d'une solution à 1 p. 5000 ou à 1 p. 10 000.

Appliquer sur la nuque une éponge ou des *compresses de tarlatane imbibées d'eau très chaude.*

**E. grave.**

Pratiquer d'emblée le *tamponnement antérieur* à l'aide d'une bandelette de gaze stérilisée longue et étroite ou bien à l'aide de petits bourdonnets de ouate ou de gaze aseptique, attachés à un fil, les uns à la suite des autres, espacés entre eux de 2 cm. et imbibés d'une solution hémostatique (eau oxygenée à 7 ou 8 volumes, solution d'antipyrine 1 p. 10).

Commencer par laver la narine qui saigne, puis introduire, à l'aide d'un stylet, le premier bourdonnet, entre la cloison et le méat inférieur, introduire ensuite d'autres bourdonnets jusqu'à remplir la partie antérieure du nez.

Laisser le tamponnement en place pendant 24 à 36 heures.

En même temps, pratiquer quelques injections hypodermiques d'*ergotine.*

**En cas d'érosion ou d'ectasie variqueuse d'un petit vaisseau** (à la partie antérieure et inférieure de la cloison) : cautériser l'érosion avec la *pointe fine du thermocautère* ou avec le *crayon de nitrate d'argent,* ou bien avec l'*acide chromique* fixé au bout d'un stylet : recueillir sur l'extrémité du stylet deux ou trois cristaux d'acide chromique, porter alors dans la flamme d'une lampe à alcool le corps du stylet à environ 1 cm. 1/2 ou 2 cm. de l'extrémité supportant les cristaux, laisser fondre les cristaux, retirer ensuite le stylet du feu en le faisant rouler entre les doigts afin qu'il se forme une petite perle d'acide chromique adhérente à l'extrémité du stylet et cautériser.

Se servir aussi du *galvanocautère.*

**Si le sang provient de la partie postérieure des fosses nasales** : pratiquer le *tamponnement antérieur* et *postérieur.*

Employer la *sonde de Belloc* ou une simple *sonde urétrale en caoutchouc, deux fils cirés* de 50 cm., une *pince de trousse ordinaire* et un *tampon* (tampon postérieur) de ouate ou de gaze aseptique de la grosseur et de la forme d'une petite noix, noué à sa partie médiane avec les deux fils, dont on laisse pendre les quatre bouts. *Cocaïner* le nez avec une solution à 1 p. 40. Introduire alors, par la narine qui saigne, la sonde en gomme, jusqu'à ce qu'elle vienne apparaître dans le pharynx buccal, la saisir avec la pince et la tirer hors de la bouche.

Passer et attacher dans l'œillet de la sonde les deux chefs de l'un des fils, puis retirer la sonde par le nez jusqu'à ce que le tampon vienne buter contre l'orifice postérieur des fosses nasales, sans le franchir.

Fixer les chefs de l'autre fil, qui reste dans la bouche, au coin des lèvres ou contre la joue correspondante à l'aide d'une plaque de diachylon.

Détacher la sonde, écarter les deux fils nasaux et dans leur écartement, bourrer les tampons antérieurs, par dessus nouer les deux bouts du fil, de façon à enserrer et à lier ensemble les tampons antérieurs et le tampon postérieur.

Laisser ce tamponnement en place pendant 24 heures (Lubet-Barbon).

**Contre les symptômes d'anémie aigue** : voy. *Anémie aigue, Syncope.*

**É. A RÉPÉTITION.**

Combattre la chloro-anémie, la débilité générale, l'hypertension artérielle, l'impaludisme chronique, régler la menstruation. Rechercher les végétations adénoïdes et les traiter chirurgicalement, lorsqu'elles existent.

Défendre les fatigues, les marches prolongées, les boissons alcooliques, le travail intellectuel prolongé ; éviter le soleil.

Faire *priser* plusieurs fois par jour le mélange suivant :

| ℞ Antipyrine pulvérisée . . . | 50 cgr. |
|---|---|
| Tanin . . | 1 gr. |
| Sucre en poudre . . | 10 — |

(Rendu).

Employer l'*adrénaline* (voy. *E. légère*), excepté dans le cas d'hypertension artérielle.

Prescrire la *quinine* et l'*ergotine* à petites doses.

| ℞ Bromhydrate de quinine . | 15 cgr. |
|---|---|
| Ergotine . . . . . | 10 — |
| Excipient . . . . | Q S. |

Pour 1 pilule 4 pilules par jour (chez les enfants, 2 à 3 pilules)

**En cas d'ectasie variqueuse d'un vaisseau** dans la partie antéro-inférieure de la cloison : toucher le point qui saigne avec une perle de *nitrate d'argent* fondu au bout d'un stylet.

Respecter les épistaxis légères des **cardiaques**, des **artério-scléreux**, des **brightiques**, des **hémorroïdaires**, des **femmes aménorrhéiques** et des malades atteints de **congestion cérébrale** ; instituer dans tous ces cas un traitement général contre la maladie causale, en ayant soin de ne jamais employer la digitale, l'ergot de seigle et surtout l'adrénaline, chez les hypertendus.

**Chez les cirrhotiques** : appliquer des *sangsues* ou un *vésicatoire* sur la région hépatique (Verneuil).

**Chez les goutteux** : prescrire le traitement hygiénique, diététique et médicamenteux de la goutte, et en cas d'épistaxis persistante, *provoquer la fluxion goutteuse vers les articulations* (pédiluves chauds, vésicatoires).

**Au cours des maladies infectieuses** : combattre l'auto-intoxication ; éviter les antithermiques toxiques (antipyrine, antifébrine, etc ) ; recourir à la *balnéation froide ou tiède* ; donner le *sulfate de quinine*, associé à l'*ergotine* et à la *digitale* Pratiquer au besoin une *saignée* et faire des injections de *sérum artificiel.*

| ℞ Sulfate de quinine . . . | 20 cgr. |
|---|---|
| Poudre d'ergot de seigle . | 15 — |
| — de digitale . . . . | 5 — |

Pour 1 cachet 4 à 5 par jour (Herzen).

Faire prendre des *boissons en abondance*, particulièrement des *boissons acides* (limonade sulfurique).

| ℞ Acide sulfurique au 10e. . | 20 gr. |
|---|---|
| Eau distillée . . . | 875 — |
| Sirop de sucre. . . . . | 125 — |

(Limonade sulfurique du Codex)

℞ Acide sulfurique dilué. . 4 gr.
Hydrolat de laitue . .... . 180 —
Sirop de framboises . 30 —

1 cuillerée à bouche, toutes les heures.

Recourir à l'emploi de la *gelatine* par voie gastrique ou par voie sous-cutanée.

Donner aussi le *chlorure de calcium* à la dose de 2 à 3 gr. par jour en potion.

## ÉPITHÉLIOMA CUTANÉ

*Cancer epithelial*

**É. SUPERFICIEL NON ULCÉRÉ** (forme papillaire).

Recourir a la *cauterisation*, pratiquée a l'aide du thermocautère ou du galvanocautère.

Lavages et pansement antiseptiques.

**É. ULCÉRÉ.**

**Si l'épithélioma est peu étendu** : intervenir par la *cauterisation* (thermocautère ou galvanocautère), ou par le *râclage* ou rugination faite avec la curette tranchante de Vidal, apres avoir insensibilisé la surface au chlorure d'ethyle ou par des injections dans le derme d'une solution de cocaine a 1 p. 100 (3 a 5 seringues) Pratiquer l'hémostase avec du coton hydrophile, puis recouvrir la plaie de *chlorate de potasse* pulvérisé, et appliquer un simple pansement aseptique

Laver la plaie, matin et soir, avec une solution concentrée de chlorate de potasse, puis la recouvrir d une couche de chlorate de potasse pulverisé et panser a la ouate sèche.

Après deux à trois jours de ce traitement, continuer les lavages avec une solution de chlorate de potasse sur la plaie, que l'on recouvrira d'une poudre antiseptique (salol, aristol, dermatol, iodol, xéroforme, sanoforme, amyloforme) (Brocq).

Employer aussi la *pommade au chlorate de potasse* :

℞ Chlorate de potasse ... 1 a 2 gr.
Vaseline .. . .... . 20 —
(Gaucher).

Si l'on veut recourir au traitement par les *caustiques* seuls, faire usage de l'*acide lactique* et de l'*acide salicylique* :

℞ Acide lactique .. ... 60 parties.
— salicylique. . 30 —
A appliquer tous les jours.

Ou bien, instituer le traitement par le *bleu de méthylène, suivi de cauterisation a l'acide chromique* deterger l'ulcération au moyen de pulvérisations légèrement antiseptiques, puis teindre toutes les parties ulcérées avec la solution suivante :

℞ Bleu de methylene . . 1 gr.
Alcool . . . . } ãã 10 —
Glycerine . .... . }

Toucher ensuite toutes les parties teintes en bleu, avec un stylet d'acier trempé dans :

℞ Acide chromique .. . . 2 gr.
Eau distillee . . .... 10 —

Puis panser avec des compresses imbibées de solution de sublimé à 1 p. 1000.

Employer aussi les caustiques suivants : *pâte de Vienne, caustique de Filhos, potasse caustique, chlorure de zinc* à 20 et 30 p. 100.

Préférer l'emploi de l'*arsenic*, qui est plus actif que tous les caustiques ci-dessus mentionnés :

| ℞ | | |
|---|---|---|
| Acide arsénieux | 2 parties |
| Sulfure de mercure | 6 — |
| Éponge calcinée | 12 — |

Déterger l'ulcération à l'aide de cataplasmes ou de pulvérisations, et après avoir avivé la surface avec un peu d'ammoniaque, la recouvrir avec une petite quantité de cette pâte.

Recourir à la *méthode de Cerny et de Trunecek* (de Prague) : nettoyer et absterger le foyer néoplasique, au besoin cruenter l'ulcération cancéreuse sur une petite étendue, puis badigeonner toute la surface du cancer avec la mixture arsenicale suivante :

| ℞ | | |
|---|---|---|
| Acide arsénieux | 1 gr. |
| Alcool éthylique | } ãã 75 — |
| Eau distillée | |

Laisser évaporer à l'air libre, puis panser à plat ou mieux laisser l'ulcère sans pansement.

Répéter les badigeonnages tous les jours une fois.

Au cours de la médication, plus l'escarre devient épaisse, plus le topique doit être énergique, employer une solution à 1 p. 100 et même 1 p. 80.

| ℞ | | |
|---|---|---|
| Acide arsénieux | 1 gr. |
| Alcool éthylique | } ãã 40 — |
| Eau distillée | |

Poursuivre le traitement, tant qu'après l'application du topique il se forme une croûte de couleur foncée, résistante et adhérente.

Cesser le traitement, lorsque apparaît une croûtelle jaunâtre, mince et facile à détacher (Cerny et Trunecek).

Pour diminuer la douleur causée par les badigeonnages d'acide arsénieux, incorporer à la solution arsenicale 1 gr. d'*orthoforme* (Badal et Ginestous) et pour favoriser la pénétration du caustique faire préalablement à son application dans le tissu épithéliomateux des tranchées au moyen du galvanocautère (Darier).

Enfin pratiquer l'*extirpation* du néoplasme ou essayer la *radiothérapie*.

**Si l'épithélioma est très étendu :** insensibiliser la surface ulcérée avec une solution de cocaïne à 1 p. 20, puis faire, tous les jours deux fois, des *lavages avec une solution concentrée de chlorate de potasse*, suivis d'*applications de chlorate de potasse en poudre*, ou de *ouate hydrophile imbibée d'une solution concentrée de cet agent*.

Quand le chlorate de potasse a suffisamment agi, appliquer une poudre antiseptique (salol, dermatol, aristol, iodol) ou bien la pommade suivante :

| ℞ | | |
|---|---|---|
| Résorcine | 1 gr. |
| Chlorate de potasse | 4 — |
| Vaseline | } ãã 10 — |
| Lanoline | |

(Brocq).

Cautériser ultérieurement à l'aide du chlorate de potasse les points qui ne sont pas encore cicatrisés, ou bien les volatiliser au *thermocautère* ou au *galvanocautère* (Brocq).

Employer aussi le *carbure de calcium*; le déposer, en nature, sur l'ulcération (destruction des végétations molles et saignantes, action hémostatique).

## ÉRECTIONS DOULOUREUSES

Donner les *bromures*, l'*antipyrine*, le *camphre*, le *camphre monobromé*, l'*opium*, la *belladone*.

Pratiquer des injections de *cocaïne* à 2 p. 100 dans l'urètre.

Voy. *Blennorragie*.

| ℞ | | |
|---|---|---|
| Bromure de camphre | } āā | 4 gr. |
| Extrait de valériane | } | |
| Poudre de valériane | | Q. S. |

Pour 20 pilules. 6 par jour.

| ℞ | | |
|---|---|---|
| Camphre | | 10 cgr |
| Extrait d'opium | } āā | 1 — |
| — de jusquiame | } | |

Pour 1 pilule 4 à 6 pilules par jour (Herzen)

| ℞ | |
|---|---|
| Camphre | 50 cgr. |
| Extrait d'opium | 5 — |
| Jaune d'œuf | n° I. |
| Eau tiède | 200 gr. |

Pour 1 lavement (Ricord)

Voy *Satyriasis*.

## ÉROSIONS DU COL UTÉRIN

Appliquer des topiques modifiant légèrement les surfaces malades, tels que la *teinture d'iode* et les solutions de *nitrate d'argent* à 1/30.

| ℞ | |
|---|---|
| Teinture d'iode | 20 gr |
| Chlorhydrate de morphine | 1 — |

(Lutaud).

| ℞ | | |
|---|---|---|
| Iode pur | | 50 cgr. |
| Teinture d'iode | } āā | 10 gr. |
| — de noix de galle | } | |

Appliquer sur le col avec un pinceau, tamponner ensuite avec de la ouate Répéter les applications tous les 2 jours

Ou bien employer le mélange suivant :

| ℞ | |
|---|---|
| Glycérine | 100 gr |
| Sulfate de zinc | 2 — |
| Essence de wintergreen | X gouttes |

Imbiber un tampon de ce mélange et l'appliquer sur le col (Lutaud).

Insufflations de *poudres astringentes* (tanin, tannal, alun, dermatol, ichtalbine), *antiseptiques* (acide borique, iodoforme, aristol, iodol) ou *kératoplastiques* (iodoforme, thiol, amyloforme).

| ℞ | | |
|---|---|---|
| Amyloforme | } | |
| Sous nitrate de bismuth | } āā | 10 gr. |
| Oxyde de zinc | } | |

(Herzen)

Voy. *Ectropion des lèvres du col*.

**Lorsque le col est volumineux, rouge et tuméfié** recourir à l'*ignipuncture* : introduire deux ou trois pointes de feu à 1 centimètre de profondeur sur chacune des lèvres du col. Employer un spéculum de Fergusson pour ne pas s'exposer à brûler les parois vaginales. Faire suivre l'ignipuncture d'une abondante injection froide et d'un tamponnement à la gaze iodoformée.

Traiter les petites plaies résultant de la chute des escarres ci-dessus (Lutaud).

Voy. *Déchirures du col*, *Ectropion des lèvres du col*, *Hypertrophie du col*, *Ulcérations du col*.

## ÉROSIONS, EXULCÉRATIONS STOMACALES

Voy. *Exulceration simple de l'estomac, Hematemese. Ulcere de l'estomac.*

## ÉRUCTATIONS NERVEUSES

Traitement general de l'hystérie, *bromure de potassium*

## ÉRUPTIONS

**É. BROMIQUES ET IODIQUES.**

*Regime lacte, alcalins* à hautes doses. *Purgatifs salins* répetés. *Antisepsie intestinale, Bains savonneux*, 2 à 3 par semaine *Pulverisations boriquees ou pheniquees* locales, matin et soir, pendant une demi-heure *Cataplasmes d'amidon* froids.

**E. PRURIGINEUSES INFANTILES.**

Voy. *Strophulus.*

## ÉRYSIPÈLE

**É. DE LA FACE.**

Traitement général.

Isoler le malade dans une *chambre bien aeree* et maintenue à une température uniforme (16° à 18°).

*Repos au lit, purgatifs, toniques* (alcool), *stimulants diffusibles antithermiques*, de preference quinine, phenacetine, lactophenine en cachets de 50 cgr, 3 à 4 gr. par jour.

*Alimentation liquide* : lait, bouillon, eau vineuse, limonades en grande quantité.

**En cas de délire avec hyperthermie**, recourir aux *bains tiedes* ou *froids*, en s'inspirant de l'état général, de l'etat du cœur et de la diurèse

Donner l'*alcool* et l'*opium* a hautes doses, si l'alcoolisme est en cause.

Ordonner les *bromures* et le *chloral*.

**En cas d'intoxication grave** administrer, matin et soir, un *lavement abondant* d'eau bouillie, pratiquer des *injections sous-cutanees de serum artificiel* ; prescrire les *diuretiques* et la *cafeine*.

Sérothérapie par le *serum antistreptococcique de Marmoreck* : injecter 20 centimetres cubes de serum, toutes les 12 ou 24 heures, selon la gravité des symptômes, jusqu'à disparition complete de tous les symptômes pathologiques

Prescrire l'*aconitine cristallisee*, à la dose de 1 mgr. dans les 24 heures en plusieurs fois, ou

| ℞ Extrait de *feuilles* d'aconit. | 3 cgr. |
|---|---|
| Poudre de *feuilles* d'aconit | 5 — |

Pour 1 pilule. 3 pilules dans les 24 heures

Traitement local.

*Saupoudrer* les parties atteintes avec :

| ℞ Benzoate de bismuth } Poudre d'amidon } | ãã 20 gr. |
|---|---|

(Grasset).

Ou bien recourir à l'une des médications suivantes :

*Compresses* imbibées d'une solution d'acide phénique à 1 ou 3 p. 100, de sublimé à 1 p. 1000, d'ichtyol à 1 p. 10.

*Pulvérisations* avec une solution d'acide phénique à 3 p. 100, de phénosalyl à 2 p. 100, de sublimé à 1 p. 500, ou bien avec :

℞ Sublimé . } āā 1 gr.
Acide tartrique . }
Alcool à 90°. . . 5 cc.
Éther Q S p f. 50 —

Pour pulvérisations faites avec un pulvérisateur à main, 2 à 3 fois par jour, ne pas redouter la vésication, chercher au contraire à l'obtenir (Talamon)

*Badigeonnages* sur les tissus malades et les tissus environnants avec de la *teinture d'iode* (2 à 3 fois par jour) ou avec l'un des mélanges suivants

℞ Gaïacol synthétique cristallisé . . . 1 gr.
Menthol . . . . 1 —
Huile camphrée . . . 30 cc.

En badigeonnages, toutes les 2 heures (Desesquelle)

℞ Ichtyol. . . . }
Glycérine . . . } āā 20 gr.
Eau. . . . . . }

Pour badigeonnages.

Recourir au *traitement compressif*.

℞ Traumaticine . . . } āā 20 gr.
Ichtyol . . . . }
(Juhel-Renoy)

Pratiquer des badigeonnages trois à quatre fois par jour au niveau du bourrelet en empiétant sur la peau saine.

Employer aussi le *collodion iodoformé* ou au *sublimé*.

*Injections* dans l'épaisseur de la plaque ou mieux au niveau du bourrelet avec une solution d'acide phénique à 3 p. 100, injecter 4 à 5 seringues de Pravaz par jour et pratiquer les injections à 5 ou 6 centimètres l'une de l'autre (Hueter).

Recourir aussi aux injections intra-dermiques faites au niveau de la plaque avec une solution d'actol à 1/2 p. 100, de sublimé ou une solution iodo-iodurée ou de trichlorure d'iode.

*Pommades :*

℞ Ichtyol. . . . . . . }
Onguent napolitain. } āā 10 gr.
Vaseline. . . . 20 —

Pour onctions, matin et soir (Herzen).

℞ Acide phénique . . . . 1 gr.
Ichtyol . . . . }
Essence de térébenthine } āā 10 gr.
Lanoline . . . . 20 —

℞ Sublimé . . . . . . . 40 cgr.
Axonge . . . . . . 30 gr.

Ou bien encore, appliquer sur la plaque érysipélateuse du *sérum antistreptococcique mélangé à la lanoline* (Chantemesse).

**En cas d'érysipèle à répétition** : examiner et explorer les voies lacrymales, les fosses nasales et le naso-pharynx (végétations adénoïdes) et instituer le traitement approprié au cas.

**Chez le nouveau né** : appliquer sur la région ombilicale la pommade suivante :

℞ Sublimé . . . 5 cgr.
Sucrate de chaux 10 gr.
Vaseline. . . . 40 —
(C. Paul).

Ou badigeonner deux fois par jour la plaque érysipélateuse avec

| | | |
|---|---|---|
| ℞ Ichtyol | } | āā 30 gr. |
| Lanoline | | |
| Eau | | |

(Radcliffe)

**É. DES MEMBRES.**

*Désinfection* du foyer originel : débrider largement la plaie, gratter, cautériser au chlorure de zinc à 1 p. 10.

Appliquer ensuite sur le membre malade des *compresses* imbibées d'une solution antiseptique (acide phénique à 2 p. 100, lysol à 1 p. 100, phénosalyl à 2 p. 100) et recouvertes de taffetas imperméable.

Pratiquer des *badigeonnages*, une ou deux fois par jour, avec une solution aqueuse d'ichtyol au tiers.

Recourir à la *balnéation antiseptique*.

## ÉRYTHÈMES

**É. POLYMORPHE.**

Traiter l'état général (arthritisme, lymphatisme).

Combattre la fièvre par la *quinine*.

**En cas de formation de vésicules et de bulles :**

| | | |
|---|---|---|
| ℞ Sulfate de quinine | } | āā 10 cgr |
| Ergotine | | |
| Extrait de belladone | | 1 mgr. |

Pour 1 pilule : 4 à 8 pilules par jour (Brocq).

**S'il n'y a pas de fièvre et pas de vésicules :** prescrire l'*iodure de potassium* (1 à 3 gr. par jour) (Brocq).

**Contre l'érythème congestif de la ménopause :** donner l'*ichtyol* (1 pilule de 15 cgr. à la fin de chaque repas), associé au *sulfate de quinine* (5 à 10 cgr.).

Localement :

Appliquer une *pommade à l'oxyde de zinc* et au *sous-nitrate de bismuth*, puis poudrer avec une *poudre inerte* :

| | |
|---|---|
| ℞ Oxyde de zinc | 5 gr. |
| Talc | 10 — |
| Amidon | 20 — |

**En cas de douleur :** lotions avec l'*eau blanche* ou avec une *solution d'acide phénique* à 1 p. 100.

Pommades à l'*acide phénique* (2 p. 100) et au *menthol* (4 p. 100).

| | | |
|---|---|---|
| ℞ Acide phénique | } | āā 50 cgr. |
| — salicylique | | |
| Vaseline | | 50 gr. |

Employer aussi le *glycérolé tartrique*.

**En cas d'éruption vésiculo-bulleuse douloureuse.** *Ouvrir les bulles* avec une aiguille aseptisée, puis lotions anti-prurigineuses à l'*acide phénique*, au *sublimé*, à la *cocaïne*.

Pratiquer, au besoin, la cautérisation des surfaces à vif avec le *nitrate d'argent* en solution (Brocq).

**En cas d'érythème polymorphe de cause morale** (femmes névropathes au moment des règles) donner l'*iodure de potassium*, à la dose de 1 gr. 50 à 2 gr. par jour.

**É. syphilitique polymorphe.**

Traitement général de la syphilis.

Poudrer avec de l'*oxyde de zinc*, du *sous nitrate de bismuth*, du *talc*, du *calomel* :

℞ Poudre de lycopode ......... 50 gr.
Acide salicylique } āā 1 —
Calomel . . }
(Maurin).

**É. INDURÉ DES JEUNES FILLES SCROFULEUSES.**

Prescrire l'*huile de foie de morue*, le *sirop d'iodure de fer*.

*Repos absolu* au lit, pendant quelques semaines, défendre les occupations obligeant à rester debout.

Localement : pratiquer la *compression ouatee* ou *elastique* des jambes. Appliquer de l'*emplâtre de Vigo* ou de l'*emplâtre rouge de Vidal*.

Recourir au *massage* et aux *douches chaudes*, particulièrement aux *douches sulfureuses*.

Pratiquer des *cautérisations profondes* avec la pointe fine du galvanocautère.

**É. INFANTILE.**

Surveiller et régler l'allaitement.

*Soins de propreté très rigoureux*, changer les linges de l'enfant chaque fois qu'ils sont souillés par les urines ou les matières fécales, *laver* à l'eau tiède, à la décoction de feuilles de noyer, bien essuyer et *poudrer* à la poudre de talc, de lycopode, d'oxyde de zinc.

Ne pas abuser des lavages et procéder avec douceur, pour ne pas irriter la peau.

Employer les *bains de son*, d'*amidon*, de *feuilles de noyer*.

Insister surtout sur l'emploi des *poudres absorbantes* et *antiseptiques*.

℞ Acide borique. .. .. } āā 5 gr.
Alun.. . . . . . . }
Craie préparée... . 40 —
Poudre d'amidon. 100 —
(Comby).

℞ Acide borique pulvérisé } āā 10 gr.
Alun pulvérisé . . . }
Oxyde de zinc ...... } āā 30 —
Talc .. ...... }
Amidon .. . . 60 —
(Herzen).

**En cas d'intertrigo** : isoler les parties malades avec des bourdonnets de coton hydrophile (voy. *Intertrigo*).

**S'il n'y a pas de suintement**: enduire les parties malades avec une *pommade inerte* :

℞ Salol ou acide borique }
Oxyde de zinc ou sous-nitrate de bismuth. } āā 2 à 3 gr.
Vaseline .. .. . 30 —

**E. NOUEUX.**

*Repos au lit. Purgatif* : huile de ricin.

**Contre la fièvre** : *antipyrine, salicylate de soude, aspirine, salipyrine, quinine.*

**S'il n'y a pas de fièvre** : donner l'*iodure de potassium* (1 à 3 gr. par jour), prescrire les *alcalins*.

Chez les syphilitiques (période secondaire et tertiaire), instituer le *traitement antisyphilitique mixte*.

Chez les paludéens, prescrire la *quinine*.

Localement : Enduire les parties malades avec le *baume tranquille*, ou le liniment suivant

℞ Laudanum de Sydenham 5 gr.
Chloroforme . . 10 —
Huile de jusquiame } 
— camphrée . . } āā 25 —
Baume tranquille }
(Herzen).

Ou bien appliquer, 2 fois par jour, la pommade suivante :

℞ Acide salicylique
Lanoline } ãã 10 gr
Essence de térébenthine
Axonge 80 —
(Bourget)

Faire des *lotions resolutives* avec :

℞ Chlorure d'ammonium 10 gr.
Eau 500 —
Teinture d'arnica 30 —

## ÉRYTHRASMA

Badigeonnages repétés avec de la *teinture d'iode*, jusqu'a desquamation complete des téguments, puis savonnages quotidiens avec du *savon au soufre*, a l'*acide salicylique*, a la *resorcine*, a l'*ichtyol*, au *naphtol*.

Apres les savonnages, poudrer avec :

℞ Soufre 1 gr.
Talc 100 —
(Brocq).

Conseiller aussi les lotions de *sublime* a 1 p. 500, et employer les *pommades a base de soufre*, de *resorcine*, de *turbith mineral*, d'*oxyde jaune de mercure*.

℞ Soufre
Acide salicylique } ãã 1 gr.
Vaseline 30 —
(Herzen).

℞ Turbith mineral
Soufre } ãã 1 gr.
Vaseline 30 —

Continuer le traitement pendant longtemps, pour eviter les recidives.

**En cas de récidives** : reprendre les applications iodées, et si la teinture d'iode pure est mal supportée, la dedoubler avec de l'alcool a 60° (Brocq).

## ERYTHRÉMIE OU ÉRYTHROCYTÉMIE

Voy. *Polycythemie splenomegalique*.

## ESTHIOMÈNE DE LA VULVE

Traitement géneral antituberculeux.

Localement : Prescrire des soins minutieux de propreté, des attouchements a la *teinture d'iode*, des pansements à la *resorcine*.

℞ Resorcine. 5 gr
Glycerine 50 —
Pour badigeonnages.

℞ Resorcine
Chlorate de potasse } ãã 2 gr.
Vaseline 20 —
Lanoline 10 —
(Herzen)

Voy. *Cancer vulvaire et vaginal*.

Recourir aux *excisions* au thermocautere et au bistouri.

## ÉTAT DE MAL CHORÉIQUE, ÉPILEPTIQUE OU HYSTÉRIQUE

Voy. *Chorees, Epilepsie, Hysterie*.

## ÉTRANGLEMENT INTERNE DE L'INTESTIN

Voy. *Invagination intestinale*, *Occlusion intestinale*.

## EXANTHÈME MENSTRUEL

Prendre pendant 3 jours avant l'apparition des règles, 1/2 à 1 1/2 mgr. de *sulfate d'atropine*, en 3 ou 4 fois, dans les 24 heures.

*Purgation.*

## EXCÈS DE VOLUME DU FŒTUS

Voy. *Dystocies fœtales*

## EXCITABILITÉ NERVEUSE

Voy. *Nervosisme*

## EXCORIATIONS DU MAMELON

Voy. *Crevasses du sein.*

## EXOPHTALMIE

Recourir au *traitement causal* de la lésion génératrice : lésions des parois orbitaires (tumeur, gomme), lésion des cavités voisines de l'orbite, lésion du contenu orbitaire (gomme), goitre exophtalmique.

**Si la cornée est insufisamment recouverte** appliquer le *bandeau compressif* en permanence

Pratiquer la *suture des paupières*, la *tarsorraphie* partielle ou totale (Panas).

## EXTASE

Combattre l'anémie, l'insuffisance d'alimentation et de sommeil.

Défendre toute surexcitation et la vie ascétique

Traiter l'hystérie.

## EXULCÉRATION SIMPLE DE L'ESTOMAC

*Repos complet diète rigoureusement absolue* pendant plusieurs jours, ne pas même permettre l'ingestion de quelques cuillerées d'eau ou de lait.

Donner des *lavements nutritifs* (lait, peptone, œufs, lactose) et pratiquer des *injections de sérum artificiel*, abondantes et répétées, additionnées de 10 cgr. de benzoate de caféine par litre.

Si le traitement médical ne suffit pas, si les grandes hématémoses se répètent coup sur coup, si les syncopes deviennent menaçantes : recourir d'urgence à l'*intervention chirurgicale* (suture du territoire saignant (Dieulafoy).

Voy. *Ulcere de l'estomac.*

## FAIBLESSE CONGÉNITALE

Voy: *Atrophie infantile*

(Voy. pour poids et taille du nouveau né à la naissance et pour croissance normale du nourrisson à *Nouveau-ne.*)

*Couveuse* chez les prématurés de moins de 1500 gr Elever les enfants nes à terme, *a l'air libre dans une piece chaude (32°) et bien ventilee.*

Laisser séjourner les enfants dans la couveuse pendant 3 à 4 semaines à la temperature constante de 32°. S'ils s'engourdissent, et si leur poids ne progresse plus quoique l'allaitement ait ete rigoureusement surveille, abaisser la température a 27° ou même à 25°.

Alimenter l'enfant avec du *lait de femme,* à defaut de celui-ci, avec du *lait d'ânesse* et au pis-aller, avec du lait de vache coupe d eau bouillie sucree.

Si la mere veut et peut allaiter son enfant, lui conseiller de prendre chez soi temporairement une nourrice avec son enfant. Cette nourrice fournira son lait a l'enfant debile, qui sera gave s'il est nécessaire ou nourri au verre jusqu'au moment ou il pourra teter. En même temps, elle nourrira son propre enfant, ce qui excitera chez elle la secrétion lactée. Quant à la mère du debile, elle met a son sein l enfant de la nourrice et entretient ainsi son lait jusqu'au jour où l'enfant né debile est capable de téter vigoureusement.

Pour la quantite de lait, s'en tenir à la règle suivante : retrancher le dernier chiffre du poids, multiplier par 2, et faire du chiffre ainsi obtenu et 20, 30 ou 40 grammes de lait de femme en plus, la ration journaliere de lait, en grammes (Budin).

*Proceder* au *gavage* de la maniere suivante verser le lait avec une cuiller dans le nez, l'enfant étant couché sur le dos, la tête legerement inclinee en bas. Ou bien se servir d'une seringue pour injecter le lait dans le nez ; injecter goutte a goutte Ou encore employer l'appareil special compose d une capsule de verre graduee jusqu'à 15 cc et d'une sonde œsophagienne. mouiller la sonde, puis l'introduire jusqu'à la base de la langue et lorsque l'enfant, par des mouvements instinctifs, l aura fait penetrer jusqu'à l'entrée de l'œsophage, pousser l instrument et en cesser l'introduction lorsque 15 centimetres, bouche y compris, auront ete introduits

Eviter la suralimentation

Lorsque l'enfant est devenu assez fort pour téter, alterner le gavage avec l allaitement au sein et faciliter ce dernier par l'emploi de la *teterelle biaspiratrice* de Budin

Si le débile ne digere pas bien, lui faire prendre avant la tetee une pincee de *pepsine* sous forme de paillettes, dissoute dans une petite cuillerée à sel d'eau.

*Bains prolongés* à 37°, d'après la méthode de Winkel, *bains sinapisés* (200 gr. de moutarde pour 20 à 30 litres d'eau).

Injections sous-cutanées de *sérum artificiel*, pratiquées tous les jours, à la dose de 5 à 15 cc.

**Contre les accès de cyanose:** enlever l'enfant de la couveuse, le déshabiller et le *frictionner*. Exercer des *pressions rythmiques* sur la cage thoracique. S'il y a des mucosités dans la bouche, les retirer avec un petit tampon ou avec le petit doigt.

Au besoin, *tenir l'enfant les jambes en l'air et la tête en bas* et recourir à l'*insufflation*.

Puis donner un *bain chaud*, ou un *bain excitant*, et prescrire 20 centigrammes de *bromure de potassium* par jour (Budin).

*Inhalations d'oxygène*.

## FAUSSE-COUCHE

Voy. *Avortement*.

## FAUX CROUP

Voy. *Laryngite striduleuse*.

## FAVUS

**F. DU CORPS.**

*Énucléer avec soin les godets*; s'ils sont nombreux, les ramollir par un bain savonneux ou avec:

| | | |
|---|---|---|
| ℞ Savon noir. | } ãã 20 gr. | |
| Axonge | | (Brocq) |
| ℞ Soufre | } ãã 20 gr. | |
| Savon noir | | |
| ℞ Huile de cade | } ãã 20 gr. | |
| Savon noir | | (Brocq). |

Puis laver énergiquement la partie malade.

Faire ensuite quelques *applications de parasiticides*, surtout de *teinture d'iode*.

**F. DU CUIR CHEVELU.**

Couper les cheveux ras; faire tomber les croûtes à l'aide de *cataplasmes de fécule* boriqués ou les ramollir avec de la *glycérine*, de l'*huile d'amandes douces*, de l'*huile d'olives*, pures ou additionnées d'acide phénique, d'acide salicylique, de baume du Pérou, avec parties égales de savon noir ou d'axonge (Brocq).

**Si les croûtes sont trop épaisses :** après avoir appliqué un corps gras, mettre la *calotte de caoutchouc* pendant la nuit. Le lendemain matin, savonner avec la *décoction de Panama* ou du *savon noir*.

Ou bien frictionner avec :

| | |
|---|---|
| ℞ Huile de cade. | 5 gr. |
| Savon. | 3 — |
| Glycérolé d'amidon. | 30 — |
| | (Brocq) |

Puis appliquer des cataplasmes enfin savonner au savon noir.

**Quand la tête est bien nettoyée :** *Épiler*.

S'il y a plusieurs points attaqués, disséminés et diffus, épiler toute l'étendue du cuir chevelu, au moins une première fois, et circonscrire, dans les épilations successives, le champ d'épilation suivant la configuration des parties atteintes. S'il n'y a qu'un seul point pris, on peut n'épiler que la région malade, dans un rayon de 2 centimetres autour d'elle (Brocq).

Enlever tous les poils malades et appliquer :

| | | |
|---|---|---|
| ℞ Teinture d'iode | 90 gr | |
| Glycerine | 10 — | |
| Bichlorure d'hydrargyre | 20 cgr. | |
| | (Unna). | |

Ou bien appliquer de la *vaseline pheniquee* a 5 p. 100, ou encore

| | |
|---|---|
| ℞ Turbith mineral | 1 gr. |
| Vaseline | 30 — |
| | (Brocq). |

| | |
|---|---|
| ℞ Sulfate de cuivre | 50 cgr a 1 gr |
| Vaseline | 30 — |

**Si les applications parasiticides produisent trop d'inflammation** : les remplacer momentanément par des *cataplasmes de fecule* ou des pommades calmantes, telles que la *vaseline boriquee*.

**Quand les cheveux ont repoussé** (au bout de 4 a 6 semaines) : *epiler à nouveau* et ainsi de suite jusqu'à disparition de la rougeur du cuir chevelu et de la desquamation. La **durée du traitement** varie entre 10 mois et 3 ans.

Ou bien instituer le *traitement de Quinquaud* :

1° *Raclage* avec une curette, pour enlever mécaniquement les champignons.

2° *Lotions* avec :

| | |
|---|---|
| ℞ Bichlorure de mercure | 1 gr. |
| Biiodure de mercure | 15 cgr. |
| Alcool | 35 gr. |
| Eau | 250 — |

3° Au bout de 3 à 4 jours, *epilation*.

4° *Nouveau raclage* à la curette.

5° *Emplâtre* en permanence :

| | |
|---|---|
| ℞ Biiodure de mercure | 15 cgr. |
| Bichlorure de mercure | 1 gr. |
| Emplâtre simple | 250 — |
| | (Quinquaud) |

Si cet emplâtre est trop irritant, prescrire la *pommade iodee* suivante :

| | |
|---|---|
| ℞ Iode | 1 gr |
| Iodure de potassium | 10 — |
| Vaseline | 100 — |

Ou faire des badigeonnages a la :

| | |
|---|---|
| ℞ Teinture d'iode | 10 gr. |

Repetes tous les 2 ou 3 jours, suivant qu'ils produisent plus ou moins de dermite.

6° Faire des frictions a l'*essence de terebenthine*, chaque fois que l'on coupe les cheveux.

**F. UNGUÉAL.**

Essayer le traitement suivant : commencer par vaporiser sur l'ongle, au moyen d'un pulvérisateur ordinaire, le liquide ci-dessous :

| | |
|---|---|
| ℞ Pyrogallol | 1 gr. |
| Ether sulfurique | 100 — |
| Cire jaune | 20 — |
| | (Leistikow). |

Puis badigeonner l'ongle avec :

| ℞ Pyrogallol. . . .. | 1 gr 50 cgr. |
|---|---|
| Naphtol β . . . .. | 2 — |
| Précipité blanc . . | 1 — |
| Teinture de Gaïac . | 30 — |
| | (Leistikow) |

**En cas d'échec**, enlever mécaniquement les dépôts jaunâtres partiels.

Si l'altération est diffuse, appliquer des *emplâtres hydrargyriques.*

*Enlever l'ongle* et envelopper le doigt avec des *compresses trempees dans du sublime* (Brocq).

## FERMENTATIONS GASTRO-INTESTINALES

Voy. *Antisepsie intestinale, Cancer de l'estomac, Constipation, Dilatation de l'estomac, Dyspepsie flatulente, Entérite muco-membraneuse.*

## FÉTIDITÉ DES LOCHIES

Voy. *Endométrite puerpérale septique, Fièvre puerpérale, Vaginite aigue.*

## FIBROMES UTÉRINS

Conseiller le TRAITEMENT CHIRURGICAL CURATIF dans le cas de grosse tumeur, chez une jeune femme, et y recourir avant que la malade soit anémiée et épuisée par les métrorragies Intervenir aussi aux environs de la ménopause, en cas d'insuccès des moyens médicaux ; opérer enfin dans le cas de dégénérescence de la tumeur, d'accidents rénaux ou cardiaques, de suppurations annexielles ou d autres complications graves.

**F. pédiculisés du museau de tanche et f. du corps**. voy. *Polypes.*

**F. sous-muqueux :** *Enucleation, extirpation* par torsion ou par morcellement (myomectomie vaginale).

**F. sous-séreux plus ou moins pédiculisés :** *Myomectomie abdominale.*

**F. interstitiels à noyau unique, énucléable** *Hystérectomie partielle, hystérectomie supravaginale*, et dans certains cas *enucleation intrapéritonéale.*

**F. multiples :** Laparotomie suivie d'*hystérectomie sus-vaginale,* ou *hystérectomie vaginale* si les tumeurs sont petites et mobiles

**F. intraligamentaires et pelviens :** décortication de la tumeur, suivie d *enucleation*, ou bien *hystérectomie abdominale*

**F. infectés, gangrenés, sphacélés :** en cas de fibrome sous-muqueux, pratiquer des *injections intra-utérines de sublimé* à 1 p. 2000, faire suivre chaque injection d une irrigation intra-utérine indifférente, capable d'assurer l'évacuation complète de l'antiseptique toxique, se servir d'eau stérilisée bouillie ou d'eau additionnée de sel marin (6 à 7 p. 1000), ou bien employer la *solution iodo-iodurée* suivante :

℞ Iode.......... 4 gr.
Iodure de potassium .. 8 —
Eau distillée . . . 150 —

A verser dans 2 litres d'eau a 38° ; pour une irrigation intra-uterine repétée 2 a 3 fois dans les 24 heures

Recourir à la *laparotomie, suivie de l'ablation de l'uterus.*

En cas de polypes fibreux. voy. *Polypes*

Dans tous les cas, l'*apparition des phenomenes septicemiques est une indication formelle d'intervention*

**F. COMPLIQUÉS DE GROSSESSE.**

**Pendant la grossesse** : dans bon nombre de cas, se borner a *surveiller la marche de la grossesse* et intervenir différemment selon la nature des accidents qui se presentent

**En cas de suintement et d hémorragies légères** : prescrire seulement le *repos absolu* et l *hydrastinine.*

**En cas d'hémorragies abondantes** entraînant un etat grave: voy *Anemie aigue*

*Interrompre la grossesse* (avortement provoque).

**En cas de crises douloureuses** : prescrire le *repos absolu,* ordonner l'*antipyrine* et les *opiaces,* soit par voie gastrique soit par voie rectale.

Si besoin, injections de *morphine.*

Si les crises sont tres frequentes et si l'etat general est mauvais, *interrompre la grossesse.*

**En cas de menaces d'avortement ou d accouchement prématuré** *repos absolu,* administrer le *laudanum* par la voie rectale pratiquer des injections de *morphine* (voy. *Avortement).*

**En cas de rétroversion gravidique** : pratiquer la *reduction manuelle.*

Voy. *Retroversion de l'uterus.*

**En cas de sérieuse diminution des diamètres, au septième mois et demi ou huitième mois, due à un fibrome mural ou vers le Douglas** . pratiquer l'*accouchement premature,* avec ou sans application de forceps.

**En cas de phénomènes d'incarcération** : recourir a l'*avortement provoque,* a l *ablation du fibrome* (Duhrssen). a l'*amputation utero-ovarique.*

**En cas d'accidents brusquement menaçants pour la mère, obligeant à interrompre la grossesse** (accroissement rapide de la tumeur, gêne considérable, hemorragies graves, accidents rénaux ou cardiaques) **et lorsque le col est inaccessible** : pratiquer l'*operation cesarienne* (Martin, Tuffier) qui peut être suivie ou non de l'*operation de Porro.*

**En cas de dégénérescence de la tumeur fibreuse ou de suppuration** recourir a l'*amputation utero-ovarienne de Porro.*

Indications thérapeutiques tirées du siège de la tumeur (pendant la grossesse).

**F. sous-séreux pédiculé ou sessile du fond de l uterus** : *expectation ;* n'intervenir qu'en cas d'accidents (compressions, douleurs, torsion du pedicule)

**F. pédiculé siégeant franchement sur le milieu du fond de la matrice** . *expectation ;* en cas d'accidents, pratiquer la *myomectomie.*

**F. interstitiel à évolution**

**abdominale** : *expectation ;* en cas de compression, recourir a l'*avortement provoque* ou à l'*accouchement prematuré*. En cas d'inflammation ou de fonte purulente de la tumeur, pratiquer l'*amputation supra-vaginale*.

**F. pelvien** : recourir a l'*expectation*, surtout s'il n'existe aucun phénomène sérieux de compression ; tenter la *myomotomie vaginale*, si la tumeur est facilement accessible par le vagin , mais lorsque la tumeur occupe une situation rendant tout accouchement impossible, pratiquer l'*amputation utero-ovarienne de Porro*.

Différer le plus possible l'intervention, même dans les cas les plus graves au point de vue de l'obstacle a l'accouchement et intervenir lorsque la grossesse est a terme, sans attendre le debut du travail (Tuffier).

**En résumé** . *n'intervenir que quand les circonstances y obligent imperieusement, et si la grossesse suit un cours a peu pres normal, attendre le moment du travail* (Maygrier).

PENDANT L'ACCOUCHEMENT.

Combattre l'irrégularité des contractions, l'inertie utérine et la rigidite du col (voy. ces différents paragraphes).

**F. du segment inférieur** (facilement accessible par la voie vaginale) **ou du col** : *expectation ;* en cas d'accidents ou lorsque le fibrome est refoulé en bas par la partie fœtale : *extirpation* de la tumeur par le vagin : suivant que la tumeur est plus ou moins pédiculée, recourir à la *torsion*, à la *ligature*, à l'*excision* ou a l'*enucleation*, après incision au bistouri.

**Lorsque le fibrome n'est pas situé de façon à opposer un obstacle à la sortie du fœtus** et qu'il détermine simplement par sa presence de l'**inertie utérine** : surveiller attentivement l'etat de la mère et de l'enfant, *activer au besoin la marche de la dilatation* par des irrigations vaginales chaudes, et quand celle-ci sera complete, terminer l'accouchement artificiellement (forceps ou version), s'il y a lieu (Maygrier).

**F. occupant l'excavation et gênant plus ou moins le passage du fœtus** : *expectation* tant qu'aucun danger (rupture imminente de l'uterus, rupture prématureo de la poche des eaux, procidence du cordon ou des membres, présentation de l'épaule) ne menace ni la mere ni l'enfant (l'ascension de la tumeur peut avoir lieu et permettre un accouchement spontané).

Si apres une certaine attente la tumeur reste immobile, pratiquer le *refoulement manuel :* introduire la main tout entière dans le vagin et appuyer sur la tumeur dans l'intervalle des contractions pour la repousser en haut au-dessus du détroit superieur. Placer, au besoin, la femme dans le decubitus lateral ou la situation génu-pectorale, ou bien la laisser couchée sur le dos, la mettre en travers du lit et administrer du chloroforme.

Au besoin proceder aussi a cette reduction par le rectum.

Si le refoulement échoue : terminer l'accouchement, toutes les fois qu'il y aura un passage suffisant et que la présentation fœtale et la dilatation du col le justifieront, par le *forceps* ou par la *version*.

Lorsqu'on a le choix entre ces deux opérations : préférer le forceps (Maygrier).

Dans le cas de rétrécissement leger ne justifiant pas l'operation cesarienne, recourir aux *pelviotomies pubiennes* ou *ischio-pubiennes*.

Quand on ne peut recourir ni au forceps ni a la version, faute d'espace suffisant, et si l'enfant est mort pratiquer l'*embryotomie* (crâniotomie suivie de la crânioclasie ou de la basiotripsie)! Si l'enfant est vivant : pratiquer la *section cesarienne simple* ou conservatrice ou bien la faire suivre de l'*amputation utero-ovarique* (les résultats pour la mere sont analogues a ceux de l'embryotomie et cette operation la debarrasse de ses fibromes).

**En cas de fibrome et de bassin rétréci** : *operation cesarienne* ou mieux *operation de Porro*.

**PENDANT LA DÉLIVRANCE.**

**En cas d'hémorragie** voy. *Hemorragie de la delivrance*.

**En cas de rétention du placenta** : voy. *Retention du placenta*.

**En cas d'inertie utérine** : se garder de l'emploi des preparations d'ergot de seigle, tant que l'uterus n'est pas entierement vide.

Voy. *Hemorragie de la delivrance*.

**PENDANT LES SUITES DE COUCHES.**

*Antisepsie rigoureuse* (voy. *Antisepsie obstetricale*).

**Si la tumeur est accessible par le vagin** : en tenter l'*ablation*.

**En cas d'accidents septicémiques** pratiquer la laparotomie, suivie de l'*ablation de l'uterus* fibromateux (Hegar, Freund, Oberdrecht).

TRAITEMENT PALLIATIF SYMPTOMATIQUE.

*Indications* : petite tumeur fibreuse, ne donnant pas d'accidents serieux, ou femme aux environs de la menopause, ou état général mauvais, contre-indiquant une intervention chirurgicale, ou refus d'operer.

*Regime fortifiant ; toniques*, ne pas donner les préparations martiales, qui pourraient rendre les métrorragies plus abondantes. *Arsenicaux ; cacodylate de soude, glycerophosphates, injections de citrate de fer soluble* et d'*arsenic*.

| ℞ Citrate de fer ammoniacal soluble | 5 gr |
|---|---|
| Arseniate de soude<br>Sulfate de strychnine | ãã 50 mgr. |
| Eau sterilisee Q. S. p. f. | 10 cc |

Injecter progressivement de 1/2 a 1 seringue de Pravaz tous les jours (Contre-indique en cas d hemorragies (Heizen)

*Cure thermale* aux eaux de Salins, Salies-de-Bearn, Kreuznach, Biarritz, surtout dans le cas de fibrome douloureux.

Faire porter une *ceinture hypogastrique*, faite sur mesure et maintenue en place par des sous-cuisses ou des jarretelles ; conseiller le *repos absolu au lit*, pendant la duree des regles, pour eviter les hemorragies

Defendre le port du corset, les fatigues, les longues marches, la danse, l'equitation.

Combattre la constipation (magnésie calcinée, rhubarbe, lavements).

Recourir au *massage* de l'abdomen, combiné à la *gymnastique decongestionnante*, pour réduire le volume de l'abdomen et pour diminuer la stase sanguine

**Contre la tumeur** : pratiquer des injections d'*ergotine*, répetées tous les jours, pendant deux mois, à la dose de 20 à 25 cgr. (Hildebrand)

℞ Eau distillee . . . . . 20 gr
Hydrate de chloral . . 50 cgr.
Ergotine . . . . . 4 gr

Injecter 1 seringue de Pravaz, tous les jours

Recourir à l'*electrothérapie* : l'électricité est souvent le meilleur palliatif. Conseiller l'électrothérapie dans les cas suivants 1° petit ou moyen fibrome, ne depassant pas l'ombilic; 2° fibrome unique ou peu lobule, interstitiel ou sous-muqueux, plutôt mou que dur, 3° fibrome sans lésions des annexes, 4° aux approches de la ménopause.

*Faradisation :* employer l'appareil de Gaiffe, de Chardin ou de Trouvé, appliquer un pôle sur le col, l'autre sur l'abdomen

Cette methode est longue et peu dangereuse ; elle peut provoquer l'expulsion d'un fibrome volumineux

*Electrolyse :* souvent dangereuse.

Methode d'Apostoli . courants intenses, 110 a 350 milliampères Pôle positif hysteromètre de platine, introduit et même enfonce dans l'epaisseur du parenchyme utérin, dans le col ou l'utérus Pôle negatif, appliqué sur l'abdomen au moyen d'un gâteau de terre glaise, destiné a diffuser le courant.

Cette methode est contre-indiquée toutes les fois qu'il existe un processus inflammatoire aigu ou subaigu de l'utérus, des annexes, du paramétrium.

Pratiquer la *castration.*

Indications de la castration : Cette opération est particulièrement indiquée dans les cas où les hémorragies constituent le phénomène dominant, celui contre lequel on veut lutter.

Elle est en général indiquée toutes les fois qu'elle doit être beaucoup moins grave que l'hystérectomie et que celle-ci n'est pas formellement indiquée par des phénomènes de compression.

La castration peut être preferee a toute autre intervention dans le cas de fibrome interstitiel a évolution abdominale, petit ou de moyen volume, dans celui de corps fibreux intra-ligamentaire et pelvien, au commencement de leur evolution, et lorsque la cavite uterine mesure de 11 a 14 centimètres

L'etat anémique des malades est encore une indication speciale pour l'ablation des ovaires, de preference à celle de l'uterus

La castration est enfin indiquee quand l'ouverture du ventre a demontre les risques excessifs d'une hysterectomie premeditée, tout en indiquant la possibilite et l'utilite d'une extirpation des ovaires (Pozzi)

Reserver cette operation aux malades qui presentent des complications cardiaques et renales, chez lesquelles il est impossible de pratiquer une opération de longue duree.

Contre-indications : La castration est contre indiquée dans les grosses tumeurs (danger d'œdème ou de mortification), dans les tumeurs même moyennes occasionnant des accidents marqués de compression ; dans les tumeurs fibro kystiques (bénignité relative de l'hysterectomie, marche galopante de ces tumeurs), et télangiectasiques (danger de thromboses) (Pozzi).

Cette opération se trouve également contre-indiquée quand la cavité utérine mesure 18, 20 ou 23 cm. (Terrillon)

Enfin dans les fibromyomes sous-muqueux pédicules de dimensions moyennes, dans les fibromyomes sous séreux pédiculés, il faut renoncer a la castration, car nous avons contre ces tumeurs des procédes d ablation, qui, sans être plus graves, donnent une guérison radicale (Pozzi)

**Contre les métrorragies** · *Repos absolu* au lit, faire prendre des *injections vaginales abondantes et chaudes*, 45° a 50°, trois fois par jour

Prescrire l'*hydrastis canadensis*, pendant 2 a 3 mois.

℞ Extrait fluide d hydrastis canadensis. ........ 20 gr.
XXV gouttes, 3 a 4 fois par jour

℞ Teinture d'hydrastis canadensis .. . . 10 gr
Elixir de Garus .. . 160 —
2 à 3 cuillerees par jour

℞ Hydrastine . .. } ãã 5 cgr
Ergotine . .. }
Poudre de monésia . . 40 —
Pour 1 pilule 3 a 4 par jour (Herzen).

Recourir, en cas d'hémorragie abondante, aux injections hypodermiques d'*ergotine* ou d'*hydrastine* ou d'*hydrastinine :*

℞ Chlorhydrate d'hydrastinine . 50 cgr à 1 gr
Eau sterilisee. . Q. S p f 10 cc.
Injecter 2 seringues de Pravaz, par jour.

Pratiquer le *tamponnement vaginal* aseptique, ou, dans les cas graves, le *curettage*, suivi d'une injection intra-utérine chaude, donnée à l'aide de la sonde a double courant et de cautérisations au chlorure de zinc, pour combattre la métrite concomitante Employer aussi le *perchlorure de fer* en injections intra utérines.

Recourir encore a la *dilatation du col* (jusqu'à 18 millimètres), surtout dans le cas de tumeur mediocre et chez les femmes approchant de la ménopause, et a la *section bilaterale du col poussee assez loin pour lier les branches inferieures de l'artere uterine,* si le néoplasme occupe le segment inferieur de la matrice.

Pratiquer enfin la *castration* (voy. *Indications de la castration*).

Se rappeler que ces divers moyens ne sont que des palliatifs, aussi dans le cas que les pertes se renouvellent, recourir a une *operation radicale* (hysterectomie abdominale, rarement hysterectomie vaginale).

Si la malade est epuisee par des hémorragies repetées ou abondantes, la remonter a l'aide d injections sous-cutanées de *serum artificiel* (250 a 800 cc )

Dans l intervalle des hemorragies, pratiquer des *pansements decongestionnants* deux à trois fois par semaine avec un ou deux tampons de coton hydrophile imbibés de glycérine salolée ou ichtyolee a 10 p 100.

**En cas de douleurs** : *Repos, frictions lombaires* avec

| | |
|---|---|
| ℞ Chloroforme | 10 gr |
| Alcool camphre | 40 — |
| Baume de Fioravanti | 60 — |

S'il y a douleurs abdominales. application de *compresses chaudes* ou de *cataplasmes laudanises* sur l'abdomen.

Prescrire la *teinture de chanvre indien* et celle de *viburnum prunifolium*.

| | |
|---|---|
| ℞ Teinture de chanvre indien | āā 10 gr. |
| — de viburnum prunifolium | |

XV gouttes, 3 fois par jour (Herzen).

| | |
|---|---|
| ℞ Extrait fluide d'hydrastis | 20 gr |
| Teinture de chanvre indien | āā 5 — |
| — de viburnum prunifolium | |

XXX gouttes, 4 fois par jour (Herzen).

Donner l'*antipyrine* ou l'*exalgine*, et l'*hydrastis canadensis* à la dose de XXV gouttes d'extrait fluide, quatre fois par jour, pour combattre les douleurs qui surviennent au moment des règles. Faire prendre ce medicament à partir du cinquieme jour avant l'apparition des menstruations.

| | |
|---|---|
| ℞ Exalgine | 25 cgr. |
| Dionine | 5 mgr |

Pour 1 cachet 2 à 3 dans les 24 heures (Herzen).

Employer, au besoin, les *suppositoires calmants* et la *morphine* par voie hypodermique.

| | |
|---|---|
| ℞ Extrait d'opium | 3 à 5 cgr. |
| Beurre de cacao | Q. S. |

Pour 1 suppositoire : 1 à 2 par jour.

| | |
|---|---|
| ℞ Dionine | 2 à 3 cgr |
| Beurre de cacao | Q S. |

Pour 1 suppositoire : 2 par jour.

Prescrire le *traitement thermal* : Salins, Salies-de-Béarn, Biarritz, Kreuznach.

En cas de douleurs persistantes : *intervenir*.

**En cas d'accidents septiques** : voy *F. infectes, gangrenes, sphaceles* (a traitement chirurgical curatif).

**En cas de phénomènes de compression** : provoquer le deplacement de la tumeur si elle est enclavee dans le petit bassin, par certaines attitudes de la malade ou certaines manœuvres (Voy. *Pendant l'accouchement : fibrome occupant l'excavation*).

Conseiller et pratiquer de preference une *intervention precoce*.

## FIÈVRES

**F. AMYGDALIENNE.**
Voy. *Angines*.

**F. APHTEUSE.**
Voy. *Aphtes, Stomatites*.

**F. BILIEUSE HÉMOGLOBINURIQUE.**
Voy. *F. intermittente pernicieuse* : en cas d'ictère, d'hematurie ou d'hemoglobinurie.

**F. BILIOSEPTIQUE.**
Voy. *F. intermittente hepatique*.

**F. DE CROISSANCE.**
Voy. *Croissance*.

**F. DE DIGESTION,** chez les enfants de 3 a 10 ans.

Régime alimentaire : interdire l'usage des vins et des mets excitants ou échauffants, sauces, épices, acidites, sucreries, pâtisseries, charcuterie, viandes faisandées

Ne pas donner la viande crue.

*Regime surtout vegetarien* : pain grillé, panades, soupes epaisses, purées de legumes secs, œufs au lait, fruits cuits, etc. Donner une fois par jour seulement des viandes tendres, cervelle, ris de veau, côtelette d'agneau, poulet, pigeon, etc.

*Trois repas seulement*. le premier a 7 ou 8 heures du matin, le deuxieme a 11 heures ou midi, le troisieme a 6 ou 7 heures du soir, moins abondant.

Reduire le taux des *boissons* au minimum 200 grammes de lait ou d'eau d'Evian, ou d'Alet, ou d'eau simple a chaque repas.

Combattre la constipation en ayant recours aux aliments laxatifs : épinards, oseille, chicorée cuite, pruneaux, marmelade de pommes

Donner pendant plusieurs jours une petite dose de *magnesie* ou de *rhubarbe*, associée a quelques substances *antiseptiques* ou *eupeptiques* :

| ℞ | | |
|---|---|---|
| | Bicarbonate de soude | 30 cgr. |
| | Magnésie calcinee | 25 — |
| | Benzo naphtol | 20 — |
| | Pepsine | 10 — |
| | Poudre de noix vomique | 2 à 3 — |

Pour 1 paquet · 2 par jour, avant le repas, dans un peu de lait ou d'eau sucree, pendant 8 a 10 jours consécutifs (Comby).

Ou bien :

| ℞ | | |
|---|---|---|
| | Bicarbonate de soude | 20 cgr |
| | Magnesie calcinee } | āā 15 — |
| | Rhubarbe } | |
| | Pancréatine | 4 — |
| | Poudre de noix vomique | 2 — |

Même mode d'administiation (Comby)

**En cas de diarrhée** . remplacer, dans ces formules, la magnesie et la rhubarbe par le *salicylate de bismuth*

**Si la langue est saburrale**. donner le *calomel* a doses fractionnees.

| ℞ | | |
|---|---|---|
| | Calomel | 1 a 2 cgr |
| | Sucre de lait | 50 — |

Pour 1 paquet 4 à 5 par jour (toutes les 2 heures), pendant 3 ou 4 jours consecutifs (Comby)

**F. ÉPHÉMERE,** chez les enfants.

**En cas de constipation** : *Purgation* Veiller a ce que l'enfant aille régulierement a la selle. Voy. *Constipation*.

**Contre la fièvre** · donner le *bromhydrate* ou le *chlorhydrate de quinine*, en suppositoires, a la dose de 10 cgr. pour un enfant de 1 an ; augmenter de 5 cgr. par année d'âge.

| ℞ | | |
|---|---|---|
| | Chlorhydrate de quinine | 10 a 25 cgr |
| | Beurre de cacao | 2 gr. |

Pour un suppositoire (enfants de 1 a 5 ans)

*Diete legere* ; régime lacte, combiné a l'*antisepsie intestinale*.

**F ERUPTIVES.**

Indications thérapeutiques générales Tonifier et stimuler l'organisme, régulariser les fonctions nerveuses qui tiennent sous leur dépendance les moyens naturels de defense de l'organisme, modérer la fièvre, favoriser la diurese, veiller au libre fonctionnement intestinal, entretenir la propreté de l'epiderme et des orifices naturels.

*Isoler* le malade dans une chambre séparee, vaste et aérée; maintenir constamment la température a 16° ou 18°.

Faire aérer la chambre du malade plusieurs fois par jour.

Enlever les tapis, les tentures et les grands rideaux.

Choisir, autant que possible, les personnes appelees a donner des soins au malade parmi celles qui ont déja eu la maladie dont est atteint le patient, ou, dans le cas contraire, pratiquer, en cas de variole, la revaccination de toutes les personnes qui seront en contact avec le malade ou avec des objets ayant eté souillés par lui.

*Diete:* faire prendre toutes les deux heures un bol de lait ou de bouillon, additionnés de somatose ou de tropon ou de jaunes d'œufs ou de jus de viande. Eau vineuse.

**Contre l'hyperthermie et les complications nerveuses graves** : Administrer les *antipyretiques :* antifébrine, antipyrine, acetopyrine, pyramidon, phénacétine, quinine, euquinine, chinopyrine, lactophenine, citrophene, etc.

Leur preférer l'*hydrotherapie* qui, bien graduée et bien pratiquée, offre moins d'inconvénients.

*Affusion froide :* indiquée quand l'hyperthermie est considerable, 40° a 41°, avec peau seche, adynamie, délire, agitation violente faisant craindre des accidents convulsifs.

L'affusion froide abaisse médiocrement la temperature, ralentit le pouls, produit une détente des manifestations nerveuses et cerébrales, favorise l'éruption.

Pratiquer l'affusion froide, de la manière suivante : porter le malade nu dans une baignoire et lui jeter sur le corps 3 à 4 seaux d'eau froide, a la température de 18° a 22° chez l'adulte, de 22° a 25° chez l'adolescent, et de 25° a 30° chez les enfants L'affusion doit durer de 1/4 de minute a 1 minute au maximum. Puis envelopper le malade dans un drap et une couverture, et le recoucher sans l'essuyer.

*Bain froid :* produit un abaissement de température, il aide au developpement de l'éruption, provoque une légère transpiration et de la polyurie, calme les manifestations nerveuses : il est d'un grand secours dans l'hyperthermie persistante, avec tendance a l'adynamie, quand il n'existe pas de troubles circulatoires ou d affaiblissement du pouls. Les complications pulmonaires, congestion, bronchopneumonie, loin de contre-indiquer son emploi, sont favorablement influencées par ce procédé.

La temperature du bain varie de 20° a 25° pour les enfants et de 18° a 25° pour les adultes.

Le bain doit être, quand il s'agit d'un enfant, d'autant plus court que le malade est plus jeune (4 a 10 minutes) En général, pour l adulte, il faut prolonger l immersion pendant 15 minutes.

Renouveler le bain, aussitôt que les accidents reparaissent ;

donner trois à six bains par jour ; quelquefois un toutes les 3 heures.

Remplacer le bain froid par le *bain tiède*, de 30° a 32°, surtout chez les enfants et les vieillards

Lorsque la pratique des bains est irréalisable (refus de l'entourage, difficultes pratiques), substituer aux bains les *lotions* ou les *enveloppements froids*.

La lotion doit être accompagnée d'une friction assez forte pour augmenter son effet antithermique.

L'enveloppement dans le drap mouille froid doit être renouvelé 4, 5 ou 6 fois de suite, chaque fois pendant une dizaine de minutes. L'action en est essentiellement calmante et legerement antithermique, 4 et 5 enveloppements successifs produisent des effets antipyretiques comparables a ceux d'un bain froid de 10 minutes de duree, a la temperature de 20° a 22°.

Leurs indications sont assez étendues; les recommander au debut des complications qui suivent l'éruption de la bronchopneumonie morbilleuse, par exemple.

Voy. *F. typhoide* : balneotherapie, drap mouille.

**Contre l'intoxication générale et les infections secondaires** : prescrire une *diete liquide*, insister sur le *regime lacté*, faire usage des *tisanes* et des *boissons* prises en abondance pour favoriser l'elimination des toxines.

| ℞ Crème de tartre soluble | 5 a 10 gr |
|---|---|
| Eau bouillie.. . | 900 — |
| Sirop de citron . . | 100 — |

A boire par verres dans la journee (Herzen)

Recourir à la *balneation froide* ou *chaude*, qui régularise les fonctions nerveuses qui tiennent sous leur dependance les moyens naturels de defense de l'organisme, dégorge les centres, dérive les humeurs vers les extremites et les viscères et ouvre les emonctoires, chercher en outre a détruire les agents ordinaires des complications infectieuses secondaires, a diminuer leur nombre et leur virulence par une *antisepsie rigoureuse* et *appropriee au cas*. Faire l'antisepsie cutanée par les *bains au sublime* dans la variole, au *savon de potasse* combines aux onctions de *pommades salicylees, pheniquees* dans la variole et la scarlatine ; pratiquer, dans tous les cas, celle des cavités buccale, nasale et pharyngienne par les *gargarismes* (voy. *Antisepsie buccale, Angines*), les *irrigations boriquees* a 3 p 100, *pheniquees* a 1/2 p. 100, *naphtolees* a 1 p. 100 les *badigeonnages des muqueuses*

Dans l'intervalle des lavages, humecter frequemment la bouche soit avec de l'*eau de Vichy*, soit avec de la *glycerine boriquee*

Voy. *Antisepsie*.

Augmenter l'activite des organes sécréteurs par les *diuretiques* et les *injections sous-cutanees* ou *intra veineuses de serum artificiel*

Pratiquer des *irrigations intestinales abondantes* matin et soir, administrer les *laxatifs* et les *purgatifs*

**Dans certains cas d intoxication grave avec infection secondaire** (*strepto* ou *staphylococcies*) : essayer de neutraliser les toxines par l'usage de l'*iode*, qui est le plus puissant antitoxique que l'on puisse administrer. Prescrire la *teinture d'iode* à la dose de X à XX gouttes, par jour (Herzen).

| ℞ Teinture d'iode | XV à XX gouttes |
|---|---|
| Eau distillée.. | 150 gr |
| Sirop simple | 20 — |

1 cuillerée à bouche toutes les 2 heures.

Recourir à la *sérothérapie* par le sérum antistreptococcique de Marmorek, injecté à la dose de 20 cc., une ou deux fois dans les 24 heures, selon la gravité des symptômes.

Voy. *Rougeole, Rubéole Scarlatine, Typhus exanthématique, Variole.*

Désinfection des objets ayant été en contact avec le malade (linges, draps, couvertures, objets de toilette, etc.) :

**Pour les linges souillés** : employer une *solution de sulfate de cuivre* à 5 p. 100 ou de *sublimé corrosif* à 1 p. 1000 et laisser tremper les linges pendant deux heures dans la solution.

**Pour les linges non souillés** : faire usage d'une solution de sulfate de cuivre à 2 p. 100.

**Pour les cuillers, tasses, verres, etc.** : recourir à l'*ébullition prolongée* pendant une demi-heure, au *flambage* et aux *lavages* avec une solution antiseptique (sublimé, permanganate de potasse).

**Pour les habits, la literie, les couvertures, les tapis** : désinfection aux *étuves* (publiques) à vapeur sous pression, ou à leur défaut recourir à l'emploi de la solution de *sulfate de cuivre* à 5 p. 100 ou à celle de sublimé à 1 p. 1000 et à l'ébullition dans la *lessive de potasse.*

Désinfection des locaux contaminés (chambre du malade et chambre de la garde-malade).

Recourir à la **désinfection par le soufre** : cuber exactement la pièce, en boucher aussi exactement que possible les ouvertures et les fentes, y laisser tous les objets meublants (tentures, literie) et brûler *40 à 50 gr. de soufre par mètre cube.*

Fermer hermétiquement la pièce et ne l'ouvrir que 36 ou 48 heures après, puis pratiquer un lavage très complet de toutes les parties de la pièce, blanchir et repeindre.

Ou bien recourir à la **désinfection par le sublimé** : porter tous les objets meublants (literie, tentures et tapis) à l'étuve de vapeur sous pression, sèche ; laver la pièce avec des éponges, des linges ou des brosses imbibés d'une *solution de sublimé à 1 p. 1000* ou de la solution suivante :

| ℞ Chlorure de sodium .. | 1 gr. |
|---|---|
| Sulfate de cuivre ... | 2 — |
| Sublimé corrosif . | 1 — |
| Acide tartrique | 5 — |
| Eau distillée .. .... | 1 litre. |

(Salomon).

Pulvériser la solution désinfectante à l'aide d'un pulvérisateur à main.

Fermer la pièce pendant la dessiccation ; puis faire une nouvelle pulvérisation avec une solution de carbonate de soude à 1 p. 100. Balayer et aérer.

Ou encore pratiquer la désinfection à l'aide des *vapeurs sèches de formaldéhyde* au moyen de l'appareil générateur de Trillat ou de celui de Bosc : porter tous les objets meublants à l'étuve, fermer hermétiquement la pièce et faire pénétrer dans celle-ci, par une très petite ouverture, le tuyau de l'appareil générateur. Laisser les vapeurs dans la pièce pendant 24 heures ; puis aérer longuement.

**F. GANGLIONNAIRE DES ENFANTS** (gonflement des ganglions angulo-maxillaires accompagné de fièvre).

*Purgation. Diète légère.*

**Contre la fièvre** : *antipyrine, euquinine,* ou *quinine* en suppositoires, à la dose de 15 à 25 cgr., de 1 à 5 ans.

**Contre la douleur** : *compresses humides* recouvertes de toile imperméable, *onctions* calmantes avec :

| ℞ Baume tranquille | | 20 gr |
|---|---|---|
| Chloroforme | } ãã | 2 — |
| Laudanum | | |

(Comby).

**Contre l'engorgement ganglionnaire,** pour activer la résolution : pommade à l'*ichtyol* à 10 ou 20 p. 100, badigeonnages à la *teinture d'iode.*

| ℞ Iode | 2 cgr. |
|---|---|
| Iodure | 2 gr. |
| Vaseline | 20 — |

Pratiquer une onction le soir au coucher, puis appliquer une couche de ouate.

| ℞ Iodure de plomb | 4 gr. |
|---|---|
| Chlorhydrate d'ammoniaque | 2 — |
| Axonge | 30 — |

| ℞ Iodure de potassium | 4 gr. |
|---|---|
| Camphre | 1 — |
| Chlorhydrate d'ammoniaque | 4 — |
| Axonge | 30 — |

Pour onction 2 fois par jour

**F. DES FOINS.**

Voy. *Asthme des foins.*

**F. INTERMITTENTES.**

**Paludisme aigu.**

**Contre l'accès Pendant le frisson,** mettre le malade au lit, bien le couvrir et le réchauffer par des *boissons chaudes* et *stimulantes* (grogs, thé au rhum), et à l'aide de *boules d'eau chaude.*

Si le malade est très agité, administrer l'*opium* ou pratiquer une injection de *morphine* (1/2 à 1 cgr.).

En cas de vomissements, donner un vomitif, ou bien, prescrire la *potion de Rivière,* le *menthol,* l'*eau chloroformée,* la *cocaïne,* le *validol.*

| ℞ Menthol | | 2 gr. |
|---|---|---|
| Chloroforme | | 3 — |
| Alcool | } ãã | 15 — |
| Teinture aromatique | | |

XX à XL gouttes, plusieurs fois de suite avec 1/4, 1/2 ou 1 heure d'intervalle (Herzen).

Si les vomissements persistent, recourir à la *révulsion* au creux de l'estomac et à la médication quinique par voie hypodermique.

**Pendant le stade de chaleur** : *purgatif,* de préférence huile de ricin.

Refroidir le malade avec des *boissons* et des *lotions froides.*

En cas de céphalalgie intense, donner l'*antipyrine* (75 cgr.), la *phénacétine* (50 cgr.), ou la *migrainine* (1 gr.).

**Pendant le stade de sueur :** essuyer le malade avec des serviettes chaudes, éviter les refroidissements.

Si le pouls est faible, prescrire l'*alcool* (cognac, rhum), les *excitants diffusibles.*

En cas de douleurs vives dans la région de la rate et du foie, décongestionner ces organes et calmer les douleurs par l'application de *ventouses scarifiées* sur ces régions

RÈGLES DE L'ADMINISTRATION DE LA QUININE.

Varier le mode et la voie d'administration de la quinine suivant la forme de fièvre intermittente que l'on a à traiter.

Donner la quinine par la *voie stomacale*, dans le cas de fièvre intermittente ordinaire ; recourir à l'administration de la quinine par la *voie hypodermique* dans la fièvre pernicieuse.

Préférer cependant, chez tous les malades atteints de paludisme aigu ou chronique, l'administration de la quinine par la voie hypodermique, l'absorption étant infiniment plus rapide et plus absolue par cette voie que par toute autre voie.

Prescrire de préférence *par la bouche le chlorhydrate de quinine* et *par la voie hypodermique le bichlorhydrate de quinine* (soluble dans l'eau pure).

DOSES DE QUININE.

*Chez l'adulte* : 1 à 3 gr. par jour, selon le cas ; *chez les enfants :* 20 à 60 cgr., selon l'âge.

Ne pas employer les nombreux médicaments proposés comme succédanés de la quinine (quinidine, quinoïdine, quinoléine, cinchonine, cinchonidine, chlorhydrate de phénocolle, bleu de méthylène), qui tous ont des effets thérapeutiques très inférieurs à celle-là.

Chez les enfants, prescrire l'*euquinine*, qui présente l'avantage de ne pas être amère, aux mêmes doses que les sels de quinine.

Si la quinine produit de la diarrhée, faire prendre avec chaque dose quelques gouttes de *laudanum*, ou bien prescrire l'*extrait d'opium*, le *ratanhia* (2 à 5 gr.) ou l'*acide tannique* (50 cgr.).

**F. intermittente ordinaire** (quotidienne, tierce, quarte).

*Administrer la quinine pendant les rémissions*, soit après la terminaison d'un accès, soit 4 à 6 heures avant l'apparition d'un nouvel accès : donner la dose totale de quinine (75 cgr. à 2 gr., selon l'âge en trois fois, 5 heures, 3 heures et 1 heure avant que l'accès se déclare (méthode italienne).

Ou bien, instituer un *traitement continu* par la quinine, donnée à doses décroissantes, administrer pendant quelques jours 1 gr. 50 de quinine, diminuer ensuite la dose à 75 cgr., puis ne faire prendre que 50 cgr.

Dans certains cas, associer la quinine à l'opium à hautes doses. Utiliser aussi pour cette méthode de traitement la voie hypodermique.

Ou encore recourir à la méthode de *traitements successifs :* prescrire, pendant trois jours, 1 gr. à 1 gr. 50 de chlorhydrate de quinine, en 4 à 6 prises, cesser pendant les trois jours suivants, puis reprendre de nouveau la médication pendant trois autres jours, et ainsi de suite pendant trois ou quatre semaines Si la fièvre reparaît pendant la durée du traitement, prolonger la durée de celui-ci (Laveran).

Dans certains cas (fièvre quarte), il est indispensable de

faire prendre la quinine à la dose de 1 gr. à 1 gr. 50, 5 ou 6 heures avant le moment où devra se déclarer l'accès.

*Potions :*

♃ Sulfate de quinine .. 75 cgr.
Acide tannique . . 10 —
— sulfurique . . II gouttes
Sirop de coings . . 40 gr.
Eau distillée . 100 —

A prendre en une ou deux fois (Dujardin-Beaumetz).

♃ Sulfate de quinine. . 1 gr.
Acide sulfurique dilué Q S
Solution aqueuse saturée de saccharine 10 gr.
Essence de menthe . V gouttes.
Eau . .... . .... 90 gr.

A prendre en 2 fois, avec 1 heure d'intervalle.

♃ Chlorhydrate de quinine .... . 75 cgr. à 1 gr.
Cognac. . 15 à 20 —
Eau distillée . . .. 100 —
Sirop diacode. .. 20 à 30 —

A prendre en 2 fois, 6 heures et 3 heures avant l'apparition de l'accès (Herzen).

♃ Chlorhydrate de quinine 1 gr
Antipyrine . . 80 cgr
Eau .. . .. 45 cc.

A prendre en 3 fois, de 2 en 2 heures (Grasset).

*Cachets :*

♃ Sulfate ou chlorhydrate de quinine . . . 25 à 50 cgr

Pour 1 cachet : 3 à 4 par jour.

♃ Bromhydrate de quinine } ãã 1 gr
Extrait alcoolique de quinquina..... . }

Pour 3 cachets (Grasset).

*Pilules :*

♃ Sulfate de quinine . . . 10 cgr.
Acide citrique pulvérisé . 20 —
Miel ... . . . . . 5 —
Amidon . . . . . . . . Q. S.

Pour 1 pilule : 5 à 10 par jour.

♃ Sulfate de quinine.. . .. . 10 cgr.
Acide tartrique . . 2 —
Conserve de roses . . Q S

Pour une pilule 5 à 10 par jour

En cas de diarrhée :

♃ Sulfate de quinine . . . 10 cgr.
Extrait d'opium . 5 mgr
Conserve de roses . .. Q. S

Pour 1 pilule : 5 à 10 par jour.

En cas de constipation :

♃ Sulfate de quinine.. . . . 10 cgr.
Aloès des Barbades. . 2 —
Excipient... . . .... Q. S

Pour 1 pilule 5 à 10 par jour

*Lavements :*

♃ Sulfate de quinine 1 à 2 gr
Eau de Rabel.. , X gouttes.
Laudanum de Sydenham . . . XX —
Eau tiède ,. . 150 gr.

ou mieux :

♃ Bichlorhydrate de quinine .. . . 50 à 75 cgr.
Laudanum de Sydenham . X gouttes
Infusion de camomille tiède . . 100 gr.

Pour 1 lavement

*Suppositoires :*

♃ Chlorhydrate de quinine . .. ... 50 cgr. à 2 gr.
Beurre de cacao. . 6 —

Pour 1 suppositoire : 1 à 2 par jour.

*Injections hypodermiques :*

♃ Sulfate de quinine . . 1 gr.
Acide tartrique . 50 cgr
Eau distillée . .. . . 10 gr

Injecter 3 à 6 seringues de Pravaz par jour (Vinson).

♃ Bichlorhydrate de quinine . 5 gr.
Eau stérilisée. ..Q S p f 10 cc.

Injecter 2 à 5 seringues de Pravaz par jour (de Beurmann et Villejean).

℞ Bromhydrate de quinine ... 2 gr.
Ether sulfurique .. ... 8 —
Alcool .. ... 2 —

Injecter 2 à 5 seringues de Pravaz par jour (Klein)

℞ Bichlorhydrate de quinine 3 gr.
Eau stérilisée. .... 6 —

Injecter 2 à 3 seringues de Pravaz par 24 heures (Lamanski et Drouillard).

℞ Monochlorhydrate de quinine 3 gr.
Antipyrine.... 1 gr 50 à 2 —
Eau distillée. 6 —

1 seringue contient 30 cgr. de sel de quinine, injecter 1 à 4 seringues de Pravaz par jour (cette solution précipite des cristaux à la température ordinaire, la chauffer avant de s'en servir) (Laveran)

*Injections intraveineuses :*

℞ Chlorhydrate de quinine . 1 gr.
Chlorure de sodium . 75 mgr
Eau distillée . . ., 10 gr.

Injecter dans une petite veine de l'avant-bras, à l'aide d'une seringue de la capacité de 5 cc 30, 40, 60 et même 80 cgr de quinine (fièvres pernicieuses) (Bacelli)

**F. intermittente continue.**

Donner 1 gr. 50 à 2 gr de sulfate de quinine par jour, soit 80 cgr. *matin* et *soir*, jusqu'à apyrexie.

**F. intermittente rémittente.**

Donner la quinine à la dose de 1 gr. à 1 gr. 50 par jour, en choisissant autant que possible le *moment de la rémission.*

**F. intermittente pernicieuse**

*Intervention rapide :* administrer la *quinine à hautes doses,* 2, 3 et 4 gr. par jour, par la *voie hypodermique* (voy. ci-dessus pour les formules).

℞ Chlorhydrate de quinine . 1 gr
Antipyrine ... 80 cgr
Eau distillée .. .... 5 cc.

Pour une injection (quatre piqûres) (Grasset)

Faire des cures quiniques successives, de plusieurs jours chacune, espacées de quelques jours de repos.

Après les 7 ou 8 premiers jours de traitement, lorsque la fièvre n'est ni éteinte, ni diminuée, suspendre la médication, on peut ainsi, dans quelques cas, voir les accès fébriles cesser immédiatement.

Dès que la fièvre aura cessé, reprendre le traitement de la fièvre palustre ordinaire indiqué plus haut et le continuer pendant des semaines et des mois.

**En cas de vomissements :** *glace, champagne frappé, menthol, potion de Rivière* additionnée de 1 cgr. de morphine,

*Révulsifs* au creux épigastrique.

Voy. *Vomissements.*

**En cas de diarrhée :** mettre en œuvre les *médications habituelles* (poudres inertes, astringents, préparations opiacées, antisepsie intestinale).

Voy. *Diarrhée*

Si la diarrhée est profuse, faire prendre des *boissons chaudes alcoolisées* et donner des *bains chauds* à 38°.

**En cas d'algidité :** injecter d'emblée 1 gr. de *quinine.*

℞ Bromhydrate de quinine . 1 gr.
Acide tartrique . 55 cgr
Eau stérilisée . Q S. p f. 4 cc

Pour une injection (quatre piqûres) (Grasset)

Donner des *boissons chaudes* (thé au rhum), réchauffer le malade par tous les moyens (couvertures, boules d'eau chaude), pratiquer des *frictions alcoolisées,* et administrer les *excitants diffusibles* (acétate d'ammoniaque, éther, liqueur d'Hoffmann, camphre) (Laveran).

| ℞ Acetate d'ammoniaque. .. | 5 gr. |
|---|---|
| Teinture de cannelle. .. | 10 — |
| Eau de tilleul.. } | ãã 45 cc. |
| — melisse... .. } | |
| Sirop de fleurs d'oranger. | 50 — |

1 cuillerée toutes les demi-heures, dans une infusion chaude de tilleul (Grasset)

| ℞ Camphre .... .... | 1 gr. |
|---|---|
| Sirop d'ether ... ..... | 40 — |
| Cognac ou rhum. . . . | 60 — |
| Sirop d'oranges ameres . | 30 — |
| Eau.. ............ | 70 — |

1 cuilleree a soupe, toutes les 10 minutes (Klein)

Injections d'*ether*, de *musc*, de *cafeine*.

*Bains chauds*, a 40°, donnés toutes les 2 heures.

Répéter les injections de quinine, 3 fois par jour, de façon a administrer 2 a 3 gr. du médicament dans les 24 heures.

Une fois l'accès terminé, faire usage de la potion suivante :

| ℞ Chlorhydrate de quinine... | 4 gr. |
|---|---|
| Extrait mou de quinquina. | 2 — |
| Cognac.. .. .. . | 80 — |
| Sirop simple. . .. ... | 60 — |
| Eau .. .. . . .. | 100 — |

3 verres a liqueur, le premier jour apres l'acces, et 2 cuillerees a soupe, les jours suivants (Klein).

**En cas de sueurs profuses :** prémunir le malade contre l'impression du froid et l'essuyer frequemment avec des serviettes chauffees.

Donner des *boissons fraîches* (pas glacées), de preference de l'eau vineuse ou de l'eau additionnée de rhum ou de cognac, du thé legèrement alcoolisé.

S'il y a des vomissements, administrer des *lavements d'eau*, et, dans certains cas, recourir aux *injections sous-cutanees de serum artificiel*.

**En cas d'état soporeux ou de coma :** prescrire les *emissions sanguines* (sangsues aux apophyses mastoides), et chez les individus jeunes et vigoureux recourir a la *saignée* (200 gr.).

Appliquer des *sinapismes* sur le corps, pratiquer alternativement des injections de *cafeine* et d'*ether*.

Appliquer la *vessie de glace* ou des *compresses froides* sur la tête. Administrer un *lavement purgatif*.

Injecter la *quinine* à la dose de 2 a 4 gr. dans les 24 heures.

| ℞ Bromhydrate de quinine . .. | 4 gr. |
|---|---|
| Ether sulfurique . ... } | ãã 8 cc. |
| Rhum ... . . . . } | |

Injecter 2, 3 ou 4 gr de quinine par jour, selon le cas (Herzen).

**En cas de délire :** recourir aux injections de *quinine* (2 a 4 gr.), donner en plus l'*opium*, le *chloral*, l'*hydrate d'amylene*, l'*urethane* les *bromures alcalins*.

Appliquer des *sangsues* aux apophyses mastoides et la *vessie de glace* sur la tête.

Administrer des *purgatifs* répétes (Laveran).

**En cas d'hyperthermie considérable :** injecter la *quinine*, a la dose de 1 gr., repetée 3 a 4 fois dans les 24 heures.

Refroidir le malade a l'aide des *boissons fraîches*, des *lotions froides*, des *lavements froids*, et dans certains cas, de la *balneation froide*, 25° a 28°.

**En cas de convulsions :** administrer le *bromure de potassium* a hautes doses, associé au *chloral*.

Appliquer la *vessie de glace* sur la tête et faire prendre un *purgatif énergique*.

Injecter de 2 à 4 gr. de *quinine* par jour (Laveran).

**En cas d'état syncopal ou de collapsus** : voy. *Collapsus, Syncope*.

**En cas d'ictère** : donner l'*ipeca* à la dose de 1 gr. 50 ; administrer de *grands lavements froids* et prescrire le *calomel* de la façon suivante :

| | | |
|---|---|---|
| 1er jour, | calomel . | 50 cgr. |
| 2e — | — .. | 40 — |
| 3e — | — .. | 30 — |

En 8 prises ingérées d'heure en heure.

Pratiquer des injections de *quinine*, à la dose de 2 à 3 gr. par jour, s'il n'y a pas d'anurie.

Une fois la fièvre tombée, prescrire la *rhubarbe*.

*Antisepsie intestinale; régime* approprié au cas.

**En cas d'ictère, d'hématurie ou d'hémoglobinurie** : réchauffer le malade à tout prix ; prescrire le *régime lacté*. Appliquer des *ventouses scarifiées* à la région lombaire.

Donner la *quinine* avec beaucoup de prudence ; n'injecter que 1 à 2 gr. dans les 24 heures, et si la quinine semble produire de l'hémoglobinurie ou aggraver une hémoglobinurie déjà existante, la remplacer par le *bleu de méthylène* à la dose de 1 gr. à 1 gr. 50, en cachets de 50 cgr.

Administrer l'*ergotine* (Berthier).

Contre l'hémoglobinurie, le hoquet ou les vomissements, donner la potion suivante au *chloroforme* :

| | |
|---|---|
| ℞ Chloroforme. . ... .. | 4 à 6 gr. |
| Gomme pulvérisée. . . | Q S. |
| Eau sucrée. . . ... | 250 — |

(Quennec).

Préférer l'emploi de la *cassia berreana* sous forme d'extrait fluide à la dose de LX gouttes, toutes les deux heures (point de quinine tant qu'il y a de l'hémoglobine ou de l'albumine dans les urines).

Injections sous-cutanées de *sérum artificiel*.

**En cas d'anurie** : ne pas administrer la quinine, ni le calomel.

Prescrire la *rhubarbe*, les *purgatifs*, les *diurétiques* et les *toniques cardiaques* (digitale et strophantus).

Au besoin, pratiquer une *saignée* (150 à 200 gr.).

**Paludisme larvé.**

Donner la *quinine* à doses moyennes pendant l'intermittence et à doses fortes pendant l'accès (par voie hypodermique); si la quinine échoue, recourir à l'*arsenic*.

Voy. *Gastralgie, Névralgie faciale*.

**Paludisme chronique** *(anémie et cachexie palustres)*.

Ne pas donner de quinine ; recourir à l'usage du *quinquina* et de l'*arsenic*.

Donner le *quinquina* à la dose de 4 à 8 gr. de poudre, dans du café, ou d'extrait, sous forme d'électuaire.

| | |
|---|---|
| ℞ Quinquina jaune . . | 30 gr |
| Eau. .. .. .. .. .. . | 750 — |
| F. bouillir jusqu'à réduction à | 500 — |
| Ajoutez : | |
| Gingembre. . . . . . . | 25 — |
| Calamus aromaticus. . .. | 20 — |
| Laissez infuser, passez et ajoutez | |
| Sirop d'écorces d'oranges amères .. . . .. . ... | 100 — |

A prendre en deux jours, par verre à bordeaux (Herzen)

| | |
|---|---|
| ℞ Extrait de quinquina | 20 gr. |
| Teinture de cannelle | 15 — |
| — d'écorces d'oranges | 25 — |
| Vin de Lunel | 450 — |

A prendre par verre à liqueur, en 3, 4 ou 5 jours (Huchard)

Préférer l'*arsenic*; *liqueur de Fowler*, X à XV gouttes par jour, progressivement; *acide arsénieux*, 3 à 5 mgr.; *arséniate de soude*, 5 à 16 mgr. par jour.

| | |
|---|---|
| ℞ Sulfate de quinine | 4 gr |
| Tartrate ferro-potassique | 10 — |
| Acide arsénieux pur | 1 cgr |
| Eau | 300 gr |

(Bacelli)

Recourir aux *injections hypodermiques d'arsenic* : employer la liqueur de Boudin (1 gr. d'acide arsénieux pour 1000 gr. d'eau) à la dose d'abord de 1/2 seringue, puis de 1, 2, 3 et 4 seringues par jour.

| | |
|---|---|
| ℞ Arséniate de soude | 5 à 10 cgr. |
| Eau distillée, stérilisée | 10 gr |

Injecter 1/4 de seringue de Pravaz

Ou bien pratiquer des *injections phospho arsenicales* ou mieux *ferro arsenicales* :

| | |
|---|---|
| ℞ Arséniate de soude | 2 cgr |
| Phosphate de soude | 1 gr |
| Sulfate de soude | 2 — |
| Eau distillée | 20 — |

Injecter 1 seringue de Pravaz, augmenter progressivement jusqu'à 3 et 4 seringues par jour

| | |
|---|---|
| ℞ Liqueur de Fowler, Teinture de fer pomme. | ãã 10 gr |

De quelques gouttes à 1 seringue, progressivement

| | |
|---|---|
| ℞ Citrate de fer ammoniacal soluble | 5 gr. |
| Arséniate de soude | 50 à 75 mgr |
| Sulfate de strychnine | 50 — |
| Eau stérilisée Q. S. p. f. | 50 cc. |

Injecter de 1/2 à 1 seringue de Pravaz tous les jours (Herzen).

Recourir enfin, au besoin, aux *injections rectales d'arsenic* :

| | |
|---|---|
| ℞ Eau distillée | 56 gr |
| Liqueur de Fowler | 4 — |

(Vinay).

Faire pendant 5 jours, matin et soir, une injection rectale de 5 cc de cette solution. Pendant les 5 jours suivants, donner trois injections, par jour, puis quatre pendant 5 autres jours. Interrompre alors durant 5 jours et reprendre comme précédemment. S'il se produit un peu d'irritation rectale ou de diarrhée, ajouter à la dose de 5 cc, deux gouttes de laudanum

Employer le *cacodylate de soude* (3 à 15 cgr. par jour), ou le *méthylarsinate disodique* (arrhénal), à la dose de 5 à 10 cgr. par voie gastrique.

Conseiller l'*émigration hors des pays marécageux* ou un changement de climat, et recommander de faire un séjour à la *montagne*, à 1000 et 1500 mètres d'altitude pendant 2 à 3 mois.

Prescrire l'*hydrothérapie*, soit sous forme de douches générales courtes et tièdes, soit sous celle de douches locales contre les hyperémies viscérales, sans toutefois doucher immédiatement la rate et en administrant quelques doses de quinine pendant la cure hydrothérapique (Laveran).

*Toniques*; *alimentation reconstituante*, vins chargés de tanin et café (Laveran).

**Contre la congestion hépatique** . *diète lactée*, *iodure de potassium*, ou *calomel* à petites doses (1 à 2 cgr.), associé à la *rhubarbe*, au *cascara sagrada*, à l'*aloès*

Voy *Congestion du foie*, *Dyspepsie hépatique*.

**Contre l'hypertrophie splénique** : conseiller au malade d'éviter les refroidissements et de changer de climat.

Prescrire la *quinine* ou le *quinquina*, associés au *fer* et a l'*arsenic*.

| ℞ | | |
|---|---|---|
| Sulfate de quinine. | } aâ | 2 gr. 50 |
| Fer réduit par l'hydrogene . . . . . | } | |
| Acide arsénieux . . . . . | | 50 mgr. |
| Sulfate de strychnine . . | | 25 — |
| Extrait de quinquina. . . | | Q. S. |

Pour 50 pilules : 6 à 8 par jour (Herzen)

Insister avec les *arsenicaux*, surtout chez les vieux paludéens anémiques et cachectiques.

Administrer le *cacodylate de fer*, par voie hypodermique, à la dose de 3, 5 et même 10 cgr. par jour.

Recourir aussi aux *révulsifs* sur la région splénique (teinture d'iode, ventouses sèches ou scarifiées) aux applications locales de *glace* ou aux *pulverisations d'éther*, combinées aux *injections intra-spleniques* de liqueur de Fowler ou d'acide phénique.

Utiliser les *courants induits* (Botkin, Kelsch).

Essayer l'*opotherapie splenique*.

Si la rate est énorme et s'il existe des douleurs continues, pratiquer la *splenectomie* ou l'*exosplenopexie* de Jaboulay, dans le cas où il existe de nombreuses adhérences.

**Contre les gastralgies** : *sulfate de quinine* et *revulsifs* au creux épigastrique (voy *Gastralgies*).

**Contre les sueurs nocturnes** : donner le *sulfate d'atropine*, a la dose de 1 mgr. pris en deux fois, le soir.

Voy. *Sueurs des phtisiques.*

**Contre l'épistaxis** : *sulfate de quinine* associé a l'*ergotine*.

Voy. *Epistaxis.*

**Contre les hémorragies intermittentes** : *sulfate de quinine* associé a l'*ergotine* et a la *digitale* (voy. *Hemorragies*).

Cures thermales.

En cas de troubles digestifs et d'hypertrophie du foie . *Vichy*, commencer le traitement avec prudence.

En cas d'anémie . *La Bourboule.*

### F. INTERMITTENTES CHEZ L'ENFANT.

**Paludisme aigu.** Donner la *quinine* dans du miel, de la confiture, du café sucré ou du jus de réglisse, ou bien prescrire l'*euquinine*, qui n'a pas l'amertume de la quinine.

Administrer aussi la quinine par la *voie rectale* en lavements ou en suppositoires, et par la *voie hypodermique* en injections.

Doses de sulfate de quinine :

Quand le danger n'est pas pressant.

| | |
|---|---|
| Avant 1 an . . . . | 10 à 15 cgr. |
| De 1 a 2 ans . . . | 15 à 20 — |
| De 2 a 3 ans . . . | 20 a 25 — |
| De 3 a 4 ans . . | 25 a 30 — |
| De 4 a 7 ans . . . | 30 a 40 — |
| De 7 a 12 ans . . . . | 40 a 75 — |
| De 12 a 20. . . . . . . | 75 cgr. a 1 gr. |

S'il y a urgence, *doubler la dose indiquée.*

Prescrire l'*euquinine* aux mêmes doses que la quinine ou l'*aristochine* a doses moins élevees (30 a 50 cgr. par jour).

*Potions :*

| ℞ | |
|---|---|
| Sulfate de quinine | 30 à 40 cgr. |
| Eau . . . . . . . | 100 gr. |
| Acide sulfurique . | 1 goutte. |
| Sirop tartrique . | Q S |
| — de codéine . | 5 à 10 gr. |

(Enfants de 4 a 7 ans) (J Simon).

*Lavements :*

℞ Bichlorhydrate de quinine . . . 10 à 30 cgr.
Laudanum de Sydenham . . . . 1/2 a I goutte,
Infusion de camomille tiède . 30 a 60 gr.
Pour 1 lavement

*Suppositoires :*

℞ Chlorhydrate de quinine 10 à 30 cgr.
Beurre de cacao. . . 2 a 4 gr.
Pour 1 suppositoire.

*Injections hypodermiques :*

℞ Bichlorhydrate de quinine 1 a 2 gr.
Eau stérilisée . . 10 cc.

Injecter 1/2 a 1 seringue de Pravaz, 1, 2 ou 3 fois dans les 24 heures, selon le cas et l'age du petit malade.

Ne pas employer les *pommades quininees,* car elles sont inefficaces.

**Paludisme chronique.**

Donner le *quinquina* (extrait ou poudre, a la dose de 2 a 3 gr. par jour), contre l'anemie, prescrire le *fer,* l'*arsenic* et le *cacodylate de soude* ou *de fer* ou encore l'*arrhenal* à la dose moyenne de 5 cgr. par jour.

DOSES D'ARSÉNIATE DE SOUDE :

| | | |
|---|---|---|
| De 2 à 3 ans | 1/3 à 1/2 mgr | par jour. |
| De 3 a 5 ans. | 1/2 a 1 | — — |
| De 5 a 10 ans. | 1 a 1 1/2 | — — |
| De 10 a 15 ans | 2 a 3 | — — |

℞ Arséniate de soude. . . 15 cgr
Sirop de quinquina. . . 300 —
1 à 3 cuillerees a cafe, suivant l'age.

*Alimentation tonique changement de climat, bains de mer* avec prudence, *cure d'altitude.*

Cure aux eaux thermales de *Vichy* ou de *La Bourboule.*

**F. INTERMITTENTE HÉPATIQUE**

*(Fièvre bilio-septique).*

Le sulfate de quinine ne possède aucune action contre cette fièvre.

Prescrire la *diète lactée absolue* et même dans les cas graves la *diete hydrique,* pendant vingt-quatre a quarante-huit heures.

Faire une application large et permanente, au niveau de la vesicule biliaire, de *vessies de glace* et si celles-ci ne sont pas tolérees, de *compresses chaudes humides,* fréquemment renouvelées et recouvertes de taffetas impermeable.

Donner le *salicylate de soude,* 4 a 6 gr. par jour, la *salipyrine* a la dose de 4 gr., l'*aspirine* à la dose de 3 gr. par jour.

Dans certains cas (accès febriles de longue durée), ordonner la *balneation tiède* (30° a 32°, 10 minutes de durée).

Réaliser, en outre, dans les limites du possible, l'*antisepsie des voies biliaires* et l'*antisepsie intestinale* (calomel, salicylate de bismuth, salol, salophene, salicylate de naphtol ou bétol)

℞ Salol pulverise . . . .
Salicylate de bismuth.
— de naphtol
(betol) . . .
} ãã 25 cgr.
Pour 1 cachet 4 a 8 par jour (Herzen).

Essayer l'iode comme antiseptique interne teinture d'iode XX à XXV gouttes par jour, en potion, et si les acces febriles sont trés espacés, tenter pendant une période intercalaire la medication par l'*huile d'olive* (Voy *Colique hepatique*).

**En cas d'insuccès du traitement médical,** c'est-à-dire lorsqu'il existe des accidents fébriles graves (fièvre rémittente ou continue) et que l'état général devient mauvais, lorsqu'il y a rétention biliaire, présence ou imminence de suppuration (cholécystite suppurée ou gangréneuse, phlegmon sous-hépatique), recourir au traitement chirurgical, pratiquer la *cholécystostomie* (incision de la vésicule biliaire avec suture à la paroi) ou la *cholecystectomie* (extirpation de la vésicule biliaire), complétées par le drainage du canal hépatique.

Voy. *Lithiase biliaire.*

**F. JAUNE.**

Traitement général des grandes pyrexies : administrer un *purgatif :* calomel, huile de ricin.

Prescrire :

| ℞ Bichlorure de mercure | 2 cgr. |
|---|---|
| Bicarbonate de soude . . . | 10 gr |
| Eau bouillie . . . . | 1 lit. |

A prendre par 5 gr toutes les heures (Sternberg)

**Contre l'hyperthermie** : pratiquer des *lotions froides,* vinaigrées, ou mieux recourir a la *balneation froide.*

**Contre la douleur lombaire** : applications de *ventouses.*

**En cas de vomissements** : prescrire les *boissons gazeuses* et *glacees* le *menthol,* l'*eau chloroformee* a petites doses.

**En cas d adynamie** recourir aux *stimulants diffusibles* (acétate d'ammoniaque, teinture de cannelle, liqueur d'Hofmann)

**En cas de collapsus** pratiquer des *injections de cafeine,* d'*ether,* d *ether camphre* (1 a 2 p. 10) ou de *serum artificiel.*

**F. MÉDITERRANÉENNE** (F. de Malte).

Thérapeutique des symptômes : *bains froids, quinine* et *ichtyol* à la dose de 60 cgr par jour (De Renzi).

**F. NERVEUSE OU HYSTÉRIQUE.**

*Traitement général* de l'hystérie

Recourir aux *lotions froides.*

**F. PALUSTRES.**

Voy. *F. intermittentes.*

**F. PUERPÉRALE.**

Traitement local.

Rechercher le point de depart de l'infection puerpérale (périnée, vulve, vagin, uterus), puis instituer un traitement rationnel.

**En cas de plaies vulvo-vaginales infectées** : faire une *antisepsie locale energique ;* ou donner, dans ce but, des injections vaginales antiseptiques, répetees matin et soir Eviter les solutions antiseptiques fortes et l'emploi continu du même agent antiseptique. N'employer que des solutions antiseptiques faibles et prescrire en même temps deux ou trois antiseptiques (acide borique a 4 p. 100, aniodol a 1 p 4000, acide phénique à 1 p 200, sublimé a 1 p 5000, permanganate de potasse a 1 p. 3000), dont on alternera l'usage à chacune des injections. Introduire dans le vagin, après chaque injection vaginale, une meche de gaze salolée ou iodoformée, et une fois les plaies détergées, les saupoudrer avec une poudre antiseptique en évitant d'employer l'iodoforme en trop grande quantite (salol, xeroforme dermatol).

| ℞ Salol pulverisé . . | ãã 15 gr. |
|---|---|
| Xeroforme . . | |

(Herzen)

Pratiquer aussi des attouchements avec la *teinture d'iode*, ou la *glycerine creosotee*, ou une solution de *protargol* ou de *collargol* de 5 a 10 p 100.

Voy. *Vaginites, Vulvites.*

Traiter l'etat général : voy. *Traitement general.*

**En cas d'endométrite puerpéra'e** (infection utérine) : ne pas attendre pour intervenir l'apparition d'accidents infectieux graves : chez une accouchée de 2, 3 ou 4 jours, toute température atteignant 38° (sauf maladie intercurrente extragénitale) commande le traitement local intra uterin : *explorer a fond la cavite uterine*, au besoin sous le chloroforme, après désinfection préalable du vagin et de la main de l'opérateur ; puis recourir, selon les donnees de cette exploration, soit aux *injections intra-uterines* employées seules, soit a ces mêmes injections combinées au *curage digital* (débris retenus dans la cavité utérine) suivi de l écouvillonnage, ou au *curettage* instrumental de la cavite utérine

Lorsque l'examen intra-uterin démontre que **les parois sont lisses, propres, qu'il n'y a pas de corps étrangers retenus,** *se contenter des injections intra-uterines legerement antiseptiques*, pratiquées a l'aide d'un récipient de la contenance de deux litres muni d'un tube en caoutchouc de 1 mètre 50 centimetres de long, auquel est adaptee une sonde intra utérine (modele Tarnier, Budin ou Doleris)

Pratique des injections intra-utérines : 1° Couper les poils et savonnage de la vulve, 2° Savonnage et lavage du vagin avec une solution de sublimé à 1 p 4000 ; 3° Vider la vessie et le rectum, 4° Elever le recipient a la hauteur de 50 a 60 centimètres au-dessus de l'orifice vulvaire et introduire la sonde intra-utérine, en faisant couler le liquide pendant l'introduction de celle ci (si la vulve est douloureuse, appliquer entre les levres avant l'introduction de la canule un bourdonnet de ouate hydrophile stérilisée, imbibé d'une solution de chlorhydrate de cocaine et le laisser en place pendant 5 à 10 minutes) ; 5° Faire passer 5, 10 et même 20 litres d'*eau bouillie legerement pheniquee* (1 p 200), ou d'une solution boriquee à 3 p 100 ou d'une solution d'aniodol à 1 p. 4000, ou de permanganate de potasse a 1 p 4000 ou 2000, ou de lysol a 1 p. 200, ou de chinosol a 1 p 3000, ou de formaline à 1 p. 5000, ou de sublimé a 1 p 5000 ou 10.000, ou d une solution iodo ioduree (iode métallique 2 gr., iodure de potassium 4 gr., eau distillee et stérilisee 1 litre, Tarnier) ; 6° Injecter le liquide a la température de 38° a 40°, 7° Pendant l'injection, empêcher l air d entrer dans la cavité uterine en exerçant une legere pression sur le fond de l'uterus a travers la paroi abdominale, 8° Ne pas gratter la surface interne de l uterus infecté avec la canule intra-utérine (danger de frissons), 9° Répéter les injections matin et soir, varier les antiseptiques, se servir le matin d'une des solutions indiquees, le soir d'une autre pour eviter les accidents dus a la nature du liquide injecte, et ne jamais employer de solutions antiseptiques fortes, pour ne pas nuire à la malade ; 10° Dans le cas d'anémie, d'albuminurie, d'éclampsie ou de lésions récentes de la surface génitale, interdire l'emploi d'antiseptiques toxiques (acide phénique, lysol, sublimé, etc.) et n'employer que des solutions d'acide borique ou de permanganate de potasse à 1 p. 4000 ou 2000 ; 11° Continuer les injections jusqu'à la chute de la température, chute persistant au moins trois jours consécutifs.

Si, par l'exploration utérine, on trouve des **parois irrégulières ou des débris adhérents ou non de membranes, de cotylédons de caduque ou des caillots**, faire le *curage digital suivi de l'écouvillonnage*.

Recourir aussi à cette intervention **lorsque après les trois ou quatre premières injections intra-utérines la fièvre continue à monter, lorsqu'un nouveau frisson apparaît** et qu'il est indiqué d'intervenir plus énergiquement.

Manuel opératoire du curage digital suivi d'écouvillonnage : Précautions antiseptiques ordinaires : couper les poils de la région, savonnage et lavage avec une solution antiseptique de la vulve et du vagin, puis injection intra-utérine chaude et abondante (éviter l'emploi d'antiseptiques toxiques : sels de mercure, acide phénique, lysol, sulfate de cuivre)

Endormir la malade, jusqu'à la résolution complète. Vider la vessie et le rectum et placer la malade dans la position obstétricale (en travers du lit, les jambes écartées et soutenues par deux aides). Recouvrir le lit d'une étoffe imperméable, qui descendra dans un grand récipient où elle conduira les liquides des injections.

Placer la main gauche sur la région hypogastrique pour maintenir l'utérus à travers la paroi abdominale antérieure et l'abaisser autant que possible dans le petit bassin. Redresser avec la même main l'uterus, s'il se trouve en retroversion ou en anteversion, ou en antéflexion exagérées. Introduire ensuite dans le vagin la main droite (tout entière) vaselinée sur sa face dorsale. Faire pénétrer un ou deux doigts (index et médius) dans l'utérus et detacher toutes les irrégularites (cotyledons, caillots) qui se trouvent sur la muqueuse utérine, soit en les décollant, soit en les effritant ; enlever aussi les debris de la caduque épaissie, lorsqu'il y a eu, par exemple, un fœtus macéré, au moyen de pressions répétées exercées avec la main appliquée sur l'abdomen et avec l'extrémite de l'index et du médius ou avec leur bord radial. Continuer cette manœuvre jusqu'à ce que toutes les parties flottantes aient été détachees, puis les extraire de l'utérus soit avec les doigts recourbés en crochet, soit par l'expression abdomino-vaginale, suivant le procédé de Budin (pression sur l'uterus par l'abdomen avec la main placée sur l'hypogastre et contre pression dans le cul-de-sac postérieur avec celle introduite dans le vagin), surtout en cas de caillots ou de cotylédons trop volumineux pour passer avec les doigts a travers le col. Faire ensuite une injection intra-utérine avec une solution de sublimé à 1 p. 4000 et par une nouvelle exploration se rendre compte si le nettoyage a ete parfait ou non ; dans ce dernier cas, proceder à un nouveau curage digital.

Compléter le curage, par l'écouvillonnage (Budin, Doleris), a l'aide de gros ecouvillons en côtes de plume (Budin), plongés dans une solution de sublimé. Passer dans l'utérus deux ou trois écouvillons, apres avoir saisi le col avec des pinces de Museux, imprimer a chaque écouvillon des mouvements de haut en bas, et de bas en haut et exercer des pressions sur les différentes parois de l'organe ; nettoyer ainsi successivement toutes les faces de l'uterus en imprimant a l'écouvillon des mouvements de rotation sur lui-même ; puis passer un autre ecouvillon trempe dans une solution de glycérine créosotée à 1 p 3, et faire en même temps une irrigation vaginale, afin de limiter a l'utérus l'action caustique du medicament (Budin), ou bien pratiquer une cautérisation intra-utérine avec une solution de chlorure de zinc a 1 p. 20 ou encore injecter dans l'utérus, a l'aide de la seringue de Braun, 5 cc. d'alcool phéniqué à 10 p. 100.

Terminer l'operation en introduisant une meche de gaze imbibée d'eau iodée a 4 p. 100, ou bien une ou deux bandes de gaze salolée ou iodoformée dans l'utérus, puis une autre dans la cavité vaginale ; appliquer un pansement vulvaire après lavage préalable des organes génitaux externes

Laisser le pansement en place pendant 12 a 18 heures, après quoi retirer la gaze et faire, en se servant de la sonde intra-uterine, une injection intra-uterine, avec une solution de sublime a 1 p. 4000. Renouveler cette injection pendant deux ou trois jours si besoin ; puis ne faire plus que des injections vaginales (Budin).

Dans un hôpital ou une clinique, instituer le traitement par les *injections intra uterines continues*, suivant la méthode de Pinard.

**Si l'infection persiste malgré les injections intra-utérines et malgré le curage digital et l'écouvillonnage,** pratiquer le *curettage* instrumental de l'utérus, mais ne jamais recourir d'emblée à cette intervention qui n'est que le complement, dans certains cas relativement rares, des injections et du curage.

Recourir au curettage alors que l'infection est encore localisee a l'uterus, avant le quatrieme jour ; applique trop tard, au cinquième, au sixieme jour, alors que l'infection est généralisée, le curettage n'a plus de raison d'être et devient inutile et même nuisible.

Pratiquer le curettage sans anesthesie, a la condition de maintenir horizontale la pince fixatrice du col sans la relever contre le pubis et de ne pas se servir de speculum. Employer une curette mousse ou demi-tranchante

Une fois le curettage terminé, donner une injection intra-utérine, légerement antiseptique, a faible pression et a 45°.

Au besoin, faire en plus un badigeonnage de la cavité uterine, avec une mèche de ouate imbibée d'une solution phéniquée à 5 p 100.

Terminer par le drainage de la cavité utérine avec des bandes de gaze iodoformée appliquées dans l'utérus ; faire un tamponnement vaginal leger ; mettre le sac de glace sur l'abdomen, et donner l'ergot de seigle.

Renouveler le pansement au bout de 36 à 48 heures, puis tous les trois jours. Le 6e jour, supprimer le pansement intra utérin.

**En cas d'insuccès des moyens habituels** (injections intra-uterines, curage suivi d'écouvillonnage, curettage, injections de serum antistreptococcique de Marmorek et de serum artificiel), lorsque l'état général reste grave ; recourir à l'*hysterectomie abdominale*, mais seulement dans les cas ou l'infection uterine est limitée et circonscrite a l'uterus (extraction du délivre putride, au moyen du curage et du curettage, irréalisable ou insuffisante), c'est-à-dire dans les cas exceptionnels où l'infection n'est pas généralisée et ou les forces de la malade sont encore suffisantes pour lui permettre de supporter une telle intervention (Tuffier).

TRAITEMENT GÉNÉRAL (forme septicémique).

*Isoler* la malade dans une chambre vaste et aérée.

*Repos au lit* dans le décubitus dorsal.

*Alimentation liquide :* lait, bouillon, beeftea, somatose, eau vineuse, limonades, cognac, champagne.

Administrer, au début, un *purgatif* (huile de ricin).

Donner les *toniques* et les *stimulants :*

| | | |
|---|---|---|
| ℞ Extrait aqueux de quinquina | | 4 gr |
| Alcoolat de cannelle | | 8 — |
| Cognac | } | |
| Sirop d'écorces d'oranges amères | } | ãã 40 — |
| Vin rouge | | 100 — |

1 cuillerée à soupe, toutes les 2 heures.

| | |
|---|---|
| ℞ Acétate d'ammoniaque | 10 gr. |
| Teinture de cannelle | 5 — |
| Extrait de quinquina | 2 — |
| Eau de mélisse | 120 — |
| Sirop d'écorces d'oranges amères | 30 — |

1 cuillerée à bouche toutes les heures.

Faire des injections sous-cutanées de *serum artificiel* (300 a 500 cc ) matin et soir.

Recourir a l emploi du *collargol*, administre de préference par voie intraveineuse. Pratiquer les injections dans l'une quelconque des veines superficielles des membres supérieurs ou inferieurs a l'aide d'une seringue de Roux de 10 à 20 centimètres cubes. Employer une solution de collargol a 1 ou 2 p. 100 et injecter en moyenne 10 centimetres cubes toutes les 24 à 36 heures, jusqu'à déferveseence totale (Bonnaire).

SÉRUMTHÉRAPIE.

Dans les cas d infection puerpérale à streptocoques purs, pratiquer des injections de *serum antistreptococcique de Marmorek* (ou sérum polyvalent), à la dose de 15 a 20 cc , repétees toutes les 12 a 24 heures

TRAITEMENT SYMPTOMATIQUE (forme septicémique et péritoneale) : Ne jamais administrer de médicaments trop actifs qui nuisent aux malades.

**Contre la fièvre** . prescrire la

*quinine*, associée à la *phénacetine* :

℞ Chlorhydrate de quinine .. 15 cgr
Phenacetine. . . . .. 25 —
Pour 1 cachet. 2 à 3 par jour (Herzen).

Pratiquer des injections hypodermiques de *bichlorhydrate de quinine* (25 cgr., 3 fois par jour).

Ou bien, recourir à la *balneation* chaude, tiède ou froide, selon les cas, à la condition qu'il n'y ait pas de localisation dans le ligament large ou le péritoine.

**Contre la douleur** : recourir à l'*extrait d'opium*, à la dose de 5 à 10 cgr. en pilules de 1 cgr., pratiquer des *onctions calmantes* sur l'hypogastre ; appliquer la *vessie de glace* en permanence.

**En cas de vomissements** : *glace*, par petits fragments, *boissons gazeuses glacees*, *potion de Riviere*, *eau chloroformee*, *menthol*, *validol*.

Traiter la péritonite, si elle existe.

**Contre la soif** : *boissons abondantes*, s'il n'y a pas de vomissements, dans le cas contraire, *injections sous-cutanees de serum artificiel* (500 cc., matin et soir).

**En cas de péritonite aiguë** : pratiquer des *emissions sanguines locales*; les ventouses scarifiées sont spécialement indiquées quand la douleur abdominale est diffuse et occupe toute la partie inférieure de l'abdomen. Les sangsues sont preferables quand la douleur est circonscrite ; en placer 8 à 10.

Appliquer la *vessie de glace en permanence*.

Combattre la douleur et immobiliser l'intestin par l'*opium* (extrait thébaique, 10 a 12 cgr. par jour, en pilules de 1 cgr. chacune). Pratiquer, au besoin, une *injection de morphine*.

En cas de tympanisme, faire des badigeonnages de *collodion*.

**En cas de péritonite purulente** pratiquer la *laparotomie*, suivie de drainage abdominal.

**En cas de suppurations pelviennes** : voy. *Abces pelviens*, *Cellulite pelvienne*, *Pelviperitonite*.

**Pendant la convalescence** : faciliter la resorption des exsudats pelviens, en faisant appliquer un *vésicatoire* sur l'hypogastre, en prescrivant l'*iodure de potassium* a la dose de 1 à 2 gr. par jour, et en pratiquant des *pansements vaginaux* avec des tampons de coton hydrophile, imbibés du melange suivant :

℞ Ichtyol . 30 à 50 gr.
Glycerine ... .. 100 —

Continuer l'*antisepsie vaginale* pendant longtemps.

Prescrire les *toniques*.

### F. PERNICIEUSES.

Voy. *F. intermittente pernicieuse*.

### F. RECURRENTE.

Voy. *Typhus recurrent*.

### F. TYPHOIDE.

Indications thérapeutiques : 1° hygiene et antisepsie génerale ; 2° antisepsie intestinale ; 3° médication tonique ; 4° régime (Bouchard).

**Hygiène et antisepsie générale** . chambre vaste et bien aerée ; temperature plutôt basse

(15° à 16°). Placer le lit de façon à ce que le malade tourne la tête à la fenêtre; si la chambre est blanchie à la chaux ou si le papier qui la tapisse est clair, mettre les rideaux aux fenêtres (Eichhorst).

Propreté rigoureuse du corps: lotions vinaigrées, répétées plusieurs fois par jour. Faire prendre à tous les typhiques, même à ceux qui ne sont pas traités d'après la méthode de Brand, deux bains par jour, à la température de 35°, de la durée de 15 à 30 minutes. A la sortie du bain, essuyer le malade avec des serviettes chaudes, lui faire endosser une chemise propre préalablement chauffée.

Changer les draps du lit autant que nécessaire.

Antisepsie buccale (voy. *Antisepsie buccale*) (Eichhorst).

**Antisepsie intestinale** : Au début, avant d'instituer tout autre traitement, administrer le *calomel à dose purgative* (30 à 80 cgr.), et répéter cette médication au bout de deux ou trois jours.

Ou bien prescrire le calomel à doses fractionnées :

| ℞ Calomel . . . | 5 cgr. |
|---|---|
| Sucre en poudre . . . | 25 — |

Pour 1 paquet : 1 paquet d'heure en heure, jusqu'à effet.

Ou encore faire prendre le calomel à la dose de 40 cgr., en 20 pilules de 2 cgr., prises d'heure en heure (Bouchard).

Prescrire le *naphtol*, le *bétol*, le *benzonaphtol*, le *salol*, le *salacétol*, le *salicylate de bismuth*, le *calomel*, l'*acide lactique*, le *chloroforme*, l'*entérol*,

| ℞ Naphtol β, finement pulvérisé . . . . . | 15 gr. |
|---|---|
| Salicylate de bismuth | 7 — 50 |

Pour 30 cachets : 3 à 12 par 24 heures (Bouchard).

| ℞ Naphtol . . . . . | 10 cgr. |
|---|---|
| Benzonaphtol . . . . . | 20 — |

Pour 1 cachet : 8 à 10 cachets par jour (Grasset).

| ℞ Naphtol . . . . . . . | 10 cgr. |
|---|---|
| Salicylate de bismuth . | āā 15 — |
| Bromhydrate de quinine | |

Pour 1 cachet : toutes les 2 heures (Heizen).

Voy. *Antisepsie intestinale*.

Prescrire l'*acide lactique*, à la dose de 10 ou 15 gr. pendant plusieurs jours (Hayem).

Employer le *chloroforme*, sous forme d'eau chloroformée à 1 p. 100, à la dose de 1 cuillerée à soupe toutes les heures environ, en diminuant progressivement les doses lorsqu'une amélioration survient (Werner).

Recourir à la *médication purgative* : faire prendre tous les 4 ou 5 jours, pendant les deux premiers septénaires, le calomel à la dose de 40 cgr., ou le sulfate de magnésie ou de soude à celle de 20 grammes.

Ne pas répéter trop souvent l'administration de purgatifs qui congestionnent et irritent l'intestin, prédisposant ainsi aux hémorragies et aux perforations.

Assurer l'évacuation intestinale et l'élimination des toxines par de *simples lavements*.

**Médication tonique** : Donner du *vin de Bordeaux* coupé d'eau, prescrire, chez les alcooliques, l'alcool à hautes doses (cognac, 60 à 100 gr. par jour), chez les vieillards et chez les individus affaiblis, faire prendre l'alcool sous forme de vin chaud, de punchs ou de grogs au rhum ou au cognac.

Administrer le *quinquina*, en potion.

**Régime** : *Diète exclusivement liquide* : lait bouilli pur ou additionné de café, de thé ou à parties égales avec du bouillon, donné par bols toutes les heures, ou toutes les deux heures : bouillon de veau ou de poulet dégraissé, eau vineuse, décoctions de céréales ; limonades légèrement acides (citron, oranges, groseilles).

Ajouter au lait, deux fois par jour, un jaune d'œuf ; additionner le bouillon également deux fois par jour, de 1 cuillerée à café de somatose, et permettre la gelée ou le jus de viande (2 verres à Bordeaux), ou une assiette de soupe farineuse.

Faire prendre les boissons et les aliments par petites quantités à la fois, mais à intervalles rapprochés et réguliers (toutes les 2 heures).

Tâcher de faire absorber au malade 4 à 5 litres de liquide par jour, soit pour soulager la soif, soit pour favoriser l'élimination des toxines.

Voy. *Méthode de Brand* (seconde partie : alimentation).

Méthode Bouchard

Cette méthode répond mieux que toute autre aux indications thérapeutiques formulées par Bouchard (voy. ci-dessus : Indications thérapeutiques).

1° *Purgatif*, renouvelé méthodiquement tous les trois jours (15 gr. de sulfate de magnésie).

2° *Calomel*, à la dose de 40 cgr. en 20 pilules, prises une toutes les heures pendant quatre jours consécutifs.

3° Administration quotidienne d'un mélange de 4 gr. de *naphtol* et de 2 gr. de *salicylate de bismuth*.

4° *Bains tièdes* (voy. plus bas, *Balnéothérapie*).

5° *Sulfate de quinine*, administré tous les trois jours quand la température reste élevée (température rectale de 40° le matin et de 41° le soir).

6° *Régime* : bouillon cuit avec de l'orge, administré largement ; limonade au citron, additionnée de 50 gr. de glycérine.

| ℞ Eau bouillie | 1 litre. |
|---|---|
| Jus de citron | n° 1 |
| Glycérine pure | 50 gr. |

A boire dans la journée.

Balnéothérapie.

**Bains tièdes progressivement refroidis** : donner, pendant toute la durée de la maladie, 8 bains par jour, à une température initiale de 2° inférieure à la température du malade, refroidir insensiblement l'eau du bain jusqu'à 30°, jamais au-dessous. Laisser le malade encore 10 minutes dans le bain, puis le retirer (Bouchard).

Ou bien, prescrire des bains dont la température soit de 5° inférieure à celle du malade : refroidir l'eau du bain jusqu'à 20° dans l'espace d'une demi-heure ; laisser le malade dans l'eau jusqu'au moment où apparaît le frisson (Ziemmsen).

Préférer les **bains froids**, qui constituent le meilleur traitement de la fièvre typhoïde, s'il n'existe pas de complications viscérales. Recourir à la balnéation froide dès le début de la maladie, et même dans les cas où le diagnostic n'est que probable (voy. *Méthode de Brand*).

Lorsque les bains froids sont contre-indiqués (voy. Contre-indications des bains froids, méthode Brand, première partie), surtout chez les hyperintoxiques, chez les cardiaques, chez les malades dont le foie et les reins sont gravement touchés, dans la fièvre typhoïde à forme hémorragique ; chez les typhiques nerveux et surexcités, recourir aux **bains chauds** à 39° d'une durée de 12 à 15 minutes (Bosc).

Méthode de Brand :

**Première partie**. *hydrothérapie froide*. donner un bain à 20°, de 15 minutes de durée, toutes les fois que la température rectale, mesurée régulièrement toutes les 3 heures, atteint ou dépasse 39°. L'eau doit recouvrir complètement les épaules du malade.

Si l'eau n'est pas souillée par les déjections, ne la renouveler que tous les jours ou tous les deux jours.

*Avant le bain* : mouiller la face et la poitrine avec de l'eau plus froide que celle de la baignoire. Si le patient présente quelque tendance aux lipothymies, lui faire prendre quelques gorgées de vin vieux, ou pratiquer au besoin une injection de caféine ou de spartéine.

*Pendant le bain* : le front et la tête sont entourés d'une serviette pour que l'eau des affusions descende vers la nuque. Pratiquer *trois affusions* (au début, au milieu et à la fin du bain) avec de l'eau plus froide que celle du bain, de 2 à 3 minutes de durée. Faire des *frictions* sur le thorax et sur les membres (pas sur le ventre) pendant toute la durée de l'immersion.

Au milieu du bain, administrer au patient *un demi-verre d'eau froide*.

*Durée du bain*. 10 à 15 minutes.

Dans les cas ordinaires, *retirer le malade de l'eau, dès qu'apparaît le frisson* ; dans les formes graves avec hyperthermie, le laisser frissonner dans le bain pendant quelques minutes.

*Après le bain*. essuyer le malade légèrement, sauf sur l'abdomen ; le remettre au lit, modérément couvert, excepté les jambes et les pieds (boule d'eau chaude).

Le frisson peut continuer sans inconvénient pendant quelques minutes.

Une demi-heure après le bain, prendre la température rectale du malade et l'alimenter.

*Dans l'intervalle des bains*, quand le malade ne dort pas ou lorsque le sommeil est agité, associer aux bains froids l'application, sur le thorax et l'abdomen, de *grandes compresses refroidies* dans l'eau à 10°, changées toutes les cinq minutes ou tous les quarts d'heure, suivant l'intensité de la fièvre, ou bien continuer la réfrigération à l'aide d'*enveloppements* successifs de 10 minutes avec le drap mouillé.

*Huit bains par 24 heures* est un maximum qu'il ne faut qu'exceptionnellement dépasser.

Ne pas cesser les bains brusquement au moment de la défervescence.

*Contre-indications des bains froids* : 1° fièvre typhoïde des vieillards ; 2° fièvre typhoïde des jeunes enfants; 3° formes hypothermiques chez les surmenés auxquels l'on donnera des bains tièdes à 28°, avec affusions froides à 12°; 4° pneumonie très étendue ou pneumonie de la convalescence, 5° affaiblissement permanent du cœur; 6° hémorragie intestinale; 7° perforation, menaces de péritonite; 8° sensibilité extrême ou répugnance invincible du malade contre la réfrigération; 9° lipothymies, syncopes, accès d'oppression due à l'emphysème pulmonaire et complications de laryngo-typhus, exposant à la suffocation; thrombose veineuse.

**Seconde partie** : *alimentation des malades.*

Brand a divisé la fièvre typhoïde en trois périodes : lutte contre la fièvre, rémission de la fièvre, défervescence.

**Pendant la 1re période**, *lutte contre la fièvre* : donner au malade, une demi-heure après le bain, 1 verre de liquide; bouillon dégraissé de bœuf, de veau, de poulet, lait, café au lait.

**Pendant la 2e période**, *rémission de fièvre* : ajouter au régime précédent des potages sans pain, du jus de viande dégraissé, du chocolat à l'eau, trois ou quatre œufs à peine cuits, sans pain, un peu de vin

**Pendant la 3e période**, *défervescence* : permettre une petite quantité de blanc de poulet, de poissons maigres frits, dépouillés de leur peau et de leurs arêtes, de cervelles frites, des quenelles de viande blanche, de rosbif haché. S'abstenir de graisses.

*Boissons* : boissons fraîches ou froides, abondantes; de l'eau pure, de l'eau vineuse, diverses limonades, additionnées ou non d'une petite quantité de liqueurs.

Dans les formes adynamiques ou compliquées, donner du vin vieux, des vins d'Espagne, du champagne, du rhum (Brand).

**Lotions** ou mieux **enveloppements froids dans le drap mouillé**, à substituer aux bains, lorsque la pratique des bains froids est irréalisable (refus de l'entourage, difficultés pratiques), envelopper le malade dans un drap imbibé d'eau froide à 10°, puis exprimé. Au bout de 10 minutes, renouveler l'enveloppement avec un second drap que l'on laissera appliqué pendant 10 autres minutes, pour être remplacé par un troisième drap mouillé, et ainsi de suite, jusqu'à faire successivement 5 à 6 enveloppements semblables (voy. *Fièvres éruptives*).

**Grands lavements froids** : les employer aussi systématiquement à la température de 15° à 20°, concurremment avec les bains, les lotions ou les enveloppements dans le drap mouillé, ou seuls lorsque ces moyens hydrothérapiques sont irréalisables : se servir d'un bock de la capacité de deux litres; accrocher celui-ci au pied du lit à une hauteur de 20 ou 30 cm. au-dessus du plan du lit. placer le malade dans le décubitus dorsal droit, la cuisse gauche fléchie, la droite allongée et la hanche reposant sur la partie pointée d'un bassin à écoulement. Puis, après avoir lavé la région anale avec du coton hydrophile, amorcer l'appareil et introduire dans le rectum, à la profondeur de 25 à 30 cm., la canule (grosse sonde urétrale molle) préalablement enduite de vaseline. Ajouter à l'eau devant servir à l'entéroclyse de la teinture d'iode, dans la proportion de 1 gr. de teinture pour 1 litre d'eau (Houdelckt). Le lavage doit durer 20 minutes, répéter l'administration de ces lavements toutes les 3 heures chaque fois que la température atteint ou dépasse 39° ; cependant il convient de laisser reposer le malade la nuit. Si ces lavements sont mal supportés, les administrer lentement en en interrompant l'écoulement pendant quelques instants. Au besoin, diminuer la quantité de l'eau et la réduire jusqu'à 1 litre.

Sérumthérapie : injecter 10 à 14 cc. de sérum de Chantemesse dans le tissu sous-cutané de l'avant-bras. Après 8 à 10 jours, si l'apyrexie n'est pas complète, faire une seconde injection de 5 cc. si la fièvre est légère, ou de 10 cc. si l'hyperthermie est encore intense.

Concurremment avec la sérumthérapie, recourir aux bains froids ou chauds et aux affusions froides ; ces deux médications s'entr'aident et employées simultanément, décuplent leurs effets propres (Chantemesse).

Traitement des différentes formes.

**Forme légère.**

*Hygiène* et *antisepsie générale*. *Alimentation liquide* : faire prendre régulièrement, toutes les 2 heures, un bol de lait bouilli aromatisé ou non, ou de bouillon, ou de décoction de céréales additionné de jus de viande. Faire boire en outre de la limonade acide, de l'eau vineuse.

*Antisepsie intestinale* : donner toutes les 2 heures, après chacun des petits repas, un cachet contenant :

℞ Benzonaphtol . . . 30 cgr.

Pour 1 cachet. 10 à 12 cachets par jour (Herzen).

Ou bien

℞ Salol . . . . . }
Bétol . . . . . } āā 20 cgr.
Salicylate de bismuth }

Pour 1 cachet : 6 à 8 cachets par jour (Herzen)

Faire prendre tous les matins un *grand lavement froid* à 15° ou 20° (Herzen).

Administrer, tous les 3, 4 ou 5 jours, un purgatif : 15 gr. de sulfate de soude, ou mieux 30 à 50 cgr. de calomel

*Balnéation* : recourir au bain tiède progressivement refroidi, suivant la méthode de Bouchard, répété trois fois dans la journée (voy. *Balnéothérapie*).

**Forme moyenne**

Prescrire le même *régime* et la même *antisepsie intestinale* que pour la forme précédente.

Insister sur la *balnéation* : faire prendre 6 bains tièdes, progressivement refroidis, par jour ou mieux encore recourir à la balnéation froide : 4 à 6 bains froids par jour (voy. *Balnéothérapie*).

Dans les cas où on ne peut instituer ce mode de traitement, recourir à l'application du *drap mouillé* et à la pratique des *lotions tièdes* ou *froides* (voy. *Balnéothérapie*).

**Forme grave.**

Même *régime* et même *antisepsie intestinale*.

Insister sur l'*hygiène* et l'*antisepsie generale*.

Donner les *toniques* · alcool, quinquina ; tâcher de faire absorber au malade de 4 a 5 litres de liquide par jour, pour favoriser l'elimination des toxines.

*Balneation:* recourir aux bains tièdes progressivement refroidis, selon la méthode de Bouchard, ou mieux aux bains froids de 26° a 18°, selon la methode de Brand, s'il n'existe pas de complications viscérales (voy. *Balneotherapie*).

Traiter en outre particulièrement chacune des complications qui pourrait se présenter (voy. ci-dessous).

Au besoin, pratiquer des injections de *serum artificiel* a la dose de 300 a 600 gr par jour.

**Pendant la grossesse.**

Instituer le traitement général hygiénique, médicamenteux et hydrothérapique (methode de Brand), comme s'il n'existait pas de grossesse.

Ne pas recourir à l'avortement artificiel ou a l'accouchement prématuré provoqué, excepté en cas d'albuminurie grave.

Traiter l'avortement et l'accouchement prématuré, lorsqu'ils se produisent spontanement, selon les règles indiquees a ces paragraphes.

TRAITEMENT DES SYMPTÔMES ET DES COMPLICATIONS.

**Contre la fièvre** · prescrire la *quinine*, a la dose quotidienne de 1 gr., en 2 cachets, pris l'un a 11 heures, l'autre a 5 heures.

℞ Chlorhydrate ou bromhydrate de quinine. . . . 50 cgr.

Pour 1 cachet 2 par jour, à 9 heures et a 10 heures du matin

Ou bien, recourir à l'administration de ce même médicament par voie hypodermique :

℞ Bichlorhydrate de quinine. 6 gr.
Chlorure de sodium . 75 cgr.
Eau distillée sterilisée
Q S.p f 100 cc

Injecter 5 cc de cette solution 2 a 3 fois par jour (Herzen)

Donner le *sulfate de thalline* à la dose de 30 à 40 cgr. par jour, en prises de 10 cc. chacune, ingerees, a intervalles de 3 heures ou mieux ordonner la *cryogenine* (chaque fois que les bains froids sont contre-indiques) a la dose de 60 cgr. à 1 gr. et 2 gr. par jour.

*Lotions vinaigrees*, repetées toutes les 3 heures.

Ne pas administrer les antithermiques nervins (antipyrine, acétopyrine, pyramidon, antifebrine, exalgine), ou tout au moins les associer aux excitants cardiaques pour éviter le collapsus.

**En cas de diarrhée** (plus de 4 selles par jour) : ne faire prendre au malade que l'*eau albumineuse*, la *decoction d'orge* ou d'*avoine*, un demi-litre de lait par jour, du *vieux vin rouge* et du *cognac* (50 gr.).

Defendre le bouillon concentré et les peptones.

Donner le *bismuth* a hautes doses, associe au *dermatol*, au *tannoforme* ou encore l'*acide lactique*, a doses décroissantes, 15, 10 et 5 gr. par jour, en limonade.

Si la diarrhée est intense, administrer d'abord le *calomel* a dose purgative (30 a 50 cgr ), puis prescrire l'*opium* et les *preparations opiacees*, le *betol*, le *benzonaphtol*, le *salicylate de bismuth*, associés au *charbon*.

Essayer l'*ichtoforme* à la dose de 3 à 5 gr. par jour

℞ Dermatol. . 30 cgr
Tannoforme . . 15 —

Pour 1 cachet. 8 à 10 par jour (Herzen)

℞ Benzonaphtol. . 20 cgr.
Benzoate de soude. . . 30 —

Pour 1 cachet. 8 à 10 par jour (Grasset)

℞ Dermatol ... } ãã 3 gr.
Benzonaphtol. }
Extrait thébaïque. . 10 cgr.
Julep gommeux . . 180 gr.

Par cuillerées à bouche dans la journée (Herzen)

En cas de diarrhée fétide ou lorsqu'il existe des symptômes d'intoxication générale (due à la résorption de toxines au niveau de l'intestin), faire prendre la *teinture d'iode* (antiseptique et antitoxique), à la dose de V gouttes, 4 à 5 fois par jour, dans de la décoction sucrée de céréales ou dans du lait (Herzen).

**En cas de constipation**. administrer des *lavements froids*, prescrire le *calomel* (30 à 40 cgr.), ou le *sulfate de magnésie* ou de *soude* (15 à 20 gr.), et à la période des ulcérations, le *lait manne* (15 à 25 gr. de manne).

**En cas de météorisme**. appliquer sur le ventre des *compresses très froides*, fréquemment renouvelées ou bien une *vessie de glace*.

Prescrire les *carminatifs* (infusion de menthe, d'anis, de cannelle, de cascarille, de fenouil); donner l'*éther* (V à X gouttes), ou la *liqueur d'Hoffmann* associée à la *liqueur ammoniacale anisée*, enfin le *menthol*.

℞ Liqueur ammoniacale anisée 10 gr.
— d'Hoffmann . . . . . 2 —

X à XV gouttes, plusieurs fois par jour, dans une tasse d'infusion de thé ou de tilleul

℞ Essence d'anis.. } ãã 2 gr.
— de menthe . . }
— de fenouil }
Liqueur d'Hoffmann . .... 3 —

XV gouttes, plusieurs fois par jour, dans une tasse d'infusion d'écorce de cascarille à 5 p. 1000 (Herzen).

℞ Menthol. . . . . . . . . . . 15 cgr.
Poudre de badiane. 20 —
Bicarbonate de soude 10 —

Pour 1 cachet : 6 par jour (Herzen)

**En cas de météorisme avec putridité intestinale** prescrire un *purgatif* (15 gr. de sulfate de soude, 30 à 40 cgr. de calomel); insister avec les *antiseptiques intestinaux* (benzonaphtol, bétol)

℞ Chloroforme . . . 1 gr.
Eau distillée. .. 150 —

A prendre, en 3 fois, dans la journée (Stepp).

℞ Teinture d'iode . .. XXV gouttes
Iodure de potassium. 1 gr
Eau distillée . . 75 cc.
Sirop simple . Q.S p 90 —

1 cuillerée à bouche toutes les 2 ou 3 heures, prise avec de l'eau de riz (Herzen).

Pratiquer, deux fois par jour, une *abondante irrigation intestinale*, avec de l'*eau naphtolée* ou *thymolée*.

℞ Acide thymique . . 1 gr
Biborate de soude . 20 —
Eau bouillie . .. 2 litres

Pour une irrigation à 38° (Herzen)

**En cas de vomissements** diminuer la quantité d'aliments et les administrer par petite quantité à la fois et à des intervalles assez éloignés, une tasse ou une demi-tasse de lait (50 à 100 cc) toutes les heures.

Prescrire les *boissons gazeuses glacées*, la *potion de Rivière*, le *champagne frappé*, l'*eau chloroformée* et le *menthol* (50 cgr. à 1 gr.).

| | | |
|---|---|---|
| ℞ Menthol | } āā | 1 gr. |
| Chloroforme | | |
| Alcool | } āā | 8 — |
| Teinture aromatique | | |

V à X gouttes, plusieurs fois de suite dans un peu d'eau glacée (Herzen).

Donner le *chlorhydrate de cocaïne*, à petites doses (2 cgr.).

Appliquer la *vessie de glace* ou un *sinapisme* au creux de l'estomac.

Essayer les inhalations d'*oxygène*.

Combattre la néphrite, si elle existe.

**En cas d'hémorragie intestinale** : si la fièvre est tombée au-dessous de 39°, proscrire les bains ; interrompre l'administration des lavements.

Ordonner l'*immobilité absolue*. Donner la *glace*, à l'intérieur, par petits fragments et appliquer une grande *vessie de glace* sur l'abdomen.

*Réduire l'alimentation*, permettre seulement quelques gorgées de lait ou de bouillon glacés et de champagne frappé.

Faire prendre tous les jours deux *lavements d'eau bouillie* à 48°, à l'aide d'un bock maintenu à la hauteur de 40 cm. au-dessus du plan du lit, et *additionnés de 4 gr. de chlorure de calcium cristallisé ;* prescrire en même temps ce médicament par la voie gastrique, à la dose de 2 gr. par jour, et en continuer l'usage encore pendant cinq à six jours après que le sang aura disparu des déjections (Mathieu) ; ou bien donner l'*ergotine* en potion, ou mieux pratiquer des injections hypodermiques de ce même médicament, ou d'*ergotinine*.

| | |
|---|---|
| ℞ Ergotine | 2 gr 50 |
| Eau stérilisée | 10 — |

Injecter 1 seringue, 2 à 3 fois dans la journée

Ou encore administrer l'*eau de Rabel* en limonade glacée, ou le *perchlorure de fer*, ou la *ferropyrine*, ou les *poudres* inertes.

| | |
|---|---|
| ℞ Eau de Rabel | 2 gr. |
| — distillée | 120 — |
| Sirop de ratanhia | 30 — |

Par cuillerées (Dieulafoy).

| | |
|---|---|
| ℞ Acide sulfurique dilué | 3 gr. |
| Eau de menthe | 180 — |
| Sirop diacode | 30 — |

Par cuillerées à soupe (garder cette potion dans la glace) (Herzen).

| | |
|---|---|
| ℞ Perchlorure de fer | 2 gr |
| Eau de Rabel | 2 — |
| Sirop d'opium | 30 — |
| Eau | 120 — |

Par cuillerées à bouche de 1/2 en 1/2 heure.

| | |
|---|---|
| ℞ Benzonaphtol | 5 gr |
| Salicylate de bismuth | 10 — |
| Extrait thébaïque | 10 cgr. |
| Sirop de ratanhia | 30 gr |
| Julep gommeux | 150 — |

Par cuillerées (Legendre).

Ordonner aussi la *gélatine* en potion.

Immobiliser l'intestin en faisant prendre de l'*opium* (extrait thébaïque 10 cgr., en pilules de 1 cgr. prises toutes les heures).

Employer préventivement, pour éviter les entérorragies, le

*chlorure de calcium* par voie buccale, à la dose de 2 à 3 gr.

**En cas d'anémie aiguë** : position déclive, *excitants* et *stimulants diffusibles*. Injections d'*éther* et de *caféine*, alternativement.

Recourir à l'*injection intraveineuse d'eau salée* (sérum artificiel), à la dose de 1/2 à 1 litre, à 38°.

| | | |
|---|---|---|
| ℞ Chlorure de sodium | 7 gr | |
| Eau distillée cristallisée | 1000 — | (Sahli). |

**En cas de perforation intestinale ou de péritonite** :

Prescrire l'*immobilité absolue*.

Appliquer des *vessies de glace* sur l'abdomen.

Faire prendre la *glace* par petits morceaux et ne permettre que *quelques gorgées de lait glacé* ou de *champagne frappé*.

Administrer l'*extrait d'opium*, à la dose de 10 à 20 et 30 cgr. par 24 heures.

| | |
|---|---|
| ℞ Extrait d'opium . . . . . . | 1 cgr. |
| Excipient . . . . . . | Q S |

Pour 1 pilule une toutes les heures.

Ou bien pratiquer des *injections de morphine* (2 à 6 cgr. dans les 24 heures).

Recourir à l'*intervention chirurgicale*, qui constitue le seul traitement rationnel de la perforation typhoïdique : pratiquer la laparotomie médiane ou latérale (fosse iliaque droite), suivie de la suture de la perforation au moyen de fils de soie : attendre pour intervenir que le shock primitif qui accompagne souvent les premiers signes de la perforation se soit dissipé (12 premières heures). Si le shock est insignifiant, utiliser le temps nécessaire aux préparatifs pour relever les forces du malade (injections d'éther, d'huile camphrée, de caféine, de sérum physiologique) et intervenir le plus tôt possible.

Terminer l'intervention par un grand lavage de la cavité abdominale avec la solution saline chaude et par un large drainage au moyen de gros tubes (Cazin).

Voy. *Péritonites*.

**En cas de congestion pulmonaire hypostatique** : conseiller la *balnéation froide* ou *tiède* et faire appliquer sur le thorax des *compresses froides* fréquemment renouvelées.

Si la balnéation est contre-indiquée, faire appliquer journellement sur le thorax et à la racine des membres des *ventouses sèches* au nombre de 60 à 80 et administrer les *toniques* et, suivant le cas, faire appliquer sur le thorax des *ventouses scarifiées* et surtout des *sangsues*.

Donner les *excitants diffusibles* : alcool, caféine, sels d'ammoniaque.

Ne pas prescrire de vésicatoire.

Voy. *Congestion pulmonaire*.

Donner la potion suivante :

| | |
|---|---|
| ℞ Ergotine . . . . . . . . | 2 gr |
| Julep gommeux. . . . . . | 120 cc |

1 cuillerée à bouche toutes les 2 heures (Grasset)

Défendre en même temps au malade de rester toujours couché dans le décubitus dorsal, conseiller les changements fréquents de décubitus et même faire coucher le malade sur le ventre (Duguet).

**En cas de pleurésie** : *expec-*

*tation* ou *thoracentese*, si la pleuresie est séreuse.

*Thoracentese* ou *pleurotomie*, si elle est purulente.

Voy. *Pleuresies typhoidiques*.

**En cas de gingivite, de stomatite** : prescrire une *antisepsie buccale rigoureuse* (gargarismes, collutoires et grandes irrigations).

Voy. *Antisepsie buccale*.

Chez les malades adynamiques, nettoyer les lèvres, les gencives et les dents avec des tampons de ouate hydrophile imbibes d'eau de Vichy ou d'une solution antiseptique et prescrire le collutoire suivant :

| | | |
|---|---|---|
| ℞ Borate de soude | } āā | 2 gr. |
| Resorcine | | |
| Glycérine | | 30 — |
| | | (Herzen). |

**En cas de laryngo-typhus** : badigeonner les ulcérations du voile du palais, des amygdales et du pharynx avec de la *glycerine pheniquee et cocainee*, et ordonner des *gargarismes antiseptiques* (voy. *Angine erythemateuse*).

Application de *glace* au-devant du larynx ; *pulverisations antiseptiques* (acide phénique a 2 p. 100, phénosalyl a 1 p. 100, sublimé à 1 p. 2000).

En cas de suffocation : *tracheotomie*.

**En cas de myocardite, de pouls rapide et d'affaiblissement du cœur** : donner les *stimulants*, l'*alcool* et la *digitale*, à petites doses. Au besoin, recourir à la *digitaline* (1 mgr), mais ne prescrire la digitale qu'avec les plus grands ménagements (la digitale peut aggraver la myocardite typhique, et son action sur la contractilite des fibres lisses, en particulier, des fibres intestinales, peut favoriser les perforations ; enfin la digitale et la toxine typhique semblent agir de façon identique sur le pneumogastrique).

Pratiquer de préférence des injections de *cafeine* (50 a 75 cgr. par jour) et de *sulfate de sparteine* (10 cgr. par jour) alternativement.

Associer ces médicaments à la *strychnine* (2 à 3 mgr dans les 24 heures).

| | |
|---|---|
| ℞ Sulfate de strychnine | 2 cgr. |
| — de sparteine | 60 — |
| Eau distillee | 100 gr. |

3 cuillerees à cafe par jour (Herzen).

Ou bien :

| | |
|---|---|
| ℞ Sulfate de sparteine | 60 cgr. |
| — de strychnine | 2 — |
| Eau sterilisee | 20 gr |

Injecter 1 seringue de Pravaz, 2 à 3 fois dans les 24 heures (Herzen).

Recourir aux *bains chauds* à 38° et, surtout contre la tachycardie, à l'application au-devant du cœur de la *compresse froide* : tremper un morceau de toile ou une serviette pliée en plusieurs épaisseurs dans de l'eau froide, bien l'exprimer et l'appliquer à la region precordiale. Recouvrir la compresse d'une serviette seche pliée en quatre pour preserver la chemise du malade, la laisser en place une demi-minute, puis la remplacer par une autre préparee comme la premiere. Deux ou trois compresses successives sont en general suffisantes (Fernet).

**En cas de collapsus** : pratiquer des *frictions chaudes*, des injections d'ether et de camphre.

℞ Camphre . . 1 gr.
Ether sulfurique .. 10 cc.

Injecter 4 à 6 seringues de Pravaz, dans les 24 heures

℞ Sulfate de strychnine 15 à 20 mgr
Teinture de musc.. . 20 gr.

Injecter 1/2 à 1 seringue de Pravaz, 3 à 6 fois dans les 24 heures

**En cas de céphalée et d'insomnie** . prescrire l'application de *compresses froides* ou de *vessie de glace* sur la tête.

Administrer le *bromure de potassium*, le *chloral*, l'*hydrate d'amylene*, la *paraldehyde*, le *sirop de codeine*, a la dose de 40 gr. par jour.

Au debut de la maladie, donner l'*antipyrine* à la dose de 2 gr. par jour, en cachets de 50 cgr.

Combattre la nephrite, si elle existe.

**En cas d'agitation, de délire** : faire *couper les cheveux*, faire mettre la *vessie de glace* sur la tête

Prescrire le *bromure de potassium*, le *chloral*, le *sulfonal*, la *paraldehyde*, l'*urethane*, l'*hedonal*.

Ne donner l'*opium* qu'aux alcooliques, auxquels on fera prendre en outre l'*alcool* à hautes doses.

Voy. *Delire des pyrexies*.

Recourir a la *balneation tiede* ou aux *bains progressivement refroidis*.

Combattre l'auto-intoxication, faciliter l'elimination des toxines et stimuler la diurese, à l'aide des *boissons abondantes*, des *lavements*, des *injections sous-cutanees de serum artificiel*, des *diuretiques*.

**Contre le délire tardif du 3e septenaire** dû à l'ischemie cerebrale : administrer l'*alcool associe a l'opium*.

℞ Extrait thebaique.. . 10 cgr
Teinture de cannelle . 2 gr
Vin de Porto } āā 60 —
Eau. . . ... }

Par cuillerees toutes les 2 heures (Le Gendre).

**En cas de méningisme ou d'état comateux** : pratiquer la *ponction lombaire*.

**En cas d'adynamie** : *toniques*, *alcool* (rhum, vins généreux, champagne), teinture de kola, de coca et de quinquina, *excitants diffusibles*, *noix vomique* ou *strychnine* (3 a 4 mgr.) en injections hypodermiques, associée a la *sparteine* (10 cgr.), ou à la *cafeine* administrees egalement par voie hypodermique.

Pratiquer aussi des injections d'*ether* ou d'*huile camphree* à 10 p. 100.

Recourir aux *bains progressivement refroidis* (température initiale du bain 32° à 34°, l'abaisser progressivement à 28°).

S'il existe des complications cerébro-spinales (forme ataxo-adynamique), pratiquer à la fin de chaque bain une *affusion froide* sur la tête, verser un arrosoir d'eau de tres près.

Dans l'intervalle des bains, recourir aux *enveloppements froids*.

**En cas de néphrite aigue** : recourir aux *bains chauds* à 38° et 39°.

Donner surtout le *lait*; recourir aux *emissions sanguines locales*.

Prescrire, comme antiseptique

interne, le *benzonaphtol* (3 à 4 gr.), qui est un excellent antiseptique intestinal, qui ne présente pas les inconvénients des autres antiseptiques, et dont l'administration est surtout indiquée lorsque les reins sont touchés (Gilbert).

Administrer les *purgatifs* : sulfate de soude ou de magnésie, 15 à 20 gr., calomel (30 à 50 cgr.) ; donner des *lavements à l'eau boratée, thymolée* ou *naphtolée*.

Prescrire les *diurétiques*, les *tisanes diurétiques*, et pratiquer des *injections de caféine*.

Dans certains cas, recourir aux *injections sous-cutanées de sérum artificiel*.

Voy. *Néphrite aiguë*.

**En cas d'escarres** : lavages répétés à l'*eau boriquée* à 4 p. 100 ou à l'*eau oxygénée*, et pansements antiseptiques quotidiens à l'*aristol, dermatol, iodol, sanoforme, amyloforme, crurine* :

℞ Salol pulvérisé ....... } ãã 10 gr.
Xeroforme ........ }
(Herzen).

Ou bien employer la pommade suivante :

| | |
|---|---|
| ℞ Sulfate de zinc | 2 gr. |
| Acétate de plomb | 4 — |
| Baume du Pérou | 10 — |
| Vaseline | 40 — |
| Lanoline | 20 — |

Pour pansements (Herzen).

**En cas de complications osseuses (ostéomyélite typhoïdique)** : ne pas intervenir hâtivement, sauf dans les cas peu fréquents à évolution aiguë et où l'altération osseuse entretient la fièvre.

En général, *attendre* que le malade se soit tout à fait rétabli, qu'il ait achevé sa convalescence et repris le régime habituel.

Ordonner, en attendant, le *repos* et les *calmants* ; puis, si l'on reconnaît que la lésion n'a pas de tendance à la résorption, recourir à l'*extirpation complète* du foyer inflammatoire (Achard).

**Désinfecter les déjections et les linges mouillés** avec une solution de *sulfate de cuivre* à 50 p. 1000.

Voy. *Fièvres éruptives* : désinfection des objets souillés et des locaux contaminés.

Défendre aux personnes qui soignent le malade de manger dans la chambre du malade et leur recommander de se laver les mains plusieurs fois par jour, faisant usage de savon phéniqué ou de savon au sublimé.

**Pendant la convalescence** : *Hygiène générale rigoureuse*. Continuer à faire prendre au malade des *bains* : d'abord deux bains tièdes, puis un seul bain tiède par jour, à partir du second septénaire.

Continuer l'antisepsie intestinale ; administrer le *benzonaphtol*, en cachets de 30 cgr., aux repas.

*Résister à la faim insatiable du malade* ; diminuer progressivement la quantité de lait et augmenter graduellement celle des aliments.

Permettre, pendant les premiers jours après la défervescence complète, les bouillies à la farine de gruau au lait, au maïzena, les potages à la semoule ou au tapioca et un peu de gelée de viande. Prescrire la somatose ou le tropon, à la dose de

2 à 4 cuillerées à café, pris dans le lait ou le bouillon dégraissé.

Du 4e au 10e jour, donner en plus des œufs, 100 à 150 gr par jour, de viande crue et hachée, prise dans les potages.

Défendre le pain.

Donner toujours 1 à 1 litre 1/2 de lait par jour.

Du 10e au 12e jour, de défervescence complète, permettre la viande et le pain en petite quantité ; veiller attentivement à ce que le malade ne fasse pas de repas copieux pour éviter la rechute.

Faire manger au malade de la cervelle, du poisson de rivière bouilli, du jambon râpé, du blanc de poulet, des omelettes aux œufs et à la viande hachée, de la purée de pomme de terre, lui donner une petite quantité de pruneaux cuits, ou de pommes ou de poires très cuites, débarrassées de leurs pépins.

Comme boisson : lait, eau bouillie, vins généreux.

En cas d'élévation de la température, supprimer les aliments solides et reprendre le régime approprié aux premiers jours de la défervescence.

Au 15e jour, donner des beefsteacks, de la viande de veau, des légumes cuits.

Conseiller les *sorties fréquentes*, le séjour à la *campagne* et un *repos intellectuel prolongé* (3 mois).

*Bains salins, hydrothérapie tiède, frictions stimulantes*.

| ℞ Alcoolat de lavande | } ãã 50 gr |
| --- | --- |
| — de romarin | |
| Essence de thym. | 1 — |

S'il y a de la faiblesse cardiaque, défendre les efforts et les fatigues musculaires, conseiller même le *repos au lit* et ordonner l'*alcool* et la *spartéine* associée à la *noix vomique* ou à la *strychnine*.

| ℞ Sulfate de spartéine | 50 cgr |
| --- | --- |
| Extrait de noix vomique. | 30 — |
| — de quinquina. | 2 gr |

Pour 20 pilules 2 à 4 par jour (Herzen).

En cas de prostration générale, continuer l'usage de la *strychnine*, administrée à hautes doses (6 à 10 mgr par jour), pendant plusieurs semaines.

Donner enfin les *toniques* et les *reconstituants* : huile de foie de morue, glycérophosphates, arsenic, noix vomique, sirop de Fellow, cacodylate de soude, arrhenal, kola, coca.

| ℞ Biphosphate de chaux. | 10 gr |
| --- | --- |
| Arséniate de soude | 5 à 10 cgr |
| Eau distillée | 300 gr |

1 cuillerée aux principaux repas (Grasset)

| ℞ Méthylarsinate de soude | 30 cgr. |
| --- | --- |
| Sulfate de strychnine | 2 — |
| Extrait de kola. | } ãã 2 gr |
| — de coca | |
| — de quinquina | 3 — |
| Eau distillée | 150 — |
| Sirop d'écorces d'oranges amères . . Q S p | 300 cc |

Prendre une cuillerée à soupe un quart d'heure avant chacun des deux principaux repas (Herzen).

En cas de débilité grave, recourir aussi aux injections sous-cutanées d'*huile stérilisée*.

Combattre l'anorexie, lorsqu'elle existe, à l'aide de l'*orexine* (tannate ou chlorhydrate d'orexine, 60 cgr. par jour en deux fois).

**En cas de neurasthénie post-typhoïdique**. voy. *Neurasthénie*.

**F. TYPHOIDE CHEZ L'ENFANT.**

Mêmes indications thérapeutiques que chez l'adulte.

Mêmes méthodes de traitement (sérumthérapie, balnéothérapie, médications symptomatiques).

*Isoler* le malade dans une chambre vaste et bien aérée.

Soins minutieux de propreté (yeux, bouche, nez, région anale, etc.).

L'emploi des *bains* peut être systématisé chez les enfants qui ont dépassé 5 ou 6 ans. Donner au moins quatre bains de 28° à 25° en 24 heures ; dans les cas graves, chez des enfants âgés de 8 à 10 ans, réagissant bien et se réchauffant après le bain, 8 à 10 bains dans les 24 heures, d'une durée de 8 à 10 minutes, c'est-à-dire un bain chaque fois que la température rectale, prise toutes les trois heures, dépasse 39°.

*Contre-indications des bains froids.* bronchopneumonie, hémorragie ou perforation intestinale, complications cardiaques.

Lorsque les bains froids sont contre-indiqués, avoir recours à l'*enveloppement froid*, à l'*application de glace* sur le ventre et sur la région précordiale, et, dans les cas de complications du côté de l'appareil respiratoire, donner des *bains chauds* à 38° et 39° d'une durée de 10 à 15 minutes.

**Au début**

| | | |
|---|---|---|
| ℞ | Calomel . . . . . . . . . . | 5 cgr. |
| | Sucre en poudre. . | 50 — |

Pour 1 prise 4 à 6 prises, selon l'âge de l'enfant, données avec une 1/2 heure d'intervalle.

Pendant toute la période fébrile, ordonner une *alimentation liquide*. lait, ou s'il n'est pas digéré, koumys ou kephir Décoction de céréales. Bouillon léger dégraissé. Boissons abondantes, eau bouillie, eau vineuse, limonades, tisanes.

Prescrire les *antiseptiques intestinaux*, de préférence le *benzonaphtol* (qui n'est pas toxique et qui est insipide) et le *dermatol*.

| | | |
|---|---|---|
| ℞ | Benzonaphtol / Dermatol | ãã 1 à 2 gr. |
| | Julep gommeux. . . . | 100 — |

(Herzen).

**En cas de constipation** : *purgatif léger* (calomel 20 à 40 cgr., sulfate de soude 10 à 15 gr.), répété tous les 4 ou 5 jours pendant les deux premiers septénaires, *lavements frais*.

**En cas de diarrhée**. *sous-nitrate de bismuth* à hautes doses : *dermatol, elixir parégorique*.

Au besoin, *diète aqueuse* pendant 24 heures.

**Contre la fièvre** . si la température vespérale est inférieure à 39°, donner la *quinine*, dans un peu de miel ou de confiture, à la dose de 40 à 50 cgr. par jour, en deux fois.

Ou bien

| | | |
|---|---|---|
| ℞ | Sulfate de thalline . | 10 cgr |
| | Julep gommeux . . | 100 gr |

1 à 4 cuillerées à dessert, suivant l'âge (Comby)

*Doses du sulfate de thalline* ·

| | |
|---|---|
| De 3 à 4 ans . . . . . | 1 cgr. |
| De 5 à 10 ans . . . . | 2 — |
| De 11 à 15 ans . . . . | 3 à 5 — |

(Demme)

Préférer, à cause de leur insipidité, l'*euquinine* ou la *saloquinine*, données aux mêmes doses que les sels de quinine.

Si la température vespérale est supérieure à 39°, recourir aux *lotions froides vinaigrées*, toutes les 2 heures, aux *enveloppements dans le drap mouillé* ou à la *balnéation tiède*.

**En cas d'hémorragie, de perforation ou de péritonite** : voy. *F. typhoïde de l'adulte*.

**En cas de dyspnée ou de cyanose** appliquer des *cataplasmes sinapisés* ou des *ventouses sèches* sur le thorax

Voy. *Bronchopneumonie*.

**En cas d'agitation, de délire** : recourir à la *balnéation tiède* ou *froide*.

Administrer le *bromure de potassium*, le *chloral*, l'*uréthane*, la *jusquiame*.

| | | |
|---|---|---|
| ℞ | Hydrate de chloral . | 50 cgr |
| | Teinture de musc . . . | XV gouttes |
| | Eau de tilleul ... | 80 gr |
| | Sirop de fleurs d'oranger | 20 — |

A prendre en 2 fois (J. Simon).

**En cas d'accidents méningitiques** : combattre l'intoxication générale par les purgatifs, les grands lavements, les boissons abondantes et la balnéation tiède.

Appliquer deux *sangsues* à une apophyse mastoïde.

Pratiquer la *ponction lombaire*.

Voy. *Méningisme*.

**En cas d'affaiblissement cardiaque et menace de collapsus** : *alcool*, *digitale* (sirop 5 à 10 gr. ; teinture V à X gouttes, infusion 5 à 10 cgr. de poudre de feuilles), *caféine* ou *spartéine* (4 à 7 cgr.).

| | | |
|---|---|---|
| ℞ | Caféine . . . . . . . . | 2 gr 50 |
| | Benzoate de soude. . . | 3 — |
| | Eau distillée. . Q S p. | 10 cc |

Injecter 1/2 seringue de Pravaz, 2 fois par jour.

*Bains chauds*.

**En cas d'adynamie** : *infusion de café*, *alcool*, *toniques*, *stimulants diffusibles*.

| | | |
|---|---|---|
| ℞ | Eau-de-vie . . . . . . | 10 à 25 gr. |
| | Sirop de quinquina . | 40 — |
| | Eau distillée . . . . . | 120 — |

Par cuillerées à bouche, dans la journée (J Simon).

| | | |
|---|---|---|
| ℞ | Carbonate d'ammoniaque. ... ........ | 20 à 30 cgr. |
| | Extrait de quinquina . | 1 gr. |
| | Vin de Malaga | 15 à 30 — |
| | Eau-de-vie. ......... | 10 à 20 — |
| | Julep gommeux ..... | 100 — |

Par cuillerées à bouche, d'heure en heure (J Simon)

**Pendant la convalescence** : *Toniques* : teinture de kola, 2 à 5 gr par jour, selon l'âge, glycérophosphates de chaux, soude, magnésie, potasse, fer, 10 à 20 cgr.; noix vomique, arsenic, fer.

Voy. *Fièvre typhoïde chez l'adulte*.

### F. TYPHO-MALARIENNE.

Faire prendre la *quinine* pendant les rémissions.

Voy. *F. intermittentes*.

### F. URINEUSE.

TRAITEMENT CHIRURGICAL CAUSAL

Ne pas intervenir, s'il est possible, pendant la fièvre

**En cas de rétention d'urine** chez les prostatiques *cathétérisme*.

**En cas de rétrécissement de l'urètre** : *urétrotomie*

**En cas d'infiltration d'urine** : voy. *Abcès urineux*.

Traitement médical symptomatique :

**F urineuse aigue** (accès franc et intense).

**Dès l'apparition des frissons et pendant la durée de l'accès :** mettre le malade au lit et le réchauffer au moyen de couvertures, de *boules d'eau chaude ;* administrer dans le même but des *boissons chaudes, stimulantes et alcoolisées* (1 à 1 litre 1/2 de thé au rhum)(Guyon).

Eviter avec soin tout refroidissement.

Prescrire le *sulfate de quinine* à la dose de 20 cgr. répétée toutes les heures jusqu'à concurrence de 1 gr. au plus, ou à celle de 1 gr. 50 cgr. en trois fois.

**Après l'accès** prescrire un *purgatif salin,* que l'on répétera au besoin.

Insister sur la *diète lactée :* recourir à l'emploi des *amers* (extrait aqueux de quinquina) et donner des *boissons abondantes.*

Ne prescrire le jaborandi ou la pilocarpine que chez les malades jeunes et encore vigoureux.

**F. urineuse à accès répétés.**

**Contre les accès :** même traitement que ci-dessus.

**Pendant l'intervalle des accès :** donner le *sulfate de quinine* (1gr ) ou l'*extrait de quinquina,* pris dans du café noir, à la dose de 4 à 8 gr. dans les 24 heures.

Recourir au *régime lacté* et aux *boissons* et aux *tisanes diurétiques.*

Conseiller les *lavements* émollients ou minoratifs (Guyon).

En cas de douleur rénale, appliquer des *ventouses sèches,* de larges cataplasmes recouverts de toile imperméable, maintenue par une large ceinture de flanelle.

**F. urineuse chronique, lente.**

Combattre surtout les troubles digestifs : *laxatifs* et *purgatifs* (pas de drastiques), *lavements* émollients

*Diète tonique* et *reconstituante, toniques* (quinquina, kola).

Bains de vapeur, si le malade n'est pas trop âgé ou trop affaibli.

**F. URO-SEPTIQUE.**

Voy. *Abcès urineux, Cystites, Fièvre urineuse, Infiltration d'urine, Pyélites.*

## FILAIRE DE MÉDINE

Pratiquer une *petite incision* sur la tumeur formée par le ver; saisir le dragonneau et l'enrouler autour d'un morceau de bois ou sur un rouleau de gaze antiseptique, en exerçant des tractions modérées, de façon à ne pas rompre le ver.

Recommencer l'extraction quelques jours après la première intervention, lorsqu'elle n'a pas pu être complète et totale dès les premières tractions.

Ou bien pratiquer des *injections de sublimé* autour de la tumeur produite par le dragonneau et une fois celui-ci mort, l'extraire par une petite incision (Blin, Emily).

## FILARIOSE

Essayer des traitements parasiticides par le *mercure*, l'*iode*, le *thymol* (50 cgr toutes les quatre heures puis 25 cgr. trois fois par jour), l'*acide arsenieux*, l'*iodure de potassium*.

*Ponctionner* les liquides chyleux ; *réséquer* les varices lymphatiques.

## FISSURE A L'ANUS

Combattre la constipation par les *purgatifs* ou les *laxatifs légers*, et par les *lavements émollients*.

Avant d'aller à la garde-robe, faire prendre un *lavement d'huile d'olive* de 50 à 100 cc. chez l'adulte et de 10 à 20 cc. chez l'enfant et pratiquer une *onction* autour de l'anus avec :

| | | |
|---|---|---|
| ℞ Chlorhydrate de cocaïne. .. | | 1 gr |
| Vaseline .. | } | ãã 10 — |
| Lanoline .. | | |

Ou bien employer l'*orthoforme* à dose double.

Grands soins de propreté, *bains de siège*.

Prescrire des *pommades calmantes et cicatrisantes* :

| | | |
|---|---|---|
| ℞ Extrait de belladone | } ãã | 5 gr. |
| Acetate de plomb .. | | |
| Axonge . | | 30 — |

(Gallois).

| | |
|---|---|
| ℞ Onguent populeum... . . | 20 gr |
| Acetate de plomb. ... . | 3 — |
| Extrait de belladone . . . | 2 — |
| Huile d'amandes douces... | Q. S. |

Recourir à l'emploi des *suppositoires calmants* (cocaïne, 3 cgr. ; orthoforme 80 cgr.) *et astringents* :

| | |
|---|---|
| ℞ Iodoforme . . . . . | 15 cgr. |
| Extrait thebaïque . .. | 4 — |
| Beurre de cacao . . . | Q. S |

Pour 1 suppositoire 1 à 2 par jour.

| | |
|---|---|
| ℞ Extrait de belladone. . . | 1 cgr. |
| — thébaïque . | 3 — |
| — de ratanhia. . | 1 gr. |
| Beurre de cacao . .. | 5 — |

Pour 1 suppositoire 1 à 2 par jour.

Préférer la cautérisation des surfaces malades avec le *crayon de nitrate d'argent mitigé* ou avec le crayon de *sulfate de cuivre*.

En même temps que le traitement local, instituer un *traitement général* pour combattre les accidents nerveux causés par la fissure anale (voy. *Nervosisme*).

**Si la guérison ne se produit pas**, et surtout s'il y a des douleurs intenses et continues (spasme anal et sphinctéralgie), pratiquer la *dilatation forcée* de l'anus en narcose : écarter fortement les deux pouces introduits dans le rectum, jusqu'au contact des ischions (Tillaux).

Dans certains cas rebelles, recourir à l'*excision large de la fissure* au bistouri, suivie de l'abaissement de la muqueuse sus-jacente, qu'on suture à la peau de la marge (Czerny).

S'il existe des hémorroïdes, en pratiquer l'ablation simultanée.

## FISTULES

**F. DENTAIRE.**
Voy. *Ostéo-périostite des maxillaires, Périostite alvéolo-dentaire.*

**F. THORACIQUE.**
Voy. *Pleurésies purulentes.*

## FLATULENCE

Voy. *Flatuosités, Météorisme, Tympanisme.*

Traiter la dyspepsie, la dilatation d'estomac, les affections utéro-ovariennes et la neurasthénie abdominale, lorsqu'elles existent.

Prescrire un *régime* approprié au cas (voy. *Dyspepsie, flatulence*).

Combattre la constipation à l'aide de *purgatifs* ou de *laxatifs légers*, ou de *lavements*.

Dans la majorité des cas, prescrire la *noix vomique*, à la dose de X à XXX gouttes de teinture par jour, et les *poudres absorbantes* : craie, charbon, sous-nitrate de bismuth, associées tantôt au bicarbonate de soude, tantôt à la magnésie, pour éviter la constipation.

| ℞ | | |
|---|---|---|
| Charbon de Belloc | } | ãã 20 cgr. |
| Craie préparée | } | |
| Essence de menthe | | II gouttes |

Pour 1 dose : 6 par jour dans du lait (enfants) (Comby).

Donner les *carminatifs* : menthe, camomille, anis, fenouil, cascarille, cannelle.

| ℞ | | |
|---|---|---|
| Alcoolat de cajeput à 10 p. 100 | } | ãã 10 gr |
| Alcoolat aromatique ammoniacal (esprit de Sylvius) | } | |
| Alcool chloroformé | } | |

1 cuillerée à café tous les quarts d'heure, jusqu'à effet.

| ℞ | |
|---|---|
| Essence d'anis | X gouttes |
| Liqueur d'Hoffmann | XX — |
| Eau de menthe | 100 gr |

A prendre après les repas (Dujardin-Beaumetz).

Recourir au *massage* abdominal, à l'*électricité* et à l'*hydrothérapie*.

**En cas de diarrhée** : associer les *poudres absorbantes* au *salol*, ou au *benzonaphtol*, ou au *naphtol*, ou au *bétol*, ou à l'*ichtoforme*.

| ℞ | | |
|---|---|---|
| Naphtol β | } | ãã 5 gr. |
| Magnésie bicarbonatée | } | |
| Poudre de charbon de peuplier | } | |
| Essence de menthe ou d'anis | | II gouttes |

Pour 15 cachets : 1 cachet au début de chaque repas (Huchard).

| ℞ | |
|---|---|
| Bicarbonate de soude | 2 gr |
| Craie lavée | 1 — |
| Poudre de noix vomique | 20 cgr |

Pour 10 cachets : 1 cachet avant les repas (au besoin, ajouter 2 gr de salol) (Huchard).

**En cas de douleur** : *onctions calmantes* chaudes, *préparations opiacées* (gouttes blanches de Gallard).

Voy. *Coliques intestinales, Entéralgie, Gastralgie.*

**Contre les crises douloureuses par distension gazeuse**

**brusque** : donner l'*ether*, à la dose de XV à XX gouttes, dans de l'eau sucrée, ou bien prescrire le *carbonate d'ammoniaque*, à la dose de 1 à 2 gr., dans une potion cordiale ou dans du thé.

En même temps, *sinapiser* la région épigastrique et faire des *embrocations chaudes* (Rendu).

## FLUEURS BLANCHES

Voy. *Leucorrhee, Metrites, Vaginites chroniques.*

## FLUXION

Voy. *Osteoperiostite maxillaire.*

## FOLIES

**F. MENSTRUELLE.**

*Purgatif drastique* (eau-de-vie allemande 20 à 30 gr ).

*Emissions sanguines* . sangsues a l'anus, aux cuisses, a la nuque ; scarifications du col utérin (100 a 150 gr. de sang).

*Sinapismes* aux cuisses, *bains de pieds sinapises, vesicatoire* à la nuque.

Intérieurement, *bromure de potassium* d'une façon continue ou pendant les quinze a vingt jours qui précedent l'apparition des regles, à la dose de 4 à 8 gr. par jour.

**Quand il s agit d'une manie véritable**, à côte de l'*opium*, de la *morphine*, de l'*atropine*, administrer le *tartre stibie* a faible dose (Ball).

| | | |
|---|---|---|
| ℞ Emetique | | 5 à 30 cgr. |
| Laudanum de Sydenham | | XXX gouttes |
| Eau | | 200 gr. |
| Sirop de fleurs d'oranger | | 20 — |

Par cuillerees, toutes les 1/2 heures.

**F. PALUDIQUE.**

Pendant l'accès de fièvre ou pendant la convalescence d'une attaque de fievre intermittente, insister sur l'emploi de la *quinine*.

Voy. *Fievres intermittentes.*

**F. PUERPÉRALE.**

**Pendant la grossesse** : traiter la folie comme si la femme n était pas enceinte et laisser la grossesse arriver à son terme normal.

**Après l'accouchement** : defendre l'allaitement et appliquer a la folie la therapeutique ordinaire (Auvard).

## FOLLICULITE ET PÉRIFOLLICULITE DÉCALVANTE

*Traitement general* de la scrofule ou de l'arthritisme

*Hygiene alimentaire sévere* (voy. *Eczema chronique*).

*Couper* les cheveux courts aux ciseaux.

Nettoyer avec soin le cuir chevelu avec de l'*eau savonneuse*.

Badigeonner, tous les 6 ou 8 jours, les régions voisines des plaques avec de la *teinture d'iode*.

*Lotionner* les plaques, tous les matins avec :

| | | |
|---|---|---|
| ℞ Bichlorure de mercure | . | 15 cgr. |
| Biiodure de mercure. | .. | 1 gr. |
| Alcool à 90°.. | ... | 60 gr. |
| Eau. .. ...... | . | 500 — |

Pour lotions (Quinquaud)

Employer aussi l'*eau oxygenee* à 12 volumes, étendue de 2 parties d'eau.

Dans les cas tenaces, pratiquer l'*epilation*.

## FOURMILLEMENTS

Rechercher et traiter la cause : voy. *Alcoolisme, Arteriosclerose, Ataxie locomotrice, Nephrite interstitielle, Nevrites*.

## FRAYEURS NOCTURNES

Voy. *Hysterie, Nervosisme, Terreurs nocturnes*.

## FURONCLE

*Regime lacto végétarien. Purgation, antisepsie intestinale.*

Essayer le *traitement abortif* par l'*hyperemie aspiratrice* (aspiration continuelle, sans douleur, avec une minime rarefaction d'air) ou bien le traitement suivant :

| | | |
|---|---|---|
| ℞ Iode metallique | ........ | 4 gr. |
| Acetone. | ........... | 10 — |

Badigeonner une fois le furoncle, ouvert ou ferme, et si la guérison ne se produit pas, faire un second badigeonnage 24 heures après le premier (Gallois)

Appliquer de l'*emplâtre mercuriel de Vigo*, ou bien des compresses imbibées d'*eau phéniquee* à 1 p. 100 ou d'*eau boriquee alcoolisee* (acide borique 40 gr , eau 900 gr , alcool 60 gr ), recouvertes de taffetas gommé.

*Cataplasmes chauds*

Recourir a la *methode oxygenee* de Thiriar, ou mieux au *traitement par l'hyperemie* à l'aide de la ventouse enlever seulement la croûte ou la pellicule qui recouvre le furoncle afin que le pus puisse s'écouler sous l'influence de l'aspiration. Graisser les alentours du furoncle, puis appliquer la ventouse pendant 3/4 d'heure. Nettoyer ensuite à la benzine et mettre un pansement protecteur. Continuer ainsi jusqu'à guérison (3-4 jours).

N'*inciser* que lorsque la douleur est tres vive ou que lorsqu'il s'est forme un petit abces sous-furonculeux.

Voy. *Furonculose*.

### F. DU CONDUIT AUDITIF EXTERNE.

Voy. *Otite externe*.

### F. DES LÈVRES.

Traverser la levre de part en part avec la *pointe du thermocautere* Faire des pointes de feu assez rapprochees pour que leur action se fasse sentir dans toute l'epaisseur des tissus (Verneuil).

**F. DU NEZ.**

*Antisepsie locale rigoureuse :* bains, lotions et nettoyages locaux avec une solution de sublimé a 1 p. 1000.

Pulvérisations phéniquées, 2 fois par jour.

Introduire et laisser dans la narine un tampon imbibe de liqueur de van Swieten et de glycerine a parties egales; renouveler cette medication toutes les 2 ou 3 heures (Lubet-Barbon).

## FURONCULOSE

*Rechercher la cause et la combattre* (catarrhe intestinal, dyspepsie, diabete, infection).

*Regime* approprié au cas; au besoin *regime lacte,* surtout chez les enfants.

*Purgatifs* repétes huile de ricin, calomel à la dose de 40 a 80 cgr. en une fois, ou à la dose de 10 cgr. pendant 6 jours consécutifs (soins de la bouche); ou encore :

℞ Soufre sublime ..... } ãã 10 gr.
Magnesie .... }
Charbon .... }

Pour 10 paquets · 1 tous les jours

*Enteroclysmes.*

*Antisepsie intestinale :* ichtoforme, en cachets, entre les repas (2 a 4 gr.), salacétol, calomel.

℞ Bicarbonate de soude. } ãã 50 cgr.
Benzonaphtol... .. }

Pour 1 cachet, a prendre a chacun des repas (Grasset).

Chez les enfants, donner l'*ichtalbine* à la dose de 30 cgr. par jour pendant la premiere annee, puis à celle de 30 cgr. a 1 gr., de 2 a 10 ans, en trois prises.

Voy. *Abcès multiples* chez les nourrissons.

Recommander de prendre trois *grands bains savonneux* ou deux *bains sulfureux* par semaine.

Asepsie du linge de corps (chemises, flanelles, etc.).

Prescrire la *levure de biere,* a condition qu'elle soit fraîche et renouvelée chaque jour, et qu'elle ne détermine pas de troubles dyspeptiques (renvois, nausées, diarrhee), trois fois par jour aux repas, en prendre gros comme une noisette, délayée dans de la biere ou de l'eau gazeuse.

Faire prendre, a défaut de levure fraîche, la *levurine*, la *mycodermine*, ou autre extrait de levure, ou bien le *ferment de raisin*.

Localement : pulvérisations antiseptiques (acide phenique a 1 à 2 p. 100, acide borique a 4 p. 100, phenosalyl à 2 p. 100).

Une fois le furoncle constitue *inciser*.

Cures thermales aux eaux sulfureuses de Luchon, Uriage, etc.

## GALACTOPHORITE

Voy. *Abces du sein.*

## GALACTORRHÉE

*Régime sec.*

*Purgatifs* salins ou drastiques répétés.

*Bandage compressif* ouaté des seins.

Donner le *camphre* ou l'*atropine*.

℞ Camphre pulvérisé 20 cgr.

Pour 1 cachet 3 par jour pendant 3 jours

℞ Atropine . . . 3 mgr.
Sulfate de magnésie . 90 gr
Eau distillée . . . . 240 —

1 cuillerée à bouche toutes les 2 heures.

En cas de douleurs : *cataplasmes chauds* ou *onctions calmantes*.

℞ Chlorure de potassium } āā 8 gr
Extrait de ciguë . }
Camphre . . . 2 —
Axonge . 60 —

Pour onctions (Guéneau de Mussy).

℞ Chloroforme . . . . } āā 5 gr
Laudanum de Sydenham }
Huile de jusquiame . } āā 10 —
— camphrée . . }

Pour onctions, suivies de compression ouatée (Herzen).

## GALE

### Chez l'adulte.

TRAITEMENT RAPIDE DE LA GALE (en 2 heures).

1° *Friction générale d'une demi-heure avec le savon noir*, pour enlever la malpropreté qui recouvre le corps et rompre les sillons.

2° *Bain d'une demi-heure* et frictions à la brosse, pour ramollir l'épiderme et achever de détruire les sillons.

3° Friction générale, pendant une demi-heure, avec la *pommade d'Helmerich* sur toute la surface du corps :

℞ Soufre sublimé . . . 200 gr
Carbonate de potasse }
Eau distillée } āā 100 —
Huile d'amandes douces }
Axonge . . . . . . . . . 700 —

Employer 50 gr par frictions (Helmerich)

Contre les éruptions secondaires, donner quelques bains simples (Bazin, Hardy).

AUTRE TRAITEMENT RAPIDE EN 2 HEURES.

1° Friction générale au *savon noir* d'une demi-heure,

2° *Bain tiède*, avec frictions à la brosse d'une demi-heure,

3° Friction générale avec le *composé liquide* suivant, que l'on laisse sécher sur la peau pendant un quart d'heure :

℞ Fleur de soufre . 100 gr.
Chaux vive . . . . . 200 —
Eau . . . 1000 —

(Sulfure de calcium liquide) : 100 gr. suffisent pour obtenir la guérison (Vlemingkx)

4° *Immersion et lavage* de tout le corps dans un bain tiède (Vlemingkx).

EN VILLE, prescrire la *pommade* suivante :

℞ Essence de lavande . } 
— de cannelle } āā 2 gr
— de girofle . . }
— de menthe }
Gomme adragante . . . 4 —
Carbonate de potasse . 30 —
Fleur de soufre . . 90 —
Glycérine . . 190 —

(Bourguignon)

Ou bien employer, dans la clientele privée, le traitement suivant.

1° *Lotions* sur tout le corps avec du savon de toilette (ou savon noir), suivies d'un bain de son.

2° Trois frictions avec la *pommade* suivante :

| ℞ | | |
|---|---|---|
| Carbonate de soude | | 50 gr. |
| Fleur de soufre | | 100 — |
| Glycerine | | 200 — |
| Gomme adragante | | 1 — |
| Essence | Q S p aromatiser | |

(Fournier)

3° Prendre un second *bain*, *changer les linges* de corps et de lit.

Les jours suivants, *bains émollients :* de son, d amidon (Fournier).

Frictionner les **pieds** et les **mains** des galeux avec l'onguent suivant :

| ℞ | |
|---|---|
| Fleur de soufre | 200 gr. |
| Huile de cade | 150 — |
| Craie | ãã 100 — |
| Savon vert | ãã 100 — |
| Axonge | ãã 100 — |

(Hébra).

Ou bien :

| ℞ | |
|---|---|
| Fleur de soufre | 60 gr. |
| Poudre d'ellebore blanc | 40 — |
| Carbonate de potasse | ãã 120 gr. |
| Savon noir | ãã 120 gr. |
| Axonge | 80 — |
| Essence de lavande | 10 — |

Employer cet onguent pendant huit jours, en frictions sur les parties malades, a la dose de 15 gr.

Si la peau est délicate, ordonner le traitement par le *baume du Perou :* apres un bain général destiné à nettoyer et à ramollir l'épiderme, se frictionner le soir au moment du coucher, pendant 30 à 40 minutes sur tout le corps, à l'aide d'une brosse douce et 50 a 60 gr. de baume du Perou; garder le baume toute la nuit. Le lendemain matin, prendre un bain d'amidon suivi de poudrage a l'amidon. Répéter cette medication pendant 6 à 8 jours.

**Chez les femmes enceintes** pratiquer des *frictions* tous les soirs, pendant 4 a 6 jours, avec :

| ℞ | | |
|---|---|---|
| Naphtol β | | 10 a 20 gr |
| Ether | Q S p dissoudre | |
| Essence de menthe | | Q. S |
| Vaseline | | 100 gr. |

(Bosnier)

Ou bien *onctions* matin et soir avec .

| ℞ | |
|---|---|
| Styrax | 1 partie. |
| Huile | 2 — |

(Vidal)

**Chez les enfants de moins de 15 à 16 ans** ne pas ordonner les traitements rapides indiqués pour l'adulte.

*Bain tiede, savonnage.*

Faire des frictions 2 fois par jour avec l'une des *pommades* suivantes :

| ℞ | | |
|---|---|---|
| Naphtol β | | 5 gr. |
| Alcool. | Q. S. p. dissoudre | |
| Vaseline | | 100 gr. |

| ℞ | |
|---|---|
| Naphtol β | 5 a 15 gr |
| Savon vert | 50 — |
| Craie preparee | 10 — |
| Axonge | 100 — |

| ℞ | |
|---|---|
| Baume du Perou | 10 gr. |
| Onguent styrax | ãã 40 — |
| Vaseline | ãã 40 — |

(Herzen).

Ou encore, *savonner* le corps tous les jours avec :

| ℞ | |
|---|---|
| Savon de Marseille | 100 gr. |
| Petrole | 30 — |
| Alcool a 90° | 50 — |
| Cire | 40 — |

(C. Paul).

**Chez les nouveau-nés**. *bains,*

*savonnages* ; faire des *onctions*, matin et soir, avec

℞ Onguent styrax .... } ãã 20 gr
Huile d'amandes douces }

## GANGRÈNES

**G. PAR ARTÉRIO-SCLÉROSE** *(artérite oblitérante).*

*Repos absolu* au lit, le membre dans l'extension et dans la position horizontale, ou légèrement élevée.

Activer, par tous les moyens possibles, le débit des artères thrombosées : *traitement dans la boîte à air chaud* (au début, 70 degrés, 10 minutes), *enveloppements chauds, iodures alcalins* à petites doses, injections hypodermiques de *nitrite de soude.*

*Désinfection des parties malades*, pansement antiseptique, enveloppement ouaté répété tous les jours. Bain légèrement phéniqué (1 p. 100) ou lysolé (1/2 p. 100) à 50°, pour calmer les douleurs, aseptiser la région et limiter le sphacèle.

**En cas d'infection** : *pulvérisations phéniquées* à 3 p. 100, *pansements humides* avec des compresses de tarlatane imbibées d'une solution de sublimé à 1 p. 4000.

*Attendre la séparation spontanée*, ne pratiquer l'amputation qu'après délimitation naturelle.

INTÉRIEUREMENT : *iodure de sodium*, 1 gr. par jour

Voy. *Artériosclérose.*

**En cas de douleurs vives** : *opium*, injections de *morphine* à 1/2 ou 1 cgr.

**G. BUCCALE.**

Voy. *Noma, Stomatite gangreneuse.*

**G. CUTANÉE.**

Relever les forces du malade par une *alimentation reconstituante* et par les *toniques.*

Séjour à la *campagne*, à la *montagne*, ou aux bords de la *mer*, selon les cas.

Aseptiser les foyers gangréneux par les *lavages avec des solutions antiseptiques faibles* (acide borique 4 p. 100, acide phénique 1 p. 100, lysol 1/2 p. 100, chinosol 1 p. 2000, sublimé à 1 p 4000, eau oxygénée), par les *pulvérisations* et par les pansements faits avec des *poudres antiseptiques* (iodoforme, xéroforme, salol, aristol, amyloforme, europhène, iodol) et de la *gaze aseptique.*

Dans certains cas, recourir à la *balnéation antiseptique* et à la *cautérisation au thermo ou au galvanocautère.*

Voy. *Ulcères.*

**G. DIABÉTIQUE.**

*Traitement général* hygiénique et diététique du diabète.

Éviter les traumatismes. Soigner toute excoriation comme une diérèse ou exérèse véritables.

*Antisepsie rigoureuse, pansements aseptiques*, proscrire les substances irritantes ; avoir recours aux pommades au salol, aux solutions boriquées à 4 p. 100, naphtolées à 2 p. 1000 ; au chinosol à 1 p. 2000, à l'eau oxygénée à 12 volumes, au biiodure de mercure à 1 p. 4000.

**En cas d'inoculation septi-**

que : *pulvérisations phéniquées, bains locaux,* légèrement antiseptiques et chauds.

## G. GAZEUSE.

*Incisions multiples, étendues.*

Si la gangrène occupe un membre, *amputer* au-dessus.

## G. PULMONAIRE.

Rechercher la syphilis et si on a des raisons de croire à la nature syphilitique de la pneumopathie, ne pas hésiter un instant à prescrire le *traitement spécifique antisyphilitique* : protoiodure de mercure, 6 à 8 cgr. par jour, en pilules ou biiodure de mercure, 4 à 6 mgr. en injections huileuses, continuées pendant 15 à 20 jours, suivies d'un repos de quelques semaines et d'une nouvelle série d'injections mercurielles, en même temps, iodure de potassium, 3 à 4 gr. par jour.

Dans tous les cas, soutenir les forces du malade par les *toniques*, l'*alcool*, le *quinquina*, le *kola*.

Favoriser l'expectoration

Donner intérieurement les *balsamiques* : créosote, créosotal, gaïacol, essence de térébenthine, terpine, terpinol, alcoolature d'eucalyptus, eucalyptol (voy. pour les doses et les formules : *Bronchite aiguë* et *chronique*, *Dilatation bronchique*, *Phtisie pulmonaire*).

Administrer l'*iodoforme*, à la dose de 40 à 50 cgr par jour.

| ℞ | | | |
|---|---|---|---|
| Créosote | } | ãã | 5 gr. |
| Iodoforme | } | | |
| Terpine | } | | |
| Acide benzoïque | } | ãã | 2 — |
| Térébenthine de mélèze | } | | |
| Poudre de guimauve | } | ãã | 6 — |
| Magnésie légère | } | | |

Pour 100 pilules : 6 à 10 par jour (Legroux)

| ℞ | |
|---|---|
| Alcoolature d'eucalyptus | 3 à 4 gr |
| Julep diacode | 200 — |

Par cuillerées à bouche dans les 24 heures (Bucquoy).

| ℞ | | | |
|---|---|---|---|
| Teinture d'eucalyptus | } | ãã | 2 gr |
| — de cannelle | } | | |
| Sirop de fleurs d'oranger | } | ãã | 25 — |
| Sirop de quinquina | } | | |
| Hydrolat de tilleul | | | 100 — |

Par cuillerées d'heure en heure (enfants) (Comby)

Prescrire aussi l'*hyposulfite de soude* et la *liqueur de Labarraque*.

| ℞ | |
|---|---|
| Hyposulfite de soude | 4 à 8 gr. |
| Julep gommeux | 150 à 250 — |

Par cuillerées à bouche dans les 24 heures (contre-indiqué dans les cas d'hémoptysie (Lancereaux)

| ℞ | |
|---|---|
| Liqueur de Labarraque | 4 gr |
| Julep gommeux | 200 — |

Par cuillerées à bouche dans les 24 heures (Jaccoud)

Ordonner les *inhalations avec des mélanges balsamiques et antiseptiques*, répétées plusieurs fois dans la journée, chaque fois pendant 5 à 10 minutes.

| ℞ | | | |
|---|---|---|---|
| Créosote pure | } | ãã | 10 gr. |
| Acide phénique | } | | |
| Alcool à 90° | | | 30 — |
| Teinture d'eucalyptus | | | 2 — |
| Eau | | | 1000 — |

Voy. *Bronchite fétide*.

Conseiller les *inhalations d'oxygène*

Pratiquer des *pulvérisations* à la créosote à 1 ou 3 p. 100, à l'acide phénique à 1 p. 100, au thymol à 1/2 p. 100, à l'acide salicylique à 1 p. 1000.

Administrer, au besoin, les *balsamiques par voie hypodermique*.

℞ Eucalyptol . . . . . . . 20 gr
Huile d'olives stérilisée . 100 —

Injecter 2 à 3 cc à la fois (Debove).

Voy. *Bronchite fétide, Dilatation bronchique, Phtisie pulmonaire.*

Recourir enfin à la *révulsion* (pointes de feu, ventouses sèches, vésicatoire).

Continuer ces différentes médications pendant longtemps.

**Contre les douleurs thoraciques** : *révulsion* (sinapismes, ventouses sèches).

**En cas de pleurésie purulente** *pleurotomie antiseptique.*

TRAITEMENT CHIRURGICAL.

Pratiquer l'ouverture du foyer gangreneux ou *pneumotomie*, dans les cas où il existe un foyer unique, bien circonscrit et situé dans une zone abordable.

En cas de foyers multiples non justiciables de la pneumotomie, recourir aux *injections directes dans les foyers gangreneux* de substances antiseptiques (chlorure de zinc à 1 p. 30, gaïacol à 1 p. 15, huile stérilisée).

**G. SÉNILE.**

Voy. *Gangrène par artériosclérose.*

**G. SYMÉTRIQUE DES EXTRÉMITÉS** *(Maladie de Raynaud).*

*Traitement de la maladie causale* : artérite, artériosclérose, mal de Bright, syphilis, alcoolisme, saturnisme, impaludisme, ergotisme, diabète, hystérie, neurasthénie, maladie de Basedow, etc.

Relever l'état général, éviter le froid.

Dans tous les cas : *soins hygiéniques* des parties malades, propreté, décapage des croûtes épidermiques par le savon et une brosse douce.

Ordonner en outre des *onctions glycérinées* et réchauffer les parties exposées à l'asphyxie et à la syncope par des *gants fourrés*, par des *lotions à l'eau très chaude additionnée de tonifiants légers* (tanin, alun, décoction de feuilles de noyer, eau de Cologne), ou à l'*eau sinapisée*, ou encore par des *frictions alcoolisées ou camphrées.*

Réveiller la contraction des petits vaisseaux à l'aide de l'*ergot de seigle* et de la *quinine*, des *bains d'oxygène.*

℞ Ergotine . . . } āā 5 cgr
Sulfate de quinine }
Excipient et glycérine Q. S.

Pour 1 pilule : 4 à 5 chez l'adulte, 3 pilules chez les enfants, par jour.

℞ Ergotine. . . . . . } āā 5 cgr.
Sulfate de quinine }
Poudre de feuilles de digitale . . . . . 5 mgr
Extrait de belladone . 1 —

Pour 1 pilule : 2 avant chaque repas.

Recourir à l'*électrisation*, surtout chez les hystériques et les neurasthéniques, sous forme de courants continus, en plaçant le pôle positif à la nuque et le pôle négatif dans une cuvette d'eau salée où le malade plonge ses mains (Raynaud).

Essayer les *pulvérisations de chlorure de méthyle*, en pulvérisant le jet très finement et en le projetant obliquement d'un peu loin sur les parties atteintes ; cesser la pulvérisation dès qu'elle détermine une sorte d'onglée (Debove).

*Pansements humides* sur les escarres ; *ablation* des parties mortifiées.

**Au commencement de l'accès** : prescrire la *trinitrine*.

℞ Solution alcoolique de trinitrine à 1 p. 100 XXX gouttes
Eau distillée . 300 gr
3 à 5 cuillerées à bouche par jour

*Bains locaux sinapisés.*

**Contre les douleurs** : conseiller les *onctions calmantes*, au besoin prescrire les *calmants*, ou pratiquer des injections de *morphine*.

**Chez les hystériques** : recourir à la *suggestion indirecte* (pilules de bleu de méthylène, dire au malade que la coloration bleue de ses mains va passer dans ses urines), ou à la *suggestion hypnotique*.

**En cas de gangrène symétrique primitive ou idiopathique** : conseiller l'*intervention chirurgicale* (élongation des nerfs cubital et médian au dessus du ligament radio-carpien et du nerf radial au bras) (de Bovis).

## GASTRALGIES

*Rechercher et combattre la maladie causale* (dyspepsie, dilatation d'estomac, ulcère rond de l'estomac, cancer, syphilis de l'estomac, hystérie, neurasthénie, chlorose, anémie, cholélithiase, impaludisme chronique ou larve, maladie d'Addison, tabès à la période préataxique ou ataxique, paralysie générale, sclérose en plaques, adhérences péritonéales, hernie de la ligne blanche, affection des organes génitaux chez la femme).

*Supprimer les influences qui exagèrent ou entretiennent la douleur, indépendamment de la cause directe* (hygiène alimentaire défectueuse, intoxications, tabagisme, morphinomanie, médication intensive, surmenage cérébral et physique, émotions, etc.).

*Modifier l'état nerveux, cause ou conséquence de la gastropathie.*

**Contre la douleur** : *mettre l'estomac au repos*; ordonner au malade de faire des *repas peu abondants et réguliers*, de boire *peu de liquides*, et, dans les cas intenses, prescrire le *régime lacté*, le *kephir*, le *koumys*.

Recourir, au besoin, au *lavage de l'estomac* avec 20 gr. de sous-nitrate de bismuth pour 1/2 litre d'eau.

Administrer la *magnésie calcinée*, le *sous-nitrate de bismuth*, la *craie préparée*, l'*opium* la *morphine*, la *belladone*, le *chloroforme*, l'*eau chloroformée*, la *cocaïne*.

℞ Bicarbonate de soude . 1 gr.
Magnésie calcinée. . 30 cgr.
Sous-nitrate de bismuth. 20 —

Pour 1 paquet 3 à 4 par jour (associer à ces paquets, lorsque la douleur est intense, 5 à 10 cgr en 24 heures de poudre d'opium, 2 à 5 cgr de codéine, 5 mgr. à 2 cgr. de chlorhydrate de morphine, 2 à 10 cgr de poudre de racines de belladone)

℞ Magnésie anglaise.. . } ãã 20 cgr
Sous nitrate de bismuth }
Poudre d'opium brut.. 3 à 5 —

Pour 1 paquet, à prendre au moment du repas.

℞ Magnésie calcinée . } ãã 10 gr
Craie préparée ... . }
Bicarbonate de soude .. 5 —

Poudre de belladone.. } āā 20 cgr
— de vanille }
Sucre en poudre . . Q S.

Pour 20 paquets 2 paquets au moment de chaque repas, dans du pain azyme.

℞ Magnésie hydratée . 1 gr 50
Bicarbonate de soude . 1 —
Sous-nitrate de bismuth. 75 cgr.
Carbonate de chaux précipité . . . . . . 10 —
Dionine . . . 15 mgr.

Pour 1 paquet 3 à 4 par jour au moment des douleurs (Herzen)

Donner les *gouttes noires anglaises*, à la dose de II à V gouttes, ou les *gouttes blanches de Gallard* :

℞ Chlorhydrate de morphine 10 cgr
Eau de laurier-cerise . 5 gr

II gouttes sur un morceau de sucre

℞ Chlorhydrate de morphine 10 cgr
Eau distillée . 40 gr.
Sucre en poudre . . . . 5 —

1 cuillerée à café avant les 2 principaux repas.

℞ Chloroforme . . 10 gr.

III à VI gouttes, 2 à 3 fois par jour, dans un demi verre d'eau sucrée

℞ Eau chloroformée. . 150 gr
— de fleurs d'oranger 50 —
— distillée. . . . 100 —

1 cuillerée à café ou à dessert avant les repas, ou bien 1 cuillerée à dessert de 1/4 d'heure en 1/4 d'heure, jusqu'à disparition de la douleur (De Beurmann)

℞ Eau chloroformée . } āā 60 gr.
— de menthe .. }
Teinture de belladone XXX gouttes

1 cuillerée à soupe tous les quarts d'heure (Debove)

**Dans les cas intenses** : associer la *morphine* ou la *dionine* (15 à 20 mgr., 2 à 3 fois par jour), à la *belladone* et à la *jusquiame*.

℞ Chlorhydrate de morphine. 20 cgr
Extrait de belladone 30 —
Eau distillée de laurier-cerise . . . .. .. 20 gr

X à XV gouttes, 3 à 4 fois par jour (Herzen).

℞ Chlorhydrate de morphine 30 à 50 cgr.
Extrait de belladone . . 25 —
— jusquiame 75 —
Excipient . . . . Q S

Pour 50 pilules 3 à 4 pilules dans les 24 heures.

**G. intense avec vomissements** : prescrire la *cocaïne* à la dose de 1 à 2 cgr. à la fois et à celle de 10 à 15 cgr. par jour.

℞ Chlorhydrate de cocaïne 50 cgr.
Eau distillée.. . . 300 —

1 cuillerée à bouche avant les repas, ou 1 cuillerée à café toutes les 2 heures (Dujardin-Beaumetz).

℞ Chlorhydrate de cocaïne. 30 cgr.
Hydrate de chloral . . 3 gr.
Eau de menthe. . . 50 —
— distillée .. . 500 —

1 cuillerée à bouche toutes les 2 heures (Ewald).

℞ Chlorhydrate de cocaïne . 25 cgr.
— de morphine 5 —
Extrait de belladone ... . 15 —
Eau de laurier-cerise .. .. 15 gr.

XX gouttes après les repas (Ewald).

℞ Chlorhydrate de cocaïne 3 à 5 cgr.
— de morphine 2 —
Teinture de belladone . 5 à 10 gr.
Eau de laurier-cerise . 25 —

X à XV gouttes, toutes les heures (Ewald)

**G. associée à de la fermentation stomacale** faire prendre le mélange suivant :

℞ Alcool rectifié .. . }
Teinture d'iode . } āā 5 gr.
Acide phénique. .. }

V gouttes à chacun des 2 principaux repas

*Lavage d'estomac.*

**G. des arthritiques, des névropathes**. employer les *nervins* et les *antispasmodiques*.

℞ Bromhydrate ou valérianate de quinine . 15 cgr.
Antipyrine. . .. . 75 —
Pour 1 cachet: 2 à 3 par jour (Herzen).

℞ Exalgine .... 1 gr 25
Alcool à 90° ....... 5 —
Sirop d'écorces d'oranges. 20 —
Eau . .. .. 40 —
2 cuillerées par jour (1 cuillerée contient 30 cgr d'exalgine) (Herzen)

℞ Bromure de strontium ... 20 gr.
Eau distillée . . 300 —
1 cuillerée à soupe à chaque repas

℞ Antipyrine. . . 60 à 75 cgr.
Dionine . . . 15 à 20 mgr
Pour 1 cachet · 3 par jour (Herzen)

Chez les neurasthéniques et les hystériques, donner les *perles d'ether amylvalérianique* (4 perles, 3 fois par jour ; ou bien 6 à 8 perles d'une seule fois), les *perles d'ether*, les *valérianates* associés au *chanvre indien* :

℞ Valérianate d'ammoniaque .... 2 gr.
Eau de tilleul 120 —
Teinture de chanvre indien .... . XX gouttes
Sirop d'ether . .. } āā 20 gr.
— de menthe. .. }
1 cuillerée à bouche toutes les heures au moment des crises spasmodiques (Herzen)

℞ Laudanum de Sydenham 1 gr
Teinture de valériane }
— de castoréum. } āā 5 —
Eau de laurier-cerise . }
XV à XX gouttes à la fois.

℞ Extrait gras de cannabis. 15 mgr
Excipient. . Q S.
Pour 1 pilule: 1 à chaque repas.

Combattre encore la gastralgie nerveuse par l'application, sur la colonne vertébrale, d'une *grosse éponge imbibée d'eau aussi chaude* que le malade pourra la supporter, par des *lavements d'eau chaude* et, au besoin, par un *lavage d'estomac avec de l'eau très chaude.*

Recourir enfin, à l'*électrothérapie :* galvanisation positive de l'épigastre ; appliquer la cathode à l'endroit du dos où s'irradient les crampes d'estomac. Terminer la séance de galvanisation par quelques inversions du courant, et par un massage du ventre avec le rouleau électrique, ou bien encore par la faradisation du corps avec le pinceau métallique

Voy *Neurasthénie abdominale.*

Dans les cas rebelles aux médications ci-dessus indiquées, recourir à la *suggestion hypnotique.*

**G des paludéens.**

Administrer le *valérianate* ou le *bromhydrate de quinine* d'une façon continue, associé au *bismuth* ou à la *noix vomique,* ou à la *poudre de Dower :*

℞ Valérianate de quinine }
Sous-nitrate de bismuth } āā 25 cgr.
Carbonate de magnésie }
Poudre de noix vomique . .. 2 —
Pour 1 cachet : 3 à 4 par jour (Herzen).

℞ Bromhydrate de quinine 20 à 25 cgr.
Poudre de Dower . 10 à 15 —
Salicylate de magnésie 25 —
Pour 1 cachet 3 à 4 par jour (Herzen).

Si les accès gastralgiques se renouvellent à intervalles réguliers, faire prendre la quinine à la dose de 1 gr. 50, 5 ou 6 heures avant le moment où doit éclater le nouvel accès.

Voy. *Fièvres intermittentes.*

Au besoin, *révulsifs* au creux de l'estomac

**G. des tabétiques :**

En cas de crises d'hyperchlorhydrie. *alcalins* à hautes doses (Sahli).

Dans la variété flatulente, diminuer la quantité de bicarbonate de soude.

℞ Phosphate neutre de soude. 60 gr.
Bicarbonate de soude . . 30 —
Craie préparée ... . 10 —

1 cuillerée à café, 5 ou 6 fois par jour. Contre la constipation, prescrire un laxatif alcalin, 2 ou 3 cuillerées à dessert ou à café de magnésie lourde (Huchard).

Donner l'*antipyrine*, l'*antifébrine*, l'*exalgine* (voy. *Ataxie locomotrice*).

Ou bien :

℞ Oxalate de cérium. 10 cgr
Extrait et poudre de gentiane Q S

Pour 1 pilule 1 à 2 pilules, 3 à 4 fois par jour

Ou encore :

℞ Chloroforme . . . . . } āā 10 gr.
Teinture d'iode . }

IV gouttes, 3 à 4 fois par jour (Huchard, Grasset)

Recourir aux *injections de morphine*, aux pulvérisations de *chlorure de méthyle* sur le creux épigastrique, à l'application de *pointes de feu* sur la colonne vertébrale.

Dans les cas rebelles, pratiquer la *ponction lombaire.*

**GASTRALGIE CHEZ L'ENFANT.**

Combattre l'arthritisme héréditaire (voy. *Arthritisme*)

Régler les selles, traiter la dyspepsie et l'anémie.

**Contre la douleur**. donner le *laudanum de Sydenham*, à la dose de I à II gouttes, ou bien

℞ Teinture de colombo. . . 10 gr
— belladone } āā 5 —
— d'aconit }
Elixir parégorique . . . 9 —

V à X gouttes, avant les repas (J. Simon).

℞ Teinture de belladone } āā 5 gr.
— de jusquiame . }

V gouttes, dans de l'eau sucrée

℞ Sirop d'éther . 10 gr
— de fleurs d'oranger 20 —
— de codéine . . 5 —

Par cuillerées à café de 1/2 en 1/2 heure, jusqu'à effet (Viellard)

℞ Sirop de belladone. . } āā 5 gr
— de codéine . }
Eau distillée de laurier-cerise 20 —

A prendre 1 *cuillerée à café*

Employer l'*eau chloroformée saturée* en potion, aux doses suivantes :

| | |
|---|---|
| De 10 à 15 mois | 1 à 3 gr |
| De 15 mois à 3 ans | 3 à 5 — |
| De 3 à 5 ans .. . | 5 à 20 — |
| De 5 à 10 ans . . | 20 à 40 — |

Faire prendre aux repas une *eau alcaline* (Vals Carmen), conseiller une cure thermale aux eaux de *Bourbon-Lancy.*

## GASTRICISME

Voy. *Embarras gastrique, Gastrites.*

## GASTRITES

**G. AIGUE.**

Avant tout, *repos de l'organe.*

*Regime lacte*. faire prendre le lait froid ou glacé, et coupé d'eau de Vichy.

Défendre pendant longtemps les boissons alcooliques, et les mets epices ou indigestes.

**Contre la douleur et les vomissements** · *Glace intus et extra* ou *cataplasmes* très chauds et fréquemment renouvelés, *lavements laudanises* (X a XX gouttes) ou au *chloral* (3 a 4 gr.) ; *opium* sous forme de piqûre de *morphine.*

Prescrire :

| | | |
|---|---|---|
| ℞ | Chlorhydrate de cocaïne . . . | 3 à 5 cgr. |
| | Chlorhydrate de morphine . . | 2 — |
| | Teinture de belladone | 5 a 10 gr |
| | Eau de laurier-cerise. | 25 — |

X à XV gouttes, toutes les heures

| | | |
|---|---|---|
| ℞ | Chlorhydrate de morphine | 2 cgr. |
| | — de cocaïne | 3 — |
| | Eau de chaux. . . . . . | 100 — |

1 cuillerée a café de cette solution dans une cuillerée a soupe de lait glacé, toutes les heures (Dieulafoy)

**Contre l'inflammation** : *Emissions sanguines* (ventouses scarifiées ou sangsues) au creux de l'estomac.

**En cas de constipation** . *Lavements emollients; magnesie, rhubarbe, cascara sagrada :*

| | | |
|---|---|---|
| ℞ | Magnesie calcinee . . . . | 50 cgr. |
| | Rhubarbe . . . | 25 — |

Pour 1 cachet : 2 à 3 par jour (Herzen).

**En cas de vomissements et d'éructations putrides avec diarrhée** : donner l'*ichtoforme* à la dose de 3 à 6 gr. par jour.

| | | |
|---|---|---|
| ℞ | Salicylate de bismuth . . | 3 gr. |
| | Resorcine . . . | 2 — |
| | Glycerine . . . . . . . | 15 — |
| | Eau distillee. . . | 130 — |

1 cuillerée a soupe, toutes les heures.

Au besoin, pratiquer le *lavage de l'estomac.*

**G. SURAIGUE DUE A L'INGESTION DE SUBSTANCES TOXIQUES.**

*Lavages de l'estomac* (voy. *Empoisonnements*).

*Regime lacte, eau albumineuse, decoction de cereales ; eau de chaux cocainisee.*

Application a l'épigastre de *compresses d eau froide* ou d'une *vessie de glace.*

Au besoin, donner pendant quelques jours des *lavements alimentaires* , plus tard, permettre le *lait*, le *tropon*, la *somatose* et la *poudre de viande delayee dans de l'eau alcalinisee.*

**G. CHRONIQUE.**

Rechercher et combattre l'alcoolisme, l uremie ou la goutte, lorsqu'ils sont en cause

Dans les autres cas, ordonner des repas réguliers et peu abondants

Proscrire l'alcool, les mets epices, le gibier faisande, les poissons de mer, les crustaces, les fruits verts, la salade et les amylaces.

Defendre l'usage du tabac.

Voy. *Dyspepsies.*

Au besoin, *regime lacte, kephir, koumys.*

Combattre la constipation par les *purgatifs salins* à petite dose, ou par l'emploi des *eaux purgatives naturelles* (Hunyadi Janos, Carabaña, Villacabras, Rubinat, Montmirail).

Donner le *sel de Carlsbad*, à la dose de 1 cuillerée à café dans un verre d'eau tiède, pris tous les matins à jeun, pendant 2 ou 3 semaines.

Ne pratiquer le *lavage de l'estomac* que dans les cas tout à fait exceptionnels.

Activer les sécrétions gastriques en prescrivant les *amers*, la *noix vomique*, la *rhubarbe*, le *condurango* (extrait fluide XXV à XXX gouttes, une demi-heure avant les repas) ou *orexine* :

| | | |
|---|---|---|
| ℞ Orexine basique | | 10 cgr. |
| (ou tannate d'orexine) | | |
| Extrait de noix vomique | | 2 — |
| — et poudre de gentiane | | Q. S. |

Pour 1 pilule : 3 par jour, avant les repas (Herzen).

Voy. *Anorexie*.

Prescrire l'*acide chlorhydrique*, pris après les repas.

| | |
|---|---|
| ℞ Écorce de condurango | 15 gr. |
| Acide chlorhydrique | XX gouttes |
| Sirop d'écorces d'oranges amères | 150 gr. |

2 cuillerées à bouche, par jour.

Ou bien employer la *papaïne* à la dose de 30 à 50 cgr., en solution ou en sirop, prise à la fin des repas.

**Contre la douleur** : donner le *laudanum* (V à VI gouttes) au moment des repas, ou l'*opium en poudre* (1 à 2 cgr.), ou la *cocaïne* ; associer aussi l'opium à la *belladone*, ou bien prescrire la *dionine* (15 mgr., 3 fois par jour).

Voy. *Gastralgies*

**Contre le catarrhe muqueux avec hyperchlorhydrie** : faire prendre chaque matin à jeun, par petites gorgées, 200 gr. d'eau à la température de 40°, contenant 1 à 2 gr. de *sulfate de soude*.

**Si le mucus est très abondant** : prescrire le *nitrate d'argent* :

| | |
|---|---|
| ℞ Nitrate d'argent | 20 à 40 cgr. |
| Eau distillée | 120 gr. |

3 cuillerées à bouche par jour (augmenter progressivement la concentration de la solution).

Si l'excès de mucus formé s'accompagne de *tendance* à l'hypersécrétion ou à la rétention, pratiquer le *lavage de l'estomac* avec des solutions alcalines.

**Contre l'atonie gastrique** : diminuer la quantité des liquides et faire prendre :

| | |
|---|---|
| ℞ Poudre de noix vomique | 3 cgr. |
| Bicarbonate de soude | ãã 40 — |
| Poudre de rhubarbe | |

Pour 1 prise : 2 par jour (Oser).

Recourir à l'*électrisation*, au *massage*, à l'*hydrothérapie*.

Traiter la gastrectasie, lorsqu'elle existe.

**En cas d'atonie avec diminution ou suppression du suc gastrique** recourir au *lavage de l'estomac à l'eau chaude salée* ; se servir d'une sonde percée à son extrémité d'un certain nombre de petits trous. Employer pour chaque lavage ou douche, deux litres d'une solution salée à 6 p. 1000 (une forte cuillerée à café pour 1 litre d'eau). Laver l'estomac le matin à jeun, l'eau ayant une température de 38° à 42°

**Contre la flatulence** donner le *charbon*, la *magnésie*, le *phosphate de soude*, associés aux *antiseptiques internes*.

Voy *Antisepsie intestinale, Flatulence*.

**S'il y a des vomissements alimentaires, du ballonnement, de la sensation de pesanteur après les repas, de l'insomnie et de l'inappétence** administrer l'*acide chlorhydrique* de la façon suivante : faire prendre, après chacun des deux principaux repas, d'abord XV gouttes d'acide chlorhydrique officinal, puis, au bout d'une demi-heure, faire ingérer encore XV gouttes. Dans certains cas, donner, après un nouvel intervalle d'une demi-heure, une troisième dose de XV gouttes.

**En cas d'ulcérations gastriques** : prescrire le *régime lacté absolu*, les *alcalins*, les *eaux minérales de Vichy, Vals, Alet*.

Voy. *Exulcération simple de l'estomac, Hématémèse, Ulcère de l'estomac*.

**G. HYPERTROPHIQUE STÉNOSANTE** (*Linite plastique à localisation pylorique* ou *Maladie fibroïde du pylore*).

Pratiquer la *gastro-entéroanastomose* ou mieux la *résection* de l'antre pylorique altéré (pylorectomie).

## GASTRO-ENTÉRITES

Voy. *Diarrhée aiguë, Diarrhée cholériforme, Diarrhée chronique, Entérites, Gastrites*.

## GASTRORRAGIES

Voy. *Hématémèse*.

## GASTROSUCCORRHÉE

(*Hypersécrétion continue* ou *Maladie de Reichmann*).

**G. PRIMITIVE SANS STÉNOSE PYLORIQUE.**

Éviter le surmenage physique et intellectuel ; dans les cas graves : *repos au lit*.

Défendre l'alcool, le tabac et tous les mets qui pourraient augmenter la production de l'acide chlorhydrique déjà en excès. Défendre les *amylacés* et les *matières grasses*.

Administrer tous les jours un *lavement tiède*.

RÉGIME. Au début, il est nécessaire de recourir au *régime lacté absolu*, puis, donner la *poudre de viande* mélangée au lait (50 à 200 gr. par jour, progressivement), et passer avec prudence au régime de l'hyperchlorhydrie permanente.

Voy *Dyspepsie irritative*.

Faire, le matin à jeun, un *lavage de l'estomac* avec de l'eau alcalinisée, ou mieux se contenter de pratiquer *deux cathéteris-*

*mes par semaine non suivis de lavage;* dans certains cas (amaigrissement, état cachectique), faire suivre le cathétérisme évacuateur de l'introduction par la sonde d'une certaine quantité de poudre de viande.

Administrer les *alcalins* (bicarbonate de soude, 15 à 30 gr) et l'*atropine* à hautes doses (voy. *Dyspepsie irritative Ulcère de l'estomac*).

| | | |
|---|---|---|
| ℞ Craie | | 50 gr. |
| Sirop de fleurs d'oranger | | 100 — |
| Eau | | 800 — |

1 verre à madère toutes les heures (Debove)

| | |
|---|---|
| ℞ Sulfate d'atropine | 1 cgr |
| Eau distillée | 100 gr |

Commencer par prendre XX gouttes, 5 fois par jour, puis augmenter progressivement 6, 7, et jusqu'à 15 et 20 fois dans les 24 heures.

| | |
|---|---|
| ℞ Sulfate neutre d'atropine | 5 cgr |
| Eau distillée | 25 gr |

(1 seringue de Pravaz contient 2 mgr de sulfate d'atropine). Commencer par injecter 1/4 de seringue, puis 1/2 seringue pour arriver, après quelque temps, à la dose de 1 seringue par jour

Essayer encore, contre l'hypersécrétion, les *lavages de l'estomac* avec une solution de nitrate d'argent à 1 ou 2 p. 1000, ou bien prescrire l'*ergotine*, à petites doses.

**Contre la douleur** donner les *alcalins* à hautes doses

Au besoin, prescrire le *bromure de strontium* ou de *calcium* et la *cocaïne*.

**Contre la rétention et les vomissements** : recourir au *lavage de l'estomac*, pratiqué une à deux fois par jour, avec une solution de benzoate de soude à 5 p. 1000 ou avec de l'eau pure ou de l'eau alcalinisée

**Si l'état général devient mauvais** : conseiller l'*intervention chirurgicale*.

### G. PRIMITIVE AVEC STÉNOSE PYLORIQUE SPASMODIQUE.

Instituer le traitement ci-dessus indiqué et en cas d'échec, pratiquer la *pyloroplastie*.

### G. PRIMITIVE AVEC ULCÈRE ET STÉNOSE PYLORIQUE ANATOMIQUE.

Pratiquer la *gastro-entérostomie postérieure* d'emblée.

### G. PAR RÉTENTION, CONSÉCUTIVE A UNE STÉNOSE PYLORIQUE.

Pratiquer la *pylorectomie* ou mieux la *gastro-entérostomie*.

## GÉMELLITÉ

Voy. *Accouchement, Dystocies.*

## GERÇURES

### G. DES LÈVRES, DES NARINES.

Appliquer plusieurs fois par jour le mélange suivant

| | |
|---|---|
| ℞ Huile d'amandes douces | 125 gr |
| Blanc de baleine | ãã 25 — |
| Cire blanche | ãã 25 — |
| Racine d'orcanette | ãã 25 — |
| Essence d'amandes amères | 4 — |

(Monin).

Éviter les sorties par un temps froid et par le vent.

Employer pour la toilette de l'eau tiède.

Recourir aussi aux applications de *cold-cream*, de *glycérine* ou de *lanoline*

**Contre les douleurs** : employer les *pommades à la cocaïne* ou à *l'orthoforme*.

| ℞ Orthoforme pulvérisé | | 2 gr. |
|---|---|---|
| Vaseline | } ãã | 10 — |
| Lanoline | | |

**En cas de gerçures profondes.** cautérisation avec le *crayon de nitrate d'argent mitigé* ou avec une solution de nitrate d'argent à 1 p. 5.

**G. DES MAINS.**

Se laver les mains avec de l'*eau tiède bouillie* et du *savon à la glycérine*.

Appliquer ensuite du *cold-cream*, de la *lanoline*, du *glycérole d'amidon*, ou bien :

| ℞ Menthol | 1 gr.50 |
|---|---|
| Salol | 2 — |
| Huile d'olives | 10 — |
| Lanoline | 20 — |

Pour onctions 2 fois par jour

**G. DU SEIN.**

Voy. *Crevasses du sein.*

## GINGIVITES

**G. AIGUE.**

Nettoyage de la bouche, soins quotidiens de propreté.

Donner intérieurement le *chlorate de potasse*, à la dose de 1 à 3 gr , selon l'âge.

Prescrire des *badigeonnages* et des *gargarismes astringents*.

| ℞ Extrait de ratanhia | | 1 à 2 gr. |
|---|---|---|
| Teinture de noix de galle | } ãã | 10 — |
| — de myrrhe | | |

Pour badigeonnages, repétés de 2 à 4 fois par jour

| ℞ Borax | | 3 gr. |
|---|---|---|
| Tanin | } ãã | 1 — |
| Extrait de ratanhia | | |
| Glycérine | | 30 — |

Pour badigeonnages

| ℞ Nitrate d'argent | 1 gr. |
|---|---|
| Eau distillée | 30 à 40 — |

Pour badigeonnages ou attouchements des parties malades

**Contre la douleur** : badigeonnages avec une solution de *cocaïne* à 2 p. 100, ou interposer entre les muqueuses gingivale et bucco-labiale des petits tampons imbibés de :

| ℞ Antipyrine | 10 à 20 gr. |
|---|---|
| Chlorhydrate de cocaïne | 2 — |
| Eau distillée | 100 — |

Voy. *Antisepsie buccale.*

**G. DES FEMMES ENCEINTES.**

Nettoyage de la bouche.

Conseiller en outre des badigeonnages sur les gencives avec une *solution d'iode*, ou avec du *glycérole de tanin*.

Employer le *collutoire au chlorate de potasse* 8 gr. pour 30 gr. de miel et 200 gr. d'eau

Pratiquer des attouchements avec l'*acide chromique* à 1 p 10 (la guérison ne se produit généralement qu'après l'accouchement).

Ou bien pratiquer des attouchements avec

| ℞ Alcoolat de cochléaria | } ãã 15 gr. |
|---|---|
| Hydrate de chloral | |

(Pinard).

Faire quelques *légères scarifications* des parties malades, après application de cocaïne, et toucher la surface avec un petit tampon de coton imbibé du mélange suivant :

℞ Creosote de hêtre } 
Glycerine...... } aa P E.
Alcool.. ... }
(Auvard).

Renouveler cette medication une ou deux fois par semaine.

**G. CHRONIQUE A FORME FONGUEUSE OU HYPERTROPHIQUE.**

Pratiquer des attouchements à l'*acide chromique pur* ou recourir a la *cauterisation ignee*.

*Antisepsie* de la cavite buccale.

Rechercher le diabete.

**G. COMPLIQUÉE DE PETITES TUMEURS DE NATURE SUSPECTE.**

Donner le *chlorate de potasse*, en potion, a la dose de 4 gr. par jour, pendant 3 mois de suite.

**G. ULCÉREUSE.**

Voy. *Scorbut, Stomatites.*

## GLAUCOME

**G. AIGU.**

*Repos complet* du corps et de l'esprit, *purgatifs* drastiques; au besoin, *emissions sanguines*.

*Iridectomie*, aussitôt que possible.

Faire des instillations avec :

℞ Salicylate d'éserine . 3 cgr.
Eau distillee . . . 5 gr

4 a 6 instillations par jour (Trousseau)

A L'INTÉRIEUR: sulfate ou bromhydrate de *quinine*, a hautes doses.

**Contre la douleur** : *antipyrine*.

**Contre l'insomnie** : *chloral*.

Ne jamais prescrire de collyre a l'atropine.

**G. CHRONIQUE.**

Régime approprié ; éviter les congestions de la tête.

*Iridectomie* ou collyre suivant :

℞ Chlorhydrate de pilocarpine 5 cgr.
Eau distillee . . . . ... 5 gr.

II gouttes, matin et soir.

INTÉRIEUREMENT. *iodure de sodium* a faible dose (50 cgr. à 1 gr. par jour), pendant longtemps (Trousseau).

Dans certains cas, recourir à la *sympathectomie* ou a l'*extirpation du ganglion ophtalmique*.

**Contre l'accès de douleur** : traitement du glaucome aigu.

## GLOSSITES

Voy. *Leucoplasie buccale.*

**G. AIGUE.**

*Purgatifs salins* répetés.

*Gargarismes emollients*, *Glace* autour du cou en permanence, dans un sac en caoutchouc recouvrant la partie antérieure et les parties latérales du cou.

*Sangsues* a la région sushyoidienne.

**Contre l'œdème phlegmo-**

**neux** : pratiquer de *profondes incisions* prenant toute la longueur de la langue ; faire une ou deux incisions, selon que la glossite est unilatérale ou bilatérale

Pour la partie verticale de la langue (glossite basique), *debrider* avec le bistouri.

**En cas de foyer purulent** *incision*.

**En cas de suffocation** : *tracheotomie*.

**G. CHRONIQUE DENTAIRE** (ulcère simple).

Limer, obturer ou extraire la dent irritante.

Défendre de chiquer, de fumer, de manger des aliments épicés.

Collutoires au *borax*, au *chlorate de potasse*.

Cautérisations à l'*acide chromique* :

| | |
|---|---|
| ℞ Acide chromique. | 60 cgr. |
| Eau distillée | 80 gr. |

Pour attouchements des parties malades (Dubois)

Pratiquer l'*ablation* du mal, dès que l'on se méfiera d'une transformation cancéreuse.

**G. SCLÉREUSE (gommeuse) SYPHILITIQUE.**

*Traitement spécifique* mixte, *intense*.

Cautériser légèrement les fissures au *nitrate d'argent*, y appliquer de la poudre d'*iodoforme* (voy. *Syphilis*).

**En cas de cavités gommeuses** : pratiquer des attouchements à la *teinture d'iode* (voy. *Syphilis gommeuse*).

**En cas d'ulcération persistante,** reposant sur une base scléreuse et rebelle au traitement spécifique : pratiquer l'*exérèse*, suivie de réunion immédiate.

## GLOSSODYNIE

Badigeonnages avec une solution de *cocaïne* à 5 p. 100.

*Cautérisations* avec le thermo- ou le galvanocautère.

Intérieurement, administrer les *bromures alcalins*, le *bromure de camphre*.

## GLYCOSURIE

Voy. *Diabète*.

## GOITRES

**G. FIBREUX ANNULAIRE OU RETROSTERNAL.**

Pratiquer la *thyroïdectomie* (Kocher).

**G. KYSTIQUE.**

Ne pas recourir à la ponction simple, ni à la ponction suivie d'injection isolée, ni à l'incision du kyste.

Pratiquer l'*énucléation* de la tumeur (Kocher).

**G. MALIN** *(carcinome, sarcome)*

Au début, pratiquer la *thyroïdectomie totale*, en administrant les préparations de thyroïdine pour prévenir les accidents de la cachexie strumiprive (Kocher, Lanz).

Si l'opération est contre-indiquée, recourir au traitement palliatif : *trachéotomie,* en cas de gêne respiratoire, *alimentation par la sonde*, si la tumeur rend impossible la déglutition.

**G. PARENCHYMATEUX** (glandulaire, folliculaire, charnu ou mou).

*Emigration* hors des pays goitrogènes.

Emploi de l'*iode* et des *iodures alcalins,* intérieurement et extérieurement.

℞ Teinture d'iode..... . . 10 gr.

III à X gouttes, progressivement, après chacun des 2 principaux repas, dans un peu d'eau sucrée Continuer pendant 2 à 3 mois.

℞ Iodure de potassium . . . 20 gr.
Eau distillée . . . . . 300 —

1 cuillerée à bouche après les 2 principaux repas.

Faire appliquer, en même temps, la *pommade iodo-iodurée* suivante :

℞ Iode. . . . . . . . . 1 gr.
Iodure de potassium . 10 —
Axonge.. ..... . . 100 —

Pour onctions, le soir au coucher

Administrer aussi l'*iodoforme* sous forme de pilules :

℞ Iodoforme . .. 2 gr.
Racine de guimauve pulvérisée . .. .. . } ãã Q.S
Miel blanc.. . ..... . . }

Pour 30 pilules. 2 pilules par jour (A Reverdin).

Recourir à la *médication thyroïdienne :* injections hypodermiques d'extrait, ou ingestion de corps thyroïde en nature ou de préparations de thyroïdine.

Préférer l'ingestion de *tablettes de thyroïdine* à 20 cgr, commencer par 1/2 tablette, puis augmenter progressivement et *prudemment* jusqu'à 2 1/2 et 3 tablettes par jour.

Ne pas pratiquer d'injections parenchymateuses iodées ou autres ; cependant si le goitre est très volumineux, essayer le traitement au moyen des *injections iodoformées,* pratiquées tous les 8 à 15 jours :

℞ Iodoforme . . . . . . .... 1 gr.
Huile d'olive stérilisée } ãã 7 — 50
Ether sulfurique . }

Injecter chaque fois 2 cc. de cette solution (Garré)

**Chez la femme enceinte**, en cas de troubles respiratoires, de dyspnée croissante : recourir à l'*interruption prématurée de la grossesse* (opération sûrement préférable aux opérations d'urgence, telles que la trachéotomie, la laryngotomie, la thyroïdectomie ou l'exothyropexie) (Budin).

**G. SYPHILITIQUE.**

*Traitement spécifique mixte; atoxyl.*

**G. VASCULAIRE.**

Recourir aux *ligatures atrophiantes,* pratiquer la ligature des deux artères thyroïdiennes supérieures et d'une artère thyroïdienne inférieure (Kocher).

**G. ENFLAMMÉ, STRUMITE.**

Pratiquer l'*excision* ou l'*énucléation,* toutes les fois que l'une ou l'autre de ces opérations est indiquée, en dehors de l'infection surajoutée, à la condition qu'il s'agisse d'une infection au début ou d'une vieille collection enkystée.

A la période phlegmoneuse, éviter l'excision et se borner à une *incision*, de préférence au thermocautère, pour empêcher l'inoculation de la tranche (Roux).

## GOITRE EXOPHTALMIQUE

*(Maladie de Basedow).*

*Repos intellectuel*, vie calme et réglée, à la *campagne*

Eviter toute excitation, toute émotion ou préoccupation

Défendre le café, le thé, le tabac, les liqueurs.

Combattre le neuro-arthritisme (l'électricité statique est contre-indiquée par la diminution de la résistance électrique).

TRAITEMENT MÉDICAL :

**Contre l'éréthisme circulatoire, les palpitations** donner les *bromures* (3 à 4 gr.), l'*aconit*, le *veratrum viride*, l'*antipyrine* (1 à 3 gr. par jour, pendant 15 jours par mois), les *valérianates*.

℞ Teinture de veratrum viride 10 gr

X à XX gouttes, progressivement, en 4 fois dans la journée.

℞ Vératrine . . . . . . 1 mgr
Excipient . . . . Q S

Pour une pilule 4 à 8 par jour.

Prescrire aussi le *bromhydrate de quinine* à la dose quotidienne de 1 gr. à 1 gr. 50, pendant quinze à vingt jours par mois (Huchard).

℞ Extrait aqueux d'ergot de seigle . . } āā 4 gr.
Bromhydrate de quinine }

Pour 40 pilules 6 à 8 par jour (Huchard).

℞ Poudre d'ipeca . 5 cgr.
— de feuilles de digitale 2 —
Extrait d'opium . . . . 3 mgr

Pour 1 pilule : 2, 3 et 4 pilules par jour, suivant la susceptibilité du malade, pendant des mois (Dieulafoy).

Dans certains cas, ordonner le *salicylate de soude* à la dose de 2 à 4 gr. par jour.

Recourir à la *galvanisation* de la moelle cervicale et allongée, et à celle du nerf sympathique au cou, avec des courants très faibles et de courte durée.

Pratiquer enfin des injections quotidiennes de *duboisine*.

℞ Sulfate de duboisine . 1 cgr.
Eau de laurier-cerise . 20 gr

Injecter 1 à 2 seringues, dans les 24 heures (Dujardin-Beaumetz)

Pendant les paroxysmes *glace* à la région précordiale ; prescrire la *digitale*, lorsque le pouls est très fréquent et arythmique, et lorsqu'il existe des symptômes d'asystolie :

℞ Poudre de feuilles de digitale . . . . 15 cgr
Eau bouillante . . . 150 gr.
Sirop de belladone 20 —

1 cuillerée à soupe toutes les heures

Recourir aussi, dans les cas ci-dessus mentionnés, à la *digitaline* à la dose de 1 à 1 1/2 mgr. ou mieux à celle de X gouttes par jour de la solution de digitaline cristallisée au millième pendant cinq jours.

Lorsque la tension artérielle est normale ou exagérée, ne pas administrer la digitale, employer l'*extrait de muguet*.

℞ Extrait de muguet........ 2 gr.
Eau distillée ........ 150 —
Sirop d'écorces d'oranges amères ........ 20 —
1 cuillerée à soupe toutes les heures (G. Sée)

**Contre l'angoisse extrême et la dyspnée** (pendant les paroxysmes). application de *sangsues* au cou ; au besoin, *saignée*. Ne jamais pratiquer la trachéotomie.

Application de *sachets de glace* au-devant du corps thyroïde, jusqu'à disparition de la crise.

**Contre les sueurs profuses** prescrire la *belladone* :

℞ Extrait de belladone. . 30 cgr
— de valériane. . . 4 gr
Pour 30 pilules. 3 à 6 par jour

℞ Extrait de belladone . } ãã 1 gr.
— de stramonium. }
Camphre ........ } ãã 50 cgr.
Opium ........ }
Pour 100 pilules : 5 à 10 pilules dans les 24 heures.

Administrer le *sulfate d'atropine*, en granules à 1/2 mgr., 1 à 2 granules de 2 en 2 heures.

**Contre le nervosisme et l'insomnie** : *valérianate d'ammoniaque, bromure de potassium* associé à la *belladone*, à la *jusquiame* ou au *chanvre indien* ou à l'*héroïne*.

Essayer l'*hyosciamine*, à la dose de 2 à 3 mgr.

℞ Hyosciamine ........ 5 cgr.
Excipient. . . . Q. S.
Pour 50 pilules : 2 à 3 par jour

Donner l'*antipyrine* : 1 gr., 3 fois par jour.

Prescrire le *sulfonal*, le *trional*, l'*uréthane*, l'*hédonal*, l'*hydrate d'amylène*, la *paraldéhyde* (2 à 3 gr.), ou le *bromidia*.

**Contre le tremblement** : donner l'*antipyrine* (1 gr., 3 fois par jour), la *vératrine*.

℞ Vératrine ........ 5 mgr
Poudre d'opium brut 1 cgr
Pour 1 pilule, matin et soir.

Prescrire aussi l'*hyosciamine* (2 à 3 mgr. par jour).

**Contre l'anémie** : *préparations ferrugineuses, huile de foie de morue, sirop d'iodure de fer, arsenic, cacodylate de soude* ou *de fer, quinquina*.

Ne pas prescrire le fer, dans le cours des formes aiguës, il augmente les poussées congestives.

Dans tous les cas, administrer le *phosphate de soude*, à la dose de 5 gr. par jour (Kocher).

**En cas de troubles gastriques** : *régime lacté*.

**Contre les élévations de température** : *antipyrine, quinine*.

Ne pas recourir à la MÉDICATION THYROÏDIENNE, qui habituellement est nuisible dans la maladie de Basedow, tandis que, au contraire, elle est souvent utile dans le goitre basedowifié (diminue les accidents, surtout la dyspnée) (P. Marie).

De préférence administrer, à petites doses, la *thyroprotéide de Notkine*, qui neutralise l'enzyme en excès produit par la glande altérée ; ou bien, combattre l'hyperthyroïdisation par l'emploi de *sérum d'animaux ayant subi l'ablation du corps thyroïde* (Ballet et Enriquez), ou encore par l'ingestion de *lait d'animaux ethyroïdes* (Lanz).

Essayer la MÉDICATION HYPOPHYSAIRE : 10 cgr. de poudre totale d'hypophyse, matin et soir (Rénon et Delille).

Conseiller l'HYDROTHÉRAPIE : douches froides en jet brisé tres courtes, pendant des mois ; commencer par les douches tiedes, puis douche écossaise

Recourir à l'ÉLECTRICITÉ, recommander les *courants continus* (galvanisation) appliqués de la nuque à la partie inferieure du tronc, sur les yeux, sur la region précordiale ; pratiquer la galvanisation du cordon cervical du grand sympathique, seances de 5 minutes et plus (Joffroy et Achard).

Utiliser aussi la *faradisation* des carotides, des yeux et de la thyroide (Vigouroux).

CURES THERMALES aux eaux de Neris, Saint-Sauveur, Divonne, Gérardmer, Saint-Honore.

**Contre les troubles généraux de la nutrition ou cachexie exophtalmique** : *Suralimentation progressive* ; injections sous-cutanees de *glycerophosphate de soude* (2 gr. 50 pour 10 cc d'eau stérilisée, 1 cc. par jour) ou de *serum artificiel* (30 à 100 cc ). Utiliser le *cacodylate de soude* par voié hypodermique. Prescrire aussi l'*arsenic a hautes doses* ; utiliser, pour l'administration de ce médicament a hautes doses, la voie rectale :

| | |
|---|---|
| ℞ Liqueur de Fowler. . . . . | 4 gr. |
| Eau distillee . . . . . | 56 — |

Injecter pendant 5 jours, matin et soir, 5 cc. de la solution, pendant les 5 jours suivants, donner 3 injections par jour ; puis 4 pendant 5 autres jours Interrompre alors durant 5 jours et reprendre comme precedemment. S'il se produit un peu d'irritation rectale ou de diarrhee, ajouter a la dose de 5 cc., I a II gouttes de laudanum (Vinay).

*L'eléctricité statique* est en general contre-indiquee; elle sera au contraire tolérée et utile s'il y a complication d'anesthésie hystérique, de neurasthenie torpide ou de myxœdeme (Vigouroux).

TRAITEMENT CHIRURGICAL :

Essayer le traitement par les injections d'*ether iodoforme* dans le parenchyme du corps thyroide, pratiquees tous les huit jours, a la dose de 1 cc. d'ether iodoforme chaque fois, faire 20 a 30 injections (Pitres).

Voy. *Goitre parenchymateux*.

Recourir a la *thyroidectomie partielle*.

Dans le cas de goitre pulsatile, preférer les *ligatures atrophiantes* des deux artères thyroidiennes superieures et d'une des arteres thyroidiennes inferieures (Kocher).

Pratiquer aussi la *resection du grand sympathique*, et exceptionnellement l'*exothyropexie*.

## GOMMES

### G. SCROFULO-TUBERCULEUSES.

Voy. *Abces froid, Adénite chronique, Adenites scrofulo-tuberculeuses*.

### G. SYPHILITIQUES.

Voy. *Syphilis* traitement local, *Syphilis gommeuse*.

## GOURME

Voy. *Eczema, Impetigo, Phtiriase.*

## GOUTTE

**G. AIGUE.**

Respecter l'accès de goutte, surtout chez les malades avancés en âge.

RÉGIME : Permettre le *lait* et le *bouillon* en petite quantité, si la crise n'est pas intense ; en dehors de cela, *maintenir le malade a la diete*, lui donner des *boissons abondantes*, fraîches au besoin : tisanes de camomille, de tilleul, eau d'orge, infusion de queues de cerises, a 10 p. 100, de pariétaire a 2 p. 100

Ajouter à l'eau du *carbonate de soude* ou de l'*acetate de potasse*, 2 gr. par litre (Bouchard).

Prescrire :

| | | |
|---|---|---|
| ℞ Chiendent | | 20 gr. |
| Eau chaude | | 1 litre |
| Ajouter : | | |
| Sirop des cinq racines | | 100 gr |
| Acetate de potasse | | 2 — |

A prendre dans la journee

Ou bien :

| | |
|---|---|
| ℞ Infusion des cinq racines a 60 p 100 | 1 litre. |
| Mellite scillitique | 100 gr. |
| Acetate de potasse | 2 — |

A boire dans les 24 heures

Alterner avec :

Eau d'Evian ou de Vittel. . 1 litre 1/2

et :

℞ Benzoate de lithine . 20 cgr.
Pour 1 cachet 3 par jour (Jaccoud)

ou :

℞ Carbonate de lithine .. 30 cgr
Pour 1 poudre 2 a 3 par jour.

Ajouter en une seule fois la dose de lithine a l'eau de Vittel et boire par verrées Continuer cette médication pendant 5 jours.

Ordonner en outre un *purgatif salin* ou un verre d'une eau purgative naturelle, et donner le soir une pilule de 3 cgr. d'*extrait thebaique* pour aider le sommeil.

Ne pas pratiquer d'injections de morphine.

LOCALEMENT.

Mettre l'articulation atteinte dans le *repos complet*, la maintenir dans l'*immobilite absolue* ; l'enduire d'un *liniment calmant* ou la badigeonner, deux a trois fois par jour, de *laudanum*, puis l'envelopper d'une feuille de ouate et d'une feuille de taffetas gommé.

Employer aussi le *salicylate de methyle* pur verser XL gouttes de ce medicament sur une feuille de ouate et l'appliquer sur le point malade, en ayant soin d'envelopper hermetiquement la partie malade avec une feuille de taffetas gomme bien souple ou de gutta-percha lamine.

℞ Baume tranquille } ãã 15 gr
Laudanum de Sydenham }
Chloroforme }

(Grasset)

℞ Chloroforme . . . } ãã 20 gr.
Huile de jusquiame . }
— camphrée. . }
Baume tranquille }
(Herzen).

℞ Extrait de jusquiame . } ãã 2 gr.
— d'opium . }
— de belladone. }
Chloroforme .. 10 —
Baume tranquille. . 40 —

Appliquer des *cataplasmes*, si le malade peut en supporter le poids.

Eviter les sangsues et les vésicatoires

Voy. *Arthrite goutteuse*.

TRAITEMENT DES SYMPTOMES ET DES COMPLICATIONS :

**En cas de constipation** : *lavements*, pas de purgatifs.

**Si au cinquième jour la fièvre a subi une rémission notable**, si les douleurs ont diminué, si la fin de la crise est imminente, ne pas recourir à un autre traitement ; permettre le *lait*, 1 litre dans les 24 heures, et quelques *fruits cuits* (Bouchard).

**Si, au contraire, la fièvre et les douleurs persistent** avec la même intensité prescrire l'*antipyrine* à la dose de 3 gr. par jour, en cachets de 50 cgr.

℞ Bromhydrate de quinine . 10 cgr
Poudre de digitale. . 5 —

Pour 1 pilule 4 à 6 par jour, selon l'intensité de la crise, et pendant 2 jours (Jaccoud)

Ou bien :

℞ Salicylate de soude. . 10 gr.
Eau. .. . . . . 150 —

4 cuillerées (3 gr ) dans les 24 heures, aller jusqu'à 4 gr (G Sée)

Ne donner le salicylate de soude que si les reins ne sont pas malades ; l'administrer aux goutteux diabétiques avec gros foie.

Faire prendre aussi, surtout dans les formes prolongées, généralisées et atoniques, l'*aspirine*, la *salipyrine*, l'*acetopyrine*, le *citrophène* et le *salophène*.

**Contre les douleurs très vives** : *antipyrine* (2 à 4 gr ), *chloral*, 2 à 3 gr. dans les 24 heures

Ne jamais prescrire d'*opium*, ni de *morphine*!

**Si la température dépasse 40° :**

℞ Sulfate de quinine .. . 50 cgr

Pour 1 cachet prendre 2 cachets à une heure d'intervalle, dans la seconde partie du jour (2 heures de l'après midi)

**En cas de vomissements** : faire sucer de la *glace*, prescrire le *menthol* et le *chloroforme*.

℞ Chloroforme . . .. . . 1 gr.
Menthol . . . . . 2 —
Alcoolat de mélisse.. 20 —

Prendre V à X gouttes dans une cuillerée à café d'eau glacée, plusieurs fois de suite (Herzen).

**En cas de hoquet** : prescrire l'*eau chloroformée glacée*.

℞ Eau chloroformée saturée 60 gr.
— de menthe . . .. . 20 —
— distillée . .. . 40 —

Par cuillerées à dessert, de 1/4 en 1/4 d'heure

**En cas de douleurs épigastriques** : appliquer des *cataplasmes très chauds et sinapisés* au creux de l'estomac.

**S'il y a des complications bronchiques** ou pleurales, des congestions ou des hémorragies pulmonaires, insister sur les *re-*

*vulsifs thoraciques* (ventouses sèches et même scarifiées).

**A partir du 10e au 12e jour**, quand l'accès devient traînant, commencer à prescrire le *colchique* (Bouchard).

℞ Teinture de colchique . . . 5 gr

XXX à LX gouttes, en 2 ou 3 fois, par jour (1 gr contient LIII gouttes)

℞ Vin de bulbes de colchique . . . . . 6 à 15 gr.
Eau distillée . . . . . 120 —

A prendre en 3 fois dans la journée, pendant 3 jours de suite (Bouchard).

℞ Teinture de semence de colchique . . .
Alcoolature de racines d'aconit . . . .
Teinture de jalap composée . . .
Teinture de quinine } ãã 10 gr

XX à XXX gouttes, le matin, à midi et le soir, dans un verre de tisane (Dujardin-Beaumetz)

℞ Teinture de semences de colchique . .
Alcoolature de racines d'aconit .
Teinture de gaïac .
— de quinine . } ãã 10 gr.

XX à XXX gouttes, 3 fois par jour dans un verre de tisane (Dujardin-Beaumetz)

℞ Teinture de semences de colchique. X à XV gouttes
Teinture de digitale. X —
Alcoolature de racines d'aconit . . . XV —
Hydrolat de laitue 80 gr
Sirop des cinq racines 20 —

Par cuillerées de 2 en 2 heures

Ou encore :

℞ Sulfate de quinine. . . . . 15 cgr
Extrait de digitale. . . . 2 —
— de semences de colchique . . . 5 —

Pour 1 pilule prendre 2 pilules par jour pour commencer, puis 3 pilules (Trousseau).

*Surveiller l'administration du colchique*, pour voir s'il ne survient ni diarrhée, ni vomissements, ni sueurs profuses ou diurèse abondante, et le *manier très prudemment*

S'il existe des troubles digestifs, administrer le colchique par la *voie rectale :*

℞ Eau d'amidon à 5 p 100 100 gr
Teinture de semences de colchique . . 1 —
Laudanum de Sydenham . X gouttes

Pour 1 lavement, répété 1 à 2 fois par jour

Ou bien recourir à l'emploi de l'*urosine* ou à celui du *salicylate de soude* (2 à 3 gr ).

**Une fois la défervescence obtenue**, s'il existe de la constipation, donner un *purgatif* (sels neutres).

℞ Sulfate de soude 20 à 30 gr.

A prendre en une fois, dans un verre d'eau, le matin à jeun

Administrer la *strychnine* contre l'atonie intestinale et comme tonique.

### G. A RÉPÉTITIONS SUCCESSIVES.

Même traitement que pour les accès traînants, prescrire le *colchique associé à la quinine*

℞ Bromhydrate de quinine 10 cgr.
Poudre de digitale. . .
Extrait de semences de colchique . . } ãã 5 —

Pour 1 pilule 1 à 2 par jour (Jaccoud)

Ne jamais prolonger l'emploi du colchique au delà de l'attaque.

Les *pilules de Becquerel*, de *Debout*, l'*eau médicinale de Hus-*

son, la *liqueur de Laville*, les *pilules de Lartique*, etc., sont des préparations d'un emploi nuisible et dangereux (Jaccoud).

**G. CHRONIQUE.**

Pendant les époques intercalaires aux accès aigus, insister avec le *traitement diététique et hygiénique*.

Régime alimentaire :

*Régime mixte, alimentation peu abondante*

Conseiller les viandes blanches (agneau, veau poulet) Préférer la viande bouillie à la viande rôtie (200 gr. de viande par jour, excepté chez les sujets affaiblis) Permettre les poissons légers (sole, merlan) et ceux d'eau douce, les cervelles, les laitages, les légumes en abondance, sauf l'oseille et les épinards.

Pâtes alimentaires, pain, fruits bien mûrs, particulièrement fraises et raisins

Défendre le gibier, les œufs, les poissons de mer, les crustacés, les fromages trop avancés, les choux, les asperges, les truffes les champignons, les épices, le vinaigre, le citron, les légumes et les fruits acides.

Usage très modéré de vin : boire du vin blanc (de la Moselle), du vin de Bordeaux, pas de vin de Bourgogne ou d'autres vins rouges. Pas de vins mousseux, pas de bière, excepté la bière française, pas de cidre, pas de liqueurs.

Couper le vin avec des *eaux alcalines* : Vichy, Vals, Alet, Apollinaris.

De préférence, boire de l'*eau*.

Chez le goutteux obèse, défendre les féculents, les aliments gras ; chez le goutteux glycosurique, défendre les matières sucrées, remplacer le pain par la pomme de terre (Bouchard)

Régularité dans les repas, dans les garde-robes.

Donner le *lait* en quantité modérée, comme alcalin et diurétique : 1 litre pris dans la journée, entre les repas.

Hygiène :

Eviter le froid humide, rechercher les *climats chauds* et secs, porter de la *flanelle*

*Bains* tièdes et aromatiques deux fois par semaine.

*Frictions Massage. Hydrothérapie* tiède ou froide. *Electrothérapie :* courants à haute fréquence.

*Exercices musculaires*, surtout marche au grand air : éviter avec soin une trop grande fatigue et le surmenage.

Traitement médicamenteux :

Prescrire les *sels de lithine*; préférer le *benzoate* ou l'*iodure de lithium* (Bouchard).

Alterner l'administration de ces médicaments avec celle de la *piperazine*, ou du *sidonal* (3 à 6 gr ), ou de l'*urosine*, ou du *lycétol* (1 à 3 gr.) ou de *lysidine* (2 à 5 gr. par jour, en dissolution dans l'eau gazeuse).

| ℞ Pipérazine | 10 gr. |
|---|---|
| Eau | 300 — |

1 ou 2 cuillerées à chaque repas, dans de l'eau de Seltz, pendant 10 jours consécutifs (Grasset).

| ℞ Lycétol | 50 cgr. |
|---|---|
| Théobromine | 30 — |

Pour un cachet : 2 à 3 cachets par jour pris avec un verre d'eau d'Evian (Herzen)

Recourir à la *médication alcaline* (bicarbonate de soude, carbonate de potasse), donner les *alcalins aux doses habituelles* (bicarbonate de soude, 3 à 6 gr., par jour), s'en abstenir chez les personnes âgées et chez celles qui ont une tendance à l'anémie.

℞ Bicarbonate de soude . . 2 gr.

Pour 1 paquet, à prendre dans un 1/2 litre de lait entre les repas, 2 fois par jour.

**G. CHRONIQUE A POUSSÉES SUBAIGUES.**

*Frictions excitantes* avec le liniment de Rosen ; *massage*.

*Toniques* :

℞ Extrait fluide de kola... 80 gr.
— de coca. . . . 120 —

1 cuillerée à café, une ou deux fois par jour dans du lait (Huchard).

**Contre les crises subaiguës prolongées** : ordonner le *salicylate de lithine*.

℞ Salicylate de lithine.. . . . 10 gr.
Eau distillée.. . . . 300 —

2 à 3 cuillerées par jour aux repas

Lait, laitages, purées de légumes secs, légumes verts cuits, œufs.

**En dehors des crises** : voy. *G. chronique*.

TRAITEMENT DES SYMPTOMES ET DES COMPLICATIONS :

**En cas de raideurs articulaires et de concrétions tophacées** administrer l'*iodure de potassium* ou de *sodium*, à la dose de 1 gr. par jour, en 2 fois, aux repas. Continuer cette médication pendant des mois et des années, avec interruption de 6 à 10 jours par mois.

Ou bien alterner l'emploi des iodures alcalins avec celui des *sels de lithine* (benzoate, carbonate, iodure et salicylate de lithine), ou de *piperazine*, de l'*urotropine*, de la *lysidine* ou de l'*urosine*.

℞ Benzoate de lithine . . 20 cgr.
(Ou iodure de lithine) .... 30 —
Extrait de gentiane } āā Q S
Poudre de quassia. . }

Pour 1 pilule Prendre 2 pilules au moment des 2 principaux repas, et 1 pilule, 2 fois par jour entre les repas (4 à 6 pilules par jour), en buvant chaque fois un demi-verre d'eau alcaline

℞ Teinture de semences de colchique ... 2 à 3 gr.
Iodure de lithine. . . 5 —
Sirop d'écorces d'oranges amères ........ 200 —

2 à 3 cuillerées par jour (Herzen).

**Contre le rhumatisme goutteux** : *salicylate de lithine*.

℞ Salicylate de soude..... . 30 gr.
Nitrate de soude . . } āā 20 —
Iodure de potassium . }
Oxymel de colchique.. 100 —
Rob de bardane .... 100 —

1 cuillerée à bouche, matin et soir, dans un demi-verre d'eau alcaline, pendant 40 jours consécutifs (Baccelli)

**S'il y a tendance à l'anémie ou complication de diabète :**

℞ Extrait de quinquina. }
— de gentiane ... }
— de rhubarbe } āā 5 gr.
Tartrate ferrico potassique.. . . . . . }
Poudre de noix vomique . 50 cgr

Pour 100 pilules 2 pilules, deux ou trois fois par jour au commencement des repas (Huchard).

℞ Carbonate de lithine . 15 cgr.
Arséniate de soude.. . 3 mgr
Extrait de gentiane . . 5 cgr.

Pour 1 pilule 2 à 3 dans les 24 heures (interrompre pendant 2 jours tous les 15 jours) (P Vigier).

**S'il y a tendance à la néphrite** : *Régime lacté mitigé*.

℞ Carbonate de lithine } āā 4 gr.
Benzoate de soude.. }
Extrait de stigmates de maïs . . . . . . 8 —
Huile essentielle d'anis. IV gouttes

Pour 60 pilules : 2 pilules au debut de chaque repas, pendant 20 jours chaque mois, continuer le traitement pendant 1 à 3 ans (Huchard).

Pendant que l'on interrompt l'administration de la lithine et des alcalins, prescrire le *benzoate de soude* à la dose de 1 gr. 50 par jour.

℞ Benzoate de soude . . . . 30 cgr

Pour 1 cachet : prendre 3 cachets par jour au moment des repas.

**Chez les malades pléthoriques** (plethore abdominale), **avec catarrhe intestinal et constipation** : prescrire la *medication alcaline* et la *lithine*, pendant *15 a 20 jours*, après un repos de 2 jours, faire prendre tous les matins au réveil, pendant *10 jours*, une cuillerée à café de *sel de Carlsbad naturel* (cristallisé), préparé le soir dans un verre d'eau chaude, et pris froid au reveil. *Repos de 4 a 6 jours*, puis recommencer l'administration de la lithine et ainsi de suite (Jaccoud).

Administrer aussi le *soufre*, la *creme de tartre*, la *rhubarbe*, les *eaux purgatives naturelles* (Hunyadi-Janos, Carabana, Villacabras, Pullna, Rubinat).

℞ Magnesie.. . . . .. }
Soufre sublime . . . } āā 20 gr
Creme de tartre . . . }

Prendre 1 cuilleree a café le matin a jeun dans un verre d'eau

**Contre la congestion hépatique**. *Regime lacte ; calomel* a petites doses, pendant 10 à 12 jours ; *antisepsie intestinale* (Voy. *Congestion hepatique*). Dans les cas ou il existe de la constipation opiniâtre, conseiller une cure de *petit lait* ou une cure de *raisin*.

**En cas de troubles dyspeptiques** : prescrire les *amers*, les *excito moteurs* (strychnine), les *eupeptiques* (voy. *Anorexie*, *Dyspepsies*).

CURES AUX EAUX THERMALES

**G. aigue.**

Si le sujet est sanguin, bien conservé, avec congestion hépatique ou lithiase biliaire : *Vichy* (Grande Grille).

Si le sujet est anémie, excité. *Royat* (Saint-Mart).

Si le sujet est obese, constipé avec dyspepsie flatulente : *Carlsbad* (Sprudel).

Si le sujet est nevropathé *Neris*, *Luxeuil*, *Pougues*.

**G. chronique.**

Si le sujet est en bon état : *Vichy*, *Bourbonne*, *Wiesbaden*, *Toeplitz*.

S'il y a anémie avec depression, néphrite, accidents cardiaques *Royat (Saint-Victor)*, *Ems*, *Sylvanes*, *Luxeuil*, et toutes les *eaux bicarbonatees*, *chlorurees*, *ferrugineuses*.

S'il y a determinations articulaires sans état inflammatoire : *Boues de Dax et de Saint-Amand*.

S'il y a cachexie : *Contrexeville*, *Vittel*, *Evian*, *Ragatz*.

S'il y a des concrétions tophacees : *Wiesbaden* (Hochbrunnen), *Baden-Baden*.

**G. SATURNINE.**

Le traitement de l'accès de la goutte saturnine aigue n'offre pas d'indications particulieres.

Dans l'intervalle des acces,

s'adresser à la fois à la goutte et à l'intoxication saturnine. Activer la nutrition par les *bains chauds* et les *bains de vapeur*.

Défendre les *bains sulfureux* : utiles dans le saturnisme, ils sont nuisibles dans la goutte.

Administrer intérieurement l'*iodure de potassium* ou *de sodium*, à doses modérées.

Instituer une *médication tonique* et *reconstituante*.

**En cas de néphrite saturnine concomitante** *régime lacté*.

**Contre l'anémie saturnine.**

℞ Iodure de potassium . 1 gr.
Sirop d'iodure ferreux . . . 30 —
Julep simple . . 100 —

2 cuillerées à bouche par jour

Voy. *Encéphalopathie saturnine*.

## GRANULIE

Voy. *Phtisie*.

## GRAVELLES

**G. INTESTINALE.**

Voy. *Lithiase intestinale*.

**G. URIQUE.**

**En dehors de toute crise aiguë ou subaiguë**

Indications thérapeutiques : diminuer l'acidité de l'urine, augmenter la quantité d'eau qu'elle renferme.

Régime et hygiène :

Même *régime alimentaire* et même *hygiène générale* que pour la goutte (voy. ce paragraphe).

Prescrire le *lait* pris aux repas et entre les repas, coupé d'une eau alcaline. Faire boire des *eaux minérales diurétiques* (Evian, Contrexéville, Vittel) et des *tisanes diurétiques* (queues de cerises, stigmates de maïs, arenaria rubra).

Traitement médicamenteux.

Recourir à la *médication alcaline* eau de Vichy (Hauterive, Célestins), Vals (Saint-Jean) et Alet, aux repas.

Employer les *pastilles de Vichy* ou les *tablettes de bicarbonate de soude*, 5 à 20 par jour.

Administrer le *citrate*, l'*acétate* ou le *carbonate de potasse*.

℞ Décoction de chiendent. 1 litre
Acétate de potasse . . 2 à 4 gr
Sirop des cinq racines 50 —

Par petites tasses

Donner la *poudre diurétique des voyageurs*

Préférer le *carbonate* ou le *bicarbonate de soude* et les *sels de lithine*

℞ Bicarbonate de soude . 1 à 2 gr.

Pour 1 paquet. 4 à 6 par jour, dans un verre d'eau, soit au repas soit entre les repas

Ou bien ajouter 4 gr. de bicarbonate de soude à 1 litre d'eau à boire dans la journée.

Ou encore

℞ Bicarbonate de soude 2 à 3 gr.
Teinture de vanille . 1 —
Sirop simple . . . . 60 —
Eau . . . 1000 —

(Limonade alcaline française) A prendre dans les 24 heures Remplacer selon le goût la teinture de vanille par celle de cannelle, par les alcoolats de citron ou d'orange, à la dose de 1 gr.

Donner le *carbonate de lithine* à la dose de 75 cgr. à 1 gr. par jour :

℞ Carbonate de lithine... 50 cgr.
Decoction de graine de lin 500 gr
Sirop de sucre. . . . . . 30 —
Par petites tasses (enfants)

℞ Carbonate de lithine 25 cgr.
Pour 1 paquet prendre 4 paquets par jour, pendant 20 jours 1 paquet à chacun des 2 principaux repas, et 1 paquet entre les repas dans un verre d'eau de Seltz artificielle ou d'eau gazeuse naturelle

ou mieux le *benzoate de lithine*, pendant dix jours, pris à chaque repas a la dose de 50 cgr. dans un verre à Bordeaux d'eau de Vichy (Hauterive ou Saint-Yorre).

Prescrire enfin le *benzoate de soude*, a la dose de 30 a 50 cgr. par jour et la *saliformine*.

℞ Benzoate de soude. . 3 gr
Eau distillee . . . . 280 —
Sirop des cinq racines .. 20 —
3 à 4 cuillerees, par jour (1 cuillerée contient 15 cgr. de benzoate de soude) On peut ajouter a cette potion 6 gr de bicarbonate de soude

Alterner l'usage de ces médicaments avec celui de la *piperazine*, prise pendant dix jours consécutifs, ou celui du *lycetol* seul ou associé a la théobromine à petite dose (Voy. *Goutte)*.

Combattre la constipation.

Au printemps et a l'automne, faire prendre a domicile *25 bouteilles d'eau de Vittel* (Grande Source) ou d'*Evian* : tous les matins une bouteille, entre les deux déjeuners, par demi-verre, de demi-heure en demi-heure, en se promenant dans l'intervalle.

EAUX THERMALES

**S'il n'y pas de goutte et si l'état général est bon** · Vichy, Vals, Le Boulou, Saint-Alban, Sail, Celles, Royat, Pougues, Contrexéville, Capvern et Vittel.

**En cas de dysurie** La Preste, Olette, Mauhourat, Forges.

**En cas de goutte** : Martigny, Royat, Vichy (sanguins), Evian (excités), Aulus (constipés, sanguins), Carlsbad, Ischia, Castellamare de Stabia.

**Traitement de la crise douloureuse** . Voy. *Coliques nephretiques*.

**G. ALCALINE, AMMONIACALE.**

*Regime lacté.*

Eviter les alcalins et administrer les *acides* (chlorhydrique ou lactique) :

℞ Acide lactique ... 10 gr
Eau distillee . .. . 1 litre
A boire en 4 jours.

Administrer les *balsamiques* :

℞ Térébenthine de Venise } āā 10 cgr.
Extrait mou de quinquina. . . ... }
Pour 1 pilule : 3 pilules au dejeuner et au diner (Dujardin-Beaumetz)

℞ Terebenthine ... . . } āā 10 cgr
Acide benzoique .. . }
Pour 1 pilule. 6 a 8 par jour.

Donner les capsules d'*huile de Harlem*, à la dose de 2 capsules, au coucher, tous les deux jours

Instituer l'*antisepsie des voies genito-urinaires* (salol, urotropine).

Au besoin, pratiquer des *irrigations* et des *lavages antiseptiques de la vessie*.

Voy. *Antisepsie urinaire, Cystites, Pyelites.*

Eaux thermales : La Preste, Contrexeville, Pougues, Saint-Alban, Evian, Capvern, Ems.

**En cas de constipation :** Châtel-Guyon, Saint-Galmier.

**Si le sujet est vieux et débilité** Cransac, Bussang, Orezza, Passy.

**G. OXALIQUE.**

*Regime alimentaire mixte et reparateur.*

Repousser l'usage exclusif des légumes, defendre les epinards, l'oseille, les tomates, les fruits acides, le pain de son.

Supprimer les boissons aromatiques, thé et café.

Defendre les vins mousseux, les bières petillantes, les eaux gazeuses.

Prescrire les *diuretiques*, les *eaux minerales diuretiques* (1 litre d'eau de Contrexeville, par verrées dans la journée) et les *tisanes diuretiques* (arenaria rubra 20 gr. pour 1000, queues de cerises, chiendent, racine de cainça, pariétaire).

Donner les *alcalins* pour neutraliser les acides :

℞ Bicarbonate de soude . 50 cgr.
— de potasse .. 5 —
Carbonate de lithine. ... 25 —

Pour 1 paquet : 2 ou 3 par jour dans un verre d'eau d'Evian, de Vittel, de Contrexéville ou de Vichy (Célestins).

Combattre les fermentations intestinales (bétol, naphtol, benzonaphtol, ichtoforme).

## GRIPPE

**FORME FÉBRILE.**

**Cas légers ordinaires :** prescrire l'*antipyrine*, l'*acetopyrine*, le *pyramidon*, l'*antifebrine*, l'*exalgine*, la *phenacetine* et la *quinine*.

℞ Antipyrine . . 75 cgr.
Bicarbonate de soude 25 —

Pour 1 cachet 3 ou 4 par jour (Chauffard)

℞ Acetanilide . . . 3 gr
Poudre de Dower. . . 1 — 75 cgr

Pour 12 cachets 3 par jour (Graetzer).

℞ Exalgine . ... 2 gr. 50 cgr.
Alcoolat de menthe 10 —
Eau de tilleul. .. 120 —
Sirop de fleurs d'oranger . 30 —

1 cuilleree à soupe, matin et soir (Dujardin-Beaumetz).

℞ Exalgine pulverisée .. .. 5 gr.
Alcool .. . . . Q. S.
Teinture de zeste d'oranges 5 gr
Eau distillee tiede . . 120 —
Sirop d'ecorces d'oranges ameres . .. .. .. 30 gr

2 cuillerees a soupe par jour, a 6 ou 8 heures d'intervalle (1 cuilleree contient 50 cgr. d'exalgine) (Bardet).

℞ Phenacetine. .. . 30 cgr.
Salophène . . . . 50 —

Pour 1 cachet : 3 par jour.

℞ Bromhydrate de quinine }
Extrait alcoolique de quinine . . . . } āā 25 cgr.

Pour 1 cachet : 4 par jour (Grasset).

℞ Phenacétine..... ... . .. 25 cgr
Chlorhydrate de quinine.. 15 —

Pour 1 cachet. 3 par jour (Herzen).

℞ Pyramidon .... . . . 1 gr.
Acetate d'ammoniaque . 5 —
Rhum . . 15 —
Sirop de fleurs d'oranger }
— de limon. . . } āā 40 —
Eau . . Q. S pour 210 cc

1 cuilleree à bouche toutes les deux heures

Donner aussi le *citrophene* et la *lactophenine :*

℞ Citrophène. . . 30 cgr.
Chlorhydrate de quinine. 15 —
Pour 1 cachet 3 par jour (Herzen)

℞ Lactophénine . . . 65 cgr
Bromhydrate de quinine. 20 —
Pour 1 cachet : 3 par jour.

*Repos au lit, diete liquide*, *boissons abondantes*, et *tisanes chaudes*.

*Purgatifs* : huile de ricin ou calomel.

Conseiller les *lavages antiseptiques de la gorge* avec de l'eau salicylée ou de l'eau phéniquée à 1 p. 200, employée sous forme de *lavages de la bouche et des fosses nasales*; en même temps instiller dans chaque narine, matin et soir, V gouttes du mélange suivant.

℞ Menthol . . . . } āā 30 cgr.
Camphre . . . }
Huile d'amandes douces. . 10 cc
(Herzen)

Faire prendre tous les matins un *lavement* d'eau bouillie pure ou additionnée de chlorure de sodium à 7 p. 1000.

Recommander, dès le début de la maladie, les *bains tièdes*, comme susceptibles parfois d'enrayer l'évolution de l'infection (Manasseine)

**En cas d'hyperthermie considérable et persistante** : recourir à la *balnéation tiède* ou *froide* (25° à 30°).

Si besoin, injections de *serum artificiel* (150 à 300 cc.) matin et soir

**En cas d'hémorragies** ordonner l'*ergotine* (2 à 3 gr. en potion), la *gelatine* (5 à 8 gr. en potion) ou le *chlorure de calcium cristallisé* (4 à 6 gr. en potion).

Voy. pour les formules. *Purpura hemorragique, Variole.*

Voy aussi *Epistaxis à repetition*, au cours des maladies infectieuses.

**FORME RESPIRATOIRE.**

**Contre le catarrhe naso-pharyngien**, prescrire :

℞ Essence de badiane XX gouttes
Menthol . } āā 4 gr
Salol . . . }
Alcool à 90° . . . . 100 —

1 cuillerée à café dans un verre à bordeaux d'eau très chaude, pour inhalations et gargarismes quatre fois par jour (Martinet)

**Au début contre la trachéobronchite et la toux quinteuse** : administrer l'*aconit*, la *codeine*, la *peronine*, l'*heroine*, la *jusquiame*, le *bromoforme*.

℞ Teinture d'aconit C gouttes
Eau de laurier cerise. . 100 cc.
Sirop de tolu Q S pour 1/2 litre

4 à 5 cuillerées par jour, dans du lait chaud (Grasset)

℞ Chlorhydrate d'ammoniaque. 2 gr
Teinture de jusquiame 4 —
Alcoolat de melisse } āā 20 gr.
Sirop diacode . . . }
Julep gommeux . . 80 —

1 cuillerée à dessert, toutes les heures (Barth)

℞ Chlorhydrate d'heroine. 10 cgr.
Eau de laurier-cerise. 20 gr.

XV à XX gouttes, 3 à 4 fois par jour

℞ Teinture de drosera } āā 2 gr
— de grindelia }
Alcoolature de racines d'aconit . . 1 —
Bromoforme. . . . XL gouttes
Glycerine . 2 gr

VI à XV gouttes, 3 à 4 fois par jour dans du vin blanc (Capitan)

℞ Peronine. . . . . . 50 cgr.
Eau distillée . . 80 gr
Sirop de tolu . . . . 20 —

3 cuillerées à café par jour (Herzen)

℞ Bromoforme . . . . . . 30 cgr.
Benzoate de soude . . . 4 gr.
Sirop de tolu . . . . . 30 —
Hydrolat de laitue . . . 90 —

Par cuillerées à soupe dans les 24 heures (Lemoine)

℞ Extrait thébaïque . . 1 à 2 cgr
— de jusquiame . 2 à 3 —
— de belladone .. 1 à 2 mgr
— de feuilles d'aconit. .... 1 à 2 cgr.

Pour 1 pilule : 3 à 5 par jour.

Recourir aux *révulsifs* (sinapismes), aux *ventouses*.

Conseiller les *vaporisations d'eau boriquée chaude*, additionnée de thymol, de menthol, d'eucalyptol ou de teinture de benjoin (1 cuillerée par verre d'eau), ou de *quinoléine*

℞ Essence de térébenthine . 2 gr
Menthol . . . . . . 5 —
Alcool à 70° . . . . . 100 —

1 cuillerée à café, pour un verre d'eau chaude

℞ Thymol . . . . . . 1 gr.
Menthol . . . . . . 2 —
Eucalyptol . . . . . 3 —
Alcool . . . . . . . 100 —

1 cuillerée à café pour un verre d'eau chaude

Ou encore,

℞ Acide thymique . . . . }
— phénique . . . . } ãã 5 gr.
— salicylique . . . }
Alcool à 90° . . . . . . 250 —

Mettre 1 à 2 cuillerées à soupe de ce mélange dans de l'eau que l'on fera bouillir dans la chambre du malade

**Contre la bronchite** : voy. *Bronchite aiguë*.

En cas d'expectoration difficile, donner l'*acétate* ou le *chlorhydrate d'ammoniaque*, la *poudre de Dower*, l'*ipeca* et la *scille*.

℞ Benzoate de soude . . }
Acétate d'ammoniaque } ãã 4 gr.
Cognac vieux . . . . . 20 —
Sirop de codéine . . }
— de térébenthine . } ãã 60 —
— de tolu . . . . . }

5 cuillerées à bouche dans les 24 heures (Martinet)

℞ Poudre de Dower . . . . 15 cgr.
— de jusquiame . . 3 —

Pour 1 cachet : 5 à 6 par jour (Herzen)

℞ Poudre de Dower . }
— de scille . . . } ãã 2 gr.
Sulfate de quinine }

Pour 20 cachets : 3 à 5 par jour (Huchard).

En cas d'expectoration abondante, prescrire les *balsamiques*, la *terpine*, le *terpinol*, l'*acide benzoïque* (voy. *Bronchites*).

**Contre la congestion pulmonaire** : voy. *Congestion pulmonaire*.

Recourir à la *révulsion* : application répétée de cataplasmes sinapisés, de ventouses sèches ou scarifiées ; au besoin, appliquer un vésicatoire.

Donner le *chlorhydrate d'ammoniaque* à haute dose : 3 à 5 gr. par jour, en cachets de 50 cgr. (Marotte).

Prescrire l'*ipeca*, également à hautes doses, à moins qu'il n'existe de l'adynamie.

℞ Ipéca . . . . . . . . 2 gr.
Eau . . . . . . . . . 100 —
Faire bouillir jusqu'à réduction . . . . . 90 —
Laisser infuser, filtrer et ajouter
Sirop de polygala . . . . 30 —

1 cuillerée à bouche, toutes les 2 heures (Grasset)

℞ Racine d'ipeca . . 50 cgr à 1 gr
Eau bouillante . . . . 130 —
Faire infuser, filtrer et ajouter :
Carbonate d'ammoniaque . 5 —
Sirop de guimauve ou diacode . . . . . 25 —

1 cuillerée à bouche toutes les heures, puis toutes les 2 heures (Herzen).

Si ces potions déterminent des vomissements, donner la *poudre de Dower associée à la quinine.*

**S'il y a asthénie respiratoire,** alterner une potion expectorante avec la suivante :

| | |
|---|---|
| ℞ Ergotine . . . . . . . . . . | 2 gr. |
| Julep simple. . . . . . . . | 120 cc. |

1 cuillerée, toutes les 2 heures (Grasset)

Dans tous les cas, soutenir les forces du malade, prescrire les excitants et administrer les toniques du myocarde (caféine, strophantus, spartéine, strychnine).

**En cas de congestion pulmonaire grippale à forme hémoptoïque** . pratiquer des injections hypodermiques d'*ergotine,* ou bien prescrire l'*ergotine associée à la quinine.*

| | |
|---|---|
| ℞ Sulfate de quinine . . <br> Extrait aqueux d'ergot de seigle . . . | ãã 3 gr |

Pour 30 pilules 8, 12 et 15 pilules par jour

| | |
|---|---|
| ℞ Sulfate de quinine . . <br> Extrait aqueux d'ergot de seigle. . . . | ãã 3 gr |
| Poudre de digitale. <br> Extrait de jusquiame. . | ãã 30 cgr. |

Pour 30 pilules : 4 à 6 par jour.

**Contre la bronchopneumonie** · voy. *Bronchopneumonie.*

Administrer l'*alcool*, à hautes doses.

Pratiquer des injections de *caféine*, de *strychnine*, d'*éther*, d'*huile camphrée* à 10 p. 100.

| | |
|---|---|
| ℞ Ether sulfurique <br> Camphre . . . . | ãã 2 gr. |
| Huile d'amandes douces Q. S p . . . . | 10 cc. |

Injecter 2 à 3 cc. par jour (Herzen)

FORME CARDIAQUE.

Donner du *café*, du *thé*, de l'*alcool ;* prescrire la *caféine :*

| | |
|---|---|
| ℞ Caféine . . <br> Benzoate de soude . . | ãã 1 gr. |
| Eau sucrée . . . . . | 120 cc |

1 cuillerée toutes les heures (Grasset).

Activer et favoriser l'élimination des toxines à l'aide du *régime lacté*, des *diurétiques* (caféine) à petites doses, des *lavements tièdes* et des injections de *sérum artificiel* (100 gr.).

**En cas d'asthénie cardiaque avec état syncopal :** pratiquer des injections de *caféine* ou de *spartéine associée à la strychnine.*

| | |
|---|---|
| ℞ Sulfate de strychnine . | 2 à 3 cgr. |
| — de spartéine . | 50 — |
| Eau distillée . . | 100 gr |

3 cuillerées à café par jour (Herzen).

| | |
|---|---|
| ℞ Sulfate de strychnine . . | 2 cgr |
| — de spartéine . . | 80 — |
| Eau stérilisée. . . . . . . | 20 cc. |

2 à 3 seringues de Pravaz par jour (Herzen)

- Au besoin, recourir aux injections d'*éther*, d'*éther camphré* (à 1 p. 10), d'*huile camphrée* à 1 p. 10 et ordonner des *inhalations d'oxygène* (10 litres par 24 heures, par séances de 5 minutes).

Ne pas donner l'antipyrine, ni l'exalgine, ni l'antifébrine, ni la phénacétine ; administrer la *quinine* à doses moyennes (60 à 80 cgr.) associée à la digitale, à la spartéine, au strophantus.

| | |
|---|---|
| ℞ Chlorhydrate de quinine . . | 15 cgr. |
| Sulfate de spartéine. . . . | 2 — |

Pour 1 pilule : 5 pilules par jour (Herzen)

En cas d'amélioration, prescrire :

℞ Teinture de strophantus } Liqueur d'Hoffmann. } ãã 5 gr.
— ammoniaçale anisée 10 —

XX a XXV gouttes, 4 fois dans les 24 heures (Herzen)

**Contre l'asystolie aiguë** recourir à la *digitaline*, à la dose de 1/2 a 1 mgr. (voy. *Asystolie*).

**En cas de collapsus** : pratiquer des injections d'*ether camphré* a 1 p 10, ou d'*huile camphree* à 1 p. 10.

℞ Camphre . . . . . . . .... 1 gr.
Ether sulfurique .. ... 2 —
Huile d'olives stérilisee . 8 —

Injecter 2 cc. à la fois

Voy. *Collapsus*.

**FORME GASTRO-INTESTINALE.**

*Regime lacte.*

**En cas de constipation** : *purgatifs salins* répétés (eau d'Hunyadi-Janos), *calomel* à la dose de 30 à 80 cgr

**Contre l'embarras gastrique** : ne pas donner de vomitif, qui pourrait produire de l'asthénie ; préferer un *purgatif*.

**En cas de diarrhée** : *regime lacté ; antisepsie intestinale* (salol, bétol, salicylate de bismuth, benzonaphtol), *poudres inertes* (phosphate de chaux, charbon), *astringents* (ratanhia, tanin, dermatol, tannigene, tannoforme).

℞ Dermatol . . . } Benzonaphtol . . } ãã 50 cgr.

Pour 1 cachet. 5 a 6 par jour (Herzen).

℞ Ichtoforme . . . .. 30 a 50 cgr.

Pour 1 cachet . 6 par jour

℞ Benzonaphtol . . . . 50 cgr.
Salicylate de bismuth . 30 —
Charbon. ... . ... . 20 —

Pour 1 cachet : 6 par jour

Au besoin (diarrhée fétide), pratiquer de *grandes irrigations intestinales* avec de l'eau bouillie pure ou additionnée de chlorure de sodium (7 p 1000).

Voy. *Antisepsie intestinale, Diarrhee.*

**En cas de vomissements et de douleurs épigastriques** : Prescrire les *boissons gazeuses glacees* (eau de Seltz, champagne frappé), la *potion de Rivière*, le *menthol*, le *validol*, l'*eau chloroformee* et les *preparations opiacees*.

℞ Menthol .. . 5 à 10 cgr.
Bicarbonate de soude } Salicylate de bismuth } ãã 30 —

Pour 1 cachet 4 à 5 par jour (Herzen)

℞ Chloroforme . . 10 gr.

Prendre IV a VI gouttes dans un demi-verre d'eau suciee, 3 ou 4 fois par jour

℞ Menthol dissous dans l'alcool 20 cgr
Eau chloroformee saturee.. . . } — distillee . .. } ãã 100 gr.
Sirop de codeine . 30 —

1 cuilleree a bouche, toutes les 1 ou 2 heures.

Faire boire du *lait glace*, coupé avec de l'eau de Vichy.

**En cas de congestion hépatique** : Donner le *calomel* et administrer des *lavements froids*, additionnés d'une cuilleréc a bouche de sulfate de soude.

**FORME NERVEUSE.**

**Contre les douleurs et les névralgies** : Prescrire l'*antipyrine* (2 à 5 gr. par jour), la *phenacetine* (50 cgr., 2 à 3 fois par jour), l'*antifebrine* (25 cgr., 2 a 3 fois par jour), la *neurodine* ou la *lactophenine*, associee au *bromhydrate* ou au *valerianate*

de quinine. (Voy. *Forme fébrile*).

| | | |
|---|---|---|
| ℞ Salicylate de quinine | | 20 cgr. |
| Phénacétine | | 15 — |
| Camphre | | 2 — |

Pour 1 cachet 4 à 6 dans les 24 heures (Baccelli).

**Contre le délire** : Voy. *Délires*.

Prescrire les *antithermiques* avec modération, donner les *toniques*, les *stimulants*, les *diurétiques*.

Appliquer la *vessie de glace* sur la tête et recourir à la *balnéation tiède* (bains tièdes progressivement refroidis, avec affusions froides sur la tête).

Chez les alcooliques, donner l'*alcool* à hautes doses, associé à l'*opium*.

Prescrire les *bromures*, le *chloral*, la *jusquiame* et l'*opium*.

**Contre l'adynamie et l'asthénie** : Faire prendre toutes les deux heures, en alternant régulièrement, 1 verre de *lait chaud* et un verre de *grog* ou de *champagne*.

Prescrire les *toniques* et les *stimulants diffusibles*.

| | |
|---|---|
| ℞ Extrait de quinquina | 2 gr |
| Teinture de cannelle | 5 — |
| Acétate d'ammoniaque | 10 — |
| Eau de mélisse | 120 — |
| Sirop d'écorces d'oranges amères | 30 — |

1 cuillerée à bouche d'heure en heure.

Administrer la *strychnine* :

| | |
|---|---|
| ℞ Sulfate de strychnine | 5 cgr. |
| Eau distillée | 150 cc |

3 cuillerées à café par jour (Grasset).

| | |
|---|---|
| ℞ Sulfate de strychnine | 1 cgr |
| Eau stérilisée | 10 cc |

Injecter 2 à 4 seringues de Pravaz, par jour.

**Contre la forme nerveuse bulbaire** (respiration de Cheyne-Stokes, dyspnée disproportionnée aux lésions pulmonaires) :

Pratiquer des injections de *strychnine* ou de *trinitrine*.

| | |
|---|---|
| ℞ Solution alcoolique de trinitrine au 100° | XL gouttes |
| Eau distillée | 10 gr |

Injecter 3 ou 4 fois par jour le quart d'une seringue de Pravaz (Huchard).

**Pendant la convalescence**

Défendre au malade de sortir trop tôt.

Combattre l'anorexie (tannate d'orexine 30 cgr. en cachet, à chaque repas) et la constipation. Prescrire une *alimentation tonique* et *reconstituante*.

Donner les *toniques*, le *fer*, l'*arsenic*, le *cacodylate de soude*, les *glycérophosphates*, la *lécithine* (5 cgr. en pilules, 3 ou 4 par jour), la *strychnine* (4 à 8 mgr.), le *kola*, l'*huile de foie de morue*.

| | |
|---|---|
| ℞ Écorce de quinquina | 3 gr |
| Faire une décoction dans : | |
| Eau bouillante | 300 — |
| Ajouter : | |
| Teinture de noix vomique | 3 — |
| Sirop d'écorces d'oranges amères | 50 — |

1 verre à liqueur avant les repas (Herzen).

| | |
|---|---|
| ℞ Biphosphate de chaux | 10 gr |
| Arséniate de soude | 5 à 10 cgr. |
| Eau distillée | 300 gr. |

1 cuillerée aux deux principaux repas (Herzen).

| | |
|---|---|
| ℞ Arséniate de soude | 5 cgr |
| Acide citrique | 1 gr |
| Teinture de kola | ãã 100 — |
| — de coca | |

1 cuillerée à café après les 2 principaux repas (Grasset).

℞ Arseniate de soude . . . 10 cgr
Extrait hydroalcoolique de kola... .. .. .. 10 gr.
Sirop d'écorces d'oranges ameres. . . Q S p 300 cc
1 cuilleree à chaque repas (Grasset)

Conseiller les *frictions stimulantes :*

℞ Alcoolat de romarin... } 
— de lavande... } ãã 50 gr
Alcool camphré. . }
Essence de thym.... .. 1 —
Pour frictions

Recommander un *changement de climat :* séjour a la campagne, aux bords de la Mediterranée, ou a la montagne.

Recourir a l'*hydrotherapie.*

En cas de susceptibilite bronchique et d'asthenie motrice generale, envoyer les malades aux eaux arsenicales de *la Bourboule,* a celles de *Royat* ou aux thermes pyrénéens de *Luchon.*

En cas de bronchite persistante, donner la *terpine,* l'*iodure de potassium,* le *sirop iodo-tannique.*

Dans les formes nevropathiques, conseiller les eaux minérales calmantes de *Neris, Saint-Sauveur, Plombieres, Baden* (en Suisse), ou *Ragatz* et plus tard les altitudes vivifiantes, comme *Saint-Moritz* et les stations de l'*Engadine* (Teissier).

**G. CHEZ L'ENFANT.**

**Forme fébrile, névralgique:**

*Repos au lit, purgatif* (calomel), *regime lacte ; tisanes.*

℞ Antipyrine . .. 1 gr
Eau de menthe 60 —
Alcoolature de racines d'aconit. ..... . X gouttes
Sirop de codeine , 10 gr.
— de fleurs d'oranger 30 —
En 3 ou 4 fois dans la journee (Comby).

℞ Chlorhydrate de quinine 25 a 30 cgr
Beurre de cacao. . Q S
Pour un suppositoire (Comby)

Préférer la *saloquinine,* à cause de son insipidité, a doses un peu plus élevées que celles de la quinine.

*Balneation tiede, lotions, drap mouille.*

**Forme pulmonaire bronchique :**

Appliquer des *cataplasmes sinapises,* des *ventouses seches;* prescrire .

℞ Alcoolature de racines d'aconit . . V a X gouttes
Benzoate de soude 1 a 3 gr.
Sirop diacode . ... 5 a 15 —
— de fleurs d'oranger. . .. 20 —
Eau distillee . . 120 —
1 cuilleree a dessert, toutes les deux heures

℞ Terpine . ... ... 1 gr
Cognac ... 15 —
Sirop de quinquina .. }
— de fleurs d'oranger .... ... } ãã 20 —
Eau distillee ... . .. 120 —
1 cuilleree à dessert, toutes les deux heures

Voy. *Bronchites, Broncho pneumonie.*

**Forme intestinale.**

*Regime lacte absolu.*

℞ Dermatol . . } ãã 1 gr.
Benzonaphtol. . . }
Julep gommeux . 100 —
Par cuillerees à dessert dans la journee (Herzen)

℞ Benzonaphtol . } ãã 25 cgr.
Bicarbonate de soude }
Pour 1 paquet 5 a 6 par jour dans un peu d'eau sucrée ou de lait (Comby).

*Irrigations intestinales.*

**Pendant la convalescence :**

*Alimentation reconstituante, toniques.*

| ℞ Teinture de badiane. | | |
|---|---|---|
| — de colombo . | āā | 1 gr |
| — de noix vomique | | |
| Sirop de quinquina | āā | 100 — |
| — de gentiane .. | | |

1 cuillerée à soupe avant chaque repas (Comby).

Donner la *teinture de kola*, aux doses suivantes :

| | |
|---|---|
| De 0 à 15 mois . . | X à XXX gouttes |
| De 15 mois à 3 ans | 1 à 2 gr. |
| De 3 à 5 ans | 2 à 3 — |
| De 5 à 10 ans... . | 3 à 5 — |

ou les *glycérophosphates* aux doses suivantes .

| | |
|---|---|
| De 1 à 2 ans . | 1 à 2 cgr. |
| De 2 à 3 ans . | 2 à 5 — |
| De 3 à 5 ans . | 5 à 15 — |
| De 5 à 10 ans . | 15 à 20 — |

Ordonner le *cacodylate de soude* (voie gastrique ou voie hypodermique).

En cas de toux quinteuse et coqueluchoïde, rechercher et combattre l'*adénopathie bronchique*.

Contre la bronchite persistante · *créosotal, gaïacol, carbonate de gaïacol* ; séjour au *Mont-Dore* ou à *La Bourboule*.

Voy. *Bronchites.*

*Hydrothérapie, cure d'air, cure d'altitude.*

## GROSSESSE

**G. EXTRA-UTÉRINE** (*g. ectopique, g. hétérotopique, g. tubo-abdominale).*

Toute grossesse extra-utérine diagnostiquée commande l'*intervention chirurgicale* (Pinard).

Intervenir, selon les cas, par la voie abdominale, ou par la voie latérale ou par la voie vaginale.

**Lorsque l'on a recours à la voie abdominale**, pratiquer, selon l'âge de la grossesse et la nature des lésions, l'*ablation unilatérale* par la laparotomie, ou la *laparotomie suivie d'hystérectomie abdominale partielle* ou *totale*, ou l'*opération de Porro*, ou enfin la *laparotomie suivie d'extériorisation du kyste et abandon du placenta*

**Si on intervient par la voie vaginale**, pratiquer la *colpotomie* (postérieure), ou la *colpotomie suivie de l'ablation des annexes intéressées* ou d'*hystérectomie vaginale*.

**Dans les cas de grossesse extra-utérine de plus de cinq mois avec fœtus vivants**, renoncer, en règle générale, à l'ablation du kyste et n'*intervenir qu'au huitième ou neuvième mois en se contentant de pratiquer l'extériorisation du kyste avec abandon du placenta* (Pinard).

**Lorsque le fœtus est mort** · *attendre* quelque temps (4 à 6 mois) avant d'opérer, puis pratiquer la *laparotomie*.

**En cas de rupture du kyste** : Voy. *Anémie aiguë, Hématocèle pelvienne intra-péritonéale.*

**En cas de suppuration** . Voy. *Hématocèle suppurée.*

**G. GÉMELLAIRE.**

**Pendant la grossesse** *expectation*.

**Pendant l'accouchement** : voy. *Accouchement*.

**En cas de dystocie** : voy. *Dystocies*.

**G. NORMALE.**

HYGIÈNE DE LA GROSSESSE : *Vie au grand air;* pas d'efforts, pas de fatigue, ni d'émotions ; modérer les rapports sexuels.

Conseiller les *promenades à pied* et en voiture, s'il n'y a pas eu des fausses couches antérieures.

Défendre la danse, l'équitation, les courses en char mal suspendu, les longs voyages en chemin de fer ou sur mer.

Ordonner les *bains tièdes*, pris une ou deux fois la semaine, et des *lavages* fréquents des parties génitales.

Ni bains de mer, ni injections vaginales (à moins qu'il y ait indication absolue).

Faire porter des vêtements en rapport avec la température de la saison; éviter de passer trop brusquement d'un vêtement chaud à un vêtement plus léger.

Conseiller le port de *vêtements amples* et *peu serrés;* défendre le corset ou ne permettre que l'emploi d'un *corset très souple, sans busc, attaché avec des bandes élastiques et soutenu par des bretelles.*

Ne pas modifier le *régime alimentaire* d'une façon générale ; éviter que la femme enceinte surcharge son estomac, et lui conseiller des repas simples, mais bien préparés. Défendre tout mets épicé ou indigeste.

Permettre comme boisson les vins coupés d'eau, la bière légère, les eaux gazeuses, ni café, ni liqueurs.

Surveiller l'intestin et combattre la constipation en modifiant l'alimentation : laitages, fruits crus ou cuits, légumes verts ; si besoin, recommander l'emploi des *lavements*, soit d'eau tiède, soit d'eau additionnée de 2 à 3 cuillerées de glycérine, ou celui des *laxatifs doux :* magnésie calcinée, 1 cuillerée à café ; rhubarbe, 50 cgr. en cachet, une ou deux fois par jour ; sulfate de soude, 5 à 10 gr.

Surveiller aussi attentivement les seins : éviter qu'ils soient comprimés par les vêtements, les faire soutenir au moyen d'une écharpe passée sous chaque sein et nouée sur l'épaule opposée, lorsqu'ils sont lourds et volumineux.

Éviter de maltraiter les mamelons sous prétexte de les former ; conseiller de *simples soins de propreté* et, pendant les dernières semaines de la grossesse, des *lotions avec de l'eau alcoolisée* au tiers ou au quart (1 cuillerée d'alcool à 90° pour deux ou trois cuillerées d'eau).

*Examiner les urines* dans le dernier trimestre de la grossesse, surtout chez les primipares et chez les femmes enceintes dont la santé générale semble altérée et qui présentent un malaise persistant.

**En cas de vomissements** : voy. *Vomissements incoercibles de la grossesse.*

**En cas de douleurs dans le bas-ventre** : repos, ceinture abdominale et *viburnum prunifolium* (extrait fluide XX gouttes, deux à trois fois par jour).

**En cas de diarrhée** : voy. *Diarrhée des adultes.*

**En cas d'accidents gravido-cardiaques** : voy. *Asystolie.*

**En cas de néphrite** : voy. *Eclampsie, Nephrite aigue.*

**En cas d'œdèmes** : traiter les varices, lorsqu'elles existent; rechercher la nephrite gravidique et la combattre, si elle existe.

**En cas de troubles de la nutrition** : voy *Anemies, Osteomalacie, Relâchement des symphyses pubiennes.*

**En cas de céphalée, de dyspnée ou de convulsions**. examiner les urines, rechercher la nephrite et la traiter, lorsqu'elle existe.

**En cas de varices ou d'hémorroïdes** : donner l'*extrait fluide d'hydrastis* et *d'hamamelis virginica.*

℞ Extrait fluide d'hamamelis. 20 gr.
Elixir de Garus ... .... 250 —
Eau distillee. . Q S p 300 cc

3 a 4 cuillerees par jour.

℞ Extrait fluide d'hydrastis. 10 gr.
— — d'hamamelis 20 —

Prendre XXX a L gouttes, 3 fois par jour.

**En cas de ventre en besace**: ordonner le port d'une *ceinture abdominale* se moulant bien exactement à l'abdomen.

**En cas d'intertrigo** . Soins de propreté ; poudrer avec :

℞ Talc de Venise..... ... 75 gr
Poudre d'amidon . .. 25 —
Oxyde de zinc. . . . 5 —
(Herzen)

**En cas de rétroversion de la matrice** : voy. *Retroversion de l'uterus* (pendant la grossesse).

**En cas de tumeurs** voy. *Cancer du col de l'uterus, Fibromes uterins, Kystes de l'ovaire.*

**En cas de pelviviciations** : voy. *Pelviviciations.*

**En cas de gémellité** : voy. *G. gemellaire.*

**En cas d'hémorragies** : voy. *Avortement, Hemophilie, Placenta prævia.*

**En cas de môle hydatique ou d'hydramnios** : voy. ces mots.

**En cas de mort du fœtus** : voy. *Mort du fœtus.*

**En cas de tuberculose pulmonaire** : voy. *Phtisie* (Phtisie et grossesse).

**En cas de syphilis** : voy. *Syphilis* (Syphilis et grossesse)

**En cas de blennorragie** : voy. *Blennorragie aigue chez la femme.*

**En cas d'avortement habituel** : voy. *Avortement.*

## HALLUCINATIONS

Voy. *Agitation, Delires, Delirium tremens, Hysterie, Melancolie.*

## HELMINTHES INTESTINAUX

Voy. *Ascarides, Tænias*

# HÉMATÉMÈSE

*Rechercher et traiter la maladie primordiale* : lésions de la muqueuse stomacale (gastrite suraiguë, ulcère de l'estomac, ulcérations cancéreuses, tuberculeuses ou syphilitiques), troubles de la circulation de la veine porte (cirrhose du foie, thrombose de la veine porte), toxi-infection (scorbut, purpura, scarlatine, rougeole, variole hémorragique, fièvre jaune, appendicite), hémophilie, hystérie.

Voy. *Cancer de l'estomac, Cirrhose du foie, Exulcération de l'estomac, Ulcère de l'estomac.*

HYGIÈNE ET RÉGIME.

*Immobiliser* le malade, *mettre l'estomac au repos,* permettre *quelques gorgées de lait glacé,* ou d'une *boisson glacée,* prescrire la *glace par petits morceaux.*

Appliquer la *vessie de glace* à la région épigastrique.

Dans la plupart des cas, éviter le *lavage de l'estomac :* c'est un repos absolu qu'il faut à un estomac qui saigne (Dieulafoy), pratiquer cependant le lavage quand l'estomac est secoué par des vomissements incessants et quand il est indiqué d'ailleurs par la présence dans l'estomac de masses putréfiées (Linossier, Lucas-Championnière).

**Dans les cas graves** : *diète absolue,* éviter l'administration de médicaments par voie stomacale, même celle de glace et de boissons glacées. Mouiller fréquemment la bouche du malade avec de l'eau fraîche et seulement dans le cas de soif insupportable (que des lavements d'eau et des injections hypodermiques de sérum artificiel ne réussissent pas à apaiser), laisser avaler de temps en temps une cuillerée à café d'eau fraîche.

Recourir à *l'alimentation par le rectum ;* donner des lavements nutritifs, notamment avec du lait, des jaunes d'œufs et du sel ; administrer aussi des lavements d'eau, pour combattre la soif (Voy. *Ulcère simple de l'estomac*).

Commencer l'alimentation par la voie stomacale, aussi loin que possible du moment où se sera arrêtée l'hémorragie.

Donner un peu de lait par la bouche seulement trois jours au moins après la cessation de l'hémorragie.

TRAITEMENT MÉDICAMENTEUX :

Prescrire les *hémostatiques* : alun, acétate de plomb, perchlorure de fer, ferropyrine, en potions glacées.

℞ Perchlorure de fer. X à XV gouttes.

Dans un demi-grand verre d'eau sucrée, par gorgées, toutes les 5 minutes.

| ℞ | | |
|---|---|---|
| | Perchlorure de fer | 3 gr. |
| | Eau de Rabel | 2 — |
| | Sirop d'opium | 30 — |
| | Eau | 120 — |

Par cuillerées à bouche toutes les 5, puis toutes les 10 à 15 minutes.

| ℞ | | |
|---|---|---|
| | Ferropyrine | 60 cgr. |
| | Eau distillée | 160 gr |
| | Sirop diacode | 40 — |

1 cuillerée à bouche toutes les demi-heures (Herzen).

Donner l'*opium* : extrait thébaïque, sirop d'opium additionné aux potions hémostatiques, ou bien *morphine* en injections hypodermiques.

Prescrire l'*ergotine* par la voie stomacale ou par la voie hypodermique :

| ℞ Ergotine . . . | 4 gr. |
|---|---|
| Acide gallique . . | 50 cgr. |
| Extrait thébaïque . . | 10 — |
| Sirop de térébenthine . . | 30 gr. |
| Eau de tilleul . . . . . | 120 — |

1 cuillerée à soupe, toutes les heures (A. Robin).

| ℞ Ergotine. . . . . | } āā 3 gr. |
|---|---|
| Extrait fluide d'hydrastis canadensis . . . | |
| Eau distillée . . . . . | 120 — |
| Sirop de ratanhia . . . . | 20 — |

1 cuillerée à bouche, d'abord tous les quarts d'heure, puis toutes les demi-heures et toutes les heures.

| ℞ Ergotine . . . . | 2 gr. 50 |
|---|---|
| Eau stérilisée . . . . | 10 — |

Injecter 2 à 3 seringues de Pravaz par jour.

Ou bien recourir au *traitement par les lavements d'eau chaude :* diète absolue, interdire tous les médicaments. Donner, au moins trois fois par jour, un lavement d'*eau chaude à la température de 48° à 50°*. Répéter ces lavements plus souvent si le sang avait de la tendance à reparaître. Administrer les lavements sans que le malade fasse le moindre mouvement et sans qu'il se livre à des efforts considérables pour le garder. Disposer un bassin plat sous le siège pour recevoir le liquide, lorsqu'un besoin impérieux de le rendre se fera sentir.

Après cessation de l'hémorragie, continuer l'usage des lavements d'eau chaude, au moins matin et soir, pendant une huitaine de jours ; puis donner un lavement d'eau chaude par jour, jusqu'au retour du malade à l'état normal (Tripier).

**Contre les douleurs et les vomissements :** *injection d'atropo-morphine* (1/4 de mgr. d'atropine, 1 cgr. de morphine).

**Contre la syncope** : *flagellation* et *sinapismes* aux jambes, inhalations et piqûres d'*éther ;* inhalations de *nitrite d'amyle.*

**Contre l'anémie aiguë** : injection intra veineuse de *sérum artificiel* (eau salée à 7 p. 1000), à la dose de 1/2 litre à 1 litre, et à la température de 38° à 40°.

**Contre l'auto-intoxication,** dans les cas de non-évacuation du tube intestinal : donner des *lavements à l'eau chaude glycérinée,* ou des *grands lavements additionnés d'une cuillerée à bouche de liqueur de Labarraque.*

Ou encore, prescrire :

| ℞ Calomel . . | } āā 30 cgr. |
|---|---|
| Jalap . . . . | |
| Magnésie hydratée . . . . . . | 1 gr. |

Pour 1 paquet (A. Robin).

Traitement chirurgical : Voy. *Exulcération de l'estomac, Ulcère de l'estomac.*

**H. HYSTÉRIQUE.**

Recourir surtout au *traitement général* et au *traitement psychique de la névrose*, prescrire l'hydrothérapie, l'isolement, les toniques (Gilles de la Tourette).

## HÉMATIDROSE

Traiter l'hystérie (Parrot).

# HÉMATOCÈLES

## H. PELVIENNE INTRA-PÉRITONÉALE (*rétro-utérine*).

**H. à hémorragie unique**. *Repos absolu* dans le décubitus dorsal, pendant 3 à 4 semaines.

Application de *glace* sur l'abdomen et dans le vagin.

Pratiquer des *injections sous-cutanées d'ergotine*.

Administrer l'*ergotine*.

| ℞ Ergotine | | 2 gr. |
|---|---|---|
| Eau distillée | ãã | 65 — |
| — de mélisse | | |
| Sirop diacode | | 20 — |

1 cuillerée à bouche de 1/2 heure en 1/2 heure (Herzen)

Donner du *champagne*, la *potion de Todd*, les *vins généreux* : prescrire les *excitants* et les *stimulants*.

Recourir à l'*expectation* : vider la vessie, matin et soir, à l'aide d'un cathéter et provoquer la constipation pendant les deux ou trois premiers jours, à l'aide de suppositoires contenant 3 à 4 cgr. d'extrait thébaïque et 1 cgr. d'extrait de belladone.

Après quelques jours, faire appliquer des *cataplasmes chauds* et faire pratiquer des *injections vaginales antiseptiques également chaudes*.

Ne pas appliquer de sangsues et de vésicatoires.

Calmer les **douleurs** et **immobiliser l'intestin** à l'aide de l'*opium*, administré par la voie stomacale, par la voie rectale ou par la voie hypodermique.

| ℞ Extrait thébaïque | 1 cgr |
|---|---|
| Excipient | Q. S. |

Pour 1 pilule : une pilule toutes les heures, jusqu'à concurrence de 6 à 10 dans les 24 heures

| ℞ Extrait d'opium | 5 cgr |
|---|---|
| — de belladone | 1 — |
| Beurre de cacao | 4 gr. |

Pour 1 suppositoire : 2 par jour

Pratiquer des *injections de morphine* à 1/2 cgr., répétées 2 à 3 fois, dans les 24 heures.

Combattre la **constipation** à l'aide de *lavements émollients froids*, additionnés d'une cuillerée à soupe de glycérine neutre.

**Si au bout de 3 à 4 semaines de repos absolu, la tumeur n'a pas tendance à diminuer** (h. enkystée) pratiquer la *colpotomie postérieure*, pour donner issue au sang et aux caillots.

**H. à hémorragies répétées**, donnant lieu à tous les symptômes de l'hémorragie interne grave : recourir aux *injections sous-cutanées de solution saline*, à la dose de 1/2 à 1 litre : pratiquer la *laparotomie* avec drainage du cul-de-sac postérieur par le vagin.

**H. avec inondation péritonéale** : pratiquer la *laparotomie* le plus tôt possible.

**H. suppurée**. Voy. *Pelvi-Péritonite, Péritonite aiguë*.

Donner issue au pus et pratiquer la *colpotomie postérieure*, si la collection fait saillie du côté du cul-de-sac vaginal postérieur ou la *laparotomie*, si la tumeur fait saillie du côté de l'abdomen.

## H. EXTRA-PÉRITONÉALE (*sous-péritonéale pelvienne*)

TRAITEMENT MÉDICAL : voy. *Hématocèle intra-péritonéale*.

Traitement chirurgical : *Laparotomie sous-péritonéale*, ou mieux *colpotomie postérieure*.

### H. VAGINALE TRAUMATIQUE.

**Cas simples** : repos au lit, les bourses relevées, compresses résolutives.

**Si l'épanchement est considérable** : pratiquer une *ponction évacuatrice*.

**S'il existe des fausses membranes ou des caillots** · *ouvrir largement la poche*, la débarrasser des produits qui la recouvrent, suturer après drainage.

**En cas d'hydro-hématocèle:** ponction évacuatrice, suivie d'*injection iodée* (Bouilly).

### H. DE LA VULVE.

Voy. *Thrombus de la vulve*.

## HÉMATOCOLPOS

### H. TOTAL ET HÉMATOMÉTRIE PARTIELLE.

Evacuer la collection en pratiquant une *très petite incision* du vagin oblitéré ; une fois la collection évacuée, faire une *incision cruciale*, laver et tamponner le vagin.

### H. PARTIEL ET HÉMATOMÉTRIE PARTIELLE OU TOTALE.

*Mettre à nu la tumeur*, par une dissection prudente, puis *ponction aspiratrice* et *débridement*.

Après évacuation du sang, *tamponnement aseptique*.

Plus tard, *maintenir le calibre du canal* avec des cylindres en gomme durcie ou en verre.

### H. LATÉRAL ET HÉMATOMÉTRIE LATÉRALE.

*Exciser largement la cloison* et transformer le vagin double en un canal unique.

Quand le sang s'est accumulé dans une corne rudimentaire, à pédicule allongé, pratiquer la *laparotomie*, suivie de l'ablation de la tumeur

Dans certains cas d'utérus bicorne (lorsque par la dissection du périnée on n'est pas parvenu à arriver sur la tumeur et dans le cas ou l'évacuation de la collection présente des difficultés, par suite de la solidification du contenu), pratiquer l'*hystérectomie*.

## HÉMATOMES

**Au début** *compression énergique*, à l'aide d'un pansement ouaté ou avec la *bande élastique*.

Préférer la compression ouatée, dans les cas où la peau menace de se mortifier et dans ceux où il y a intérêt à maintenir une température constante autour de la région contusionnée

**Lorsque la collection s'est en partie résorbée** et que tout phénomène inflammatoire a disparu, pratiquer des *frictions répétées*, du *massage*.

**Si le foyer sanguin s'est enkysté**, si les parois de la poche sont simples et les caillots mous, recourir à la *ponction évacuatrice*, suivie de *lavage phéniqué* (5 p. 100), et de *pansement compressif*.

**Si la poche est épaisse et**

**résistante** pratiquer l'*énucléation* de la tumeur (hématome chronique).

Voy. *Thrombus de la vulve et du vagin.*

## HÉMATOMÈTRE

**En cas d'atrésie du col utérin** rétablir la perméabilité du col par des *incisions* et le *cathétérisme*.

**En cas de sténose du col** : *dilatation progressive du col*, au moyen de tiges de laminaire ou de dilatateurs métalliques.

*Antisepsie intra-utérine, tamponnement intra-utérin.*

S'il existe de la métrite *curettage.*

Voy. *Atrésies génitales* et *Sténose du col utérin.*

## HÉMATOMYÉLIE

*Immobilisation absolue* dans la gouttière de Bonnet

*Matelas de caoutchouc. Soins de propreté*, dans la zone génito-périnéale.

Éviter la révulsion sur le rachis, sous quelque forme que ce soit, *de peur de voir apparaître le décubitus aigu.*

## HÉMATOSALPINX

*Repos absolu, Vessie de glace,* Expectation.

**Après la période aiguë** *révulsion, drainage utérin.*

Si la tumeur n'a pas de tendance à diminuer, ne pas pratiquer la ponction qui est dangereuse, recourir à la *salpingotomie* (Pozzi).

## HÉMATOTHORAX

*Médication symptomatique et causale* (tuberculose aiguë, tumeur maligne).

Ne pas intervenir, si ce n'est dans les cas **d'hématothorax traumatique** : *ponction aspiratrice, intervention systématique.*

Calmer la **douleur** et la **dyspnée** par des injections de *morphine* ou de *dionine* (Netter).

## HÉMATURIES

TRAITEMENT CAUSAL :

Affections du rein, de la vessie, de l'urètre ou de la prostate (néphrites, cystites, urétrites, rupture de l'urètre, prostatites, hypertrophie de la prostate, tuberculose vésicale ou rénale, calculs vésicaux ou rénaux, varices de la vessie pendant la grossesse, néoplasmes), troubles de la circulation (cardiopathies, infarctus du rein), maladie générale toxi-infectieuse (pyrexies, fièvres éruptives, formes hémorragiques, paludisme, maladie de Wehrloff, scorbut, filariose).

Chez les nourrissons, rechercher le scorbut infantile (maladie de Barlow)

TRAITEMENT SYMPTOMATIQUE.

*Repos absolu* dans le décubitus dorsal.

*Régime lacte* et *boissons adoucissantes* et *acidulees*.

Application de *ventouses sèches* à la region lombaire et aux hypocondres, si le sang provient du rein.

*Révulsifs* (pointes de feu), en cas d'**hématurie d'origine inflammatoire** (voy. *Néphrites*).

Prescrire les *hemostatiques* (limonade sulfurique, perchlorure de fer, 40 à 60 cgr. en potion, ferropyrine 40 cgr. en potion, eau de Rabel, 1 à 4 gr., en potion) et surtout l'*ergotine* soit par voie gastrique, soit par voie hypodermique.

| ℞ Ergotine | 2 à 3 gr |
|---|---|
| Eau | 150 — |
| Sirop diacode | 30 — |

Par cuillerées à bouche de 1/2 en 1/2 heure.

| ℞ Ergotine } āā | 2 gr. |
|---|---|
| Acide tannique... } | |
| Eau | 180 — |
| Sirop de digitale... | 20 — |

1 cuillerée à bouche toutes les heures.

Donner le *chlorure de calcium cristallise* ou la *gelatine*, surtout en cas d'hématurie survenant **au cours d'une maladie infectieuse** (voy. *Scarlatine*).

| ℞ Chlorure de calcium cristallisé | 3 à 5 gr. |
|---|---|
| Eau distillée | 130 — |
| Sirop d'écorces d'oranges amères | 25 — |

1 cuilleree à soupe toutes les 2 heures.

| ℞ Gelatine purifiée | 5 à 10 gr. |
|---|---|
| Eau distillee | 150 — |
| Sirop de gomme | 25 — |

1 cuilleree à soupe toutes les 2 heures (Herzen)

**En cas d'hémorragies vésicales ou urétrales** : appliquer la *vessie de glace* à l'hypogastre, prescrire le traitement ci-dessus indiqué, redouter le cathétérisme d'autant plus que l'hématurie est abondante, pratiquer des *injections astringentes* (alun, tanin a 2 p 100), surtout au déclin de l'hématurie (Guyon).

Instillation urétrale de quelques gouttes d'une solution d'*adrenaline* à 1 p 1000.

**En cas d'hématurie vésicale abondante et persistante** : pratiquer la *cystotomie hypogastrique*.

**Chez les prostatiques** : pratiquer le *catheterisme*, en observant l'asepsie la plus rigoureuse; si la vessie est distendue, ne jamais la vider complètement et trop rapidement; s'il survenait de l'hématurie par décompression, faire une *injection vesicale* de 100 a 200 cc d'une solution légèrement antiseptique, en abandonnant le liquide dans la vessie.

Dans la plupart des cas, placer une *sonde a demeure* (Guyon).

**Hématurie survenant au cours d'une blennorragie** : *cesser les injections* (Mauriac).

**Chez les cancéreux et les tuberculeux** : ne pas pratiquer le cathetérisme

**Dans les cas où l'examen clinique n'a pas permis de faire un diagnostic** : ne pas hésiter a recourir a la *nephrotomie*, qui pourra se terminer par une nephrectomie, si l'on constate des lésions appréciables, et à la condition que l'autre rein fonctionne normalement (Demons).

## HÉMÉRALOPIE ESSENTIELLE

Alimentation reconstituante. Traitement tonique.

Huile de foie de morue. Vie au grand air.

Faire porter des *verres fumés* (Trousseau).

## HÉMICHORÉE

Traiter l'hystérie, si ce trouble moteur peut être rattaché à cette névrose.

## HÉMICRANIE

Voy. *Migraine.*

## HÉMIPLÉGIE

**H. CONSÉCUTIVE A UNE APOPLEXIE CÉRÉBRALE.**

Voy. *Hémorragie cérébrale.*

**H. SPASMODIQUE.**

**Au début** : application de la *vessie de glace* sur la tête en permanence.

Recourir aux *révulsifs* à la nuque et sur la tête, aux *onctions* et *frictions mercurielles* (onguent gris) également sur la tête, après avoir coupé les cheveux très courts.

Administrer des *purgatifs*, comme dérivatifs.

Prescrire un *traitement antisyphilitique*, même dans les cas non imputables à la syphilis.

**S'il y a des convulsions** : donner les *bromures*, le *chloral*, l'*opium*, la *jusquiame*, la *belladone*.

Dans quelques cas exceptionnels, pratiquer la *trépanation* (Sonnenburg).

**Après la période aiguë**, quand il existe des mouvements choréiques dans les membres, pratiquer l'*élongation des nerfs* (Benedikt).

**S'il n'y a pas de contracture trop marquée** : recourir, dans certains cas, à la *ténotomie*, suivie de l'application d'un appareil plâtré, et du massage et de l'électrisation des muscles, après que l'on aura enlevé l'appareil.

## HÉMOGLOBINURIE

Éviter les fatigues de tout genre ; craindre le froid et l'humidité.

**En cas d'anémie ou de chloro-anémie** : administrer le *fer* ; donner la préférence au *perchlorure de fer* et prescrire en même temps des *bains sulfureux* (A. Robin).

Traiter les intoxications chroniques.

**Chez les paludéens** : faire prendre la *poudre de quinquina*, à la dose de 4 à 8 gr. par jour. Puis associer l'*hydrotherapie froide* à la *medication arsenicale*.

Faire suivre ce traitement par une *medication ferrugineuse*.

Voy. *Paludisme chronique*.

**Chez les syphilitiques** : recourir au *traitement specifique*.

| | | |
|---|---|---|
| ℞ Biiodure de mercure | . | 30 cgr. |
| Huile sterilisee | . | 30 cc |

Injecter chaque jour 1 cc de cette solution (adulte) (A. Robin).

A partir du 10e jour, faire prendre trois *bains sulfureux* par semaine et prescrire l'*iodure de potassium* a la dose de 2 gr., puis a celle de 4 gr. par jour (A. Robin).

**En cas de gravelle urique ou oxalique** : interdire les mets riches en oxalates, comme l'oseille, les tomates, les haricots verts, et ceux riches en matieres extractives, comme la charcuterie, le gibier, les fromages fermentés, les épices

Prescrire le *benzoate de soude* pendant 15 jours par mois, a la dose de 1 a 5 gr.

Faire prendre des *bains sales* ou des *bains sulfureux*, si l'etat du malade le permet.

Voy. *Gravelle*

**En cas d'uricémie avec excès de désassimilation azotée** : recourir à l'*acide benzoique* ou au *benzoate de soude*, a l'*antipyrine* et a l'*arsenic*.

| | | |
|---|---|---|
| ℞ Benzoate de soude. | . | 3 gr. |
| Sirop de fleurs d'oranger | | 30 — |
| Hydrolat de tilleul... | .. | 90 — |

1 cuilleree a soupe dans une tasse d'infusion de spirea ulmaria, trois heures apres chacun des deux principaux repas

Apres dix jours, donner l'*antipyrine* a la dose de 1 gr. par jour, en deux fois, et pendant 4 jours; terminer par l'usage de l'*arseniate de soude*, pris pendant 15 jours.

Dans le cas ou le trouble nutritif predisposant s'accompagne de déminéralisation plasmatique, prescrire :

| | |
|---|---|
| ℞ Chlorure de sodium | 27 gr |
| — de potassium . | 20 — |
| Phosphate de soude . | 4 — |
| — de potasse | 12 — |
| Glycerophosphate de chaux. | 2 — |
| — de magnésie | ãã 10 — |
| — de fer .. . | ãã 10 — |
| Sulfate de potasse . . | 2 — |
| Poudre d'hemoglobine .. . | 50 — |

Pour 80 cachets : un au milieu de chaque repas (A Robin).

**Au moment de l'accès hémoglobinurique** prescrire le *repos absolu* au lit et le *regime lacte*.

Pratiquer de la *révulsion* sur la région renale, a l'aide de ventouses seches

**H. PAROXYSTIQUE A FRIGORE.**

Eviter autant que possible la cause provocatrice, porter de la flanelle, pratiquer des frictions sèches et aromatiques

Insister sur l'usage de l'*iodure de potassium*, a la dose de 1 gr. par jour, chez l'adulte, et a celle de 50 cgr. chez les enfants.

Cure aux *eaux thermales de Contrexeville*.

## HÉMOPÉRICARDE

**H. MÉDICAL.**

Traitement causal ; enrayer l'hémorragie menaçante (ergotine, glace).

**H. CHIRURGICAL.**

Pratiquer la *ponction aspiratrice* et le *lavage du péricarde*, dans les cas de hémopéricarde ouvert (plaie pénétrante par instrument tranchant, par armes à feu).

## HÉMOPHILIE

Administrer les *toniques* (quinquina, fer, sirop iodo-tannique, huile de foie de morue, arsenic, cacodylate de soude.

| ℞ | | |
|---|---|---|
| Sulfate de quinine . | | 10 cgr |
| Extrait de quinquina . | } | ãã 5 — |
| Protoxalate de fer . | } | |

Pour 1 pilule : 2 par jour (Comby)

Conseiller le séjour à la *campagne*, aux bords de la Méditerranée.

Recommander les *eaux chlorurées sodiques* et une cure aux eaux thermales de *Luxeuil*.

S'abstenir rigoureusement de tout traumatisme opératoire (extraction de dent, circoncision).

**Si une opération est urgente**, recourir au préalable à l'emploi du *chlorure de calcium* à la dose de 2 à 4 gr. par jour pendant 8 à 10 jours ; se servir du *thermocautère* ou du *galvanocautère*.

**En cas d'hémorragie spontanée** chercher à l'arrêter par les *astringents*, l'*ergotine*, les *irrigations chaudes* (50° à 55°), ou *froides* (10°), la *cautérisation au fer rouge*.

Augmenter la coagulabilité du sang par l'administration de *gélatine* en solution dans l'eau, à la dose de 10 à 15 gr. par jour, ou bien à l'aide d'*injections gélatineuses :* employer la solution saline physiologique additionnée de 2,5 p. 100 de gélatine et injecter 120 à 250 cc. de ce mélange tous les 2 jours.

Ordonner dans le même but le *chlorure de calcium cristallisé* à la dose de 1 à 2 gr. par jour (enfants), sans en continuer trop longtemps l'administration (8 à 15 jours) ou l'*hypophosphite de chaux* à la dose de 6 à 8 gr. par jour (Sevestre).

Prescrire, chez les enfants, la potion suivante :

| ℞ | | |
|---|---|---|
| Infusion de roses rouges | | 100 gr. |
| Sirop de rose . .. | } | ãã 30 gr. |
| — de cachou . .. | } | |
| Extrait de ratanhia | | 2 — |
| Eau de Rabel .. . | | XV gouttes |
| Alun pulvérisé | | 50 cgr. |

1 cuillerée à dessert toutes les heures (Cadet de Gassicourt)

En cas d'hémorragies, injecter, chez l'adulte, 10 à 20 cc. de *sérum frais* d'homme, de lapin, de cheval (pas de bœuf) dans les veines, ou 20 à 30 cc. sous la peau. Chez les enfants, employer des doses moitié plus faibles.

En cas d'urgence (si l'on n'a pas de sérum frais et pas le temps de le préparer), recourir au *sérum antidiphtérique* quoiqu'il soit préférable de ne pas utiliser de sérum antitoxique (Broca, P.-E. Weil).

**Pendant la grossesse** : traitement général reconstituant ; fer, arsenic, strychnine.

Ne jamais interrompre le cours de la grossesse et attendre l'expulsion spontanée.

Au terme, avant le travail, ordonner le *chlorure de calcium cristallisé* à la dose de 4 à 6 gr. par jour, pendant 8 à 10 jours de suite, puis donner la *gelatine* en potion à la dose de 10 gr.

Eviter les injections sous-cutanées de solutions de gélatine (formation d'hématomes, suivis d'escarrification).

Localement, contre les hémorragies, recourir aux *injections chaudes*, aux attouchements à l'*adrenaline*, au tamponnement et aux pansements avec une solution gélatinee a 10 p. 100

En cas d'urgence, comme ressource suprême, pratiquer l'*hysterectomie*.

**Pendant la délivrance** : combattre l'hémorragie a l'aide de l'*ergotine* (voie hypodermique) et d'un tamponnement utéro-vaginal à la gaze stérilisée imbibée d'une solution de gélatine.

Voy. *Hemorragies de la delivrance*.

## HÉMOPTYSIES

*Rechercher et traiter la maladie primordiale* : congestions pulmonaires, cardiopathies, apoplexie ou embolie pulmonaire, dilatation bronchique, kyste hydatique du poumon, phtisie ou syphilis pulmonaire, aménorrhée, hystérie, scorbut, hemophilie, pyrexies hémorragiques, contusion du thorax.

### H. DES TUBERCULEUX.

*Repos absolu* dans la position demi-assise, garder le *silence* et ingérer de petits fragments de *glace* ou des *boissons acides glacées* (limonades acides, eau de Rabel).

| | |
|---|---|
| ℞ Eau de Rabel ......... | 4 gr. |
| Eau .................. | 100 — |
| Extrait thébaïque....... | 10 cgr |

1 cuillerée à soupe toutes les 1 ou 2 heures (Marfan).

Au début de l'hémoptysie, ordonner le *calomel* à la dose de 10 cgr. toutes les heures jusqu'à effet purgatif.

Pratiquer en outre de la *revulsion* : pédiluves et maniluves sinapisés, sinapismes aux jambes, aux mollets, ligature des membres, ventouses sèches sur la poitrine.

Combattre l'hypertension artérielle, lorsqu'elle existe, par l'emploi du *nitrite d'amyle*.

Conseiller aussi, au moment de l'hemoptysie, l'application de *glace sur les bourses* (Daremberg) ou l'administration de *lavements d'eau très chaude* (48° a 50°), repetes trois fois par jour (Tripier).

Calmer la toux en prescrivant l'*opium*, en potion ou en pilules, a la dose de 10, 20 et 30 cgr. d'extrait thebaique par jour ; ou en pratiquant des injections de *morphine*, à la dose de 1 mgr. a 5 mgr., suivant l'âge, repétees 2 a 4 fois dans les 24 heures.

Puis prescrire l'*ipéca* ou le *tartre stibié, à dose nauséeuse* (non vomitive).

℞ Ipéca en poudre. . 10 cgr.
(Jaccoud)

Pour 1 paquet : prendre un paquet de 1/4 d'heure en 1/4 d'heure jusqu'à provoquer un état nauséeux (4 à 6 paquets); espacer alors les prises une toutes les demi heures, toutes les heures et même toutes les deux heures, en se réglant sur l'imminence du vomissement Chez les enfants faire prendre 2 à 3 cgr de poudre d'ipéca, tous les quarts d'heure, puis toutes les demi-heures.

Ou encore :

℞ Ipéca... . . . . . . 5 cgr.
Extrait thébaïque . . . . 2 mgr.

Pour 1 pilule : une ou deux pilules toutes les heures ou toutes les 2 heures (Dieulafoy).

Ou bien donner *l'ipeca associe a la poudre de Dower :*

℞ Poudre d'ipeca . . . . . } āā 5 cgr.
— de Dower. . . . }

Pour 1 paquet : un tous les quarts d'heure, puis toutes les demi heures jusqu'a apparition de l'état nauseeux, espacer alors les prises.

Ne prescrire le *tartre stibie* que chez les malades encore jeunes et vigoureux.

℞ Tartre stibie . . . . . . . 20 cgr.
Julep gommeux . . . . 120 gr.

1 cuillerée à bouche toutes les 2 heures, pendant 2 jours (Peter).

Essayer la médication vasoconstrictive (contre-indiquée au cas d'hypertension artérielle) pratiquer des injections hypodermiques d'*ergotine* ou d'*ergotinine*.

℞ Ergotine. . . . . 2 gr 50
Eau stérilisée . . 10 —

Injecter 1 seringue de Pravaz, 3 à 6 fois dans les 24 heures.

℞ Ergotine . . . . . . 1 gr.
Sirop de ratanhia . . 30 —
Eau de menthe. . . . . . 70 —

1 cuillerée à soupe toutes les heures (enfants).

Ou mieux, employer la solution suivante, dans laquelle se trouvent associés une serie de médicaments vaso-constricteurs, modérateurs cardiaques et généraux, hémostatiques :

℞ Ergotine Yvon . . . 5 gr.
Antipyrine . . . . . 2 — 50
Sulfate de spartéine . . 30 cgr.
Chlorhydrate de morphine 5 —
Eau distillée Q. S p f 10 cc.

Injecter une seringue entière de cette solution, recommencer encore, à 2 ou 3 reprises, de 5 en 5, ou de 10 en 10 minutes ou à intervalles plus éloignés, suivant le cas (Capitan).

Si l'hémoptysie persiste malgre ce traitement, recourir a la médication a l'ipeca et a l'émetique :

℞ Tartre stibié . . . . . 10 cgr.
Ipéca . . . . . . . . . . 1 gr.
Eau. . . . . . . . . . . . 250 —

Aromatiser avec un julep ou un sirop quelconque

Par cuillerées à café, une cuillerée d'heure en heure, pendant 24, 36 et 48 heures

S'il survient des nausées ou des vomissements, suspendre la potion pendant 1 a 2 heures environ, et intervenir, au moyen de la glace, de l'eau chloroformee, de la potion de Rivière, de l'alcool mentholé à 10 p 100 (IV a V gouttes dans une cuillerée à café d'eau glacée)

S'il y a de la diarrhee marquée, donner des petites doses de bismuth, voire même d'opium

En cas de depression cardiaque, administrer toutes les heures la sparteine, à la dose de 2 à 3 cgr, répétés 5, 6, 7 fois dans les 24 heures, si besoin est

En cas de tendance au collapsus, pratiquer des frictions générales, des injections d'ether, d'huile camphree (1 a

2 cc. d'une solution a 10 p 100), donner des boissons un peu fortement alcoolisees (Capitan).

Donner encore la *digitale* (contre-indiqué en cas de fièvre) :

℞ Digitale. . . . . 1 gr. 50
Faire infuser dans
Eau bouillante . . . 150 —
Ajouter :
Extrait de ratanhia . . 2 à 4 —
— d'opium . . . 5 à 10 cgr.
Sirop citrique . . . 30 gr.

Par cuillerées, toutes les 2 heures (Lebert)

℞ Ergotine . . . . 5 gr.
Teinture de digitale . . . 2 —
Eau distillee . . . . 200 —
Sirop de morphine. . . . 30 —

1 cuilleree a bouche, toutes les heures (Peter).

℞ Poudre de feuilles de digitale . } āā 6 cgr.
Antifebrine . }

Pour 1 pilule n° 6, a prendre en 12 heures (Daremberg).

Enfin prescrire la *terebenthine* et recourir à la *medication astringente* . grande consoude, lierre terrestre, tanin, alun, ratanhia. Ne pas prescrire le perchlorure de fer.

Faire prendre l'*essence de térébenthine* en capsules de 20 cgr. chacune, a la dose de 10 a 15 par jour.

℞ Sirop de térebenthine . . . 20 gr.
— de cachou . . } āā 10 —
— diacode . . . }
Eau distillee . . 60 —

1 cuilleree à bouche toutes les 2 heures (enfants) (Comby)

℞ Ergotine . . . . . . 2 à 3 gr.
Acide gallique . . . 2 —
Eau distillée . . . } āā 60 —
Hydrolat de menthe . }
Sirop diacode . . . . 30 —

1 cuilleree toutes les demi-heures,

℞ Extrait de ratanhia . . . . 3 gr
Eau distillee . . } āā 60 —
Hydrolat de menthe . }
Extrait thebaique . . . 10 cgr
Sirop simple . . . 25 —

1 cuilleree a bouche toutes les heures ou toutes les 2 heures (Herzen)

℞ Acide tannique . . . } āā 5 cgr
Extrait d'ergot de seigle }
— d'opium . . . 1 —
Jus de reglisse . . . . Q. S.

Pour 1 pilule · 1 toutes les heures

℞ Extrait de ratanhia } āā 10 cgr.
Seigle ergote pulverise }
Poudre de digitale . . 3 —
Extrait thébaique . . 1 a 2 —

Pour 1 pilule : 6 par jour.

Si ces medications échouent, recourir aux injections *gelatineuses :* sérum artificiel additionne de gélatine a 2 ou 3 p. 100 ; injecter 25 cc. matin et soir, ou 100 a 200 cc tous les deux jours.

En même temps, faire prendre intérieurement 4 cuillerées a bouche par jour d'une solution de gélatine a 10 p. 100 (Herzen).

**Une fois l'hémoptysie terminée**, en prévenir le retour en faisant faire au malade une *cure de repos*, en évitant l'administration du fer et de l'iodure de potassium et en donnant la créosote ou le gaiacol a doses moyennes Recourir en outre a l'emploi de l'*extrait fluide d'hydrastis canadensis* faire prendre pendant 2 semaines XC gouttes d'extrait en 3 prises, puis, pendant une semaine, LX gouttes en deux prises et, pendant une quatrième semaine, XXX gouttes en une fois.

℞ Extrait fluide d'hydrastis canadensis . . } āā 20 gr
Teinture d'hydrastis canadensis . . }
Codeine . . 30 a 40 cgr.

XXV a XL gouttes, 3 fois par jour.

Augmenter la coagulabilité du sang en donnant le *chlorure de calcium cristallisé* en potion, à la dose de 2 à 4 gr. par jour, sans en continuer trop longtemps l'administration.

**Chez les femmes en cas d'hémoptysie menstruelle**. Recommander le *repos*, au moment des règles.

Prescrire :

| | | |
|---|---|---|
| ℞ Bromure de potassium. | 10 gr. |
| Teinture de digitale | L gouttes. |
| Eau .. .. . | 200 gr. |

2 cuillerées à soupe par jour.

**En cas d'hémoptysie fébrile** : donner le *sulfate de quinine*, associé à l'*ergotine*.

| | |
|---|---|
| ℞ Sulfate de quinine . . | 15 cgr. |
| Extrait d'ergot de seigle | 10 — |
| — de jusquiame . | 2 — |

Pour 1 pilule 5 à 8 par jour (Heizen).

Recourir à l'application de la *compresse froide* à la partie du thorax correspondant à la région du poumon qui est le siège de l'hémorragie : tremper dans l'eau froide un morceau de toile ou une serviette pliée en plusieurs épaisseurs ; bien l'exprimer et l'appliquer sur la région où l'on veut agir. Recouvrir la compresse d'une serviette sèche pliée en quatre pour préserver la chemise du malade et la laisser en place une demi-minute, puis la remplacer par une autre préparée comme la première. Deux ou trois compresses successives sont en général suffisantes (Fernet).

Appliquer aussi le *sac de glace* sur le thorax.

**H. CARDIAQUE** (affection mitrale).

Prescrire le *repos absolu*, le *régime lacté*.

Administrer la *digitale, associée à l'ergotine* :

℞ Poudre de feuilles de digitale 1 gr.
Faire infuser pendant une demi-heure dans .
Eau chaude ......... 150 —
Ajouter :
Extrait de seigle . . . 1 —
Sirop de ratanhia .... 30 —

| | |
|---|---|
| ℞ Poudre de digitale . . | āā 1 cgr. |
| Extrait thébaïque . | |
| Ergotine . . . . . | āā 10 — |
| Sulfate de quinine. . | |

Pour 1 pilule : prendre 1 pilule de demi-heure en demi heure jusqu'à cessation de l'hémoptysie

Pratiquer des *injections de caféine* ou une injection de *digitaline*.

Voy. *Asystolie*, *Insuffisance mitrale*..

Ne pas prescrire d'opium, ni de morphine, qui augmentent la congestion.

**Contre la dyspnée** : *Ventouses sèches*, *chloral* à petites doses, *bromure de potassium*.

**H. DES HYSTÉRIQUES.**

Insister sur le *traitement général* et le *traitement psychique de l'hystérie*, beaucoup plus que sur le traitement médicamenteux.

Prescrire l'*hydrothérapie*, l'*isolement*, les *toniques*.

Voy. *Hystérie*.

## HÉMORRAGIES

**H. CAPILLAIRE.**

*Compression directe*, à l'aide d'un pansement antiseptique.

Lavages avec des *solutions*

*astringentes* (alun à 5 ou 10 0/0, eau de Pagliari) Irrigations d'*eau froide* (10°) ou *très chaude* (50° à 55°). *tamponnement* à l'aide de tampons imbibés d'une solution de gélatine.

| ℞ Gélatine | 10 gr |
|---|---|
| Chlorure de sodium | 2 — |
| Eau | 100 — |

Stériliser à 100° En applications locales (Carnot)

Attouchements avec une solution d'*adrénaline* à 1 p 1000.

Eviter, autant que possible, l'emploi du perchlorure de fer.

**H. D'UN GROS VAISSEAU** (membres).

*Compression directe* sur la plaie, remplie de gaze aseptique, à l'aide de plusieurs tours de bande bien serrés, combinée à l'élévation du membre.

*Compression indirecte*, exercée au-dessus du foyer traumatique par un garrot, un tourniquet où la bande d'Esmarch.

**Si la plaie est large,** recourir de préférence à la *forcipressure*, à l'aide de pinces hémostatiques, suivie de *ligature* du vaisseau, avec abandon des pinces dans la plaie, pendant 48 heures, s'il y a impossibilité de placer les ligatures

Lier toujours les deux bouts du vaisseau sectionné.

**Si la plaie est étroite,** l'*agrandir pour se donner du jour* et aller à la recherche du vaisseau sectionné ; appliquer au préalable la bande d'Esmarch.

**Si dans un foyer contus, anfractueux, déchiqueté,** on ne trouve pas l'artère, la lier au-dessus de la solution de continuité.

Procéder de même dans les cas d'hémorragie secondaire dans une plaie infectée.

**Contre l'anémie aiguë** Voy. *Anémie traumatique*.

**H. CÉRÉBRALE** (apoplexie).

*Emissions sanguines révulsives*. sangsues au fondement ou derrière les oreilles.

**En cas d'éréthisme circulatoire, turgescence générale, pouls vibrant** Pratiquer la *saignée*.

Si le malade peut avaler, administrer un *purgatif* :

| ℞ Calomel | 25 cgr |
|---|---|
| Poudre de jalap | 75 — |
| Sucre en poudre | 50 — |

Pour 1 paquet, à prendre dans du lait (Herzen)

Ou bien :

| ℞ Follicules de séné | 10 gr. |
|---|---|
| Faire infuser dans : | |
| Eau bouillante | 150 — |
| Ajouter : | |
| Sulfate de soude | 15 — |
| Sirop de manne | 30 — |

2 cuillerées à soupe, toutes les demi-heures (Herzen).

| ℞ Huile de croton biglycériné | I goutte |
|---|---|
| — de ricin | ãã 30 gr. |
| — d'amandes douces | ãã 30 gr. |
| Sirop de limon | 60 — |

Par cuillerées, de 1/4 d'heure en 1/4 d'heure (Grasset).

Si le malade n'avale pas ou avale mal, administrer des *lavements purgatifs* avec de la glycérine, de l'huile, ou mieux .

| ℞ Séné | 10 à 20 gr. |
|---|---|
| Sulfate de soude | 30 à 50 — |
| Eau | 500 — |

Pour un lavement.

Recourir à la *révulsion*. sinapismes sur les quatre membres, spécialement sur les membres inférieurs, pédiluves et manluves sinapisés et s'il n'existe pas d'albumine dans les urines, mettre des vésicatoires aux mollets ou aux cuisses.

Faire mettre la *vessie de glace*, bien suspendue, sur la tête.

RÉGIME : *lait, bouillon*, si le malade peut avaler. Décoction de quinquina, kola granulé, et dans certains cas, un peu d'alcool (50 à 60 gr.), de cognac, kirsch, rhum ou chartreuse (Grasset).

**En cas d'hypotension artérielle** : Prescrire la *médication stimulatrice et tonique*.

℞ Acétate d'ammoniaque 5 gr.
Teinture de cannelle 3 —
Sirop de fleurs d'oranger 30 —
Eau de tilleul. Q. S. p. f. 120 —
(Grasset).

Alterner la potion ci-dessus avec la suivante :

℞ Caféine } ãã 2 gr.
Benzoate de soude }
Julep simple 120 cc.
(Grasset).

Si le malade n'avale pas ou si l'indication est plus urgente, recourir aux *injections hypodermiques d'éther*, à la dose de 5 à 10 cc. par 24 heures, ou bien :

℞ Caféine } ãã 2 gr. 50
Benzoate de soude }
Eau bouillie Q. S. p. f. 10 cc.
3 à 6 seringues de Pravaz par jour.

Ou encore :

℞ Camphre 1 gr.
Huile d'olives stérilisée 10 —
Injecter 2 à 5 cc. par jour.

Pratiquer aussi des *injections sous-cutanées de spartéine* :

℞ Sulfate de spartéine 20 cgr.
Eau stérilisée 10 gr.
Injecter 3 à 5 seringues de Pravaz par jour.

Enfin recourir aux injections de *sérum artificiel*, par 25 cc. chaque fois, et à la dose de 250 cc. dans les 24 heures.

℞ Sulfate de soude 10 gr.
Chlorure de sodium 5 —
Eau distillée et bouillie Q. S. p. 1 litre
(Grasset).

Surveiller attentivement la production d'escarres, assurer l'*antisepsie des téguments* par des boissons tièdes, pratiquées, matin et soir.

**Pendant le coma** : Pratiquer trois fois par jour un *sondage aseptique* de la vessie.

*Nettoyer la bouche*, à l'aide du doigt recouvert d'un linge fin plongé dans une solution légèrement antiseptique qui sera promené sur la langue et en particulier dans les rainures gingivolabiales (Gilles de la Tourette).

Voy. *Antisepsie buccale*.

**Quelques jours après l'attaque** Combattre la cause de l'hémorragie cérébrale.

Instituer le traitement de l'obésité et de la polysarcie, traiter l'artériosclérose.

Prescrire une *diète sèche*, pour diminuer la pression sanguine.

Donner l'*iodure de potassium*, à la dose de 80 cgr. à 1 gr. par jour, en 2 fois, et la *trinitrine*, s'il existe de l'hypertension vasculaire.

Voy. *Artériosclérose*.

**Contre l'hémiplégie consécutive** : Recourir à l'*électricité*, au *massage* et aux *injections de strychnine* (3, 4, 6, 8 mgr. par jour).

A la sortie du coma, pratiquer deux fois par jour une séance de *mobilisation;* mobiliser une à une les articulations des doigts, du poignet et du coude, et faire exécuter au bras les mouvements les plus étendus qui se passent dans l'articulation scapulo-humérale.

Terminer par un *léger massage des muscles.*

Si les mouvements tardent trop à revenir ou s'ils sont insuffisants, terminer la séance de mobilisation et de massage par quelques *secousses faradiques,* mais sans faradiser à outrance pour ne pas exciter l'état spasmodique.

Ne pas se servir régulièrement de l'électricité avant les dix ou quinze jours qui suivent la sortie de l'ictus apoplectique, terminer alors la séance de mobilisation et de massage en faisant passer, pendant huit à dix minutes, un *courant galvanique,* et non faradique, de faible intensité (20 à 40 milliampères), dans les membres atteints; placer le pôle positif dans la région dorsale supérieure s'il s'agit du membre supérieur, dans la région dorsale inférieure pour ce qui est du membre inférieur, promener le large tampon négatif sur les masses musculaires paralysées.

Terminer par quelques secousses, à l'aide de l'interrupteur, en donnant un peu plus d'intensité.

Continuer ces manœuvres pendant plusieurs mois (Gilles de la Tourette).

N'employer l'électricité statique qu'avec une grande prudence, les variations qu'elle provoque dans la tension artérielle influent d'une façon fâcheuse sur le système circulatoire de l'encéphale.

**Contre les troubles vasomoteurs** (rougeur des téguments, œdèmes, refroidissement du membre) : recourir à la *galvanisation* du membre (20 à 40 M. A.).

**En cas d'aphasie ou d'agraphie** (lorsque l'hémiplégie proprement dite est légère et laisse à la main droite la faculté de tenir la plume) : rééduquer le sujet par des *exercices répétés progressifs et raisonnés,* analogues à ceux qu'on met en usage chez les enfants qui apprennent à parler et à écrire (Gilles de la Tourette).

Voy. *Aphasie.*

**Pour éviter une seconde attaque** : mettre en œuvre le traitement général de l'artério-sclérose, chercher à éviter les variations brusques de la pression artérielle. Défendre les travaux intellectuels, les émotions morales vives, la transition brusque d'un milieu dans un autre dont la température est très différente.

Défendre le séjour dans des appartements surchauffés.

Conseiller, pendant l'été, d'abriter la tête des rayons du soleil.

Interdire les excès de toute nature, les repas trop copieux, surtout le soir, avant le sommeil. Défendre l'usage des boissons alcooliques et conseiller au malade d'éviter toute excitation génésique (Gilles de la Tourette).

**Pendant l'accouchement** : en cas de mort subite, terminer, si possible, l'accouchement *par les voies naturelles*, dans le cas contraire, pratiquer l'*opération césarienne.*

**H. CONJONCTIVALE.**

*Compression. Compresses d'eau blanche.*

Eviter les efforts, la toux, les vomissements, etc (danger d'hémorragie cerebrale).

**H. DE LA DÉLIVRANCE.**

INDICATIONS THÉRAPEUTIQUES : 1° Débarrasser l'utérus du délivre et du sang qu'il contient ; 2° réveiller la contractilite utérine ; 3° s'opposer a l'afflux du sang dans l'uterus, 4° combattre les effets immediats et secondaires de l'hémorragie

**Si le placenta est retenu dans la matrice,** l'*extraire* avec la main introduite dans l'uterus, faire suivre la délivrance artificielle d'une injection uterine a 48°, légerement antiseptique.

Voy. *Retention du placenta.*

**En cas d'adhérences placentaires anormales :** *enlever tout ce que l on peut,* en morcelant le tissu placentaire avec les doigts. Chercher a tout enlever, puis, apres une *injection uterine chaude* (45 a 50°), faire un *pansement* a la gaze iodoformée dans l'organe.

Continuer encore pendant quelques jours l'antisepsie uterine.

**Si le col est fermé, emprisonnant le placenta :** essayer de pénétrer dans l'uterus, *soit en glissant un, puis deux, trois doigts, puis toute la main,* soit en introduisant dans le col un *ballon de Champetier* qu'on gonflera. Recourir, au besoin, a la *chloroformisation* a la reine. Une fois l'orifice ouvert, pratiquer la délivrance artificielle.

Voy. *Incarceration du placenta.*

**Si l'utérus est vide, mou et gros :** combattre l'inertie utérine par l'administration de l'*ergotine associee a la strychnine.*

| | | |
|---|---|---|
| ℞ Ergotine | . . . . . | 5 gr. |
| Sulfate de sparteine | . . | 25 cgr |
| — de strychnine | . | 5 mgr |
| Eau sterilisee | . Q.S p. | 10 cc. |

Injecter 1 a 2 et 3 seringues de Pravaz avec 1 heure d'intervalle (Herzen)

*Massage* du globe uterin

Pratiquer une *injection uterine chaude* (50°), suivie du *tamponnement utero-vaginal* a la gaze salolee, xeroformee ou simplement sterilisée

**Si l'utérus est vide, petit et dur** . Rechercher la plaie hemorragipare au niveau du col, du vagin ou de la vulve et pratiquer une *compression locale* ou un tamponnement local Dans certains cas, poser une *ligature* sur le vaisseau saignant et *suturer* la plaie, en appliquant des valves vaginales et des pinces de Museux pour abaisser l'utérus, en cas de dechirure du col

**Contre l'anémie aigue :** Voy. *Anemie aigue.*

**H. GASTRIQUE.**

Voy. *Hematemese.*

**H. GRAVIDIQUE.**

**H. vaginale ou cervico-utérine :** *Forcipressure, sutures, tamponnement.*

**H du corps de l'utérus :** Voy *Avortement, Môle hydatiforme, Placenta prævia.*

**H. gravidique interne :** si la femme est en travail et si elle est en danger, *terminer l'accouchement le plus rapidement possible* (dilatation progressive, forceps, version).

Si la femme n'est pas en travail : *expectation*, tant que la vie de la femme n'est pas compromise, dans le cas contraire, pratiquer l'*accouchement forcé*.

**H intra-péritonéale.** Voy. *Grossesse extra-utérine, Hématocèles pelviennes.*

**H. INTESTINALE.**

*Rechercher et traiter la maladie causale* : lésions de la muqueuse intestinale (ulcère du duodenum, ulcérations typhoïdiques, tuberculeuses, dysentériques, syphilitiques, urémiques, vasculaires, emboliques ou cancéreuses ; invagination intestinale, polype du rectum), troubles de la circulation (cirrhose du foie, thrombose de la veine porte), toxi-infections (scorbut, purpura, fièvres éruptives hémorragiques), hémophilie.

*Repos absolu* au lit. Permettre au malade de prendre seulement quelques cuillerées de lait glacé, d'une *boisson froide*, de *champagne glacé*.

Application de *glace sur l'abdomen*.

Pratiquer des injections sous-cutanées d'*ergotine* et de *morphine*.

Donner les *astringents* et les *hémostatiques* : tanin, ratanhia, perchlorure de fer.

| ℞ Ergotine | 2 gr. |
|---|---|
| Sirop diacode | 100 — |
| — de térébenthine | 200 — |

1 cuillerée à bouche, toutes les 2 heures (G. Sée)

| ℞ Ergotine | 2 à 4 gr. |
|---|---|
| Acide gallique | 50 cgr |
| Sirop de térébenthine | 30 gr. |
| Eau de tilleul | 120 — |

1 cuillerée à bouche, toutes les heures.

| ℞ Perchlorure de fer | 4 gr. |
|---|---|
| Eau de Rabel | 3 — |
| Sirop d'opium | 30 — |
| Eau | 120 — |

Par cuillerées à bouche

Pratiquer des *injections de gélatine* : sérum artificiel additionné de gélatine à 2 ou 3 p. 100, injecter 150 à 200 cc., tous les 2 jours.

Recourir aussi au traitement par les *lavements d'eau chaude*, à la température de 48° à 50° (Tripier).

Voy. *Hématémèse.*

**Chez les enfants.**

Employer l'*ergotine*, par voie hypodermique, aux doses suivantes

| | |
|---|---|
| Jusqu'à 1 an | 15 cgr. |
| De 1 à 3 ans | 15 à 45 — |
| De 3 à 5 ans | 45 à 50 — |
| De 5 à 10 ans | 1 gr à 1 gr 50 |

| ℞ Ergotine | 50 cgr. |
|---|---|
| Extrait de ratanhia | 3 gr. |
| Eau de menthe | 60 — |
| Sirop diacode | ãã 10 — |
| — de cachou | ãã 10 — |

1 cuillerée à dessert toutes les heures (Herzen).

Administrer la *solution officinale de perchlorure de fer*, aux doses suivantes :

| | |
|---|---|
| De 0 à 15 mois | I à V gouttes |
| Dé 15 mois à 3 ans | V à X — |
| De 3 ans à 5 ans | X à XV — |
| De 5 ans à 10 ans | XV à XX — |

Par jour (Marfan).

| ℞ Perchlorure de fer liquide à 30° | X gouttes |
|---|---|
| Sirop de punch | 100 gr. |

1 à 2 cuillerées à café, toutes les 2 heures, dans un peu d'eau (Dauchez).

**Au bout de deux jours**, administrer un *lavement borique* pour évacuer le sang accumulé dans l'intestin et pour prévenir l'auto-intoxication.

**En cas de syncope ou de collapsus** *Boissons alcooliques, champagne,* injections d'*éther*, de *caféine ;* injection intraveineuse de *sérum artificiel*, à la dose de 500 cc.

**Une fois l'hémorragie arrêtée** : prescrire, pendant 5 à 6 jours, les pilules suivantes :

℞ Extrait alcoolique d'hydrastis canadensis 3 gr.
Extrait alcoolique de jusquiame .. .. 30 cgr.
Pour 30 pilules 5 à 10 par jour (G. Sée)

**H. MÉNINGÉE.**

Voy. *H. cérébrale.*

**H. OMBILICALE.**

**H. artérielle** pratiquer de nouveau la *ligature* du cordon

En cas de cordon gras, employer un fil élastique, qu'on enroule sur le cordon à l'aide d'une allumette, placée en attelle, et cassée ensuite par le milieu pour pouvoir retirer les deux bouts séparément (Tarnier)

Recourir aussi à la *forcipressure du cordon* : placer sur le cordon une pince à forcipressure ordinaire ou la pince Terrier. Après s'être assuré que l'hémostase est obtenue, panser avec de la ouate stérilisée qui doit entourer la pince de toutes parts et bien la séparer de la paroi abdominale. Enfin recouvrir le tout d'une compresse longuette et placer l'enfant dans son maillot

Enlever la pince au bout de 36 à 48 heures et appliquer un pansement à la gaze iodoformée (Bar).

**H parenchymateuse,** survenant au moment où se détache le cordon ou après sa chute : applications de tampons imbibés d'une solution de *perchlorure de fer* à 3 p. 100 ou d'*antipyrine* de 10 à 20 p 100, de *ferropyrine* à 3 p 100, de *ferrostyptine*, d'*eau hémostatique de Pagliari* ou d'une solution de *gélatine* à 10 p. 100.

Ou encore saupoudrer la cicatrice ombilicale d'antipyrine en poudre et appliquer un *pansement compressif* En même temps pratiquer des injections d'*ergotine* (1 à 2 cgr répétées 2 à 3 fois par jour) et administrer les *excitants diffusibles* (alcool, éther, camphre, musc).

Intérieurement administrer la *gélatine* par voie gastrique (ne pas employer ce médicament par voie sous-cutanée).

**H. PÉRITONÉALE.**

Voy *Grossesse extra-utérine, Hématocèle pelvienne intra-péritonéale.*

**H. DU POST-PARTUM.**

Pendant les premiers jours, combattre l'**inertie utérine** à l'aide d'*injections vaginales chaudes* (50°) et d'injections sous-cutanées d'*ergotine*.

Si l'on suppose la **rétention d'un fragment placentaire**, recourir au *curage digital* (voy. *Fièvre puerpérale* technique du curage) ou au *curettage instrumental* suivi de tamponnement utérin à la gaze stérilisée

Combattre la **subinvolution utérine**, lorsqu'elle existe (voy. *Accouchement*), rechercher et traiter la **rétroversion utérine** par l'application d'un *pessaire* approprié au cas.

Au moment du **petit retour de couches** (du 15e au 20e jour), et du **grand retour de couches**, en cas de surabondance de sang, recourir aux médications indiquées à *H. non gravidiques du corps de l'utérus.*

**H. PUERPÉRALES.**

Voy. *Avortement, Hémorragies de la délivrance et Hémorragies gravidiques, Placenta prævia*

**H. PULMONAIRE.**

Voy. *Apoplexie pulmonaire, Embolie pulmonaire, Hémoptysie.*

**H. RÉNALE.**

Voy. *Hématurie.*

**H. URÉTRALE.**

Voy. *Blennorragie aiguë, Hypertrophie de la prostate.*

**H. UTÉRINE NON PUERPÉRALE.**

**H. du col.**

Immobilité, *repos absolu* au lit dans le décubitus dorsal. Application de la *vessie de glace* sur l'hypogastre.

Compression directe ou *tamponnement aseptique* et *hémostatique*, avec de la gaze imbibée de la solution suivante, puis exprimée :

| | | |
|---|---|---|
| ℞ Alun | . . . | 5 gr. |
| Eau bouillie | . . . | 50 — |

Manuel opératoire du tamponnement : placer la malade dans la semi-pronation ou position de Sims Rendre les voies génitales accessibles à la vue en déprimant la paroi postérieure au moyen d'une valve Pratiquer une irrigation abondante et chaude avec de l'eau phéniquée à 10 p. 1000, pour nettoyer le vagin des caillots et du sang accumulés. Puis remplir la cavité vaginale, pour cela, préparer une série de petits gâteaux de coton perméable, plongés, les uns dans une solution concentrée d'alun, les autres, en plus grand nombre, dans la solution phéniquée faible qui a servi à l'irrigation Exprimer fortement ces tampons, au moment de les employer, de façon à former des disques du diamètre d'une pièce de cinq francs et d'une épaisseur double ou triple. Disposer rapidement, avec une longue pince, cinq ou six disques alunés autour du col, dans les culs-de-sac, et à la surface du museau de tanche Dès que celui-ci est recouvert, employer, pour continuer le tamponnement, des disques phéniqués exprimés le plus possible. Employer une très grande quantité de ces gâteaux de coton, ne pas les tasser avec force, mais les superposer seulement de telle sorte qu'ils constituent un tout homogène. A mesure que l'on effectue le tamponnement, retirer peu à peu la valve, de manière à ce qu'elle soit enlevée, un peu avant qu'on ait terminé Laisser le coton en place pendant 24 heures : après l'avoir retiré, faire une grande irrigation chaude et ne remettre le tamponnement que si l'hémorragie continuait.

En cas de compression du col de la vessie, pratiquer le cathétérisme (Pozzi).

Pratiquer des *injections vaginales chaudes* (45° à 50°), légèrement antiseptiques.

Ordonner l'*ergotine*, l'*ergotinine*, la *stypticine* ou l'*extrait fluide d'hydrastis canadensis*

Recourir à l'emploi mixte de l'*adrenaline*. X gouttes d'adrénaline à 1 p. 1000 par voie stomacale, combinées à des badigeonnages de X gouttes sur le museau de tanche.

Dans certains cas, recourir à la *dilatation du col*, à l'aide des bougies de Hégar ou à l'introduction dans la cavité utérine d'une *eponge preparee* ou d'une *tige de laminaire*.

Voy. *Cancer du col uterin, Fibromes uterins, Polypes uterins*.

**H. du corps de l'utérus** (*métrorragies*).

Rechercher la cause et instituer un traitement approprié au cas.

Traiter les cardiopathies, l'artériosclerose, la néphrite chronique, l'anémie et les hemorroïdes, lorsqu'elles existent

Constater que l'utérus est vide.

*Repos absolu* au lit, dans le decubitus dorsal.

Appliquer la *vessie de glace* sur l'hypogastre, cuisses flechies.

Pratiquer des *injections intra-uterines chaudes*, légerement antiseptiques.

Administrer en outre l'*ergotine*, par la voie stomacale ou par la voie hypodermique, et l'*hydrastis canadensis*.

| | |
|---|---|
| ℞ Ergotine . . . . . . . | 2 à 4 gr. |
| Vin cordial . . . . . | 100 — |
| Sirop d'écorces d'oranges ameres . . . . . . . | 30 — |

1 cuillerée à bouche toutes les heures.

| | |
|---|---|
| ℞ Ergotine . . . . . . . | 2 gr. |
| Glycerine . . . . . . . | } ãã 10 — |
| Eau de laurier-cerise | } |

Injecter 2 à 3 seringues de Pravaz par jour

| | |
|---|---|
| ℞ Chlorhydrate d'ergotinine | 1 cgr. |
| Eau distillee, sterilisee . . | 10 gr. |

Injecter une demi-seringue de Pravaz toutes les 24 heures, jusqu'à cessation de l'hémorragie (Lutaud)

| | |
|---|---|
| ℞ Teinture d'hydrastis canadensis . . . . | 2 gr. |
| Teinture de cannelle . . . | 10 — |
| Extrait thébaïque . . . . . | 5 cgr. |
| Sirop d'écorces d'oranges. | 30 gr. |
| Eau distillée. . . . . . | 100 — |

1 cuillerée à soupe toutes les 2 heures (Lutaud).

Ou bien, donner la *stypticine*, à la dose de 50 cgr. par jour, en 3 ou 4 doses.

En cas d'insuccès de ces médications, pratiquer une injection intra-utérine de 1 cc. d'une solution de *ferropyrine* à 20 p. 100, ou bien employer l'*adrenaline*: toucher la muqueuse utérine avec un tampon de coton hydrophile imbibé d'une solution d'adrénaline à 1 p. 1000 et laisser en place un second tampon imbibe d'une solution de ce même médicament à 1 p. 10.000.

Recourir au *tamponnement vaginal* ou *intra-uterin* pratique avec des bandes de gaze imbibées d'une solution de gélatine à 10 p. 100, et laissé en place pendant 24 à 36 heures.

Dans les cas de cancer, de fibrome, de polypes, d'avortement, d'endométrite fongueuse ou hemorragique, pratiquer le *curettage*.

Voy. *Cancer de l'uterus, Fibromes uterins* (castration), *Menopause, Metrites*.

En cas d'anémie aigue, d'état syncopal : voy. *Anemie aigue traumatique*.

**H. VÉSICALE.**

Voy. *Cystites, Hematurie*

## HÉMORROIDES

**H. CONSTITUTIONNELLES.**

HYGIÈNE.

Combattre la constipation à l'aide de *laxatifs doux*, du *massage* de l'intestin, de l'*electricite*, du *regime*, qui devra être plutôt végetarien.

Se méfier des drastiques ; ne pas prescrire l'aloès, qui augmente la congestion des organes du bassin

Donner le *podophylle*, le *cascara*, l'*huile de ricin* à la dose de une cuilleree a café tous les matins, et les *eaux purgatives naturelles*, prises à petites doses (Hunyadi Janos, etc.).

| | | |
|---|---|---|
| ℞ Podophyllin | } āā | 40 cgr |
| — Evonymineu | | |
| Extrait de belladone | | 20 — |
| — d'hydrastis canadensis | | 1 gr |
| Savon medicinal | | 2 — |

Pour 20 pilules : 1 au repas du soir

Faire prendre des *lavements froids*, tous les matins, surtout dans les cas compliqués de rectite avec ecoulement muqueux.

Veiller a ce que le malade n'aille a la selle qu'une fois par jour et dans ce but lui conseiller de prendre le temps necessaire à l'accomplissement complet de la fonction.

Conseiller des *soins de proprete* de la region anale bains de siège froids et lotions froides.

Eviter la station assise, recommander les *exercices musculaires* les *promenades* quotidiennes, éviter la bicyclette.

Prescrire l'*hydrotherapie* méthodique.

RÉGIME.

Eviter les exces de table, les mets qui produisent de la constipation (viandes, œufs, riz, chocolat, etc )

Manger beaucoup de legumes et de fruits, conseiller les compotes et les pruneaux.

TRAITEMENT MÉDICAL, SYMPTOMATIQUE.

**Contre les phénomènes congestifs et la douleur** : ordonner des *bains de siege chauds*, pris matin et soir ; faire prendre des *lavements quotidiens d'eau chaude* a 45° ou 55°, pris avec un irrigateur placé, sur la table de nuit, a 50 ou 60 cm. au dessus du plan du lit.

Appliquer sur les paquets variqueux des *compresses* de tarlatane, imbibées du même liquide; ou bien la *vessie de glace* avec interposition d'une flanelle (Reclus).

Lorsque, en raison d'une violente congestion au cours d'une poussée aiguë, la defecation sera douloureuse, conseiller au malade d'*aller a la selle sur un vase rempli d'eau extrêmement chaude*.

Prescrire l'*hamamelis virginica*, l'*hydrastis canadensis*, et le *capsicum annuum*, surtout contre la sensation de pesanteur :

| | |
|---|---|
| ℞ Extrait fluide d'hydrastis | 10 gr |
| — — d'hamamelis | 20 — |

LX gouttes, 4 fois par jour (Herzen).

| | | |
|---|---|---|
| ℞ Extrait fluide d'hamamelis virginica | } āā | 50 gr |
| Sirop d'ecorces d'oranges ameres | | |
| Teinture de vanille | | XX gouttes |

4 a 6 cuillerees a cafe. par jour (Dujardin-Beaumetz)

| | |
|---|---|
| ℞ Teinture d'hamamelis | 20 gr |
| Glycerine anglaise | 60 — |

2 a 4 cuillerées a cafe par jour

Recourir aux *onctions calmantes* et *astringentes*.

| | | |
|---|---|---|
| ℞ Extrait de jusquiame | } āā | 5 gr. |
| Tanin | } | |
| Onguent populeum | | 90 — |
| ℞ Extrait de belladone | | 4 gr |
| — d'opium | | 60 cgr. |
| Onguent populeum | | 30 gr |
| | | (Debreyne). |
| ℞ Poudre de noix de galle | | 5 gr |
| Extrait de ratanhia | | 2 — |
| Axonge | | 40 — |
| (Extrait d'opium | | 50 cgr.) |
| ℞ Sous acetate de plomb | | 5 gr |
| Extrait de jusquiame | | 2 — |
| Onguent populeum | | 30 — |

Employer l'*orthoforme* sous forme de melange a parties egales d'iodoforme et d'orthoforme, ou bien sous forme de pommade :

| | | |
|---|---|---|
| ℞ Oxyde de zinc | } āā 20 gr | |
| Huile d'amandes douces | } | |
| Cerat blanc | } | |
| Baume du Perou | | X gouttes |

Preparer de maniere bien homogene et ajouter

| | |
|---|---|
| Orthoforme | 10 gr. |
| | (Bardet) |

Ou mieux recourir aux applications sur la région anale, bien lavee et essuyee, d'un tampon de coton hydrophile, fortement imbibe de la solution suivante

| | |
|---|---|
| ℞ Chlorhydrate de cocaine | 3 cgr |
| — d'adrenaline a 1 p. 100 | XXX gouttes |
| Eau distillee | 30 gr |

Recouvrir le coton de gutta-percha et renouveler l'application toutes les 3 heures.

**Contre le suintement** : applications de *compresses froides* ou de compresses imbibees d'*eau blanche* ou d'une solution de *sulfate de zinc* a 1 p. 100 et *lavements astringents*.

| | |
|---|---|
| ℞ Alun | 3 p 100 |
| Tanin | 1 p 100 |

**Contre la turgescence**, application de *compresses tres chaudes*, employer l'*adrenaline* soit en pulverisations (solution contenant 25 gr de chlorhydrate d'adrénaline a 1 p 1000, dans 250 gr d'eau distillee), soit en applications a l'aide d'un tampon de ouate imbibee d'une solution d'adrenaline a 1/2 p 1000, ou a 1 p 1000, soit encore en onctions d'une pommade à 1 p. 1000.

| | |
|---|---|
| ℞ Adrenaline | 3 cgr. |
| Huile de vaseline | 3 gr |
| Vaseline | 12 — |
| Lanoline | 15 — |

(Assurer l'homogéneite du melange) Ne pas employer de grandes quantites de cette pommade, badigeonner les paquets hemorroidaires avec un porte-coton recouvert du melange

Appliquer des *sangsues* ou pratiquer l'*incision* au bistouri de la collection hémorroidaire.

**En cas de procidence difficilement réductible** : pratiquer le *taxis hemorroidal*, en introduisant le doigt dans le rectum pour servir de point d'appui et pour faire glisser l'hémorroïde sur celui-ci (Potherat).

**En cas d'hémorroides internes** : prescrire des *suppositoires calmants*.

| | | |
|---|---|---|
| ℞ Onguent populeum | | 1 gr |
| Extrait de jusquiame | | 3 cgr. |
| Beurre de cacao | } āā | 2 gr. |
| Cire blanche | } | |

Pour un suppositoire (Dujardin-Beaumetz)

| | | |
|---|---|---|
| ℞ Chlorhydrate de cocaine | } āā | 3 cgr. |
| Extrait d'opium | } | |
| Beurre de cacao | | 4 gr. |

Pour un suppositoire (Herzen).

Ou mieux employer la pommade suivante .

℞ Chlorhydrate de cocaine 30 gr.
— d'adrénaline à 1 p 1000 XXX gouttes
Vaseline ...... 15 gr

On peut remplacer la cocaine par la *stovaïne* a la même dose

**En cas d'hémorragie profuse** : administrer des *lavements froids* a 10° ou 12°, ou *chauds*, a 50°, et des *lavements hemostatiques* a l'alun a 3 p. 100, au tanin à 1 p. 100 ou au perchlorure de fer a 1 p. 100.

Ou encore introduire dans l'anus de petits fragments de *glace*, enfermés dans une baudruche.

Si l'hémorragie est rebelle a ces moyens, pratiquer le *tamponnement* avec des bourdonnets de coton, saupoudrés d'une poudre antiseptique (salol, xéroforme, iodoforme, aristol), et empêcher pendant quelques jours que la defécation ait lieu, en donnant de l'opium

**En cas d'hémorragies répétées** : ordonner l'*extrait fluide d'hamamelis virginica* a la dose de 1 cuillerée a cafe, trois fois par jour, pendant 4 semaines, puis a celle de 3 cuillerées a cafe pendant 8 semaines, enfin à celle de 1 cuillerée a cafe pendant 8 semaines.

Si l'état general devient mauvais (anemie) . *intervenir*.

**S il existe une ulcération** . recourir a la cautérisation au *nitrate d'argent* (crayon ou solution a 1 p. 20).

Pratiquer des *pansements antiseptiques* a l'iodoforme, a l'aristol ou au dermatol

Faire des *onctions* avec la pommade suivante :

℞ Acide borique . . . . 3 gr
Chlorhydrate de cocaine 30 cgr
Lanoline . . . . . . 25 gr
Vaseline. . . . . . . 5 —

Prescrire les *suppositoires* suivants .

℞ Chrysarobine . . . 10 cgr.
Iodoforme . ..... 3 —
Extrait de belladone . 1 —
Beurre de cacao. ..... .. Q. S

Pour 1 suppositoire . 2 a 3 par jour (Herzen).

**Si les nœuds hémorroïdaires sont enflammés** : recourir aux *applications froides* et *antiseptiques ;* saupoudrer avec de l'antipyrine ou du *calomel* en poudre.

**Pendant la grossesse** : lutter contre la constipation, tant en surveillant le *regime alimentaire* qu'en ayant recours aux *laxatifs*. Prescrire l'*exercice modere*, les *bains*, les *lavements* et, si la constipation persiste, administrer des *evacuants :* huile de ricin 15 a 20 gr , sulfate de soude 10 à 20 gr.

S'il survient des douleurs vives : *repos dans la station horizontale ; lotions chaudes* (50°).

Diminuer l'etat congestif a l'aide d'*emissions sanguines locales* (sangsues, scarifications) ou de *lotions chaudes* à 50°.

Prévenir les hemorragies, en recommandant aux femmes de substituer, après la défécation, l'usage de *lotions de proprete* aux frottements du papier.

**Pendant le travail** : s'efforcer d'empêcher la production d'une dechirure du perinée qui pourrait s'etendre jusqu'au travers du bourrelet hemorroidal, en guidant la tête dans son mouvement de reflexion, en surveillant attentivement le perinee et en se tenant prêt, en cas de distension excessive de l'orifice vulvaire, à recourir au procede d'*episiotomie* medio-laterale de Tarnier.

**Pendant les suites de couches** contre la congestion, recourir aux *emollients* (cataplasmes de fécule additionnés d'acide borique), contre la douleur employer la *cocaïne*, *l'iodoforme*, *l'orthoforme*, la *morphine*.

Si les accidents persistent et s'aggravent (sphacele) pratiquer la *reduction du bourrelet hemorroidal* sous chloroforme (Budin).

TRAITEMENT CHIRURGICAL.

**Après la crise** : pratiquer la *dilatation de l'anus*, en narcose profonde, a l'aide des deux pouces introduits dans l'anus et ecartés fortement jusqu'aux ischions, ou a l'aide d'un speculum à valves (spéculum de Trelat), suivie d'*injection dans les nœuds hemorroidaires de I a II gouttes de glycerine pheniquee* à 60 p. 100, l'aiguille introduite a distance, a travers la peau saine. Eviter absolument de piquer a la surface même du noyau hémorroidaire et prendre garde qu'il ne s'echappe pas de liquide a côté de l'aiguille. Faire arroser largement la région pendant l'opération. Au bout de deux ou trois jours, aider a la fonte des noyaux par des applications chaudes et des bains de siège. Inutile de constiper les malades; administrer un lavement d'huile le troisieme jour apres l'opération (Lange, Gussenbauer, Roux).

Ou encore, recourir aux *injections sclerogenes* :

| | | |
|---|---|---|
| ℞ Eau distillée | . . .. | 20 gr |
| Chlorure de zinc.. . . | | 50 cgr. |
| Chlorhydrate de cocaine. . | | 20 — |

Injecter 1/4, 1/2 et jusqu'a 1 cc. de cette solution dans chaque nœud hemorroidaire

Conseiller *l'ecrasement lineaire* par l'ecraseur de Doyen, la *cauterisation ignee* ou *l'excision* au bistouri et aux ciseaux, dans les cas suivants : 1° procidence constante des hémorroides avec tendance de plus en plus marquée au prolapsus de la muqueuse rectale, 2° reduction difficile des hémorroides prolabées, 3° gêne considerable de la marche et de la station assise ; 4° douleurs vives a la défecation, 5° fréquence des poussées inflammatoires douloureuses et surtout des hemorragies (A. Ricard).

**H. SYMPTOMATIQUES.**

Traiter l'affection du foie ou la lésion du systeme vasculaire causale.

## HÉPATALGIE

Voy. *Cirrhoses du foie, Coliques hepatiques, Congestion du foie, Perihepatite.*

Rechercher et traiter le diabete, lorsqu'il existe.

## HÉPATITES

**H. AIGUE** *(H suppurée, abcès du foie)*

**Au début** repos absolu, régime lacté, antisepsie intestinale (salol, betol, salicylate de bismuth, salophène).

Donner le *calomel* à petites doses (1 à 2 cgr par jour), associé à la *rhubarbe.*

Recourir aux *émissions sanguines locales* (sangsues) et à la *révulsion locale* (pointes de feu).

Voy. *Fièvre intermittente hépatique, Ictère grave, Lithiase biliaire.*

**Une fois l'abcès formé** : pratiquer une *ponction aspiratrice,* pour assurer et compléter le diagnostic, suivie de l'*injection d'une solution de bichlorhydrate de quinine* (1 gr. 50 à 2 gr dans 100 à 200 cc d'eau stérilisée) ou mieux de l'*incision directe de l'abcès* · pour aborder la face convexe du foie, recourir à la *résection du bord inférieur du thorax* sans ouverture de la cavité pleurale, attaquer les abcès postéro-supérieurs par la *voie parapleurale* ou par la *voie transpleurale* avec résection d'une ou de deux côtes sur une longueur de 6 à 7 cm.

**H. CHRONIQUES.**

Voy *Cirrhoses, Ictères, Lithiase biliaire.*

**H. GRAISSEUSES.**

Voy *Cirrhose graisseuse, Dégénérescence graisseuse du foie*

## HÉRÉDOSYPHILIS

Voy. *Syphilis des enfants.*

## HERNIES

**H. ÉTRANGLÉE.**

Recourir au *taxis,* s'il n'y a pas de signes d'inflammation et à une seule reprise, pratiquer préalablement une injection de morphine.

En cas de hernie inguinale étranglée, saisir le pédicule de la hernie de la main gauche, mettre la cuisse dans la flexion et dans l'abduction, puis faire des pressions soutenues dans l'axe du canal inguinal.

Si le malade est très sensible et indocile, pratiquer le taxis en *narcose*

Essayer les *pulvérisations d'éther.*

Si on échoue, pratiquer la *kélotomie suivie de la cure radicale.*

**H. INGUINALE CONGÉNITALE.**

**Jusqu'à 5 ans** . ne jamais faire l'opération de la cure radicale ; tenter la guérison par les *bandages* et les *injections d'alcool*

**De 5 à 15 ans** le traitement par les *bandages* peut encore réussir.

Indications de l'opération *(cure radicale) :*

1° Hernies congénitales, compliquées d'ectopie testiculaire ; 2° hernies irréductibles ; 3° hernies réductibles incoercibles par leur volume ou par les dimensions exagérées de l'anneau, 4° hernies traitées avec persévérance par les bandages et augmentant cependant de volume, 5° toutes les fois que la hernie aura été le siège d'accidents d'étranglement, 6° vers la vingtième année, 7° hernies douloureuses (S. Duplay).

**H. OMBILICALE CHEZ L'ENFANT.**

*Bandage sans pelote* ou bandage de corps au diachylon.

## HERPÈS

**H. DE LA PEAU EN GÉNÉRAL.**

Eviter tout contact et tout topique irritant

*Saupoudrer* avec :

| | | |
|---|---|---|
| ℞ Sous nitrate de bismuth . | | 4 gr. |
| Calomel .. .. | } ãã | 1 — |
| Oxyde de zinc . . | | |

(Fournier).

| | | |
|---|---|---|
| ℞ Poudre d'amidon . . . | | 10 gr |
| Calomel . .. . | } ãã | 2 — |
| Oxyde de zinc. | | |

**Après la formation des croûtes** appliquer des *cataplasmes de fécule*, des *pommades*.

| | | |
|---|---|---|
| ℞ Calomel . . . . . | | |
| Soufre sublimé. . . | } ãã | 5 gr |
| Eau de laurier-cerise . | | |
| Axonge | | 40 — |

Pour onctions.

**H. CIRCINÉ** *(Tricophytie cutanée)*.

Faire des badigeonnages de *teinture d'iode*, jusqu'à produire une vive irritation de la peau.

Ou bien, appliquer une *pommade antiseptique au soufre* à 1 p. 10 ou au *turbith minéral* à 1 p. 30.

| | |
|---|---|
| ℞ Soufre . . . . . . | 4 gr. |
| Camphre. . . . . . | 1 — |
| Axonge . . . . . | 30 — |

Pour onctions, matin et soir.

| | |
|---|---|
| ℞ Soufre sublimé et lavé | 2 gr |
| Sous carbonate de potasse | 50 — |
| Axonge . . . . | 80 — |

Pour onctions

**H. FACIAL** *(péribuccal)*.

**En cas d'embarras gastrique** *purgatif* (25 à 30 gr. d'huile de ricin)

**A la période de vésiculation** appliquer des *poudres inertes* (amidon, oxyde de zinc, calomel, sous-nitrate de bismuth)

**Contre les croûtes** panser avec des *pommades légèrement antiseptiques*.

| | | |
|---|---|---|
| ℞ Salicylate de bismuth | } ãã | 10 gr |
| Oxyde de zinc . . . | | |
| Glycérine.. .. . | | 30 — |

Onctions matin et soir

**H. GÉNITAL.**

Traitement général : combattre l'herpétisme par les *alcalins*, l'*arsenic*, une *hygiène* et un *régime appropriés*

Voy *Arthritisme, Herpétisme*.

Traitement local

**Si l'herpès est humide** : faire des lotions, deux fois par jour, avec de l'*eau blanche* coupée d'eau, du *sulfate de zinc* à 1 ou 2 p. 100, ou avec une solution d'*acide phénique* à 1/2 ou 1 p. 100.

Saupoudrer ensuite avec une *poudre inerte* quelconque, avec du *calomel* ou bien avec :

| | |
|---|---|
| ℞ Aristol ... .. . | 2 gr |
| Poudre de talc. . | 8 — |

(Gaucher)

℞ Tanin . . . . . . . . . 1 gr
Sous-nitrate de bismuth 5 —
Amidon finement pulvérisé 100 —
(Besnier)

℞ Calomel . . . 3 gr.
Oxyde de zinc . } ãã 5 —
Sous-nitrate de bismuth }
Amidon pulvérisé. . . . . 10 —
(Herzen)

**Si l'herpès ne guérit pas rapidement** : pratiquer des cautérisations avec une solution de *nitrate d'argent* à 1 p. 20 ou 1 p. 10 (Brocq)

**En cas d'ulcérations** : panser avec une *poudre antiseptique* ou bien avec le mélange suivant

℞ Iodoforme ou salol.. }
Sous nitrate de bismuth } ãã 10 gr.
Oxyde de zinc. . . . }

**Quand l'herpès est sec** : onctions, matin et soir, avec de la *vaseline boriquée* ou bien avec :

℞ Menthol . . 0 gr 50 à 1 gr.
Oxyde de zinc. . . . } ãã 10 —
Poudre d'amidon . }
Vaseline . . . . . . . . . 50 —

℞ Salol . . . . . . . . . . . . 2 gr
Poudre d'amidon . . . . 4 —
Glycérine . . . . . . . . 60 —

Voy. *H. vulvaire*.

**H. IRIS.**

**Quand il siège sur la muqueuse buccale** : *collutoires*.

℞ Borate de soude . . . . . . . 10 gr.
Glycérine. . . . . 15 —
Eau de laurier-cerise. . . 25 —
(Vidal).

*Gargarismes* au chlorate de potasse et gargarismes astringents.

**S'il siège sur la muqueuse oculaire** . *compresses* avec une solution, contenant X gouttes d'*extrait de Saturne* pour une tasse à café d'eau tiède.

Ou bien :

℞ Sous-acétate de plomb liquide . . . . . . 8 gr.
Alcoolat vulnéraire . . . 20 —
Eau de roses. . . . . . . . . . . 250 —

Pour compresses et lavages de l'œil malade.

**H. VULVAIRE.**

Traiter l'état diathésique (alcalins, médication sulfureuse, cures thermales).

**Contre les douleurs** : *bains tièdes prolongés, cataplasmes de fécule.*

*Pommades calmantes* :

℞ Borax porphyrisé . . . 1 gr
Glycérolé d'amidon . 10 —
Teinture de myrrhe X gouttes
(Lutaud)

Immédiatement après l'application de ce topique, saupoudrer avec .

℞ Sous-nitrate de bismuth. . 4 gr.
Calomel. . . . . . . . . 1 —

ou .

℞ Acide tannique pulvérisé . 5 gr
Sous-nitrate de bismuth . . 1 —
Amidon pulvérisé. . . . . . 100 —
(Lutaud)

Lorsque la croûte est tombée. *lavages* à l'eau boriquée ou à l'eau phéniquée à 1 p. 100, suivis de l'application d'une poudre astringente :

℞ Tanin . . } ãã 2 gr
Sous-nitrate de bismuth }
Poudre de lycopode . . 10 —
(Lutaud).

**En cas d'ulcérations** : saupoudrer avec le mélange suivant.

℞ Iodoforme, salol, airol. | 
Sous-nitrate de bismuth | āā 10 gr.
Oxyde de zinc. . |

Si la cicatrisation tardait : toucher les ulcérations avec une solution de *nitrate d'argent* à 1 p. 50.

**H. ZOSTER.**

Voy. *Zona.*

## HERPÉTISME

Traitement général.

Modifier aussitôt que possible, dès l'enfance, la susceptibilité nerveuse, l'excitabilité réflexe exagérée ; pour cela, mettre en œuvre les moyens hygiéniques (diète, hydrothérapie, gymnastique, etc.), sans négliger les agents médicamenteux.

Voy. *Arthritisme.*

Recourir à l'*hydrothérapie chaude* ou *froide*, pour diminuer l'excitabilité réflexe et pour modérer le système nerveux, la conseiller aussi pour combattre les palpitations, la dyspepsie, l'hypocondrie et pour prévenir les retours de la bronchite chronique.

Les ablutions alcoolisées, le matin, au moment du lever, les douches tempérées, les douches chaudes et les douches froides, seront préférées suivant la plus ou moins vive sensibilité du système nerveux et la manière dont s'opérera la réaction.

Voy. *Neurasthénie :* Hydrothérapie.

Ne pas envoyer les herpétiques (gens nerveux et fort irritables) au *bord de la mer* et surtout pas aux stations maritimes de la Méditerranée.

Voy. *Nervosisme.*

Conseiller au contraire un *séjour à la montagne* dans les Alpes, les Pyrénées ou même les montagnes du Dauphiné choisir une élévation de 800 à 1200 mètres et engager le malade à faire de l'exercice sans fatigue et même, si possible, de l'hydrothérapie.

Régime : Modifier la prédisposition héréditaire (herpétisme) par un *régime approprié,* variant suivant l'âge du malade *chez le jeune enfant,* jusqu'à l'âge de deux ans, prescrire le régime lacte exclusif, plus tard, donner une alimentation composée de substances azotées, grasses et féculentes, mais éviter tout ce qui peut stimuler le système nerveux. Comme boissons, ne permettre que le lait, l'eau et la bière.

*A la période de la puberté,* prescrire un régime azoté, un exercice approprié aux forces, une aération convenable.

*Chez l'adulte,* défendre toutes les substances stimulantes : café noir, thé, liqueurs fortes et souvent même le vin pur. Défendre l'usage du tabac : en tout cas, préférer l'usage de la pipe à celui du cigare ou de la cigarette.

Chez la plupart des herpétiques, formuler le régime comme suit faire trois repas réguliers, éviter de manger vite, rester sur l'appétit, vivre de viandes laitées, grillées ou rôties, poisson, jambon, beurre, œufs frais, fromages secs, lait, légumes verts, ne prendre que peu de pain, boire du thé ou de la bière aux repas.

Dans certains cas (prurit, eczéma, dyspepsie, congestion du foie, constipation), recommander le *régime lacto-végétarien.*

Voy. *Arthritisme.*

Conseiller au jeune herpétique, au moment du *mariage,* de faire, autant que possible, de la sélection, en choisissant une femme présentant une organisation différente, tempérament sanguin ou lymphatique.

**Contre la plupart des manifestations fonctionnelles de la première phase ou phase dynamique de l'herpétisme** (névralgies, viscéralgies, migraines, hémorragies intermittentes, désordres vaso-moteurs) prescrire le *sulfate de quinine,* à la dose de 80 cgr. à 1 gr. 50 par jour. Commencer par une dose faible, mais ne pas hésiter à l'augmenter, lorsqu'elle atténue les accidents sans les faire disparaître.

**Contre les douleurs vagues erratiques** : prescrire le *bromure de potassium,* en continuant son usage pendant plusieurs mois ou même plus longtemps.

**En cas de diarrhée herpétique** : donner le *sulfate de quinine.*

**Contre l'insomnie et les crises aiguës d'hypocondrie** : administrer l'*hydrate de chloral,* à la dose de 2 à 4 gr.

**Contre les désordres matériels** : recourir à la *médication altérante* (iode, iodure de potassium et arsenic), à la *médication alcaline* et à la *médication balsamique,* en cas de troubles des voies respiratoires.

Voy. *Acné, Artériosclérose, Arthrite sèche déformante, Asthme, Bronchite chronique, Eczéma chronique, Emphysème pulmonaire, Entéralgie, Epistaxis, Erythèmes, Gastralgie, Migraine, Névralgies, Pharyngite chronique granuleuse, Prurit, Psoriasis, Rhumatisme chronique, Urticaire.*

Eaux minérales.

*Pendant la première phase des désordres fonctionnels,* préférer les eaux peu minéralisées et dans lesquelles l'hydrothérapie joue le rôle principal : Plombières, Néris, Bains, Luxeuil, Bourbon-Lancy, etc.

*S'il existe une anémie prononcée,* envoyer les malades aux eaux de Forges, Spa, Schwalbach, etc., cependant ne pas oublier que les herpétiques supportent mal les préparations ferrugineuses.

*Si un certain degré de lymphatisme venait s'ajouter à l'herpétisme,* donner la préférence aux eaux faiblement chlorurées : la Bourboule, Saint-Nectaire, Bourbon-l'Archambault, etc.

*Dans l'herpétisme avancé, dans la phase des lésions matérielles,* il n'y a pas d'indication précise de l'emploi des eaux thermales : envoyer la plupart des herpétiques atteints d'affections de la peau et de la membrane muqueuse des voies aériennes, qu'ils aient ou non des accès d'asthme, aux stations thermales sulfureuses des Pyrénées, Eaux-Bonnes, Cauterets, Luchon, etc.

Conseiller aussi, en cas d'affections cutanées, les eaux d'Uriage et celles d'Allevard, en cas d'affections laryngo-trachéales et bronchiques. Se rappeler toutefois que les eaux sulfureuses rendent les malades plus excitables et plus nerveux que parfois même elles sont dangereuses, principalement lorsqu'il existe des lésions du systeme artériel ou du cœur.

En cas de dyspepsie recommander Vichy, en cas d'asthme, le Mont-Dore ; en cas de bronchites, Royat ; en cas de manifestations articulaires, Aix-la-Chapelle, en cas d'affections de la face, Loueche.

TRAITEMENT LOCAL.

Ne pas oublier qu'au fond toutes les affections engendrees par l'herpétisme ont une même origine et peuvent s'amender sous l'influence d'une même thérapeutique, aussi faut-il toujours mettre en œuvre le traitement général ci-dessus indiqué, tout en avant soin de combattre localement l'affection par le traitement approprie (Lancereaux)

(Voyez pour le traitement local aux paragraphes ci-dessus cités).

Employer contre certains désordres fonctionnels ou dynamiques de la premiere periode de l'herpetisme (arthritisme) et contre certaines lesions matérielles (rhumatisme chronique) de la seconde période la *medication thyroidienne*, l'herpétisme (arthritisme) etant une diathèse, une variation particuliere et individuelle dans l'intensite des mutations nutritives ou dans le mode suivant lequel elles s'accomplissent, liee a une insuffisance fonctionnelle chronique de la glande thyroide (Herzen)

Voy. *Arthritisme*.

## HOQUET

Prescrire la *glace*, prise par petits fragments.

Recourir aux *applications chaudes* et aux *revulsifs* sur la région épigastrique.

Conseiller la *faradisation* du pneumogastrique et du phrénique, ou la *galvanisation* de l'epigastre

Donner intérieurement les *calmants*, le *chloroforme*, le *menthol*, la *cocaine*.

| | |
|---|---|
| ℞ Eau chloroformee . . . | 60 gr |
| — de menthe . . . | 30 — |
| Sirop diacode . . . . | 25 — |

Par cuilleree a cafe, de 1/4 d'heure en 1/4 d'heure, jusqu'a cessation du hoquet

| | |
|---|---|
| ℞ Chloroforme | XX gouttes |
| Sirop de menthe . | 40 gr. |
| — diacode . | 20 — |
| Huile d'amandes douces | 60 — |

Par cuillerees a café jusqu'a cessation du hoquet (enfants)

Traiter la maladie primordiale : anévrysme, tumeur du médiastin, pleurésie diaphragmatique, abcès sous-phrénique, lithiase biliaire ou renale, péritonites, affections des organes génitaux chez la femme et de la prostate chez l'homme Voy. *Appendicites*, *Peritonites*.

Prescrire aussi les *antispasmodiques*, les perles d'*ether* (3 ou 4 a la fois), le *validol*.

| | | |
|---|---|---|
| ℞ Ether sulfurique . . . . | | 2 gr. |
| Eau de menthe . . | } ãã | 60 gr |
| — de tilleul . . . | | |
| Sirop diacode . . | | 30 — |

Une cuilleree a bouche toutes les heures

℞ Cyanure de potassium .. 5 cgr
Sirop de morphine . } ãã 75 gr.
— de fleurs d'orang. }

1 cuillerée à café toutes les heures, sans dépasser le tiers de la potion dans les 24 heures (A. Robin)

Essayer les *tractions rythmées de la langue* ou la *traction prolongée*.

**Dans les cas graves** : *cautères* au creux épigastrique, *marteau de Mayor*.

**H. HYSTÉRIQUE.**

*Traitement général* de la névrose.

Administrer les *bromures*, les *valérianates*, la *pilocarpine*, recourir au *lavage de l'estomac*, à la *faradisation* du creux de l'estomac : ou du nerf phrénique au cou, à la *métallothérapie*, à la *suggestion hypnotique*.

℞ Valérianate d'ammoniaque 1 gr.
Sirop de menthe . } ãã 20 —
— d'éther . .. }
Eau de tilleul . . 120 —
Teinture de chanvre indien XX gouttes

1 cuillerée à bouche, toutes les heures (Herzen)

℞ Chlorhydrate de pilocarpine 10 cgr.
Eau distillée . . . . . 10 gr.

Injecter X gouttes, 3 à 4 fois par jour (Stilles)

## HYDARTHROSES

**H. IDIOPATHIQUE.**

Traitement général de la diathèse existante (goutte, arthritisme, syphilis).

Voy *Arthrite goutteuse* et *syphilitique*.

**H. RHUMATISMALE.**

Administrer le *salicylate de soude* ; conseiller les *bains de vapeur*, et après la période aiguë, pratiquer des *massages* méthodiques ou des *onctions* avec la pommade suivante :

℞ Iode pur .. .. . 30 cgr.
Iodure de potassium... ... 5 gr.
Axonge . ... ... 50 —

Voy. *Rhumatisme aigu* et *chronique*.

**H. TRAUMATIQUE.**

**Au début** badigeonner fortement à la *teinture d'iode* et faire par dessus une *compression énergique* avec un pansement ouaté : mettre en même temps le membre dans l'*immobilisation complète*.

**Après quelques jours** (2 à 4 jours) · pratiquer des séances de *massage*, répétées tous les jours, pendant 10 à 15 minutes.

**Si l'épanchement est très abondant** . faire une *ponction évacuatrice*, suivie d'injection modificatrice.

**Dans les cas rebelles** · pratiquer l'*arthrotomie*, suivie de *lavage avec une solution modificatrice* (acide phénique à 5 p. 100).

Voy. *Arthrite traumatique*, *Entorse*.

**H. TUBERCULEUSE.**

Pratiquer l'*arthrectomie*, ou bien recourir à l'*immobilisation* et à la *méthode sclérogène* de Lannelongue.

Voy. *Arthrite tuberculeuse*.

## HYDRAMNIOS

**H. AIGU.**

Donner les *diurétiques*, les *purgatifs*.

N'intervenir que dans le cas de douleurs ou de dyspnée : pratiquer la *ponction capillaire* par l'orifice utérin ou à travers les parois de l'abdomen

Si le liquide se reproduit *renouveler la ponction*, et s'il survient des troubles respiratoires ou circulatoires graves, provoquer l'*avortement* ou l'*accouchement prématuré*, au moyen de la sonde de Krause (voy. *Avortement*).

**H. CHRONIQUE.**

*Rechercher et traiter la maladie causale* : syphilis, mal de Bright, affection cardiaque, etc. Lorsqu'il n'existe pas de néphrite ou de cardiopathie, instituer un *traitement antisyphilitique* protoiodure de mercure, en pilules de 5 cgr., une ou deux par jour et iodure de potassium, 1 gr à 2 gr par jour.

Voy. *Syphilis* traitement général et *Syphilis pendant la grossesse*.

Dans les cas où il est impossible d'expliquer l'hydramnios, penser, même en l'absence d'albuminurie à l'auto-intoxication gravidique et ordonner le *régime lacté absolu* (Perret, Veron).

**Pendant le travail.**

**Cas légers** : *expectation* ; chercher à éviter la rupture prématurée de la poche des eaux.

**Cas graves** : *rompre prématurément la poche des eaux* ou perforer les membranes à la partie moyenne de l'œuf, si la présentation est normale et si la dilatation est grande comme une pièce de 2 francs (Auvard).

## HYDROCÈLE

**H. SIMPLE.**

Pratiquer une *ponction évacuatrice, suivie d'injection iodée*. Faire la ponction avec un trocart, prendre de la main gauche le scrotum à son insertion au pubis et énucléer la tumeur, soulevée et bien mise en lumière, saisir le trocart de la main droite et limiter de l'index les 2 ou 3 cm. de trocart qu'on veut enfoncer dans la vaginale, puis d'un coup sec, le faire pénétrer à la partie antérieure et externe, point opposé à celui où se trouve d'ordinaire le testicule. Retirer le trocart et la canule restant à demeure, évacuer la sérosité.

Puis injecter dans la vaginale 5 à 10 cgr. de *cocaïne en solution à 1 ou 2 p. 100*. Laisser cette solution dans la vaginale pendant *5 minutes*, puis l'évacuer et injecter jusqu'à ce que la séreuse soit distendue, *50 à 100 gr. de teinture d'iode*, employée soit iodo-iodurée, au quart, à la moitié, soit de préférence pure.

| ℞ | | |
|---|---|---|
| | Teinture d'iode . . . . . | 60 gr. |
| | Iodure de potassium . . . | 2 — |
| | Eau distillée . . . . | 20 — |

Injecter une quantité suffisante pour remplir la cavité (Chaput).

Malaxer le scrotum et, *après*

*3 à 5 minutes*, laisser échapper au dehors le liquide irritant. On peut laisser quelques gouttes de teinture d'iode dans la séreuse.

Fermer la piqûre à l'aide d'un pansement collodionné, et dans les jours qui suivent, pendant la période de réaction, soulever les bourses par une planchette et les recouvrir de pansements humides.

**En cas d'hydrocèle double**, pour ne pas faire courir au malade les dangers auxquels l'expose l'injection modificatrice (perte irrémédiable des testicules) : avoir recours, parmi les moyens de temporisation, à la *ponction suivie d'injection d'alcool*.

Recourir aussi au *traitement par les grands lavages phéniqués* : se servir d'un bock à irrigations ordinaires et d'un trocart de calibre moyen, s'adaptant au tube de caoutchouc de ce récipient. Évacuer la sérosité de l'hydrocèle et injecter une certaine quantité de *solution phéniquée tiède à 3 p. 100*, préalablement bouillie, de façon à gonfler modérément la poche, puis chasser le liquide qui ressort trouble, chargé de légers flocons fibrineux.

Ceci fait, recommencer le lavage et continuer ainsi jusqu'à ce que la solution phéniquée sorte parfaitement claire.

Le lavage terminé, retirer la canule, boucher la piqûre, à l'aide d'un peu de coton stérilisé, qu'on recouvre de collodion, et appliquer un suspensoir.

**Lorsque l'hydrocèle a récidivé et que les parois de la vaginale sont indurées et épaisses** : recourir à l'incision aseptique des bourses, avec *résection partielle de la vaginale* ou à l'*inversion* (ou retournement) *de la vaginale*.

## HYDROCÉPHALIE

**H. CONGÉNITALE OU PRÉCOCE.**

Commencer par instituer un *traitement antisyphilitique* (frictions mercurielles continuées pendant trois semaines ; iodure de potassium, 1 à 2 gr. par jour ; sirop de Gibert, 1 cuillerée dans du lait).

Voy. *Syphilis*.

**Si ce traitement échoue et en cas d'hydrocéphalie à crâne ouvert avec béance des fontanelles et des sutures** : recourir à la *compression de la tête* avec des bandelettes de diachylon ou un bonnet élastique, précédée par la *ponction évacuatrice* du liquide en excès : pratiquer cette ponction avec toutes les précautions aseptiques. Se servir d'un très petit trocart, que l'on plonge à l'angle latéral de la grande fontanelle ou un peu plus bas, dans la partie supérieure de la suture fronto-pariétale, de manière à ne pas blesser le sinus longitudinal. Pénétrer à 2 cm de profondeur au plus et évacuer 100 à 200 gr de liquide. Fermer la piqûre au collodion iodoformé. Se garder de pratiquer l'aspiration.

Répéter cette ponction au bout de quelques jours, ou quelques semaines, lorsque la tension de la fontanelle indique que la pression crânienne est redevenue élevée (West, Marfan).

Recourir de préférence à la *ponction lombaire* (20 à 30 cc.) répétée fréquemment.

**En cas d'hydrocéphalie à crâne ossifié** : pratiquer la *trépanation* avec ponction, suivie de *drainage* ou d'*injection iodée* dans les ventricules (Broca, Phocas).

Ne pas recourir à la ponction lombaire.

**En cas d'hydrocéphalie avec malformations évidentes du cerveau** : proscrire toute intervention directe, même la ponction (Marfan).

**H. DU FŒTUS PENDANT L'ACCOUCHEMENT.**

Voy. *Dystocies fœtales*.

## HYDRONÉPHROSE

Pratiquer, comme palliatif, la *ponction simple aseptique*.

En cas de rétrécissement de l'uretère siégeant près de la vessie, recourir à la *cathétérisation de l'uretère*.

Avant de recourir à la néphrectomie, établir une *fistule urinaire*.

**En cas de suppuration** : *Inciser et évacuer* le pus par la voie lombaire ou abdominale.

**Si le rein opposé est parfaitement sain, et si le rein malade n'a pas contracté d'adhérences** : pratiquer la *néphrectomie*.

Voy. *Anurie, Pyélites, Rein mobile*.

## HYDROPÉRICARDE

*Traitement de la maladie primordiale* (tuberculose, paludisme, mal de Bright, sclérose pulmonaire, cachexie).

Recourir aux *révulsifs locaux*, prescrire les *diurétiques*, les *diaphorétiques*.

Voy. *Anasarque, Insuffisance aortique* ou *mitrale, Néphrites*.

**En cas d'urgence** : pratiquer la *paracentèse du péricarde*.

## HYDROPHOBIE

Voy. *Rage*.

## HYDROPISIES

**H. DIFFUSE.**

Voy. *Anasarque, Asystolie, Néphrites, Œdèmes*.

**H. DE LA VÉSICULE BILIAIRE.**

Recourir aux *révulsifs* (application réitérée de vésicatoires volants ou de pointes de feu).

Simultanément, provoquer la sécrétion de la bile et réveiller les contractions des canaux biliaires, en administrant les *laxatifs* répétés et les *cholagogues* à petites doses.

℞ Calomel . . . . . 5 cgr.
Aloes . 5 —
Gomme gutte . . . 2 —

Pour 1 pilule Faire prendre une pilule tous les 2 jours (Rendu)

Employer aussi les *pilules bleues mercurielles* (Trousseau) et recourir a la médication par l'*huile d'olives :* 150 a 200 gr. tous les matins (Voy. *Coliques hepatiques)*.

**Contre la douleur et les phénomènes inflammatoires**. recourir aux *emissions sanguines locales* (3 à 5 sangsues) ou bien à l'application de la *vessie de glace* en permanence.

**En cas de persistance de la tumeur sans modification pendant 3 ou 4 mois consécutifs** : recourir a l'*intervention chirurgicale*. Pratiquer soit la cholecystotomie, soit la cholecystectomie, selon les cas, en preferant cette dernière operation lorsque la vésicule est épaissie, retractée et atrophiée, avec oblitération complete du canal cystique

Intervenir d'urgence dans les cas suivants : 1° Sante générale mauvaise ; 2° Distension énorme de la vesicule, faisant craindre la rupture spontanée de la paroi et la possibilité d'une péritonite, 3° Douleurs intenses et continues (Rendu).

Voy. *Fievre intermittente hepatique, Ictere chronique, Lithiase biliaire.*

## HYDROPNEUMOTHORAX

Ne pas se hâter de ponctionner l'hydropneumothorax des tuberculeux, attendre en general que six semaines se soient écoulees depuis le pneumothorax avant de pratiquer la thoracentèse.

En cas d'asphyxie menaçante ou de trop grande abondance, recourir d'urgence a la *thoracentese*

Voy. *Pleuresies, Pneumothorax.*

## HYDRORRHÉES

**H. NASALE.**

**Chez les nerveux ou chez les neuro-arthritiques**, lorsque l'hydrorrhee est constituee par du mucus pituitaire : combattre le neuro-arthritisme, prescrire la *strychnine* et l'*atropine*.

℞ Sulfate neutre d'atropine. 5 mgr
— de strychnine . 20 —
Sirop d'ecorces d'oranges ameres . . . . . . . 400 gr

1 cuilleree à soupe a chacun des deux repas (Hedon).

**Si l'hydrorrhée est constituée par du liquide céphalo-rachidien**, indiquant une communication avec la cavité crânienne : instituer une *antisepsie rigoureuse* de la cavite nasale.

**H. UTÉRINE** (pendant les premiers 6 mois de la grossesse).

*Repos au lit.*

Veiller à l'evacuation de l'intestin.

Ordonner l'*hydrastis canadensis* (XV gouttes d'extrait fluide, quatre fois par jour) et faire appliquer le *sac de glace* ou des *compresses de Priessnitz* sur l'abdomen, pour décongestionner l'utérus.

Augmenter la plasticité du sang au moyen de l'*eau de Rabel,* des *boissons acides* et du *chlorure de calcium cristallise* (2 à 3 gr. par jour) :

℞ Chlorure de calcium cristallise . . . . . . . 10 gr.
Eau distillee . . . . 250 cc.
Sirop d'ecorces d'oranges ameres. . . . Q S p. 300 —

4 à 6 cuillerces à bouche par jour, pendant 8 a 15 jours consecutifs (Herzen).

Utiliser aussi les *injections gelatineuses :* serum artificiel additionne de gelatine à 2 et 3 p. 100, injecter 150 à 200 cc. tous les deux jours.

Rechercher la grossesse extra-utérine, et si elle existe, se conduire selon les indications donnees à *Grossesse extra-uterine.*

**En cas de douleurs** : administrer des *lavements laudanises* (XX a XXX gouttes, 2 a 3 fois dans les 24 heures).

Ou bien pratiquer des injections de *morphine* à 1 cgr, répetees 2 fois dans les 24 heures.

Ou encore, prescrire :

℞ Extrait fluide de viburnum prunifolium . . . 2 à 3 gr.
Eau de menthe } āā 60 —
— de tilleul . }
Sirop diacode. . . . 25 —

1 cuilleree a soupe, toutes les 1 ou 2 heures (Herzen)

## HYDROSALPINX

Voy. *Salpingites.*

## HYDROTHORAX

*Traitement de la maladie primordiale* (nephrite, cardiopathie).

Appliquer localement des *revulsifs ;* prescrire les *diuretiques* et les *diaphoretiques.*

Voy. *Anasarque*

**Lorsque l'hydrothorax gêne le fonctionnement des organes voisins,** en particulier celui du cœur ; lorsque, soit en raison de son **abondance,** soit par suite de l'etat de **faiblesse du cœur,** on ne peut pas esperer le voir se résorber par les moyens medicaux appropries ; lorsqu'il cree une **asphyxie menaçante :** pratiquer la *ponction aspiratrice* mais ne jamais evacuer tout le liquide épanché, repéter plutôt cette intervention a quelques jours d'intervalle.

## HYPERCHLORHYDRIE

Voy. *Dyspepsies irritatives, Gastrosuccorrhee, Ulcere de l'estomac.*

## HYPERESTHÉSIE

*Rechercher et traiter la maladie causale:* maladies du cerveau, de la moelle, des nerfs, de la peau, nevrose, maladies dyscrasiques, empoisonnements

## HYPEREXCITABILITÉ NERVEUSE

Voy. *Hystérie, Nervosisme, Neurasthénie.*

## HYPERIDROSE

**H. GÉNÉRALISÉE.**

Traiter l'arthritisme, le nervosisme, l'anémie, la leucémie, le diabète, la phtisie pulmonaire.

Combattre les sueurs profuses chez les diabétiques et les brightiques, favoriser prudemment la diaphorèse chez les urémiques et les anuriques.

Chez les phtisiques, voy. *Phtisie pulmonaire*, traitement symptomatique. Contre les sueurs de l'accès paludéen, voy. *Paludisme aigu*.

Prescrire l'*atropine*, l'*agaricine*, l'*ergotine*.

| | |
|---|---|
| ℞ Agaric blanc | 10 cgr. |
| Extrait de belladone | 1 — |

Pour 1 pilule une le matin et une dans l'après-midi.

| | |
|---|---|
| ℞ Agaric blanc } | ãã 1 gr. |
| Sulfate de quinine } | |
| Extrait de gentiane | Q. S. |

Pour 20 pilules : deux le matin et deux le soir.

| | |
|---|---|
| ℞ Extrait de belladone | 60 cgr |
| Poudre de noix vomique } | ãã 1 gr. 20 |
| Poudre de fer réduit } | |
| Extrait de quinquina. | Q. S. |

Pour 60 pilules une à cinq pilules progressivement (adolescents).

**H. LOCALISÉE** (pieds, mains).

*Rechercher et traiter la cause* (nervosisme, névrites).

Prendre des *bains locaux* (pédiluves, maniluves) *froids et astringents* : eau de feuilles de noyer, additionnée de 10 gr. d'alun, et des *bains antiseptiques* : permanganate de potasse à 1 p. 100, formaline à 1 p. 100 ou à 1 p. 50.

Faire des *lotions* avec :

| | |
|---|---|
| ℞ Naphtol. | 5 parties |
| Glycérine | 10 — |
| Alcool | 100 — |

Employer cette solution pure ou coupée d'eau suivant l'intensité du processus et le degré de résistance des téguments (Brocq).

Ou bien encore :

| | |
|---|---|
| ℞ Tanin. | 5 gr. |
| Eau-de-vie camphrée | 200 — |

| | |
|---|---|
| ℞ Permanganate de potasse } | ãã 1 gr. |
| Thymol } | |
| Alcool | 20 — |
| Eau distillée | 200 — |

Essuyer et poudrer avec une poudre contenant 10 p. 100 de *tannoforme*, ou bien avec :

| | |
|---|---|
| ℞ Acide salicylique | 3 parties |
| Alun pulvérisé | 5 — |
| Naphtol β. | 5 — |
| Borate de soude | 10 — |
| Amidon pulvérisé | 10 — |
| Talc pulvérisé | 67 — |
| | (Brocq) |

*Saupoudrer aussi l'intérieur des bas* ou des chaussettes et des chaussures avec la poudre ci-dessus.

Aux malades atteints d'hyperidrose des pieds, faire porter des *chaussures d'étoffe, de toile*.

Recourir de préférence aux médications au *perchlorure de fer*, ou à l'*acide chromique*, ou au *formol*.

℞ Perchlorure de fer . . . 30 gr.
Glycérine . . . . 10 —

Pour badigeonnages (Brocq)

℞ Acide chromique . . . . 5 gr.
Eau distillée . . . 100 —

Pour badigeonnages (s'il n'y a pas de gerçures) !

℞ Bichromate de potasse . 10 gr.
Alcool de lavande 2 —
Eau distillée . . 200 —

Pour badigeonnages, tous les 4 à 5 jours (Du Castel)

℞ Aldehyde formique du commerce à 40 0/0. } ãã 50 gr.
Alcool absolu. . . . }

Pour badigeonnages (éviter d'appliquer ce mélange sur des écorchures) (Hirschfeld).

## HYPERMÉTROPIE

Prescrire des *verres convexes* permettant la lecture prolongée sans fatigue, à la distance de 30 centimètres.

## HYPERSYSTOLIE

Voy *Insuffisances* et *Rétrécissements valvulaires*. traitement de la période de compensation

**Contre les palpitations** appliquer la *vessie de glace* sur la région précordiale.

**Contre l'insomnie** : donner le *bromure de potassium* (3 à 4 gr.), le *chloral* à petites doses, le *sulfonal* et la *paraldehyde*

**En cas de congestion pulmonaire ou cérébrale** : administrer un *purgatif drastique* (eau-de-vie allemande, 30 gr.).

Pratiquer une *saignée*, et dans des cas spéciaux (affections aortiques), prescrire le *nitrite d'amyle* et le *nitrite de sodium*.

℞ Solution alcoolique de trinitrine à 1 p 100 XXX gouttes
Eau . . . . . . . 300 gr.

3 cuillerées à bouche par jour (Huchard)

## HYPERTENSION ARTÉRIELLE

*(Présclérose).*

*Hygiène* et *régime alimentaire* de l'artériosclérose ; si besoin, *régime hypochloruré* permanent.

*Exercices modérés, gymnastique suédoise, massage général, électricité* (courants de haute fréquence).

Contre la pléthore abdominale, recourir au *massage abdominal* pour réduire la stase circulatoire des veines mésaraïques et pour activer la diurèse (Huchard).

*Laxatifs* et *purgatifs*.

Ordonner la *médication diurétique*. lait, régime lacté mixte ou lacto-végétarien : théobromine, à la dose de 2 à 3 gr. par jour, en cachets de 50 cgr , caféine, eau d'Evian, de Vittel, de Martigny, de Contrexéville

Faire prendre la *trinitrine* sous forme de solution alcoolique au centième pendant 20 jours par mois, aux doses croissantes de 4 à 10 et même 20 gouttes par jour (diminuer ou supprimer le médicament pendant quelque temps, dès l'apparition d'une cephalalgie frontale à forme pulsatile)

Ou bien prescrire le *tetranitrol* (tétranitrate d'erythrol) à la dose de 2 à 6 cgr. par jour sous forme de comprimés contenant chacun 1 cgr

Ne pas abuser des médicaments et surtout de la medication iodurée (Huchard).

Si l'hypertension menace de congestion ou d hemorragie un organe important, pratiquer une *saignee*.

Voy. *Arteriosclerose*.

## HYPERTRICHOSE

Prescrire une *pâte epilatoire* :

| | |
|---|---|
| ℞ Chaux vive . . . . | 15 gr |
| Sulfure d'arsenic (orpiment) . . | āā 2 — 50 |
| Amidon en poudre.. | |

Rusma des Turcs appliquer pendant 10 à 15 minutes

Recourir à l'*electrolyse* ou à la *radiotherapie*.

## HYPERTROPHIES

**H. DES AMYGDALES.**

**Chez les enfants scrofuleux** : traitement genéral de la scrofule.

Voy. *Lymphatisme, Scrofule*.

Pratiquer des *insufflations quotidiennes astringentes*

**En cas d'hypertrophie et d'amygdalite lacunaire** pratiquer la *discision* ou *ignipuncture* avec le galvanocautere ou la pointe courbe du thermocautère : faire 3 ou 4 séances, à 10 ou 15 jours d'intervalle.

Recourir à l'*amygdalotomie :*

1° Au *bistouri* . badigeonner l'amygdale avec une solution de cocaine à 1 p. 20, choisir un bistouri boutonné à lame etroite, saisir l'amygdale avec une pince de Museux, la tirer hors de sa loge, abaisser la langue avec les branches de la pince, introduire le bistouri entre l'amygdale et la base de la langue et couper lentement, en sciant de bas en haut.

2° A l'*amygdalotome*, s'il s'agit d'un enfant. opérer le plus longtemps possible après les poussees aigues (4 à 6 semaines au moins), pour eviter une hémorragie trop abondante.

Combattre l'hemorragie légère qui suit toute amygdalotomie par des *gargarismes chauds* à 45° ou 50° ou *glaces*, tenant en solution de l'antipyrine, de l'alun, du perchlorure de fer tres dilué, de la ferropyrine.

Toucher la surface cruentée d'abord avec une solution forte de cocaine, puis avec un tampon de coton imbibé de la solution suivante :

| | |
|---|---|
| ℞ Acide tannique . . | āā 50 gr. |
| Eau distillée....... . | |

(Mackenzie)

ou imbibé de *perchlorure de fer*.

En cas d'hémorragie grave, ne pas compter sur la forcipressure directe et encore moins sur les hemostatiques. Pratiquer de larges badigeonnages d'une *solution de gelatine* à 5 ou 10 p. 100 ; preférer l'emploi du *ther-*

*mocautere* chauffé au rouge sombre.

Au besoin, recourir à la *compression digitale prolongée* de la carotide et pratiquer une injection de *serum gelatiné.*

3° A l'*anse galvanique,* lorsque l'on veut être tout à fait à l'abri de l'hemorragie.

Contre l'inflammation consécutive à cette intervention et en cas de dysphagie, conseiller les *gargarismes chlorales* à 1 p. 100, pratiquer des badigeonnages d'*huile mentholée* à 1 p. 30, et faire garder en permanence dans la bouche des morceaux de *glace.*

**En cas de grosse amygdale pharyngée** : operer d'abord celle-ci (Lubet-Barbon).

#### H. DE L'AMYGDALE PHARYNGÉE

*(Tumeurs* ou *vegetations adenoides).*

*Ablation radicale et complete* avec la curette tranchante spéciale.

**S'il n'existe qu'un semis adénoidien** plus ou moins marqué, sans masses centrales, faire le *curettage complet en une seule seance.* Puis, tous les 2 jours, badigeonnages de l'arriere-nez avec un tampon de coton roulé à l'extremité d'une tige recourbée. Faire 3 à 4 badigeonnages.

**Lorsqu'il y a une masse centrale,** commencer par faire *une prise avec la pince coupante;* puis 5 ou 6 jours apres, pratiquer le curettage lateral de tout ce qui reste au moyen de la curette en boucle de Lange

Ne pas anesthesier les enfants.

Faire suivre l'intervention chirurgicale de la *reeducation respiratoire* pour combattre l'insuffisance nasale fonctionnelle.

#### H. DU CŒUR.

**H. de croissance**

*Toniques ; gymnastique methodique,* portant surtout sur les bras et destinee a dilater le thorax rétreci.

Contre les palpitations, prescrire le *repos physique* et *moral;* defendre, chez les adolescents, le tabac.

Exceptionnellement, administrer les *bromures* et la *digitale.*

| ℞ Bromure de potassium | } ãã 5 gr. |
|---|---|
| Iodure de potassium | |
| Sirop d'ecorces d'oranges amères | 200 — |

1 cuillerée à dessert, matin et soir (Comby)

**H. au cours des affections valvulaires**

Respecter le travail d'hypertrophie, mais le moderer pour retarder le plus possible la dégénerescence (C. Paul).

Prescrire l'*iodure de potassium,* surtout s'il existe de l'athérome ou de l'artériosclérose

Voy. *Insuffisances et Retrecissements valvulaires.*

#### H. DU COL UTÉRIN.

S'assurer qu'il ne s'agit pas d'une affection utérine (polypes muqueux, myomes pédiculés, inversion utérine, prolapsus uterin, gigantisme uterin, rétention du délivre, corps étrangers de l'uterus ou de la cavite cervicale) simulant la trachélomegalie.

Recourir aux *scarifications* à l'aide du bistouri, repetees tous les 2 ou 3 jours et profondes de 1 cm. environ ; après chaque scarification, appliquer sur le col un tampon d'ouate imbibé de glycerine au tanin à 2 p. 100. Ou mieux avoir recours à l'*igni-puncture* : 3 ou 4 pointes sur chaque lèvre, à 1 cm de profondeur, toutes les semaines.

Faire aussi des *injections interstitielles* dans le parenchyme du col : injecter à l'aide d'une seringue quelques gouttes d'alcool iodoformé à 2 p. 100 ou de créosote, alcool et glycérine à parties égales : faire 4, 6 et même 8 piqûres sur chaque lèvre ; traiter un jour une lèvre, le lendemain l'autre lèvre.

**En cas d'ectropion, d'érosions, de lacérations** : voy. ces paragraphes.

### H. DU FOIE.

Voy *Cirrhoses du foie, Congestion hépatique, Lithiase biliaire.*

### H. DE LA PROSTATE.

TRAITEMENT HYGIÉNIQUE ET MÉDICAMENTEUX.

*Régime sobre;* exclure l'alcool, les épices, les viandes noires ; proscrire les excès de tout genre.

Restreindre les heures de sommeil, ne permettre que *6 à 8 heures de lit.*

*Promenades* courtes et répétées, faire précéder le coucher d'un temps d'exercice. Éviter les refroidissements, les excès vénériens ou même défendre absolument le coït.

Donner l'*iodure de potassium* ou de *sodium*, à la dose de 50 cgr à 1 gr. par jour, pendant des mois et des années (voy. *Artériosclérose*)

Combattre la constipation, mais ne pas prescrire d'aloès ni de drastiques ; donner des *laxatifs doux* et faire prendre des *lavements émollients.*

Veiller à ce que le malade n'ait pas de retenues volontaires, lui conseiller de vider sa vessie toutes les 3 heures.

Ne pas administrer de narcotiques.

**Première période** (congestion sans rétention) : insister sur les *prescriptions hygiéniques* ci-dessus indiquées.

Donner la *noix vomique*, à la dose de IV à VI gouttes de teinture, à chacun des deux principaux repas.

Contre la congestion, prescrire l'*ergotine* à la dose de 15 à 20 cgr., pendant plusieurs jours et jusqu'à 2 et 4 semaines consécutivement. Au besoin, *calmants* (belladone, jusquiame, valériane).

Ne pas pratiquer de cathétérisme.

**Deuxième période** (rétention incomplète) : évacuer par la sonde toute vessie incapable de se vider complètement. Répéter le *cathétérisme une ou plusieurs fois par jour*, selon le cas.

Administrer en même temps les *désinfectants urinaires* (urotropine 1 à 2 gr ), helmitol, hétraline).

**Troisième période** (rétention avec distension et regorgement) ; pratiquer des *cathétérismes aseptiques.*

Faire les premières évacuations lentement, graduellement et sans vider complètement la vessie.

Après le cathétérisme évacuateur, injecter et abandonner dans la vessie 50 à 100 cc de solution boriquée à 3 p 100 (Guyon).

**En cas de douleurs mictionnelles** combattre l'infection, lorsqu'elle existe, à l'aide de lavages vésicaux et d'*instillations* de solutions de sels d'argent (nitrate d'argent, protargol).

Voy. *Cystites*.

Lorsqu'il n'y a pas d'infection et surtout quand le retour à l'état aseptique ne s'accompagne pas de la cessation des douleurs mictionnelles, pratiquer la *prostatectomie*.

**En cas de fièvre** : voy. *Fièvre urineuse*.

*Cystotomie sus-pubienne.*

**En cas d'hémorragies répétées** : *Cystotomie sus-pubienne.*

**En cas de rétention complète avec impossibilité d'introduire la sonde,** recourir à la *cystotomie hypogastrique temporaire* (Poncet).

TRAITEMENT CHIRURGICAL CURATIF.

*Résection des canaux déférents*, pratiquer cette opération au début de la seconde période.

*Électroponction* des lobes hypertrophiés.

Ne recourir aux opérations sanglantes sur la prostate que dans des cas exceptionnels et lorsque la vessie a gardé sa contractilité.

Pratiquer la *prostatectomie* seulement dans le cas de **rétention complète** déterminée par une **grosse prostate** et ne pas intervenir lors de rétention incomplète avec petite prostate, à moins que la rétention incomplète ne se complique de **difficultés particulières du cathétérisme ; de calculs vésicaux, d'hémorragies fréquentes, d'accidents de cystite avec menace d'infection rénale.**

RADIOTHÉRAPIE (applications périnéales de rayons de Rœntgen).

### H. DU PYLORE CONGÉNITALE.

Voy. *Spasme du pylore*.

### H. DE LA RATE.

*Traiter la maladie primordiale* paludisme, syphilis, leucémie, leucocythémie, lymphadénie, maladie de Banti, cirrhoses du foie, etc.

**Chez les paludéens** voy. *Fièvres intermittentes* (paludisme chronique).

**Chez les syphilitiques** : *traitement spécifique, mixte*.

## HYPOAZOTURIE

*Repos* physique et moral ; exercice modéré.

*Régime* diététique reconstituant ; *frictions sèches*.

*Hydrothérapie tiède*. Au début du traitement, préférer la *friction au drap mouillé*, pratiquée au saut du lit, et plus tard ordonner les *douches de* 28° à 18° ou les *douches alternativement chaudes et fraîches* et le *massage*, enfin tous les agents physiques qui conviennent aux neurasthéniques (Glatz).

Conseiller les *boissons tièdes stimulantes* et abondantes, les *lavements quotidiens tièdes d'eau salée* à 7 p. 1000.

Pratiquer des injections sous-cutanées de *serum artificiel* (Tédenat et Reynès).

Dans certains cas, recourir a l'*opotherapie;* prescrire le suc thyroidien, ou chez les femmes le suc ovarien.

## HYPOCHLORHYDRIE GASTRIQUE

Voy. *Dilatation de l'estomac, Dyspepsies atoniques, Neurasthenie abdominale.*

## HYPOHÉMA

**H. TRAUMATIQUE.**

Faire porter un *bandeau compressif.*

Accélérer la résorption a l'aide de *compresses a l'eau blanche.*

**Si l'hypohéma est très abondant et s'il y a des symptômes d'irritation** (forte injection perikeratique, douleurs ciliaires) pratiquer la *ponction* de la chambre antérieure.

## HYPOPION

Lorsque l'hypopion n'occupe pas plus du tiers inférieur de la chambre anterieure, chercher a obtenir la résorption du pus a l'aide de la *chaleur humide* (douches chaudes, compresses chaudes, cataplasmes), des *lavages et des instillations antiseptiques* et de l'emploi des *mydriatiques.*

Dans les autres cas, pratiquer la *paracentese* ou *ponction* de la chambre antérieure au couteau de Graefe (incision péripherique occupant la partie inferieure du limbe).

Lorsque le pus est fortement fibrineux et qu'il adhère a la face postérieure de la cornee ou anterieure de l'iris, introduire dans la chambre antérieure une pince a caillots pour l'extraire en entier.

Au besoin, faire des *lavages intra-oculaires antiseptiques* avec une seringue chargee d'une solution faible de biiodure d'hydrargyre

En cas d'ulcere infectieux de la cornée, s'adresser a cette membrane pour arrêter les progrès envahissants de l'ulcère.

Voy. *Keratites.*

Traitement général tonique et reconstituant, traiter le diabete, l'albuminurie ou la scrofule, lorsqu'ils existent.

## HYPOSYSTOLIE

Voy. *Arteriosclerose, Asystolie, Collapsus, Insuffisances et Retrecissements valvulaires, Myocardites.*

## HYPOTENSION ARTÉRIELLE

Voy. *Collapsus, Insuffisances et Retrecissements valvulaires* (periode troublee), *Grippe* (forme cardiaque), *Myocardites.*

## HYPOTHERMIE

Voy. *Anemie aigue, Collapsus, Diarrhee choleriforme et Choléra* (en cas d'algidite), *Syncope.*

## HYSTÉRALGIE

Voy. *Nevralgie uterine.*

## HYSTÉRIE

TRAITEMENT GÉNÉRAL.

Defendre a une mere hysterique, a grandes attaques, d'allaiter son enfant, confier l'enfant a une *nourrice* saine et le faire elever a la campagne

Chez les enfants agites, nerveux et a intelligence bizarre, craindre le développement de l'hystérie ; fortifier leur corps par la vie a la *campagne,* les *exercices,* la *gymnastique, l'hydrotherapie. Eviter d'exciter les sens et l'imagination ;* defendre les spectacles, les soirees, les réunions mondaines, les veilles, les lectures frappant l'imagination (contes fantastiques).

Plus tard, vers l'âge de sept à huit ans, qu'il s'agisse d'un garçon ou d'une fille, avoir recours a *l'instruction en commun,* voire même a l'internat, malgre ses inconvenients.

Pas de surmenage intellectuel.

Prendre des précautions particulières chez les jeunes filles au moment de l'apparition des premières règles, chez celles arrivees a l'âge nubile, conseiller le *mariage,* si elles ne sont que prédisposées a l'hysterie, mais lorsqu'elles ont déja présente des accidents convulsifs ou autres, se montrer un peu plus circonspect et se guider surtout sur leur état mental pour prendre un parti.

S'efforcer, au contraire, d'eloigner du mariage les hystériques mâles, precisement en raison de la profonde perturbation des facultés qui accompagne chez eux les manifestations hystériques (Gilles de la Tourette).

*Eviter le sejour du bord de la mer* et les bains de mer.

Dans tous les cas, s'efforcer d'améliorer l'etat genéral du malade *toniques* (fer, arsenic, cacodylate de soude, glycerophosphates, lecithine, kola)

Chez la femme, traiter les troubles utero-ovariens, et, dans certaines hysteries locales, combattre la cause qui les produit (helminthiase, coliques hepatiques ou néphritiques, irritations interne ou externe)

Surveiller les fonctions digestives

TRAITEMENT PSYCHIQUE.

L'hysterie est une *maladie mentale,* la soigner comme telle.

1° Eloignement du lieu où s'est développee l'hystérie (isolement).

2° Separation des personnes atteintes.

3° Suppression des visites de parents et amis (isolement).

4° Recherche de l'idee consciente ou subconsciente qui préside aux accidents (frayeur, émotion, souvenir d'une scene pénible, terrifiante).

Dans quelques cas, mettre en œuvre le sommeil hypnotique sous l'influence duquel le malade étend son champ de conscience.

5° Modification ou destruction de l'idée à l'état de veille ou dans le sommeil hypnotique.

6° Convaincre le malade de la curabilité de sa maladie et de l'efficacité absolue des moyens employés (Brissaud).

*Isolement :* appliquer cette méthode dans toute sa rigueur chez les grands hystériques à manifestations aigues ou chroniques, mais tenaces et graves (chorée saltatoire, état de mal hystérique, anorexie, contractures et paraplégies rebelles, etc ) (Levillain).

Voy. *Neurasthénie.*

TRAITEMENT EXTERNE.

Conseiller *l'electrotherapie* (électricité statique), *l'hydrotherapie* sous forme de douches froides de 12° a 18° en jets brises sur tout le corps, d'une duree de 20 a 40 secondes, et en terminant par un jet d'eau chaude sur les pieds, suivi d'une friction énergique.

**Si le malade est très sensible,** preférer les *douches ecossaises* avec, puis sans transition.

**Chez les hystériques hyperexcitables** · ordonner les *affusions*, le *drap mouille*, le *demi-bain*

Prendre la precaution de ne pas percuter les zones hysterogenes.

Ne pas craindre d'amener les malades sous la douche en plein etat de crises.

Dans certaines formes de **mal hystérique avec excitation psychique**, recourir au *bain chaud, prolonge deux ou trois heures, avec applications froides sur la tête* (Levillain)

Continuer le traitement hydrothérapique pendant longtemps encore apres la disparition des accidents.

Voy *Neurasthenie.*

Recourir aussi à la *kinesithérapie* . massage général et gymnastique, et surtout à la *medication thermale* . Néris, Saint-Sauveur, Luxeuil, Royat, Lamalou. Luchon. Ussat, Bagnères-de-Bigorre. Wildbad, Ragatz, et presque toutes les eaux chaudes indéterminees.

TRAITEMENT CHIRURGICAL.

Pratiquer l'*ovariotomie* seulement dans les cas où il existe des lésions bien déclarees des annexes.

TRAITEMENT SYMPTOMATIQUE

Administrer les *antinervins* (valérianates, bromures alcalins et bromure de camphre), les *antispasmodiques* (asa fœtida, camomille, camphre, castoreum, chloroforme, éther, matricaire, musc, phénacétine, exalgine, etc ), et les *hypnotiques* (opium, morphine).

Recourir à *l'electrisation,* à l'emploi de *l'aimant,* à la *metallotherapie* et a *l'hypnotisme.*

N'avoir recours a l'hypnotisme qu'en dernier ressort après avoir essayé tout autre procedé et seulement pour tâcher de faire disparaître des accidents graves : endormir le malade par la fixation du regard, puis le sommeil obtenu (ou tout au moins l'etat suggestible), ordonner la disparition de la manifestation symptomatique et la non reapparition ultérieure de ce phénomène ou de tout autre.

Ne jamais endormir aucun sujet sans son consentement formel ou le consentement de ceux ayant autorité sur lui

Ne provoquer le sommeil qu'en présence d'un tiers autorisé, parent, mari, pere, etc., qui garantisse a la fois l'hypnotiseur et l'hypnotisé

Ne pas donner au sujet hypnotisé, sans son consentement, d'autres suggestions que celles necessaires a sa guérison.

**Contre la crise (attaque) hystérique** : asperger la figure avec de l'*eau froide,* pratiquer la *flagellation* avec une serviette mouillée. *Pincer* fortement la peau ou comprimer la peau sur un os, ou mieux exercer au niveau des zones spasmo-frenatrices (zones hystérogènes) une *compression energique* (régions ovariennes et epigastre) ; enfoncer le poing fermé, par exemple, dans celles des fosses iliaques que l'observation antérieure aura demontre être le siège habituel de la douleur

Vaincre la rigidité des muscles de l'abdomen par une compression énergique et continue, jusqu'a ce que le poing arrive au contact du détroit supérieur du bassin (Charcot)

Chez l'homme, comprimer la région correspondant a la région ovarienne chez la femme.

Continuer la compression jusqu'à cessation des phénomènes spasmodiques

Ou bien, essayer le procédé suivant pratiquer une *compression des globes oculaires* avec les doigts appliques sur les paupières fermées du malade, si l'on atteint ainsi le sommeil hypnotique, réveiller après un certain temps le malade par l'insufflation sur les yeux.

Ou encore, employer l'*electrisation galvanique* (un pôle sur le front, l'autre sur un point quelconque du corps) avec interversions brusques et répétées ; intensité 5 à 10 M. A.

De préférence, pratiquer une injection de *morphine,* ou faire faire des inhalations d'*ether* ou de *bromure d'ethyle,* mais pas de chloroforme.

**En cas d'attaques fréquentes** *suggestion hypnotique.*

**En cas d'attaques hystéro-épileptiformes** *Isolement* dans un établissement spécial, ordonner les *bromures alcalins* (3 a 8 gr.). Voy. *Epilepsie*

**Contre les troubles de la sensibilité** : recourir a l'*electricite faradique* et a l'*electricite statique.*

Essayer le *procede de Janet :* rechercher avec un coupe-papier à pointe mousse la limite supérieure de la sensibilité, puis ce point trouvé, piquer 1 centimètre plus bas en suggérant au malade qu'il doit sentir et lorsque celui-ci déclare sentir (au bout d'une minute), continuer a 1 cm plus bas de la même manière. Arriver à gagner ainsi 3 a 4 cm a chaque séance, qui doit être interrompue s'il apparaît de la céphalalgie produite par les efforts de volonté que fait le malade (ce que l'on gagne en un point est gagne pour toute la circonference du membre passant par ce point).

Conseiller la *metallotherapie,* l'application d'*aimants*

Dans les cas rebelles a ces médications recourir à la *suggestion hypnotique*.

**Contre les contractures** : *massage, mouvements forcés ; narcose avec compression active* sur le membre malade

Essayer aussi l'*électricité statique, l'aimant, l'hypnotisme*.

Lorsqu'il existe des contractions fibro-tendineuses : *intervention chirurgicale*.

| | | |
|---|---|---|
| ℞ Picrotoxine | | 1 cgr |
| Alcool à 50° | àà | 5 cc |
| Eau distillée | | |

Injecter 1 à 3 cc. par jour

**En cas de tremblements**. Voy. *Tremblement hystérique*

**Contre les paralysies** : *Électrisation faradique, massage, gymnastique suédoise, métallothérapie*, transfert à l'aide de l'*aimant ; suggestion hypnotique* dans les cas rebelles.

**En cas d'hémiplégie** : faire la rééducation de la sensibilité et de la motricité à l'aide de la *faradisation*, utilisée d'une façon systématique.

**En cas de paraplégie** : Faire chaque matin une séance de *gymnastique passive* aux membres inférieurs, obligeant le malade à faire effort, pour essayer de reproduire au commandement le mouvement actif que l'on a répété plusieurs fois passivement.

Dans les cas rebelles, recourir à l'*isolement* et à l'*hypnotisme*.

**Contre le nervosisme**, Prescrire les *bains tièdes prolongés*, les *bains aromatiques*, l'*hydrothérapie tiède*, l'*électricité statique*, et donner intérieurement les *antispasmodiques* (bromures, camphre monobromé, préparations de valériane, valyl en capsules gélatineuses à 12 cgr. ; 6 capsules par jour) et les *calmants*.

| | | |
|---|---|---|
| ℞ Bromure de strontium | àà | 10 gr |
| — de potassium. | | |
| Eau distillée | | 300 — |

1 cuillerée à bouche, matin et soir, dans une tasse d'infusion de tilleul ou de camomille (Charcot)

| | |
|---|---|
| ℞ Camphre monobromé. | 3 gr. |
| Extrait de quassia | 2 — |
| Sirop de belladone | Q S. |

Pour 30 pilules, une à trois par jour (P. Blocq).

| | |
|---|---|
| ℞ Valérianate de zinc | 5 cgr. |
| Extrait de jusquiame | 3 — |
| — de belladone | 1 — |

Pour 1 pilule une à chaque repas (Grasset)

Voy. *Nervosisme*.

Employer le *sulfate neutre d'atropine*, à la dose de 1 à 3 mgr. par jour, progressivement, en alternant son emploi avec celui de l'*hyoscyamine*, aux mêmes doses

Pratiquer aussi, en cas d'excitation maniacale, des injections sous-cutanées d'*apomorphine* (4 à 6 et 8 mgr.).

**Contre la céphalée et les névralgies** : Administrer la *phénacétine*, l'*antipyrine*, l'*exalgine*, la *lactophénine*, la *neurodine*, la *benzacétine* ; associer, au besoin, ces médicaments à l'*opium*

| | |
|---|---|
| ℞ Antipyrine | 50 cgr |
| Extrait thébaïque | 25 mgr. |

Pour 1 cachet 4 par jour (Grasset).

| | |
|---|---|
| ℞ Lactophénine | 6 gr. |
| Extrait de belladone. | 25 cgr. |
| — de stramonium | 30 — |

Pour 20 pilules 2 à 3 par jour (S. Martin).

Dans certains cas, pratiquer une injection de *morphine*.

En cas d'insuccès de ces médications, recourir a la *suggestion hypnotique.*

**Contre l'insomnie** : Donner les *hypnotiques*. chloral, hydrate d'amylene, trional, sulfonal, urethane, hédonal, paraldehyde, hypnone, dormol, bromidia.

Voy. *Insomnie.*

| | |
|---|---|
| ℞ Extrait de chanvre indien . . . . . . . . Extrait de jusquiame | ãã 8 cgr. |
| Bromure de sodium Hydrate de chloral. | ãã 8 gr. |
| Julep simple . . . . . . . | 120 cc. |

2 à 3 cuillerees a cafe, le soir et la nuit, dans une tasse d'infusion de feuilles d'oranger (Grasset).

Dans les cas rebelles, recourir à la *suggestion hypnotique.*

**En cas d'anorexie, de tympanite et de vomissements** : Voy. *Anorexie, Tympanite, Vomissements*

**En cas de constipation opiniâtre** . *isolement;*

Faire garder le lit pendant 15 jours.

Donner une nourriture variée.

**En cas d'aérophagie** . Voy. *Eructations.*

**En cas de pseudo-angine de poitrine** : Voy. *Angine de poitrine.*

**En cas de spasme de la glotte** . Voy *Laryngite striduleuse, Spasme de la glotte.*

**En cas d'hémorragie** : Voy. *Hematemese hysterique.*

**En cas de coxalgie** . Voy. *Coxalgies.*

## HYSTÉROCÈLE

*(Hernie de l uterus gravide).*

*Réduction.*

**Si elle échoue** : *avortement provoque, section cesarienne* ou *ouverture du sac herniaire et ablation de l'uterus* ou de la corne uterine gravide, ou du sac tubaire, ou enfin *dilatation sanglante* du collet du sac herniaire.

## ICHTYOSE

Traitement général.

Administrer l'*huile de foie de morue*, le *sirop d'iodure de fer*, l'*arsenic*, le *quinquina.*

Recommander une *cure thermale* aux eaux de La Bourboule, Challes, Bareges, Luchon, Saint-Gervais, Uriage.

Traitement local.

*Frictions avec un corps gras.*

| | |
|---|---|
| ℞ Goudron . . . . . . . | 10 gr. |
| Vaseline. . . . . . | 100 — |

| | |
|---|---|
| ℞ Huile de cade . . . . | 30 gr |
| — d'amandes douces . | 100 — |

*Lotions* biquotidiennes avec :

| | |
|---|---|
| ℞ Glycerine parfumee . | 100 gr. |
| Eau . . . . . . . . | 1000 — |

(Fournier)

Tous les trois jours, frictions avec *savon noir mêle de pierre ponce,* suivies d'un *grand bain prolonge de son, d'amidon* ou de *glycerine* (100 gr. de glycérine pour 50 litres d'eau, ou bien, *bains chauds additionnes de* 300 *grammes de carbonate de soude.*

Recourir a l'*enveloppement avec la toile de caoutchouc,* aux *sudorifiques* (jaborandi).

Opothérapie : injection d'*orchitine* pendant des mois (Bouffé).

## ICTÈRES

**I. BENIN** *(catarrhal, infectieux, emotif, simple).*

Prescrire le *regime lacte* : 1 litre et demi de lait dans les 24 heures, par doses de 300 gr. environ, pour faciliter la digestion du lait, l'*ecremer* et l'additionner de 2 à 3 gr de *bicarbonate de soude* par litre, ou bien le couper avec une *eau minerale alcaline* (Vichy, Vals).

En cas de diarrhee, faire prendre 6 a 10 gr. de *carbonate de calcium* ou 3 a 6 gr. de *sous-nitrate de bismuth*

Ordonner aussi de prendre, deux ou trois fois par jour, un verre d'*eau de Vittel* ou une tasse d'*infusion de melisse* ou de *boldo* (2 gr. de feuilles de boldo par jour, en deux tasses).

1° ANTISEPSIE INTESTINALE.

Le premier jour, administrer le *calomel.*

℞ Calomel ..... } ãã 50 à 80 cgr
Sucre en poudre . }

Pour 5 paquets un toutes les demi-heures.

℞ Calomel . . . . . . . 30 cgr.
Scammonee .. . . . . 50 —
Sucre de lait . . 4 —

Pour 10 prises . une toutes les demi-heures (enfants)

Puis donner les antiseptiques intestinaux et de préference le *salicylate de bismuth*, le *salicylate de naphtol ou betol*, le *salol*, le *salacetol*, le *salophene.*

℞ Betol ou benzo-naphtol . .... } ãã 10 à 15 cgr
Salol. . . . }

Pour 1 cachet 6 par jour (Herzen)

℞ Naphtol β. . .. .. }
Benzonaphtol } ãã 25 cgr.
Salol . ..... .. }

Pour 1 cachet 3 par jour (Grasset)

℞ Salol pulverise .. . 1 à 2 gr
Julep gommeux .. .. 90 —
Sirop de sucre. . . 20 —

1 cuilleree a dessert toutes les 2 heures (enfants) (Filatow)

Voy *Antisepsie intestinale.*

2° RÉTABLIR LA PERMÉABILITÉ BILIAIRE.

Prescrire des *purgatifs salins repetes*. sulfate de soude ou sel de Seignette ou sel de Carlsbad à la dose de une cuilleree a cafe, pris dans un verre d'eau de Vichy, pendant plusieurs jours.

Ou bien :

℞ Sulfate de soude . . 25 gr.
Bicarbonate de soude . 6 —
Sirop de rhubarbe . . . 25 —
Eau distillee.. .. .. 200 —

1 cuilleree a bouche toutes les heures (Frerichs)

℞ Sulfate de soude . .. } ãã 20 gr.
Bicarbonate de soude }

1 cuilleree à cafe de ce melange, toutes les demi heures, dans un verre d'eau tiede (Bozzolo)

Prescrire aussi les *cholagogues :* rhubarbe, cascara sagrada, podophyllin, evonymine, calomel.

℞ Podophyllin . .. . 1 cgr
Evonymine . ..... 5 —
Extrait de belladone. .... 1 —
Savon medicinal.. . . Q S.

Pour 1 pilule une le soir (Huchard)

℞ Evonymine. .. .. . . 2 cgr
Calomel .. . . . } ãã 5 —
Extrait de cascara.. . . }

Pour 1 pilule 3 par jour (Herzen)

Faire prendre tous les matins ou deux fois par jour, s'il n y a pas de coliques, de *grands lavements d'eau froide* à 15° ou 18°, que le malade devra garder pendant 5 à 10 minutes.

**En cas de constipation** : Employer le *calomel* à dose purgative (40 à 80 cgr.), ou les *purgatifs salins* (sulfate de soude 15 à 25 gr.), ou bien prescrire :

| | |
|---|---|
| ℞ Racine de rhubarbe .... | 2 à 4 gr |
| Faire infuser dans | |
| Eau bouillante .. .. . | 180 — |
| Filtrer et ajouter : | |
| Bicarbonate de soude .. | 10 — |
| Sirop de menthe .. . | 25 — |

1 cuillerée à bouche, toutes les 2 heures

**S'il y a congestion du foie** : Voy. *Congestion du foie.*

**En cas de fièvre** : Administrer le *salicylate de soude*, à la dose de 3 à 6 gr. en potion, ou le *salol* aux mêmes doses, en cachets ; mais n'employer ces deux médicaments que si les reins sont indemnes ; dans le cas contraire, prescrire la *quinine*.

**Contre le prurit cutané** : Donner les *bromures* ; mettre sur la peau de la *poudre de talc et de dermatol*, appliquer une *pommade au menthol et à l'acide phénique* ; pratiquer des *badigeonnages de salicylate de méthyle* ; recourir aux *grands bains tièdes additionnés de 500 gr. de carbonate de soude.*

**Si la vésicule biliaire est très distendue** : Voy. *Hydropisie de la vésicule biliaire.*

*Électrisation* de la vésicule biliaire ; un pôle devant, l'autre, derrière ; courant faradique court, mais fort.

**Pendant la grossesse.**

Instituer le *traitement habituel de l'ictère bénin*. Combattre l'insuffisance hépatique : régime lacté absolu : calomel à petites doses, irrigations intestinales abondantes ; bains chauds.

Lorsque les symptômes acquièrent une certaine gravité, surtout en cas d'albuminurie rebelle ou de vomissements incoercibles *interrompre la grossesse* (Herzen).

**Pendant la convalescence** : Stimuler les fonctions de la peau par les *bains tièdes*, les *frictions sèches* ou *alcooliques*, les *sudorifiques.*

Augmenter peu à peu le régime alimentaire et prescrire un *régime approprié* : lait, bouillies au lait, œufs, purées de lentilles, de haricots, de pois, pâtes alimentaires, peu de viande. Défendre toutes les boissons alcooliques, jusqu'à guérison complète.

**I. CHRONIQUE.**

Ne jamais oublier de rechercher la syphilis et si l'on a quelques raisons de croire à une lésion syphilitique du foie, ne pas hésiter un instant à prescrire le *traitement spécifique antisyphilitique* (voy. *I. syphilitique*).

*Régime lacté mitigé* : 3 litres de lait par jour, œufs, peu de viande maigre, purées de lentilles, de haricots, de pois, légumes, compotes de fruits.

*Antisepsie intestinale* : salol, 1 gr. 50 cgr. par jour en 5 cachets ; salophène, ichtoforme.

| | |
|---|---|
| ℞ Benzonaphtol .... .. | 25 cgr |
| Bicarbonate de soude } Magnésie ..... } | ãã 10 — |

Pour 1 cachet 6 par jour, ou bien en poudre dans du lait ou de l'eau sucrée (enfants).

De temps en temps, administrer un *purgatif salin* :

| | | |
|---|---|---|
| ℞ Sulfate de soude | | 10 gr |
| Sirop de groseilles | | 40 — |
| Eau | | 60 — |

A prendre en une seule fois, le matin à jeun (enfants).

— Cure thermale aux *eaux de Vichy, Pougues, Vals.*

Conseiller la *vie au grand air*, les *exercices*.

**Contre les démangeaisons :** faire prendre des *bains de vapeur*, des *bains alcalins*, des *douches chaudes* en pluie ; pratiquer des lotions de *vinaigre aromatique*, additionné d'une petite quantité d'*acide phénique* (voy. *Prurit*), ou bien des lotions de *sublimé* à 1 p. 2000, de *chloral* à 2 p. 100.

| | | |
|---|---|---|
| ℞ Sublimé | } | ãã 30 gr. |
| Chlorhydrate d'ammoniaque | } | |
| Alcool camphré | | 30 — |
| Eau de laurier-cerise | | 300 — |

Pour lotions.

Après les lotions, saupoudrer sans essuyer avec une poudre inerte :

| | |
|---|---|
| ℞ Menthol | 50 cgr. |
| Talc en poudre | 100 gr |

Conseiller les pulvérisations d'un mélange contenant du *menthol* (voy. *Urticaire*).

Si le prurit persiste, badigeonner le corps, 2 à 3 fois par jour, avec le mélange suivant et poudrer ensuite :

| | | |
|---|---|---|
| ℞ Ichtyol | | 10 gr |
| Alcool | } | ãã 50 — |
| Ether sulfurique | } | |

Ou bien :

| | |
|---|---|
| ℞ Chloroforme | 20 gr. |
| Glycérine | 60 — |

(Poudrer ensuite).

Si ces médications échouent, recourir aux injections sous-cutanées de *morphine* (1/2 à 1 cgr.).

S'il existe des lésions de grattage, faire l'*emmaillotement humide* avec des compresses imbibées d'eau bouillante, de tilleul, de guimauve, entourées de taffetas gommé et renouvelées toutes les 3 ou 4 heures.

— **Si l'ictère est dû à l'arrêt d'un calcul** ; pratiquer, après insuccès du traitement médical, la *laparotomie*, suivie de l'*ablation du calcul*.

Ne pas intervenir hâtivement, user d'une grande patience, tant que l'état général du malade est bon, que le cœur reste énergique, qu'il n'y a pas d'accès de fièvre ; dans le cas contraire recourir immédiatement à l'intervention chirurgicale.

Voy. *Hydropisie de la vésicule biliaire, Lithiase biliaire.*

**En cas de tumeur du pancréas** (cancer de la tête du pancréas) ; recourir à la *cholécystentérostomie.*

**I. GRAVE** *(I. infectieux, Insuffisance hépatique).*

*Régime lacté absolu* (lait écrémé, képhir), *boissons abondantes* et *stimulantes* ; *Tisanes diurétiques.*

| | | |
|---|---|---|
| ℞ Extrait aqueux de quinquina | | 4 gr. |
| Alcoolat de cannelle | | 10 — |
| Sirop de menthe | } | ãã 20 — |
| — d'éther | } | |
| Eau de tilleul | | 120 — |

1 cuillerée à soupe toutes les 2 heures.

**Contre l'invasion microbienne** donner le *calomel*, à la dose de 1 cgr., tous les matins, ou les *antiseptiques intestinaux* (voy. *I. bénin*).

**En cas de syphilis** : recourir aux *frictions mercurielles* et à l'*iodure de potassium*, à hautes doses.

**A la période d'état** : favoriser la sécrétion biliaire et enrayer, autant que possible, les phénomènes toxiques par l'administration du *calomel*, à la dose de 20 cgr. par jour.

| | | |
|---|---|---|
| ℞ Calomel | . . . . . . . . . | 10 cgr. |
| Sucre | . . . . . . | 30 — |

Pour 1 poudre 2 par jour, pendant 6 à 7 jours consécutifs (Rendu).

Faire prendre tous les matins un *lavement frais*.

Essayer, comme antiseptique et antitoxique interne, la *teinture d'iode*, à la dose de X à XX gouttes par jour (Herzen).

Prescrire l'*opothérapie hépatique* : 100 gr. de foie de porc pulpé dans un peu d'eau.

**Contre la fièvre** : administrer la *quinine*; préférer l'*acide salicylique* (1 à 2 gr.), ou les combinaisons salicylées : *salicylate de soude* (3 à 6 gr.).

Recourir aussi aux *enveloppements dans des draps mouillés* ou aux *bains frais* de 28° à 30°, de 10 minutes à 1/4 d'heure de durée, deux à trois fois par jour.

La destruction des matières azotées étant troublée, recourir à la *médication oxydante* :

| | |
|---|---|
| ℞ Benzoate de soude . . . . | 2 gr. |
| Eau de fleurs d'oranger . . | 20 — |
| — de tilleul . . . . . . . | 80 — |
| Sirop de térébenthine . . | 40 — |

1 cuillerée à bouche toutes les 2 heures

Conseiller les *inhalations d'oxygène*.

**En cas d'auto-intoxication profonde et de phénomènes nerveux graves** : Continuer le *régime lacté absolu* ; ordonner les *tisanes diurétiques* et la *théobromine* (le rein est la sauvegarde) pour favoriser la diurèse et activer ainsi la fonction de suppléance du rein. Donner des *grands lavements* évacuants, matin et soir, et suivis à une heure d'intervalle d'un *lavement d'eau salée* à 7 p. 1000, à la dose de 250 gr. (qui devra être gardé), prescrire des *bains tièdes* ou *frais* ; pratiquer des injections sous-cutanées de *sérum artificiel* (chlorure de sodium en solution à 7 p. 1000), à la dose de 200 à 500 cmc., répétées 2 à 3 fois dans les 24 heures, si besoin.

**En cas d'hémorragies** : administrer des *boissons acides* (limonade citrique ou sulfurique), prescrire, en outre, le *tanin*, le *perchlorure de fer*, l'*ergotine* ou l'*hydrastis canadensis* et la *gélatine*.

| | |
|---|---|
| ℞ Perchlorure de fer . . . . . | 1 gr. |
| Limonade chlorhydrique . | 200 — |

Par gorgées dans la journée (Cardarelli)

| | |
|---|---|
| ℞ Ergotine . . . . . . . | 2 à 3 gr. |
| Eau . . . . . . . . | 120 — |
| Sirop de quinquina | 30 — |

1 cuillerée à bouche toutes les heures.

**Contre les lipothymies fréquentes** : prescrire la *spartéine* ou la *caféine*.

**Contre l'adynamie** : administrer les *toniques* et les *stimulants* (extrait de quinquina, alcool, éther) ; pratiquer des *frictions sèches* ou *aromatiques*.

Recourir aux injections de *sérum artificiel*.

Voy *Fièvre intermittente hépatique, Lithiase biliaire.*

**I. DES NOUVEAU-NÉS.**

*Bains tièdes,* 2 fois par jour.

Donner après chaque tetée quelques gouttes d'*eau de chaux*, d'eau de *Vichy* ou de *Vals.*

*Frictions* sur l'hypocondre droit avec

| ℞ Bicarbonate de soude. ... | 5 gr |
|---|---|
| Iodure de potassium. . | 2 — |
| Vaséline . . . . | 20 — |
| Lanoline . . .. | 10 — |

(Comby).

**En cas de constipation :** administrer l'*huile d'amandes douces,* à la dose de 1 cuillerée à café, prise le matin à jeun.

**En cas de syphilis** *traitement spécifique*. frictions mercurielles, continuées pendant trois semaines, bains de sublimé, 1 gr. par bain ; puis, iodure de potassium, à la dose de 50 cgr. par jour, en 2 fois.

Voy. *Syphilis.*

**I. BRONZÉ HÉMATURIQUE** *(maladie de Winckel).*

Mettre l'enfant dans la *couveuse,* le *gaver*, lui faire inhaler de l'*oxygène.*

Voy *Faiblesse congénitale.*

**I. SYPHILITIQUE.**

**Période secondaire :** *traitement antisyphilitique mixte :* protoiodure d'hydrargyre 4 cgr. par jour, en pilules, ou mieux biiodure d'hydrargyre en injection huileuse, à la dose de 4 à 8 mgr. par jour, pendant 15 jours, suivis d'un repos de 3 à 4 semaines et d'une nouvelle série d'injections ; iodure de potassium, 3 à 4 gr. par jour.

| ℞ Biiodure de mercure . | 5 à 10 cgr. |
|---|---|
| Iodure de potassium | 20 gr. |
| Eau distillée | 300 — |

2 cuillerées à bouche par jour, prises avec la quantité totale de lait (2 litres) que le malade ingère dans la journée (Herzen)

Employer aussi les injections d'*atoxyl :* 25 cgr. tous les deux jours, pendant 15 à 20 jours.

*Laxatifs légers, Régime approprié*

**Période tertiaire** : injections huileuses ou aqueuses de *biiodure de mercure* à la dose de 6 à 10 mgr. par jour et pendant 15 à 20 jours consécutifs, ou bien *frictions mercurielles* (4 gr. d'onguent gris, par jour) et *iodure de potassium,* à la dose de 4 gr. par jour.

Voy. *Syphilis.*

## ICTUS LARYNGÉ

Donner les *bromures alcalins,* l'*opium,* la *belladone.*

Administrer l'*antipyrine*, à la dose de 3 gr. dans les 24 heures.

Pratiquer, au besoin, la *resection de la luette,* l'*extirpation de polypes du nez* ou du *larynx.*

Voy. *Ataxie locomotrice, Coqueluche, Epilepsie.*

## IDIOTIE

**En cas de microcéphalie** : recourir à la *craniotomie* (Lannelongue).

**En cas d'absence du corps thyroïde** : prescrire l'*opothérapie thyroïdienne* (injections de suc thyroïdien, ingestion de thyroïdine ou de thyroïde fraîche).

Traitement, dans des maisons spéciales, par les *méthodes pédagogiques de Bourneville*.

Voy. *Enfants arriérés ou retardataires*.

## ILÉUS

Voy. *Occlusion intestinale*

## IMPALUDISME

Voy. *Fièvres intermittentes*.

## IMPERFORATIONS

I. DE L'ANUS.

**En cas de simple accolement des bords de l'anus** *détruire l'adhérence* avec la sonde cannelée.

**S'il existe un opercule cutané**, permettant d'apercevoir le méconium par transparence, *inciser*.

**Si la région anale n'offre aucune saillie** : recourir à une *opération en règle* ; incision couche par couche sur la ligne médiane, chercher au fond de la plaie une tumeur saillante et fluctuante.

Si on la trouve, l'inciser, puis saisir chaque lèvre de la plaie avec une pince et, l'intestin vidé, suturer à la peau.

Si on ne trouve pas l'ampoule rectale, pratiquer un anus artificiel (Tillaux).

I. DE L'HYMEN.

Voy. *Atrésies génitales chez la femme, Hématocolpos*.

## IMPÉTIGO

TRAITEMENT GÉNÉRAL.

Donner l'*huile de foie de morue*, le *sirop iodo-tannique*, le *sirop d'iodure de fer*, l'*arsenic*, le *cacodylate de soude* ou la *liqueur de Donavan* :

| | | |
|---|---|---|
| ℞ | Iodure d'arsenic . . . . . | 20 cgr |
| | Biiodure de mercure . . | 40 — |
| | Iodure de potassium . | 4 gr |
| | Eau distillée. . . . | 125 — |

*Doses*. de 1 a 3 ans, V a X gouttes, progressivement, 2 fois par jour, aux repas, de 4 a 10 ans, X a XV gouttes progressivement, 2 fois par jour, aux repas

Éviter l'usage des substances acides.

Administrer des *purgatifs répétés*.

TRAITEMENT LOCAL

Faire tomber les croûtes avec des *cataplasmes de fécule refroidis*, ou avec des *compresses humides* sous taffetas gommé, ou avec des *pulvérisations tièdes*.

**Une fois les croûtes tombées**, si l'élément inflammatoire domine, continuer l'usage des émollients : *compresses d'eau légèrement boriquée* ; dans le cas contraire, enduire la surface mise à nu avec une pommade antiseptique faible :

℞ Acide borique, salol . . 3 gr
Glycérole d'amidon ou vaseline . . . . . 30 —

℞ Acide salicylique . . 1 gr
Précipité jaune . . 1 — 50
Huile de bouleau blanc 4 —
Vaseline . . } ãã 50 —
Lanoline . . . . }
(Morel-Lavallée)

℞ Acétate de plomb . . . 1 gr.
Acide salicylique 2 —
Oxyde de zinc. . . 20 —
Axonge. . . . } ãã 50 —
Vaseline . . }

Appliquer, matin et soir

**Après résolution de toute inflammation**

℞ Acide borique . . . 1 gr.
Onguent de Vigo . . . . . 15 —
Vaseline. . . 30 —

**Chez les scrofuleux** : insister sur le *traitement général de la scrofule*, administrer les médicaments indiqués à : Traitement général.

Faire tomber les croûtes par les moyens précédemment indiqués, puis, si les pommades à l'acide borique, au salol, à l'oxyde de zinc restent inefficaces, appliquer l'*emplâtre rouge de Vidal* :

℞ Minium . . . . . . . . . 2 gr. 50
Cinabre . . . 1 —
Emplâtre de diachylon 20 —
(Vidal).

Renouveler le pansement tous les jours, en faisant, avant chaque pansement, une *lotion avec une solution d'alcool camphré*.

Prescrire aussi la pommade au *précipité jaune* à 1 p. 50 et à 1 p. 20, si les téguments sont peu irritables.

℞ Précipité blanc . . } ãã 2 gr.
Oxyde de zinc. }
Vaseline . . . 30 —
(Sevestre)

**Dans les cas rebelles** : employer l'*huile de cade*, pratiquer des badigeonnages des surfaces malades avec une solution de *nitrate d'argent* à 1 p. 10.

℞ Huile de cade . . 1 à 3 gr.
Oxyde jaune d'hydrargyre 75 cgr.
Cérat sans eau . . 20 gr.
(Brocq).

*Cures thermales* à Uriage.

## IMPUISSANCE

Voy. *Anaphrodisie*, *Neurasthénie génitale.*

## INAPPÉTENCE

Voy. *Anorexie*, *Dyspepsies*, *Embarras gastrique*, *Gastrite chronique*, *Cancer de l'estomac.*

## INCARCÉRATION DU PLACENTA

*Antisepsie* et *attendre* pendant 12 à 24 heures, s'il n'y a pas d'hémorragie, dans le cas contraire, pratiquer la *délivrance artificielle* : anesthésie profonde; appliquer une main sur l'abdomen pour soutenir le fond de l'utérus et essayer avec l'autre de pénétrer dans la matrice en prenant comme guide le cordon qui pend hors de la vulve. Introduire successivement tous les doigts jusqu'à ce qu'on atteigne le placenta et le decoller soit avec le bord cubital, soit avec la pulpe digitale. Si, pendant qu'on manœuvre avec beaucoup de ménagements, une contraction utérine survenait, mettre la main à plat.

Lorsque, après plusieurs tentatives espacées, et patiemment soutenues, on ne parvient pas jusqu'au placenta, tenter la dilatation mécanique de l'orifice utérin à l'aide des sacs hydrostatiques de Barnès.

En cas d'insuccès, faire des injections vaginales et intra-utérines de sublimé à 1 p. 4000 et après quelques heures (12 heures) faire une nouvelle tentative pour délivrer la malade.

Voy. *Avortement*, *Hémorragies de la délivrance*.

**En cas de putréfaction du délivre** voy. *Fièvre puerpérale*.

Au début des accidents septiques, pratiquer, dans certains cas, l'*opération de Porro* (voy. *Fièvre puerpérale ; traitement chirurgical*).

## INCONTINENCE D'URINE

**I. D'URINE CHEZ LA FEMME.**

**En cas de prolapsus génital**. *Intervention chirurgicale* (colpopérinéorraphie, colporraphie, opération d'Alexander, hystéropexie abdominale, hystérectomie).

**En cas d'incontinence d'origine urétrale, due à la dilatation de l'urètre** : ne pas recourir aux opérations sanglantes. Se borner à pratiquer l'*électrisation*, le *massage*, et à employer les injections de *strychnine*, les *douches froides*.

Employer également le *pessaire de Dumontpallier* (pourvu qu'il exerce une certaine pression sur l'urètre).

**Si l'incontinence est consécutive à un accouchement et lorsqu'il y a de l'insuffisance musculaire de l'urètre ou défaut de tonicité** : pratiquer la *colporraphie* de la paroi urétro-vaginale.

**Si l'incontinence est due à une modification de l'urètre lui-même dans sa longueur, dans sa courbure, dans son épaisseur** : recourir aux opérations ayant pour but de remédier à l'une ou l'autre de ces défectuosités (resserrement de l'urètre par torsion, par plicature (Labadie-Lagrave et Legueu).

**I. D'URINE CHEZ L'HOMME.**

**Chez les rétrécis** (incontinence diurne cessant par le décubitus horizontal) : supprimer l'obstacle urétral.

**Chez les prostatiques** (incontinence nocturne au début) lutter contre la stagnation urinaire.

Voy *Hypertrophie de la prostate*.

**I. D'URINE ESSENTIELLE CHEZ LES ENFANTS.**

Traitement de l'onanisme, de la vulvo-vaginite, des oxyures, du phimosis, des adhérences balano-préputiales, de l'hypertrophie de l'amygdale pharyngée.

Recommander la *sobriete* et *rationner les liquides,* surtout le soir.

Traiter l'anémie, le lymphatisme et surtout le nervosisme, par l'*hydrotherapie mitigee.*

Combattre la diathese urique par les *alcalins.*

Ne pas réprimander, ni brutaliser l'enfant.

*Cures thermales* a Salins, Salies, Briscoues.

Coucher l'enfant, pendant un mois, le *siege releve par un coussin,* de preference sur un *lit dur.*

*Procurer au malade quelques nuits seches,* en le réveillant pour uriner, a l'heure ou le besoin d'uriner devrait se faire sentir, ou en obturant au moment du coucher l'orifice préputial avec du *collodion ;* ou bien, en diminuant la profondeur du sommeil par du *cafe,* du *the* pris le soir en petite quantité et en exagérant la sensibilité de l'urètre par de *simples sondages* ou de *legeres cauterisations,* faites au niveau de la portion membraneuse . instiller V gouttes d'une solution de nitrate d'argent à 1 p. 150.

Ou encore, recourir au traitement par le *cordon anti-somnambulique :* prendre un lacet de 2 mètres de longueur, l'attacher par une de ses extremités a la main gauche du sujet, faire sortir le cordon par la partie anterieure du lit ; attacher a son autre extrémité un sac contenant 50 gr. de sable sec, pour obtenir une légere traction. Si l'incontinence se reproduit, placer, le lendemain, 100 gr. de sable dans le sac, et même plus, s'il le faut, pendant les jours suivants.

Une fois la traction suffisante pour réveiller le malade quand il doit uriner, continuer son application pendant quelques jours, diminuer ensuite progressivement la force de traction.

Enfin, pratiquer la *dilatation progressive de la vessie* a l'aide d'injections dans la vessie de solution boriquée à 3 p. 100 a la dose de 200 à 600 cc. (Sims, Haren)

**Quand la cause est d'origine psychique** (cas le plus fréquent), chez les enfants nerveux et hysteriques présentant de l'irritabilité vésicale recourir au *traitement hygienique et psychotherapique de l'hysterie.*

Pratiquer de la *suggestion a l'etat de veille,* à l'aide de simples sondages de l'uretre, avoir recours a l'*electrisation externe* de la région vesicale (courants galvaniques ou faradiques, un pôle au périnée, l'autre sur l'hypogastre) ; faire des *injections epidurales de serum artificiel* à la dose de 5, 10 et 15 cc. (Albarran et Cathelin), ou des injections de serum artificiel *dans la loge retro-rectale* a la dose de 100 a 150 cc. (Jaboulay).

Prescrire le *bromure de potassium,* ou de *camphre,* la *belladone,* la *jusquiame,* le *castoreum* et les differents *valerianates.*

| ℞ | | |
|---|---|---|
| Bromure de potassium .. | | 10 gr. |
| Teinture de belladone . | | 1 — 50 |
| Eau distillée . . | ãã | 200 — |
| Sirop d'ecorces d'oranges ameres. .. | | |

3 cuillerees à bouche par jour (Herzen).

| ℞ | | |
|---|---|---|
| Extrait de belladone . | ãã | 1 cgr. |
| Poudre de belladone . | | |
| Glycerine ........ | | Q. S |

Pour 1 pilule prendre progressivement de 1 à 5 pilules par jour.

℞ Extrait de belladone . . 5 cgr.
Camphre . . } ãã 1 gr.
Castoreum . . . }

Pour 10 pilules : une tous les soirs (Fauvel)

Ou bien donner l'*atropine*, en granules de 1/4 à 1/2 mgr., donnés le soir, jusqu'à 1 1/2 et 2 mgr., après 8 ans.

Essayer l'*extrait fluide de rhus aromatica*, à la dose de V à XX gouttes, 4 fois par jour.

**En cas d'atonie du sphincter** : prescrire la *noix vomique*, la *strychnine*, l'*ergotine*.

℞ Extrait de noix vomique . 20 cgr.
Oxyde noir de fer } ãã 3 gr.
Poudre de quassia }
Sirop d'absinthe Q. S.

Pour 20 pilules : 1 à 3 par jour (Grisolle)

℞ Teinture de noix vomique } ãã 5 gr.
— de rhus aromatica }

V à X gouttes, le soir en se couchant.

℞ Sulfate de strychnine .. 1 cgr.
Eau . . . . . . 8 gr.
Sirop simple . Q. S. p. 200 cc.

2 à 8 cuillerées à café par jour, selon l'âge (En cas d'empoisonnement par la strychnine, donner à l'enfant du café noir.)

Essayer l'*ergotine*, à la dose de 20 à 30 cgr. par jour.

℞ Ergotine . . . 10 cgr.
Poudre de fève de Saint-Ignace . . . . 5 —

Pour une pilule : une matin et soir (Picard).

Recourir à l'*électrisation interne* : introduire dans l'urètre une boule métallique, aller jusque dans la vessie et la retirer ensuite de la quantité nécessaire pour amener son talon au niveau de la portion membraneuse. Accrocher à la sonde le fil conducteur d'une petite pile à introduction et appliquer, au-dessus du pubis, le pôle positif. Le courant doit être assez faible et les intermittences pas trop rapprochées. Durée des séances, 2 à 5 minutes (Guyon).

Pratiquer le *massage* : mettre le patient dans la position de la taille, introduire le doigt dans le rectum et masser le col de la vessie à cinq ou six reprises.

## INDIGESTION

Administrer un *vomitif* (ipeca 1 gr. chez l'adulte, 30 à 50 cgr. chez l'enfant), et faire boire quelques gorgées d'une *tisane chaude* pour favoriser les vomissements.

**En cas de vomissements spontanés** : donner une *infusion chaude* (tilleul, camomille), et après la cessation des vomissements, prescrire une *potion stimulante* (acétate d'ammoniaque, teinture de cannelle, éther).

**S'il s'est écoulé plus de 4 heures après le repas** : administrer un *purgatif* (huile de ricin, sulfate de soude, calomel et scammonée).

Appliquer des *cataplasmes chauds de farine de lin* sur le ventre.

Alimenter le malade, pendant 24 heures, exclusivement avec du *bouillon dégraissé* et du *lait écrémé*.

**En cas de selles fétides** :

recourir à l'*antisepsie intestinale* (ichtoforme, 2 à 4 gr., ichtalbine, 1 à 2 gr. en cachets).

Voy. *Embarras gastrique*

## INERTIE UTÉRINE

Voy *Accouchement*, *Hemorragies de la delivrance.*

## INFANTILISME

*Rechercher et traiter la maladie primordiale*. syphilis, tuberculose, malaria, alcoolisme des parents, myxœdème, maladie congénitale du cœur, entérite chronique, etc.

Combattre l'hypothyroïdie congenitale ou acquise (primaire ou secondaire).

Administrer les *toniques*, conseiller l'*hydrotherapie.*

Voy. *Enfants arrieres ou retardataires.*

## INFARCTUS

**I. PULMONAIRE.**

Voy. *Apoplexie pulmonaire.*

**1. URIQUES.**

Voy. *Lithiase renale.*

## INFECTIONS

**I. CUTANÉE, GASTRO-INTESTINALE, PUERPÉRALE,** etc

Voy. *Cholera, Diarrhees, Erysipele, Fievre puerperale, Fievre typhoide,* etc., au nom de chaque maladie particulière.

**I. OMBILICALES** (chez le nouveau-né).

Faire l'*excision* du moignon ombilical, lorsqu'il est encore en place, au ras de la peau, après avoir placé un fil à ligature tout contre le manchon cutané; puis faire le nettoyage de la plaie ombilicale avec un peu de coton imbibé de *permanganate de potasse* à 1 p. 2000, d'*eau oxygenee*, d'*eau boriquee* à 4 p. 100.

*Pansement aseptique* (gaze sterilisee), *pommades* à l'acide borique ou au salol.

Pas de sublime, d acide phenique, d'iodoforme.

Même traitement si la plaie ombilicale, apres la chute spontanée du moignon, est suppurante ou fetide.

**En cas de granulôme** . cauterisation au *nitrate d'argent.*

Voy. *Vegetations de l'ombilic chez les nouveau-nes*

**En cas d'érysipèle** : voy. *Erysipele chez le nouveau-ne.*

**I. SECONDAIRES AU COURS DE LA DIPHTÉRIE, DES FIEVRES ÉRUPTIVES.**

Voy *Diphterie associee, Rougeole, Scarlatine.*

## INFILTRATION D'URINE

Voy. *Abces urineux, Fievre urineuse.*

## INFLUENZA

Voy. *Grippe*.

## INSERTION VICIEUSE DU PLACENTA

Voy *Hemorragies puerperales*, *Placenta prævia*.

## INSOLATION

Voy. *Coup de soleil*.

## INSOMNIE

*Traiter la cause* : troubles digestifs, nervosisme, neurasthénie, douleur (névralgie, dent cariée etc.), congestion cérébrale passive, troubles de réfraction oculaire, diabète, urémie.

Au besoin, donner les *hypnotiques*, bromures alcalins, chanvre indien, chloral, hydrate d'amylene, codeine, dormiol, hypnal, hypnone, jusquiame, lactucarium, morphine, opium, paraldéhyde, somnol, sulfonal, trional, uréthane, hédonal, véronal, bromidia

**I. DES ENFANTS.**

Donner l'*hydrate de chloral*, par voie gastrique, aux doses suivantes :

| | |
|---|---|
| 1 à 6 mois. ... | 5 à 20 cgr par jour |
| 6 mois à 1 an.. | 20 à 30 — — |
| 1 à 2 ans . . | 30 à 60 — — |
| 2 à 6 ans. . | 60 cgr à 1 gr. |
| 6 à 12 ans ... | 1 à 2 gr |

Employer ce même médicament par voie rectale aux doses de :

| | |
|---|---|
| A 1 an . | 40 cgr |
| A 2 — | 75 — |
| A 3 — | 1 gr |
| A 5 — . | 1 — 50 |
| A 10 — | 2 — 50 |
| A 15 — | 3 — |

Prescrire le lavement suivant.

℞ Antipyrine } āā 20 cgr.
Hydrate de chloral }
Bromure de potassium 50 —
Eau de laitue 60 gr
Jaune d'œuf n° 1

Administrer l'*uréthane*, à la dose de 20 cgr., 50 cgr., 1 et 2 gr., suivant l'âge du malade.

℞ Uréthane. . . . . . . 1 gr
Sirop de fleurs d'oranger 20 —
Eau distillée. . . . . . 80 —

1 cuillerée à café toutes les 1/2 heures (3 à 5 ans) (Demme).

Donner le *sulfonal*, en cachets ou avec de la confiture, suivi de l'ingestion d'une tasse d'infusion de tilleul très chaude, aux doses suivantes :

| | |
|---|---|
| Jusqu'à 3 ans . | abstention. |
| De 3 à 5 ans . | 10 à 25 cgr par jour. |
| De 5 à 10 ans | 25 à 50 — — |

ou le *trional*, aux doses de :

| | |
|---|---|
| De 15 mois à 3 ans | 10 à 35 cgr. par jour |
| De 3 à 5 ans . | 35 à 50 — — |
| De 5 à 10 ans . | 50 cgr. à 1 gr |

Employer le *dormiol* en lavements :

℞ Dormiol. . . . . . . 50 cgr. à 1 gr.
Lait chaud. 60 cc.

Agiter : pour un lavement, enfant de 10 à 15 ans (Herzen).

## I. DES ADULTES.

℞ Hydrate de chloral. . . 2 à 4 gr.
Bromure de sodium . . 1 à 3 —
Sirop de codéine.
— de laurier-cerise } ãã 15 à 20 —
Eau. . . . . . 100 —

A prendre en une ou deux fois.

℞ Hydrate de chloral . . 2 à 4 gr.
Sirop de codéine. . 15 —
Eau de laurier-cerise 10 —
Eau distillée . . . . . 100 —

A prendre en une ou deux fois, à 1/2 heure d'intervalle.

℞ Hydrate de chloral. . . . . . 2 gr 50
Bromure de sodium. . . . 4 —
Sirop de codéine . . . . 60 —
Eau de laurier cerise . 4 —
Eau de tilleul. . . . . . 80 —

1 cuillerée à soupe toutes les heures, jusqu'à effet (Charcot).

℞ Bromure de potassium.
Hydrate de chloral } ãã 10 gr.
Extrait de chanvre indien.. . . . . . .
Extrait de jusquiame.. } ãã 10 cgr
Eau distillée... ... ... ... 100 gr.

1 cuillerée à café le soir.

℞ Hydrate d'amylène. . 2 à 4 gr
Eau distillée . . . . 60 —
Sirop de fleurs d'oranger . 25 —

A prendre, en une fois, le soir (Herzen).

℞ Sulfonal . . . . . . . . . 75 cgr.

Pour 1 cachet : prendre 2 à 3 cachets dans la soirée, de 1/2 en 1/2 heure.

℞ Sulfonal. . . . . . . . . . . . . 75 cgr.
Opium brut.. . . 2 —

Pour 1 cachet : 2 cachets dans la soirée, boire après chaque cachet une tasse d'une infusion chaude ou un grog léger.

℞ Trional . . . . . . 1 gr

Pour 1 cachet 1 à 2 cachets dans la soirée

℞ Trional. . . . . . . . . 1 gr.
Chlorhydrate d'héroïne . . 5 mgr.

Pour 1 cachet à prendre une heure avant le coucher

Le sulfonal et le trional sont en général inefficaces contre les douleurs violentes chez les cardiaques et chez les brightiques.

℞ Chloralose. . . . 20 à 25 cgr.

Pour 1 cachet 2 cachets pris à une heure d'intervalle (Richet).

Le chloralose ne doit pas être administré chez les névropathes, il est par contre bien toléré par les cardiaques.

℞ Hypnal . . 2 gr.
Sirop de groseilles . . . . . 40 —
Eau distillée . . . . . . . . . . 80 —

A prendre en 2 fois (Debove).

℞ Hypnal. . . . . . 1 gr

Pour 1 cachet 1 à 2 le soir à une heure d'intervalle

℞ Hypnone.. . .. VI à VIII gouttes
Glycérine. . 2 gr
Looch blanc 40 —

A prendre en une fois (contre-indiqué dans les affections cardiaques) (C. Paul)

℞ Paraldéhyde . 2 à 4 gr.
Eau de fleurs d'oranger.
— de menthe ... } ãã 30 gr.
Sirop simple . . . 25 —

A prendre en 2 fois à 1/4 d'heure d'intervalle (Audhoui)

℞ Paraldéhyde . . . . . 15 gr.
Teinture de vanille . . 3 —
Eau distillée . . 250 —

1 cuillerée à bouche (1 gr ), dans un grog au kirsch, jusqu'à 3 à 4 cuillerées à 1/2 heure d'intervalle (Dujardin-Beaumetz)

℞ Somnol . . . . 2 gr.
Eau . . . . 40 —
Sirop de groseille. . . . 20 —

A prendre en une fois (Debove)

℞ Dormiol . . . . . . 10 gr.
Potion gommeuse . . . 120 —
Sirop d'écorces d'oranges amères . . . . 20 —

1 ou 2 cuillerées à bouche dans la soirée (Frieser)

℞ Urethane . . 1 gr 50 à 3 gr.

Pour 1 poudre, à prendre le soir dans un verre d'eau sucrée.

℞ Urethane . . . . . . . 3 à 4 gr.
Eau distillée . . . . 40 —
Sirop de fleurs d'oranger . 15 —

A prendre en une fois le soir (Huchard)

℞ Urethane . . . . . . . . 20 gr.
Eau distillée . . . . . . 100 —

3 à 4 cuillerées à café, le soir, dans une tasse d'infusion de feuilles d'oranger (Huchard)

℞ Hédonal . . . . . . . . 1 gr.

Pour 1 cachet : 1 à 2 le soir.

℞ Extrait thébaïque. . . . . 5 cgr
— de belladone . . . 1 —
— de jusquiame. . . . 2 —

Pour 1 pilule : à prendre le soir (Grasset).

*Lavements :*

℞ Hydrate de chloral . 2 à 5 gr.
Eau . . . . . . 50 —

A ajouter à 1 verre de lait, dans lequel on battra un jaune d'œuf (Dujardin-Beaumetz).

℞ Paraldehyde . . . . . . 2 à 4 gr
Jaune d'œuf. . n° I
Eau de guimauve . . 120 gr

Pour 1 lavement (Keraval)

℞ Trional. . . . . . 50 cgr
Jaune d'œuf . . . . n° I
Eau . . . . . . 250 gr

Pour 1 lavement

℞ Hydrate d'amylène . 3 à 5 gr.
Gomme arabique Q S
Eau . . . . . . 200 gr.

Pour 1 lavement.

**Chez les cardiaques** : en cas d'affection mitrale à la période troublée, avec congestion passive du cerveau, prescrire la *digitale*.

Contre l'insomnie, donner les *bromures ;* au besoin, administrer l'*urethane*, l'*hedonal*, et la *paraldehyde*.

En cas d'affection aortique ou d'artériosclérose, préférer la *morphine* (1/2 cgr.).

Voy. *Anémie cérébrale* et *Congestion cérébrale*

**Chez les névropathes** recourir au *maillot humide*, à l'*enveloppement dans le drap mouillé*, ou bien prescrire les *demi-bains calmants* : immersion dans une baignoire, l'eau arrivant à peu près à mi-corps.

Débuter par un bain à la température de 32° à 34°.

Pendant l'immersion, dont la durée est en moyenne de 5 à 10 minutes au plus, abaisser insensiblement la température de l'eau jusqu'à 30° et 25°. Lorsque, au bout de 2 ou 3 jours, le malade s'est accoutumé à ce refroidissement graduel, lui prescrire le demi-bain de 28° à 24°, puis de 26° à 22° et enfin même de 22° à 18°, mais ne jamais descendre au dessous de 16°. Aussitôt que le malade est entré dans la baignoire, le doucheur doit lui verser sur la tête, sur le dos et la poitrine de l'eau à la température de celle du bain, et le frictionner légèrement le long du dos et à la nuque.

Pendant ce temps, le sujet se frictionne lui-même la poitrine et les jambes, ou cette friction est faite par un second aide. Le bain terminé et la baignoire vidée, verser lentement sur le corps du baigneur deux ou trois baquets d'eau, l'eau étant à deux degrés au-dessous de la température du bain ; c'est l'affusion calmante, après le demi-bain (Glatz).

Voy. *Neurasthénie*.

Dans les cas rebelles, recourir à la *suggestion hypnotique*.

**En cas d'insomnie et de délire :** voy. *Delires*.

**En cas d'insomnie rebelle avec agitation maniacale :**

℞ Chlorhydrate d'hyoscine . 5 cgr
Eau distillée de laurier cerise. . . . . 2 gr
Eau distillée . . 25 —

Injecter une demi-seringue de Pravaz (Magnan).

Voy. *Agitation*.

## INSUFFISANCES FONCTIONNELLES

**I. CARDIAQUE.**

Voy. *Arteriosclerose, Asystolie, Dilatation du myocarde, Grippe* (forme cardiaque), *Insuffisances et Retrecissements valvulaires* (periode d'hyposystolie), *Myocardites, Pericardites*.

**I. HÉPATIQUE.**

Voy. *Diabete, Eclampsie, Ictere grave*.

**I. OVARIENNE.**

Voy. *Amenorrhee, Chlorose, Menopause*.

**I. RÉNALE.**

Voy. *Nephrite interstitielle des arteriosclereux, Nephrites, Uremie*.

**I. SURRÉNALE.**

Voy. *Maladie d'Addison*.

**I. TESTICULAIRE.**

Voy *Enfants arrieres et retardataires* (en cas d'infantilisme eunuchoïde), *Orchites*.

**I. DE LA THYROIDE.**

Voy *Arthritisme, Enfants arrieres et retardataires, Myxœdeme*.

## INSUFFISANCES VALVULAIRES

### (Cardiopathies).

**I. DE L'AORTE.**

TRAITEMENT HYGIÉNIQUE.

Supprimer toute fatigue ; *eviter* toute augmentation de travail pour le cœur. Repos relatif. Regime alimentaire régulier, *repas peu copieux*. Defendre les boissons alcooliques ou excitantes, le the, le cafe, ainsi que le tabac.

Eviter les émotions morales, les changements brusques de temperature.

Combattre soigneusement la constipation.

Traiter l'artériosclerose, lorsqu'elle est en cause :

TRAITEMENT MÉDICAMENTEUX.

**Si la lésion** (bien que compensee) **suit une marche progressive, surtout si elle coexiste avec de l'artériosclérose** . usage prolongé de l'*iodure de potassium*, de *sodium* ou de *baryum* (voy. *Arteriosclerose*).

℞ Iodure de sodium .. 10 à 15 gr
Eau . . . 300 —

1 cuillerée à bouche apres les deux principaux repas, pendant les 3 premieres semaines de chaque mois

Pratiquer de la *revulsion locale* . pointes de feu, ventouses scarifiées, petits vesicatoires (voy. *Aortite chronique*).

Soutenir l'énergie du myocarde, lorsque celui-ci est fatigué de lutter contre l'obstacle circulatoire périphérique (artériosclérose) par la *quinine*, donnée à petites doses et associée à la *strychnine* et à l'*ergotine*, à moins de contre-indication spéciale pour ce dernier médicament. Donner aussi le *kola* et la *coca*.

| | |
|---|---|
| ℞ Valérianate de quinine | 10 cgr |
| Ergotine | 5 à 10 — |
| Sulfate de strychnine | 1 mgr |

Pour 1 pilule 2 à 3 par jour (Herzen)

**Contre l'hyperesthésie de la région précordiale** : recourir à l'application de *cataplasmes laudanisés*, de *teinture d'iode*, de *vésicatoires*.

Prescrire à l'intérieur les *bromures alcalins*, les préparations de *valériane* et le *valérianate d'ammoniaque*.

**En cas de crises douloureuses et de symptômes angoissants** : application de *sangsues* ou de *sachets de glace* à la région précordiale, administrer le *bromhydrate de cicutine*, l'*héroïne*, la *dionine* et la *trinitrine*.

| | |
|---|---|
| ℞ Bromhydrate de cicutine | 30 cgr. |
| Eau de menthe. | 50 gr |
| Eau distillée | 250 — |

2 cuillerées à dessert par jour (Dujardin-Beaumetz).

| | |
|---|---|
| ℞ Solution alcoolique de trinitrine à 1 p. 100 | XXX à XL gouttes |
| Eau distillée | 300 gr |

3 cuillerées à bouche dans les 24 heures (Huchard).

| | |
|---|---|
| ℞ Dionine | 5 à 10 cgr |
| Eau stérilisée | 10 cc |

Injecter une seringue à la fois (Herzen).

Voy. *Angine de poitrine*.

**Au moment des paroxysmes** : injection de *morphine*.

Inhalations de *nitrite d'amyle*.

*Régime lacté* pendant quelques jours, *laxatifs légers*.

**Contre les palpitations, les crises dyspnéiques, l'éréthisme cardiaque** : application de *glace* ; donner les *bromures* (2 à 3 gr.), l'*héroïne*, les *antispasmodiques*.

| | |
|---|---|
| ℞ Bromure de potassium | 20 gr. |
| Teinture de digitale | 2 — |
| Eau distillée | 300 — |

2 à 3 cuillerées à soupe par jour

| | |
|---|---|
| ℞ Héroïne. | 20 cgr. |
| Eau distillée | 20 gr. |
| Acide acétique dilué | Q S |

X gouttes, 2 à 3 fois par jour (Herzen)

Si la dyspnée est intense, recourir aux *inhalations d'oxygène*.

**Contre les battements vasculaires, céphaliques, etc** : prescrire l'*extrait de convallaria*, à la dose de 1 gr. à 1 gr. 50 par jour (Carrière).

**En cas de troubles pulmonaires congestifs** : administrer l'*iodure de potassium* ou *de sodium* à petites doses pendant longtemps (50 cgr. à 1 gr. par jour en deux fois).

*Ventouses*, *vésicatoires*.

**Contre l'anémie des aortiques** : recourir au *fer*, à l'*arsenic* et aux inhalations d'*oxygène*.

**Contre l'inappétence** : prescrire les *amers* (gentiane, colombo, quassia, quinquina, noix vomique, orexine, etc.)

**S'il y a des troubles digestifs** : combattre l'hypopepsie à l'aide de l'*acide chlorhydrique* et faire prendre une *poudre ab-*

*sorbante* à la fin du repas. Prescrire aussi les *infusions chaudes* (menthe, camomille), prises 2 ou 3 heures après le repas.

Dans les cas graves, avec dyspnée, mettre le malade au *régime lacté*.

En cas de gastralgies (gastralgie des aortiques et des artério-scléreux), donner l'*eau chloroformée*, la *cocaïne*.

Voy. *Gastralgies*

**Contre les phénomènes d'anémie cérébrale** (bourdonnements, vertiges, étourdissements) employer l'*opium*, la *morphine* à petites doses.

Donner l'*extrait thébaïque* à la dose de 2 à 5 cgr., ou les *gouttes noires anglaises*, à celle de II à III gouttes.

Conseiller les inhalations de quelques gouttes de *nitrite d'amyle*.

**Contre les syncopes** : *nitrite d'amyle*, V gouttes en inhalations.

**A la période de compensation troublée** (insuffisance cardiaque) : prescrire la *digitale*, qui est le meilleur tonique du myocarde.

Voy. *Insuffisance mitrale*.

**A la période de dégénérescence cardiaque** : voy. *Asystolie, Myocardite chronique*.

### I. DE L'ARTÈRE PULMONAIRE.

Rien de particulier au point de vue thérapeutique, instituer le traitement général des lésions valvulaires.

### I. MITRALE.

**A. Période de compensation** *(hypersystolique)*.

TRAITEMENT HYGIÉNIQUE.

*Repos* du corps et de l'esprit, vie tranquille et régulière ; défendre les efforts musculaires, les travaux fatigants, les marches prolongées, la gymnastique, l'équitation, la danse, la bicyclette. Conseiller, au besoin, le *changement de profession*.

Exercice modéré entre les repas.

*Eviter* les refroidissements, fuir l'humidité.

*Interdire* les bains froids et les bains de vapeur.

*Chez les jeunes filles* : déconseiller le mariage.

*Chez la femme mariée* interdire la grossesse et l'allaitement.

RÉGIME ALIMENTAIRE : proscrire tous les aliments indigestes et ceux susceptibles de déterminer de la distension gazeuse de l'estomac (peu de pain, peu de féculents, peu de pâtes, de farineux et de boissons gazeuses).

Permettre le vin, défendre la bière, le champagne, le thé, le café et le tabac.

Conseiller le repos après les repas.

TRAITEMENT MÉDICAMENTEUX.

Pas de médication pharmaceutique superflue, éviter surtout l'administration de la digitale.

**Faciliter les digestions** (légère stase hépatique), en administrant la *rhubarbe*, l'*aloès*, la *scammonée* ou le *calomel*.

**Contre la chloro-anémie** donner les *toniques* et les préparations de *manganèse* et ne pas administrer le fer.

| ℞ | | |
|---|---|---|
| Lactate de manganèse | | 15 cgr. |
| Colombo pulvérisé | } āā | 10 — |
| Rhubarbe en poudre | } | |
| Poudre de noix vomique | | 2 — |

Pour 1 cachet 2 par jour, aux repas (Heinzen)

**En cas de constipation** : *laxatifs* et *lavements*.

**En cas d'insomnie** : prescrire le *bromure de potassium*, le *chloral*, le *sulfonal*, ou mieux l'*uréthane*, l'*hedonal* et la *paraldéhyde*.

℞ Paraldéhyde . . . 2 à 3 gr.
Eau distillée . . . 120 —
Teinture de vanille XV gouttes
Sirop d'écorces d'oranges amères . . . . 30 gr.

A prendre en deux fois avec une demi heure d'intervalle.

**Contre la stase pulmonaire légère** : *révulsifs* répétés sur la poitrine.

**Si le myocarde est fatigué** (avant qu'apparaissent les troubles de non compensation) : administrer la *caféine*, la *spartéine* et la *strychnine* à petites doses.

℞ Caféine . 80 cgr. à 1 gr.
Benzoate de soude . . 1 à 2 —
Sirop d'écorces d'oranges amères . . . . . 25 —
Eau distillée . . . . . 130 —

2 cuillerées à bouche par jour (Herzen).

℞ Sulfate de strychnine . . . 5 cgr.
Eau distillée . . . . . . . 150 gr.

1 cuillerée à café au début des 2 principaux repas.

**B. Période troublée** (période d'*insuffisance cardiaque* ou *hyposystolique*).

TRAITEMENT MÉDICAMENTEUX

**Contre l'œdème des membres inférieurs, le pouls petit et faible, la dyspnée, la congestion du foie, la congestion pulmonaire et la diminution de la quantité d'urine** : mettre le malade au *repos absolu au lit*, prescrire le *régime lacté exclusif* ou le *régime achloruré*, donner un *purgatif* (eau-de-vie allemande, 20 à 25 gr.), puis administrer la *digitale*.

Donner la *teinture alcoolique de digitale*, à la dose de XXV à L gouttes, soit 50 cgr. à 1 gr. par jour, ou la *poudre de feuilles de digitale* soit en *infusion* à la dose de 40 cgr. à 1 gr., soit en *macération*, à celle de 15 à 50 cgr. d'eau et plus en surveillant.

℞ Poudre de feuilles de digitale . . . . 25 à 30 cgr
Eau froide . 300 gr.

Faire macérer pendant 12 heures et filtrer.

A prendre par cuillerées à bouche, ou en 3 ou 4 prises dans la journée, surveiller l'effet.

Se souvenir que *la digitale en macération est plus active qu'en infusion*.

℞ Feuilles de digitale . . 40 à 80 cgr
Eau bouillante pour infusion . . . . 200 gr.

Faire infuser 1/2 heure, filtrer, ajouter
Sirop des cinq racines 50 gr.

A prendre en 4 ou 5 prises, réparties dans les 24 heures.

℞ Feuilles de digitale . 1 gr
Eau chaude . . . . 180 —
Faire infuser, ajouter :
Ether sulfurique . . XV gouttes
Sirop de punch . . . 25 gr.

1 cuillerée à bouche, toutes les 1 à 2 heures (Herzen).

*Administrer la digitale à doses progressivement décroissantes* : prescrire le premier jour 50 à 80 cgr. de ce médicament en macération, puis abaisser chaque jour la dose de 10 cgr., faire prendre la dose quotidienne en deux fois dans la journée.

*Donner la digitale par pério-*

*des de 4 à 5 jours*, espacées par des périodes de 8 à 10 jours, pendant lesquelles on administrera, si besoin, les autres toniques du myocarde (caféine, adonis, convallaria, spartéine).

En résumé s'en tenir à l'aphorisme de Huchard « *ni trop, ni trop peu, ni trop souvent, ni trop longtemps.* »

Si l'estomac est intolérant, donner la digitale en *lavement :*

℞ Poudre de digitale 30 cgr. à 1 gr. 50
Eau bouillante . 150 à 250 —
Faire infuser une demi-heure.
Pour un lavement

Pendant tout le temps que l'on administre la digitale, *cesser toute autre médication* et *chercher à diminuer le trop plein vasculaire* (congestions) *et les résistances périphériques* (œdèmes, hydropisies) à l'aide de purgatifs, de saignées, de ponctions, de mouchetures, etc.

**Chez les enfants.**

℞ Feuilles de digitale 5 à 10 cgr.
Eau bouillante 150 gr.
Sirop simple . . . . 20 —
A prendre dans la journée (3 à 5 ans).

Ou bien prescrire :

*Teinture de digitale :*

| | |
|---|---|
| Au-dessous de 3 ans | V à X gouttes |
| De 3 à 5 ans . . . | X à XV — |
| De 5 à 8 ans. | XV à XX — |

*Sirop de digitale.*

| | |
|---|---|
| Au dessous de 2 ans . . . | 5 gr |
| De 3 à 4 ans. . . . | 10 — |
| De 5 à 8 ans . . . . | 15 — |

*Extrait de digitale :*

| | |
|---|---|
| Au-dessous de 3 ans . . | 1 à 2 cgr. |
| De 3 à 5 ans . . . . | 5 — |
| De 5 à 8 ans. | 10 — |

Employer aussi, chez l'adulte, la *digitaline* à la *dose unique et massive de 1 mgr.*, répétée tous les 10, 15 ou 20 jours, si l'indication persiste, ou à la *dose moyenne de 1/2 mgr.*, répétée pendant 3 à 4 jours (Huchard).

Rejeter les digitalines amorphes et n'employer que la *digitaline chloroformique* ou *cristallisée* dont 1 mgr. (digitaline cristallisée de Nativelle) équivaut à 1 gr. ou L gouttes de la solution glycéro-alcoolique au millième, dite solution de digitaline de Petit, à 2 gr. 40 ou CXXVIII gouttes de teinture alcoolique : à 40 cgr. de poudre de feuilles fraîches.

℞ Digitaline cristallisée chloroformique . . . . . 1 cgr.
Alcool à 90° . . . . . 9 gr.
Glycérine neutre. . . . . 6 —
XX gouttes, trois fois par jour (Dujardin-Beaumetz).

℞ Digitaline chloroformique 6 mgr.
Alcool à 90° . . 90 gr.
1 cuillerée à bouche = 1 milligr. (G. Sée).

Administrer la digitaline par la *voie hypodermique :*

℞ Digitaline chloroformique d'Homolle. . . 10 cgr.
Alcool . . . . } àà 25 gr.
Eau distillée . . . }
Injecter 1/4 ou 1/2 seringue de Pravaz.

℞ Digitaline cristallisée de Nativelle . . . . 2 cgr.
Chloroforme . . . 2 gr.
Vaseline liquide médicinale 10 —
Injecter 1/4 ou 1/2 seringue de Pravaz.

Favoriser, dans certains cas, l'action ou prolonger les effets de la digitale en l'associant au *calomel*, à l'*acétate*, ou à l'*azo-*

*tate de potasse*, à la *scille*, à la *caféine*, à l'*iodure de potassium*.

℞ Poudre de digitale ..... 50 cgr.
Faire macérer pendant 12 heures dans
Eau froide ........ 500 gr.
Filtrer et ajouter :
Sirop de cinq racines ... 50 —
Acétate de potasse.... 2 —
Prendre le tiers ou la moitié en 24 heures, en boisson (adultes)

Faire usage du *vin diurétique dit de Trousseau*, qui réalise l'association cardio-tonique diurétique, scille-digitale, à la dose de 3 cuillerées à soupe par jour, pendant trois jours.

Ou encore prescrire, dans le cas de cardiopathies avec congestion hépatique intense, les pilules suivantes

℞ Poudre de digitale } ãã 5 cgr
— de scille . . . }
Résine de scammonée }
Calomel . ..... 1 —
Excipient .... Q S
Pour 1 pilule. 5 pilules par jour en dehors des repas, pendant 3 jours

**En cas de stase veineuse extrême, de cyanose** : pratiquer, avant d'administrer la digitale, une *saignée* de 200 à 500 gr

**Au début de la période troublée ou après avoir administré la digitale** recourir au *strophantus*, à la *spartéine*, au *muguet*, à l'*adonis vernalis*, à la *caféine*.

℞ Teinture de strophantus au 5° 10 gr.
VI à X gouttes par jour (ne jamais donner plus de V gouttes à la fois)

Préférer la teinture de strophantus au 20e et la donner à la dose de X à XXV et XXX gouttes par jour.

℞ Extrait de strophantus . 1 mgr
Excipient ... . Q. S
Pour 1 pilule. 2 à 4 par jour

Prescrire la *strophantine par voie hypodermique* :

℞ Strophantine. ... ... 1 cgr
Eau stérilisée. . 10 gr.
Injecter 1/2 seringue de Pravaz, une à deux fois par jour, ou bien prendre XX gouttes par jour en 3 ou 4 fois.

Chez les enfants, donner la teinture de strophantus au 20e à la dose de I à III gouttes, répétée 4 fois dans la journée.

Prescrire, chez l'adulte, le *muguet* comme suit :

℞ Extrait de fleurs et de feuilles de muguet . 7 gr.
Sirop d'écorces d oranges amères . . . 120 —
Sirop de cinq racines 130 —
1 cuillerée à bouche le matin, à midi et le soir (Dujardin-Beaumetz)

℞ Extrait de muguet. . 10 gr
Poudre de muguet . .. . Q.S.
Pour 100 pilules : 10 à 20 pilules par jour

℞ Convallamarine .... . 2 cgr.
Extrait de muguet . 10 —
Poudre de muguet . . Q. S.
Pour 1 pilule · 3 à 5 par jour (Debove).

Chez les enfants :

℞ Extrait de muguet .. . 2 gr
Sirop d'écorces d'oranges amères ...... .. 60 —
2 à 4 cuillerées à café par jour

℞ Caféine. ...... } ãã 5 gr
Benzoate de soude.. . }
Eau.. .. . .. . 300 cc.
4 cuillerées à bouche par jour (adultes) (Grasset)

℞ Sulfate de spartéine 30 cgr.
Sirop de tolu. . 30 gr
Eau de tilleul . ..... 70 —
2 à 3 cuillerées à bouche par jour (1

cuillerée contient 5 cgr. de spartéine) (G. Sée)

℞ Sulfate de spartéine 60 cgr à 1 gr
Extrait de quinquina . 2 —
— de noix vomique 20 —
Pour 20 pilules 2 à 3 par jour (Herzen)

℞ Feuilles d'adonis vernalis. 3 à 5 gr
Eau bouillante . 150 —
Faire infuser et ajouter :
Sirop des cinq racines . 20 —
1 cuillerée à bouche toutes les 1 ou 2 heures (Herzen)

℞ Adonidine .. . 2 mgr
Extrait d'adonis vernalis. 10 —
Poudre de muguet. . . Q S
Pour 1 pilule 5 par jour.

*Chez les enfants,* donner le sulfate de spartéine aux doses suivantes :

| | |
|---|---|
| Jusqu'à 3 ans . | S'abstenir |
| De 3 à 5 ans. . . | 2 à 5 cgr. |
| De 5 à 10 ans. . | 5 à 10 — |

**En cas de lésions organiques profondes, avec complications hépatiques et rénales** prescrire la *digitale à doses petites et prolongées* 10 cgr. de digitale en feuilles ou en macération, pendant 8 à 10 jours ou 1/4 de mgr. de digitaline cristallisée pendant quatre jours consécutifs.

Voy. *Anasarque, Congestion du foie, Congestion pulmonaire.*

**Pendant la grossesse.**

Prévenir les accidents gravido-cardiaques par le *repos au lit* plus ou moins permanent, par le *régime lacté* plus ou moins absolu.

Conseiller à la malade de prendre dans la journée quelques heures d'*exercice*, par une marche modérée, de façon à empêcher l'encombrement de la circulation pulmonaire

En cas de congestion hépatique ou rénale avec diminution de la quantité des urines, prescrire le *régime lacté absolu,* administrer la *théobromine* à dose moyenne (1 gr. à 1 gr. 50).

Donner, tous les 3 ou 4 jours, un *léger purgatif salin* (sulfate de soude, 15 à 20 gr.).

Si les accidents gravido-cardiaques apparaissent, s'il s'agit de complications asystoliques, avec œdème ou anasarque, congestion hépatique et rénale intense, recourir à la médication habituelle de ces accidents à la *médication digitalique,* mais à doses fractionnées.

Surveiller avec soin l'état de la circulation pulmonaire et si cet état donnait des inquiétudes, faire précéder l'administration de la digitale d'un *purgatif salin* ou d'une *saignée locale*, ou même d'une *saignée générale* de 200 à 300 gr

Après échec du traitement médical recourir à l'*évacuation artificielle* de l'utérus, avortement ou accouchement provoqués, selon l'âge de la grossesse, au moyen des procédés rapides.

Lorsque la femme enceinte a présenté à plusieurs reprises, et à partir du sixième mois, les graves accidents de l'apoplexie pulmonaire, provoquer l'*accouchement prématuré* (Vaquez et Millet) au moyen de la ponction des membranes.

Intervenir pendant une période d'accalmie, se garder de pratiquer cette intervention en pleine crise d'œdème pulmonaire.

Dans les derniers mois de la grossesse, lorsque la forme clinique est assez inquiétante pour faire craindre la mort subite de la femme, l'enfant étant reste vivant, se tenir prêt à pratiquer d'urgence l'*opération césarienne post-mortem*.

**Pendant l'accouchement :**

*Atténuer* le plus possible les douleurs de la parturiente et lui *éviter les efforts* d'expulsion en lui administrant du chloroforme.

*Hâter au besoin la dilatation* (tamponnement vaginal, ballon de caoutchouc) ; *rompre la poche des eaux*, une fois le col dilaté.

Si l'état de la mère est grave, pratiquer des injections d'*huile camphrée* à 10 p. 100 et d'*éther sulfurique* ou de *caféine* ; terminer l'accouchement par l'application du *forceps* ou par la *version*

Être en garde contre l'inertie utérine possible.

**Après l'accouchement :**

*Surveiller attentivement* la malade pendant les premiers jours du post-partum (syncope, mort subite, asystolie).

En cas d'asystolie banale, prescrire la *digitale*, la *caféine*.

En cas de gêne de la circulation pulmonaire avec oppression extrême, éviter plus que jamais de prescrire la digitale ou la caféine, et donner la *morphine* en injections sous-cutanées de 1/2 cgr. chacune, toutes les 5 à 6 heures (Potain et Merklen).

**C - Période de dégénérescence cardiaque** *(asystolique)*.

TRAITEMENT MÉDICAMENTEUX.

Inutile d'administrer la digitale, les fibres du myocarde étant dégénérées : préférer la *caféine* en injections sous-cutanées :

| ℞ Caféine | 2 gr. 50 |
|---|---|
| Benzoate de soude | 3 — |
| Eau distillée Q S p f | 10 cc. |

(Faire la solution à chaud)

Injecter 2 à 5 seringues par jour. S'il se forme un précipité blanc, mettre le flacon au bain-marie avant de pratiquer l'injection

Ou bien :

| ℞ Caféine | 4 gr |
|---|---|
| Salicylate de soude | 3 — |
| Eau distillée Q S p. f. | 10 cc. |

Injecter 2 à 4 seringues par jour

En cas d'œdème considérable, et si les injections produisent du sphacèle, recourir à l'administration par la voie buccale.

| ℞ Caféine | 75 cgr à 1 gr |
|---|---|
| Benzoate de soude | 1 — |
| Eau de tilleul | 30 — |
| — de laitue | 60 — |
| Sirop des cinq racines | 30 — |

A prendre dans les 24 heures

ou bien :

| ℞ Caféine | ãã 10 gr |
|---|---|
| Benzoate de soude | |
| Eau | 300 cc |

2 à 3 cuillerées dans les 24 heures (Herzen)

Donner aussi la caféine en pilules, surtout quand on cherche seulement à obtenir son action tonique sur le cœur.

| ℞ Caféine | ãã 3 gr |
|---|---|
| Benzoate de soude | |
| Extrait de stigmates de maïs | 6 — |
| Huile essentielle d'anis | III gouttes. |

Pour 20 pilules 5 à 8 par jour.

Chez les enfants

| | |
|---|---|
| De 0 à 15 mois | 5 à 15 cgr |
| De 15 mois à 3 ans | 15 à 20 — |
| De 3 ans à 5 ans | 20 à 30 — |
| De 5 ans à 10 ans | 30 à 50 — |

| ℞ Caféine | 50 cgr. |
|---|---|
| Eau de mélisse | 80 gr |
| Sirop de menthe | 30 — |

Par cuillerées à café

℞ Citrate de caféine. . . . . . 1 gr.
Rhum . . . . . . . . . 10 —
Sirop simple . } ãã 25 —
Eau distillée . . }

Par cuillerées à café (1 cuillerée à café contient 5 cgr de caféine)

En cas de sclérose du myocarde, donner chez l'adulte la *théobromine*, en cachet, à la dose de 3 à 5 gr., continuée pendant cinq ou six jours.

*Théobromine :*

1er jour . . 3 gr en 6 cachets
2e — . . 4 — —
3e — 5 — —

Continuer encore 3 ou 4 jours à cette dose (Huchard)

Ou bien :

℞ Théobromine . . . . . . 50 cgr.
Phosphate neutre de soude 25 —

Pour 1 cachet. 5 à 6 par jour (Grasset).

Essayer l'*agurine*, à la dose de 2 gr. 50 à 3 gr par jour :

℞ Agurine . . . . . . 75 cgr à 1 gr
Pour 1 cachet. 3 par jour.

Administrer en outre les *stimulants* et les *excitants diffusibles* (sels ammoniacaux, alcool, cannelle, musc, éther, liqueur d'Hoffmann) et donner la *noix vomique*, la *fève de Saint-Ignace*, ou mieux pratiquer des injections de *strychnine* (2 à 3 mgr. dans les 24 heures).

℞ Acétate d'ammoniaque . . 10 gr.
Liqueur d'Hoffmann . . 5 —
Teinture de cannelle . . . 10 —
Cognac . . . . 30 —
Hydrolat de mélisse . . . 100 —
Sirop de menthe . . . . . 30 —

1 cuillerée à soupe, toutes les 2 heures (Herzen).

℞ Acétate d'ammoniaque. 6 gr.
Teinture de noix vomique . . . . . XII gouttes
Eau de tilleul 90 cc.
Sirop de fleurs d'oranger 30 —

1 cuillerée à bouche toutes les 2 heures (Grasset)

℞ Sulfate de strychnine . . 10 mgr.
Eau stérilisée . . Q. S
Teinture de musc . . 20 cc.

Injecter une seringue de Pravaz 3 à 4 fois par jour (Herzen)

Voy. *Asystolie, Collapsus.*

EAUX MINÉRALES contre-indiquées au stade aigu de l'endocardite, à la période d'asystolie, et lorsqu'il y a menace d'œdème aigu des poumons, ou lorsqu'il existe des accès angineux d'origine coronarienne.

En cas de troubles digestifs aggravant la maladie cardiaque, conseiller une cure aux eaux de *Vichy*, de *Pougues*.

Dans les cardiopathies artérielles, envoyer les malades aux eaux diurétiques d'*Evian*, de *Vittel*, de *Contrexéville*, de *Martigny* ou de *Bourbon-Lancy* (Huchard).

**I. MYOCARDIQUE.**

Rechercher et combattre la cause : maladie infectieuse, auto-intoxication, intoxication myocardique.

Prescrire les substances vasculaires ou cardio-vasculaires pures : *nitrite d'amyle*, et *caféine.*

**En cas de maladie infectieuse aiguë :** *purgation.*

Administrer la *strychnine associée à la spartéine*, par voie hypodermique.

Conseiller les inhalations d'*oxygène.*

Voy. *Fièvre typhoïde, Grippe* (forme cardiaque), *Pneumonie.*

## INTERTRIGO

Voy. *Erythemes.*

## INTOXICATIONS

Voy. *Alcoolisme, Asphyxie, Empoisonnements, Morphinomanie, Saturnisme*

## INVAGINATION INTESTINALE

S'abstenir de purgatifs, prescrire l'*opium* (extrait thebaique, laudanum, morphine) et le *chloral*

**Chez l'enfant** Commencer par le traitement médical : anesthesier l'enfant, le coucher en position declive et faire penetrer, le bock laveur etant place a une hauteur de 60 cm., de 300 gr. a 500 gr. de liquide dans l'intestin En même temps pratiquer des pressions exterieures douces de bas en haut sur le trajet du gros intestin.

℞ Laudanum de Sydenham . . . . . . . I a II gouttes
Eau tiede . . . 30 a 50 gr

Pour 1 lavement ; ne répeter ce lavement que chez les enfants âges de plus de 3 ans

℞ Sirop de chloral. . . 100 gr.
1 cuilleree a cafe de 2 en 2 heures

Injections sous-cutanees de *morphine*, a la dose de 1/2 à 1 mgr , repetees toutes les 3 ou 4 heures.

Faire mettre la *vessie de glace* sur le ventre

En cas d'echec pratiquer la *laparotomie* suivie de la reduction de la portion intestinale invaginee ou de resection intestinale, si le sphacele s'est deja déclare

**Chez l'adulte** : donner l'*opium* a hautes doses.

℞ Extrait thebaique 1 cgr.
Excipient . . . . . . . Q S.

Pour 1 pilule 10 a 15 pilules dans les 24 heures

**En cas d'obstacle siégeant sur le gros intestin**, ajouter à l'opium les *injections rectales* ou le *lavement electrique* ; des que l'insucces de ces moyens therapeutiques est montré, intervenir chirurgicalement (voy. *Occlusion intestinale*).

## INVERSION UTÉRINE

I. AIGUE PUERPÉRALE.

Faire la *delivrance artificielle,* si l'expulsion des annexes n'avait pas encore eu lieu. Pratiquer la *reduction* en refoulant directement le fond de l'uterus hernie, avec l'extremite des doigts. Une fois la réduction terminee, donner une *injection tres chaude* pour ranimer la contractilite de l'uterus et arrêter l'hémorragie : terminer par un *tamponnement intra-uterin et vaginal* a la gaze iodoformee.

Administrer en même temps 1 à 2 gr. de *seigle ergoté* en poudre, ou sous forme d'*ergotine* (25 à 50 cgr.), en injection sous-cutanée.

Retirer le tamponnement intra-utérin après 12 à 24 heures (Labadie-Lagrave et Legueu).

**I. CHRONIQUE.**

Pratiquer le *tamponnement* à la gaze iodoformée, renouvelé tous les deux ou trois jours ; employer de longues bandelettes de gaze, larges de deux travers de doigt, les tasser avec une certaine force au-dessous de la tumeur. Maintenir la malade au lit. Pendant toute la durée du traitement, assurer la liberté du ventre par des lavements et, si la miction est difficile, pratiquer régulièrement le cathétérisme (Pozzi).

Ou bien recourir à la *réduction rapide* avec la main : saisir de la main droite la tumeur inversée, et plutôt que de chercher à la refouler en haut, presser latéralement sur la tumeur, de manière à diminuer sa congestion et son volume, et à lui permettre de repasser peu à peu à travers un orifice trop étroit.

Au besoin, introduire deux doigts dans le rectum et faire abaisser l'utérus à l'aide des pinces de Museux, en même temps exercer, avec le pouce et l'index de la main libre, une pression sur le pédicule, de manière à augmenter peu à peu le sillon utéro-cervical.

L'anesthésie générale est nécessaire (Courty et Schultze).

Si ces tentatives échouent, ne pas recourir aux différentes opérations préconisées pour obtenir la réduction ; pratiquer l'*hystérectomie totale* par la voie vaginale (Legueu, Duret).

**I. ÉTRANGLÉE ET SPHACÉLÉE.**

*Hystérectomie vaginale.*

**I. POLYPEUSE.**

*Extraction du polype* par torsion ou par section du pédicule ; réduction digitale de l'inversion.

Dans le cas d'irréductibilité : *hystérectomie vaginale.*

**I. RÉCIDIVANTE, FACILEMENT RÉDUCTIBLE.**

*Hystéropexie abdominale.*

## IRITIS

**I. AIGUE** (rhumatismale, blennorragique).

*Repos absolu* au lit pendant une bonne partie de la journée. Garder la chambre qui, dans la saison froide, sera chauffée convenablement (16°) et assombrie.

Instiller 2 ou 3 fois par jour du *collyre à l'atropine au centième* en comprimant le sac lacrymal avec le doigt pour empêcher l'intoxication

Prolonger l'usage de ce collyre jusqu'à disparition complète de l'injection périkératique (collyre à 1/2 p. 100).

Si l'atropine produit une irritation locale (eczéma de la conjonctive et des paupières), la remplacer par un de ses succédanés : sulfate neutre de *duboisine*, aux mêmes doses que l'atropine : chlorhydrate de *scopolamine* (ou hyoscine), à 1 ou 2 p. 1000.

**Contre les douleurs** *sangsues* aux tempes, *antipyrine, exalgine, quinine.*

En même temps recourir à l'application sur l'œil de *compresses trempées dans l'eau chaude* (préalablement bouillie), ou à celle de *cataplasmes chauds* Renouveler fréquemment ces applications, de façon à maintenir l'œil dans une sorte de bain chaud.

**En cas de douleurs violentes** . injection de *morphine.*

Usage des *hypnotiques* (chloral, sulfonal, trional).

**Si la chambre antérieure est distendue,** et si les douleurs sont très vives au niveau du cercle : faire la *paracentèse* de la cornée. Pansement compressif.

**En cas d'élévation de la tension de l'œil** : pratiquer l'*iridectomie*, s'il existe une synéchie circulaire totale

**Contre l'iritis syphilitique :** *traitement spécifique antisyphilitique* (frictions mercurielles, injections mercurielles, iodure de potassium, 4 à 8 gr.).

| | |
|---|---|
| ℞ Sulfate neutre d'atropine | 5 à 10 cgr. |
| Eau distillée bouillie | 30 gr. |

3 ou 4 instillations par jour (Abadie).

**En cas de phénomènes toxiques généraux** produits par l'atropine, employer la solution de *sulfate de duboisine* à 1 p 200

| | |
|---|---|
| ℞ Sulfate neutre de duboisine | 2 cgr |
| Eau distillée . | 5 gr. |

**Après la période aigue** combattre la maladie causale (rhumatisme, blennorragie, etc ).

Donner l'*iodure de potassium* ou le *salicylate de soude* dissous dans une infusion chaude, dans le but de provoquer des sudations, employer dans le même but la *pilocarpine.* Ne permettre les sorties que lorsque tous les symptômes aigus auront disparu.

**I. CHRONIQUE, A RECHUTES.**

*Iridectomie* pratiquée dans l'intervalle des poussées aigues

S'il existe une complication de choroïdite, recourir au traitement par les *frictions mercurielles.*

**I. SYPHILITIQUE.**

Voy. *I. aigue.*

**I. TUBERCULEUSE.**

Tenter l'ablation du tubercule par l'*iridectomie ;* mais si la vision est perdue et s'il existe des douleurs vives, préférer l'*énucléation* de l'œil.

## IRRITABILITÉ DE L'UTÉRUS GRAVIDE

*Repos au lit* pendant une durée de temps, variable suivant le cas. Défendre les rapports sexuels et toute excitation génésique.

Combattre le nervosisme par les *antispasmodiques* et les *calmants.*

Prescrire des *lavements calmants laudanisés* . XX gouttes de laudanum pour 60 gr. d'eau tiède, administrés une à trois fois par jour, selon le cas.

Donner aussi l'*extrait thébaïque* par voie stomacale :

℞ Extrait thébaïque . . . . . 1 cgr.
Excipient . . . . . . Q. S.

Pour 1 pilule. 6 à 12 pilules dans les 24 heures.

Employer la *teinture de viburnum prunifolium* à 1/3, à la dose de XXX à L gouttes en potion ou en lavement dans les 24 heures.

℞ Bromure de potassium
Extrait fluide de viburnum } ãã 2 à 3 gr.
Cognac . . . . 30 —
Eau distillée. . . 100 —
Sirop de chloral . 20 —

1 cuillerée à bouche toutes les heures (Herzen).

℞ Extrait fluide de piscidia . 10 gr.
— — de viburnum 5 —
Teinture de chanvre indien. 5 —

XX gouttes, 3 à 5 fois par jour (Herzen).

## IVRESSE

Voy. *Alcoolisme aigu*.

## KÉRATITES

**K. D'HUTCHINSON.**

Voy. *K. interstitielle.*

**K. IMPÉTIGINEUSE.**

*Traitement général tonique* : huile de foie de morue.

*Instillations* trois fois par jour du collyre suivant :

℞ Sulfate d'atropine . . 3 cgr.
Chlorhydrate de cocaïne. 10 —
Eau distillée . . . 10 gr.

Appliquer, matin et soir, dans l'œil, avec un pinceau, une petite quantité de la pommade suivante à l'*oxyde jaune d'hydrargyre :*

℞ Oxyde jaune d'hydrargyre . 30 cgr.
Vaseline . . . 10 gr.

Pratiquer des lavages avec une *solution boriquée.*

Faire porter des *lunettes avec verres fumés.*

Ne pas employer de collyres irritants et métalliques.

**K. INTERSTITIELLE** (parenchymateuse), **SYPHILITIQUE** (*K. d'Hutchinson*).

*Traitement antisyphilitique* : frictions mercurielles, injections de sels de mercure, iodure de potassium, 4 à 6 gr. par jour.

Localement : insufflations de poudre de *calomel.*

Collyre d'*atropine :*

℞ Sulfate d'atropine . . . 4 cgr.
Eau distillée . . . . 10 gr.

2 ou 3 instillations par jour.

**En cas de légère vascularisation de la cornée** : application de *compresses chaudes boriquées* à 40° enveloppées sur l'œil, répétées six fois par jour et pendant 20 à 30 minutes chaque fois.

**En cas de vascularisation intense** : supprimer les compresses.

**Dans la forme torpide** : prescrire la pommade à l'*oxyde jaune,* avec *massage* de l'œil, suivant la méthode de Pagenstecher, ou bien recourir aux *douches de vapeur* avec l'appareil de Lourenço, pendant 5 minutes tous les matins.

**K. PHLYCTÉNULAIRE.**

*Traitement général tonique :* huile de foie de morue, sirop d'iodure de fer, sirop iodo-tannique, cacodylate de soude

LOCALEMENT : prescrire les collyres métalliques et irritants. Faire porter des *lunettes fumées.*

**Si la réaction n'est pas très vive** : employer la pommade à l'*oxyde jaune* à 1 p. 20, dont on introduit gros comme un grain de blé, une fois par jour, entre les paupières. Ou bien, projeter à la surface de la cornée, à l'aide d'un petit pinceau, de la poudre de *calomel à la vapeur.*

En même temps, faire faire de fréquents lavages de la conjonctive et des paupières avec une *solution d'acide borique* à 4 p. 100

**Contre le blépharospasme intense** : pratiquer l'opération d'Agnew ou *section de la commissure externe* à l'aide de ciseaux ou du galvanocautère.

**K. PONCTUÉE** *(Descemetite).*

**Si le malade est atteint de blennorragie** : instituer le *traitement général et local de l'urétrite.*

**En cas de diathèse rhumatismale** : administrer le *salicylate de soude,* la *salipyrine.*

**Au début** : instiller le *collyre à l'atropine,* pour éviter les complications iriennes, mais si l'iris reste sain, préférer l'usage du *collyre à l'ésérine* pour diminuer la tension toujours accrue dans ces cas, ainsi que pour diminuer la sécrétion de l'humeur aqueuse.

Appliquer un *bandeau compressif.*

Exceptionnellement pratiquer la *ponction de la chambre antérieure.*

**K. SUPERFICIELLE NON VASCULAIRE.**

Voy. *K. impétigineuse, K. phlycténulaire.*

**K. SUPPURÉE** *(abcès de la cornée).*

Donner issue au pus.

**Si le foyer occupe seulement la cornée** : l'*ouvrir largement avec un couteau de Graefe.*

**En cas d'abcès circonscrit et indolent** : appliquer des *compresses boriquées chaudes* à 40°, pendant plusieurs heures dans la journée.

Faire en même temps de fréquents lavages avec une solution de sublimé à 1 p. 3000

**S'il y a des signes d'iritis** : recourir aux instillations d'*atropine.*

Dans le cas contraire, mieux vaut employer les collyres à l'*ésérine* ou à la *pilocarpine* .

| ℞ Chlorhydrate de pilocarpine | 5 cgr |
|---|---|
| Eau distillée .. .. . | 5 gr |

(Trousseau)

**En cas de perforation imminente** : ouvrir l'abcès avec la pointe du *thermocautère* ou du *galvanocautère.*

**S'il y a hypopion** : *diviser la cornée* dans son tiers inférieur, et si le pus est épais, l'extraire avec la curette

Mettre ensuite sur l'œil des compresses chaudes et légèrement antiseptiques.

**En cas de kératite suppurative diffuse** : insister sur les instillations de *collyre à l'ésérine,* sur les *lavages antiseptiques.*

Saupoudrer d'*iodoforme* la surface de la cornee et appliquer un *bandeau compressif.*

Pratiquer aussi des *injections sous conjonctivales de sublime* ou des *injections de cyanure de mercure* à 1 p. 10.000 dans la chambre antérieure, à la dose de III gouttes à la fois (Fage).

**K. ULCÉREUSE.**

Mettre le malade dans l'*obscurite.*

Pratiquer une *antisepsie oculaire rigoureuse* (compresses chaudes imbibées d'une solution de sublime a 1 p. 5000 ou à 1 p. 3000)

S'opposer a la formation de synéchies antérieures par l'emploi du collyre à l'*atropine,*dans les cas où l'ulceration est superficielle.

Employer aussi la pommade suivante

| | | |
|---|---|---|
| ℞ Bichlorure de mercure. . | 25 mgr | |
| Sulfate d'atropine . . . | 1 cgr. | |
| Vaseline blanche .. | 20 gr. | |

(Wagenmann)

**En cas d'ulcération profonde, de menace de perforation.** rejeter l'emploi du collyre à l'atropine et instiller un collyre à l'*eserine :*

| | |
|---|---|
| ℞ Salicylate d'eserine .. . | 5 cgr. |
| Eau distillee . . . .. | 10 gr. |

Une instillation par jour, ou une tous les deux jours.

**Lorsque les phénomènes inflammatoires commencent à disparaître** prescrire la *pommade a l'iodoforme.*

| | |
|---|---|
| ℞ Iodoforme finement pulverise | 1 gr |
| Vaseline . . . | 10 — |

Ou bien, pratiquer des *pansements à la poudre d'iodoforme* ou de *violet de methyle,* ou des *insufflations de calomel a la vapeur.*

**En cas de blépharospasme intense :** séjour dans une *chambre obscure.*

Recourir à la *dilatation forcee* avec les écarteurs ou a la *section de la commissure externe* avec les ciseaux ou le galvanocautère.

**Si l'ulcère s'agrandit :** cautérisation superficielle au *nitrate d'argent,* au *fer rouge* ou au *galvanocautere.*

**En cas de perforation** *lavages antiseptiques,* instillations d'*eserine, bandeau compressif.*

**Si l'ulcère progresse rapidement ou s'il s'est formé un hypopion** . recourir a la *ponction de la chambre anterieure* ou à l'*operation de Saemisch :* inciser transversalement la cornee avec un couteau de de Graefe qui doit penetrer et ressortir en dehors des limites de l'ulcere, dont le fond est sectionné dans toute son etendue.

**K. VASCULAIRE.**

Combattre la cause (cils déviés, granulations, corps etrangers).

Ne pas employer de collyres, astringents ou caustiques.

*Lotions* a l'eau boriquée ; *compresses boriquees chaudes a 40°,* appliquees sur les paupières plusieurs fois par jour, pendant 15 à 20 minutes chaque fois, surtout s'il existe des signes de reaction vive.

**Favoriser la disparition des vaisseaux** par l'emploi de la *pommade a l'oxyde jaune,* preconisee par Pagenstecher

℞ Oxyde jaune d'hydrargyre 50 à 60 cgr.
Vaseline.. . . . . 10 gr

Toucher les plus gros troncs vasculaires avec la pointe d'un *crayon au nitrate d'argent*.

**Contre le pannus** : pratiquer la *péritomie ignée* ou la *péritomie à l'aide de ciseaux courbes*, en enlevant une bandelette de 2 à 3 mm. de conjonctive tout autour du limbe cornéen.

**K. VÉSICULAIRE** (*herpes de la cornée*).

Projeter sur la cornée de la poudre de *calomel*

*Lotions antiseptiques*, fréquemment répétées.

Instiller le collyre à l'*ésérine*, s'il n'y a pas de diminution de la tonicité oculaire

*Exciser* ou *percer* la paroi antérieure des vésicules.

**Contre les douleurs** : *sulfate de quinine, hydrate de chloral*, injections de *morphine*.

## KÉRATOCÈLE

Voy. *Kératite ulcéreuse*.

## KÉRATOSE PILAIRE

(Lichen pilaire).

**K. DU CUIR CHEVELU** (kératose pilaire avec alopécie)

Appliquer une ou deux fois par semaine la pommade suivante

℞ Naphtol β .. } ãã 30 à 50 gr
Resorcine.. . . }
Acide salicylique .. 50 cgr.
Soufre précipité .... 2 à 4 gr
Huile de ricin . . 14 —
Beurre de cacao . .. 4 —
Baume du Pérou Q.S
(Brocq)

Le lendemain, nettoyer le cuir chevelu avec de la *décoction de saponaire* et du *savon mou de potasse* ou du *savon d'ichtyol*.

**K. DE LA FACE.**

Appliquer, pendant la nuit, le mélange suivant, étalé sur un morceau de flanelle.

℞ Acide tartrique . .... .. 1 gr
— salicylique . , 2 —
Savon mou de potasse 40 —
(Brocq)

Le jour, mettre un fard quelconque (cold-cream, pommade à l'oxyde de zinc au 1/10), ou mieux, si la peau n'est pas irritée.

℞ Calomel . . ... 1 gr
Glycérole d'amidon. . 20 —
(Brocq)

Lorsque la peau est très irritée, suspendre les applications du mélange ci-dessus indiqué.

Recourir aussi aux *scarifications linéaires quadrillées très serrées*, pratiquées tous les huit jours (Brocq).

**K. DU TRONC ET DES MEMBRES.**

**Cas légers** : savonnages avec du *savon ponce*, du *savon à l'acide salicylique*.

Onction tous les soirs avec du *glycérole d'amidon* pur ou avec

℞ Acide tartrique ou salicylique 1 gr.
Glycérole d'amidon . 20 à 30 —
(Brocq)

**Cas intenses** : *bains glycéri-*

*nes prolonges* ; frictions avec le *savon mou de potasse.*

Appliquer des *pommades salicylees, resorcinees, pyrogallées, soufrees* ou *naphtolees.*

Detruire les petits points rouges de la face postérieure des bras, avec l'*electrolyse* (Brocq).

## KYSTES

### K. DU FOIE (HYDATIQUES).

*Regle generale :* éviter les ponctions exploratrices, les petites ponctions et les ponctions incomplètes.

**Si le kyste hydatique n'est pas trop ancien et quand on n'a pas de raison de supposer l'infection du kyste :** pratiquer une *ponction aspiratrice* strictement aseptique, suivie ou non d'une *injection intrakystique parasiticide.*

Pratique des ponctions :

Faire la ponction avec une aiguille assez fine (n° 2 de l'aspirateur Dieulafoy) et enlever tout le liquide contenu dans la poche kystique. Proceder lentement. Si l'aiguille vient a être oblitérée, ne pas la retirer ; la laisser en place et pratiquer dans le voisinage une nouvelle ponction avec une autre aiguille

Se garder d'exercer sur le ventre des pressions destinees à favoriser l'issue d'un reliquat de liquide. Remplacer le liquide évacué par *une quantite notablement moindre d'une solution antiseptique qu'on retire par aspiration au bout d'une dizaine de minutes.*

Se servir de la *liqueur de Van Swieten* et injecter 60, 80 et 100 gr. au maximum apres l'avoir retiree, laver très soigneusement, à deux reprises, la cavite kystique avec de l'eau stérilisee et salée.

Ou bien injecter 15 à 20 gr. de *sublime* a 1 p. 1000, et les abandonner dans la poche (Mesnard, Baccelli, Debove).

Il est prudent d'employer soit la *solution de sulfate de cuivre* à 5 p. 100, soit l'*eau naphtolée sursaturee* (Chauffard, Juhel-Renoy, Merklen).

| | |
|---|---|
| ℞ Naphtol β | 1 gr |
| Alcool a 90° | 10 — |
| Eau distillee | 100 cc |

Au moment de se servir de cette solution, plonger le flacon dans un bain-marie et chauffer la seringue.

Retirer la solution injectee, au bout de 10 à 15 minutes.

Ou encore se servir du mélange hydaticide suivant

| | |
|---|---|
| ℞ Extrait mou de fougere mâle | } ãã 2 gr. |
| Liqueur de potasse | } |
| Eau distillee | 24 — |

(Pavy).

Après l'opération, faire une *compression soignee* de l'abdomen avec de la ouate et un bandage de corps.

*Repos absolu* pendant au moins 4 à 5 jours.

**Si le kyste hydatique est ancien et adhérent ou quand on a des raisons de supposer l'infection du kyste :** recourir a l'*ouverture large du kyste* par simple laparotomie ou par voie transpleurale; si possible, l'enlever et le reséquer partiellement, puis suturer le reste de la poche à la plaie ; *drainage* et *lavages antiseptiques.*

**En cas de rupture du kyste dans les voies biliaires principales** (canal cholédoque ou hépatique) pratiquer le *drainage large* des voies biliaires à la manière de Kehr.

**En cas de rupture du kyste et d'épanchement bilieux péritonéal** (cholépéritoine hydatique) : pratiquer la *laparotomie* (évacuation du liquide bilieux, drainage de la cavité péritonéale, ablation des éléments hydatiques, tombés et greffés dans les plis de la séreuse, ouverture et évacuation de la poche hépatique suivie de marsupialisation ou de réduction du sac sans drainage, exploration des voies biliaires).

### K. DE LA GLANDE VULVO-VAGINALE.

*Fendre le kyste* sur toute sa hauteur, *évacuer* le contenu, puis cautériser la face interne du kyste avec une *solution de chlorure de zinc à 10 p. 100.* Inutile de suturer (Tillaux).

Préférer l'*excision*, pratiquer cette opération à la cocaïne, à travers une petite incision faite sur la muqueuse vulvaire.

Énucléer la tumeur sans l'ouvrir.

Remplir la poche avec du blanc de baleine, pour rendre sa dissection plus facile (Pozzi).

### K. DE L'OVAIRE.

TRAITEMENT CHIRURGICAL CURATIF : *ovariotomie.* Intervenir le plus tôt possible.

Si l'ovariotomie est contre-indiquée (affections organiques graves, mauvais état général), recourir au TRAITEMENT PALLIATIF et à la *ponction du kyste* par la paroi abdominale, surtout en cas de dyspnée.

Prescrire le port d'une *ceinture abdominale.*

**Pendant la grossesse** : si la tumeur ovarique est de faible dimension, se borner à *surveiller la grossesse.*

Si le kyste ovarique gêne par son volume la grossesse, ou s'il se déclare des accidents dus à une complication du kyste (torsion du pédicule, suppuration, etc.), recourir à l'*ovariotomie.*

Dans le cas de tumeur irréductible (inclusion dans le ligament large, adhérences dans le cul-de-sac de Douglas), *attendre le terme et inciser* la tumeur par le vagin, et ne pratiquer que très exceptionnellement l'*avortement* ou l'*accouchement prématuré.*

**Pendant l'accouchement** : voy. *Dystocie péri-utérine*

**En cas de torsion du pédicule, d'hémorragie intra-kystique ou d'infection** pratiquer immédiatement la *laparotomie* suivie de l'extirpation du kyste.

Voy. *Péritonite aiguë* : dans le cas de péritonite génitale aiguë.

### K. DU POUMON (HYDATIQUES).

**En cas de kyste uniloculaire, à contenu clair et vierge de tout traitement antérieur** : pratiquer la *ponction évacuatrice*, suivie d'une *injection intrakystique parasiticide* (voy. *Kystes du foie*). Évacuer très lentement et complètement.

**En cas de kyste hydatique contenant de nombreuses hydatides filles ou de kyste suppuré** recourir à la *pneumotomie* (pleuropneumotomie) aussi précoce que possible, sans attendre, pour intervenir, qu'il n'y ait plus rien à perdre ni à gagner.

**En cas d'hémoptysies** : voy. *Hémoptysie.*

**Lorsque le kyste s'est ouvert spontanément dans les bronches** : combattre l'infection secondaire de la poche ; prescrire les *inhalations balsamiques et antiseptiques,* administrer les *balsamiques.*

Voy. *Bronchite fétide, Gangrène pulmonaire.*

Conseiller aussi les *inhalations d'éther* (Marconnet).

S'il y a des symptômes d'infection recourir à l'*incision précoce* de la collection intra-pulmonaire.

**K. DE LA RATE (HYDATIQUES).**

*Intervention chirurgicale :*

En cas de kyste intrasplénique, ablation de la rate ;

En cas de kyste juxtasplénique, marsupialisation.

**K. SÉBACÉS (LOUPES).**

Incision et *énucléation* du kyste ; lavage antiseptique, suture. Ne drainer que les très grosses loupes.

*Pansement compressif* (Lucas-Championnière).

## LACÉRATIONS DU COL UTÉRIN

Voy. *Déchirures du col utérin*

## LARYNGITES

**L. AIGUE.**

*Repos*, séjour dans un appartement à température constante, 18°.

Observer le *silence* presque absolu.

Envelopper le cou de ouate ou de flanelle ; mettre de la *teinture d'iode* ou un *cataplasme sinapisé.*

Faire prendre des *pédiluves* très chauds et sinapisés.

**Au début** : prescrire les *inhalations de vapeur d'eau additionnée de teinture de benjoin* (1 cuillerée à café pour un verre d'eau) pour calmer l'irritation.

| ℞ | | |
|---|---|---|
| | Teinture d'eucalyptus .. | 20 gr |
| | Eau de goudron.. . | 1 litre. |

Pour fumigations ou pulvérisations (Lermoyez)

Administrer le *benzoate de soude, l'aconit* et la *belladone* .

| ℞ | | |
|---|---|---|
| | Benzoate de soude . | 6 gr |
| | Alcoolature de racines d'aconit | XXX gouttes |
| | Eau de laurier-cerise | 10 gr |
| | Sirop de tolu . | 60 — |
| | — de codéine . | 30 — |
| | Eau .. . | 60 — |

1 cuillerée à bouche toutes les 1 ou 2 heures (Ruault)

| ℞ | | |
|---|---|---|
| | Benzoate de soude. ... | 15 gr |
| | Sirop de codéine. | 50 — |
| | — de térébenthine . . | 50 — |
| | — de tolu .. .. | 125 — |
| | — de bourgeons de sapin | 125 — |

1 cuillerée à bouche, toutes les 2 heu-

res, dans une tasse de tisane chaude (Ruault)

Prescrire la *poudre de Dower*, l'*oxyde blanc d'antimoine*.

℞ Oxyde blanc d'antimoine } Poudre de Dower .. } āā 10 cgr.
Excipient . . . . . . Q S.
Pour 1 pilule 5 à 10 par jour.

Donner la *morphine*, la *codeine*, la *peronine*, l'*heroine* :

℞ Chlorhydrate d'heroine . 10 cgr.
Eau distillee .. . . 10 gr.
X gouttes, 4 fois par jour.

**S'il existe en même temps de la pharyngite avec douleurs à la gorge** conseiller les *inhalations* avec la solution suivante.

℞ Chlorhydrate de cocaine. 60 cgr
Chlorate de potasse . 10 gr.
Eau de laurier-cerise } Glycerine . . } āā 40 —
Eau distillee.. . . 400 —

Recourir, au besoin, aux *gargarismes calmants* (infusion de feuilles de coca, solution de cocaine, d'acide phénique) et aux *applications analgesiques* (menthol, cocaine en solution huileuse).

Voy. *Angines*.

**A la période de coction**, favoriser l'expectoration par les *balsamiques* (goudron, térébenthine, terpine, terpinol, créosote, créosotal, tolu).

℞ Terpinol .. . } Acide benzoique .. } āā 10 cgr
Extrait de belladone } — de jusquiame } āā 1 —
Pour 1 pilule 6 par jour (Herzen)

Voy *Bronchites*.

**Chez les enfants :**

℞ Teinture de belladone } — de racines d'aconit .. . . } āā 10 gr.
X gouttes, matin et soir, dans une tasse de lait tiede ou une tasse d'infusion sucrée de fleurs pectorales de bourrache, de capillaire, des quatre fruits (Comby)

℞ Teintures de racines d'aconit } — de belladone } āā VI a X gouttes.
Sirop de tolu . . . . 20 cc.
— diacode .... . 10 —
1 cuilleree à cafe toutes les 2 heures (Herzen)

℞ Peronine . . . . 10 cgr
Infusion de polygala a 5 0/0 100 gr
Sirop de tolu . 20 —
3 cuillerées a cafe par jour (enfants de 5 ans) (Herzen)

**L. CHRONIQUE.**

*Repos de la voix ;* ni chant, ni enseignement oral. Defendre le tabac, l'alcool, le sejour dans des locaux mal aeres et ou se trouve de la poussière.

Combattre la douleur, diminuer la dysphagie spasmodique : modifier les lesions.

Traiter avant tout les lésions du nez et du pharynx nasal, s'il en existe (Ruault).

Traiter le diabete, conseiller le *traitement hydro-mineral* aux eaux sulfureuses ou arsenicales, suivant le cas.

**Forme catarrhale simple** application, a l'aide d'un petit tampon de coton hydrophile, de *nitrate d'argent* ou de *chlorure de zinc* en solution.

℞ Nitrate d'argent . . . . 1 à 5 gr
Eau distillee . . 50 —

℞ Chlorure de zinc . 3 gr.
Eau distillee ou glycerine . . 50 à 30 —
(Mackensie).

℞ Tanin . . . . . . . . . 10 gr.
Glycerine . 100 —

℞ Acide phénique .. 5 à 10 gr
Glycerine . . . . 100 —

Si la laryngite est de date ancienne, commencer par faire des *pulverisations astringentes*, pendant quinze jours avec :

℞ Alun.. . . . . 5 gr
Eau de laurier-cerise. .. 10 —
Glycérine . . ... 50 —
Eau bouillie Q S. p f 500 cc.

Pour pulverisations, 4 fois par jour, pendant 5 minutes (Hedon)

**Forme catarrhale sèche** : *pulverisations alcalines, inhalations* de vapeur d'eau ou de mélanges balsamiques :

℞ Eucalyptol . . 2 gr 50
Menthol . . . . 4 —
Terpineol . . 2 —
Essence de pin . . 1 —

X gouttes, pour chaque inhalation.

Employer le *naphtol sulforicine* :

℞ Naphtol . . . .. 10 gr.
Sulforicinate de soude .. 100 —
(Ruault)

℞ Acide phenique. . . 10 gr.
Sulforicinate de soude. 100 —
(Ruault)

**Forme hypertrophique** : recourir aux *moyens chirurgicaux*.

**L. GRANULEUSE.**

Applications locales de *solutions iodo-iodurees fortes*, repétées et executées avec vigueur sous forme de frictions :

℞ Iode metallique . . 60 cgr
Iodure de potassium . . 6 gr
Glycerine . . . . . . . 30 —

℞ Iode metallique.. . 1 gr
Iodure de potassium. .. 1 —
Glycerine . . 20 a 30 —

Faire preceder ces applications de l'*ablation* des saillies, ou du moins de leur *abrasion* avec les pinces coupantes laryngiennes (Ruault).

Cure thermale aux eaux de Challes, Eaux-Bonnes, Cauterets, Mont-Dore, Bagneres-de Bigorre.

Voy *Laryngite syphilitique* et *Laryngite tuberculeuse*.

**L. ŒDÉMATEUSE.**

Voy. *Œdeme de la glotte*.

**L. SPASMODIQUE** *(chez l'adulte)*.

Couper la crise par un badigeonnage à la *cocaine* (1 p. 10 ou 1 p. 20) du pharynx et de la portion sus-glottique du larynx.

Faire respirer de l'*ether* ; ne pas employer le chloroforme.

Ou bien, pratiquer une *injection de morphine*.

Recourir aux applications de *compresses imbibees d'eau tres chaude* au devant du cou.

**En cas d'asphyxie** : pratiquer la *tracheotomie*

**Après la crise** : combattre la cause (hystérie, affection du naso-pharynx, troubles utéro-ovariens).

Donner, chez les névropathes, les *bromures* a hautes doses et administrer des *lavements calmants et antispasmodiques* :

℞ Asa fœtida.. . . . 4 gr
Jaune d'œuf . . . n° I
Teinture de chanvre indien 1 gr.
Infusion de racines de valeriane a 20 p 100 . , 250 —

Pour 1 lavement : 2 dans les 24 heures (Herzen)

**Chez l'enfant** . voy. *L. striduleuse, Spasme de la glotte*.

**L. STRIDULEUSE.**

Combattre le nervosisme, l'hyperexcitabilité du système nerveux (bromures à hautes doses).

Rechercher et traiter chirurgicalement les végétations adénoides, l'hypertrophie des amygdales.

**Au moment de l'accès** : repos au lit

Appliquer des *revulsifs* au devant du cou : teinture d'iode, cataplasmes sinapisés, compresses de tarlatane imbibées d'eau très chaude, se servir d'une éponge (Graves, Trousseau).

Ne pas recourir a l'application de vésicatoire dans le cou.

Conseiller les *pediluves tres chauds sinapises;* mettre ensuite des *bottes de ouate* aux jambes.

Prescrire une *potion antispasmodique et expectorante :*

| | | |
|---|---|---|
| ℞ Bromure de sodium | | 1 gr |
| Sirop de chloral | | 20 — |
| — de tolu. | | 30 — |

A prendre en 3 fois dans la nuit dans une tasse de lait chaud avec un jaune d'œuf (enfants de 2 ans).

| | |
|---|---|
| ℞ Bromure de potassium | 1 gr |
| Sirop de belladone | 10 — |
| — d'ecorces d'oranges | 30 — |

Par cuillerees à cafe, dans la journée.

| | |
|---|---|
| ℞ Alcoolature de racines d'aconit, Teinture de belladone | ãã V à X gouttes |
| Sirop de chloral | 10 gr |
| — de fleurs d'oranger | 20 — |
| Eau de tilleul. | 120 — |

Par cuillerees a cafe de 1/2 en 1/2 heure (enfants de 2 a 4 ans)

| | |
|---|---|
| ℞ Chloroforme | X gouttes |
| Glycerine | 5 gr. |
| Sirop de tolu, Eau | ãã 20 gr. |

Par cuillerees à cafe de 1/2 en 1/2 heure, au moment de l'acces

Diminuer l'intensité de l'accès en faisant vivre le malade dans une *atmosphere chargee de vapeur d'eau;* additionner l'eau, que l'on maintiendra en ebullition, de :

| | |
|---|---|
| ℞ Teinture de benjoin | 10 gr. |
| Essence de feuilles d'eucalyptus | 5 — |
| Alcool rectifie | 80 — |
| Eau distillee | 100 — |

**En cas d'asphyxie menaçante** : pratiquer des *tractions rythmees de la langue,* le *tubage du larynx* ou la *tracheotomie.*

Voy. *Spasme de la glotte.*

Apres l'acces, chercher a en empêcher le retour, en insufflant dans chaque narine, le soir au moment du coucher, une pincée de :

| | |
|---|---|
| ℞ Chlorhydrate de cocaine. | 30 cgr. |
| Camphre pulvérise | 50 — |
| Acide borique | 10 — |

(Hedon).

**L. SYPHILITIQUE.**

Repos de la voix

Défendre l'usage du tabac et des liqueurs alcooliques.

Insister avec le *traitement antisyphilitique général.*

Faire tous les 4 jours des applications locales, au moyen d'un porte-ouate, en evitant d'agir avec violence et d'excorier la muqueuse, d'une solution de *nitrate d'argent.*

| | |
|---|---|
| ℞ Nitrate d'argent | 1 gr. |
| Eau distillee | 20 à 30 — |

Pratiquer aussi des attouchements des plaques muqueuses avec de l'*acide chromique* à 1 p. 5.

**A la période tertiaire,** deterger les ulcérations le mieux possible, a l'aide de *pulverisations* *antiseptiques tièdes*, répétées 2 à 3 fois par jour, pendant 5 à 10 minutes chaque fois (sublimé à 1 p. 10.000 ou 1 p. 15.000).

℞ Sublimé corrosif. . 20 cgr.
Alcool à 90° . .. 50 gr
Eau distillée . . 200 —

Inhaler, 2 à 3 fois par jour, 1 à 2 cuillerées à bouche de cette solution.

Toucher de temps en temps les ulcérations avec la *solution iodo iodurée*.

℞ Iode . . . . . .. 20 cgr
Iodure de potassium .. 2 gr.
Glycérine . . 20 —

Pratiquer des insufflations de poudre de *iodoforme*.

**L. TUBERCULEUSE.**

*Traitement général* de la phtisie pulmonaire. *Tuberculinothérapie*.

Faire *évaporer de l'eau* dans la chambre, de façon à entretenir une atmosphère humide.

**Forme catarrhale** applications des *topiques* suivants :

℞ Nitrate d'argent .. . 1 gr
Eau distillée ... . 30 —

℞ Chlorure de zinc . . . . 1 gr.
Glycérine . . 30 —

℞ Créosote. . . 1 gr
Alcool . .. . . ,. 4 —
Glycérine . . , 60 —

℞ Acide lactique , 40 à 80 gr
Glycérine .. 20 à 60 —

**Forme infiltro-ulcéreuse** : Conseiller les *inhalations médicamenteuses*. inhalations de menthol bromo-formolé (Lacroix).

Pratiquer des insufflations de poudre d'*iodoforme*, de *xéroforme*, d'*aristol*, d'*iodol*, à la dose de 20 à 50 cgr. et des cautérisations à l'*acide lactique* ou au *nitrate d argent* en substance, ou encore avec :

℞ Acide phénique. . 1 à 5 gr.
— lactique .. 1 à 15 —
Glycérine .. .. . . 20 —
(Bothey).

Pour cautérisations intra-laryngiennes, à pratiquer après avoir anesthésié le larynx avec une solution de cocaïne à 10 ou 20 p 100 Se servir, au début, de glycérine ne contenant qu'une petite dose d'acide phénique et d acide lactique, puis augmenter progressivement la dose de ces agents jusqu'à la limite indiquée

Ou bien :

℞ Acide phénique.. .. . . 50 cgr
Menthol . . . 1 gr.
Glycérine . 20 —

Pour badigeonnages (Heizen)

Employer l'*électrolyse* dans les cas d'infiltration très limitée d'une seule corde vocale, alors que la conservation de la voix est de première importance pour le malade

Si les lésions sont étendues, recourir à l'*évidement* des régions ulcérées et à l'*ablation* aussi complète que possible des tissus infiltrés, à l'aide de curettes tranchantes, de pinces emporte-pièces, de cuillers tranchantes et surtout du *galvanocautère*.

Cautériser ensuite les parties cruentées avec l'*acide lactique* ou le *chlorure de zinc*, en solutions concentrées.

En cas d'échec, pratiquer la *trachéotomie*.

**Formes scléreuses et végétantes** pratiquer l'*ablation* de la plus grande partie possible de tissus malades, suivie de *cau-*

*terisation* de la surface cruentée; ou bien, applications de *naphtol sulforiciné* ou de *phenol sulforicine* (Ruault).

℞ Naphtol β.... . ..... 10 gr.
Sulforicinate de soude ... 100 —

℞ Acide phenique.... ... 10 à 40 gr.
Sulforicinate de soude 100 —

Renouveler ces applications topiques tous les jours ou tous les 2 jours, les associer aux *curettages* pratiques et repris tant qu'il reste des tissus malades abordables (Ruault).

En cas d'insucces, pratiquer la *tracheotomie*.

**Dans toutes les formes de phtisie laryngée** : ordonner le *repos absolu et prolonge* de l'organe; ne permettre au malade de parler qu'à voix chuchotée. Soumettre les malades aux *pulverisations antiseptiques* repétees.

Se servir des solutions de *phenol* a 1 p. 1000, de *sublime* à 1 p. 5000 ou mieux de :

℞ Chlorate de potasse.... } āā 15 gr.
Acide phénique. ... }
Glycerine. ............. 100 —
Eau distillée .. ........ 900 —
(Luc).

Pratiquer les pulvérisations avec un petit pulvérisateur à vapeur de Siegle, devant lequel se place le malade respirant largement, la bouche grande ouverte et la langue hors de la bouche. Faire 2 à 3 pulvérisations, de 5 minutes de durée par jour.

℞ Menthol ..... .... 1 gr.
Teinture d'eucalyptus..... 10 —
Alcool à 90°.......... ... 70 —
Eau distillee............. 150 —
Pour pulvérisations.

℞ Benzoate de soude. ..... 8 gr.
Acide borique.......... 4 —
Glycérine ...... . 50 —
Eau distillee.. Q S. p. 1/2 litre
Pour pulverisations : employer chaque fois 2 cuillerees de cette solution (François).

℞ Chlorhydrate de cocaine... 60 cgr.
Acide phénique .. ...... 80 —
Eau de laurier-cerise , } āā 50 gr.
Glycérine .... . }
Eau distillee.. .. Q.S.p. 1/2 litre
(François).

**Contre la toux** : insufflations dans la cavité laryngée, a l'aide d'un tube recourbé et sous contrôle du miroir, du mélange pulvérulent suivant :

℞ Chlorhydrate de morphine . 1 gr.
Dermatol ....... . 10 —
(Luc).

Si le médecin est peu familiarisé avec l'usage du miroir laryngien, il peut placer l'extrémite du tube recourbé de l'insufflateur derrière la base de la langue et lancer la poudre au moment où le malade exécute une forte inspiration.

Ordonner en même temps des *potions calmantes*.

**En cas de dysphagie douloureuse** : applications de *glycérine phéniquée* à 5 p. 100, de *phenol sulforicine,* à 30 ou 40 p. 100, d'une solution de *cocaïne* à 10 ou 20 p. 100, d'une solution huileuse de *menthol* à 1 p 20, ou d'*orthoforme* a 25 p. 100, faites peu de temps avant les repas.

Ou bien pratiquer des insufflations de poudre d'*orthoforme* (20 cgr.).

℞ Chlorhydrate de morphine } āā 1 gr.
— de cocaine.. }
Dermatol................ 10 —
(Luc).

Ou encore, recourir aux *injections intratrachéales* du mélange suivant :

| | |
|---|---|
| ℞ Éther iodoformé saturé . . | 100 gr. |
| Gaïacol . . . . . . | 5 — |
| Eucalyptol . . . | 2 — |
| Menthol . . . . . . . . | 1 — |

Injecter dans la trachée 1 à 2 cc, 1 ou 2 fois par jour (Vachez).

Au besoin, injection de *morphine*, ou de *dionine*.

Si ces moyens échouent, pratiquer la destruction des parties infiltrées (Voy. *Forme infiltro-ulcéreuse*).

**En cas de poussée inflammatoire aiguë** (suppurative) **et de douleur** : *pulvérisations antiseptiques chaudes*.

Faire au-devant du larynx des applications de *compresses imbibées d'eau à la température la plus élevée que le malade puisse supporter*, recouvrir ensuite de taffetas gommé pour empêcher le refroidissement. Pour la nuit, remplacer les compresses par une *cravate de ouate*.

**En cas d'œdème de la glotte avec dyspnée** : *émissions sanguines locales* (4 sangsues, au-devant du cou).

*Scarifications, révulsifs* (voy. *Œdème de la glotte*).

**En cas de laryngosténose** : recourir à l'*intubation*.

**En cas d'asphyxie** : *ponctionner* avec la lancette pharyngienne la région où l'on soupçonne la présence du pus, ou bien pratiquer la *trachéotomie*.

## LARYNGOTYPHUS

Voy. *Fièvre typhoïde* (traitement des symptômes et des complications).

## LATÉROFLEXION DE L'UTÉRUS

**Pendant l'accouchement** : Faire coucher la parturiente *sur le côté opposé à la déviation utérine*.

Au besoin, pratiquer la *version interne*.

## LENTIGO

**L. BÉNIN.**

Combattre l'anémie, la scrofule ; traiter les affections gastro-intestinales et utérines.

Ne pas administrer l'arsenic et le nitrate d'argent.

Faire porter des *chapeaux à larges bords*, des *voilettes*, des *gants*.

Frictions, matin et soir, avec une solution de *sublimé* à 1 p 500.

Appliquer, pendant la nuit, l'*emplâtre de Vigo*, ou l'*emplâtre hydrargyrique de Unna*.

Mettre pendant la journée un *fard* quelconque.

Voy. *Éphélides*.

**L. MALIN.**

Détruire la tumeur avec le *thermocautère* et panser avec la pommade suivante :

| | |
|---|---|
| ℞ Chlorate de potasse. . . . | 6 gr |
| Vaseline. . . . . . . | 30 — |

(Brocq)

## LÈPRE

*Désinfection rigoureuse* du nez, de la bouche et de tout le tégument externe.

*Défendre à une femme lépreuse d'allaiter* son enfant; *séparer* le nouveau-né immédiatement après sa naissance de sa mère lépreuse, ne pas le confier à une nourrice et recourir à *l'allaitement artificiel* (Jeanselme).

TRAITEMENT GÉNÉRAL.

Administrer *l'huile de chaulmoogra;* commencer par V gouttes matin et soir, avant ou après les repas.

Augmenter de IV à VI gouttes par jour, jusqu'à faire prendre CCL gouttes par jour (10 à 15 gr.), en 3 à 4 fois. Continuer à cette dose pendant 2 à 3 mois. Donner l'huile dans du lait, du thé chaud, de l'infusion de menthe, ou en capsules.

Si l'huile de chaulmoogra n'est pas tolérée par l'estomac, la prescrire en lavement dans du lait à la dose de 8 gr. par jour (Hallopeau, Veyrières), ou bien recourir aux injections sous-cutanées de ce même médicament à la dose de 4, 5, 6 et 8 gr. par jour, continuées pendant des mois.

On peut encore prescrire le *gynocardate de soude,* à la dose de 2 à 5 gr. par jour.

℞ Gynocardate de soude . 25 cgr
Extrait et poudre de gentiane Q. S.
Pour 1 pilule 6 à 24 par jour

Donner aussi le *baume de gurgun* (2 à 12 gr. par jour).

℞ Baume de gurgun . 6 gr.
Poudre de gomme arabique 6 —
Eau de menthe . 60 —
Sirop simple . . . 20 —
Par cuillerées (Unna)

Recourir à l'emploi de *l'ichtyol* à la dose de 2, 3 et même 6, 8 et 10 gr. par 24 heures, surtout dans les cas de lèpre tuberculeuse (Brun), ou bien pratiquer tous les jours une injection sous-cutanée (poitrine, dos, membres) de 2 à 8 cc. *d'huile iodoformée* à 30 p. 100.

**En cas de névralgies** *antipyrine, exalgine, quinine, amygdophénine, aconitine,* et dans les cas rebelles, *élongation* des nerfs.

**En cas de nodosités érythémateuses** : administrer *l'iodure de potassium* (2 à 4 gr. par jour).

TRAITEMENT LOCAL.

*Bains fréquents, lotions* et *pulvérisations phéniquées, onctions* avec de l'huile phéniquée.

**En cas de tubercules non ulcérés** cautérisation au *thermo* ou au *galvanocautère,* puis application de *pommades dessechantes et antiseptiques.*

**En cas de tubercules ulcérés** : pansement avec de la *pommade phéniquée* à 5 p. 100, et avec des *poudres antiseptiques* (iodoforme, xéroforme, iodol, aristol, salol).

Pratiquer tous les jours une injection de 2 à 8 cc. *d'huile iodoformée* à 30 p. 100 au pourtour des lésions.

Employer *l'europhène* ou le *baume de gurgun*.

℞ Europhène . ..... 5 gr.
Huile d'olives .. . . . 95 —
Pour pansements

℞ Baume de gurgun 1 partie
Eau de chaux .. 2 ou 3 parties.
Pour pansements

Recourir, au besoin, au *raclage* des surfaces ulcérees.

**En cas d'ulcérations des muqueuses** : cautérisation avec une solution de *nitrate d'argent* a 1 p 5.

**En cas de mal perforant plantaire** pratiquer l'*elongation* du sciatique ou l'*amputation*.

**Après guérison** : recourir, si besoin, aux *operations plastiques*.

## LÉSIONS VALVULAIRES DU CŒUR

Voy *Insuffisances et Retrecissements valvulaires*

## LÉTHARGIE

Voy. *Hysterie.*

## LEUCÉMIE OU LEUCOCYTHÉMIE

Prescrire l'*arsenic*, a doses croissantes jusqu'a apparition des symptômes d'intoxication (picotements du nez, sécheresse de la bouche, rougeur des yeux). Diminuer alors la dose, pour la maintenir aux limites de l'apparition des phénomenes toxiques.

Faire prendre la *liqueur de Fowler*, à la dose initiale de VI gouttes en 3 fois, augmenter la dose d'abord d'une goutte par jour, puis d'une goutte tous les 2 à 3 ou 4 jours (A. Gilbert).

En cas de troubles digestifs, recourir à l'*injection hypodermique quotidienne* d'un demi a 1 cc. de liqueur de Fowler, modifiee par la substitution d'eau de laurier-cerise à l'eau de melisse :

| ℞ | | |
|---|---|---|
| Acide arsenieux. . . | } āā | 1 gr |
| Carbonate de potasse . | } | |
| Eau distillee . | | 95 — |
| Eau de laurier-cerise ... | | 3 — |

Ou bien administrer le *cacodylate de soude* par la voie hypodermique (pas par voie gastrique), a la dose de 5, 10 et 20 cgr. par jour (Widal, Merklen) ou le *cacodylate de fer* par la voie gastrique à la dose de 10 à 30 cgr. (Gilbert et Lereboullet).

**Chez les enfants** : donner la *liqueur de Fowler*, a la dose de V a VI gouttes par jour, dans un peu de lait.

Pratiquer des injections hypodermiques de V à VI gouttes de liqueur de Fowler modifiee, ou de *cacodylate de soude*, 2 a 5 cgr.

Faire prendre, matin et soir, un des paquets suivants .

| ℞ | |
|---|---|
| Chlorhydrate de quinine | 3 cgr. |
| Fer reduit . . . . | 3 — |
| Poudre d'eucalyptus. . | 25 — |

Pour 1 paquet (Henoch).

**Chez tous les malades** : prescrire les *toniques*, les *bains sales*, les *douches*

**Pendant la grossesse** : pratiquer l'*avortement* ou l'*accouchement premature*.

Opothérapie : 100 gr par jour de moelle osseuse rouge d'un jeune veau, prise crue dans du lait ou de la soupe.

Radiothérapie : appliquer les

rayons de Rontgen, dans la leucémie myeloide, d'abord sur la rate, puis sur les os.

Dans la leucemie lymphoide, faire des applications de rayons de Rontgen au niveau des tumeurs lymphatiques.

Les applications au niveau du foie sont inutiles

EAUX THERMALES. la Bourboule, Uriage.

## LEUCOMES

Voy. *Taies de la cornee.*

## LEUCOPLASIES

**L. BUCCALE.**

Rechercher de parti pris chez le malade une syphilis antérieure.

**Chez les syphilitiques :** *traitement antisyphilitique* énergique (voy. *Syphilis)* ; se garder d'ordonner l'iodure de potassium (Gaucher).

Recommander en même temps au malade l'observation stricte des *precautions hygieniques* et de la *medication locale* ci dessous indiquees.

**Dans les autres cas :** *supprimer toutes les causes d'irritation de la muqueuse buccale* (tabac, alcool, mets épicés ou acides, dents cariées, dentiers, usage professionnel de certains instruments).

Combattre l'arthritisme ; traiter la goutte et le diabète.

Prescrire des *pulverisations alcalines* tièdes, repétees frequemment et des *bains de bouche alcalins*, répetés dix à douze fois par jour.

Employer pour ces medications les *eaux alcalines naturelles* de Saint Christau, de Vals, de Vichy, ou bien des solutions de :

Bicarbonate de soude a 2 p 1000
ou de
Salicylate de soude à 1 p. 1000.
ou de
Borate de soude a 5 p. 1000

Conseiller l'emploi de la *decoction de racine de guimauve*, de *morelle*, de *riz*, additionnee de borate de soude a 1 ou 2 p 100.

Pratiquer des onctions des zones leucoplasiques avec des *pommades a l'acide borique*, au *bicarbonate de soude*, au *dermatol*, au *xeroforme*, a la *crurine*, à l'*aristol*, au *salol* ou au *baume du Perou :*

℞ Salol, iodol ou aristol . 1 gr.
Vaseline . . . . . 50 —
Pour onctions 3 fois par jour.

℞ Chlorhydrate de cocaine . 5 cgr.
Acide borique pulverise } ãa 1 gr.
Baume du Perou. . }
Vaseline . . . . . . . 40 —
Pour onctions . 2 à 3 fois par jour (Besnier)

Ne jamais employer de caustiques forts (nitrate d'argent).

Appliquer les *topiques* suivants . *solution glycerinee d'acide borique*, ou d'*hyposulfite de soude*, ou de *baume du Perou* a

5 p. 100 ; *solution alcoolique d'acide salicylique* à 1 p. 10, appliquée tous les 4, 5 ou 6 jours et, immédiatement après, bain de bouche avec une solution alcaline.

**S'il existe des crevasses** : préférer l'*acide chromique* à 1 p. 20 et à 1 p. 5, appliqué tous les quatre jours (bain de bouche après chaque application).

Cautérisations au *galvanocautère*

**Dans les cas rebelles** essayer le *sublimé* à 1 p 200, l'*huile de cade* (appliquée 2 fois par jour), ou la *papaïotine* :

| ℞ Papaïotine | 50 cgr. |
|---|---|
| Eau distillée | ãã 5 gr. |
| Glycérine | |

Pour badigeonnages

**Si les médications ci-dessus échouent** : pratiquer le *râclage* ou la *rugination* ou la *cautérisation ignée* de la plaque leucoplasique.

**En cas d'induration, d'état papillomateux** · pratiquer l'*ablation* au bistouri de toute la plaque indurée.

Dans certains cas, préférer la *décortication* de la langue au thermocautère ou l'*amputation* de cet organe (Le Dentu).

L. VULVO-VAGINALE.

*Lotions* et *injections très diluées et peu irritantes* (acide borique à 2 p. 100), répétées plusieurs fois par jour.

Éviter toute cause d'irritation ; réaliser une *propreté minutieuse* des parties atteintes.

Combattre l'arthritisme.

Chez les femmes qui ont dépassé la quarantaine, pratiquer l'*ablation systématique* de toutes les plaques de leucoplasie, même de celles qui ne présentent encore aucune trace de dégénérescence.

**Si la plaque est dégénérée** : pratiquer l'*extirpation* de toute la plaque, combinée à l'ablation des ganglions lymphatiques (Labadie-Lagrave et Legueu).

## LEUCORRHÉE

TRAITEMENT GÉNÉRAL.

Combattre la chloro-anémie et la scrofule (fer, arsenic, cacodylates, glycérophosphates, huile de foie de morue)

*Alimentation tonique et reconstituante.* Surveiller les fonctions digestives, combattre la constipation au moyen de *laxatifs doux* et de *lavements.*

Défendre les fatigues, les longues marches, la danse, l'équitation et les rapports sexuels.

*Bains généraux tièdes,* deux fois la semaine.

Séjour à la *campagne ; bains de mer, hydrothérapie.*

Cures aux *eaux thermales chloruro-sodiques.*

TRAITEMENT LOCAL

Rechercher et traiter la maladie primordiale (pertes vaginales, écoulement cervical) : *Blennorragie, Vulvite, Vaginite, Endométrite, Ectropion des lèvres du col, Métrite, Prolapsus utérin, Salpingite, Fibrome utérin, Cancer du col et du corps de l'utérus.*

Prescrire des *injections astrin-*

*gentes et antiseptiques* (sulfate de cuivre, sulfate de zinc, tanin, alun, acide borique, acide phénique, lysol, lysoforme, permanganate de potasse ou de chaux, sublimé corrosif, itrol, aseptol, aniodol, chinosol, etc.).

℞ Sulfate de cuivre pulvérisé. . 10 gr.
Pour 1 paquet, à dissoudre dans 2 litres d'eau.

℞ Chlorure de zinc . . 150 gr.
Eau distillée . . . . . 500 cc
2 cuillerées à bouche pour 1 litre d'eau.

℞ Alun . . . . . } ãã 150 gr
Acide borique. . . }
1 cuillerée à bouche de ce mélange pour 1 à 2 litres d'eau chaude (Herzen).

℞ Acide tannique . . . . . 50 gr.
Acide borique pulvérisé 150 —
1 cuillerée à bouche de ce mélange pour 1 à 2 litres d'eau chaude (Herzen).

Employer aussi la *décoction de feuilles de noyer* (60 gr. dans 1 litre d'eau), additionnée de 2 gr. de tanin.

℞ Acide tannique . . 60 gr.
Alcoolat de lavande . } ãã 30 —
Créosote . . . . . . . }
Eau distillée . . . 250 —
1 cuillerée à soupe par litre d'eau tiède (Lutaud).

℞ Acide phénique . . } ãã 245 gr.
Alcool . . . }
Essence de thym. . . . . 10 —
1 cuillerée à soupe pour 1 litre d'eau tiède (Auvard)

℞ Permanganate de potasse. 1 à 2 gr
Pour 1 paquet, à dissoudre dans 2 litres d'eau

℞ Sublimé. . . . 25 à 50 cgr.
Acide tartrique . . . 1 gr.
Pour 1 paquet, à dissoudre dans 2 litres d'eau

℞ Borate de soude. . . } ãã 200 gr.
Bicarbonate de soude }
1 cuillerée à bouche pour 1 litre d'eau.

Employer la *créoline*, à la dose de 1 cuillerée à café pour 2 litres d'eau, ou mieux le *lysol* ou le *lysoforme*, à la dose d'une cuillerée à dessert pour 2 litres d'eau.

Prescrire l'*anıodol* à 1 p. 2000 ou le *chinosol* à 1 p. 1000.

**Chez les petites filles** : voy. *Vulvo-vaginite des petites filles*.

**En cas d'érythème de la vulve et de la partie supérieure des cuisses** : *Soins de propreté* (bains de siège fréquents, lotions d'eau blanche).

Poudrer matin et soir les parties malades avec :

℞ Oxyde de zinc . . . . . . 5 gr.
Poudre d'amidon . . . 25 —
Talc de Venise . . . 75 —
(Herzen).

Onctions avec de la *vaseline boriquée*.

## LICHEN

**L. AGRIUS** *(Prurigo congenital de Hebra)*.

*Toniques* : huile de foie de morue, arsenic, cacodylate de soude.

*Bains émollients* à 33° ou 35°, tous les 2 jours.

Au début, *onctions d'huile de foie de morue additionnée de menthol*, de *goudron* au quart, puis pur, d'*huile de cade* mélangée au glycérolé d'amidon (à 1 p. 3) puis pure. Pommade au *naphtol* à 5 p. 100, à l'*acide phénique* et au *menthol* à 1 p. 60 ou à 1 p. 40 (Fournier).

**Contre le prurit** : recourir à l'*enveloppement dans le caoutchouc*. ou dans la *ouate*.

**Au moment des poussées cutanées** : donner la *quinine* (50 a 70 cgr. par jour) associee a la *teinture de belladone* (VI a XII gouttes par jour) (Brocq).

Recourir a la *medication thyroidienne*.

Envoyer les arthritiques aux eaux de la *Bourboule ;* les scrofuleux aux eaux sulfureuses de *Luchon*, *Cauterets*, *Salies-de-Bearn ;* lorsque les deux diathèses se trouvent combinées, conseiller les eaux d'*Uriage*, de *Saint-Honore*, de *Saint-Gervais*.

**L. SCROFULOSORUM.**

Alimentation reconstituante, *toniques*.

Bonne hygiène et *huile de foie de morue*.

| ℞ Huile de foie de morue | 150 gr. |
|---|---|
| Iode........ . ...... . .. | 15 cgr. |

1 cuillerée a bouche, matin et soir (Kaposi).

Faire en outre, 2 ou 3 fois par jour, des *onctions cutanees* avec l'huile de foie de morue.

**L. SIMPLE** (*L. plan*).

Combattre l'arthritisme, la goutte. *Régime alimentaire severe*, *eaux alcalines*, boissons émollientes, purgatifs légers.

Calmer le système nerveux à l'aide de la *valeriane*, de l'*asa fœtida*, du *castoreum*, de l'*antipyrine* et des *bromures*.

Prescrire l'*arsenic*, le *cacodylate de soude* :

| ℞ Arseniate de soude | 10 cgr |
|---|---|
| Teinture de belladone | L gouttes |
| Eau de laurier-cerise. | 50 gr |
| Eau distillee .. ... . | 200 — |

1 a 3 cuillerées à café. a la fin des 2 principaux repas (Brocq).

**Contre le prurit** : donner la *quinine* (bromhydrate), associee a la *belladone* (3 a 5 cgr. ou VI a XII gouttes), ou l'*acide phenique* en pilules ou en sirop.

| ℞ Acide phenique. ... ... .. | 2 gr. |
|---|---|
| Térébenthine de Venise..... | 1 — |
| Magnésie calcinee . . .. . | Q S. |

Pour 40 pilules . 2 pilules, 4 à 6 fois par jour.

Ordonner les *lotions chaudes antiprurigineuses* (vinaigre aromatique, acide phénique, sublimé) et employer les *pommades* a l'*acide phenique*, au *menthol*, a l'*acide tartrique* (voy. *Prurit*).

| ℞ Sublime . ....... .. | 20 cgr. |
|---|---|
| Acide phenique . | 4 gr. |
| Vaseline .... ... | 100 — |

Pour onctions (poudrer par dessus avec de la poudre d'amidon) (Brousse).

Cure thermale aux eaux de la *Bourboule ;* lorsque l'état du système nerveux est vraiment mauvais : *Neris*, *Bains*, *Luxeuil*, *Bagneres-de-Bigorre*, *Ragatz*, *Schlangenbad*.

## LIPOTHYMIE

Voy. *Syncope*.

## LITHIASES

**L. APPENDICULAIRE.**
Voy. *Appendicites*.

**L. BILIAIRE.**
Voy. *Coliques hépatiques*.

Traitement hygiénique : vie active au grand air, exercices physiques au grand air avant les repas, repos après. Hydrothérapie ; stimulations cutanées, massage, frictions.

Pas de profession sédentaire, de travail intellectuel forcé, de préoccupations morales.

Régime alimentaire : usage très modéré d'aliments gras, régime plutôt herbacé qu'animal, quantité strictement nécessaire d'aliments féculents ou sucrés. Défendre les substances riches en cholestérine, telles que les cervelles, le boudin, les jaunes d'œufs. Éviter le poivre, le vinaigre, la moutarde, les sauces épicées, les choux, les truffes, les champignons, les tomates, l'oseille, les crustacés et les fromages faits.

Repas espacés, réguliers, peu copieux.

Boire de l'eau, du thé léger, du vin blanc coupé d'eau, de la bière légère. Faire prendre un litre de lait par jour, entre les repas.

Défendre le vin rouge, les liqueurs et le café, éviter les eaux séléniteuses et les boissons gazeuses.

Traitement médicamenteux : modifier le tempérament arthritique par l'*iodure de potassium* (80 cgr. à 1 gr. par jour, pris pendant des mois), les *alcalins* (bicarbonate de soude 2 à 4 gr. par jour, eaux alcalines naturelles de Vichy, Vals), la *lithine*, le *benzoate de soude*, l'*eunatrol* (1 gr. matin et soir en pilules).

| ℞ | | |
|---|---|---|
| Benzoate de lithine | . . | 3 à 5 gr |
| Bicarbonate de soude | . | 10 — |
| Sirop de fumeterre | . } | ãã 200 — |
| Eau distillée. | . . } | |

2 à 4 cuillerées à bouche par jour

Faire prendre aux repas de l'*eau de Vichy* ou de *Vals*, ou bien donner le *bicarbonate de soude*, à la dose de 25 à 50 cgr., une heure avant les 2 principaux repas ou encore faire prendre dix jours sur vingt, pendant toute l'année, une demi-heure avant chaque repas, un verre à Bordeaux d'eau de Vichy, chauffée et additionnée d'une cuillerée à dessert ou à soupe d'eau de Rubinat.

Prescrire aussi l'*extrait de bile de bœuf*, en pilules de 10 cgr., prises avant les 2 principaux repas.

Combattre la constipation au moyen des *laxatifs doux* (sels de Carlsbad, de Vichy, eau d'Hunyadi-Janos) ou de la *podophylline*, de l'*evonymine*, et deux fois par an, faire prendre 25 bouteilles d'*eau de Vittel* (source salée) une bouteille tous les matins, par demi-verre, de demi-heure en demi-heure, entre les repas.

Si besoin, instituer l'*antisepsie intestinale* à l'aide du salol, du salophène, du bétol et du benzonaphtol.

Cures hydro-minérales pendant l'été : au premier rang *Vichy*, source de la Grande-

Grille, puis *Vals* Sous l'influence de la cure, des les premiers jours, l'appetit reparait et les digestions se regularisent, souvent vers le huitieme ou dixieme jour, une crise de colique hépatique, franche ou ebauchee, se produit, et un peu plus tard les phénomènes de saturation thermale, avec fatigue, sensibilité hepatique, etc.

Placer, presque au même rang que Vichy, les eaux de *Carlsbad* et de *Marienbad*, particulierement indiquees chez les sujets plethoriques, obeses, ou a constipation habituelle.

Si ces eaux sont trop energiques et amènent de frequentes coliques : *Pougues, Sermaize, Bourbon-Lancy, Montmirail* (source verte), *Martigny, Contrexeville* (Chauffard).

**En cas d'amaigrissement progressif, de crises incessantes, à répétition, d'inflammation de la vésicule et des voies biliaires avec menaces de suppuration, d'enclavement calculeux persistant, d'ictère chronique, de fistule biliaire défectueuse, de symptômes de sténose pylorique ou d'hématémèse**, pratiquer la *cholecystotomie*, la *cholecystectomie* ou la *cholecystenterostomie* avec *destruction des adherences vesico-duodenales*

Ces opérations sont contre-indiquees en cas de peritonite generalisee, de pylephlebite (se traduisant par l'ascite), de septicemie L'âge avancé des malades ne constitue pas une contre-indication a l'intervention chirurgicale (Galliard).

En général, *intervenir a la phase vesiculaire de la lithiase biliaire*, c'est-a-dire avant qu'il se soit produit une obstruction secondaire des gros canaux ; seulement a cette phase on pourra pratiquer une opération simple, benigne, radicale et definitivement curatrice la *cholecystectomie* (Lejars).

Voy. *Colique hepatique, Fievre intermittente hepatique, Hydropisie de la vesicule biliaire, Ictere chronique*.

**L. INTESTINALE** *(sablose)*.

*Hygiene generale* rigoureuse.

Combattre la diathèse existante (arthritisme, goutte).

*Régime alimentaire* sévere . interdire les viandes fortes, le gibier, les mets epicés, les boissons alcooliques. Pas trop de vegetaux.

Comme boisson habituelle aux repas, conseiller le *lait coupe avec l'eau d'Evian*.

Combattre la constipation au moyen de *laxatifs doux* (sels de Vichy ou de Carlsbad).

Tous les jours, *enteroclyse* avec la douche d'Esmarch et une longue canule : 1 ou 2 litres d'eau tiede récemment bouillie.

Voy. *Enterite muco-membraneuse*.

*Cures thermales* à Châtel-Guyon, Plombieres, Pougues, Capvern, Vittel, Vichy (surtout en cas de gravelle intestinale d'origine intestinale).

**Contre la crise douloureuse** faire prendre des *lavements d'eau chaude ;* ordonner l'*antipyrine*, l'*opium*, le *chanvre indien* et la *belladone*.

| | | |
|---|---|---|
| ℞ Extrait thebaique | . . . | 2 cgr. |
| — de belladone | . . | 1 — |

Pour 1 pilule 4 pilules prises à un quart d'heure d'intervalle (Grasset)

Appliquer en même temps des *cataplasmes laudanisés* sur le ventre.

En cas d'échec de ces médications pratiquer une injection de *morphine*.

Voy. *Coliques intestinales*.

**L. URINAIRE.**

Voy. *Anurie, Colique néphrétique, Gravelle ammoniacale, oxalique, urique*.

## LOCHIES FÉTIDES

Voy. *Fièvre puerpérale*.

## LOMBRICS

Voy. *Ascarides*.

## LOUPE

Voy. *Kystes sébacés*.

## LUMBAGO

Administrer l'*antipyrine* (3 gr.), l'*acétopyrine*, la *lactophénine*, l'*amygdophénine*, l'*exalgine*, le *bromhydrate de quinine* associé à la *phénacétine*, le *salicylate de soude* (4 à 6 gr.), la *salipyrine*, l'*aspirine* (3 à 4 gr.), le *jaborandi*.

℞ Feuilles de jaborandi . . 4 gr
Macérer 12 heures dans
Alcool . . . . . . 10 —
Infuser ensuite dans
Eau bouillante . . . 150 —
Edulcorer avec
Sirop simple . . . 25 —

A prendre en une seule fois, le matin à jeun (Robin et Londe).

Chez les enfants de 10 à 15 ans, réduire la dose à 1 gr 50.

Pratiquer au niveau des reins des frictions avec la *pommade salicylée* suivante :

℞ Acide salicylique. . } 
Lanoline . . . } ãã 10 gr
Essence de térébenthine }
Axonge. . . . . . . 80 —
(Bourget)

Localement *révulsifs* (ventouses scarifiées, *applications chaudes, frictions calmantes*.

℞ Chloroforme . . . . . . . . 10 gr
Huile de jusquiame. }
— camphrée . } ãã 25 —
Baume tranquille . . }
(Herzen)

**En cas de douleur intense et persistante** : pratiquer des *injections de morphine* à 1 cgr, ou de *dionine*.

Voy. *Myalgie*.

## LUPUS

**L. VULGAIRE TUBERCULEUX.**

Traitement général *de la phtisie* : huile de foie de morue simple ou iodée, cacodylate de soude ou de fer par voie hypodermique. Alimentation tonique et reconstituante, etc.

Tuberculinothérapie.

Voy. *Phtisie pulmonaire.*

Localement : *lavages quotidiens* des parties malades avec une solution de sublimé à 1 p. 1000.

*Badigeonnages* avec :

℞ Iode.. .... ........ . . 1 gr.
Glycérine............ 200 —
(Auspitz).

Applications d'*emplâtre de Vigo,* ou, si les tissus sont trop enflammés, d'*emplâtre rouge de Vidal,* ou encore :

℞ Biiodure de mercure... . .. 20 gr.
Axonge.... . . .... } āā 10 —
Huile d'olive .. .. }

En applications tous les 6 à 8 jours, avec le pinceau (Cazenave)

℞ Créosote . .. ....... .. 20 gr.
Acide salicylique........ . 10 —
Cérat . .... .. .... . 15 —
Cire blanche.. ........ . 5 —

En applications tous les deux jours (Unna).

Ou mieux, applications quotidiennes d'*acide lactique pur* sur les parties malades préalablement scarifiées, au moyen d'un tampon de ouate laissé en place pendant 15 à 20 minutes.

Pratiquer aussi des *cautérisations ignées*, soit avec la pointe fine, soit avec la grille du galvanocautère, et surtout des *scarifications linéaires quadrillées* assez profondes pour atteindre les limites du mal.

Rendre les cautérisations et les scarifications moins douloureuses par l'application du chlorhydrate de cocaïne mélangé à une substance inerte :

℞ Chlorhydrate de cocaïne 50 cgr à 1 gr.
Carbonate de magnésie 10 —.
(Unna).

Saupoudrer avec ce mélange les parties à traiter et les recouvrir d'une couche de coton aseptique humide que le malade maintient en place pendant 10 à 15 minutes.

Préférer le *grattage à la curette tranchante,* suivi de cautérisation au *thermocautère* ou d'applications répétées de *chlorure de zinc* ou de celle de *pommades caustiques.*

℞ Acide lactique . . . . } āā 2 gr.
— pyrogallique.. . }
Lanoline .. . } āā 10 —
Vaseline ... . .. }

**Si le lupus est bien limité :** recourir à l'*ablation sanglante,* ou à la *radiothérapie,* ou à la *photothérapie* de Finsen.

Si on a eu recours aux rayons X, conseiller, une fois la guérison apparente obtenue, de continuer le traitement pendant deux semaines et de faire une petite cure préventive de deux ou trois séances tous les deux mois, jusqu'à ce qu'un an et demi se soit écoulé.

**En cas de lupus vulvaire** : voy. *Esthiomène de la vulve.*

### L. ÉRYTHÉMATEUX.

Détruire l'agent infectieux ou transformer la peau en un milieu qui lui soit défavorable.

**Cas aigus, à lésions multiples et disséminées** : pratiquer l'enveloppement avec des compresses de tarlatane pliées en douze, imprégnées d'une solution de *sublimé à 1 p. 5000,* et recouvertes de taffetas chiffon (Hallopeau).

Employer, dans le même but, l'*eau blanche mitigée* (Kaposi).

**Cas chroniques** : Favoriser l'action des topiques en pratiquant journellement un *lavage* avec du savon mou de potasse que l'on laisse applique sur une compresse, soit avec des savons chargés de substances antiseptiques, comme le naphtol ou le goudron.

Recourir aux *topiques a base d'agents reducteurs* (résorcine, acide pyrogallique, acide lactique).

Essayer d'agir sur le contage par des *emplâtres medicamenteux* (emplâtre a la creosote et a l'acide salicylique, ou emplâtre de Vigo).

Employer dans le même but la *pommade soufree*, la *traumaticine associee a la chrysarobine*, a l'*ichtyol* ou a l'*acide salicylique* a 2 p. 100

Prescrire la *pommade pyrogallique* a 1/10 (en suspendre l'usage lorsqu'elle produit une vive irritation pour y revenir ulterieurement) (Hallopeau).

| | | |
|---|---|---|
| ℞ Acide pyrogallique. | .. . | 8 gr |
| Vaseline | . . . . | 40 — |
| Amidon en poudre | . . | 8 — |

Employer l'*acide lactique*, soit pur comme caustique, soit comme modificateur en solution a 1 p. 10.

| | |
|---|---|
| ℞ Resorcine | 20 a 30 gr. |
| Vaseline. | ãã 50 — |
| Lanoline | |

| | |
|---|---|
| ℞ Resorcine | ãã P E. |
| Eau. | |

Pour badigeonnages, matin et soir (Hallopeau)

| | |
|---|---|
| ℞ Iode métallique | 3 a 4 gr. |
| Iodure de potassium | 8 — |
| Eau distillee | 30 — |

Appliquer avec un pinceau sur les points malades (Hardy)

Recourir aussi aux applications bi-quotidiennes de *liqueur de Fowler* additionnée de quatre a six parties d'eau et d'un peu de chloroforme, au bout de 4 a 6 jours, calmer l'irritation avec des pâtes emollientes et des poudres inertes. Recommencer ensuite une serie de badigeonnages arsenicaux ; continuer pendant quelques semaines (Schutz).

**En cas d'insuccès des moyens précédents** ne pas hesiter (chez un malade intelligent auquel on aura fait connaître les dangers de l'intervention) d'*amener par une inoculation le developpement d'un erisypele*, que l'on s'efforcera d'enrayer par le collodion ichtyole et les injections de Marmorek, si la maladie s'étend en dehors des parties atteintes de lupus (Hallopeau).

**Si le lupus érythémateux est fixe :** faire des *scarifications lineaires quadrillees* ou des *cauterisations avec le galvanocautere.*

## LYMPHADÉNIE

TRAITEMENT MÉDICAL.

Administrer le *cacodylate de soude*, l'*arsenic*. Pour l'administration de ces medicaments, voy. *Leucemie.*

Prescrire les *toniques* (huile de foie de morue, iodure de fer, quinquina) et l'hydrotherapie.

| | |
|---|---|
| ℞ Liqueur de Fowler | ãã 5 gr |
| Teinture de malate de fer | |

Commencer par X gouttes, augmenter progressivement (Billroth).

℞ Liqueur de Fowler } āā X gouttes
Laudanum de Sydenham }
Julep gommeux 100 gr
A prendre dans la journée (Lemoine).

Drew a donné l'arsenic jusqu'à la dose énorme de C gouttes de liqueur de Fowler par jour.

Pratiquer des *injections de citrate de fer ammoniacal et d'arsenic* (voy. *Chlorose*) ou des *injections intra-parenchymateuses de liqueur de Fowler dedoublee*, a la dose de 4 a 6 seringues de Pravaz par jour : dans les ganglions, lorsqu'il s'agit de lymphadénie ganglionnaire ; dans la rate, quand on a à faire à une lymphadenie splénique, et des injections sous-cutanées, s'il s'agit de mycosis fongoide. Repéter les injections tous les deux jours

Recourir aux *injections arsenicales rectales* (voy. *Diabete arthritique*).

Ordonner les *inhalations d'oxygene* des le debut de la maladie (Herzen) : les recommander, surtout s'il y a de la dyspnee.

Opothérapie ingestion quotidienne de *moelle osseuse de veau*, prise crue, a la dose de 100 gr. ou administration d'*extrait de rate.*

**Dans les formes hémorragiques :** administrer le *perchlorure de fer*, aux doses de XV a XXX gouttes par jour, la *ferripyrine* ou la *gelatine*, 6 gr. en potion.

Radiothérapie applications répétées des rayons de Rontgen sur la rate et au niveau des tumeurs lymphatiques.

Traitement chirurgical.

**L. ganglionnaire :** pas de traitement chirurgical (Quenu).

**L. liénale aleucémique** (simple) . proposer la *splenectomie* (Spencer Wells).

**L. leucémique :** la mort survient inévitablement; ne pas intervenir (Péan, Czerny)

**L. testiculaire** : recidive a bref delai, ne pas intervenir (Reclus).

**L. cutanée :** voy. *Mycosis fongoide.*

## LYMPHADÉNOME

Donner la *liqueur de Fowler*, commencer par la dose initiale de VI à VIII gouttes, augmenter jusqu'à faire prendre LX *gouttes par jour.*

Pratiquer dans les tumeurs des *injections interstitielles de liqueur de Fowler dedoublee*, repétees tous les deux jours; injecter progressivement 1/2 a 2 seringues de Pravaz par jour (Reclus).

## LYMPHANGITES

### L. AIGUE.

*Desinfection* et *pansements antiseptiques* de la plaie originelle.

Conseiller les *bains antiseptiques permanents*, les *pulverisations pheniquees.*

Appliquer sur les parties enflammees des *compresses de tarlatane imbibees d'une solution phéniquée* à 2 p. 100, ou *lysolée* à 1 p. 100, ou d'une solution de *sublimé corrosif* à 1 p. 2000 recouvertes de toile imperméable.

**En cas d'abcès** : *inciser* largement, *drainer* tout en continuant les bains antiseptiques.

**En cas de lymphangite gangréneuse** *cautérisation au thermocautère*.

**L. MAMMAIRE.**

Voy. *Abcès du sein*.

**L. UTÉRINE** (septique).

Voy. *Fièvre puerpérale, Pelvi-péritonite*

## LYMPHATISME

*Même traitement que pour la scrofule*, avec l'atténuation que comporte la moindre intensité des symptômes.

| ℞ | | |
|---|---|---|
| Iodure de potassium | | 3 gr |
| Bromure de sodium | | 3 — |
| Chlorure de sodium | | 12 — |
| Eau distillée | | 100 — |

1 cuillerée à dessert, 2 fois par jour, dans du lait (Heizen).

Insister sur l'usage de l'*huile de foie de morue* simple ou iodée, du *sirop d'iodure de fer*, du *sirop antiscorbutique*, du *sirop iodo tannique*.

Injections de *sérum artificiel iodé* à la dose de 10 cc. pendant 10 jours suivis de 10 jours de repos, et ainsi de suite.

| ℞ | |
|---|---|
| Sérum physiologique | 100 cc |
| Iodure de potassium | 25 cgr. |
| Iode métalloïde | 5 à 10 — |

Ordonner le *biphosphate de chaux* ou les *glycérophosphates*.

Voy. *Scrofule*.

Prescrire les *bains salés*, la vie à la *campagne*.

**Contre l'anémie** : donner l'*iodure de fer* ou le *cacodylate de fer*, en potion à la dose de 4 à 10 et 20 cgr par jour, suivant l'âge du malade.

Recommander les *inhalations d'oxygène*, pratiquées tous les jours pendant longtemps.

**Contre l'anorexie et la dyspepsie** : prescrire les *amers*, en particulier le *quinquina*, ou la *gentiane*, ou l'*orexine*.

| ℞ | | |
|---|---|---|
| Sirop de quinquina ou de gentiane | | 200 gr. |
| Teinture d'iode | ãã | 2 — |
| Iodure de potassium | ãã | 2 — |

1 cuillerée à café à chaque repas (enfants de 5 à 10 ans) (Gallois)

**Contre l'état septicémique ou toxi infectieux latent** : recourir à l'*arsenic* sous forme de liqueur de Fowler ou de cacodylate de soude aux pilules d'*iodoforme*, à l'*huile de foie de morue*.

**En cas de lymphatisme adénoïdien avec altérations du naso pharynx** prescrire la solution suivante :

| ℞ | |
|---|---|
| Iode | 1 gr |
| Iodure de potassium | 2 — |
| Eau | 200 — |

1 cuillerée à café, à chaque repas (Gallois)

Procéder à l'*ablation* des végétations adénoïdiennes, et conseiller, après l'intervention chirurgicale, la *gymnastique* et la *rééducation respiratoire*

Voy. *Hypertrophie des amygdales, Hypertrophie de l'amygdale pharyngée, Pharyngite granuleuse*.

**Eviter le passage du lymphatisme à la scrofule,** en veillant à la prophylaxie des accidents infectieux.

Assurer l'asepsie des fosses nasales, au moyen de la pommade suivante :

| | |
|---|---|
| ℞ Menthol | 10 cgr. |
| Aristol | 50 — |
| Acide borique | 6 gr. |
| Vaseline | 30 — |

(Gallois).

Employer aussi les *pulvérisations boriquées,* les *gargarismes antiseptiques,* la *douche de Weber* sous faible pression.

Faire en sorte que l'infection du naso-pharynx ne se propage pas à la face, aux yeux, etc., protéger les abords des lèvres et des narines au moyen d'une pommade boriquée un peu épaisse ; laver les conjonctives soit avec de l'eau boriquée, soit avec une solution de cyanure de mercure à 1 p. 10.000 (Gallois).

**En cas d'adénopathie** : voy. *Adénites scrofulo-tuberculeuses externes.*

CURES THERMALES AUX EAUX de *la Bourboule,* de *Bourbon l'Archambault,* ou de *Saint Nectaire,* s'il n'y a que du lymphatisme, à celles de *Royat,* du *Mont-Dore,* si le lymphatisme coïncide avec l'angine granuleuse, le catarrhe naso pharyngien ; aux eaux de *Forges-les-Eaux,* si l'anémie est prédominante (Comby).

## LYMPHOCYTHÉMIE

Voy. *Leucémie.*

## MAL DE BRIGHT

Voy. *Néphrite chronique, Chlorobrightisme.*

## MAL DE MER

*Rester étendu*, appliquer autour du corps une *large bande* de flanelle fortement serrée, de façon à comprimer la région épigastrique.

Boire du *champagne frappé* par gorgées.

Prescrire l'*antipyrine,* le *chloral,* le *chloroforme,* la *chloramide,* la *cocaïne,* le *menthol,* le *validol.*

| | |
|---|---|
| ℞ Antipyrine / Bicarbonate de soude | āā 1 gr. |
| Acide tartrique | 60 cgr. |

Pour 1 paquet : deux à trois dans les 24 heures, pris dans un verre d'eau sucrée froide.

| | |
|---|---|
| ℞ Chloroforme | 3 gr. |
| Menthol | 2 — |
| Alcool / Teinture de gingembre | āā 10 — |

XX à XXX gouttes, dans de l'eau sucrée, plusieurs fois par jour (Heizen).

Ordonner, à titre de médication préventive, les *bromures alcalins* à la dose de 4 à 6 gr. par jour, ou la *brомipine,* à celle de 2 ou 3 cuillerées à café par jour, que l'on commencera à faire prendre 6 ou 8 jours avant l'embarquement.

## MAL DE MONTAGNE

**Au début** : *alimenter le malade* (œufs, viande, pain) et lui faire prendre du *café* ou du *thé*, mais défendre absolument l'alcool et les liqueurs qui augmentent la combustion organique et par conséquent la production d'acide carbonique dans le sang (Marcet).

Si possible, *interrompre l'ascension* et redescendre vers la plaine, soit complètement, soit seulement de 250 à 300 mètres de hauteur.

**En cas d'état somnolent ou syncopal** : mettre en œuvre tous les moyens pour *réveiller et ranimer le malade* (stimulants par voie stomacale, frictions cutanées, inspirations profondes forcées, tractions rythmées de la langue, inhalations de vinaigre anglais, d'ammoniaque, de nitrite d'amyle) ; en outre, bien *couvrir* et *réchauffer* le malade (boissons chaudes et stimulantes).

Chercher à redescendre le plus vite possible à l'altitude de 2500 à 2000 mètres.

## MAL DE POTT

Traitement général, hygiénique, diététique et médicamenteux :

*Bonne hygiène, aération* pendant la plus grande partie de la journée, séjour à la *campagne*, au *bord de la mer*.

*Alimentation tonique* et *reconstituante* (lait, œufs, cervelles, viandes rôties, etc.).

*Médication antiscrofuleuse* : huile de foie de morue, iodure de fer, phosphate de chaux, cacodylate de soude (3 à 5 cgr. par jour par voie hypodermique, pendant 8 à 10 jours, suivis de 10 jours de repos, pour recommencer ensuite les injections), cacodylate de fer (5, 10 et 20 cgr. en potion) (voy. *Phtisie*).

*Eaux thermales chlorurées sodiques* (Bourbon-l'Archambault, Bourbonne-les-Bains, Salies).

Recourir à l'*immobilisation* de la partie malade et à l'*immobilité* du sujet, pendant six mois au minimum. Le séjour au lit ne suffit pas par lui-même à procurer une immobilisation complète, il faut y joindre l'usage d'un appareil *gouttière de Bonnet, gouttière plâtrée de reclination, corset plâtré de Sayre, extension continue*, réalisée au moyen de deux pièces, dont l'une prend appui sur le bassin, l'autre sur l'extrémité céphalique ; *appareil de Lannelongue* ou *appareil de Ménard* pour fixer le malade sur le lit maritime ou lit de Berck.

La méthode de repos avec immobilisation constante dans le décubitus dorsal est *absolument indiquée* lorsque la maladie est accompagnée de complications, de paraplégie ou de collections ossifluentes.

En cas d'amélioration, recourir à la *méthode de repos associée à la méthode ambulatoire avec appareil immobilisateur* (corset plâtré).

TRAITEMENT LOCAL :

**Contre l'apophysalgie** : injecter sous le périoste de l'apophyse ou des apophyses douloureuses une vingtaine de gouttes d'une *solution d'acide phénique* à 1 p. 5, déposées le long de leur axe à l'aide d'une seringue de Pravaz, pénétrée d'abord à fond, puis retirée lentement. Pratiquer trois injections semblables à 4 ou 5 jours d'intervalle l'une de l'autre.

**S'il se forme des abcès** : prescrire avant tout l'*immobilisation absolue et prolongée* de la lésion osseuse.

Lorsque la collection continue à évoluer malgré l'immobilisation, pratiquer la *ponction aspiratrice simple* ou *suivie d'injections d'éther iodoformé*, ou bien l'*incision large suivie de raclage et de cautérisation de la poche*.

TECHNIQUE DE LA PONCTION ASPIRATRICE ET DE L'INJECTION IODOFORMÉE : attendre pour intervenir que la fluctuation soit bien manifeste : les abcès en voie de formation, encore à l'état de tuberculomes, ne sont pas justiciables de ce procédé.

Mais il faut ponctionner avant que l'évolution de l'abcès vers la surface ait amené la rougeur et l'amincissement de la peau.

Asepsie minutieuse du chirurgien et de ses aides, du malade et des instruments. Aux enfants, donner un peu de chloroforme.

Se servir du trocart de l'appareil Dieulafoy, ou mieux d'un trocart spécial, d'un calibre plus grand (3 millimètres de diamètre) et ponctionner un peu obliquement, plutôt que perpendiculairement au point le plus fluctuant.

Faire le vide dans l'aspirateur et évacuer le pus; mais si la présence de grumeaux arrête l'évacuation du pus, écouvillonner le trocart avec un stylet spécial et vider la poche. Au besoin, quand la poche est insuffisamment vidée, faire un lavage à l'eau boriquée stérilisée, jusqu'à ce que le liquide ressorte absolument clair (se passer de ce lavage toutes les fois qu'on a réussi à obtenir l'évacuation complète de la poche).

Quand l'abcès est tout à fait vidé, l'aspirateur ayant été passé à l'eau phéniquée, injecter la solution d'éther iodoformé, mais en n'introduisant dans la poche que la quantité d'iodoforme que l'on veut y laisser, c'est-à-dire suivant l'âge du sujet et le volume de l'abcès : 5, 10, 15 gr de la solution à 10 p. 100, soit 0 gr. 50, 1 gr., 1 gr. 50 d'iodoforme.

Enlever ensuite le trocart brusquement, d'un seul coup.

Obturer avec l'index l'orifice de la ponction.

Puis au bout d'un moment, quand la tension de la poche augmente, laisser sortir un peu d'éther.

Terminer par un pansement antiseptique et la pose d'un appareil plâtré.

Si le liquide se reproduit, pratiquer une seconde ponction : si le liquide sort filant, visqueux, rappelant le liquide des synoviales articulaires, parfois une sérosité jaunâtre, l'abcès est en bonne voie de guérison, et il convient de le laisser se guérir tout seul.

Dans les autres cas, répéter la ponction au plus deux ou trois fois.

Eviter à tout prix de transformer les tuberculoses fermees en tuberculoses ouvertes et ne recourir aux interventions radicales que lorsque tous les autres traitements ont échoué (Kirmisson).

Employer aussi la formule suivante.

| | | |
|---|---|---|
| ℞ Iodoforme.......... | ãã | 10 gr. |
| Ether sulfurique.... | | |
| Creosote de hêtre ... | | 2 — |
| Huile d'amandes douces stérilisee .... | | 90 — |

Injecter 30 gr environ de ce liquide, qui correspondent a un depot de 2 a 3 gr. d'iodoforme dans la poche, repeter 2, 3, 4 et 5 fois l'injection (Lannelongue)

Ou mieux, faire usage d'une *solution de cresol iodoforme* qui a sur les précédentes l'avantage de n'être pas douloureuse (solution de crésol a 1 p. 100 mélangee au moment de l'injection avec parties egales d'une solution d'iodoforme :

| | |
|---|---|
| ℞ Iodoforme. ......... | 5 gr |
| Ether.. .......... | 10 — |
| Alcool .. .. | 100 — |

Voy. *Abces froids.*

Permettre au malade de se lever, lorsque toute douleur aura disparu, lui faire porter alors un *corset en cuir moule*, ou un *corset plâtre*. Autoriser quelques tentatives de marche avec des *bequilles* (Kirmisson).

**S'il existe une fistule** : recourir au *traitement de Chipault* (recherche du foyer vertebral, point de depart de la suppuration chronique) et dans certains cas, au *procede de Vincent* (drainage prévertébral transversal).

**Contre la gibbosité** : pratiquer la *reflexion du rachis*, au moyen d'une traction de quelques secondes de duree et d'une valeur de 30 a 80 kgr. et d'une pression directe de 15 a 40 kgr., suivie de l'application immédiate d'un bandage.

Pour les grosses et vieilles gibbosités, procéder au *redressement en plusieurs seances* separees par des intervalles de 3 a 4 mois (Calot).

Ou bien, recourir a l'*extension du rachis*, en agissant sur les membres inferieurs et sur la tête.

En cas de gibbosités ankylosées, pratiquer la *resection des apophyses epineuses* (Chipault).

**En cas de parésie ou de paraplégie**. *Immobilisation rigoureuse et prolongee.*

En cas d'échec, tenter le *traitement chirurgical* (laminectomie ou costo-transversectomie).

## MAL PERFORANT

*Traiter l'affection du systeme nerveux central* (tabes, paralysie generale, maladie de Friedreich, etc.), ou bien la *nevrite peripherique* (traumatisme, alcoolisme, diabète, lepre, etc ).

Intervenir directement sur les nerfs innervant la region ou se trouvent le ou les maux perforants, par l'*elongation simple*, la *neurotripsie* ou le *hersage.*

Pratiquer toujours le *curage* complet du foyer infectieux.

Dans certains cas, pratiquer l'*amputation* du membre malade et infecte.

## MALADIE D'ADDISON

*Traitement général antiscrofulo-tuberculeux* : huile de foie de morue, iodure de fer, arsenic, cacodylate de soude, créosote, créosotal, gaïacol, iodoforme.

*Alimentation reconstituante ; toniques* (préparations de quinquina).

En cas de syphilis ancienne, donner l'*iodure de potassium*.

Diminuer la production des toxines et favoriser leur élimination par le *repos plus ou moins absolu*, par le *régime lacté*, les *purgatifs légers* et les *bains*.

Pratiquer aussi des *lavages réguliers de l'intestin* et, si besoin, de l'estomac.

Recourir à l'*opothérapie surrénale*, surtout dans les cas de maladie bronzée au début ou assez peu avancée pour que l'on pût obtenir une hypertrophie compensatrice des parties indemnes des capsules surrénales : faire prendre chaque jour de 10 à 20 gr. (progressivement) de *capsules surrénales fraîches* de bœuf, de mouton ou de veau. Continuer cette médication pendant des semaines et des mois (Béclère, Hayem, Widal).

Pratiquer aussi des *injections sous-cutanées d'extrait hydroglycériné du suc surrénal* (Béclère).

| ℞ Capsules surrénales fragmentées . . . . . | 10 gr. |
|---|---|
| A macérer 24 heures dans | |
| Glycérine à 30° . . | 10 — |
| Eau bouillie contenant 25 gr de sel par litre . . | 5 — |

Laisser macérer 1/2 heure, filtrer sur papier et stériliser au moyen de l'acide carbonique sous pression. Diluer d'une quantité égale d'eau pour injecter (Maurange).

Ou des injections d'extrait de capsule surrénale préparé de la façon suivante :

| ℞ Capsules surrénales de cheval . . . . . . | 2 gr. |
|---|---|
| Eau bouillie . . . . | 20 — |
| Chlorure de sodium . | 12 cgr. |
| Fluorure de sodium . . | 25 — |

Triturer et laisser macérer 24 heures, puis filtrer sur ouate stérilisée. Injecter 2 à 5 cc (Langlois).

Employer aussi l'*adrénaline* en injections hypodermiques, répétées tous les huit jours, à la dose de 1/2 à 1/3 de milligr. Ne pas injecter une quantité plus élevée de cette substance à cause du danger d'arrêt brusque du cœur (Boinet).

**Contre l'asthénie** : *médication surrénale, fer, kola, coca, électrothérapie* (courants continus le long de la colonne vertébrale), injection de *cacodylate de soude* ou de *glycérophosphate de soude*.

| ℞ Glycérophosphate de soude. | 4 gr |
|---|---|
| Eau distillée et stérilisée . | 20 — |

Injecter tous les jours 5 à 6 gr. de cette solution (A. Robin).

**Contre les douleurs** : employer les *révulsifs*, les injections de *morphine* ou de *dionine*.

**Contre les vomissements** : *boissons gazeuses glacées, potion de Rivière, eau chloroformée, menthol, validol, éther*. Inhalations d'*oxygène*. *Révulsifs* au creux de l'estomac.

Prescrire :

| ℞ Teinture d'iode . . . . | ãã 5 gr. |
|---|---|
| Acide phénique . . . | |
| Alcool pur . . . | |

V gouttes au moment des repas.

**Contre la constipation** *lavements simples* ; ne pas prescrire les purgatifs qui peuvent determiner une diarrhée incoercible.

## MALADIE DE BANTI

### (Anémie splénomégalique).

Rechercher attentivement la syphilis, instituer, même en l'absence de tout symptôme spécifique, un *traitement antisyphilitique*. Donner les *toniques*.

En cas d'insuccès de la medication specifique, recourir a la *splenectomie* (Banti, Maragliano, Harris et Herzog).

Dans certains cas, recourir a l'*operation de Talma* (Voy *Cirrhose alcoolique, veineuse, du foie)*.

## MALADIE DE BARLOW

Voy. *Rachitisme, Scorbut infantile.*

## MALADIE DE BASEDOW

Voy. *Goître exophtalmique.*

## MALADIE DE BEARD

Voy. *Neurasthenie*

## MALADIE DE BEAU

Voy. *Asystolie.*

## MALADIE DE BELL

Voy. *Paralysie faciale peripherique.*

## MALADIE DE BIERMER

Voy. *Anemie pernicieuse progressive.*

## MALADIE BLEUE

Voy. *Cyanose congenitale.*

## MALADIE DE BOUCHARD

Voy. *Dilatation de l'estomac.*

## MALADIE DE BOUILLAUD

Voy. *Endocardite aigue.*

## MALADIE DE BOUVERET

Voy. *Tachycardie paroxystique essentielle.*

## MALADIE DE BRINTON

Voy *Gastrite hypertrophique stenosante.*

## MALADIE BRONZÉE

Voy. *Maladie d'Addison.*

## MALADIE DE BUDD

Voy. *Ictere grave.*

## MALADIE DE CORVISART

Voy. *Hypertrophie du cœur.*

## MALADIE DE CRUVEILHIER

Voy. *Ulcere de l'estomac.*

## MALADIE DE DERCUM

Voy. *Adipose douloureuse.*

## MALADIE DE DRESSLER

Voy. *Hemoglobinurie paroxystique essentielle.*

## MALADIE DE DUBINI

Voy. *Choree electrique.*

## MALADIE DE DUCHENNE (de Boulogne)

Voy *Paralysie labio-glosso-pharyngee.*

## MALADIE DE DUROZIER

Voy. *Retrecissement mitral.*

## MALADIE DE FRIEDREICH

*Suspension. Electricite. Antipyrine.*

℞ Nitrate d'argent . . .. 1 cgr
Kaolin .. . .... . . 10 —
Eau distillee . . . Q S.
Pour 1 pilule 2 fois par jour (Comby).

*Pointes de feu* le long de la colonne vertebrale

*Douches.*

Eaux thermales de *Lamalou, Balaruc, Dax.*

## MALADIE DE GRANCHER

Voy. *Congestion pulmonaire*, *Pneumonie*.

## MALADIE DE GRIESINGER

Voy. *Ankylostomiase*

## MALADIE DE HANOT

Voy. *Cirrhose du foie hypertrophique biliaire*

## MALADIE DE HARLEY

Voy. *Hémoglobinurie paroxystique essentielle.*

## MALADIE DE HEBERDEN

Voy. *Rhumatisme chronique*

## MALADIE DE HUCHARD

Voy. *Artériosclérose*

## MALADIE DE LITTLE

*(Tabes dorsal spasmodique infantile).*

Favoriser la diminution des phénomènes spasmodiques, par l'*éducation spéciale des membres*, le *massage*, la *gymnastique*.

Recourir aussi à la *suspension verticale*, à l'application d'*appareils orthopédiques*, au *redressement forcé* avec immobilisation consécutive sous des appareils plâtrés, enfin, au besoin, aux *myotomies* et aux *ténotomies* (Redard).

## MALADIE DE MARIE

Voy. *Acromégalie.*

## MALADIE DE MÉNIÈRE

Voy. *Vertige de Ménière.*

## MALADIE DE MORVAN

Voy. *Panaris nerveux.*

## MALADIE DE PAGET

Traitement spécifique antisyphilitique. Toniques.

## MALADIE DE PARKINSON

Voy. *Paralysie agitante.*

## MALADIE DE PARROT

*(Pseudo paralysie syphilitique* ou *Disjonction epiphysaire des nouveau-nes syphilitiques).*

Traitement général de la syphilis héréditaire.
Voy. *Syphilis des enfants.*

## MALADIE DE PAVY

Voy. *Albuminurie intermittente cyclique.*

## MALADIE DE RAYNAUD

Voy. *Gangrene symetrique.*

## MALADIE DE REICHMANN

Voy. *Dyspepsies gastriques irritatives, Gastrosuccorrhee.*

## MALADIE DE STOKES-ADAMS

Voy. *Brachycardie.*

## MALADIE DE THOMSEN

Eviter l'exposition au froid, recommander l'exercice musculaire modéré.

*Massage, gymnastique, electricite, douches.*

Conseiller les *bains tiedes prolonges ;* prescrire l'*iodure de potassium* (1 à 2 gr.) et l'*antipyrine* (1 a 2 gr.) alternativement pendant quatre semaines chacun.

## MALADIE DE WERLHOF

Voy. *Purpura hemorragique.*

## MALADIE DE WHYTT

Voy. *Hydrocephalie.*

## MALADIE DE WINCKEL

Voy. *Ictere hematurique des nouveau-nes.*

## MALADIE DE WOILLEZ

Voy. *Congestion pulmonaire, Pneumonie.*

## MALADIES INFECTIEUSES AIGUES

Voy. *Fièvres éruptives, Grippe, Rougeole, Scarlatine, Typhus exanthématique, Variole, etc.*

## MALADIE DU SOMMEIL

*(Trypanosomiase).*

Pratiquer des injections d'*atoxyl* (méthylarséniate d'aniline), employer la voie hypodermique et injecter 50 cgr. à 1 gr. d'atoxyl d'abord tous les cinq jours, puis tous les huit jours.

Ou bien injecter ce même médicament directement dans le liquide céphalo-rachidien et le sang, à la dose de 2 à 10 cc. d'une solution à 1 p. 1000.

Faire concurremment des injections de *sulfate de strychnine.*

## MALARIA

Voy. *Fièvres intermittentes.*

## MAMMITES OU MASTITES

Voy. *Abcès du sein*

## MASQUE DE LA GROSSESSE

Voy. *Chloasma utérin, Éphélides.*

## MASTODYNIE

*Traitement général* de l'hystérie.

Pratiquer une *compression énergique* (bande élastique) du sein douloureux, pendant la crise, après avoir fait une onction avec :

| | |
|---|---|
| ℞ Laudanum de Sydenham . | 5 gr. |
| Chloroforme . . . . . | 10 — |
| Huile de jusquiame | ãã 25 — |
| — camphrée . . . | |
| | (Herzen) |

Recourir à l'*électricité galvanique* pendant les intervalles des crises.

*Hydrothérapie méthodique* avec persévérance.

Administrer intérieurement les *nervins* et les *antispasmodiques* (antipyrine, lactophénine, exalgine, valériane et valérianates).

Dans les cas rebelles à ces médications, recourir à la *suggestion hypnotique.*

**En cas de douleurs persistantes et quand il existe des altérations dans la glande :** pratiquer l'*amputation du sein* (P. Delbet).

## MASTOIDITE

Voy. *Abcès mastoïdien, Méningite aiguë, Otite aiguë, Septicémie otique.*

## MASTURBATION

**S'il y a phimosis** *circoncision.*

**S'il existe des oxyures** : *lavements d'eau salée* à 10 p. 100, *soufre, santonine.*

**Chez les jeunes filles, dans les cas graves** : *clitoridectomie* (Lawson-Tait).

**Dans les cas invétérés** : *suggestion hypnotique* (A. Voisin).

Prescrire, chez les **enfants nerveux**, les *douches froides,* les *bains sulfureux,* le *bromure de potassium* (1 à 2 gr. le soir), et chez les **enfants anémiques,** le *fer,* l'*extrait de quinquina,* l'*arsenic,* le *cacodylate de soude.*

## MÉGALOSPLÉNIES

Voy. *Hypertrophie de la rate.*

## MELÆNA

**Chez l'adulte** : voy. *Cancer de l'estomac, Dysenterie, Hémorragie intestinale, Ulcère de l'estomac.*

**M. DES NOUVEAU-NÉS.**

S'assurer qu'il ne s'agit pas d'un faux melæna, dû à des causes extradigestives, maternelles ou fœtales (gerçures ou fissures ulcérées des seins, excoriations buccales, plaies de la langue, accouchement laborieux).

Rechercher l'hérédo-syphilis et instituer dans tous les cas le *traitement mercuriel* dans toute sa rigueur (voy. *Syphilis des enfants*).

Espacer et diminuer la durée des tetées ; au besoin, suspendre l'allaitement pendant 24 à 36 heures, et donner de l'*eau bouillie* et sucrée à 10 p. 100.

*Réchauffer* l'enfant, l'*envelopper dans de la ouate,* lui donner quelques gouttes d'*eau-de-vie* dans du lait, ou bien recourir à l'emploi de la *couveuse* (voy. *Faiblesse congénitale*).

Ne pas ordonner d'applications de glace.

Au besoin, recourir aux injections sous-cutanées d'*éther* et de *sérum artificiel* (20 à 40 cc., matin et soir).

Recommander les *inhalations d'oxygène.*

Prescrire le *perchlorure de fer,* la *ferropyrine* ou l'*ergotine.*

| ℞ | | |
|---|---|---|
| Perchlorure de fer liquide. | | X gouttes |
| Eau de cannelle | } | āā 15 gr |
| Sirop simple | } | |

1 cuillerée à café tous les quarts d'heure, puis toutes les demi-heures ou toutes les heures (Heinzen)

| ℞ | |
|---|---|
| Ergotine | 20 à 30 cgr. |
| Extrait de ratanhia | 2 à 4 gr |
| Julep gommeux | 30 — |

1 cuillerée à café tous les quarts d'heure (Hérmary)

Préférer le *chlorure de calcium* à la dose de 1 à 2 gr. par jour, en potion.

Ordonner la *gélatine* (1 gr.) par la voie gastrique ou par la voie rectale; repousser son emploi par voie hypodermique.

## MÉLANCOLIE

Régime de vie : mettre le malade au calme, loin de l'agitation et du bruit; dans ce but, éloigner le mélancolique de sa résidence habituelle et l'*isoler* des personnes qui constituent son entourage accoutumé, mais ne pas conseiller les voyages pendant la période d'état de l'affection. Placer le patient, s'il est atteint de mélancolie subaiguë ou peu intense, dans un *établissement hydrothérapique*, à la condition qu'il soit assuré d'y jouir d'une vie calme et ne recourir à la *maison de santé* que si celle-ci s'impose d'une façon impérieuse (mélancolie agitée ou délirante, mélancolie avec stupeur).

Soumettre, dans tous les cas, le malade à une surveillance attentive de jour et de nuit

Quand la dépression mélancolique est compatible avec une certaine activité, pousser le lypémaniaque à s'occuper, et s'efforcer de distraire ainsi sa pensée des préoccupations maladives qui l'absorbent : conseiller à cet effet les *promenades* au grand air, le *travail des champs*, le *jardinage*, la *gymnastique* modérée et rationnelle, mais distribuer ces occupations de façon à laisser au malade tout loisir pour se reposer, obliger même le patient à s'étendre plusieurs heures par jour, notamment après les repas.

Prendre, vis-à-vis des lypémaniaques, l'attitude de conseiller compatissant . montrer qu'on s'intéresse à leur sort, s'efforcer d'acquérir leur confiance sans s'associer à leurs idées délirantes et en évitant même de les discuter.

Prescrire une *alimentation substantielle et abondante* ; permettre les *stimulants* (thé, café, vin) pris en petite quantité ; administrer les *toniques* (quinquina, fer, cacodylate de soude, peptones).

En cas de refus opiniâtre de tout aliment, recourir à l'*alimentation forcée* au moyen de la sonde (Gilbert Ballet)

**Combattre la constipation**, par les *laxatifs*, les *purgatifs répétés* et les *lavements*.

Instituer l'*antisepsie intestinale*, surtout dans les cas où il existe des troubles gastro-intestinaux prononcés (salol, bétol, benzonaphtol, naphtol).

**Contre l'anorexie** : donner la *noix vomique*, l'*orexine*.

| ℞ Orexine basique. . | 10 cgr. |
|---|---|
| Extrait de rhubarbe . | 5 — |
| — de noix vomique . | 2 — |

Pour une pilule 2 à 3 par jour (Heizen)

**Stimuler la nutrition générale languissante et activer la circulation cutanée** par l'*hydrothérapie*, en donnant la préference aux douches tiedes, au drap mouillé.

Conseiller aussi, dans le même but, les *frictions seches*, le *massage*, les *bains sinapises*, l'*electricite statique ou faradique*.

**Contre l'insomnie**. administrer les *sedatifs nerveux*, les *hypnotiques*. bromures alcalins, chloral, trional, sulfonal, ou mieux paraldehyde a la dose de 3, 4 et 6 gr.

| | |
|---|---|
| ℞ Dormiol 50 0/0. . . . . . | 20 gr. |
| Eau distillee . . . . . | 180 — |

1 a 2 cuillerees a bouche le soir.

Employer pour combattre tous les symptômes d'exaltation nerveuse, l'*opium* sous forme d'extrait, en pilules ou en suppositoires, de 3 a 5 cgr., ou bien la *morphine* en injections sous-cutanees : commencer par injecter des doses faibles, 1/2 a 1 cgr., 2 a 3 fois par jour ; puis augmenter progressivement la dose jusqu'à injecter 10, 15 et 20 cgr., par jour, de ce medicament, en trois fois.

L'usage de l'opium ou de la morphine est surtout indique dans les cas recents de melancolie, dans ceux accompagnes d'anémie ou d'alcoolisme, et dans la melancolie chez la femme, continuer le traitement, même s'il apparait des phenomenes congestifs.

**M. SIMPLE.**

Recourir au *traitement ci-dessus indique*

Traitement approprié de la maladie causale dans le cas où la mélancolie est symptomatique d'une affection viscérale.

Pratiquer, s'il existe de l'anémie, des *injections ferro-arsenicales*.

| | |
|---|---|
| ℞ Citrate de fer soluble . . | 5 gr. |
| Arseniate de soude | āā 50 mgr |
| Sulfate de strychnine | |
| Eau sterilisee. . Q S p. | 50 cc. |

Injecter progressivement de 1/2 à 1 seringue par jour (Herzen)

Employer le *chanvre indien*, pour combattre la douleur psychique.

**M. DÉPRESSIVE AVEC IDÉES DÉLIRANTES.**

Même *traitement general*. Insister sur le *traitement moral*.

Usage de l'opium ou mieux de la *morphine*.

Contre la mélancolie anxieuse, recourir a l'emploi du *phosphate de codeine*, en injections sous-cutanées a la dose maxima de 10 cgr., ou en pilules a celle de 30 cgr.

Surveillance attentive ; au besoin, *sequestration*.

**M. AVEC STUPEUR.**

Même *traitement general*. *Surveillance etroite*. *Traitement moral* et direction morale. Au besoin, *sequestration* et *alimentation forcee*.

**En cas de tendance aux poussées congestives** vers la tête, appliquer des *revulsifs* à la nuque (pointes de feu, vésicatoire)

## MÉLANÉMIE

Voy. *Fievres intermittentes*.

## MÉLANODERMIE

Rechercher et traiter le paludisme chronique, la maladie d'Addison, les affections des voies biliaires.

Voy. *Chloasma uterin, Ephelides.*

Ne pas donner l'arsenic ou le nitrate d'argent.

## MÉNINGISME

**En cas d'apyrexie** rechercher et combattre l'hystérie à l'aide des *antispasmodiques.*

Combattre la constipation par les *purgatifs* et les *lavements.*

Conseiller les *bains tiedes calmants.*

Si l'on soupçonne l'existence d'helminthes, donner la *santonine* ou l'*extrait ethere de fougere mâle.*

**Au cours d'une maladie infectieuse** combattre l'intoxication générale par les *boissons abondantes,* les *purgatifs,* les *diuretiques,* les *injections de solution saline* et la *saignee.*

Faire mettre la *vessie de glace* sur la tête.

Prescrire les *bromures alcalins* et, si le cas le permet, recourir aux *bains tiedes.*

Voy. *Pneumonie lobaire.*

**En cas d'infection gastro-intestinale** : ordonner la *diète lactee.*

Administrer des *purgatifs* et pratiquer des *lavages de l'intestin* (eau salée a 7 p 1000).

Voy *Antisepsie intestinale.*

**En cas d'impaludisme** pratiquer des injections hypodermiques de *bichlorhydrate de quinine.*

## MÉNINGITES

**M. AIGUE.**

*Regime lacte :* toutes les 2 heures, jour et nuit, sauf sommeil, un bol de lait tiede ou glace, s'il y a des vomissements.

*Vessie de glace* sur la tête, a simple affleurement sur le crâne.

Frictions avec *onguent napolitain simple* ou *belladone* a 15 p. 100.

Administrer interieurement des *purgatifs* (calomel, scammonee, jalap, eau-de-vie allemande), et donner l'*iodure de potassium,* a la dose de 2 a 4 gr.

℞ Calomel
Jalap
Scammonee } ãã 15 cgr.

Pour 1 cachet. 3 par jour, avec une heure d'intervalle (adultes) (Herzen)

Herzen, 5e edition.

**Contre l'hyperthermie** : *antipyrine, quinine, pyramidon.*

Ou mieux recourir aux *enveloppements humides* ou aux *bains froids ou tiedes*

**Contre l'agitation, l'insomnie, le délire** : prescrire les *bromures,* le *chloral,* l'*hydrate d'amylene,* l'*opium* et recourir aux *bains chauds* ou aux *bains tiedes* (25° a 30°) ou aux *bains froids* (15° a 20°).

| ℞ | | |
|---|---|---|
| Bromure de potassium | . | 2 gr. |
| Iodure de potassium | .. . | 1 — |
| Teinture de valériane | .. | XX gouttes |
| Sirop d'écorces d'oranges | | 40 gr. |
| Eau distillee | . . . | 100 — |

1 cuillerée à dessert d'heure en heure (enfants)

Appliquer des *sangsues* derrière les oreilles et à la nuque (6 sangsues), puis injecter sous la peau 300 à 500 cc. de sérum artificiel.

Mettre les malades dans une *chambre obscure*, à l'abri de tous les bruits et de toutes les causes d'excitation.

Ne jamais donner en même temps le calomel et l'iodure de potassium.

**En cas de méningite d'origine otique** : pratiquer l'*évidement large* de l'oreille moyenne, la *trépanation de l'apophyse mastoïde* et *mettre à nu la dure-mère* (évidement pétro-mastoïdien) sans la franchir.

En même temps, pratiquer des *ponctions lombaires* répétées tous les deux jours, en retirant chaque fois de 15 à 30 cc. de liquide céphalo-rachidien.

En cas d'échec de l'intervention précédente, pratiquer, deux ou trois jours plus tard, l'*incision cruciale de la dure-mère* complétée par une ou plusieurs *ponctions exploratrices du cerveau* (Lermoyez).

Voy. *Abcès mastoïdien*, *Otite moyenne aiguë*, *Septicémie otique*.

**M. CÉRÉBRO-SPINALE.**

Même traitement que pour la *méningite aiguë*.

Ou bien, donner le *salicylate de soude*, à la dose de 3 à 6 gr. par jour, continuer l'administration de ce médicament quelques jours encore après que la température est redevenue normale. Ne jamais prescrire le salicylate de soude à hautes doses : 10 à 12 gr. par jour

Recourir surtout aux *bains tièdes prolongés*, simples ou sinapisés (Rendu, Sevestre, Netter) ou aux *bains chauds* (38° à 39°, 5 à 10 minutes de durée), excepté dans les cas où le transport du malade dans la baignoire occasionne de vives souffrances.

Administrer les médicaments antispasmodiques : les *bromures alcalins* (3 à 4 gr. par jour), le *musc* (25 à 50 cgr.), le *chloral*, l'*hypnol* ; et pratiquer des injections de *morphine* à très petites doses : 1/2 cgr., 2 ou 3 fois par jour

Proscrire les hypnotiques à hautes doses.

| ℞ | | |
|---|---|---|
| Bromure de potassium. | | 1 gr. |
| Hydrate de chloral .. . | | 50 cgr. |
| Extrait alcoolique de jusquiame . .. | ãã | 3 — |
| Extrait alcoolique de chanvre... . | | |
| Eau distillée .. ... | | 60 gr |
| Sirop de fleurs d'oranger .. | | 20 — |

1 cuillerée à café, toutes les 2 heures (Herzen)

Recommander les *émissions sanguines* (sangsues derrière les oreilles et à la nuque, ventouses scarifiées le long du rachis), répétées tous les jours

Faire prendre tous les matins un *lavement froid* ou un *lavement purgatif* et donner le *calomel* à dose purgative, plusieurs fois pendant le cours de la maladie.

Au besoin, pratiquer des injections sous-cutanées de *sérum artificiel* (300 à 500 cc. par jour)

Pratiquer aussi la *ponction lombaire*, répétée tous les jours dans les premiers temps de la maladie, puis tous les 2 à 5 jours en retirant chaque fois de 25 à 75 gr. de liquide céphalo-rachidien (Netter), pour combattre les accidents dus à l'augmentation de tension du liquide céréBro-spinal : céphalalgie intense, délire, convulsions, somnolence, coma.

**M. TUBERCULEUSE.**

**Chez les jeunes enfants,** la syphilis pouvant être en cause, commencer toujours par le *traitement antisyphilitique mixte :* frictions mercurielles 1 à 2 gr. par frictions ; iodure de potassium, 1 gr. par jour (Grancher).

Chez les enfants plus âgés, ordonner un *vermifuge* (santonine et calomel), pour écarter la possibilité de méningisme vermineux.

**Lorsque la tuberculose est clairement en cause**, administrer des *lavements de créosote* ou de *phosote ;* pratiquer des *injections de gaiacol, de phosphotal*, ou d'*iodoforme* (voy. *Phtisie*).

| | | |
|---|---|---|
| ℞ Iodoforme | ...... | 1 gr |
| Gaïacol | ...... | 5 — |
| Huile d'olives stérilisée | | 100 cc. |

Injecter tous les jours 1/2 à 1 seringue de Pravaz, chez les enfants, 1/2 à 2 seringues, chez les adultes.

Appliquer sur le cuir chevelu, après avoir rasé les cheveux, de l'*huile de croton*, étendue d'huile d'olives à égales parts.

*Alimenter* le malade le plus possible (lait glacé, champagne), le laisser reposer dans le *silence* et l'*obscurité*.

**Contre la fièvre** : *antipyrine, pyramidon, phénacétine, quinine.*

Ordonner les *bains tièdes* avec affusions froides sur la tête ou les *enveloppements humides tièdes*.

**Contre l'agitation et l'insomnie** : *bromures, alcalins, chloral, hydrate d'amylène, jusquiame, chanvre indien, opium.*

**Contre la constipation** *calomel* (50 cgr.). *jalap, drastiques* répétés tous les 2 jours.

**Contre l'excitation cérébrale intense et l'hyperthermie excessive :** application du *sac de glace* sur la tête, *émissions sanguines locales :* chez l'enfant, appliquer une sangsue, tous les jours, sur l'une des apophyses mastoïdes, pendant 6 à 8 jours de suite. Recourir à la *balnéation tiède* ou *froide*

## MÉNINGO-ENCÉPHALITE DIFFUSE PROGRESSIVE

Voy. *Paralysie générale.*

## MÉNINGO-MYÉLITES

Voy. *Ataxie, Méningites, Myélites, Paralysie générale, Paralysie infantile.*

## MÉNOPAUSE

**(Age critique).**

*Repos* physique et intellectuel. Promenades quotidiennes.

Défendre les fatigues de tout genre, les veillées. Éviter le plus possible les rapports sexuels.

Interdire les bains froids et les bains de mer.

Défendre les mets épices, le thé, le café, le vin pur, les liqueurs.

S'il existe un flux hémorroïdal, ne pas le combattre, au contraire, le favoriser.

Combattre la constipation par des *purgatifs salins* et l'eau d'Hunyadi-Janos.

Conseiller les *bains tièdes calmants* à 34° et 36°, les *bains de siège chauds*, les *bains de pieds sinapisés*, l'application de *ventouses sèches* au niveau de la partie postérieure du thorax et des reins.

Dans certains cas accompagnés de pesanteur ou de douleurs dans le bas-ventre ou de ballonnement, recourir aux *émissions sanguines* : sangsues à la face interne des cuisses, sur le bas-ventre et à l'épigastre.

Dans tous les cas, prescrire les *toniques* : fer, arsenic, cacodylate de soude, quinquina, noix vomique, strychnine, glycérophosphates, kola, coca (voy. *Neurasthénie*).

Ou mieux, pratiquer des *injections de citrate de fer soluble et d'arsenic* (voy. *Chlorose*).

| ℞ Arséniate de soude . . . | 5 cgr. |
|---|---|
| Extrait hydroalcoolique de kola . . | 10 gr |
| Sirop d'écorces d'oranges amères . . Q. S. p | 300 cc. |

1 cuillerée à soupe à chaque repas (Grasset).

Recourir à l'*hydrothérapie méthodique*.

**En cas de palpitations**, donner le *veratrum viride* (voy. *Palpitations*).

S'il existe des symptômes **d'insuffisance ovarienne** (bouffées de chaleur, étourdissements, cauchemars, mélancolie, caractère irritable, amaigrissement, diminution de la mémoire, asthénie neuro-musculaire), employer l'*organothérapie ovarienne* : prescrire les capsules de Vigier, contenant 20 cgr de substance ovarienne, à la dose de 2 à 6 capsules par jour.

**En cas de métrorragies** : *repos absolu* au lit, dans le décubitus dorsal *vessie de glace* sur l'hypogastre. Donner l'*hydrastis canadensis* sous forme d'extrait fluide, à la dose de XLV à LX gouttes par jour en 3 fois, ou bien administrer la *stypticine*, par la voie stomacale, à la dose de 30 à 50 cgr. en cachets de 5 à 10 cgr, ou par la voie hypodermique, en pratiquant 2 injections par jour de 2 cc chacune d'une solution aqueuse à 10 p. 100.

| ℞ Extrait fluide d'hydrastis | 3 à 4 gr. |
|---|---|
| Ergotine . | 1 à 2 — |
| Extrait de chanvre indien (ou teinture de chanvre indien, 2 gr) | 25 cgr |
| Eau distillée de mélisse | ãã 65 gr. |
| — de menthe | |
| Sirop simple Q. S. p. f | 150 cc. |

1 cuillerée toutes les heures ou toutes les 2 heures (Herzen).

Employer l'*adrénaline*. Voy. *Métrite hémorragique*.

Prescrire l'*ovarine*, en cas de métrorragie de cause ovarienne.

Si l'hémorragie est abondante, recourir au *tamponnement de l'utérus* (gaze stérilisée ou iodoformée ou gaze imbibée d'une solution de gélatine à 10 p. 100, ou d'essence de térébenthine pure).

Voy. *Hemorragie du corps de l'uterus.*

**En cas d'excitation nerveuse, de névralgies, de troubles psychiques** : prescrire les *bromures*, la *valeriane* et les *valerianates*, la *jusquiame*, le *chanvre indien*, le *sulfonal*, l'*hedonal*, l'*opium*, le *phosphate de codeine.*

℞ Valerianate de quinine ou de zinc . . . . . . 5 cgr.
Extrait de jusquiame . . . 2 —
— de belladone . . . 1 —

Pour 1 pilule : 3 a 5 par jour (Herzen).

℞ Bromure de camphre. } ãã 10 cgr.
Valerianate de quinine }
Extrait de jusquiame . . 2 —
— de belladone ou de chanvre indien . . 1 —

Pour 1 pilule : 4 a 5 par jour (Herzen).

℞ Trional. . . . 75 cgr
Heroine . . . . . 5 mgr

Pour 1 cachet, a prendre le soir (Herzen)

℞ Dionine. . . . . . . . . . 4 cgr.
Beurre de cacao . . . . . Q. S.

Pour 1 suppositoire

Recourir aux *bains tiedes prolonges* et a l'*enveloppement* dans le drap mouillé.

Cures thermales aux eaux de Lamalou, Luxeuil, Forges, Bagnoles-de-l'Orne, Plombieres, Uriage, Allevard, Saint-Sauveur, Neris, Saint-Honore.

## MÉNORRAGIES

Voy. *Avortement, Cancer de l'uterus, Fibromes, Hemorragies utérines, Metrites*

## MENSTRUATION DÉFECTUEUSE OU DOULOUREUSE

Voy. *Amenorrhee, Dysmenorrhee, Menopause.*

## MENTAGRE

Voy. *Folliculite, Tricophytie de la barbe.*

## MÉRALGIE PARESTHÉSIQUE

Combattre le neuro arthritisme, l'hystérie, l'obesité, le diabete, l'anemie et le paludisme,

Rechercher et traiter la syphilis.

*Repos prolonge*, marche en attitude penchee, maintenir les cuisses flechies ; *massage, electrisation, bains soufres.*

Ordonner les *bromures*, l'*antipyrine*, la *quinine*, les préparations de *valeriane.*

Localement : *revulsifs*; injections sous cutanées d'*air* (1/2 a 1 litre).

En cas d'échec du traitement medical : pratiquer la *resection du femoro-cutane* (Chipault).

## MÉRYCISME

Taitement général de l'hystérie.

Traitement approprié de la dyspepsie existante.

Recommander au malade de mâcher avec lenteur.

Lui faire ingérer quelques fragments de *glace* après le repas ; ou bien recourir au *gavage*.

## MÉTÉORISME

*Rechercher et traiter la cause:* dyspepsie avec production excessive de gaz, dilatation de l'estomac, congestion du foie, lithiase biliaire, atonie intestinale, péritonites, obstacle au cours des matières, névrose, etc.

Voy. *Dyspepsie flatulente, Flatulence, Neurasthénie abdominale, Tympanite.*

## MÉTRITES

**M. AIGUE.**

*Repos absolu au lit*, dans le décubitus dorsal.

Appliquer sur l'hypogastre la *vessie de glace*, ou, lorsque celle-ci n'est pas bien tolérée, des *cataplasmes laudanisés;* faire aussi des *onctions calmantes* :

| | |
|---|---|
| ℞ Laudanum de Sydenham<br>Chloroforme | āā 10 gr. |
| Huile camphrée<br>Baume tranquille | āā 25 — |

(Heizen).

Recourir à l'application de *compresses de Priessnitz* : tremper dans l'eau fraîche un essuie-main plié en deux, le tordre de façon qu'il ne dégoutte plus et l'appliquer sur l'hypogastre, puis le recouvrir de flanelle et de taffetas imperméable.

Faire prendre des *injections vaginales chaudes et prolongées*. l'injection ou irrigation doit être prise la femme couchée sur le bord du lit, les jambes soutenues de chaque côté par une chaise, le bassin un peu élevé. Placer sous le siège une pièce de tissu imperméable, qui plongera inférieurement dans un récipient.

Avant de commencer l'injection, enduire soigneusement de vaseline le vestibule du vagin, la vulve et le périnée.

Mettre le bock sur un petit meuble ou l'accrocher à un clou, de manière que le bock ne soit pas à plus de un mètre au-dessus du plan du lit.

Employer pour chaque irrigation de 4 à 10 litres d'eau, à la température de 45° à 50°, répéter l'injection deux à trois fois par jour, quand elle est terminée, enfoncer deux doigts dans le vagin et déprimer fortement la fourchette, pour faire écouler l'eau qui y est accumulée.

Pendant l'injection, imprimer à la canule des mouvements de circumduction, de manière que la canule nettoie successivement les culs-de-sacs antérieur, latéraux et postérieur.

Aussitôt après l'irrigation, introduire un *tampon glycerine* ou un *ovule médicamenteux* à l'iodoforme ou au salol, que l'on laissera pendant 8 heures (pendant l'intervalle d'une irrigation à l'autre).

| | | |
|---|---|---|
| ℞ Salol | . . . . | 10 gr. |
| Glycerine neutre | . . . | 100 — |
| Laudanum de Sydenham | . | 3 — |
| | (Herzen). | |

Ne pas appliquer de vésicatoires ou de pointes de feu sur le bas-ventre. Pas de médication locale (scarifications, sangsues sur le col, etc.).

Combattre la constipation (laxatifs doux, lavements glycerinés).

*Alimentation* légère et, autant que possible, liquide. lait, bouillon, potages œufs à la coque, etc

**En cas de vomissements** : voy. *Vomissements*.

**En cas de douleurs** : prescrire des *suppositoires calmants* à la *dionine* (3 cgr.), ou bien

| | | |
|---|---|---|
| ℞ Extrait d'opium | .. | 3 à 5 cgr. |
| Beurre de cacao. | . . | Q S |

Pour 1 suppositoire. 2 à 3 par jour.

**En cas d'amélioration** ordonner des grands *bains generaux tiedes et prolonges*.

Donner en outre deux fois par jour des *irrigations rectales chaudes* à 45° ou 50°, prises lentement avec un irrigateur placé à 50 cm. de hauteur au-dessus du plan du lit et gardees le plus longtemps possible.

**Si l'état aigu persiste** · recourir aux *emissions sanguines locales*. scarifications sur le col, 8 à 12 piqûres pratiquees avec un scarificateur spécial ou un bistouri ordinaire, sur lequel on enroule une bandelette de diachylon, de manière à ne laisser libre qu'un centimètre de la lame ; terminer par une irrigation tiede et antiseptique (Pozzi).

Voy. *Antisepsie gynecologique*.

Repeter cette opération tous les 2 jours.

### M. AIGUE BLENNORRAGIQUE.

Traitement général de la *métrite aigue*.

Traiter la vaginite et l'endométrite qui s'entretiennent mutuellement.

**Contre la vaginite** :

Voy. *Antisepsie gynecologique, Blennorragie chez la femme, Leucorrhee, Vaginite blennorragique*.

**Contre l'endométrite** : *curettage*, suivi de *cauterisation intra-uterine* avec :

| | | |
|---|---|---|
| ℞ Chlorure de zinc . | . . .. | 2 gr. |
| Eau distillee | . . | 20 — |
| | (Pozzi). | |

Ou bien, *injection intra-uterine d'une solution faible de nitrate d'argent*.

| | | |
|---|---|---|
| ℞ Nitrate d'argent . | . . , | 5 cgr. |
| Eau distillee | . . | 30 gr. |
| | (A Guerin) | |

Pratiquer aussi des *injections intra-utérines* avec une solution de sublimé à 1 p. 10.000 ou à 1 p 5000 et, tous les deux jours, l'écouvillonnage de la cavité utérine avec un bourdonnet de ouate imbibé d'*eau oxygenee* pure à 10 vol.

Voy. *Endometrites*.

### M. AIGUE EXFOLIATRICE (*dysmenorrhee membraneuse*).

– Recourir au *curettage* (Fritsch, Pozzi).

**M. AIGUE PUERPÉRALE.**
Voy. *Fievre puerperale.*

**M. CHRONIQUE CATARRHALE.**

TRAITEMENT GÉNÉRAL.

Immobilisation du ventre avec une *ceinture abdominale* en coutil, en tissu élastique, ou simplement avec une large bande de flanelle faisant deux fois le tour du bassin, un peu obliquement de haut en bas.

Défendre toute fatigue, tout effort violent ; éviter les voyages en chemin de fer ; défendre la danse, l'équitation, la bicyclette. Interrompre les rapports sexuels.

Combattre la constipation par le *choix des aliments* (légumes verts, pain de seigle, fruits mûrs, raisins, pruneaux), par les *laxatifs doux* (magnésie, rhubarbe), ne pas prescrire d'aloès, ni de purgatifs drastiques. *Lavements emollients*, pris le matin au lever.

Stimuler la nutrition génerale par les *toniques* ; chez les femmes à tempérament lymphatique : huile de foie de morue, phosphate de chaux ; chez les arthritiques : arsenic, chez presque toutes, prescrire le fer, l'arséniate de fer, l'iodure de fer, associés au quinquina et a la rhubarbe (Pozzi).

Ordonner, contre les douleurs lombaires, des *frictions calmantes* et le *repos* :

| | | |
|---|---|---|
| ℞ Chloroforme. | | |
| Camphre | | |
| Extrait de belladone | } aã 4 gr. | |
| Laudanum de Rousseau. | | |
| Huile de jusquiame | | 200 — |

Pour onctions.

Conseiller une *cure thermale*, seulement si le travail de resolution est en pleine activite et si la circulation de l'uterus a repris son cours normal : pour le choix de la station thermale, tenir compte de la maladie dyscrasique, qui donne a la lesion utérine son cachet particulier. (Voy. *Arthritisme*, *Chloro-anémie*, *Herpetisme*, *Scrofule*.)

Les *bains de mer* conviennent aux métrites qui s'accompagnent de chlorose, de debilité ou de scrofule Ils sont contre-indiqués toutes les fois qu'il existe de l'arthritisme ou du nervosisme ; dans ces cas, recourir a l'*electrisation statique* ou *haute frequence*,

**M. DU COL** *(Cervicite chronique)*.

TRAITEMENT GÉNÉRAL ci-dessus indiqué.

TRAITEMENT LOCAL :

Prescrire des *injections vaginales chaudes* a 45°, prises matin et soir ; employer des solutions antiseptiques faibles.

Voy. *Antisepsie vulvo-vaginale et uterine*, *Endometrites*, *Leucorrhee*, *Vaginites*.

Introduire dans la cavité du col un *crayon medicamenteux* a l'iodoforme, au salol, au sublimé, au sulfate de cuivre, a l'aristol.

| | |
|---|---|
| ℞ Iodoforme | 20 gr. |
| Gomme arabique | } aã 2 — |
| Amidon pur | |
| Glycerine neutre | |

Pour 10 crayons intra-uterins

| | |
|---|---|
| ℞ Sulfate de cuivre | 20 gr |
| Farine de seigle | 15 — |
| Gomme adragante | 5 — |

Pour 20 crayons intra-utérins.

Employer les crayons au *protargol* à 5 p. 100.

Pratiquer tous les 2 jours des attouchements de la cavité cervicale avec un bourdonnet de ouate trempé dans l'*eau oxygénée pure* à 10 vol., l'*éther iodoformé* à 10 p. 100, ou imbibé de *teinture d'iode*, et de *glycérine créosotée* à 5 p. 20.

Dans la plupart des cas, préférer l'emploi du *nitrate d'argent* à 5 ou 10 p. 100, en attouchements, à l'aide d'une sonde de Playfair armée de coton imbibé du caustique, répétés, au début, deux fois, puis une fois par semaine.

Remplacer le nitrate d'argent par une solution de *protargol* à 10 p. 100 dont on imbibe une mèche de gaze, avec laquelle on tamponne tout le canal cervical et qu'on laisse en place pendant 1/4 d'heure environ, renouveler ce tamponnement tous les jours pendant 15 jours.

Employer aussi avec précaution, *dans les cas* très chroniques, le *chlorure de zinc* ou le *caustique de Filhos*.

Au besoin, *hersage de la cavité cervicale* ou *curettage utérin*, suivis d'une cautérisation phéniquée à 50 p. 100 ou au nitrate d'argent à 10 p. 100.

**En cas d'ectropion** :

Voy. *Ectropion des lèvres du col*.

**Contre les ulcérations** : Voy. *Érosions* et *Ulcérations du col utérin*.

**Si le col est gros, boursouflé, congestionné, déformé par l'ectropion et si la femme n'est plus jeune** : recourir à l'*opération de Schrœder*.

**M. DU CORPS DE L'UTÉRUS.**

Traitement général :

*Traitement hygiénique* précédemment indiqué.

*Antisepsie vaginale*, à l'aide d'injections légèrement antiseptiques chaudes.

Traitement local : commencer par pratiquer la *dilatation de la cavité utérine* à l'aide de tiges de laminaire laissées en place pendant 12 à 16 heures, puis, avant d'appliquer des médicaments sur la muqueuse utérine, faire une *injection intra-utérine chaude* (solution de carbonate de soude à 3 p. 100, de lysol à 1 p. 100, de permanganate de potasse à 1 p. 2000, de chlorure de zinc à 1 p. 100, de protargol à 1 ou 5 p. 100), que l'on répétera avant chaque application médicamenteuse locale.

Agir sur la muqueuse utérine, à l'aide de *crayons médicamenteux* (voy. *Métrite du col*) ou d'une *éponge comprimée et aseptique*, imbibée avant son introduction pendant deux minutes dans : acide salicylique 1 gr., alcool 10 gr., eau 240 gr., et laissée en place pendant 6 à 8 heures (Lutaud).

Ou bien recourir au traitement local suivant : *dilatation à la laminaire*, suivie d'une *cautérisation à la créosote* : antisepsie soignée du vagin ; appliquer dans l'utérus une laminaire ayant séjourné pendant 48 heures dans l'éther iodoformé, laisser en place cette laminaire pendant 24 heures. Après quoi, la retirer, abaisser le col à l'aide d'une pince de Museux et introduire dans la cavité utérine un porte-coton, muni de coton imbibé de créosote au 1/3 et cautériser toute la surface de la paroi utérine. Terminer par une injection intra-utérine avec une solution phéniquée à 1 p. 100, saupoudrer le col d'iodoforme et appliquer un tampon sur le col.

Renouveler cette intervention deux ou trois fois, à un mois d'intervalle chaque fois.

Après chaque cautérisation, faire garder le lit pendant deux à trois jours (Auvard).

Pratiquer aussi, après avoir fait une injection intra-utérine, des *injections caustiques*, 2, 3 et 4 fois par semaine, avec la seringue de Braun, de *teinture d'iode*, de *glycérine créosotée* à 1 p. 3, d'*alcool phéniqué* à 50 p. 100, de *protargol* à 5 ou 10 p. 100, ou encore de *chlorure de zinc* de 20 à 30 p. 100, à la dose de 1 à 3 cmc., répétées tous les 3 à 12 jours, jusqu'à pratiquer 4, 6, 8 et même 10 injections. Pendant que l'on pousse l'injection intra-utérine, faire une large irrigation vaginale ou mieux appliquer ces différentes solutions à l'aide d'une sonde de Playfair, armée de coton, que l'on imbibera de l'un de ces liquides.

Recourir contre la métrite ou l'endométrite catarrhale, même compliquée de lésions annexielles non suppurées, à la *galvanocaustique chimique intra-utérine* d'après la méthode d'Apostoli, répétée deux à trois fois par semaine, pendant 10 à 15 fois et à doses progressivement croissantes.

Pratiquer le *balayage au tampon* et l'*écouvillonnage de la cavité utérine* : absterger la cavité utérine à l'aide d'un bâtonnet, au bout duquel est enroulée une petite quantité de coton hydrophile. Brosser l'intérieur de la cavité utérine avec des écouvillons de crin plus ou moins durs. Le tampon et l'écouvillon peuvent être chargés de substances médicamenteuses (Doléris).

| | |
|---|---|
| ℞ Créosote de hêtre pur . | 10 gr. |
| Glycérine neutre . . | 90 — |

Dans la plupart des cas et surtout dans les cas d'endométrite fongueuse et d'endométrite consécutive à une rétention placentaire, préférer aux traitements locaux précédents le *curettage de la matrice* (qui est le traitement de choix de la métrite chronique), suivi d'un traitement général approprié et d'un traitement local.

**M. HÉMORRAGIQUE.**

TRAITEMENT SYMPTOMATIQUE : voy. *Hémorragies utérines*, *Ménopause*.

Dans certains cas, recourir aux injections de *gélatine* :

| | |
|---|---|
| ℞ Gélatine ... . . .. | 2 gr |
| Eau distillée chaude. . | 100 — |
| Chlorure de sodium .. .. | 50 cgr. |

Injecter 60 à 100 cc., répéter l'injection après 6 à 7 jours.

ou à l'emploi du *chlorure de calcium* : faire prendre tous les jours un lavement contenant 10 grammes de chlorure de calcium cristallisé pour 200 cc. d'eau stérilisée, précédé d'un lavement évacuateur, et ordonner en même temps la potion suivante :

| | |
|---|---|
| ℞ Chlorure de calcium.. ..... | 4 gr |
| Sirop de menthe. .. .... | 30 — |
| Eau distillée . .. . . | 90 — |

1 cuillerée à bouche toutes les 24 heures (Bertignon).

Employer aussi l'*adrénaline* :

toucher la muqueuse utérine avec un petit tampon imbibé d'une solution d'adrénaline à 1 p. 1000 et laisser en place un second tampon imbibé d'une solution de ce même médicament a 1 p. 10 000.

Traitement curatif : rechercher exactement la cause des métrorragies en examinant, au besoin, la cavité uterine après dilatation du col, et instituer le traitement approprié au cas (métrite hemorragique, débris placentaires devenus polypeux, polype fibro muqueux implante sur le fond ou près des orifices tubaires, petit fibrome sous-muqueux, neoplasme endo-cavitaire, pseudo-métrite angio-scléreuse des arthritiques).

Contre la metrite hémorragique, pratiquer le *curettage;* dans quelques cas, lorsque plusieurs curettages ont échoué, recourir a la *vapocauterisation* de la cavite de l'utérus, a la *castration*, ou à l'*hystérectomie vaginale*.

**Chez les vieilles femmes** atteintes de métrite par artério-sclérose avec ménorragies, l'ergotine échoue bien souvent, ainsi que le curettage ; insister sur le *repos prolonge* dans le decubitus horizontal pendant la période ménorragique ; *decongestionner l'uterus* et pratiquer le *tamponnement vaginal* avec des tampons de coton aluné (la gaze iodoformée ordinaire est trop perméable) (voy. pour technique du tamponnement a *Hemorragie uterine non gravidique : H. du col)*.

Dans le cas de fortes ménorragies suivies d'anemie, essayer le *curettage*, ou pratiquer l'*hysterectomie d'emblee*.

**M. DOULOUREUSE CHRONIQUE.**

*Fomentations chaudes* à l'hypogastre, *compresses de Priessnitz* pendant la nuit.

*Pansements calmants, antiphlogistiques* et *antiseptiques*.

| ℞ Chloral | 10 gr |
|---|---|
| Extrait de jusquiame | 50 cgr |
| Glycerine neutre | 200 gr |

(Herzen).

Applications de tampons imbibes de *glycerine chloralee* à 5 p. 100 ou de *glycerine ichtyolee* à 10 ou 15 p. 100.

*Injections vaginales* et *rectales chaudes* (45° a 50°).

Interieurement, prescrire les *calmants*, les *antispasmodiques* (bromures, camphre, belladone, stramonium, jusquiame, chanvre indien, valériane et valerianates, exalgine, lactophénine, amygdalophénine) et le *viburnum prunifolium* (extrait fluide XL a LX gouttes par jour).

Dans certains cas de métrite douloureuse chez des nevropathes, avec spasme douloureux de l'utérus et légère endométrite, pratiquer la *dilatation* avec les bougies de Hégar en la poussant aussi loin que possible, avec ou sans anesthesie, et suivie d'un *tamponnement* soigné de la cavité utérine avec de la gaze iodoformée. Laisser ce tamponnement en place le plus longtemps possible, et le répeter, ainsi que la dilatation, a des intervalles plus ou moins longs, suivant la sensibilité de la malade, et jusqu'a disparition des symptômes morbides (voy. *Nevralgie uterine)*.

Recourir aux *scarifications du col*, pour évacuer les petits kystes superficiels ou profonds qui criblent parfois le col utérin.

Au besoin, pratiquer l'*amputation* ou la *resection du col* (opération de Schrœder et d'Emmet).

Essayer le *tamponnement complet* ou *columnisation du vagin*, faite pendant que la malade garde la position genu-pectorale Laisser les tampons en place 4 à 5 jours (Bozeman et Taliaferro).

**M. ET DÉVIATION UTÉRINE.**

Traiter d'abord la déviation utérine par les *pessaires* ou l'*opération chirurgicale* la plus apte à corriger la déviation de l'utérus (voy. *Anteflexion, Anteversion, Retroflexion, Retroversion* et *Prolapsus de l'uterus*).

## MÉTRORRAGIES

Voy. *Avortement, Cancer de l'uterus, Engorgement uterin, Fibromes, Hemorragie uterine, Menopause, Metrites.*

## MICROCÉPHALIE

Voy. *Idiotie.*

## MIGRAINES

**M. VULGAIRE.**

Combattre le neuro arthritisme (voy. *Arthritisme, Herpetisme, Nervosisme*).

Soumettre le malade au *regime alimentaire anti-arthritique*; défendre l'alcool et le tabac.

Recommander l'*electrotherapie* (franklinisation) et donner l'*arsenic*, les *alcalins* (Vichy, Vals) et les *eaux diuretiques* de *Contrexeville* ou d'*Evian*.

Prescrire l'*hydrotherapie*. douche courte et froide precédée d'une douche tres chaude sur les pieds (Levillain).

Donner les *toniques* (fer, cacodylate de fer) s'il existe de l'anemie rechercher s'il n'existe pas d'affection nasale, gastro-intestinale ou utero-ovarienne, qui pourrait être cause (par voie reflexe, des acces migraineux.

Contre la migraine vulgaire, recourir à la *galvanisation* du sympathique cervical pendant 8 à 12 mois.

Ou mieux instituer un *traitement par le bromure de potassium administré a doses croissantes, jusqu'a ce que l'on ait trouve la dose suffisante pour supprimer les acces.*

Etablir la « dose suffisante » en se basant sur le signe de la pupille (mydriase) et sur les phénomenes généraux que l on observe pendant la troisieme semaine. Donner le bromure de potassium aux doses de 4 à 8 gr. par jour. Continuer le traitement, surtout dans les cas graves, pendant 8 à 12 mois. pendant le premier mois, l'on etablira la dose suffisante, qui devra être administrée pendant six mois, cette periode terminée on emploiera 2 à 3 mois pour diminuer progressivement et supprimer définitivement le médicament (voy. mode d'administration du bromure de potassium dans le traitement de l'*epilepsie)* (Gilles de la Tourette).

Ou encore prescrire le *cannabis indica :* ordonner une pilule de 1 centigramme et demi d'extrait hydro-alcoolique de cannabis indica, chaque soir, au moment du coucher pendant trente jours Si une pilule donne un bénefice insuffisant, doubler la dose pendant 15 jours et ne donner qu'une seule pilule les 15 jours suivants, et alterner ainsi de quinze jours en quinze jours. Si la céphalée est encore plus tenace, administrer deux pilules le soir et une le matin.

**Contre l'accès :** faire prendre au malade, dès qu'il s'aperçoit qu'il aura un accès, une cuillerée a soupe du mélange suivant, dissoute dans un grand verre d'eau

| ℞ Sulfate de soude | 80 gr |
|---|---|
| Bicarbonate de soude . . . | 10 — |
| Chlorure de sodium . . . . | 5 — |

Puis, lorsque ce purgatif aura agi, donner l'*antipyrine*, a la dose de 75 cgr., prise dans du thé ou du cafe chaud; répéter cette dose 2 a 3 fois dans les 24 heures.

| ℞ Antipyrine . . . . | 4 gr. |
|---|---|
| Bicarbonate de soude . . | 6 — |
| Sirop de fumeterre . | 30 — |
| Eau distillee. . . . . | 100 — |

3 à 4 cuillerées a soupe, dans les 24 heures.

Ou bien prescrire la *migrainine*, en cachets de 1 gr. ou en injections hypodermiques :

| ℞ Migrainine . . . . . . | 8 gr |
|---|---|
| Eau distillée. . . . . . | 20 cc. |

Injecter 2 a 4 cc. dans les 24 heures.

ou le *pyramidon*, à la dose de 30 à 40 cgr.

Ou encore :

| ℞ Phenacétine. . . . | 50 cgr. |
|---|---|
| Sulfonal . . . | 1 gr |

Pour 1 cachet 2 à 3 dans les 24 heures (Liegeois).

Voy. *Cephalees.*

**En cas de migraine angiospasmodique :**

| ℞ Huile volatile de fenouil. | 10 gr. |
|---|---|
| Nitrite d'amyle. . . . | 5 — |

Respirer V gouttes de ce liquide sur un mouchoir jusqu'a l'apparition de la rougeur de la face (Benedikt)

Ou bien :

| ℞ Solution alcoolique de trinitrine au 100ᵉ. | XXX gouttes |
|---|---|
| Eau distillée . . | 300 gr |

3 cuillerees a bouche pendant l'acces.

**En cas de psychose migraineuse :** employer le *bromure de potassium* a hautes doses, ou l'*iodure de potassium*, egalement à hautes doses (Féré).

**M. OPHTALMIQUE.**

Recourir à l'*electrisation statique*, a l'*hydrotherapie*.

Prescrire le *bromure de potassium* d'une façon continue, pendant des semaines et des mois, selon la méthode de Gilles de la Tourette (voy. *Epilepsie*, *Migraine vulgaire)*.

Charcot prescrivait :

| ℞ Bromure de potassium<br>— de sodium<br>— d'ammonium . | ãã 10 gr. |
|---|---|
| Eau . . . . . | 300 — |

3 cuillerees, par jour, de ce mélange la premiere semaine. 4 cuillerees la seconde semaine et 5 cuillerees la troisieme semaine

Ou bien administrer l'*extrait thebaique* en pilules de 2 cgr. chacune, à la dose initiale de 3 pilules par jour, portée progressivement a 12 pilules par jour. Administrer ces hautes doses d'extrait thebaique jusqu'a cessation complote des acces, puis diminuer progressivement (Gilles de la Tourette).

Si ces médications échouent, essayer l'*aconitine*, a la dose de 1/4 à 1/2 mgr., prise au début de l'acces (Jacqueau).

Faire appliquer sur l'œil malade, au moment de l'acces, des *compresses très chaudes*, trempées dans la solution suivante chauffee au bain-marie :

℞ Eau de laurier-cerise } āā 50 gr.
— de laitue. }
— distillee .. .. ... 100 —
Chlorhydrate de cocaine.. 50 cgr.
— de narcéine 20 —
(Galezowski).

Donner les cachets suivants :

℞ Sulfonal ... .... 25 cgr
Antipyiine . .... 50 —
Pour 1 cachet . 2 cachets à 2 heures d'intervalle (Galezowski)

Conseiller les *pulverisations d'ether* ou de *chlorure de methyle* sur la région cilio-spinale.

## MILIAIRE ET ÉRUPTIONS SUDORALES

Recommander de ne pas abuser des liquides, pour empêcher les sueurs profuses.

Conseiller de porter des vêtements légers.

Si le temps est chaud et sec, ne pas trop couvrir les malades.

Prescrire des *bains amidonnes* et des *poudrages avec l'amidon*, le *talc*, le *lycopode*, l'*acide borique* (Thibierge).

Voy. *Suette miliaire*.

## MOLE HYDATIFORME

**Avant l'expulsion** : combattre les hémorragies par le *repos*, les *injections chaudes* et le *tamponnement vaginal*.

Soutenir l'état general.

Si les hémorragies étaient trop fréquentes : évacuer l'utérus, pratiquer l'*accouchement provoque* (dilatation artificielle du col a l'aide des ballons de Champetier, laissés en place jusqu'a ce que les contractions expulsent le ballon et la môle).

**Pendant l'expulsion** : *antisepsie vulvo-vaginale rigoureuse* ; ne pas exercer de tractions sur la môle, et surtout ne pas introduire inutilement des instruments dans la cavité uterine.

Toutefois s'il y avait hemorragie abondante ou si l'expulsion se faisait en plusieurs temps, recourir a l'*extraction manuelle de la môle* (curage digital) suivie d'une *injection intra-uterine* (sublimé a 1 p. 4000).

Ne pas faire usage de la curette.

**Après l'expulsion** instituer une *antisepsie rigoureuse* des voies genitales (injection intra-uterine chaude d'une solution de sublimé a 1 p. 4000).

Combattre l'hemorragie par le *seigle ergote* (2 gr. en 4 cachets), et par le *tamponnement utéro-vaginal.*

S'il se déclare des accidents infectieux, pratiquer le *curage digital* et des *injections intra-utérines*; en cas d'insuccès, recourir à l'*hystérectomie abdominale.*

Voy. *Fièvre puerpérale.*

Continuer à observer le malade pendant des mois et en cas de **déciduome malin**, pratiquer immédiatement l'hystérectomie sans recourir au curettage.

## MOLLUSCUM CONTAGIOSUM

Voy. *Acné varioliforme*

## MONOPLÉGIES

**M. D'ORIGINE CÉRÉBRALE.**

**En cas de monoplégie consécutive à une embolie, ou à une hémorragie cérébrale, ou à une encéphalite** : voy. *Hémorragie cérébrale* (en cas d'hémiplégie consécutive).

**Chez les syphilitiques** *traitement mixte antisyphilitique.*

**En cas de tumeur** (gliome). *intervention chirurgicale* (trépanation).

**M. D'ORIGINE SPINALE.**

Voy. *Atrophies musculaires, Paralysie infantile, Paralysie radiculaire obstétricale.*

**M. HYSTÉRIQUE.**

Voy. *Hystérie.*

## MORPHINOMANIE

*Isolement* du malade dans une maison de santé (non d'aliénés).

Recourir à la *suppression brusque* de la morphine, lorsqu'on peut le faire dans les conditions de surveillance et d'attention nécessaires (Magnan) et lorsque le cas est récent (six mois à un an), que la dose de morphine à laquelle est habitué le malade ne dépasse pas 20 à 25 cgr., enfin lorsque le malade est jeune et vigoureux (Sollier).

Préférer la méthode de la *suppression rapide,* qui est surtout indiquée dans les cas invétérés (plus de deux ans) et chez les malades atteints de lésions pulmonaires, cardio vasculaires ou rénales et chez les sujets âgés et cachectiques.

Diminuer assez rapidement la dose de morphine que s'injecte le malade, pour en *obtenir la suppression totale dans un laps de temps qui ne doit pas excéder les 10 jours:* pour cela, diminuer le nombre des piqûres et diminuer la dose de morphine à chaque injection

Dans certains cas (sujets très affaiblis et cachectiques), chercher, avant de démorphiniser le malade, à rétablir sa nutrition, à relever ses forces et à remonter son état général (Joffroy)

Chercher à éviter les accidents de la suppression, accidents dont la gravité est en raison directe de la terreur que cette suppression inspire au morphinomane en laissant ignorer complètement au malade et à son entourage le moment où commence la cure de réduction et la continuer jusqu'à la suppression complète du toxique, en lui faisant croire qu'il reçoit toujours la même dose de morphine (Joffroy).

Ne pas recourir à la suppression lente.

En même temps, engager résolument le *traitement de la cause premiere du morphinisme* et instituer un traitement adjuvant par l'*hydrotherapie, tiede* quand il s'agit de calmer *froide* quand il s'agit de stimuler, par l'*electricite statique* dans un but de sédation, par le *massage* et par l'*hypnotisme.*

Traitement des accidents produits par la suppression : administrer quelquefois l'*opium* à l'intérieur, mais ne jamais combattre les accidents qui résultent de la suppression de la morphine par des médicaments auxquels les malades pourront s'habituer (alcool, éther, cocaine).

**S'il existe des accidents nerveux** : pratiquer des injections de *duboisine :*

| | |
|---|---|
| ℞ Sulfate de duboisine. | 5 mgr. |
| Eau distillee bouillie. | 10 gr |

1 à 3 seringues de Pravaz dans les 24 heures

**Contre l'excitation maniaque** : ordonner les *bains tiedes.*

**En cas d'insomnie** *bromures alcalins*, pris à la dose de 2 gr. le soir, répéter la dose si nécessaire. Ne pas administrer les hypnotiques.

**Contre les troubles gastriques** : donner le *bicarbonate de soude*, pour neutraliser l'hyperacidité du suc gastrique

**Contre l'atonie intestinale rebelle** : ordonner l'*extrait de feves de Calabar.*

| | |
|---|---|
| ℞ Extrait de feves de Calabar | 10 cgr |
| Glycérine . . . | 10 gr |
| Eau distillee d'amandes ameres . . . | 5 — |

Prendre, pendant un jour, III gouttes toutes les 2 heures, puis suspendre la médication pour la reprendre, le surlendemain, en augmentant, au besoin, la dose

**En cas de diarrhée** : prescrire le *sous nitrate* ou le *salicylate de bismuth* à fortes doses.

**Contre la dépression** recourir aux *toniques* et aux *stimulants*, administrés à doses modérées (champagne, vin de coca ou de kola, strychnine)

**Contre le collapsus** : pratiquer une injection de *morphine* (2 cgr ).

## MORSURES

**M. DE CHIENS ENRAGÉS.**

*Faire immediatement saigner les morsures*, les plus profondes comme les plus legeres, par des pressions suffisantes, et *laver* à grande eau ; puis pratiquer le plus promptement possible une *cauterisation energique*, avec du caustique de Vienne, du beurre d'antimoine, du chlorure de zinc et surtout avec le *fer rouge*. Tout morceau de fer, chauffé au rouge, peut servir à pratiquer ces cautérisations.

Ne pas se servir d'ammoniaque (alcali volatil), ni des différents alcools qui sont complètement inefficaces.

Cela fait, recourir, sans aucun délai, à la *vaccination pasteurienne* (Dujardin Beaumetz).

VACCINATION ANTIRABIQUE DE L'INSTITUT PASTEUR : pratiquer le premier jour (le plus tôt possible après la morsure) deux inoculations de moelle de lapins morts de virus rabique et desséchées depuis treize à quatorze jours, le second jour, inoculer des moelles de onze à douze jours. A partir du sixième jour, inoculer seulement une moelle par jour et s'arrêter à la moelle du troisième jour.

Cette première série de traitement terminée, inoculer de nouveau, pendant deux jours de suite, chacune des moelles, depuis celle du sixième jusqu'à celle du troisième.

Durée du traitement : quinze à vingt-deux jours

Faire chaque inoculation avec 3 mm. de moelle triturée dans 1 cmc. d'eau stérilisée

Pratiquer les inoculations dans la région de l'hypocondre.

Chez les malades mordus par des loups, recourir à la *méthode intensive* : inoculer toute la série des moelles en 48 heures (Pasteur)

**M. DE VIPÈRES ET SERPENTS VENIMEUX** *(Ophidisme).*

Pratiquer une *ligature du membre*, *faire saigner* la plaie, appliquer des ventouses ou pratiquer des succions pour favoriser la sortie du sang *Cautériser au fer rouge*, au chlorure de zinc ou de chaux, à la potasse caustique en crayons :

Laver les plaies avec :

| | | |
|---|---|---|
| ℞ | Hyperchlorite de chaux | 1 gr |
| | Eau bouillie... . . . | 60 — |

| | | |
|---|---|---|
| ℞ | Chlorure d'or... . . . | 1 gr |
| | Eau distillée . . . . | 100 — |

(Calmette)

On bien employer une solution de *permanganate de potasse* à 1 p 1000 ou 1 p. 500, et pratiquer des injections sous-cutanées de ce même sel en solution à 1 p. 100 et jusqu'à 5 p. 100, en amont des plaies et à la dose de 5 à 10 seringues de Pravaz.

Recourir aussi aux injections sous-cutanées d'*acide chromique* .

| | | |
|---|---|---|
| ℞ | Acide chromique. . . | 10 cgr. |
| | Eau distillée . . . . | 10 gr |

1/2 à 1 seringue de Pravaz, injectée dans le voisinage de la plaie.

Tant que le malade n'est pas en état d'asphyxie, se servir du *sérum antivenimeux de Calmette*, à la dose de 10 cc. chez les enfants et à celle de 20 cc. chez l'adulte.

Dans tous les cas, prescrire une *potion diaphorétique ammoniacale* :

| | | |
|---|---|---|
| ℞ | Acétate d'ammoniaque | 10 gr |
| | Hydrolat de cannelle.. | ãã 50 — |
| | — d'éther | |
| | Sirop de menthe . . | |

1 cuillerée à bouche toutes les heures

## MORT APPARENTE DU NOUVEAU-NÉ

Voy. *Asphyxie des nouveau-nés.*

## MORT DU FŒTUS PENDANT LA GROSSESSE

**Si l'œuf est intact et si le travail est commencé,** faire l'*antisepsie* aussi complète que possible ; éviter la rupture prématurée de l'œuf.

**Si la poche se rompt,** faire sur le champ une *injection vaginale* légèrement antiseptique.

**Si le travail marche lentement,** *hâter l'expulsion* de l'œuf, puis pratiquer une *injection intra-utérine chaude* avec une solution de sublimé à 1/2 p. 100.

**Si l'œuf est ouvert et le travail commencé** : accélérer le travail le plus possible à l'aide d'*injections chaudes*, du *ballon de Champetier* (Pinard).

## MORT SUBITE PENDANT L'ACCOUCHEMENT

Voy. *Hémorragie cérébrale.*

## MORVE

Alimentation substantielle ; toniques ; vie en plein air.

Cautériser au *thermocautère* la plaie ou les plaies qui existent et surtout recourir à l'*intervention chirurgicale précoce et totale* : enlever jusqu'au plus petit débris de tissu morveux.

**Contre les abcès ou les ulcérations** : faire des *pansements antiseptiques* (iodoforme, naphtol camphré), toucher avec la *teinture d'iode.*

Intérieurement, prescrire l'*iode* (XV à XXV gouttes de teinture), les *iodures alcalins*, les *sulfureux*, les arsenicaux, le mercure.

Employer les *injections de serum normal de bovidés*, pratiquées tous les six jours à la dose de 5, puis de 10 cc. (Nicolle et Dubos).

## MOUCHES VOLANTES

**S'il n'existe aucune maladie oculaire** : *repos, verres fumés*, combattre la congestion cérébrale et le surmenage.

Supprimer l'alcool et le tabac.

Combattre l'anémie, la dyspepsie et la migraine.

Administrer un *purgatif.*

**S'il existe des altérations oculaires** : instituer un traitement approprié au cas : corriger l'astigmatisme et la myopie, combattre les exsudats dans le corps vitré, la choroïdite ou la rétinite, traiter la syphilis, etc.

## MUGUET

Traiter la maladie initiale, combattre l'état cachectique.

Toucher six fois par jour les parties malades avec un pinceau trempe dans la solution suivante :

℞ Bicarbonate de soude 5 à 10 gr.
Eau bouillie. . . . . 100 —

Ou bien employer l'*eau de chaux*, ou l'un des *collutoires* suivants :

℞ Borate de soude. . . . . 10 gr.
Miel rosat . . . . . 20 —

℞ Borax. . . . . . . 4 gr.
Sirop de mûres . . . 30 —
(Hanot).

℞ Bicarbonate de soude 5 gr.
Glycérine . . . . . . . 20 —

Ne pas prescrire à titre d'alcalin : glycérine, 30 gr., borate de soude 4 gr., bicarbonate de soude 2 gr. : ce mélange de glycérine et borax fournit un liquide extrêmement acide qui décompose le bicarbonate de soude.

℞ Sulfate de zinc. . . . . . . 2 gr.
Eau distillée . . . . . . 60 —

℞ Chlorure de zinc 1 gr.
Eau distillée . . 100 —

Ou encore pratiquer des attouchements à la *liqueur de Van Swieten* ou à l'*eau oxygénée* diluée d'un peu d'eau bicarbonatée.

Faire aussi usage d'une solution de *nitrate d'argent* à 1 ou 3 p. 100, en ne pratiquant qu'un seul badigeonnage par jour.

**Si la gorge est prise** : faire boire de l'*eau de Vichy ;* chez les enfants, en donner 2 cuillerées à café avant et après chaque tetée (Comby).

## MYALGIE

### (Rhumatisme musculaire).

**Contre la forme aiguë** : donner le *salicylate de soude* (4 à 6 gr. par jour), la *salipyrine*, l'*antipyrine*, le *pyramidon*, le *citrophène*, la *phénacétine*, la *lactophénine*, la *quinine*.

Voy. pour les formules : *Névralgies, Rhumatisme aigu.*

**Contre la forme subaiguë ou chronique** : ne pas prescrire le salicylate, donner de préférence l'*antipyrine*, l'*exalgine*.

Voy. *Lumbago, Rhumatisme aigu* et *chronique, Torticolis.*

Conseiller les *frictions excitantes* avec le liniment ammoniacal camphré, un mélange térébenthiné ou le baume de Fioravanti.

Faire des frictions ou des pulvérisations avec le mélange suivant :

℞ Alcoolat de mélisse . . } ãã 10 gr.
— de Fioravanti }
Menthol. . 50 cgr. à 1 — 50
(Capitan).

Recourir aussi aux *applications très chaudes*, sous forme de flanelle chaude, sacs de sable chauffés.

Recourir aux cataplasmes sinapisés, ou bien aux *ventouses sèches* ou *scarifiées* et à la *réfrigération* par les pulvérisations de chlorure de méthyle.

Rechercher et traiter la goutte, lorsqu'elle existe.

**En cas de douleur intense et persistante** : injection de *morphine* ou de *dionine*.

**Après la période aigue :** *bains de vapeur* simples ou térébenthines, *bains d'etuve seche*, douches *chaudes*

Recourir a l'*electricite* pour rubefier la peau (pinceau faradique ou friction électrique), ne jamais faire contracter un muscle qui est le siege d'une vive douleur.

Séjour aux *eaux thermales* de Bourbon-Lancy, Luchon, Aix-les-Bains, Plombières.

## MYCOSIS FONGOIDE

Administrer l'*arsenic* a hautes doses, par la voie stomacale, par la voie hypodermique ou par la voie rectale (voy *Lymphadenie*) ; *cacodylate de soude* à doses progressivement elevées jusqu'a 30 et 40 cgr. par jour (Leredde).

Prescrire les *toniques*

**Contre les éruptions :** employer la pommade a l'*acide pyrogallique* à 1 p 10, puis dès que l'irritation est intense, panser avec de la vaseline boriquée, salolee ou aristolée.

**Contre les tumeurs** . pratiquer des injections interstitielles de *naphtol camphre*, qui produisent des escarres et des ulcérations, panser alors comme ci-dessus.

**Contre les ulcérations** *lotions* et *pansements antiseptiques* (Brocq).

*Radiotherapie.*

## MYÉLASTHÉNIE

Voy. *Neurasthenie medullaire.*

## MYÉLITES

**M. AIGUE.**

Traitement de la maladie causale.

**Au cours d'une affection rhumatismale :** *salicylate de soude*, *salipyrine*, *salophene.*

**Au cours d'une fièvre typhoide :** *antisepsie intestinale*, *balneation froide* ou *tiede.*

**Au cours d'une fièvre palustre** . *quinine.*

**Au cours d'une maladie infectieuse :** *traitement mixte* par l'iodure de potassium et le mercure *Balneation chaude*

Dans certains cas, pratiquer des injections de *serum antistreptococcique de Marmorek.*

Traitement local *revulsifs* sur la région de la colonne vertebrale (ventouses scarifiees, frictions irritantes, pommade stibiee, pointes de feu)

Traitement pharmaceutique : pratiquer des injections souscutanées d'*ergotine*, 20 a 25 cgr., pendant plusieurs jours de suite (periode aigue).

| ℞ | | |
|---|---|---|
| Ergotine | . . . | 2 gr. 50 |
| Eau sterilisee. | Q S p f. | 10 cc |

Injecter 1 seringue par jour

| ℞ | | |
|---|---|---|
| Extrait de belladone | ... | 1 cgr. |
| Ergotine.. | . . | 5 — |
| Bromhydrate de quinine | . | 10 — |

Pour 1 pilule. 4 a 6 par jour (Herzen).

Faire prendre un *purgatif* tous les deux jours : calomel 50 cgr. en une prise, ou bien 5 cgr. toutes les 2 heures, dans du lait jusqu'à ce qu'il y ait eu une forte selle.

Au besoin, recourir à la *médication calmante* (opium, dionine, morphine, bleu de méthylène, antipyrine, exalgine).

Surveiller attentivement le rectum et la vessie, *propreté absolue* du malade et du lit ; s'opposer à la production d'escarres.

Ne pas appliquer l'électricité pendant les périodes initiales ; combattre les troubles dynamiques, en modifiant la circulation et la nutrition, à l'aide de la *galvanisation* ascendante de la moelle (Apostoli et Planet)

Voy. *Paralysie infantile*.

**M. CHRONIQUE.**

TRAITEMENT DE LA CAUSE :

**En cas de syphilis** : *traitement spécifique intense* : frictions mercurielles avec 6 gr. d'onguent napolitain, ou injections huileuses ou aqueuses de biiodure de mercure à la dose de 10 à 15 mgr. par jour ; en même temps, iodure de potassium à la dose de 6 à 8 gr. par jour.

**En cas de myélite à marche envahissante** (post-infectieuse) : administrer l'*iodure de potassium* et le *mercure*.

| | | |
|---|---|---|
| ℞ Biiodure de mercure. . | | 10 cgr. |
| Iodure de sodium .... | | 20 — |
| Cacodylate de soude | | 50 — |
| Eau bouillie . | Q S p.f | 10 cc. |

Injecter 1 cc par jour, pendant 5 jours, repos de 5 jours et ainsi à 3 reprises tous les mois, pendant 2 ou 3 mois (Grasset)

**Dans les autres cas** : combattre l'arthritisme, la goutte, l'alcoolisme, l'artériosclérose.

Prescrire l'*iodure de potassium*, le *nitrate d'argent*, le *phosphore*, le *phosphure de zinc* (voy. *Ataxie locomotrice*, *Atrophie musculaire progressive*, *Maladie de Friedreich*).

**Chez tous les malades** : défendre les fatigues, l'alcool, le tabac, le surmenage génital.

Donner les *toniques* (fer, arsenic, strychnine, glycérophosphates), de préférence sous forme d'injections profondes de citrate de fer ammoniacal associé à l'arsenic et à la strychnine (voy. *Chlorose*).

LOCALEMENT : *révulsion* (pointes de feu, ventouses scarifiées, pommades irritantes, cautères).

**Contre les douleurs** : *opium*, *morphine*, *dionine*, *antipyrine*, *acétanilide*, *exalgine*.

Recourir à l'*électricité* (courants continus, ascendants et descendants, courants intermittents) et à l'*hydrothérapie* (douches chaudes).

Cure aux *eaux minérales* ferrugineuses, chlorurées sodiques, sulfureuses Balaruc, Lamalou, Bourbonne, Luchon, Wiesbaden, Schinznach, Tœplitz, Wildbad, Ussat, Plombières, etc.

## MYOCARDITES

**M. AIGUE.**

*Révulsifs* sur la région précordiale, dès le début (ventouses scarifiées, vésicatoires, pointes de feu), ou bien *réfrigération locale*, à l'aide de la vessie de glace appliquée sur la région précordiale.

*Soutenir les forces* du malade, au moyen des toniques quinine, quinquina, kola, alcool, acétate d'ammoniaque, éther.

**Contre la dilatation cardiaque et le collapsus** : *caféine, sparteine, digitale, strychnine.*

℞ Salicylate de soude...... .. 3 gr.
Caféine . ... . . . . .. 4 —
Eau distillée .. Q S. p f 10 cc.

2 à 3 seringues par jour.

℞ Caféine... .. . . . } āā 1 gr. 60
Benzoate de soude . }
Rhum . .. .. .. ... 10 —
Sirop de tolu. ........ 50 —
Eau stérilisée. ... ... 60 —

1 cuillerée à soupe, 2 fois par jour, enfants (Sevestre)

Pratiquer des injections d'*éther* et d'*huile camphrée :*

℞ Camphre . . .... .. 10 à 20 gr.
Huile d'amandes douces
Q S p f 10 cc

Injecter 3 à 4 cc par jour (Herzen).

Voy. *Asystolie*

**Pendant la convalescence** : *éviter* les mouvements brusques, les efforts, la station verticale prolongée, les émotions vives.

Ni tabac, ni alcool.

**M. CHRONIQUE.**

*Interdiction* de l'usage des alcools, du tabac . suppression de toute intoxication chronique : *hygiène sévère* pour les goutteux, les diabétiques, les brightiques.

*Éviter* le surmenage et tout excès de travail du cœur par influences morales ou physiques.

Rechercher et traiter la syphilis, lorsqu'elle existe.

**Lutter contre l'artériosclérose** par l'*alimentation* pauvre en toxines alimentaires (régime lacto-végétarien) et par l'*iodure de potassium*, à la dose de 50 cgr. par jour

Voy. *Artériosclérose.*

**Combattre l'hypertension artérielle** par le *régime sec* ou la diminution des boissons et par la *trinitrine* ou par le *tétranitrol* à la dose de 5 mgr. à 1 cgr. plusieurs fois par jour.

Surveiller le cœur en imminence continuelle de dilatation et d'asystolie et le tonifier à l'aide des pilules suivantes .

Extrait de convallaria.. . 10 cg.
Sulfate de sparteine . . . 5 cg.

Pour une pilule : deux ou trois fois par jour (Huchard).

**Contre la douleur** : *Révulsion ;* prescrire les *bromures alcalins*, la *dionine*

**En cas d'asthénie vasculaire, de dilatation ventriculaire et de crises d'asystolie** . insister sur le *repos complet,* ordonner le *régime lacté absolu* et administrer la *digitale* ou mieux la *digitaline* (digitaline cristallisée de Nativelle à la dose de XXV à XXX gouttes, prises en deux fois dans la soirée à une heure ou deux d'intervalle).

Si le myocarde ne réagit pas favorablement à l'administration de la digitaline, recourir aux médicaments toni - cardiaques purs : *sulfate de sparteine* (15 à 20 cgr. par jour, *teinture de strophantus* à 1 p. 20 (XXX à LX gouttes par jour), en alternant l'emploi de ces deux médicaments par période de huit jours.

Utiliser aussi, selon les cas,

la, *cafeine*, le *sulfate de strychnine* et l'*ergotine*.

℞ Sulfate de strychnine 6 à 10 mgr.
— de sparteine 20 à 30 cgr.
Eau de melisse. . . 40 gr.
— de menthe . . 60 —
Sirop de punch . . } ãã 25 —
— d'ether .. .. }

2 à 4 cuillerées à bouche dans les 24 heures (Herzen).

Employer les *drastiques*.

Ordonner la *theobromine*, à la dose de 2 gr. par jour, en cachets de 50 cgr.

Cures thermales aux eaux de Cuzet, Bourbon-Lancy, Evian.

Voy. *Arteriosclerose, Asystolie, Insuffisance aortique et mitrale.*

## MYRINGITES

**M. AIGUE.**

Application de *sangsues* : 4 à 6, au-devant du tragus.

*Bains d'oreille chauds* (40° à 50°), de 10 minutes, souvent répétés :

℞ Acide borique.. . . . . 2 gr.
Laudanum de Sydenham... 6 —
Eau distillee .. .. 60 —

Faire chauffer cette solution à 45° et la verser par cuillerées dans l'oreille

Dans les intervalles prescrire des *cataplasmes*, des *compresses chaudes* sur l'oreille, et pratiquer des instillations d'une solution de *cocaine* a 1 p. 20, ou de *glycerine pheniquee* a 1 p. 10 et a 2 p. 5, dans le conduit auditif prealablement asséché.

Introduire dans le conduit des petits tampons d'ouate imbibes d'*huile chloroformee* ou de *laudanum*.

℞ Laudanum de Sydenham } ãã 5 gr.
Huile chloroformee .. }
(Herzen).

Intérieurement. *purgatif, antipyrine, exalgine*.

Voy. *Otite moyenne aigue*.

**En cas de douleurs intenses** : pratiquer la *ponction* de la partie saillante du tympan, après avoir au préalable fait un nettoyage complet du conduit avec une solution de sublimé à 2 p. 1000. Après l'incision, insuffler un peu d'iodoforme finement pulvérise, puis faire un pansement a la gaze aseptique, qui sera renouvelé au bout de 24 à 48 heures.

**Après la phase d'acuité** : *lavages tiedes* a l'eau boriquée, *instillations astringentes*.

℞ Sulfate de cuivre . . . 1 gr
Eau distillee ......... .. 30 —

Instiller X gouttes à la fois.

**M. CHRONIQUE.**

Huile de foie de morue, iodure de potassium et de fer, arsenic.

*Lavages* répetés 2 fois par jour, a l'eau boriquée tiède, *instillations astringentes*, *insufflations* de poudres astringentes.

## MYXŒDÈME

Régime alimentaire : lait, laitages, legumes, viandes bouillies, œufs, poissons d'eau douce bouillis.

Proscrire le bouillon, les viandes rôties, le gibier, les crustacés, les fromages faits, les boissons alcooliques.

Chez les enfants, rechercher et traiter le rachitisme et surtout la syphilis héréditaire

TRAITEMENT OPOTHÉRAPIQUE SPÉCIFIQUE : introduire dans l'économie le principe actif du parenchyme thyroïdien.

Recourir à l'administration par la bouche de la *glande thyroïde fraîche du mouton.*

Formuler la dose en poids, non en lobes, la donner à la dose de 2 à 3 gr. par jour, soit en fragments crus, hachés, mis sur du pain, ou préparée en sandwich, soit encore mise en suspension dans des potages, dans du lait.

Faire prendre la glande, pendant 4 à 5 ou 7 jours consécutifs, puis, après une pause de 4 à 5 jours de durée, reprendre le traitement pendant une nouvelle période de 4 à 7 jours et ainsi de suite.

Prescrire la *thyroïdine* en poudre ou en tablettes : chaque tablette, du poids de 30 cgr., équivaut à son poids de glande thyroïde fraîche, administrer comme dose moyenne de 15 à 20 tablettes par jour.

Administrer les préparations thyroïdiennes toujours avec prudence pour éviter les accidents d'hyperthyroïdisation.

**Chez les enfants,** en état d'idiotie myxœdemateuse, administrer le suc thyroïdien en *lavements* (Herzen).

Pratiquer des greffes thyroïdiennes (Cristiani, Kummer).

Après la disparition des manifestations du myxœdème, continuer le traitement en réduisant l'ingestion stomacale de glande thyroïde ou de thyroïdine au strict nécessaire, soit à la ration d'entretien (environ une prise toutes les semaines).

Cure à *Aix-les-Bains massage.*

## NÆVUS

### N. HYPERTROPHIQUE.

*Ablation* au bistouri ou *cautérisations interstitielles* au galvanocautère.

### N. PIGMENTAIRE.

Cautérisations à l'*acide phénique pur*, ou bien au *galvanocautère.*

### N. VASCULAIRE.

Voy. *Angiomes.*

### N. VERRUQUEUX.

Opérer le *râclage* à la curette.

Ou encore pratiquer la destruction au galvanocautère (Brocq).

## NASILLEMENT

*Rechercher et traiter la maladie causale :* perforations de la voûte palatine et du voile du palais, paralysie du voile du palais, coryza chronique, étroitesse des fosses nasales, polypes du nez, hypertrophie de l'amygdale pharyngée, etc.

## NÉOPLASMES

Voy. *Cancers, Epithelioma, Fibromes utérins, Kystes, Tumeurs.*

## NÉPHRALGIE

Traiter la lithiase rénale causale.

Voy. *Colique néphrétique, Gravelle urique.*

## NÉPHRITES

**N. AIGUE.**

Régime :

*Régime lacté exclusif* pendant 20 à 30 *jours* au moins, faire prendre le lait à la dose de *2 à 3 litres* dans les 24 heures, par doses régulièrement espacées ; *une tasse toutes les deux heures.*

Donner le lait chaud ou froid, cru ou bouilli.

Faciliter la digestion du lait, en le coupant avec un peu d'*eau de chaux* (1 cuillerée à soupe par verre) ou avec de l'*eau de Vichy* à parties égales.

Rendre le lait plus agréable, en l'aromatisant avec du kirsch, de l'anisette, du rhum, du cognac, de la menthe, de l'eau de fleurs d'oranger, ou encore en l'additionnant de café, enfin en le sucrant.

Se garder de le saler.

Augmenter l'action diurétique du lait, en ajoutant 100 gr de *lactose* (30 à 40 gr. chez les enfants), à la quantité totale de lait que le malade doit boire dans la journée.

Si le lait produit de la diarrhée, y ajouter du *sous-nitrate de bismuth* ou du *talc ;* s'il détermine de la constipation, administrer les *purgatifs légers* (manne, magnésie).

**Pendant l'évolution d'une néphrite scarlatineuse** continuer ce régime sans interruption pendant 5 à 6 semaines.

Localement recourir à la *médication antiphlogistique* (sangsues, ventouses scarifiées à la région lombaire), puis à la *médication révulsive* (ventouses sèches, pointes de feu, vésicatoires à l'ammoniaque, sinapismes).

Traitement médicamenteux : rechercher la syphilis, et si l'on a quelques raisons de croire à la nature syphilitique de la néphrite, ne pas hésiter un instant à prescrire le *traitement spécifique antisyphilitique* (voy. *Néphrite syphilitique).*

Lorsque la néphrite est consécutive à la localisation sur le rein soit d'une infection aiguë, soit d'une intoxication aiguë, soit encore d'un refroidissement, faciliter la diurèse avec les *boissons abondantes*, les *tisanes diurétiques*, la *théobromine*, la *diurétine*, l'*agurine*, la *lactose ;* en cas d'asthénie cardiaque, par la *digitale*, en cas d'anurie, par les *lavements froids répétés.*

| ℞ | | |
|---|---|---|
| | Uva ursi .... | 10 gr. |
| | Eau bouillante | 1000 — |
| | Sirop d'extrait de stigmates de maïs .... | 100 — |

Donner 3 tasses de cette tisane diurétique par jour, enfants (Comby).

℞ Diurétine. . . . . . . 3 gr.
Eau distillée. . . . . 120 —
Sirop des 5 racines 30 —

Par cuillerées à bouche dans la journée

℞ Théobromine . . 3 à 4 gr.
Sirop de menthe. . . . 20 —
Eau distillée . . . . . 100 —

Par cuillerées à soupe dans les 24 heures.

℞ Théobromine. . . . . 50 cgr.
Phosphate neutre de soude 25 —

Pour 1 cachet. 4 par jour pendant 3 à 4 jours (Grasset)

Pratiquer l'*antisepsie intestinale* à l'aide du benzonaphtol, du salicylate de bismuth, du bétol.

℞ Benzonaphtol . . . } āā 20 cgr.
Bicarbonate de soude . }

Pour 1 paquet 5 à 6 par jour, dans une cuillerée de lait sucré (enfants) (Comby)

Voy. *Antisepsie intestinale.*

Donner en outre des *purgatifs*, répétés à plusieurs jours d'intervalle ; administrer de préférence des *purgatifs drastiques*: jalap, scammonée, calomel, eau-de-vie allemande (1 gr. par jour et par année d'âge, avec la même dose de sirop de nerprun).

Voy. *Constipation.*

℞ Eau de-vie allemande } āā 10 gr.
Sirop de nerprun. . }

A prendre en une fois (enfants de 10 ans)

℞ Eau-de-vie allemande. } āā 20 gr.
Sirop de nerprun. }

A prendre en une fois (adultes)

Faire prendre de *grands lavements froids*, répétés 2 à 3 fois par jour.

Agir sur la peau par les *enveloppements humides* (drap mouillé, par dessus enveloppement dans une couverture de laine ; placer des boules chaudes au contact de la couverture et laisser le malade ainsi enveloppé jusqu'à forte sudation), les *couvertures chaudes*, les *bains d'air chaud* (se servir d'étuves en communication avec le lit du malade, la tête du malade doit rester complètement découverte ; en cas de congestion, appliquer des compresses froides sur le cou et sur la tête).

Prescrire aussi les *diaphorétiques*. jaborandi, pilocarpine.

℞ Feuilles de jaborandi . . . 3 à 4 gr.
Faire infuser dans
Eau chaude . . . . . 180 —
Passer et ajouter :
Sirop des 5 racines. . . . . 25 —

1 cuillerée à bouche toutes les 2 heures (Herzen).

℞ Chlorhydrate de pilocarpine 1 cgr
Eau distillée . . . . 100 gr.

3 à 6 cuillerées à bouche par jour (Lemoine)

℞ Chlorhydrate de pilocarpine 10 cgr.
Eau stérilisée . . . . 10 gr.

Injecter 1/2 à 1 seringue de Pravaz à la fois, pendant 4 à 6 jours (Damaschino)

*Proscrire* le jaborandi et la pilocarpine, en cas de congestion pulmonaire, de menace d'œdème pulmonaire et de phénomènes asthéniques Dans ces cas, donner les *stimulants diffusibles* et administrer la *digitale* en infusion (15 à 30 cgr., chez les enfants ; 30 à 60 chez l'adulte), associée à l'*acétate de potasse* ou au *calomel* (voy. *Anasarque*).

**En cas d'anurie** : ne pas proscrire les tisanes diurétiques, ni la digitale, ni la diurétine, ni la caféine qui irritent les reins.

Favoriser la diurese à l'aide des *enveloppements humides* de tout le corps, donner des *purgatifs*, faire prendre des *lavements*

**En cas d'hématurie :**

| | | |
|---|---|---|
| ℞ Tanin . | } | ãã 50 cgr. |
| Poudre de quinquina | } | |

Pour 1 cachet, 3 par jour (Lemoine)

| | |
|---|---|
| ℞ Tanin . . . . . | 1 a 2 gr |
| Sirop de menthe.... | 30 — |
| Eau distillee. . | 100 — |

1 cuilleree à bouche toutes les heures.

Voy. *Hematurie*

**En cas de vomissements, de dyspnée ou d'autres symptômes urémiques** (convulsions épileptiformes, état comateux) : pratiquer le *lavage de l'estomac*, faire une *saignee* de 300 ou 400 gr. et conseiller les inhalations d'*oxygene*.

Recourir, si besoin aux injections d'*ether*, repétées toutes les demi-heures, et donner un *purgatif* (salin ou drastique).

| | | |
|---|---|---|
| ℞ Sulfate de soude . | } | ãã 10 gr. |
| Follicules de séné . . . | } | |
| Eau bouillante . . . | | 200 — |

Pour 1 lavement, enfants (Comby)

**En cas d'insuffisance ou d'asthénie cardiaque :** prescrire la *digitale*, la *digitaline*, la *cafeine*.

Voy. *Asystolie, Insuffisance mitrale*.

**En cas d'hydropisies considérables** : *drainage capillaire*, avec les aiguilles de Southey ; *ponctions aspiratrices* de la plevre, du péritoine, du pericarde.

Ne pas ordonner les tisanes et les boissons diuretiques.

**Après la période aiguë et dangereuse de la néphrite s'il n'y a pas d'accidents dyspnéiques** . continuer pendant plusieurs semaines le *regime lacte* puis passer au *regime lacto-vegetarien* et au *regime hypochlorure*.

Voy. *Nephrite chronique*.

**Pendant la grossesse** : ordonner le traitement habituel des nephrites aigues, en cas d'échec et lorsque l'albuminurie augmente : *interrompre la grossesse*.

**En cas de néphrite aiguë infectieuse avec accès miliaires** (colibacille ou bacille d'Eberth), pratiquer la *nephrotomie avec drainage*.

**N. CHRONIQUE.**

Indications thérapeutiques : *reduire* au minimum les toxines qui peuvent exister dans les aliments ; *empêcher* les toxines de se former dans le tube digestif ; *accroître* la sécrétion rénale et *augmenter* les secrétions intestinales ; en cas d'insuffisance rénale, *stimuler la peau* (Huchard).

Régime : ordonner un régime hypochlorure, hypoazoté et restreint, éviter la plethore, la surcharge alimentaire et par suite l'hyperfonctionnement rénal.

Ne pas seulement dechlorurer, mais aussi désintoxiquer et décharger le rein.

Remplir ces indications en prescrivant, **chez les brightiques avec œdèmes**, le *regime lacte* . faire prendre 2, 3 et 4 litres par jour, pris à intervalles egaux et en quantites egales (300 gr toutes les 2 heures). Aromatiser le lait avec quelques gouttes de kirsch ou avec une cuillerée de café, le sucrer ; mais se garder bien de le saler (voy. *Nephrite aiguë*).

**Chez les brightiques sans œdèmes**, prescrire le *régime lacto-végétarien* composé d'œufs très cuits (œufs brouillés, omelettes, crèmes), de féculents à l'état de purée (purées de pommes de terre, de haricots, de lentilles), révalescière, racahout, pâtes alimentaires, nouilles, macaronis, bouillies au gruau de blé, de riz, de maïs, d'orge, d'avoine, de légumes verts très cuits (purée de carottes, de navets, de julienne, petits pois, haricots verts, épinards, salades cuites, céleris au jus) ; de fruits en compote, sauf les fraises et le raisin, et comme boissons, du *lait coupé d'eau de Vichy*

Pas de vin, pas d'eau-de-vie, pas de liqueurs, pas de bière.

Saler les aliments le moins possible.

Défendre les fromages faits, l'oseille, les tomates, les aubergines, les asperges.

Dans certains cas, ordonner le *régime lacto végéto-carné*, soit le régime lacto-végétarien en permettant en plus un peu de viande de porc bien cuite, du blanc de poulet, des poissons d'eau douce à chair fine bouillis, du bœuf à la mode, du veau en gelée, des volailles en daube, de la poule au riz.

Défendre le bouillon, les conserves, la charcuterie, les poissons de mer, les mollusques, le poivre, la moutarde.

**S'il survient des œdèmes**, recourir à nouveau au régime lacté ou bien conseiller le *régime achloruré* ou *hypochloruré* (cure de déchloruration de Widal et Javal). 50 à 200 gr. de pain sans sel, 150 à 400 gr. de pommes de terre, 50 gr. de beurre préparé sans sel, 5 à 100 gr. de riz, pâtes alimentaires, 50 à 100 gr. de sucre et, au besoin, viande cuite sans sel.

Pour le choix entre le régime lacté pur et l'alimentation solide presque dépourvue de chlorures se baser sur la tolérance du sujet ; certains malades ne peuvent supporter le régime achloruré et s'accommodent très bien du régime lacté, chez d'autres, c'est l'inverse

En général, la diète lactée est suffisamment hypochlorurée et constitue le *régime de choix*.

*Soins de la peau*. bains tièdes et chauds, pas d'hydrothérapie.

Séjour dans un *climat à température chaude et constante* : éviter tout refroidissement ; conseiller le port de *flanelle* sur la peau.

Conseiller le *massage* et les *frictions sèches* au gant de crin.

*Exercices modérés*, promenades en plein air, sans fatigue.

Pas de bains de mer, ni de bains froids.

TRAITEMENT MÉDICAMENTEUX : *Révulsifs* à la région des reins.

De temps en temps, prescrire un *purgatif* :

℞ Eau-de-vie allemande . ... 15 gr.

Ou bien :

℞ Eau de Hunyadi-Janos 1 à 2 verres

Pratiquer l'*antisepsie intestinale* :

℞ Benzonaphtol . 30 à 50 cgr.
Pour 1 cachet 3 par jour, au moment des repas

| | |
|---|---|
| ℞ Benzoate de lithine . . | 50 cgr. |
| Betol . . . . . | 25 — |
| Bicarbonate de soude . | 20 — |

Pour 1 cachet 3 par jour, dans l'intervalle des repas (Lemoine).

Agir sur la lésion rénale à l'aide du *tanin*, de l'*iodure de sodium* ou *de strontium*.

| | |
|---|---|
| ℞ Lactate de strontium . | 20 gr. |
| Sirop d'écorces d'oranges amères . . . . | 50 — |
| Eau distillée. Q. S. p. f. | 300 cc |

4 à 6 cuillerées à bouche par jour, pendant vingt jours par mois (Herzen).

Prescrire le *sirop d'iodure de fer*, de *quinquina*, ou le *sirop iodo-tannique*

**Contre l'anémie chronique :** instituer le *régime mixte*, et ne pas prescrire le régime lacté exclusif.

Donner les préparations ferrugineuses avec prudence (cacodylate de fer, 3 cgr. par jour, en injection hypodermique), préférer, comme tonique, la *théobromine* à petites doses :

| | |
|---|---|
| ℞ Théobromine . | 30 à 50 cgr. |
| Phosphate de soude. . | 20 à 25 — |

Pour 1 cachet. 2 à 3 par jour.

Ordonner les inhalations d'*oxygène*, pratiquées tous les jours pendant longtemps (Herzen).

**Si la quantité d'urine diminue et si apparaissent des œdèmes** : donner la *théobromine*, à la dose de 2 à 4 gr., pendant 4 à 5 jours (voy. *Néphrite aiguë*, *Anasarque*).

Essayer l'*agurine* à la dose de 2 gr. 50 à 3 gr. par jour.

| | |
|---|---|
| ℞ Agurine. . . . . | 75 cgr. à 1 gr. |

Pour 1 cachet. 3 par jour.

*Régime diététique achloruré.*

**En cas de céphalée, de dyspnée, de vomissements :** voy. *Urémie*.

**Si le cœur faiblit :** prescrire la *digitale* ou le *vin diurétique de Trousseau* ; diminuer la quantité des liquides ingérés et ordonner le *régime achloruré* ou le *régime hypochloruré* (lait).

**Pendant la grossesse** : instituer le traitement habituel de la néphrite chronique : en cas d'échec, c'est-à-dire lorsque les symptômes augmentent d'intensité malgré un traitement rigoureux (régime lacté, diaphorétiques, émissions sanguines, injections sous-cutanées de sérum artificiel, etc.), provoquer l'*accouchement prématuré* en faisant tout son possible pour avoir un enfant vivant et viable.

Voy. *Éclampsie*.

Cure aux eaux thermales de Contrexéville, Aulus, Vichy, Vals.

Traitement chirurgical.

Pratiquer la *décapsulation* (capsulotomie ou néphrocapsulectomie), qui facilite la circulation et le fonctionnement de l'organe, intervenir dans le cas de maladie de Bright (néphrite chronique bilatérale) à marche progressive, et surtout en cas de forte congestion permanente des reins.

### N. INTERSTITIELLE DES ARTÉRIOSCLÉREUX.

Instituer le *traitement général hygiénique, diététique et médicamenteux de l'artériosclérose* ; prescrire le *régime mixte* (pas le régime lacté absolu), pratiquer des *frictions* et des *massages superficiels*, conseiller les *bains tièdes*, pour entretenir et stimuler les fonctions de la peau.

Administrer les *toniques :* arsenic, fer, iodure de fer, quinquina, cacodylate de soude.

Donner les *iodures* a petites doses, prescrire les inhalations d'*oxygene.*

En cas de céphalée, de prurit, de crampes, de palpitations, de tachycardie avec cœur hypertrophié et de bruit de galop, recourir au *regime lacte absolu.*

**N. SYPHILITIQUE.**

**N. syphilitique secondaire:** ordonner le *régime lacte* et recourir au *traitement mercuriel* (injections huileuses de biiodure de mercure, à la dose de 4 à 8 mgr. pendant 15 jours, repos de 3 a 4 semaines, puis reprise des injections) ; donner aussi l'*iodure de potassium* à la dose de 2 a 3 gr.

| ℞ Biodure de mercure.. . | 10 cgr. |
|---|---|
| Iodure de potassium .. | 20 gr |
| Eau distillee Q S p. f | 300 cc. |

2 cuillerees a soupe prises avec la quantite totale de lait que le malade boit dans les 24 heures (Herzen).

Surveiller de tres pres les effets du traitement antisyphilitique.

**N syphilitique tertiaire chronique :** *traitement iodure,* ou mieux *traitement mixte energique.*

## NÉPHROPTOSE

Voy. *Rein mobile.*

## NÉPHRORRAGIE

Voy. *Hematurie.*

## NÉPHROSCLÉROSE

Voy. *Nephrite chronique, Nephrite interstitielle des arteriosclereux, Uremie.*

## NERVOSISME

*Defendre* toute excitation extérieure, toute cause d'exaltation nerveuse.

Pas d'emotions, pas de veille, pas de soirée, pas de théâtre, pas de reunion nombreuse, pas de surmenage intellectuel et physique, pas de lecture émouvante, pas de contes fantastiques.

*Eviter* les bains de mer, le séjour excitant des plages, préférer la *campagne* ou la *montagne* à l'altitude moyenne de 600 à 800 mètres.

*Repas reguliers* et *sobres ;* défendre le vin pur, le champagne, les liqueurs, le cafe, le thé et l'usage du tabac.

Combattre la constipation par les lavements ou les laxatifs.

Donner les amers ou l'oréxine contre l'anorexie.

| ℞ Oréxine basique . | ãã 5 cgr. |
|---|---|
| Fer reduit . . . . | |
| Extrait et poudre de gentiane | Q S. |

F Pour 1 pilule : 2 a 3, avant les 2 principaux repas (Herzen).

Faire prendre quotidiennement un *bain tiede prolonge*, si le malade s'en trouve bien.

Conseiller un *traitement hydrotherapique methodique*, longtemps prolonge, commencer le traitement par l'hydrotherapie tiede, puis passer progressivement aux douches froides.

Prescrire les *bromures*, les *preparations de valeriane*, le *camphre* :

℞ Bromure de camphre } āā 10 cgr.
Valerianate de quinine }
Extrait de jusquiame . . 2 —

Pour 1 pilule, 4 à 5 par jour (adultes) (Herzen)

℞ Valerianate de quinine } āā 5 cgr
Extrait de valeriane }
— de jusquiame. 2 —

Pour 1 pilule 4 à 8 par jour (Herzen).

℞ Camphre . . . . . . . . 10 gr.
Ether sulfurique. . . . . 20 —

XV a XX gouttes dans un peu de vin.

℞ Chloroforme. . . . 1 gr 50
Teinture de valeriane etheree . . . . . . . . . 10 —

X à XX gouttes, toutes les heures

Chez les enfants, donner le *bromure de potassium* aux doses suivantes.

| | |
|---|---|
| De 1 a 3 ans . | 20 à 30 cgr |
| De 3 a 5 ans .. | 30 a 60 — |
| De 5 a 10 ans | 60 cgr. a 1 gr |

Si besoin, doubler ces doses.

℞ Bromure de potassium . } āā 1 gr.
— de sodium . . }
— d'ammonium . . }
Sirop de chloral ........ 10 —
— de codeine . . . 20 —
Eau chloroformee . 40 —
— de tilleul . . . 80 —
— de fleurs d'oranger.. 10 —

2 a 4 cuillerees à cafe par jour.

Voy. *Hystérie, Neurasthénie.*

**Contre l'insomnie** donner le *sulfonal*, le *trional*, l'*urethane*, l'*hedonal*, le *chloral* la *paraldehyde*, ou bien conseiller l'*enveloppement dans le drap mouille*, au moment du coucher (voy. *Insomnie, Neurasthenie*).

Sejour aux *eaux thermales* de Néris, Luxeuil, Bagneres-de-Bigorre, Bagneres-de-Luchon, Ussat.

**Chez la femme**, a l'époque de la menopause : voy. *Menopause.*

Combattre le nervosisme par la *psychotherapie :* essayer de rendre au malade la maitrise de lui-même, faire l'éducation rationnelle de sa volonté ou plutôt de sa raison, enfin celle de son caractere. S'efforcer de cultiver la confiance du malade, en l'isolant du milieu dans lequel il a jusqu'alors vecu et où son mal a pris naissance et s'est d'autant plus enracine qu'il a trouvé plus d'incrédulité et de contradiction. Au lieu de discuter la realite de ses souffrances, de chicaner sur leur nombre ou leur intensite, les admettre sans réflexions oiseuses, affirmer qu'elles rentrent dans les cadres de la pathologie commune, qu'elles sont curables et qu'il n'y a aucun doute d'une guérison prochaine et radicale. La prescription qui viendra ensuite importe assurément beaucoup moins (Cullerre).

Dans les cas graves, ordonner le *repos au lit*, une *cure de lait* et de *massage.*

## NEURASTHÉNIE
## (Maladie de Beard).

S'assurer avant tout qu'il ne s'agit pas d'un état neurasthéniforme lié à des troubles dyspeptiques, utéro-ovariens, cardio-vasculaires, néphrétiques, ou à une affection nasale ; l'effet d'un organe faible ou malade dérange le ton psychique et se traduit dans le cerveau par une irritabilité excessive, une disposition à l'émotion en somme par un état de malaise psychique. Rechercher le diabète azoturique et sucré ; se méfier de la paralysie générale progressive ou de la démence précoce à début neurasthéniforme (neurasthénies cérébropathiques de Régis ou états neurasthéniformes préorganiques de Levillain).

Traitement causal.

Avant toute pensée de thérapeutique médicamenteuse, s'efforcer de remonter aux sources du mal, d'en préciser nettement les causes (surmenage intellectuel, passions, dépressions, intoxication chronique, neuro-arthritisme héréditaire, etc.), et alors mettre tout en œuvre pour faire disparaître ces dernières ou au moins empêcher leur permanence et éviter leur retour agressif (Gilles de la Tourette).

Hydrothérapie. C'est le mode de traitement le plus efficace, mais il doit ne pas être mis en œuvre d'une façon banale et uniforme.

**Principes à suivre dans l'application de l'hydrothérapie.** Il faut, avant de tonifier par l'hydrothérapie, avoir préalablement calmé l'éréthisme nerveux, en d'autres termes, avant d'instituer le traitement hydrothérapique, il faut étudier attentivement le malade, afin de reconnaître si ce sont les phénomènes d'excitation nerveuse qui dominent en lui, ou au contraire les phénomènes de dépression.

Si l'état nerveux est très accentué, ne pas commencer le traitement par des douches froides, sous peine de voir cet état s'aggraver.

Il faut donner la douche froide seulement aux malades qui offrent une certaine résistance : on ne peut obtenir les effets toniques de la douche chez les malades profondément épuisés, qui ont atteint les dernières limites de l'anémie ou de la neurasthénie, l'organisme n'ayant plus l'énergie nécessaire pour réagir, ne ressent que la fatigue qui accompagne tout traitement mécanique, et la douche froide affaiblira plus qu'elle ne remontera.

Dans ces cas, faire précéder le traitement hydrothérapique de la cure américaine de Weir-Mitchel (isolement, repos, massage, suralimentation).

Dans la neurasthénie au début, recourir d'emblée à l'hydrothérapie froide.

Il faut donc calmer avant de fortifier, et n'employer l'hydrothérapie que si les forces du malade le permettent.

Il faut, troisièmement, n'appliquer la douche froide que sur un corps bien préparé par une préaction suffisante, en d'autres termes, ne jamais appliquer l'eau froide que quand le baigneur a très chaud. Augmenter préalablement la chaleur du corps par une promenade à l'air libre, la gymnastique, la chaleur du lit, une douche d'eau chaude, ou par un bain d'air chaud ou de vapeur.

Enfin se rappeler que les applications hydrothérapiques, pour être toniques, doivent être courtes, froides et à percussion énergique.

Le traitement hydrothérapique par excellence est sans contredit la douche froide en pluie et en jet, appliquée, avec une pression de deux à trois atmosphères sur tout le corps, pendant 10 à 20 secondes (Glatz).

**Traitement hydrothérapique dans les différentes formes de neurasthénie** :

**Dans la neurasthénie en général** (maladie d'épuisement par excellence), c'est la tonification qui est l'indication fondamentale et le procédé hydrothérapeutique correspondant, c'est la douche courte et froide, en jet mobile brisé, sur tout le corps sauf la tête, à la pression moyenne de 15 mètres.

**Dans les formes frustes, incomplètes et au début de la neurasthénie**, à moins de contre-indications individuelles, recourir d'emblée à la douche froide et continuer le traitement pendant 2 à 3 mois.

En présence de **neurasthéniques trop affaiblis** et **trop hyperexcitables** pour supporter de suite la percussion, ou trop **impressionnables** pour recevoir d'emblée l'eau froide, recourir soit aux affusions froides avec le baquet, soit au drap ruisselant avec tapotages, soit au drap tordu avec frictions, soit enfin au demi-bain avec affusions et frictions sous l'eau, ces procédés sont indiqués ici dans leur ordre ascensionnel d'énergie progressive ; tous doivent être précédés et suivis d'exercices ou d'autres méthodes tendant à la préaction et à la réaction.

*Affusions* : les faire froides ou tempérées, à l'aide de petits baquets ou d'arrosoirs qu'on verse alternativement en avant et en arrière, pendant 20 à 40 secondes. C'est un procédé tonisédatif, qui sert d'entraînement à la douche.

*Drap mouillé ruisselant avec tapotages* : appliquer un drap ruisselant sur le corps et pratiquer de légers tapotements. C'est un procédé de tonification douce.

*Drap mouillé tordu avec frictions* : température 8° à 12°, durée trois à cinq minutes, jusqu'à échauffement du corps et du drap. C'est un procédé tonisédatif, plus excitant que le précédent, qui peut pour quelque temps remplacer la douche courte et froide.

*Demi-bain* : peut être pratiqué de deux manières, soit à la température froide ou fraîche, mais fixe, soit à la température tiède progressivement refroidie.

Le demi-bain à température fixe (10° à 12° ou 12° à 20°) est un procédé tonique. Sa durée doit être de une à trois minutes, pendant lesquelles deux aides font, l'un en avant et l'autre en arrière, des ablutions avec l'eau du bain, et des frictions, l'un sur les membres inférieurs et l'autre sur le dos et les reins. On peut le faire précéder d'un maillot diaphoretique et le faire suivre d'une friction sèche.

Le *bain progressivement refroidi* débute a la température de 30° et doit être pendant sa duree (cinq a dix minutes) progressivement abaissé a 24°, 22°, et plus tard, après entraînement, a 20°, 18°, pendant l'immersion de la moitié inférieure du corps jusqu'à l'ombilic, on ne cesse d'affuser des petits baquets pleins de l'eau du bain sur la poitrine et sur le dos. C'est un procédé plutôt sédatif et légèrement tonique, qu'on utilise avec succes dans les différentes formes d'excitation nerveuse.

**Chez les malades que la douche n'effraie ni excite, mais que les températures basses impressionnent trop désagréablement,** recourir aux douches écossaises avec transition d'abord, si c'est nécessaire puis à la douche écossaise sans transition.

La *douche ecossaise sans transition* est composée d'une première période (deux à quatre et cinq minutes) de jet chaud a la température initiale de 35° a 37°, s'élevant rapidement a 40° 45° et même 50°, jusqu'a ce que la peau ait pris une coloration rouge foncé, puis une seconde période de jet froid, succédant brusquement, sans transition, à l'eau chaude, mais d'une durée très courte de vingt à trente secondes. Cette douche écossaise est à la fois revulsive et tonique.

Chez les **neurasthéniques à peau facile**, ne pas élever trop la température de l'eau chaude, ne pas depasser 40°, à 42°, ne pas prolonger non plus la duree au dela de la coloration rosée, il est seulement utile d'obtenir chez eux une bonne réaction en évitant toujours de les fatiguer, soit par une température trop haute, soit par une durée trop longue de l'application.

La *douche ecossaise avec transition* comporte également deux periodes de jet chaud initial et de jet froid terminal ; mais ces deux periodes se succèdent en se fondant et en se transformant en quelque sorte l'une dans l'autre. Ainsi, on commence, par exemple, a 35°, 37°, pour monter progressivement, mais cette fois lentement jusqu'a 42°, 43°, température qu'on maintient deux a trois minutes ; puis on diminue peu a peu cette temperature, de façon a arriver a l'eau froide en 40 a 50 secondes ; on termine alors par deux ou trois jets froids en avant et en arrière. C'est un procéde tonique sédatif.

Chez les **neurasthéniques à peau réfractaire** (qui rougissent difficilement), utiliser la douche écossaise double, plutôt que de prolonger trop la durée, ou d'élever trop la température de la première période de la douche écossaise simple.

La *douche ecossaise double* n'est que la succession de deux douches écossaises. Cette douche n'est pas a confondre avec la douche alternative, composée de jets chauds et froids, alternativement répétés sans transition, cinq ou six fois, par périodes egales de quinze a vingt secondes.

Faire deux applications hydrothérapeutiques par jour : celle du matin toujours tonique (l'un ou l'autre des procédés ci-dessus), celle du soir variant suivant les malades ;

Chez les **déprimés qui dorment**, la *piscine* d'une demi-minute à eau dormante d'une température moyenne de 13° à 15°,

Chez les **insomniques non excités**, la *douche chaude prolongée* ou le *maillot toni-sédatif*, avant le dîner ou le coucher ;

Chez les **hyperexcités**, alternativement, un jour l'un, un jour l'autre, la *douche chaude et le bain chaud prolongé.*

*Maillot toni-sédatif :* enveloppement humide dans lequel le malade reste au plus 20 à 30 minutes, jusqu'à ce qu'il sente le début de la réaction, c'est-à-dire une sensation de chaleur agréable tiède. Enlever alors le maillot et pratiquer une lotion ou affusion fraîche, suivie d'un séchage léger.

C'est un excellent procédé de sédation, le pratiquer le soir avant le dîner, ou directement avant le coucher, dans la chambre même sur un lit de sangle (Levillain).

Pour les procédés locaux applicables au traitement de certains symptômes, voyez au traitement symptomatique.

**Dans les neurasthénies à prédominance psychopathique,** les indications fondamentales sont les mêmes que dans la forme classique de Beard ; mais chez ces neurasthéniques, il n'y a pas de principe fixe, hors du principe général, *tonifier*. Chaque malade comporte presque une formule spéciale : l'un demandera à être fouetté et secoué énergiquement par la douche froide à grande percussion, à l'autre, il faudra les caresses de la douche en pluie tiède sans pression, ou les tapotages légers du drap mouillé ruisselant, à peine frais, au troisième conviendra la douche écossaise avec localisation, suivant la prédominance des troubles locaux, etc.

A tous, il faut surtout le réconfort moral, qui réside dans l'espérance des résultats obtenus chez d'autres par les procédés qu'on leur appliquera.

Chez les **faux neurasthéniques**, dans les **états neurasthéniques secondaires,** il y a encore moins d'indications précises. Il faut surtout s'adresser aux troubles primitifs, dyspeptiques, utéro-ovariens ou autres, qui président à l'évolution des désordres neurasthéniques, pourtant chez tous ceux où l'indication étiologique ne constituera pas une contre-indication, la *douche froide* reste le traitement tonique par excellence.

Ne pas recourir à l'hydrothérapie froide, soit chez les brightiques, soit chez certains dyspeptiques ; chez les hyperchlorhydriques en particulier, elle est formellement contre-indiquée.

De même, certains arthritiques exigent la douche écossaise à titre de traitement permanent, sans pouvoir jamais aborder la douche froide.

Enfin chez les utéro-ovariennes et pour les cardiopathes, on ne saurait agir avec trop de circonspection, procéder avec trop de douceur et graduer l'entraînement avec trop de méthode :

dans ces conditions, on obtient par l'hydrothérapie des résultats qu'aucune autre médication n'avait pu donner (Levillain).

ÉLECTROTHÉRAPIE.

Comme médication générale, recourir, chez la plupart des neurasthéniques, au traitement électrique composé de la *statique* ou *franklinisation associée à la haute fréquence* et à la *faradisation générale.*

De toutes les formes de la franklinisation, conseiller surtout le *bain statique* de 5 à 15 minutes de durée le malade est placé sur le tabouret isolant, et se trouve ainsi sur le trajet des conducteurs, dont il partage l'état électrique : il représente donc un des pôles de la machine L'électricité, qui se répand sur le malade, se renouvelle incessamment et s'échappe de même par tous les points du corps.

Contre les divers symptômes de la neurasthénie, les « algies » de tout genre, appliquer localement le *courant faradique avec le balai électrique.*

Voy. Traitement des symptômes.

MASSOTHÉRAPIE.

Pratiquer le *massage de tout le corps,* chez les neurasthéniques affaiblis, dans la myélasthénie, lorsqu'il existe des phénomènes de dépression et pendant la cure de repos

Associer le massage à la *gymnastique suédoise.*

PSYCHOTHÉRAPIE.

Convaincre le malade qu'il n'existe pas chez lui de lésion organique irrémédiable, que sa maladie est curable par un traitement bien conduit et suffisamment prolongé ; se bien garder de lui dire qu'il est un malade imaginaire (Dejérine).

Pour pouvoir exercer l'influence morale nécessaire, éloigner le malade de son milieu habituel, lui imposer l'*isolement,* qui sera complet et durable. Le malade doit être placé hors de sa maison et de sa famille, séparé en un mot de l'entourage moral et matériel, au milieu duquel s'est développée sa maladie (Charcot).

Dans les formes légères, enlever les malades à leurs préoccupations journalières d'affaires ou de vie domestique, tout en leur laissant leur société familiale ou amicale ordinaire.

Dans les formes plus accusées, conseiller aux malades de se séparer de leur mari, ou de leur femme, ou de leurs enfants, pour éviter les émotions morales dues à ce contact, mais leur permettre de les voir de temps en temps et au besoin de rester avec eux en correspondance épistolaire.

Dans ces mêmes formes, n'éliminer de l'entourage que certains membres de la famille, le père ou la mère par exemple, permettant au mari de continuer ses visites, l'y invitant même.

Dans les formes graves, recourir à l'isolement complet.

Dans tous les cas, *le médecin doit exercer une influence constante sur les malades,* en les surveillant, en les dirigeant et en les consolant à tout instant du jour.

Dans certains cas, la psychothérapie doit être vigoureuse ; il y a des malades auxquels il faut « donner le fouet » (moral bien entendu), auxquels il faut commander avec décision, en veillant sévèrement à l'exécution ; il y a des malades qu'il faut faire marcher, malgré eux, à la guérison de leurs misères nerveuses.

Dans ces cas, il faut savoir tenir bon, combattre leur manière de voir, se refuser énergiquement à leurs interprétations, souvent même ne pas tenir compte de leurs sensations : un but est à atteindre, le chemin qui y conduit est sûr, il y faut marcher et marcher droit, par ce chemin, coûte que coûte (Levillain).

Repos.

Chez tous les malades, défendre les fatigues physiques et intellectuelles, les veilles, mais ne pas faire rester inoccupés les neurasthéniques capables d'une certaine activité physique et intellectuelle (l'oisiveté et la solitude leur sont défavorables). Établir une grande variété dans leurs occupations, dans leurs travaux (Beard).

Le repos ne doit être *absolu* que chez les **myélasthéniques** et dans les premiers temps du traitement de toute **neurasthénie grave** avec asthénie neuromusculaire prononcée.

Les *voyages* et les *déplacements incessants* sont en général peu profitables aux neurasthéniques, ils sont d'un grand secours, au moment où se dessine la convalescence.

Prescrire le *repos intellectuel* aux **cérébrasthéniques**, sans toutefois pousser à l'extrême cette prescription, car l'oisiveté complète peut être fâcheuse pour les cerveaux habitués aux travaux intellectuels.

Régime.

Prescrire aux malades de *manger peu à la fois mais bien et souvent*.

L'alimentation à prescrire aux neurasthéniques n'a en résumé rien de très spécial : elle consiste à fournir à leur estomac, en petites quantités souvent répétées, des aliments d'une facile assimilation, susceptibles de laisser peu de déchets qui pourraient fatiguer l'intestin.

*Régime* : le matin, à huit heures, petit déjeuner composé d'un œuf à la coque, d'une croûte de pain bien cuit, d'une tasse de thé noir léger au lait à parties égales d'une contenance de 125 à 150 gr. Alterner l'usage des œufs avec celui de la viande froide prise en quantité modérée.

Second déjeuner vers onze heures, pas plus tard. Ce repas pourra comprendre des viandes grillées, rôties ou braisées (150 gr.), du poisson ou des cervelles bouillies, avec une sauce au beurre très légère ; des légumes secs en purée passée (80 à 100 gr.), purées de haricots, de lentilles et de pois cassés ; du fromage blanc frais, des fruits cuits en compote, en particulier la marmelade de pommes passée ; 150 gr. de pain bien cuit et un verre à un verre et demi d'eau légèrement rougie ou, mieux encore d'eau pure.

Défendre l'usage du café.

Le menu ne devra pas comprendre plus d'un plat de viande ou de poisson, une purée de légumes, un fruit cuit en compote ou un dessert.

Le repas de onze heures devra être le repas fondamental, le plus copieux, les autres lui étant subordonnés par rapport a la quantité des aliments ingérés.

Autant que possible, le repas devra être suivi d'une promenade a pied d'une demi-heure a trois quarts d'heure de durée. Si celle-ci ne pouvait avoir lieu, conseiller au malade de s'étendre pendant le même laps de temps sur une chaise longue, le buste suffisamment relevé et incliné legèrement a droite pour éviter la stagnation des aliments et des liquides dans l'estomac. En aucun cas, pendant cette période, le malade ne devra se livrer à des occupations intellectuelles astreignantes ou a des discussions animées.

Vers quatre heures, le neurasthénique devra faire un goûter, qui se composera de biscuits secs légers, ou d'une tranche de pain de Savoie sec. Rejeter les gâteaux compacts dits anglais. Ajouter un pot de crème au lait et aux œufs (80 gr.), ou une même quantite de fruits cuits en compote ou d'une puree passée de pruneaux cuits a l'eau, s'il existe une habituelle constipation, arroser le tout d'une tasse de the au lait

Vers sept heures, quatrieme repas, calque sur celui de onze heures, mais moins copieux; un potage au lait ou un consommé aux œufs, une tranche de rôti, un fromage frais ou un fruit cuit.

Conseiller de prendre de temps en temps, un quart d'heure avant le dîner, en guise d'apéritif, une tasse à café de bouillon tiède bien dégraisse qui fournira des peptogènes aux glandes de l'estomac.

Ne pas donner le lait en grandes quantites (un ou deux litres par jour); le faire entrer pour une faible part dans le regime (250 a 500 gr. thé au lait, crèmes et potages).

L'usage du vin sera très restreint: le régime de l'eau claire, additionnée ou non de quelques cuillerées de vin blanc ou rouge, ou mieux d'eau de-vie, est celui qui convient le mieux à l'estomac des neurasthéniques (Gilles de la Tourette).

Ne pas conseiller, dans la majorité des cas, l'alimentation recommandée par Weir-Mitchell (ou l'usage du lait joue un rôle prépondérant): les liquides sont mal digerés, et augmentent la distension de l'estomac et l'état dyspeptique.

Voyez pour certaines indications spéciales. *N. abdominale.*

CLIMATS.

Dans la majorité des cas, ne pas conseiller un changement de climat.

En géneral, préférer les *climats de montagne* (altitude moyenne 800 a 1000 metres) et proscrire le séjour au bord de la mer.

Aux neurastheniques anémiques et a ceux atteints de prostration et de grande faiblesse, recommander les *cures d'ete* et de printemps, ou les *cures d'hiver* dans le Midi.

EAUX MINÉRALES.

Le séjour dans une ville d'eau est en general peu favorable aux neurasthéniques.

Envoyer les malades dans les stations minérales où la balnéation chaude est en usage: *Neris, Luxeuil, Lamalou, Plombieres,* ou bien aux eaux thermales de *La Bourboule, Mont-Dore, Royat, Pougues, Ragatz.*

TRAITEMENT DE WEIR-MITCHELL OU CURE AMÉRICAINE (isolement, repos absolu et même séjour au lit pendant un certain temps, suralimentation ou l'usage du lait joue un rôle prépondérant, massage, faradisation et quelquefois hydrothérapie).

Recommander ce traitement aux neurasthéniques déprimés et très affaiblis ; aux grands fatigués, qui sentent la nécessité d'un repos absolu et complet ; à ceux qui, très affaissés moralement, sont indifférents à l'ennui s'attachant forcément à toute réclusion prolongée ; et qui, au contraire, trouvent une grande quiétude et un grand soulagement moral, à l'idée d'être isolés et séparés du monde, plus particulièrement de toutes les personnes avec lesquelles ils avaient été en relation.

Ne pas conseiller ce traitement chez les pusillanimes, chez les malades sensibles, impressionnables, enclins à la dépression morale, et qui ne se soumettent qu'avec répugnance ou appréhension à cette cure qui les effraie par sa sévérité et son apparente dureté.

Quant à l'alimentation recommandée par Weir-Mitchell (où l'usage du lait joue un rôle prépondérant), ne pas l'admettre dans la majorité des cas, où il existe de l'atonie et de la dilatation de l'estomac . l'usage abusif du lait aggrave toujours l'état dyspeptique.

Préférer la CURE MITIGÉE suivante, dans laquelle l'*isolement* est combiné au *massage* et à l'*hydrothérapie* par le drap mouillé .

Le matin, à 7 heures : friction au drap mouillé (eau froide de 14° à 10°, friction énergique, drap bien tordu).

A 8 heures, deux œufs à la coque, pain grillé, beurre, de une à trois soucoupes de porridge.

*Recette écossaise pour faire le porridge :* laisser tremper la farine d'avoine pendant la nuit, puis la faire cuire le matin pendant une heure au moins dans un pot de terre ou de métal émaillé, en remuant souvent pour éviter que la farine ne s'attache. Ajouter un peu de sel, et de l'eau au fur et à mesure de son absorption. Servir le porridge saupoudré de sel ou de sucre, et ajouter de la crème ou du lait froid.

Prendre chaque matin de une à trois soucoupes de porridge.

A 9 heures : massage de tout le corps pendant 1/2 à 1 heure.

A 10 heures : un ou deux œufs, bouillie au tapioca, une petite tasse de lait.

A midi : viandes rôties, légumes verts, purée aux lentilles, macaronis, riz, pain grillé, un verre de Porto ou de Bordeaux, ou de Bourgogne, séjour en plein air jusqu'à 3 heures.

A 4 heures : deuxième massage, puis : œufs, purée de lentilles, ou farine lactée, pain de Graham (ou pain complet), beurre. Séjour en plein air, ou promenade de 30 à 60 minutes.

A 5 heures : s'il y a lieu, faradisation de tout le corps avec la brosse ou le pinceau métallique.

A 6 heures . même repas qu'à midi, puis repos en plein air sur une chaise longue jusqu'à 8 heures.

A 8 heures 1/2 maillot calmant, ou friction au drap mouillé, suivant l'indication du moment. (Le maillot ou plus simplement le drap mouillé, pratiqué au moment du coucher, produit un sommeil calme, tranquille et réparateur, que l'on n'obtient jamais par les hypnotiques ordinaires : sulfonal, chloral, trional, etc.).

Cette cure mitigée, plus aisée à supporter que le traitement sévère de Weir-Mitchell, suffit dans la plupart des cas de neurasthénies simples. Mais il faut combiner ce même régime avec le repos absolu et complet, tel qu'il a été formulé par Weir-Mitchell, dans tous les cas de neurasthénie grave, ou de neurasthénie qui résiste aux traitements ordinaires (Glatz).

Traitement médicamenteux.

Prescrire les *toniques :* le fer, ou le cacodylate de fer, surtout s'il existe de l'anémie ou de la chlorose ; l'arsenic, le cacodylate de soude, la strychnine, le kola, la coca.

℞ Sulfate de strychnine . 5 cgr.
Eau . . .. .. . 180 gr

3 cuillerées à café par jour après les repas

℞ Strychnine .. . . .. 2 cgr
Alcool à 40° . .. 40 cc.
Eau . 60 gr.

Prendre au début 1/2 cuillerée à café dans de la bière au repas de midi, pendant 2 ou 3 jours, puis 1 cuillerée à café pendant le même laps de temps et ainsi de suite, en augmentant tous les 3 ou 4 jours d'une demi-cuillerée à café, jusqu'à 3 ou 6 cuillerées par jour (Lyon).

℞ Sulfate de strychnine . 1 mgr
Extrait de quinquina }
— mou de kola . } ãã 5 cgr
— de coca . . }

Pour 1 pilule : 2 à 5 par jour (Herzen).

℞ Arséniate de soude. . . 5 cgr
Acide citrique . . . . 1 gr.
Teinture de coca }
— de kola . } ãã 50 —

1 cuillerée à café après les deux principaux repas (Grasset)

℞ Extrait fluide de coca }
— — de kola } ãã 30 gr
Eau distillée .. . }
Glycérine . . 10 —

1 cuillerée à café au moment du déjeuner.

℞ Extrait hydro-alcoolique
de kola. .. . . . . 10 gr
Sirop d'écorce d'oranges
amères .. . .. 300 —

1 cuillerée à bouche avant chaque repas (Herzen)

Pratiquer des *injections de cacodylate de soude* ou *de fer,* ou bien *de citrate de fer associé à l'arsenic et à la strychnine* (Voy. *Chlorose).*

Administrer les *phosphates,* ou mieux les *glycérophosphates.*

℞ Glycérophosphate de chaux 30 cgr
— de soude }
— de potasse .. } ãã 10 —
— de magnésie . }
— de fer . 5 —
Poudre de fèves de St-Ignace 3 —

Pour 1 cachet : 2 par jour (A. Robin)

℞ Glycérophosphate de chaux 6 gr.
— de soude }
— de potasse . }
— de magnésie } ãã 2 —
— de fer . .. }
Teinture de fèves de St-Ignace . . . XXX gouttes
Pepsine . . . 3 gr
Maltine ..... . . .. 1 —
Teinture de kola .. 10 —
Sirop de cerises Q.S p.f. 200 —

1 cuillerée à soupe au milieu du déjeuner et du dîner (A. Robin)

℞ Glycérophosphate de chaux 40 cgr.
Poudre de coca .. 30 —
— de kola . . 25 —

Pour 1 cachet : 4 par jour (Herzen)

℞ Glycérophosphate de soude 2 gr 50
Eau bouillie .. . 10 cc

Injecter tous les jours 1 cc.

Prescrire le *sirop d'hypophos-*

*phite de Fellow*, ou encore pratiquer des injections sous-cutanées avec la solution suivante :

| | | |
|---|---|---|
| ℞ | Phosphate de soude | 2 gr. |
| | Alcool. | 5 — |
| | Eau distillée . . . | 100 — |

Injecter 1 à 3 cc par jour (Brocq).

Ordonner la *lécithine* sous forme de pilules, à la dose de 30 à 50 cgr. par jour, ou sous forme d'injections huileuses à la dose de 5 à 15 cgr.

Stimuler la nutrition générale et le système nerveux, et relever la tension artérielle par les *injections de sérum artificiel* :

| | | |
|---|---|---|
| ℞ | Acide phénique neigeux | 1 gr. |
| | Chlorure de sodium pur . | 2 — |
| | Phosphate de soude. | 4 — |
| | Sulfate de soude . | 8 — |
| | Eau distillée . . | 100 — |

Injecter chaque jour 500 cc de cette solution préalablement stérilisée à l'autoclave (Chéron).

Ou bien :

| | | |
|---|---|---|
| ℞ | Phosphate de soude. . . . | 10 gr. |
| | Sulfate de soude. . . . | 5 — |
| | Chlorure de sodium pur | 2 — |
| | Acide phénique neigeux | 50 cgr. |
| | Eau distillée. . . . . . . | 100 gr. |

Injecter 2 fois par semaine 5 à 10 cc (Huchard).

## N. ABDOMINALE.

Conseiller aux neurasthéniques gastriques, à ventre mou, flasque et flatulent le port d'une *ceinture abdominale*.

Instituer le traitement approprié à la dyspepsie chimique existante (hyperchlorhydrie, hypochlorhydrie). Voy. *Dyspepsies*.

**En cas d'hyperchlorhydrie** ou de névrose de l'estomac accompagnée d'une grande irritabilité nerveuse, ne pas recourir au traitement général de la neurasthénie par la douche froide.

**Chez la plupart des neurasthéniques dyspeptiques qui souffrent d'atonie de l'estomac**, prescrire un *régime reconstituant*, tout en ne permettant que des *aliments d'une digestion facile*.

Dans les premières périodes de la neurasthénie, on pourra recourir au régime suivant :

Premier déjeuner : thé ou cacao 1/4, lait 3/4 (chez certains malades, le café au lait qui est parfois utile contre la constipation); porridge, ou bouillies au tapioca, pain anglais grillé ou zwiebach ; beurre, un œuf à la coque, une tranche de jambon cru.

A 10 heures ; suivant les cas, une tasse de beeftea, ou de la farine lactée, un œuf à la coque, biscuit anglais.

A midi œufs à la coque, ou œufs brouillés ; viandes grillées, rôties ou crues, viandes bouillies (bœuf, volailles, pigeon, ris de veau, cervelle de veau, pieds de veau, lièvre rôti), poissons (sole, perche, brochet, féras, turbot, cabillaud); légumes verts (épinards, laitues, cresson, les pousses d'asperges, de houblon, d'orties) ; riz, semoule, tapioca ; un peu de purée de pommes de terre, macaroni , pain grillé ou pain complet (pain dit de Graham).

Entremets peu sucrés (crème de riz, œufs à la neige, crèmes renversées, puddings au riz, à la semoule, fruits cuits).

A 4 ou 4 heures 1/2 : thé au lait, biscuit anglais ou pain grillé, un œuf.

A 6 1/2 ou 7 heures : même repas qu'à midi

Eviter toute surcharge alimentaire : s'abstenir des acides, des condiments, des épices, des sauces, du sucre, des crudités (salade, fruits crus, tomates) ; manger peu de farineux.

Eviter de prendre les aliments trop chauds ou trop froids : ne pas boire pendant les repas, à la fin du repas seulement, prendre un verre de Champagne sec, ou un verre de Bordeaux ou de Moselle blanc, ou un peu de Cognac ou de Wisky coupé d'eau d'Evian, ou un verre de bière, ou bien un peu de cognac dans un verre d'eau chaude, ou mieux encore une tasse de thé au lait chaud.

Ne rien prendre entre les repas et s'abstenir d'eaux gazeuses (Glatz).

Recommander encore comme boisson, soit aux repas, soit en dehors des repas, la *tisane de Robin :* mettre dans quatre litres d'eau deux cuillerées a soupe des substances suivantes : blé, avoine, seigle, orge, son et maïs. — Faire bouillir pendant trois heures, laisser refroidir, puis passer la décoction a travers un tamis fin. — Si l'ebullition a été intense, ajouter de l'eau, de manière que la décoction soit ramenée a un litre. On peut aromatiser le liquide avec un peu de rhum, etc.

Voy. ci-dessus le paragraphe sur le *Regime*.

**Chez les neurasthéniques anorexiques :** se contenter de la ration d'entretien. Ne donner a ces malades que la quantité d'aliments nécessaires au relevement et a l'entretien du système nerveux epuisé. Remplacer la quantité par la qualité ; rechercher les aliments qui, sous un petit volume, ont le maximum de substances nutritives ; augmenter aussi le nombre des repas.

Voyez ci-dessus le paragraphe sur le *Regime*.

**Contre l'atonie de l'estomac :** recourir au *massage* de l'estomac, pratiqué deux ou trois heures après le repas (Gzeri).

Instituer le *traitement hydrotherapique* suivant : diriger sur l'estomac la douche alternativement chaude et froide, d'abord pendant 20 à 30 secondes, a la température de 35° a 40°, puis pendant 10 secondes a 14° ou 10°, et ainsi de suite, en prolongeant l'une et l'autre douche alternee pendant 2 a 3 minutes, et en finissant l'operation par la douche froide en pluie ou en jet brise, dirigee sur tout le corps pendant 10 a 20 secondes.

Pendant l'application locale, avoir soin d'envelopper le haut du corps d'une couverture de laine, dont le baigneur se débarrassera avant de recevoir la douche froide génerale (Glatz)

Chez les neurasthéniques avec tendance a l'excitation nerveuse, proscrire la douche froide, préférer la douche écossaise appliquée pendant une a deux minutes sur tout le corps, et plus particulièrement sur l'estomac, et suivie non de la douche, mais de la piscine froide ou du drap mouillé.

Se rappeler, a propos du traitement hydrotherapique de la névrose de l'estomac, la regle balnéaire fondamentale suivante. calmer, avant de tonifier (Glatz).

Recourir aussi a l'*electrothe-*

*rapie* (Voy. ci-dessous *Atonie gastro-intestinale*).

Administrer, comme excito-moteur, la *noix vomique* ou la *strychnine*.

**Dans les cas de neurasthénie gastrique grave** : recourir au *régime* que *Leube* a preconisé pour les maladies organiques de l'estomac.

Dans la première période, administrer les aliments les plus digestibles bouillon, solution de viande, lait, œufs mollets ou crus.

Preferer, au début du traitement, le régime suivant . solution de viande ou beeftea, bouillie de tapioca, ou lait, à la condition que l'atonie soit peu prononcée, œufs mollets ou crus ; pain anglais grillé, ou biscuits anglais sans sucre ni beurre, puis cervelle et ris de veau ; poulet grillé et haché fin ; comme boisson, un peu d'eau d'Evian (Glatz).

Vers la fin de la deuxième semaine et lorsque le lavage aura demontré que l'estomac a fini son travail dans le temps normal, passer au régime II de Leube cervelle et ris de veau. bouillis, poulet et pigeon bouillis, ou grilles, tapioca au lait, œufs, œufs fouettés et pieds de veau.

Nourrir ainsi les malades pendant plusieurs semaines, s'il y a lieu, puis passer au régime III · ajouter aux aliments precites le bœuf cru ou peu cuit ; le beefsteack saignant, dont on a haché la viande a la machine americaine, le jambon cru et haché. Permettre en outre un peu de puree de pommes de terre, du pain rassis, et a titre d'essai un peu de the avec du lait.

Enfin, passer au régime IV : poulet rôti, chevreuil, pigeon rôti, beefsteack saignant, veau rôti ; puis brochet, sole, perche, macaroni, riz a l'eau ou au lait. Permettre du vin de Bordeaux, de Moselle, le Champagne sec, mais en très petite quantité et pris avec un biscuit anglais, une ou deux heures avant le repas.

S'abstenir le plus longtemps possible des sauces et des légumes, sauf les épinards finement hachés.

Faire suivre rigoureusement ce régime pendant des semaines même des mois, et ne revenir que peu a peu a la nourriture ordinaire, en se basant sur les résultats fournis par le lavage de l'estomac sept heures apres le repas d'epreuve.

**En cas de dilatation stomacale** : voy. *Dilatation de l'estomac.*

**En cas de gastralgie** : voy. *Gastralgie.*

Recommander, comme calmant, aux neurasthéniques dyspeptiques, la *ceinture de Priessnitz :* tremper une bande en toile dans l'eau froide et l'appliquer sur le ventre ; la recouvrir d'un fin taffetas imperméable, et de flanelle.

**Contre la dilatation, les bouffées de chaleur au visage** (sang a la tête) **et les palpitations survenant après les repas** : conseiller de ne pas boire pendant les repas.

**Contre l'atonie intestinale:** insister sur le *traitement physique :* exercices, hydrothérapie (douche locale sur l'abdomen, bains de siège froids et à eau courante), massage de l'abdomen, electricite (étincelles)

Voy. *Constipation* et *Enterite muco-membraneuse.*

**Contre l'atonie gastro-intestinale et contre tous les troubles intestinaux des neurasthéniques**, recourir au *traitement électrothérapique* suivant : pratiquer d'abord avec de larges électrodes (de 12 cm. sur 10), la galvanisation de l'estomac (l'anode au dos, la catode à l'estomac) ; et cela pendant deux minutes, courant d'intensité moyenne (c'est-à-dire, assez fort pour que le malade accuse une sensation de chaleur sous les électrodes). Promener l'électrode négatif sur l'estomac et le ventre, et finir la galvanisation par quelques inversions du courant, assez puissantes pour produire de vives secousses musculaires.

Terminer la séance par la faradisation cutanée, au moyen du pinceau et de la brosse métallique, pendant une à deux ou trois minutes, suivant la sensibilité et la résistance que la peau offre à l'électricité : maintenir un grand électrode soit sur les reins, soit à la région de l'estomac (plexus solaire) et effleurer en même temps légèrement la peau avec le pinceau métallique, ou frictionner avec la brosse (le courant doit être assez fort pour qu'en touchant le point d'Erb dans la fosse sus-claviculaire, on communique au bras une légère secousse) (Glatz).

Conseiller le port d'une *ceinture ;* combattre l'entéroptose.

**En cas d'algies viscérales :** voy. *Entéralgies, Gastralgies.*

Dans certains cas de gastralgie, *alterner la galvanisation totale de l'estomac et la faradisation générale du corps* (voir ci-dessus), *avec la galvanisation du sympathique,* qu'il faut étendre de l'estomac à la nuque et au ganglion cervical supérieur : appliquer le grand électrode à l'estomac, le petit au ganglion cervical supérieur ; durée de la séance deux minutes, intensité trois à quatre milliampères (Glatz).

Dans certaines formes graves avec tendance à la stase gastrique ou à la périodicité, recourir au *lavage de l'estomac.*

**N. CARDIAQUE.**

**Contre les palpitations :** recourir aux applications sur la région précordiale de *compresses imbibées d'eau* froide, ou mieux aux *pulvérisations d'éther.*

Prescrire les *bromures,* à la dose de 1 à 3 gr. par jour, l'*aconit,* le *valérianate d'ammoniaque* (voy. *Palpitations).*

Instituer un *traitement hydrothérapique* approprié au cas (si l'on suppose que l'excitation du sympathique prédomine, prescrire les demi-bains, en évitant les températures trop basses) ; conseiller le *massage.*

Surveiller l'état de l'estomac et *traiter la dyspepsie* (hyperchlorhydrie, hypersécrétion, dilatation), surtout dans le cas de palpitations nocturnes.

Défendre le café, le thé et le tabac.

**En cas de troubles vasomoteurs :** administrer le *sulfate de quinine,* associé à l'*ergotine* et à la *belladone,* à petites doses.

Prescrire le traitement général de la neurasthénie et insister sur l'emploi de l'*hydrothérapie.*

Défendre l'usage du tabac et ne permettre le café, à doses très modérées, que si la tension artérielle était habituellement faible.

**En cas de bouffées de chaleur au visage** : voy. *N. abdominale*

**En cas de spasmes vasculaires de la face,** avec pâleur et pouls carotidien, dur et bondissant, et dans la migraine · conseiller les inhalations de *nitrite d'amyle*, ou mieux recourir à la *faradisation* de la moelle allongée (Benedikt).

℞ Huile volatile de fenouil . 15 gr.
Nitrite d'amyle . . . . 5 —

Respirer V a X gouttes de ce mélange versées sur un mouchoir, jusqu'à l'apparition de la rougeur de la face

**En cas de tachycardie :** voyez ce paragraphe.

**N. CÉRÉBRALE.**

Prescrire le *repos intellectuel* observé pendant longtemps

Conseiller les *exercices physiques*, les *occupations amusantes*, un *séjour à l'étranger* ou dans une des colonies françaises de la Méditerranée, excepté dans les cas graves.

Recourir, s'il n'existe pas de vertiges, à la *galvanisation de la tête :* employer un courant très faible et se servir d'un rhéostat, afin d'éviter toute secousse et de prévenir le vertige.

Voir ci-dessus les indications données à : *Isolement, Repos.*

**Contre la céphalée** . prescrire les *bromures*, l'*hydrothérapie* et l'*électrothérapie :* souffle franklinique.

Au moment de l'accès, essayer l'*antipyrine*, l'*exalgine*.

**Contre le casque douloureux et les vertiges** : recourir au *casque trépidant* (Charcot) et insister sur le traitement général.

**Contre l'agitation nerveuse et l'insomnie** : administrer les *bromures*, le *narcyl*, le *chanvre indien*, l'*hyosciamine*, en pilules à la dose de 1 à 3 mgr. par jour. progressivement, ou donner l'*atropine*, aux mêmes doses.

Voy. *Nervosisme.*

℞ Bromure de potassium }
— d'ammonium } āā 10 gr.
— de sodium }
Eau . . . . . . 300 —

2 à 3 cuillerées par jour, pendant 1 à 3 mois

℞ Bromure de potassium . 20 gr.
Teinture de belladone 2 à 4 —
— de jusquiame 6 à 10 —
Eau distillée . . . 300 —

2 cuillerées à bouche par jour (Herzen).

℞ Camphre monobromé . . . 3 gr.
Extrait de quassia . . 2 —
Sirop de belladone . Q.S.

Pour 30 pilules . 3 à 4 par jour (Brocq).

℞ Camphre monobromé 10 cgr.
Extrait de jusquiame 2 —
— gras de chanvre indien . . . 2 —

Pour 1 pilule · 3 à 6 par jour (Herzen)

Mettre en œuvre l'*hydrothérapie tiède* (douche en pluie tiède, 26° à 28°), le *demi-bain*, le *maillot calmant* ou le *drap mouillé calmant*.

Faire séjourner les malades dans une *chambre noire* pendant deux à trois heures par jour.

En cas d'**insomnie**, donner le *bromure de potassium*, à la dose de 2 à 3 gr., pris au moment du coucher, dans une tasse de lait sucré avec du sirop de fleurs d'oranger ; mais se garder de saturer de bromure les neurasthéniques.

Conseiller les *douches a 36°*, le jet étant fréquemment dirigé sur la nuque (Battey), les *bains tiedes*, pris immédiatement avant le coucher, ou mieux l'enveloppement dans le drap mouillé ou *maillot calmant* (voy a Traitement hydrotherapique dans les différentes formes de neurasthenie . maillot toni-sédatif).

Si l'insomnie est rebelle, prescrire le *sulfonal*, le *trional*, l'*urethane*, l'*hedonal*, le *chloral*, le *paraldehyde* (2 à 4 gr.), l'*hydrate d'amylene*, ou bien :

| | | |
|---|---|---|
| ℞ Bromure de potassium.. | } ãã 6 gr. |
| Hydrate de chloral. . . | |
| Extrait de chanvre indien | } ãã 6 cgr. |
| — de jusquiame . | |
| Julep gommeux ..... | 120 gr |

Une cuilleree au moment du coucher.

℞ Hedonal. . . .. 1 gr 50 a 2 gr.
Pour 1 cachet à prendre le soir.

Voy. *Insomnie.*

En cas de reveil produit, vers deux ou trois heures du matin, par des tiraillements au creux de l'estomac, conseiller l'absorption d'une *creme legere* et d'un ou deux *biscuits*.

**En cas d'angoisse, de douleur morale et d'insomnie :** pratiquer une injection sous-cutanee de *phosphate de codeine* a la dose maxima de 10 cgr., ou bien donner ce même medicament en pilules, a la dose de 30 cgr. (Dhour).

**Dans la neurasthénie cérébrale à prédominance mentale:** recourir à l'*isolement*, appliqué dans toute sa rigueur et à la *psychotherapie* (voir ci-dessus, à . *Psychotherapie*). Le médecin doit chercher a s'imposer au malade et à lui communiquer une confiance absolue dans le traitement qu'il lui fait suivre, il doit parvenir a suggestionner son malade, et a substituer sa volonte à la sienne, il doit en outre remplacer, par l'énergie de sa volonte, par le jugement sain et l'idée juste, le jugement faux et le raisonnement deséquilibré du névropathe, pour cela, il faut pratiquer des séances de remontage moral, reveiller l'energie morale du patient, faire l'entraînement de son esprit, rompre l'habitude morbide par une affirmation suggestive capable de faire disparaître l'obsession et les diverses manifestations qui en résultent, et finir par convaincre le malade qu'il ne souffre plus, en substituant l'idée de la guérison a l'idée de la maladie.

Préferer cette suggestion a l'etat de veille à l'hypnotisme.

Appliquer aussi l'*hydrotherapie*, d'apres les indications précédemment donnees (voir *Hydrotherapie* dans les neurasthenies à prédominance psychopathique).

**N. GÉNITALE.**

**Première période** (pollutions nocturnes, ejaculations hâtives, sensibilité excessive de la verge, du scrotum), prescrire :

℞ Bromure de camphre .... 25 cgr.
Pour 1 cachet : 6 par jour

| | |
|---|---|
| ℞ Bromure de camphre . . | 15 cgr |
| Extrait de jusquiame . | 2 — |
| — de belladone . | 1 — |

Pour 1 pilule : 4 à 6 par jour (Herzen)

*Cocainisation legere de l'u-*

*retre :* solution à 2 p. 100, une injection matin et soir.

Recourir a l'*hydrotherapie :* demi-bain calmant

Combattre les troubles psychiques (fausse uretrite, fausse cystite, fausse prostatite, pollakiurie diurne, envies imperieuses, pollutions nocturnes, etc.). a l'aide d'*injections epidurales de serum artificiel,* à la dose moyenne de 15 cc. (Cathelin).

**Contre l'hyperexcitabilité du centre éjaculateur**, se manifestant par une emission trop rapide du sperme pendant le coit, recourir au *traitement electrotherapique* suivant · appliquer l'électrode positive sous forme d'une plaque de 10 cm. de long sur 5 de large à la région lombaire de la moelle et une électrode carrée de 10 cm. de côté à l'épigastre ou à la main du patient ; faire agir pendant 5 à 7 minutes un courant de 5 a 10 milliamperes ; 6 à 12 séances repétées quotidiennement suffisent pour amener la guérison dans les cas récents ; mais si l'affection est invétérée, faire agir le courant directement sur la région prostatique au moyen d'une sonde introduite dans l'urètre, figurant le pôle positif. Courant de 2 a 3 milliampères, séances quotidiennes de 5 minutes de duree.

Avant de retirer la sonde, avoir soin d'intervertir le courant et de faire agir pendant un court espace la cathode.

**Seconde période** (érections incomplètes, impuissance, spermatorrhée), administrer les *toniques* (noix vomique) à hautes doses ; prescrire l'*hydrotherapie:* douche périnéale, bains de siège froids et a eau courante : conseiller l'*electricite:* frictions electriques, bain électrique ; pratiquer le *massage* (voy. *Anaphrodisie)*

**Contre la spermatorrhée :**

| ℞ Citrate de cornutine.. .. | 3 cgr |
|---|---|
| Craie preparee . ..... . | 3 gr. |
| Gomme adragante .. .. | 6 — |

Pour 20 pilules : 2 a 4 par jour

*Frictions lombaires* avec :

| ℞ Huile de muscade . . | ãã 5 gr. |
|---|---|
| Essence de girofle . .. | |
| Alcoolat de Fioravanti | ãã 90 — |
| — de genievre . . | |

En cas de depression nerveuse et la ou les injections de suc testiculaire sont indiquées, pratiquer des injections avec la solution suivante :

| ℞ Glycerophosphate de chaux | 1 gr. 50 a | 2 gr. 50 |
|---|---|---|
| Eau sterilisee .. . | | 10 — |

Injecter une seringue de Pravaz par jour (A Robin).

**Contre la parésie du centre éjaculateur** employer le même procede électrothérapique que pour l'hyperexcitabilité du même centre, avec cette difference qu'au lieu du pôle positif calmant, c'est le pôle négatif excitant qu'on applique, soit sur la moelle lombaire, soit pour les cas invetérés, dans la partie prostatique de l'urètre (Althaus).

**Contre la parésie du centre de l'érection :** appliquer l'électrode positive au niveau de la moelle lombaire et promener l'électrode négative sur la verge, les bourses et le périnée (Althaus).

**Contre l'impuissance céré-**

**brale ou psychique** : appliquer sur chaque apophyse mastoïde une électrode circulaire de 5 cm. de diamètre et laisser passer, pendant 5 minutes, un courant de 2 à 3 milliampères, puis placer sur l'occiput une électrode de 15 cm. de long sur 9 cm. de large qui figure le pôle positif, pendant que la main du malade repose sur l'électrode négative carrée mesurant 10 cm de côté ; faire agir un courant de 2 à 3 milliampères ; au bout de 3 minutes, intervertir le courant et galvaniser, pendant 3 autres minutes, le pôle négatif correspondant alors à l'occiput (Althaus).

Ou bien pratiquer des *injections épidurales de sérum artificiel*, à la dose de 15 cc. en moyenne (Cathelin).

**Chez la femme** : voy. *Névralgies pelviennes*, *Névralgie utérine*.

**N. MÉDULLAIRE.**

Prescrire le *repos*, et chez les neurasthéniques déprimés et très affaiblis, la *cure de Weir-Mitchell* (voir ci-dessus : traitement de Weir-Mitchell) Faire prendre les pilules suivantes :

| ℞ Phosphure de zinc | 5 mgr |
|---|---|
| Extrait de noix vomique | 2 cgr. |
| Excipient | Q S |

Pour 1 pilule : 3 par jour (Hammond).

**Contre l'amyo-asthénie** : pratiquer des injections sous-cutanées de *sérum artificiel* (voir Traitement médicamenteux, formule Chéron), ou de *glycérophosphate de soude*, ou de *strychnine* associée à l'*arsenic* et au *fer*, s'il existe de l'anémie.

| ℞ Citrate de fer ammoniacal | 5 gr. |
|---|---|
| Arséniate de soude / Strychnine pure | ãã 5 cgr. |
| Eau distillée | Q S p. 50 cc |

Injecter progressivement de 1/2 à 1 et 2 seringues de Pravaz dans les 24 heures (Herzen)

Recourir à la *franklinisation :* bain statique et souffle électrique ; prescrire le *massage*. deux séances de massage de tout le corps, par jour, matin et après-midi, de 1/2 à 1 heure de durée.

Chez les myélasthéniques très affaiblis, présentant des symptômes d'excitation (exaltation nerveuse due à l'épuisement), proscrire l'hydrothérapie froide et tiède, proscrire également les procédés hydrothérapiques calmants (demi-bain, maillot calmant, drap mouillé calmant et douche tiède en pluie) et ne recourir qu'aux applications, qui tiennent le milieu entre les moyens toniques de l'hydrothérapie et ses moyens calmants : *douches fraîches en pluie* (de 18° à 22°), ou chaudes (32° à 35°), et finissant à 20° ou 18°, puis frictions légères avec le *drap mouillé* trempé dans de l'eau à 26° ou 22°, d'une durée de une à deux minutes (jusqu'à ce que le drap devienne chaud) et suivies d'affusions sur tout le corps, y compris la tête. Après cette opération, faire garder le lit au malade, pendant une heure (Glatz).

**Contre l'hyperesthésie rachidienne** (rachialgie dorso-lombaire ou plaque sacrée) : prescrire le *demi-bain calmant*, ou bien recourir à la *douche très chaude* de 38° à 45°, en jet très brisé sur la région douloureuse, suivie de la douche froide et courte générale.

**N. TRAUMATIQUE OU HYSTÉRO-NEURASTHÉNIE.**

Appliquer le *traitement de Weir-Mitchell.*

*S'adresser surtout a l'element psychique :* dans l'hypothèse d'une collision de chemin de fer, se garder de faire reprendre avant longtemps a un mécanicien, par exemple, les fonctions au cours desquelles il a été traumatisé.

Essayer de faire oublier au malade l'accident dont il a été victime et lorsqu'il pourra reprendre le travail, lui conseiller un emploi peu fatigant, ne nécessitant ni un grand travail physique, ni de gros efforts intellectuels (Gilles de la Tourette).

Voy. *Névroses traumatiques.*

## NÉVRALGIES

Traitement causal : anémie, chloro-anémie, arthritisme, hystérie, paludisme, refroidissement, intoxications, traumatismes, compression (tumeur, anévrisme), etc.

**Chez le schloro-anémiques :** *toniques, fer* et surtout *arsenic* ou *cacodylate de soude* ou *de fer. Hydrotherapie.*

**Chez les névropathes :** *antispasmodiques :* bromures, valériane, valérianate ou bromhydrate de quinine, *toniques du systeme nerveux :* kola, coca, strychnine, arsenic, cacodylate de soude, glycérophosphates ; *electricite, hydrotherapie methodique, analgesiques.*

Dans les cas rebelles : *suggestion hypnotique.*

**Chez les paludéens :** administrer la *quinine* (valérianate ou bromhydrate) d'une façon continue, a la dose de 60 cgr. à 1 gr. par jour en pilules de 15 cgr. ; ou bien instituer la méthode des traitements successifs (voy. *Fievres intermittentes*).

Si les accès se renouvellent, faire prendre une forte dose de quinine (1 gr. à 1 gr 50, en 1 fois) 5 à 6 heures avant le moment ou devra éclater le nouvel acces

| ℞ Valerianate de quinine. | 30 cgr |
|---|---|
| Citrate de cafeine.. .. | 15 — |
| Opium en poudre . | 1 a 2 — |

Pour un cachet 3 cachets avec 2 à 3 heures d'intervalle avant l'apparition de l'accès

Dans les cas où la quinine échoue, prescrire l'*arsenic* pendant des semaines et des mois, ou bien essayer l'*analgene*, la *malarine*

**Chez les rhumatisants :** prescrire le *salicylate de soude*, la *salipyrine*, le *salophene*, l'*aspirine,* et chez les malades atteints de rhumatisme chronique diathesique : les *iodures alcalins*, la *teinture d'iode*, l'*arsenic*, et les differentes preparations de *glande thyroide.*

**Chez les diabétiques :** *regime* approprié, observe rigoureusement pendant longtemps (voy. *Diabete).*

**Chez les syphilitiques :** traitement spécifique énergique, insister avec l'*iodure de potassium.*

**Chez la femme :** lorsque les causes précédentes n'existent pas, penser a la possibilité d'une névralgie réflexe, causée et entretenue par une affection utéro-ovarienne (métrite, dysménorrhée, aménorrhee, déviation utérine, ovarite), et, si celle-ci existe, conseiller un *traitement gynecologique*.

TRAITEMENT SYMPTOMATIQUE.

**Chez tous les malades** . recourir a la *revulsion* : sinapismes, liniments irritants, vésicatoires, pointes de feu, acupuncture, electropuncture.

| | | |
|---|---|---|
| ℞ Camphre | | 3 gr. |
| Acide acetique | } ãa | 15 — |
| Essence de terebenthine | | |

Pratiquer la *refrigeration* au chlorure de méthyle ou d'éthyle, en stypages, a l'aide de tampons de coton ; ou bien appliquer l'un des mélanges suivants :

| | | |
|---|---|---|
| ℞ Menthol | } ãa | 1 gr. |
| Gaïacol | | |
| Alcool absolu | | 18 — |

M Etendre avec un pinceau sur le point douloureux (Sabbatani).

| | | |
|---|---|---|
| ℞ Menthol | | |
| Camphre | } ãa | 5 gr |
| Hydrate de chloral | | |

En onctions sur le point douloureux.

Prescrire les *analgesiques* : donner l'*antipyrine* a la dose de 1 gr. a 1 gr. 50 à la fois, et a celle de 4 a 6 gr. dans les 24 heures, l'*acetanilide*, 30 a 40 cgr. à la fois, 2 gr. par jour ; la *phenacetine*, 50 cgr. a la fois, 2 a 3 gr. par jour ; l'*exalgine*, 30 cgr. à la fois, 1 gr. par jour, les sels de *quinine*, a la dose de 30 cgr. à la fois et a celle de 1 gr 50 à 2 gr. par jour, le *pyramidon*, 30 a 50 cgr. a la fois, 2 gr. par jour , le *citrophene*, 50 cgr. a 1 gr. a la fois, 3 a 5 gr. par jour, la *lactophenine*, 50 cgr. a 1 gr. a la fois, 3 a 5 gr. par jour, l'*amygdophenine*, 1 gr. a la fois, 5 a 6 gr. par jour ; l'*analgene*, 50 cgr. a la fois, 3 gr. par jour ; la *neurodine*, 1 gr. a la fois, 3 à 5 gr. par jour,

*Associer* de préférence ces médicaments.

| | |
|---|---|
| ℞ Exalgine | 80 cgr. |
| Alcool | 1 gr. |
| Eau de melisse | 100 — |

A prendre en 2 fois avec 8 heures d'intervalle.

| | |
|---|---|
| ℞ Phenacetine | 30 cgr. |
| Bromhydrate de quinine | 25 — |
| Poudre d'opium | 2 — |

Pour 1 cachet . 3 par jour (Herzen).

| | |
|---|---|
| ℞ Exalgine | 10 cgr. |
| Phenacetine | 25 — |
| Antipyrine | 40 — |

Pour 1 cachet : 2 par jour (Schull).

Pratiquer des *injections loco dolenti d'eau sterilisee* ou bien de :

| | |
|---|---|
| ℞ Antipyrine | 5 à 10 gr. |
| Chlorhydrate de cocaine | 15 cgr. |
| Eau distillee | 10 gr. |

Injecter 1 seringue de Pravaz, 2 a 3 fois par jour (G Sée)

Ou encore pratiquer des injections profondes (sciatique) de :

℞ Chloroforme .... ..... ... 20 gr.

Injecter 2 a 3 gr a la fois, 5 à 10 gr. par jour (surveiller l'apparition de l'albuminurie)

Ou mieux se servir de la formule suivante :

| | |
|---|---|
| ℞ Orthoforme | 70 cgr |
| Gaiacol cristallise | 13 gr 50 |
| Chloroforme pur | 17 — 20 |

(Colleville)

Employer aussi les *liniments* et les *pommades calmantes :*

℞ Salicylate de methyle . . 2 gr
Vaseline . . . . 20 —
Pour onctions

℞ Chloroforme . . . . . . . 15 gr.
Laudanum . . . . 5 —
Alcoolat de Fioravanti . 100 —
Pour onctions.

℞ Laudanum de Sydenham } āā 6 gr.
Chloroforme . . . }
Huile de jusquiame . } āā 15 —
— camphree . }
Baume tranquille . }
Pour onctions (Heizen)

℞ Extrait de belladone . . . 4 gr
— de jusquiame . . . 6 —
— d'opium . . . . . . 2 —
Axonge. . . . 50 —
Pour frictions 2 a 3 fois par jour (Gueneau de Mussy)

℞ Extrait de belladone } āā 5 gr.
— d'aconit . . . . }
Huile de jusquiame . . } āā 60 —
Essence de terebenthine }
Pour onctions.

℞ Vératrine . . . . . . . . . . 50 cgr
Chloroforme . . . . . . . 15 gr.
Baume tranquille . . . . 30 —
Pour frictions.

Contre les névralgies des **tuberculeux :**

℞ Extrait de belladone. . . 20 cgr.
— thebaique . . . . . 25 —
Salicylate de methyle . } āā 5 gr.
Gaiacol . . . . . . }
Vaseline . . . . } āā 15 —
Lanoline . . . . }
(Capitan).

Essayer l'*aconit* ou l'*aconitine*, surtout chez les arthritiques, les herpétiques, les goutteux.

Recourir aussi a l'*electricite :* courants galvaniques ; se servir, pour faire disparaitre la douleur, du pôle positif, qui est veritablement sédatif et promener cet electrode sur les différents points du nerf malade. Donner au courant une intensite variable, suivant les cas (3 a 4 milliampères, si l'on opère contre la prosopalgie, et 29 a 30 contre la sciatique). Laisser passer le courant jusqu'a ce qu'on ait obtenu une disparition ou du moins une atténuation des phénomènes douloureux.

Employer l'*hydrotherapie* (douches), pour empêcher le retour des acces.

**Contre les douleurs intenses et l'insomnie** . administrer les *hypnotiques* (chloral, hydrate d'amylène, dormiol, urethane, hédonal, paraldehyde), pratiquer des *injections de morphine* ou de *dionine*.

℞ Extrait thebaique . 5 a 10 cgr.
— de jusquiame . 15 à 20 —
Valérianate de quinine 1 gr.
Pour 10 pilules 4 à 5 par jour (Heizen)

℞ Dionine . . . . . . . . . 10 cgr.
Eau distillee bouillie 20 gr.
Injecter 2 a 4 seringues de Pravaz dans les 24 heures

℞ Sulfate neutre d atropine 1 cgr.
Chlorhydrate de morphine 10 —
Eau distillée de laurier-cerise . . . . . . . . . 20 cc
Injecter 2 à 4 seringues de Pravaz par jour (Dujardin-Beaumetz)

Voy. *Insomnie*.

**Contre les névralgies rebelles aux traitements habituels :** rechercher et traiter le diabète, la syphilis, l'impaludisme, l'alcoolisme, le saturnisme, l'hydrargyrisme, etc , se rappeler aussi que des nevralgies peuvent être causées par des anévrysmes ou des neoplasmes jusque-la meconnus.

Pratiquer des *injections epidurales de cocaine* a la dose de

5 mgr., lorsque la névralgie est localisée dans une région de la moitié inférieure du corps, ou bien recourir aux *injections sous-cutanees d'air :* après asepsie convenable de la région, enfoncer sous la peau une aiguille stérilisée de Pravaz ou de Roux, et apres s'être assuré qu'aucune gouttelette de sang ne s'écoule, adapter une soufflerie (poire a thermocautère, pompe a bicyclette) Intercaler entre l'aiguille et la soufflerie un petit tube en verre rempli de coton sterilisé. Injecter une quantité d'air variable avec la sensibilité du malade ; interrompre l'opération dès l'instant que le malade déclare que ses douleurs ont disparu.

Après l'injection pratiquer un léger massage et le répéter les jours suivants jusqu'à ce qu'on ne sente plus sous les doigts la crépitation caractéristique qui témoigne de la présence de l'air sous la peau (Cordier).

**Contre les névralgies rebelles à tout traitement médical** pratiquer l'*elongation du nerf malade,* la *nevrectomie* ou la *nevrotomie.*

**N. PAR ANÉMIE CÉRÉBRALE.**

*Opium* a l'intérieur *injections de morphine,* 1/2 a 1 cgr (Dujardin-Beaumetz).

**N. CARDIAQUE.**

Voy. *Angine de poitrine, Nevrites.*

**N. CONGESTIVE INTERMITTENTE DES ARTHRITIQUES (N. FACIALE).**

*Traitement general* hygiénique et diététique de la goutte.

Prescrire l'*aconitine cristallisee* a la dose de 1/4 de mgr , répetée 2 à 3 fois dans les 24 heures.

| | |
|---|---|
| ℞ Aconitine cristallisee . . . . . | 1 mgr. |
| Sulfate de quinine . | 2 gr |
| Sirop de quinquina . . . | Q S. |

Pour 8 pilules . 3 a 5 dans les 24 heures

| | |
|---|---|
| ℞ Sulfate de quinine. . | 20 cgr. |
| Azotate d'aconitine cristallisée . . . . . | 1/5 de mgr. |
| Extrait de quinquina. | Q S. |

Pour 1 pilule : 2 a 3 dans les 24 heures (Laborde).

| | |
|---|---|
| ℞ Extrait de *feuilles* d'aconit. | 2 cgr. |
| Poudre de *feuilles* d'aconit. | 5 — |
| Bromhydrate de quinine . | 15 — |

Pour 1 pilule . 4 dans les 24 heures (Herzen)

Ou bien :

| | |
|---|---|
| ℞ Aconitine cristallisee . . | 25 mgr. |
| Vehicule sterilise Q S p. f. | 100 cmc. |

Injecter 1 cc a la fois (1/4 de mgr.), il est même prudent de debuter par une demi-seringue

**N. FACIALE** (N. du trijumeau).

Rechercher si la névralgie est d'origine dentaire, et, s'il existe une **dent cariée,** recourir au *plombage* ou à *l'avulsion* de celle-ci.

Traiter la **syphilis**, lorsqu'elle existe.

**Dans les autres cas** . voy. ci dessus *Traitement causal* et *Traitement symptomatique.*

Instituer un *traitement methodique par le bromhydrate de quinine* donné à « dose suffisante » ; donner le premier jour de la crise (névralgie faciale paroxystique) trois cachets de 25 cgr. chacun de bromhydrate de quinine, avec 4 a 6 heures d'intervalle, augmenter ensuite d'un cachet tous les jours, jusqu'à faire prendre 6 à 8 cachets, soit 1 gr 50 à 2 gr de médicament par jour. A ce moment, il existe en général des bourdonnements d'oreille qui indiquent que la *dose suffisante* est atteinte. Continuer à administrer cette dose pendant huit à dix jours; diminuer ensuite de un cachet par jour, jusqu'à suppression complète du médicament.

Durée du traitement approximativement de 30 jours (Gilles de la Tourette).

Pratiquer des *injections profondes d'antipyrine* ou d'*alcool* à 80°, à la dose de 1 à 2 cc. additionnés d'environ 1 cgr. de cocaïne, ou encore d'*acide osmique* à 1 p 100, à la dose de 1 cc. à 1 cc. et demi : injecter le liquide choisi au voisinage de l'origine des trois branches du nerf ; enfoncer une longue aiguille droite ou courbée, suivant les cas, sous la gencive, en arrière des dernières molaires supérieures, le long de la tubérosité du maxillaire ; remonter ainsi jusqu'au trou ovale, lorsque c'est le nerf maxillaire inférieur qui est le siège de la névralgie ; viser le trou grand rond, quand le nerf maxillaire supérieur est intéressé, pénétrer par l'échancrure sous-orbitaire jusqu'au plafond de l'orbite, si le nerf ophtalmique est en cause.

Employer l'*aconitine* par voie hypodermique.

Voy. *N congestive intermittente des arthritiques.*

Recourir à l'*électrothérapie* : faradisation au pinceau, électrode indifférente placée en un point quelconque de la surface cutanée. Courant d'abord faible, l'augmenter lentement ; appliquer le pinceau énergiquement sur le point douloureux. Durée de la séance, 5 minutes.

Donner en même temps l'antifébrine, à la dose de 25 cgr., 2 à 4 fois par jour.

Conseiller la *radiothérapie* appliquée méthodiquement et exactement dosée (continuer le traitement malgré l'exacerbation temporaire des douleurs à la suite des premières irradiations radiothérapiques).

**En cas d'insomnie**, prescrire la *bromidia*, à la dose de 1 à 1/2 cuillerée à café, prise le soir.

Voy. *Insomnie.*

**Dans les cas rebelles et intenses**, après échec des médications précédemment indiquées et après insuccès d'un traitement antisyphilitique mixte recourir au *traitement chirurgical* (résection ou arrachement des nerfs malades, ablation du ganglion de Gasser).

**Dans la névralgie faciale épileptiforme :**

| | | |
|---|---|---|
| ℞ | HyoscIamine .. . | 2 mgr. |
| | Eau acidulée .. .. | 10 cc. |

Injecter 1 cc pendant 4 jours consécutifs, suivis de 4 jours de repos (Launois).

## N. FRONTALE ET SUPRA-ORBITALE.

| | | |
|---|---|---|
| ℞ | Chlorhydrate de morphine... | 5 cgr. |
| | Sucre en poudre . . . | 1 gr. |

Poudre à priser (Raimbert).

Extérieurement, faire mettre un petit *vésicatoire*; applications de *menthol.*

Voy. *N. faciale.*

**N. INTERCOSTALE.**

*Revulsion* . sinapisme, vésicatoire, mouches de Milan.

*Onctions calmantes.*

Administrer l'*antipyrine* (par voie stomacale ou par voie hypodermique), la *phenacetine associee au citrophène* ou au *bromhydrate de quinine*.

℞ Citrophene . . . . . . 30 cgr.
Bromhydrate de quinine 25 —
Pour 1 cachet : 3 par jour (Herzen).

℞ Salophène 30 cgr.
Phenacetine . . 20 à 30 —
Pour 1 cachet : 3 par jour (Herzen).

℞ Antipyrine .. . . . 2 gr
Bichlorhydrate de quinine 2 — 50
Eau sterilisee . Q. S. p 50 cc.
Injecter 1 cc., matin et soir (Herzen).

**Si la douleur est intense** . injections de *morphine*, ou *injections epidurales de cocaine* (5 cc. d'une solution a 1 p 200), lorsque la névralgie est localisée à la region sous-mammaire.

**Chez la femme** : combattre l'hystérie ; traiter les maladies utéro-ovariennes.

**Dans les cas rebelles** à ces médications, rechercher et traiter l'anevrysme de l'aorte s'il existe (voy. *Traitement causal*).

**N. MAMMAIRE.**

Rechercher et traiter l'hystérie et les deviations utérines.

Employer les *analgesiques* (antipyrine, acétanilide, exalgine).

Soutenir le sein avec de la ouate, après avoir onctionné avec un *liniment calmant*.

**N. NASO-FRONTALE.**

Badigeonnages intra-nasaux avec une solution de *cocaine* à 1 p. 20 (Bozzolo).

Voy. *N. faciale*.

**N. PELVIENNES** (chez la femme).

Régime tonique. Hydrothérapie méthodique Electrisation statique

Traitement médical de toutes les névralgies : revulsifs, analgésiques, calmants, hypnotiques et, si besoin, injections épidurales de cocaine (5 mgr.).

Localement : recourir a l'*hydrotherapie* et à l'*electricite*.

Si l'on emploie ce dernier moyen, distinguer entre les névralgies hystériques et les nevralgies neurasthéniques.

**En cas de névralgies d'origine hystérique** : recourir au *courant faradique* applique soit au-dessus du pubis, une electrode étant introduite dans l'utérus, soit à la *faradisation intra-uterine bipolaire*, suivant le procédé d'Apostoli.

**En cas de névralgies d'origine neurasthénique** : donner la preference aux *courants continus*, à direction descendante, appliques sur la colonne vertebrale et au niveau des points douloureux. Employer aussi les *courants alternatifs de haute frequence* et surtout le *courant sinusoïdal*. Pratiquer la faradisation lombo-utérine ou lombo-vaginale ; séances de 10 a 20 minutes de durée.

Dans les cas rebelles avoir recours, chez les hysteriques, a la *suggestion hypnotique*

**En cas d'adhérences péritonéales ou de lésions des annexes** : *intervention chirurgicale*

*Eaux minerales* de Neris, Plombieres, Luxeuil, Dax, Saint-Sauveur, Ragatz (Labadie-Lagrave et Legueu).

Voy. *N. uterine*.

**N. PLANTAIRE.**

Badigeonnages à la *teinture d'iode*, *pédiluves sinapisés* ou *sulfureux*.

*Traitement chirurgical* des affections osseuses et articulaires, lorsqu'elles existent et sont cause de la névralgie (compression par exostose, périarthrite, etc.).

**N. SCIATIQUE.**

Voy. *Sciatique*.

**N. TESTICULAIRE.**

*Traitement général* de l'hystéro-neurasthénie.

Localement, *compression continue*, au niveau de l'anneau inguinal ; *pointes de feu*, au niveau de la colonne vertébrale.

*Frictions*, trois fois par jour, avec :

| | | |
|---|---|---|
| ℞ Extrait de belladone . | } āā | 4 gr. |
| — de jusquiame . | | |
| Glycérine . . . . . | | 30 — |

Dans les cas rebelles, pratiquer la *résection* des nerfs du cordon (Chipault).

**N. THORACIQUE.**

Voy. *N. intercostale*.

**N. UTÉRINE** *(hystéralgie)*.

Applications de *pointes de feu*, particulièrement sur les régions où siègent les points douloureux (hypogastre, lombes, hypocondres).

*Cataplasmes*, appliqués pendant longtemps sans interruption

*Suppositoires calmants* (dionine, 3 à 4 centigr.), *analgésiques* (antipyrine, exalgine, lactophénine), *antispasmodiques* (bromures, aconit, belladone, préparations de valériane, narcyl).

*Injections vaginales chaudes ; bains de siège calmants*.

*Pansements opiacés* ou *laudanisés* contre le col.

*Ovules belladonés* Au besoin *injection de morphine* ou de *dionine*.

Recourir à l'*hydrothérapie*, qui peut être considérée comme le meilleur sédatif.

*Eaux minérales* de Néris, Plombières.

Dans les cas rebelles à ces médications : *suggestion hypnotique*.

Voy. *Dysménorrhée nerveuse*, *Métrite douloureuse*, *N. pelviennes*.

# NÉVRITES

Voy. *Atrophies musculaires*.

**N. AIGUE.**

*Rechercher et supprimer la cause* qui a détermine la névrite (intoxications, infections, tuberculose, cachexies, dyscrasies, diabète, traumatismes).

Combattre les troubles immédiats consécutifs à la névrite, calmer les douleurs par les *médicaments antinévralgiques* (sels de quinine, antipyrine, antifébrine, exalgine, lactophénine, citrophène, etc.) et les *injections de morphine* ou de *dionine*.

Pratiquer de la *révulsion* (pointes de feu, petits vésicatoires, teinture d'iode) sur le parcours des nerfs atteints.

Prescrire des *bains chauds* prolongés.

Combattre l'insomnie, la constipation, la formation de retractions fibro-tendineuses

**En cas de paralysie du voile du palais et d'anesthésie du larynx :** alimentation artificielle à l'aide de la *sonde œsophagienne.*

**En cas de troubles cardiaques** *cafeine, ether, strychnine.*

**N. CHRONIQUE.**

Traiter la cause voy. *N. aigue.*

Favoriser la restauration des tissus par un *regime alimentaire fortifiant*, par l'usage des *toniques*, des *preparations martiales* et *arsenicales*, du *coca*, du *kola* et de la *strychnine*

Pratiquer des injections de *citrate de fer ammoniacal associe a l'arsenic ou au cacodylate de soude et a la strychnine* (voy. *Beriberi*).

**Quand la nature de la névrite est indéterminée :** prescrire l'*iodure de sodium*, a la dose de 1 gr. par jour, ou pratiquer des injections d'*iode*, a la dose de 1 cgr.

**En cas de névrite palustre** *electrotherapie* (galvanisation, faradisation), *arsenic* par la bouche ou par la voie hypodermique, *iodures*, *noix vomique*, *strychnine* en injections sous-cutanées.

**En cas de névrite rhumatismale** donner le *salicylate de soude*, l'*aspirine*, la *salipyrine.*

| ℞ | | |
|---|---|---|
| Salicylate de soude | . | 5 gr |
| Iodure de potassium | . | 1 a 2 — |
| Eau distillée | . ... | 200 — |

Par cuillerees dans la journee (pour combattre les bourdonnements d'oreilles qui surviennent en faisant usage de cette potion, ajouter 1 gr d'ergotine) (Heiner).

*Onctions calmantes* (salène, salicylate de méthyle, chloroforme, etc.), injections de *morphine.*

**Dans tous les cas** . prescrire les *douches* tiedes, les douches ecossaises, les douches froides, les *bains sulfureux.*

Recourir a l'*electrotherapie* . si la contractilité faradique est abolie ou notablement diminuee, employer les *courants voltaiques*, en promenant une des électrodes ou toutes les deux sur les parties atteintes ; courants d'intensite moyenne au début.

Si la contractilite subsiste, recourir aux *courants faradiques* a intermittences peu fréquentes, séances de 5 à 10 minutes, tous les deux jours.

Employer dans le même but les *etincelles electriques* des machines statiques.

Pratiquer la *flagellation*, les *frictions excitantes*, le *massage.*

**N. OPTIQUE.**

*Traitement causal* (syphilis, albuminurie, meningites, tumeurs)

Recommander le sejour dans l'*obscurite*, l'application d'un *pansement legerement compressif*; employer les *mydriatiques.*

**En cas de syphilis** . *traitement antisyphilitique intense* (iodure de potassium, 5 a 10 gr., frictions mercurielles, 8 à 10 gr : par jour).

**En cas de néphrite chronique :** *regime lacte exclusif.*

Voy. *Nephrite chronique.*

Ordonner, dans les autres cas, les *toniques* et recourir aux *revulsifs*, aux *purgatifs* et a l'application de *sangsues* a la tempe

**En cas de névrite optique due à un épanchement intra-crânien** (post-traumatique ou inflammatoire) **ou à une tumeur intra-crânienne** : recourir a la *ponction lombaire*.

**N. RADICULAIRE.**

A la phase initiale, recourir aux *emissions sanguines locales*, répetées énergiquement le long de la colonne vertébrale, au point d'emergence des nerfs rachidiens, puis, application de *revulsifs* (pointes de feu le long du rachis). Ultérieurement, *electrisation* des muscles atrophiés, en debutant par l'application de courants continus faibles, recourir seulement plus tard à la faradisation.

Voy *Nevrite aigue et chronique*, *Paralysie radiculaire obstetricale*.

## NÉVROSES

Voy. *Epilepsie*, *Hysterie*, *Neurasthenie*.

**N. GÉNITO-URINAIRE.**

Voy. *Aphrodisie*, *Incontinence d'urine*, *Neurasthenie genitale*, *Satyriasis*.

**N. TRAUMATIQUES.**

**N. traumatique grave avec commotion** : s'abstenir de toute médication intempestive.

Employer les *revulsifs* sous forme de pointes de feu, appliquées au niveau de la nuque, de la colonne vertébrale.

Traiter l'insomnie par le *trional* (75 cgr. à 2 gr. en cachets), le *sulfonal*

Combattre la constipation par les *purgatifs* et l'anorexie par les *amers*, l'*orexine* et la *noix vomique*.

Rassurer le malade sur son état en lui garantissant la guérison. *Suggestion* a l'etat de veille ou dans le sommeil hypnotique.

*Repos* du corps et de l'esprit, *sejour a la campagne* (Lyon)

**N. traumatique légère avec hystérie généralisée ou locale** : traitement psychique ; *suggestion repetee*.

Se garder de traitements intempestifs : eviter les revulsifs, ne pas redresser un membre en attitude vicieuse, avec ou sans narcose.

Recourir a l'*isolement*, l'*hydrotherapie*, l'*electricite statique*, l'*application de l'aimant*, ou *transfert* (Lyon).

## NOMA

Détruire complètement le foyer a l'aide du *thermocautere*.

*Antisepsie buccale* rigoureuse.

Voy. *Antisepsie buccale*.

*Toniques*. alcool, kola, quinquina.

## NOUVEAU-NÉ

*Baigner* le nouveau né quelques heures apres la naissance dans de l'eau a la température de 36° a 37°.

Lorsque l'enduit sebacé est abondant, frotter préalablement le corps avec un jaune d'œuf ou un corps gras et l'essuyer avec un linge sec.

Ne pas prolonger le bain au déla de 5 minutes.

Une fois l'enfant essuyé, procéder au *pansement du cordon ombilical*. préparer une compresse aseptique (de linge fin), carrée, mesurant environ 15 cm. de côté, la fendre sur un de ses côtes jusqu'à la moitié et placer se cordon dans la fente, puis rabattre les deux moitiés de la compresse et envelopper le cordon. fixer le tout au moyen d'une bande modérément serrée, large de trois travers de doigts et assez longue pour faire trois fois le tour du corps

Baigner l'enfant tous les jours et changer le pansement ombilical après chaque bain jusqu'a la chute du cordon.

Ne pas tirer sur le cordon pour en hâter la chute, et ne pas enduire la compresse d'un corps gras.

Apres la chute du cordon, remplacer la compresse par un carré de linge place sur l'ombilic et fixé à l'aide d'une bande jusqu'a ce que la cicatrisation soit complète.

*Mettre l'enfant au sein* de 6 a 10 heures apres la naissance; voy. *Allaitement*.

*Surveiller la croissance du nourrisson* qui doit être :

De 25 a 30 gr. par jour, pendant les 2 premiers mois ;

De 20 a 25 gr. par jour, pendant les 3e et 4e mois,

De 15 à 20 gr. par jour, pendant les 5e et 6e mois,

De 10 a 15 gr. par jour, pendant les 7e et 8e mois,

De 5 a 10 gr. par jour, pendant les derniers mois de la première année.

Un enfant *a terme* pèse en moyenne 3,250 gr., a *cinq mois* l'enfant doit avoir *double* son poids de naissance ; a *un an* il doit l'avoir *triple*.

| | |
|---|---|
| Naissance | 3 kgr 250 |
| 1 mois | 3 — 400 |
| 2 — | 4 — 500 |
| 3 — | 5 — 260 |
| 4 — | 6 — |
| 5 — | 6 — 700 |
| 6 — | 7 — 150 |
| 7 — | 7 — 600 |
| 8 — | 7 — 900 |
| 9 — | 8 — 200 |
| 10 — | 8 — 500 |
| 11 — | 8 — 800 |
| 12 — | 8 — 950 |

(Marfan)

Dans les premiers jours, le poids baisse de 150 à 200 gr. en tout, pour remonter et regagner le chiffre initial vers le 7e jour.

La *taille* augmente en moyenne de 4 cm. dans le premier mois, de 3 cm. dans le deuxième, de 2 cm. dans le troisieme et de 1 1/2 a 1 cm. pendant les derniers mois de la première année.

*Garantir l'enfant contre le froid* mais néanmoins proscrire le maillot complet, car plus l'enfant a de liberté dans ses mouvements, plus il devient robuste et bien conformé.

Ne pas *sortir l'enfant* avant la fin du premier mois ; puis le sortir tous les jours pendant deux heures quand le temps est beau. Porter l'enfant tantôt sur un bras, tantôt sur l'autre, ne le mettre sur ses pieds qu'à 10 mois et ne pas le fatiguer. Laisser l'enfant se traîner par terre et se relever seul ; pas de chariots.

Voy. *Accouchement, Allaitement, Asphyxie des nouveau-nés, Céphalématome, Conjonctivite blennorragique, Faiblesse congénitale, Hémorragie ombilicale, Syphilis des enfants, Végétations ombilicales.*

## NYMPHOMANIE

Combattre le prurit vulvaire et toutes ses causes (défaut de propreté, leucorrhée, vaginite, vulvite, cystite, eczéma, herpès, syphilis, diabète)

Voy. *Prurit vulvaire.*

Rechercher et traiter le neuro-arthritisme (voy. *Arthritisme, Hystérie*) ; donner, lorsque celui-ci existe, les *bromures* associés à l'*opium* et recommander l'*hydrothérapie.*

| ℞ | | |
|---|---|---|
| | Bromure de strontium... | 10 gr. |
| | Extrait thébaïque . | 5 cgr |
| | Teinture de jusquiame . | 2 gr |
| | Sirop d'écorces d'oranges amères.. . . . . | 90 — |

1 cuillerée à soupe le soir, à 1 heure du coucher (Lutaud).

*Localement :* employer la *cocaïne* sous forme de lotions ou de pommade à 10 p. 100.

Vie à la *campagne,* aux *bains de mer ; cures thermales* à Néris et Royat.

Défendre la lecture d'ouvrages licencieux, la fréquentation des théâtres.

Pas de vin, de liqueurs, de thé ou de café.

Permettre le mariage si la malade n'est pas menacée d'affection mentale.

Dans les cas rebelles au traitement médical, pratiquer la *clitoridectomie* et dans ceux où les petites lèvres ont une longueur exagérée, recourir à la *nymphotomie*

## OBÉSITÉ

Indications thérapeutiques et traitement hygiénique :

*Accélérer le mouvement nutritif et l'oxydation des graisses* par les occupations professionnelles, les voyages, les stimulations cutanées, les frictions sèches et aromatiques, le massage; prescrire l'hydrothérapie, les bains froids, les bains de mer froids, ou les bains salés chauds.

Faire prendre des bains chauds de 30 minutes, élevés progressivement de 37° à 39°, ou des bains de vapeur (bain turc), suivis de la douche et du massage.

Prescrire les exercices musculaires à jeun, la marche, les promenades quotidiennes, la gymnastique, l'escrime, la danse, la bicyclette, l'équitation.

Limiter les heures de sommeil. 6 à 8 heures, défendre la sieste, après les repas.

*Activer les fonctions du foie* par l'emploi des sels neutres :

sulfate de soude ou de magnésie, carbonate de soude, eaux purgatives d'Hunyadi-Janos, de Châtel-Guyon, de Carlsbad, de Kissingen, de Marienbad.

*Empêcher le dépôt de nouvelles quantités de graisse*, par un bon régime alimentaire.

Peser le malade chaque semaine, à la même heure, dans le même costume, à la même balance

Commencer le traitement par une *cure de réduction* ; prescrire par jour et pendant 20 jours sans interruption, 1250 gr. de lait et 5 œufs, répartis sur cinq repas (combattre la constipation par les laxatifs et les lavements).

Cette période de 20 jours terminée, permettre une alimentation plus variée, peu de graisses, encore moins de féculents, pas du tout de sucre (Bouchard).

*Aliments permis* . toutes les viandes sont permises, mais il ne faut pas aboutir à la diète carnée, cervelles à l'eau, jambon sans lard, poissons bouillis, œufs, fromages ; insister sur les légumes verts crus ou cuits, et sur les fruits cuits.

Peu de pain et seulement la croûte , peu de sel

Boire peu, éviter les boissons alcooliques et sucrées , peu de café.

*Aliments défendus :* graisses, beurre, huile, farineux, féculents, légumes secs (pois, haricots, fèves, lentilles), châtaignes, riz, pâtes alimentaires, mets sucrés et mets salés, confitures, crèmes.

Pas de liqueurs, pas de sirops, pas de vin doux, de bière, de cidre.

Régime de Dujardin Beaumetz : le malade doit peser tous les aliments et se limiter aux poids suivants :

*Premier déjeuner* à 7 ou 8 heures : 25 gr de pain, 50 gr. de viande froide (jambon sans lard ou autre viande) 200 gr. de thé léger sans sucre.

*Deuxième déjeuner* à midi : 50 gr de pain (pas trop de mie) ; 100 gr. de viande ou de ragoût ou deux œufs ; 100 gr. de légumes verts, salade ; 15 gr. de fromage : fruits cuits à discrétion.

*Dîner à sept heures*. pas de soupe, 50 gr. de pain (croûte), 100 gr. de viande ou de ragoût, 100 gr. de légumes verts, salade , 15 gr. de fromage, fruits à discrétion.

Réduction des boissons ; réduction à leur minimum des féculents , défense absolue de la pâtisserie, des confitures et des aliments sucrés.

Défendre l'alcool, les liqueurs, l'eau-de-vie, la bière.

Permettre le vin blanc léger pris avec modération (1/2 verre de vin) aux deux principaux repas et coupé d'une eau alcaline : Vichy, Vals, Alet.

Permettre un peu de café noir après le déjeuner.

Ou mieux, conseiller au malade de ne pas boire pendant les repas et de prendre seulement deux heures après ceux-ci un verre de vin blanc coupé aux deux tiers d'eau ou une grande tasse de thé léger pas sucré.

Intérieurement, prescrire les *alcalins* (bicarbonate de soude, carbonate neutre de potasse), les *sels de lithine* (carbonate, iodure), l'*iode*, les *iodures alcalins* a doses moyennes.

| | | |
|---|---|---|
| ℞ Iode métallique . | . | 10 cgr. |
| Iodure de potassium | . | 15 gr. |
| Eau | ...... | 300 — |

2 cuillerees a bouche par jour, aux repas

Ou mieux, associer dans la même potion les medicaments ci-dessus mentionnés :

| | |
|---|---|
| ℞ Carbonate de potasse | 1 gr 50 |
| Carbonate de lithine | 2 — |
| Bicarbonate de soude } ãã | 6 — |
| Iodure de potassium } | |
| Eau distillée . ... | 300 — |

2 a 3 cuillerees à bouche par jour (Herzen)

Recourir à la *medication thyroïdienne,* en surveillant attentivement les effets de ce mode de traitement : prescrire les *pastilles comprimees de thyroïdine,* à 20 cgr. , donner, chez les enfants, pendant la premiere semaine, de 1/4 de pastille a 1/2 pastille ; la seconde semaine, 1/2 pastille, et la troisième semaine, 3/4 de pastille a une pastille par jour. Chez l'adulte, donner progressivement de 1/2 pastille a 3 pastilles par jour

Administrer des *purgatifs* répetés (eaux purgatives naturelles, sels de Carlsbad, sulfates neutres).

**En cas de surcharge graisseuse de la glande mammaire** employer la pommade suivante

| | |
|---|---|
| ℞ Iodure de potassium | 3 gr. |
| Iode .. . . .. | 30 cgr. |
| Vaseline . | 30 gr. |
| | (Kisch) |

Pratiquer, tous les soirs, une onction sur les seins et les recouvrir de compresses chaudes imbibées de :

| | |
|---|---|
| ℞ Acetate de plomb . . . .. | 5 gr. |
| Eau distillée . . .... | 100 — |

Appliquer par-dessus une enveloppe de gutta percha (Kisch).

**En cas de surcharge graisseuse de l'abdomen** : frictionner avec .

| | |
|---|---|
| ℞ Iodure de potassium . .. | 10 gr |
| Vinaigre scillitique . | 200 — |
| | (Kisch). |

**En cas de surcharge graisseuse du cœur** : voy. *Degenerescence graisseuse du cœur.*

Cures hydro-minérales : Vichy, Brides, Châtel-Guyon, Marienbad, Carlsbad, Kissingen, Ems

## OBLITÉRATION PERMANENTE DU CANAL CHOLÉDOQUE

Voy. *Ictere chronique, Lithiase biliaire.*

## OCCLUSION INTESTINALE

*(Retention stercorale de cause interne ou viscerale).*

O. AIGUE.

**Si le diagnostic de la nature de l'occlusion a pu être posé et que la lésion est susceptible d'un traitement immédiat** (cancer, masses tuberculeuses, invagination, retrécissements traumatiques ou ulcereux, brides, hernie intra-abdominale, tumeurs des organes génitaux chez la femme) : recourir à la *laparotomie d'emblée*.

**Dans les autres cas, lorsque le diagnostic de la cause est impossible** essayer les *moyens médicaux*.

**Au début et pendant les premières 24 heures**, s'il n'existe pas d'asthénie cardiaque, si le pouls est encore fort et régulier, et s'il n'y a pas de symptômes de stercorémie ou de péritonite, administrer un *purgatif huileux* ou *salin* (30 à 40 gr. d'huile de ricin, 30 gr. de sulfate de soude ou de magnésie).

Pas de drastique violent, tout au plus 15 à 20 gr. d'*eau-de-vie allemande* ou 1 goutte d'*huile de croton dans 25 gr. d'huile de ricin*.

Si le purgatif reste sans effet, et surtout s'il s'agit d'obstruction stercorale, recourir aux *lavements purgatifs*, aux *grands lavements d'eau froide* (entéroclyse, injections forcées de 2 litres chez l'enfant et de 4 à 6 litres chez l'adulte), ou aux *grands lavements d'huile* (1 à 2 litres) pratiqués avec un irrigateur à élévation, en cas de compression de l'extrémité inférieure du gros intestin, faire pénétrer le tube employé au-dessus de l'obstacle.

Essayer avec prudence les *douches gazeuses* par l'anus avec un siphon d'eau de Seltz et une sonde œsophagienne poussée aussi haut que possible.

S'il y a des matières fécales accumulées ou durcies dans le rectum, accessibles au doigt, les extraire avec les doigts ou à l'aide d'une pince ou d'une cuiller.

Placer la *vessie de glace* sur le ventre, ou faire des *pulvérisations d'éther*, pour exciter les contractions de l'intestin.

A l'intérieur, donner de l'*infusion de café noir*, de la *strychnine*, pour stimuler l'intestin et permettre, comme alimentation, quelques cuillerées de *lait glacé*.

Ou encore avoir recours au *lavement électrique* : placer un large électrode sur le bas-ventre et le relier au pôle négatif d'un appareil à courants continus. Introduire ensuite dans le rectum l'électrode Boudet, constitué par une grosse sonde en gomme, dans laquelle est une tige métallique creuse, reliée à une borne, à laquelle il faut fixer le réophore rattaché au pôle positif. Avoir soin de relier la sonde à un irrigateur contenant de l'eau salée, qu'on fait couler doucement dans le rectum pendant toute la durée du passage du courant. Se servir de courants de 20 à 40 milliampères.

L'appareil disposé, pousser la manette du collecteur, lentement, couple par couple, jusqu'à ce que le galvanomètre marque une intensité de 30 milliampères. Laisser alors passer le courant pendant 10 minutes. Au bout de 10 minutes, ramener la manette à 0. Intervertir le courant, puis recommencer la même manœuvre avec les pôles inverses ; ensuite pratiquer quelques interruptions du courant, même des inversions, répétées toutes les cinq secondes pendant quatre minutes ; enfin terminer l'opération en ramenant la manette du collecteur au zéro (Boudet).

En cas d'insuccès, recourir à la *laparotomie d'urgence*.

**Contre la douleur et s'il y a péritonite** : *opium* à haute dose, *injections de morphine* ; dans certains cas, *laparotomie*.

**Contre les vomissements et pour diminuer la pression intra-intestinale**, pratiquer le *lavage de l'estomac* à l'eau naphtolée, 2 à 3 fois par jour, puis faire prendre et garder dans la bouche des petits morceaux de glace et donner du *champagne frappé*.

Si l'alimentation est impossible, pratiquer des injections sous cutanées de *serum artificiel* (300 à 600 cc. par jour)

**Après les premières 24 heures, lorsque tout échoue**, ne pas perdre davantage un temps précieux à ces traitements médicaux et recourir au *traitement chirurgical* (laparotomie, suivie de gastrotomie, entérostomie, résection intestinale, entéro-anastomose, anus contre nature)

Dans les cas graves, avec état général trop mauvais pour que le malade puisse supporter une longue opération (laparotomie) ou dans des conditions matérielles trop défavorables pour exécuter la laparotomie, se résoudre à pratiquer l'*entérostomie*, et lorsque, au bout de quelques jours, le ventre aura repris sa souplesse, essayer de faire un diagnostic et se comporter suivant les circonstances.

Technique de l'entérostomie par la forcipressure : incision parallèle à l'arcade, dans la fosse iliaque droite ou gauche, arrive sur le péritoine, choisir l'anse qu'on veut ouvrir et fixer l'intestin à l'aide de 8 pinces hémostatiques (4 de chaque côté), dont chacune saisit un pli de l'intestin, le péritoine pariétal et une portion des muscles de la paroi Badigeonner ensuite l'intestin et la plaie avec une solution phéniquée à 5 p. 100 ; enfin, faire à l'intestin une petite incision, dont on suture chaque lèvre à la peau (Chaput).

**Pendant la grossesse** : Rechercher la grossesse extra utérine, et lorsqu'elle existe *intervenir chirurgicalement d'emblée*.

Dans les autres cas, *procéder comme à l'état de vacuité* ; lavements électriques, intervention précoce et rapidement exécutée (bouton anastomotique de Murphy, anus contre nature)

**O. CHRONIQUE.**

Recourir aux *grands lavements répétés* et au *lavement électrique* répété à plusieurs reprises.

Si possible, supprimer la cause.

## ODONTALGIE

**Calmer la douleur**, en mettant dans le creux de la dent une petite boulette de coton hydrophyle imbibé de :

℞ Acide phénique cristallisé 1 gr
Chloroforme . . . . . 3 —

℞ Chloral . . . . . } ãã 3 gr
Camphre . }
Chlorhydrate de cocaïne 50 cgr.

℞ Acide phénique . . . . . 1 gr.
Chlorhydrate de cocaïne . 50 cgr.
Glycérine . . . 10 gr.
(Voitoff)

℞ Chlorétone........ 2 gr.
Camphre...... 2 —
Essence de cannelle .. 50 cgr.
Huile de cajeput .... 5 gr.

Administrer l'*antipyrine*, les *calmants* et les *hypnotiques*, surtout en cas d'insomnie.

℞ Chlorhydrate de morphine. 1 cgr.
Antipyrine } āā 1 gr.
Bicarbonate de soude }
Acide tartrique .... 60 cgr.
Lactose ...... 2 gr.

Pour un paquet 2 à 3 dans les 24 heures

S'efforcer de conserver toute dent qui peut encore rendre des services. En pratique, *ne pas trop hésiter à enlever toute dent qui donne des accidents très douloureux et surtout infectieux*, et dont un traitement long et délicat n'assurerait qu'une conservation éphémère (voy. *Ostéo-périostite des maxillaires*).

*Instruments indispensables pour les extractions :*

Un miroir,
Une paire de précelles ;
Une ou deux sondes à caries ;
Une seringue ou poire à eau ;
Un crachoir ;
Un davier à courbure légère pour *incisives, canines et prémolaires supérieures ;*
Un davier à courbure plus accentuée et à mors plus fins pour *racines supérieures ;*
Un davier droit, un davier gauche pour premières et deuxièmes *molaires supérieures.*
(Peuvent être à la rigueur représentés par l'unique davier de Fergusson).
Un davier pour troisièmes *molaires supérieures ;*
Un davier dit à *racines inférieures* qui servira en outre pour les *incisives, canines et prémolaires inférieures ;*
Un davier pour *molaires inférieures ;*
Un davier pour *dents de sagesse inférieures;*
Un « pied de biche », une « langue de carpe » et un « élévateur droit » à manche métallique ;
Une vis pour racines ;
Une lampe à alcool ;
Ouate hydrophile préparée en petits tampons gros comme une noisette ;
Un verre rempli d'une solution antiseptique tiède (eau 1 litre, formol XXX gouttes).

Technique de l'extraction dentaire. *Malade* assis, en excellente lumière, *dans* un siège qui l'emboîte bien, avec un dossier légèrement renversé en arrière. En cas de nécessité une simple chaise peut suffire. Pour la mâchoire *inférieure*, torse et tête bien droits, la dernière soutenue et enserrée au besoin par le bras gauche du médecin.

Pour la mâchoire *supérieure*, torse et tête plus ou moins renversés en arrière, tête et épaules bien appuyées sur le dossier du siège. Si on se sert d'une simple chaise, un aide solide sera souvent utile pour maintenir en arrière la tête du patient à l'aide de ses deux paumes de mains appliquées selon une ligne auriculo-occipitale.

*Médecin* debout à droite du sujet, le plus souvent, et lui faisant face. Attitudes diverses selon la dent à extraire. Derrière lui, à portée de sa main, mais lui laissant un suffisant espace d'évolution, une table portant le nécessaire. Crachoir à gauche du patient, sur une chaise, hors de la projection de ses bras et jambes.

Débarrasser le malade des mentionnières, ouate, etc., dont il peut être garni. S'assurer par l'inspection de la dent qu'il faut extraire. Puis enlever complètement le tartre qui peut recouvrir la dent, nettoyer soigneusement la gencive, la débarrasser de son enduit muqueux avec un tampon d'ouate imprégné d'un mélange à parties égales d'alcool et d'eau, ou mieux de savon liquide de Terrier. Laver largement la région avec la solution antiseptique, puis confier au patient un verre rempli du même liquide et lui faire prendre des bains de bouche durant le temps qu'on prépare les instruments nécessaires.

Ne jamais se borner à l'instrument type indispensable, quelque facile que semble l'opération. Toujours avoir à portée de la main le davier à racines correspondant et les élévateurs.

Pratiquer, s'il y a lieu, l'anesthésie locale. Bien fixer la tête du sujet, lui faire ouvrir largement la bouche, écarter avec le pouce et l'index gauches, lèvre, joue et langue. De la main droite le davier aura été saisi : il sera placé entr'ouvert sur la main ouverte, faisant une diagonale partant de l'éminence hypothénar et se dirigeant vers le milieu de la face palmaire de l'index, le pouce venant se placer entre les deux branches de l'instrument dont il modérera la pression. Faire tiédir légèrement sur la flamme à alcool les mors du davier, puis les placer sur la dent pour en effectuer la prise correcte. Ne pas permettre au patient de toucher à l'instrument ni aux mains de l'opérateur et suspendre toute manœuvre jusqu'à ce qu'il ait retiré sa main. On ne doit jamais lutter avec l'opéré.

*Premier temps.* — Les mors du davier doivent saisir la *racine* de la dent le *plus haut possible*, et, dans tous les cas, au moins à 3 mm. au-dessous du bord gingival.

*Deuxième temps.* — Tout en maintenant fermement dans les mors du davier la dent qui ne doit ni s'en échapper, ni s'y écraser, exercer *lentement et progressivement* une pression tendant à déplacer la dent *en dehors et en bas*, pour les dents supérieures, en *dehors et en haut*, pour les dents inférieures. Pour les dents uniradiculaires, ce mouvement se complètera de mouvements secondaires, *beaucoup moins accentués* tendant à reporter la dent en dedans et à lui imprimer de *tout petits* mouvements de rotation sur son axe. Ne jamais tenter ce dernier mouvement sur les prémolaires supérieures, ni sur les molaires.

*Troisième temps.* — Sortir la dent de son alvéole sans provoquer de lésions de voisinage et en exagérant au besoin le mouvement de torsion pour détacher complètement la gencive du collet de la dent.

Laisser d'abord le patient vider sa bouche du sang qui la remplit, sans lui permettre de tout éclabousser. Faire immédiatement ensuite deux ou trois *lavages intra-alvéolaires* avec la seringue remplie de liquide antiseptique chaud Vérifier s'il y a eu fracture du bord alvéolaire et enlever, s'il en existe, les esquilles mobiles. Faire irriguer largement la bouche avec la solution antiseptique. Ne laisser le sang couler que quelques instants ; l'hémostase doit être assurée avant le depart du patient et non pas confiée aux soins de la nature. Pour l'effectuer, pratiquer *lentement* des lavages *intra-alveolaires tres chauds* (50° à 60°). Quand l'écoulement a déja notablement diminué, terminer par des bains aussi chauds que le malade effectue lui-même en conservant le liquide quelques instants sur la plaie et en le laissant ensuite couler lentement hors de la bouche. Quelques minutes suffisent généralement pour la formation du caillot.

Le patient devra s'abstenir de sucer sa plaie alveolaire, d'y introduire sa langue, et surtout ses doigts, de cracher a tout instant. Il devra prendre des bains de bouche antiseptiques toutes les heures le jour de l'opération, et trois fois par jour au moins jusqu'a fermeture et cicatrisation de la plaie alvéolaire (huit a quinze jours) (Mahé).

Traiter la periostite et l'arthrite alvéolo-dentaire.

**Si l'odontalgie n'est pas d'origine dentaire** : voy. *Névralgies.*

## ŒDÈMES

**Œ. DIFFUS ET GÉNÉRALISÉ.**

Voy. *Anasarque, Asystolie, Cachexies, Diabete, Nephrites.*

**Œ. DU COL UTÉRIN** (pendant la grossesse).

Eviter la marche et les fatigues.

Conseiller le *repos prolonge ;* appliquer sur le col un ou deux gros *tampons* de ouate hydrophile saupoudrés de salol pulvérisé.

Administrer des *purgatifs legers.*

Surveiller le travail.

**Œ. DES CONVALESCENTS** (pieds et malléoles).

Alimentation tonique et reconstituante. Séjour à la campagne ; repos relatif.

Toniques : quinquina, fer, noix vomique, arrhénal.

**Œ. ESSENTIEL DES PAUPIÈRES**

Pratiquer des injections interstitielles de solution de *chlorure de zinc* à 1 p. 20 ; injecter III gouttes chaque fois, tous les 8 jours (Deschamps).

**Œ. DE LA GLOTTE.**

Administrer un *purgatif drastique,* recourir aux *revulsifs* appliqués au-dessous du cou (compresses chaudes, sinapismes, vésicatoires, pointes de feu, pédiluves sinapisés) ou au-devant du larynx.

Ordonner des *émissions sanguines locales* (ventouses scarifiees, sangsues au nombre de 10 a 12 a la region sous-hyoidienne).

Pratiquer des *scarifications* de la muqueuse œdematiée avec l'aide du miroir, puis faire des *pulverisations calmantes* ou *astringentes :*

℞ Eau de laurier-cerise .... 20 cc.
Acide borique ... ... 2 gr.
Eau distillee .. .. 100 cc

℞ Alun .. . . . } ãã 5 gr
Tanin . . .. .. }
Extrait de ratanhia . . 10 —
Eau . . .. .. 500 —

Prescrire en même temps la potion suivante :

℞ Alcoolature de racines d'aconit . . . . . . . . . 2 gr.
Sirop de bourgeons de sapin . . . } ãã 100 —
— diacode.. .. . }
Par cuillerées à soupe (Gouguenheim).

Dans les cas graves, contre l'asphyxie imminente, attirer énergiquement la langue hors de la bouche et recourir d'emblee au *tubage* ou a la *tracheotomie.*

Apres l'attaque, rechercher et traiter la néphrite chronique, si elle existe.

Chez les syphilitiques, ordonner un traitement spécifique antisyphilitique.

**Œ. HYSTÉRIQUE.**

Traitement général de l'hystérie.

Employer les *antispasmodiques,* les *moderateurs reflexes,* l'*hydrotherapie* et la *suggestion hypnotique.*

**Œ. PARTIELS, LOCALISÉS.**

Rechercher et traiter la néphrite chronique, la goutte, le diabete, la chlorose.

**Œ. PULMONAIRE** (œdeme de stase).

Prévenir l'apparition de l'œdème chez les malades prédisposés, *en les premunissant contre le refroidissement brusque.*

*Surveiller l'alimentation,* qu'il y ait ou non de l'albumine dans les urines.

Agir, une fois l'œdème survenu, énergiquement et sans retard. Quelle que soit la cause de l'œdeme, produire une large decompression veineuse, diminuer la tension dans les cavités droites, favoriser la circulation pulmonaire, faciliter la contraction des cavites gauches, enfin, soustraire a la circulation une certaine quantite de substances toxiques, a l'aide d'une *saignee generale* de 200 a 300 gr., puis couvrir la poitrine de *ventouses seches* et, au besoin, en appliquer sur le tronc et sur les membres.

Administrer les *stimulants diffusibles* (boissons alcooliques, champagne, sels d'ammoniaque), et prescrire la *cafeine* en injections hypodermiques :

℞ Cafeine . . . . .. 2 gr. 50
Benzoate de soude. . . 3 —
Eau distillee... . .... 6 —
Injecter 3 a 4 seringues dans les 24 heures.

Ou mieux, pratiquer des injections d'*huile camphree :*

℞ Camphre . .. ... 10 gr.
Huile d'olive sterilisee . . . 40 —
Injecter 3 a 4 seringues de Pravaz par jour (Huchard)

Dans quelques cas, donner l'*ergot de seigle* à titre de medicament vaso-constricteur :

℞ Poudre de seigle ergote. 4 gr.
Liqueur d'Hoffmann . .. 6 —
Julep gommeux . . . . 120 —
1 cuilleree de demi heure en demi-heure, puis d'heure en heure (Renaut)

Maintenir la diurèse à un taux

élevé, au moyen du *régime lacté exclusif* et de la *théobromine* à la dose de 1gr.50 à 3 gr. par jour.

Pratiquer de la *révulsion* sur les troncs nerveux et le plexus cardiaque.

Éviter la morphine et l'atropine, ne pas appliquer de vésicatoire (Huchard, Teissier).

**En cas de bronchite diffuse:** prescrire :

℞ Ipeca . . . . . 1 gr 50
Pour 2 paquets, à prendre à 10 minutes d'intervalle

**Contre l'état parétique des bronches**, recourir à la *strychnine :*

℞ Sulfate neutre de strychnine 5 cgr.
Eau distillée . . . . 10 gr.
Injecter une seringue (adultes).

Ne jamais pratiquer la *trachéotomie* ou l'*aspiration*.

**S'il existe de l'albuminurie et de l'insuffisance rénale :** recourir à la *saignée générale*, aux *ventouses scarifiées*, aux *diurétiques* (théobromine, digitale en potion, caféine par voie hypodermique) et aux *purgatifs drastiques*.

℞ Eau-de-vie allemande } āā 15 gr.
Sirop de nerprun . . }
A prendre en une fois

Voy. *Néphrites.*

**En cas d'œdème subaigu par asthénie cardiaque :** donner la *digitale* ou la *digitaline* (voy. *Asystolie, Insuffisance mitrale*).

La digitale est contre-indiquée s'il existe un **rétrécissement mitral serré ;** dans ce cas, combattre la congestion pulmonaire par les *ventouses sèches* et les *cataplasmes sinapisés.*

**Après la crise :** rechercher et traiter la maladie primordiale (artériosclérose généralisée, aortite, cardiopathie artérielle, myocardite, angine de poitrine, néphrite interstitielle).

**Œ. DES NOUVEAU-NÉS.**

Activer la circulation par des *frictions d'alcool camphré.*

Réchauffer l'enfant avec des *flanelles chaudes* par l'*enveloppement ouaté* et l'application de *boules chaudes*, ou par le séjour dans la *couveuse* de 28° à 37°.

Donner à l'enfant quelques gouttes d'*eau-de vie* dans une cuillerée de lait toutes les heures, prescrire la *caféine* et, au besoin, recourir aux injections d'*éther* et aux *inhalations d'oxygène.*

Donner aussi des *bains sinapisés* et masser l'enfant avec de la teinture d'arnica.

Placer l'enfant dans de bonnes conditions hygiéniques et lui donner une *bonne nourrice*, dans le cas où l'enfant est trop faible pour prendre le sein, le *gaver* à l'aide de la sonde (voy. *Faiblesse congénitale*).

Rechercher l'hérédo-syphilis, et, si elle existe, prescrire les *bains de sublimé* ou les *frictions mercurielles* quotidiennes.

**Œ. DE LA VULVE.**

**En cas d'albuminurie**, voy. *Anasarque, Néphrites.*

**S'il n'existe pas d'albuminurie :** repos relatif, *grands bains.*

**Pendant l'accouchement,** si l'œdème devient gênant, pratiquer des *mouchetures* en observant une asepsie rigoureuse.

**Après l'accouchement** . compression à l'aide de ouate et d'un bandage en T; *repos absolu*

## ŒSOPHAGISME

**En cas d'anévrysme de l'aorte** . voy. ce paragraphe.

Ne pas pratiquer de cathetérisme.

**Chez les névropathes**

Administrer les *antispasmodiques :* valerianate d'ammoniaque, bromure de camphre, bromures alcalins (3 à 5 gr.), belladone, narcyl

Recourir à l'*hydrotherapie* . douches froides, drap mouillé.

Pratiquer des *catheterismes* repetes avec des olives de plus en plus grosses; enduire les olives du catheter avec :

℞ Chlorhydrate de cocaine.. 20 cgr
Eau de laurier-cerise } ãã 10 gr
Glycerine.. }

Si le spasme est persistant recourir aux *lavements antispasmodiques* d'asa fœtida et de castoreum, à l'*alimentation au moyen de la sonde œsophagienne* (Bouveret).

## ŒSOPHAGITE

Voy. *Empoisonnements* . traitement general et symptomatique

## OLIGURIE DES CARDIAQUES

(par congestion passive)

Voy. *Asystolie, Insuffisances et Retrecissements valvulaires.*

## OMPHALORRAGIE DES NOUVEAU-NÉS

Voy. *Hemorragie ombilicale.*

## ONANISME

Voy. *Masturbation*

## OOPHORITE

Voy. *Ovarite.*

## OPHTALMIES

**O. DES NOUVEAU-NES.**

Voy. *Conjonctivite purulente.*

**O. SYMPTOMATIQUE.**

*Enucleation* de l'œil affecté le premier et excision d'une partie du nerf optique

**Si cet œil n'est pas amaurotique et si le second est déjà fortement atteint**, recourir au traitement symptomatique : séjour dans l'*obscurité*, *repos absolu*, *diurétiques*, *diaphorétiques*, *narcotiques*, *atropine*, *compresses glacées* ou *cataplasmes chauds*, selon l'état de l'œil Essayer aussi le *traitement mercuriel* (Landolt et Gygax).

## OPHTALMOPLÉGIES

*Rechercher et traiter la cause.* syphilis, tumeur, hystérie, diabete, tabes.

*Sudorifiques; electricite.*

**Contre la diplopie :** *verres prismatiques*, si les images sont assez rapprochées pour être fusionnées par ce moyen; si la distance est trop grande pour la fusion par des prismes, ordonner un *verre depoli.*

**En cas d'échec des traitements médicaux :** rendre au malade, par un *avancement musculaire* puissant combiné a la tenotomie de l'antagoniste, la vision binoculaire dans une partie au moins du champ de fixation.

## ORCHITES

**O. AIGUE** (blennorragique, infectieuse).

*Repos au lit* dans le décubitus dorsal, les bourses relevées contre le pubis a l'aide d'un coussinet sous-scrotal. *Purgation* dès le début, diete légère ; boissons abondantes.

*Cataplasmes,compresses* trempées dans l'eau additionnée d'extrait de Saturne.

Onctions avec l'*onguent napolitain belladone*, le *baume tranquille* ou les *pommades calmantes :*

| ℞ Extrait de belladone . . | ãã 4 gr |
|---|---|
| — de cigue. . . . | |
| — de jusquiame . . | |
| Axonge . . . . . . . . . | 30 — |

Ordonner aussi une *solution alcoolique de gaiacol*, en badigeonnages, ou bien :

| ℞ Salicylate de methyle. . . | 5 gr. |
|---|---|
| Vaseline . . . . . . . . . . | 30 — |

Faire une onction, recouvrir de taffetas cire et de coton, maintenir le tout par un suspensoir (Brousse).

Interrompre pendant quelques jours le traitement local de la blennorragie : injections urétrales et grands lavages des deux uretres.

INTÉRIEUREMENT, donner les *analgesiques* et les *antithermiques :* antipyrine, acétopyrine, exalgine, pyramidon, salicylate de soude (4 à 6 gr ), quinine a dose massive (1 gr. 50, en 2 ou 3 fois).

Dans les cas légers ou dans les cas graves, après que les symptômes aigus ont disparu (apres 8 a 10 jours), employer la *compression :* appliquer le testicule malade contre la cuisse et le comprimer avec une bande de toile serrée uniformément. Préférer la bande élastique, très modérément serrée, ou mieux faire porter un *suspensoir de Jullien* ou celui d'*Horand-Lan-*

*glebert,* et plus tard encore recourir au *massage* méthodique de l'épididyme et du cordon.

**En cas d'inflammation intense :** application continue de *glace* (avec prudence), ou mieux de *sangsues* le long du cordon (4 à 5).

**En cas d'épanchement volumineux** pratiquer la *ponction* ou mieux l'incision du sac vaginal.

**En cas d'abcès :** *incision* en employant le thermocautere, lorsque l'abces est profond.

**En cas d'insuffisance testiculaire, de signes de féminisme** (atrophie du testicule), recourir a l'*opotherapie testiculaire :* capsules orchitiques de Vigier, à 20 cgr, 3 à 6 par jour.

**O. SYPHILITIQUE.**

**S'il s'agit d'une syphilis jeune**. administrer l'*iodure de potassium,* a la dose de 2 à 6 gr. par jour progressivement. et prescrire le *mercure* interieurement ou en frictions, ou en injections

**S'il s'agit d'une vieille vérole:** l'*iodure* seul suffit le donner a la dose de 6, 8 et 10 gr.

**En cas de gomme suppurée et de fistules,** prescrire aussi l'*iodure* à haute dose et pratiquer des injections huileuses de *biiodure de mercure* à la dose de 6 à 12 mgr. pendant 20 jours consecutifs.

**Contre le fongus :** *excision, abrasion, cauterisations* des masses exuberantes, mais seulement dans les cas rebelles a l'iodure (Reclus).

**O. TUBERCULEUSE.**

*Traitement general* de la phtisie.

Cure aux *eaux chlorurees sodiques*. Salies-de Bearn

**Si l'épididyme seul est atteint:** *repos, antiphlogistiques, ouvrir* les abces, *cauteriser* les fistules.

Recourir aux injections d'*ether iodoforme* à 10 p 100 (quelques gouttes), et aux injections de *napthol camphre* en plein foyer caséeux, ou à celles de *chlorure de zinc* a 1 p. 20, au pourtour du noyau.

Selon les cas, *raclage* à la curette tranchante, ou *enlever* l'epididyme malade, en respectant le testicule

**Si le testicule est pris,** que les foyers tuberculeux et que les abces se succedent, pratiquer la *castration* (Reclus).

## OREILLONS

*Repos au lit. Purgation. Antisepsie buccale.*

Envelopper les parties malades de *coton,* faire mettre des *cataplasmes laudanises.*

Faire des onctions avec le *baume tranquille,* avec une *pommade belladonee* ou *gaiacolee* a 1 p. 20.

| ℞ | | |
|---|---|---|
| Ichtyol | } | ãã 5 gr. |
| Onguent napolitain | } | |
| Lanoline | | 10 — |
| Extrait de belladone | | 2 — |

Pour onctions 1 par jour, par dessus enveloppement ouate (Heizen)

Essayer le *traitement par l'hyperemie* a l'aide de la bande élastique appliquée au cou pendant 2 heures par jour.

**En cas de fortes douleurs, d'agitation, d'insomnie** : donner les *calmants* et les *hypnotiques* (chloral, uréthane).

℞ Hydrate de chloral. .... 50 cgr.
Lait tiède . ... 100 gr
Pour 1 lavement (enfants)

Faire prendre des *bains tièdes* à 30° ou 34°.

**Contre la fièvre** : prescrire les *antithermiques*, de préférence la *quinine* : adultes, 1 gr. 50 par jour ; enfants 30 à 60 cgr., en cachets, en suppositoires, ou dans du café noir sucré.

Chez les enfants, employer aussi l'*euquinine*

**Contre l'hyperthermie avec délire, ataxie, adynamie** recourir à la *balnéation froide* chez l'adulte (20° à 25°), à la *balnéation tiède* chez les enfants (25 à 30°).

Prescrire :

℞ Teinture de musc } ãã X gouttes
— de valériane }
Bromure de potassium 1 gr
Sirop de menthe .. .. 40 —
Eau distillée . . 80 —
Par cuillerées, d'heure en heure (enfants de 3 à 6 ans).

**Si la face est très congestionnée** : *purgatif, bains de pieds sinapisés.*

**Après la période aiguë** : prescrire une *pommade résolutive*

℞ Iode métallique. . 10 cgr.
Iodure de potassium . 1 gr
Vaseline ... } ãã 10 —
Lanoline. }
Pratiquer 2 onctions par jour.

Ou bien :

℞ Ichtyol .. . . } ãã 3 gr.
Iodure de plomb . . }
Chlorhydrate d'ammoniaque 2 —
Axonge . .. . 30 —
Pratiquer 3 onctions par jour (Tronchet)

**En cas de suppuration** : *incision*, parallèle aux filets du nerf facial.

## ORGELET

*Cataplasmes ; compresses boriquées chaudes* jusqu'à la période de maturité, puis *incision* avec la pointe d'une lancette

Appliquer pendant quelques jours sur le bord des paupières la pommade suivante

℞ Précipité jaune 10 cgr.
Vaseline .. . 20 gr
En onctions, matin et soir

**Dans les cas d'orgelet à répétition** : rechercher la cause ; prescrire les *arsenicaux*, la *levure de bière*.

Voy. *Furonculose.*

## OSTÉOMALACIE

Améliorer la nutrition générale ; faciliter les fonctions digestives.

*Alimentation riche en phosphates et en sels minéraux* facilement assimilables : œufs, céréales, lait, viandes, cervelles

Prescrire le *fer*, le *phosphore*, le *quinquina*, les *phosphates*, l'*huile de foie de morue*

℞ Phosphore . . . 15 cgr
Huile de foie de morue . 100 gr

Faire prendre à doses progressives, de façon à arriver graduellement à la dose journalière de 5 mgr. de phosphore par jour (Steinberg)

Ou bien, commencer par faire prendre à la malade 1 cuillerée à café par jour d'une solution de 6 cgr. de phosphore dans 100 gr. d'huile de foie de morue, soit 2 mgr de phosphore, plus tard porter la dose de phosphore à 8 cgr et même 10 cgr. pour 100 gr d'huile, en faisant prendre 4 mgr. de phosphore (Latzko).

Ordonner aussi

℞ Carbonate de fer .
— de chaux
Phosphate de chaux .
Sucre en poudre .
} ãã 15 gr

1 cuillerée à café dans du lait (Fehling)

Continuer le traitement pendant 2 à 3 mois.

**Si ces moyens échouent** pratiquer la *castration ovarienne*

**Si la femme est grosse depuis peu de temps et si la maladie a une marche progressive** . recourir à l'*avortement provoqué*.

Chercher toutefois à éviter l'avortement provoqué, et pratiquer l'*accouchement prématuré*, même en cas de bassin normal, si les souffrances de la femme sont très intenses.

**Chez les ostéomalaciques à bassin rétréci** : pratiquer la *section césarienne* ou mieux l'*opération de Porro*.

Voy *Pelvivicíations, Présentations*

## OSTÉOPATHIES

Voy. *Arthrites, Croissance, Fièvre typhoïde, Ostéomalacie, Rhumatisme chronique.*

## OSTÉO-PÉRIOSTITE DES MAXILLAIRES

FLUXION ŒDÉMATEUSE SIMPLE.

**En cas de dent cariée ou de chicot** *avulsion* en pleine périostite (voy *Odontalgie*).

**En cas de dent obturée** . *enlever le plombage*, laisser communiquer librement l'intérieur des canaux avec l'extérieur ; *antiseptiser la pulpe dentaire*, ou bien *enlever la dent*.

**Si on veut garder la dent,** chercher à obtenir la résolution par des *scarifications* de la gencive, par l'application de *sangsues* dans le sillon gingivo-labial.

Administrer un *purgatif*, faire prendre des *bains de pieds sinapisés*.

Prescrire les *calmants* et les *narcotiques*.

℞ Antipyrine
Sulfonal .
} ãã 50 à 75 cgr.

Pour 1 cachet 2 par jour (Herzen)

Ordonner des *bains de bouche* avec une solution chloralée à 1 p. 100 chaude, en alternant avec de la décoction de guimauve et de pavot boriquée chaude.

Faire appliquer dans le vestibule de la bouche au niveau de la dent malade, après le bain de bouche et en les renouvelant toutes les demi-heures, des *tampons* d'ouate hydrophile imbibes de decoction de pavot boriquee très chaude.

**FLUXION PHLEGMONEUSE.**

*Avulsion* de la dent causale, *incision* large de l'abcès, suivies de *lavages antiseptiques* de la bouche (voy *Antisepsie buccale)*.

**En cas de nécrose** : pratiquer la *sequestrotomie,* le *curage* de l'os, suivis de tamponnement a la gaze iodoformée.

## OTALGIE

**O. ESSENTIELLE.**

*Traitement des névralgies* (quinine, antipyrine, pyramidon, exalgine, lactophénine, salipyrine, bromure de potassium ou de camphre, aconitine).

Voy. *Nevralgies.*

Faire prendre le soir, au moment du coucher, le cachet suivant

| ℞ Trional | 1 gr. |
|---|---|
| Narcyl | 5 cgr. |

(Herzen).

**O. CONSÉCUTIVE A UNE AFFECTION DE L'OREILLE MOYENNE.**

*Bains chauds* du conduit auditif et du pavillon (décoction de guimauve boriquée additionnée de laudanum).

Instiller dans l'oreille, ou placer dans le conduit auditif un petit tampon de ouate imbibe du melange suivant :

| ℞ Baume tranquille | 8 gr. |
|---|---|
| Methylal | 2 — |

Ou bien employer la pommade suivante, qu'on appliquera a l'aide d'un petit tampon de coton hydrophile :

| ℞ Extrait de belladone | 10 cgr |
|---|---|
| Chlorhydrate de cocaine | 50 — |
| Vaseline | 20 gr. |

Voy. *Otite aigue.*

Rechercher et combattre les affections du pharynx et du nez.

## OTITES

**O. EXTERNE ECZÉMATEUSE, IMPÉTIGINEUSE.**

Traiter le lymphatisme, la scrofule, l'anémie, l'arthritisme.

**Pendant la vésiculation et le suintement** : appliquer des *poudres absorbantes.*

| ℞ Oxyde de zinc | ãa 10 gr. |
|---|---|
| Sous-nitrate de bismuth | |
| Poudre d'amidon | ãa 20 — |
| Talc | |

(Herzen).

Ne pas pratiquer de lavages du pavillon et ne pas recourir aux applications humides.

**Quand les croûtes sont formées** faire appliquer des *cataplasmes de fecule froids* ou mieux un *corps gras* (vaseline, huile d'olive). Conseiller les *bains d'amidon* avec modération.

**Pendant la desquamation** : employer les *pommades*

| ℞ Oxyde de zinc | 2 gr. |
|---|---|
| Vaseline | 20 — |

Pratiquer des *lavages et des*

*instillations astringents* : sulfate de cuivre à 1 p. 20, alun à 1 p. 10.

Si la guérison tarde, employer les *topiques* suivants : calomel à 1 p. 20, oxyde jaune de mercure à 1 p. 20, ichtyol à 1 p. 10, goudron à 1 p. 10, huile de cade à 1 p. 10.

**En cas d'eczéma sec** : badigeonner le conduit et l'oreille externe avec un pinceau de coton, chaque fois renouvelé, et imbibé de l'un des deux mélanges suivants :

| | | |
|---|---|---|
| ℞ | Goudron de hêtre | 2 gr. |
| | Huile d'amandes | 20 — |

| | | |
|---|---|---|
| ℞ | Thigenol | 4 gr. |
| | Vaseline | 20 — |

| | | |
|---|---|---|
| ℞ | Menthol | 1 gr. |
| | Huile d'amandes | 40 — |

**En cas d'eczéma chronique**: combattre la scrofule et l'arthritisme (voy *Arthritisme, Eczema scrofuleux, Scrofule*).

| | | |
|---|---|---|
| ℞ | Cinabre | 20 cgr. |
| | Soufre | 4 gr |
| | Vaseline | 20 — |

Donner l'*huile de foie de morue*, l'*arsenic*, le *cacodylate de soude*.

**En cas d'impétigo du conduit auditif** : prescrire des *irrigations* de sublimé à 1 p. 2000 (voy. *Impetigo*).

**En cas de furoncle du conduit auditif** : verser tout au début, dans le conduit, un peu d'*alcool camphre*

Aseptiser le conduit, en y introduisant des tampons imbibés d'*eau oxygenee* ou de

| | | |
|---|---|---|
| ℞ | Acide phenique cristallise | 1 gr. |
| | Alcool | 5 — |
| | Glycerine<br>Eau distillee | ãã 15 — |

(Herzen).

O. EXTERNE INFLAMMATOIRE.

*Fomentations chaudes*, *lavages antiseptiques* (sublimé à 1 p. 1000), *incision* précoce.

O. EXTERNE SOUS-PÉRIOSTIQUE.

**Au début** : *antiphlogistiques* et *calmants*.

**Quand la tuméfaction mastoïdienne est manifeste** : *inciser* profondément : faire une incision de 4 cm. à 1 cm. en arrière du sillon auriculo-mastoïdien, pour éviter l'artère auriculaire, pénétrer jusqu'à l'os (Tillaux).

Voy. *Abcès mastoïdien*.

O. MOYENNE CATARRHALE.

Eviter le froid, les climats humides, pas de séjour au bord de la mer

TRAITEMENT GÉNÉRAL du lymphatisme, de l'arthritisme (huile de foie de morue, arsenic).

*Purgation* répétée chaque mois.

Donner l'*iodure de potassium* (50 cgr. à 1 gr.)

Cure aux *eaux thermales* de Royat, du Mont-Dore, de Luchon.

LOCALEMENT pratiquer régulièrement, matin et soir, la *toilette de la muqueuse nasale et pharyngee* avec la simple solution physiologique.

Recourir à la *discission*, à l'*ignipuncture* ou à l'*amputation* des amygdales hypertrophiées. Commencer par l'*ablation* radicale de l'amygdale pharyngee, si elle est hypertrophiée.

Recourir à l'aération de la caisse au moyen des *douches d'air* par le procedé de Politzer ou mieux encore, avec la sonde, qui permet de localiser le traitement à l'oreille malade *cathetèrisme* de la trompe d'Eustache.

**Au moment des poussées aiguës** : administrer les *sudorifiques.*

℞ Nitrate de pilocarpine . 10 cgr
Eau stérilisée .. ... 10 gr

Pour injections sous-cutanees, chez l'adulte, injecter une seringue a la fois, chez les enfants, une demi-seringue de Pravaz, pendant 2 à 4 jours.

**O. MOYENNE AIGUE.**

*Purgation, antipyrétiques et analgesiques* (antipyrine, exalgine, pyramidon, phénacétine), au besoin, *hypnotiques* (voy. *Otalgie).*

*Antiphlogistiques, sangsues* à l'apophyse mastoïde.

Instituer l'antisepsie de la cavité bucco-pharyngienne, a l'aide de *gargarismes antiseptiques*, assurer l'asepsie relative du nez, en faisant renifler plusieurs fois par jour de la vaseline boriquee et cocainee, ou mieux en injectant dans le nez de l'*huile d'olive sterilisee, mentholee*, a 10 p. 100, ou en prescrivant, chez l'adulte, de frequentes *inhalations nasales d'eau mentholee.*

Recommander au malade de *se moucher alternativement* par l'une et par l'autre narine.

Ordonner des *bains d'oreille chauds*, répetés toutes les 1 a 2 heures.

℞ Acide borique. . 4 gr.
Laudanum de Sydenham. 10 —
Eau . .... .. 100 —

Chauffer une cuilleree a bouche de ce melange et le verser dans l'oreille

Dans l'intervalle des bains, faire appliquer des *cataplasmes chauds laudanisés* et pratiquer des *instillations calmantes* de baume tranquille ou de l'un des mélanges suivants :

℞ Baume tranquille . . 8 gr
Methylal ..... ..... 2 —

℞ Teinture de belladone
.... XL a L gouttes
Huile sterilisee .. . 20 gr.

Verser quelques gouttes dans le conduit auditif et laisser baigner quelques minutes (Lubet-Barbon).

Faire de préférence des instillations de *glycérine phéniquee* a 1 p. 20 et jusqu'a 1 p. 10 (laisser baigner 5 a 10 minutes).

℞ Acide phenique 50 cgr
Chlorhydrate de cocaine 50 —
Glycerine ....... 10 gr

Ne pas faire de douches d'air dans le nez

**En cas de douleurs vives, persistantes et croissantes, de fièvre élevée et continue, de surdité récente et très accusée et de manifestations encéphaliques avec épanchement purulent dans la caisse:** pratiquer l'*incision* ou la *paracentese du tympan* (myringotomie), après avoir nettoyé le conduit auditif avec une solution de sublime a 1 p 1000 et versé une solution de cocaine a 1 p. 5 dans le conduit, pendant 10 minutes; ou bien, etaler sur le tympan, pendant 3 à 4 minutes, une plaquette de coton bien imbibee du mélange suivant :

℞ Acide phenique neigeux }
Menthol .... } ãã 2 gr.
Chlorhydrate de cocaine, }

(Bonain)

Inciser dans la région subombilicale du tympan ; dans le quadrant antérieur ou postéro-inférieur. Placer une petite mèche de gaze iodoformée ; pratiquer des lavages antiseptiques, deux à trois fois par jour, si la suppuration est intense.

**En cas d'otite moyenne aiguë suppurée, perforée spontanément** : pratiquer, suivant l'abondance de la suppuration, soit des *pansements secs* à la gaze aseptique après insufflations d'acide borique, soit des *injections* d'eau tiède bouillie contenant par demi-litre une grande cuillerée d'alcool saturé d'acide borique ou une cuillerée à café de bicarbonate de soude ou d'acide borique en poudre.

Faire ces injections lentement, pour ne pas produire de traumatisme au niveau du tympan, mais avec assez de force pour enlever les produits de sécrétion. Répéter les injections 2 à 3 fois par jour, selon l'intensité de la phlegmasie et l'abondance de la suppuration ; enfin tenir le conduit auditif constamment à l'abri de l'air par l'introduction d'un tampon de ouate ou de gaze aseptique dans son intérieur (Moure).

**En cas de perforation spontanée**, lorsque celle-ci est trop petite pour suffire à l'écoulement purulent et que le malade continue à souffrir (insuffisance de la perforation) agrandir l'orifice tympanique, pratiquer la *paracentèse* du tympan.

**En cas d'abcès sous périosté** : pratiquer la *trépanation* (de nécessité) *de l'apophyse mastoïde*

**Si l'apophyse mastoïde est douloureuse, qu'il y ait ou non élévation de température, si les douleurs sont exagérées par la pression** (sur la pointe de cet os ou au niveau de l'antre mastoïdien) ; **s'il y a empâtement rétro-auriculaire ou rétro-mastoïdien ; si le pus sort par décharges successives, abondantes et précédées de douleurs, et surtout s'il y a des phénomènes généraux graves ou des phénomènes cérébraux** : *intervenir chirurgicalement* en pratiquant la trépanation de l'apophyse mastoïdienne (antrotomie), sans attendre l'apparition du gonflement extérieur (voy. *Abcès mastoïdien*)

**En cas de septico-pyémie otitique** : voy. *Septicémie otique*.

**O. MOYENNE CHRONIQUE (Otorrhée).**

MÉDICATION ANTISEPTIQUE : *irrigations* et *lavages* quotidiens avec une solution antiseptique faible (eau boriquée à 4 p. 100, eau phéniquée à 1 p. 100, sublimé à 1 p. 2000, lysol à 1/2 p. 100, résorcine à 2 p 100).

Après chaque irrigation, bien nettoyer et sécher entièrement le conduit auditif ; puis introduire une mèche de gaze iodoformée ou salolée jusque dans l'oreille moyenne. Changer ce pansement, d'abord 2 fois par jour, puis tous les jours ou tous les deux jours En cas de pus épais : se servir pour le ramollir, de la solution suivante:

| ℞ Lysol | 1 gr. |
|---|---|
| Iodure de potassium | 2 — |
| Eau distillée | 100 — |

Pour instillations

En cas de sécrétion fetide, employer une solution de *menthoxol* à 50 p. 100, l'*eau oxygenee*.

| | | |
|---|---|---|
| ℞ Thigenol | | 5 gr |
| Eau oxygenee a 6 vol | | 20 — |
| Alcool | | 10 — |

Pour instillations.

Médication modificatrice : *instillations* de solutions de sulfate de zinc à 1 p. 50, ou de solutions concentrées de nitrate d'argent, progressivement de 1 p. 50 a 1 p. 10.

| | |
|---|---|
| ℞ Sulfate d'alumine.. } | ãã 1 gr. |
| Chloral... } | |
| Eau distillee. | 20 — |

Pour instillations : V gouttes tous les matins

*Cauterisations* au crayon de nitrate d'argent, ou avec une perle de ce sel fondue au bout d'une tige métallique Cocaïniser toujours la muqueuse, avant de pratiquer une cauterisation.

Si les instillations sont insuffisantes, donner des *bains modificateurs*. remplir le conduit auditif avec une solution de nitrate d'argent, pendant 5 à 10 minutes. Enduire de vaseline tout le conduit, le pavillon et la peau avoisinante (Lermoyez).

Ou encore verser dans l'oreille cocaïnisée de l'*alcool à 95° chauffe* (Coetoux) ou additionné de *tanin* :

| | |
|---|---|
| ℞ Tanin | 10 a 25 gr |
| Alcool pur | 100 — |

*Insufflations* de poudres antiseptiques (acide borique pulverise, iodoforme, salol, xéroforme) ou astringentes :

| | |
|---|---|
| ℞ Nitrate d'argent } | ãã 5 gr. |
| Talc } | |
| Lycopode } | |

Cautériser les granulations avec l'*acide trichloracetique pur*, ou a l'aide du *galvanocautere*

En cas d'obstruction de la trompe, la rendre permeable a l'aide d'*insufflations* (douches d'air) *selon la methode de Politzer* ou par le cathétérisme avec la sonde de Itard.

**Forme tuberculeuse**

Instillations d'*acide lactique* a 20 et 50 p. 100 ou d'*ether iodoforme*.

**Quand les médications précédentes sont restées insuffisantes**, quand le stylet fait constater des **lésions osseuses**, des points denudes, des **séquestres**; quand il existe un **cholestéatome** ou des **complications du côté des cellules mastoidiennes** : *intervenir chirurgicalement* (Schwartze, Zaufel, Luc).

**O. SÈCHE (sclérose de l'oreille moyenne).**

Recourir aux traitements suivants, employés les uns apres les autres . *douches d'air*, repétées matin et soir, *catheterismes*, pratiques quotidiennement pendant des mois; emploi de *topiques*, introduits par la sonde dans la trompe et jusque dans la caisse (iodure de potassium a 5 p. 100, bicarbonate de soude a 2 p. 100, sulfate de zinc a 1 p. 100, chloroforme, alcool, teinture d'iode, iodure d'ethyle, *massage* du tympan avec le masseur de Delstanche *electricite* (courants constants); *interventions chirurgicales*, utiles dans les cas d'adhérences du tympan ou dans ceux où les accidents sont dus a son épaississement : faire une perforation assez grande pour permettre le passage des ondes sonores; choisir, pour la faire, les points qui sont adhérents ou dans lesquels on trouve une plicature de la membrane ou une cicatrice.

Recourir aussi, s'il est necessaire, a la ténotomie du muscle du marteau, à l'ablation du marteau, etc.

Enfin conseiller les *cornets acoustiques* (Lubet-Barbon).

**Contre les bourdonnements** : injecter dans la caisse de la *vaseline liquide* (Delstanche), ou quelques gouttes d'une *solution bouillie et filtree de cocaine* a 1/20 (Lubet-Barbon).

## OTOMYCOSE

Enlever les fausses membranes aspergillaires et faire de très fréquentes irrigations tièdes avec une solution d'*hypochlorite de soude* a 2 p 1000, immédiatement suivies d'instillations a l'*alcool salicylique* à 1 p. 1000 (Bar).

| ℞ Acide salicylique | 50 cgr. |
|---|---|
| Alcool | 25 gr |

Employer aussi le *lysol*, l'*eau oxygenee* a 6 vol., la *formaline:*

| ℞ Lysol | 1 gr. |
|---|---|
| Alcool | 20 — |

Pour instillations

**Dans les cas rebelles**, toucher le conduit auditif avec une solution de *nitrate d'argent* a 1 p. 10, ou avec la *teinture d'iode* (Bar).

## OTORRHÉE

Voy. *Otite moyenne chronique.*

## OVARITES

**O. AIGUE.**

Voy. *Abces pelviens, Pelvi-peritonite, Salpingite aigue*

Traiter la blennorragie de l'urètre, du vagin et de l'uterus lorsqu'elle existe.

**O. CHRONIQUE.**

Prescrire les *toniques :* fer, arsenic, cacodylate de fer ou de soude, quinquina, noix vomique, kola, coca.

Recommander l'*hydrotherapie.*

Conseiller le *repos prolonge* au lit (six semaines à six mois).

Défendre les fatigues de tout genre, les veillées, les rapports sexuels.

Combattre la constipation (laxatifs, lavements) et l'anorexie.

Appliquer des *revulsifs* sur l'hypogastre . vésicatoires volants, pointes de feu toutes les semaines.

Ou bien conseiller l'application du *demi-maillot* ou *compresses de Priessnitz,* allant de l'ombilic a mi-hauteur des cuisses ; on recouvre de flanelle et de toile caoutchoutée.

Pratiquer des *onctions résolutives* sur l'hypogastre :

| | | |
|---|---|---|
| ℞ Iodure de potassium .. | | 5 gr |
| Ichtyol. . . . . | | 15 — |
| Lanoline. . | } ãã | 25 — |
| Vaseline. . . . . | | |

Instituer l'*antisepsie vagino-utérine* (voy. *Blennorragie chez la femme*, *Métrites*, *Vaginites*), et introduire tous les soirs dans le vagin soit un ovule médicamenteux à la glycérine, soit un tampon de coton hydrophile imbibé de *glycérine salolée* ou *ichtyolée* à 10 p. 100.

Cures thermales pendant l'été aux eaux de *Salins*, de *Salies-de-Béarn*, de *Luxeuil* de *Kreuznach*.

Sinon, faire prendre à l'automne et au printemps, *30 bains tièdes* de 10 minutes, additionnés de 5 à 10 kgr. de *sel marin* et *d'une bouteille ou deux d'eaux-mères de Salies-de-Béarn* ou d'*un rouleau de Salins du Midi*.

**En cas d'adhérences** recourir au *massage bimanuel*, s'il n'existe plus de douleurs, répété trois fois la semaine. Si les adhérences sont très tenaces, anesthésier le malade et dégager les organes

**En cas de symptômes d'insuffisance ovarienne** (bouffées de chaleur, règles désordonnées, caractère irritable, amaigrissement, diminution de la mémoire, cauchemars, asthénie neuro-musculaire), prescrire l'*ovarine* en cachets de 20 cgr., à la dose de 40 cgr. par jour, pendant des mois.

**Si l'ovaire est gros, scléro-kystique et prolabé dans le Douglas** : pratiquer l'*ovariotomie*, après insuccès du traitement médical par l'ovarine.

## OXALURIE

Voy. *Gravelle oxalurique.*

## OXYURES

Intérieurement, administrer la *santonine* (5 cgr. chez les enfants au-dessous de 2 ans ; jusqu'à 10 et 20 cgr. chez les enfants plus âgés), le *calomel*, la *fleur de soufre* (voy. *Ascarides*).

| | |
|---|---|
| ℞ Fleur de soufre | 50 cgr |
| Miel . . . . . . . | 20 gr. |

A prendre une fois le matin à jeun (West)

| | | |
|---|---|---|
| ℞ Follicules de séné . | } ãã | 12 gr |
| Feuilles et fleurs de tanaisie . . . . | | |
| Eau Q S p obtenir, après 15 minutes d'ébullition une décoction de . . | | 80 — |
| Ajouter | | |
| Sulfate de magnésie . | | 2 à 3 — |
| Sirop de manne . | | 20 — |

Faire prendre en une fois la moitié de cette potion, puis le lendemain l'autre moitié (Monti).

Localement : faire prendre des *lavements d'eau et glycérine neutre* à parties égales ou des *lavements d'eau salée* à 10 p. 100, d'*eau vinaigrée* au 1/2 ou au 1/3, d'*eau savonneuse*, ou bien :

| | |
|---|---|
| ℞ Éther sulfurique.. . | XX gouttes |
| Glycérine . . | 30 gr |
| Eau. . . .. . . . | 150 — |

| | |
|---|---|
| ℞ Asa fœtida. .. . . . | 3 gr |
| Jaune d'œuf .. . | N° I |
| Eau. ... ... .. | 150 gr |

| | |
|---|---|
| ℞ Sulfure de potasse . | 40 cgr. |
| Eau . . . . | 150 gr |

℞ Naphtaline . . 1 à 3 gr.
Huile d'olive. . . . . 40 à 80 —

Faire prendre ces lavements à l'enfant, après qu'il aura été à la selle, et les lui faire garder le plus longtemps possible

Continuer le traitement pendant une ou deux semaines, terminer par un *purgatif* (15 gr. de sulfate de soude).

Se servir aussi des *suppositoires* suivants :

℞ Onguent napolitain . 5 à 10 cgr.
Beurre de cacao . . . Q S.

Introduire, tous les matins, dans l'anus, un de ces suppositoires (Barthez et Sanné)

**S'il existe de la rectite** administrer des lavements au *nitrate d'argent* :

℞ Nitrate d'argent . . . . 50 cgr.
Eau distillée . . . 120 gr

Pour un lavement, répété 3 jours de suite.

## OZÈNE

Voy. *Rhinite atrophique*.

Pratiquer des *irrigations nasales antiseptiques répétées* (2 à 4 injections par jour, de 1 litre chacune, prises avec un siphon de Weber ou une seringue anglaise).

Préférer la *solution saturée d'acide borique, additionnée de 25 cgr. de naphtol, par litre*, ou une solution de *formaline*.

Après les lavages, quand le nez est redevenu sec, faire dans les fosses nasales des *pulvérisations d'huile de vaseline* :

℞ Huile de vaseline . . . 30 gr.
Essence de géranium rosat . . X gouttes

Pour pulvérisations avec le pulvérisateur de Richardson à boule de caoutchouc (Ruault).

Aider les croûtes à se détacher, par des injections de *sérum antidiphtérique* (Della Vedova).

En outre, tous les jours ou tous les 2 ou 3 jours, appliquer le *topique* suivant.

℞ Naphtol sulforiciné à 10 p. 100 20 gr.

Pour badigeonnages (Ruault).

Ou bien, après les lavages, badigeonner plusieurs fois par jour avec.

℞ Naphtol β . . . . . 1 gr.
Camphre . . . . . 2 —
Huile de vaseline. . . . 1000 —

Prescrire ce topique à une dose plus ou moins forte, suivant la tolérance du malade (Ruault).

Modifier la pituitaire avec des badigeonnages à la *teinture d'iode* (8 à 10 badigeonnages à quelques jours d'intervalle), ou des attouchements à la *glycérine iodée* (glycérine 20 gr., teinture d'iode 10 gr.), ou à la *solution de Van Swieten*.

**O. SYPHILITIQUE.**

Traitement antisyphilitique : *iodure de potassium* (3 à 6 gr. et injections huileuses ou aqueuses de *biiodure de mercure* à la dose de 8 à 12 mgr. par jour, pendant 20 jours consécutifs.

Pratiquer des irrigations des fosses nasales avec des *solutions faibles de sublimé* et employer les *pommades au calomel* ou au *précipité blanc* à 1 p 20.

Prescrire :

℞ Calomel à la vapeur . . } ãã 4 gr.
Précipité rouge . }
Acide borique finement pulvérisé . . . 15 —
Poudre à priser (Trousseau).

℞ Calomel . . . . . 50 cgr.
Biborate de soude pulvérisé 5 gr.
Poudre à priser

## PACHYMÉNINGITE CERVICALE

*Traitement général* reconstituant et tonique, antituberculeux ou antisyphilitique, suivant le cas.

*Localement*, recourir aux *émissions sanguines*, aux *révulsifs*.

Donner le *calomel ;* pratiquer des injections de *morphine*, contre les douleurs.

Combattre les paralysies et l'atrophie musculaire au moyen de l'*électrothérapie*.

## PALPITATIONS

**P. CHEZ LES ANÉMIQUES.**

*Traitement hygiénique, diététique médicamenteux* de la chlorose ou de l'anémie.

Donner les préparations ferrugineuses aux malades à fonctionnement gastrique normal, ne pas les administrer chez les chlorotiques ou anémiques atteints de troubles dyspeptiques plus ou moins accusés : soigner chez ceux-ci d'abord la maladie stomacale, sans se préoccuper de l'état plus ou moins chlorotique ou anémique du sujet.

Voy. *Chlorose :* en cas de gastralgie.

**P. CHEZ LES ARTÉRIOSCLÉREUX.**

*Traitement hygiénique* et *diététique* de l'artériosclérose.

Prescrire le *régime lacté*.

Au besoin, administrer le *sulfate de sparteine*, à la dose de 10 cgr. par jour.

Voy. *Artériosclérose*.

**P. CHEZ LES CARDIAQUES.**

Rechercher et combattre les troubles gastro-intestinaux, la lithiase biliaire, etc.

Repas réguliers et peu copieux, au besoin, *régime lacté*.

Combattre la constipation, défendre l'usage du tabac.

Donner la *digitale*, s'il y a compensation troublée, ataxie cardiaque avec battements violents ou désordonnés, mais la supprimer à la période d'hypersystolie.

Voy. *Insuffisances* et *Rétrécissements valvulaires, Myocardite chronique, Péricardites*.

**P. DE CROISSANCE.**

*Repos* moral et physique ; supprimer l'usage de l'alcool, du thé, du café ; favoriser les digestions gastriques et l'évacuation intestinale.

Combattre l'anémie, la scrofule et le nervosisme, prescrire dans ce but l'*iodure de fer*, le *cacodylate de soude* ou *de fer*, le *phosphate de chaux*, les *glycérophosphates*, le *bromure d'or*.

℞ Bromure d'or. . . . . 5 cgr.
Eau distillée . . . . . 250 gr.

1 cuillerée à soupe aux repas (C. Paul).

Combattre aussi les troubles de la menstruation chez les jeunes filles, et la masturbation chez les garçons.

Rechercher les affections de la cavité nasale et du pharynx, et, lorsqu'elles existent, les *traiter chirurgicalement* (rhinite hypertrophique : destruction de la muqueuse par le galvanocautère, turbinotomie, végétations adénoïdes : ablation).

Eviter l'usage de la digitale et de la caféine ; essayer la *convallaria*, à la dose de 40 à 60 cgr. par jour.

Voy. *Hypertrophie du cœur de croissance*.

## P. CHEZ LES DYSPEPTIQUES.

*Traiter la dyspepsie* (dyspepsie atonique, dyspepsie flatulente, dilatation d'estomac, constipation chronique, etc.).

Insister, avant tout autre traitement, sur le *régime lacté*.

Combattre la constipation (laxatifs, lavements), pratiquer, au besoin, le *lavage de l'estomac* et des *irrigations intestinales*.

Défendre l'usage du tabac, de l'alcool, du vin pur, du thé et du café.

Recommander que le *repas du soir soit toujours léger et uniquement végétal* (Huchard).

Interdire le pain ou tout au moins ne permettre de manger que la croûte ou du *pain grillé* ; diminuer dans une forte proportion la quantité des liquides absorbés.

Ne jamais prescrire la digitale ou les médicaments cardiaques.

**Au début de l'accès** : faire au malade une friction sur la région précordiale avec la pommade suivante :

| | | |
|---|---|---|
| ℞ | Vératrine | 15 cgr. |
| | Extrait thébaïque... | 75 — |
| | Essence de térébenthine | 2 — |
| | — de menthe poivrée . . . . | XII gouttes |
| | Axonge benzoïnée . . | 30 gr. |

Puis recouvrir la région frictionnée d'une couche de ouate (Botkine).

Faire prendre à l'intérieur une *perle d'éther*.

Donner, comme calmant, le *valérianate d'ammoniaque* ou la potion suivante :

| | | |
|---|---|---|
| ℞ | Bromure de potassium . | 6 gr. |
| | Eau de laurier cerise. . . . | 10 — |
| | Sirop d'éther. . . . . . . . . | 30 — |
| | Hydrolat de valériane . . . | 110 — |

1 cuillerée à soupe toutes les 2 heures (A. Robin).

**En cas de dyspnée intense** : inhalations d'*oxygène* (faire respirer lentement 5 à 10 litres, puis recommencer si l'accès revient), ou bien inhalations d'*éther*, d'*iodure d'éthyle*.

**En cas de crises syncopales** : inhalations de *nitrite d'amyle* ; administrer en même temps une potion à la *caféine*.

## P. CHEZ LES NEURASTHÉNIQUES.

*Traitement général* de la neurasthénie ; administrer les modificateurs de la nutrition générale.

Recourir aux *antispasmodiques* : bromures, valériane, valérianates, camphre, jusquiame, musc, castoréum, aconit.

| | | |
|---|---|---|
| ℞ | Camphre monobromé . . . . . | 10 cgr. |
| | Valérianate de zinc . . | 5 — |
| | Extrait de jusquiame. . | 2 — |

Pour 1 pilule : 6 par jour (Herzen).

℞ Teinture de veratrum viride 10 cgr.
Eau distillée . . .. 60 gr.
Sirop d'écorces d'oranges amères . .... .. 40 —

3 cuillerées à soupe par jour (Bernheim)

Ordonner une *cure de repos*.

Prescrire la *digitale*, seulement dans les cas où le pouls est fréquent et faible, et surtout dans ceux où il existe de l'arythmie.

℞ Feuilles de digitale 60 à 80 cgr.
Faire infuser dans :
Eau bouillante... . . 130 gr.
Filtrer et ajouter
Sirop de fleurs d'oranger 25 —

Par cuillerées à bouche.

Ou bien, donner les cachets suivants :

℞ Chlorhydrate de quinine } āā 15 cgr.
Citrate de caféine . .. }

Pour 1 cachet : 3 par jour avec 3 heures d'intervalle.

**En cas d'angoisse cardiaque**, prescrire :

℞ Extrait de valériane . 2 à 3 gr
Teinture éthérée de castoreum . ... } āā 1 —
Liqueur d'Hoffmann }
Hydrolat de tilleul 120 —
Sirop de codéine . . 25 —

Par cuillerées à bouche, dans la journée (Herzen).

Dans tous les cas, conseiller d'éviter le bord de la mer, les hautes altitudes, les bains de rivière, de vapeur, l'hydrothérapie froide.

Ordonner les *bains tièdes* de 28° à 30°, de 5 minutes de durée, suivis de frictions et de promenade.

Recourir aux *courants continus* : pôle positif au niveau des points douloureux.

Conseiller les applications, sur la région précordiale, de *compresses imbibées d'eau froide* ou du *sac de glace;* pratiquer des *pulvérisations d'éther* ou de *chlorure de méthyle*, surtout en cas de douleur, de points hyperesthésiés.

#### P. DANS LES NÉVROSES.

**En cas de chorée** prescrire les *bromures* et l'*antipyrine*.

**En cas d'hystérie** : recourir à la *médication calmante*.

**En cas de neurasthénie** : voy. *P chez les neurasthéniques*.

**En cas de goître exophtalmique** : donner l'*antipyrine*, les *bromures*, l'*aconit*, et le *veratrum viride*, sous forme de teinture, à la dose de X à XX gouttes par jour, progressivement, en 4 fois (G. Sée).

#### P. CHEZ LES PHTISIQUES.

Voy. *Phtisie avec pouls rapide*.

#### P. RÉFLEXES.

Instituer un traitement approprié au cas (vers intestinaux, troubles de la menstruation, déviations utérines, affections du nasopharynx, etc.).

## PALUDISME

Voy. *Fièvres intermittentes*.

## PANARIS

#### P. SUPERFICIEL.

Bains antiseptiques locaux, *excision* aux ciseaux de l'épiderme soulevé. Pansement antiseptique, tous les jours.

**P. SOUS-CUTANE.**

Au début : *cataplasmes, bains locaux chauds* et *prolongés* ou bien *traitement par l'hyperémie* à l'aide de la bande élastique ou de la ventouse spéciale.

*Incision*, dès le troisième ou quatrième jour, après anesthésie locale. Faire suivre l'incision d'un bain antiseptique prolongé. Pansements antiseptiques.

**P. NERVEUX.**

*Enveloppement* des doigts après avoir mis un *liniment au laudanum et au chloroforme.*

Applications irritantes sur la région cervicale et le trajet des nerfs (teinture d'iode, pointes de feu, vésicatoires).

A l'intérieur : *valérianate d'ammoniaque* et *quinine.*

Rechercher la syringomyélie et la lèpre.

## PARALYSIES

Voy *Monoplégies, Névrites, Paraplégie.*

**P. AGITANTE (maladie de Parkinson).**

Eviter les fatigues physiques et intellectuelles, repos moral, pas d'émotions.

Défendre le café, le thé, le tabac.

*Purgations fréquentes* (tous les 15 jours, sauf pendant les mois très chauds).

*Pointes de feu* le long de la colonne vertébrale (2 à 3 fois par mois).

Administrer l'*arsenic* en injections sous-cutanées (Charcot et Eulenburg).

Ordonner l'*hyoscyamine amorphe* sous forme de pilules de 1 mgr., ou la *duboisine*, en granules de 1/2 mgr., à la dose de 2 à 6 par jour, progressivement, pendant 10 jours chaque mois.

| ℞ Chlorhydrate d'hyoscine . | 1 cgr |
| --- | --- |
| Eau distillée . . . . | 10 cc. |

Injecter 1 seringue de Pravaz dans les 24 heures

| ℞ Hyoscyamine amorphe . | 5 cgr |
| --- | --- |
| Excipient. . . . | Q S |

Pour 50 pilules 2 à 5 par jour, pendant 10 jours chaque mois

Essayer la *vératrine*

| ℞ Vératrine. . . . | 5 cgr. |
| --- | --- |
| Excipient . . | Q S |

Pour 50 pilules : 4 à 10 par jour

Prescrire le *chanvre indien* associé à l'*opium* (Gowers).

Recourir à l'*électricité statique* ou aux *courants galvaniques* et à la cure du *fauteuil trépidant.*

Conseiller le *massage* méthodique quotidien de tous les muscles du corps.

Ne pas donner la strychnine et l'ergot de seigle (Charcot).

Employer aussi le *borate de soude* (Grasset), après avoir administré l'un des médicaments précédents.

| ℞ Borate de soude . . | 50 cgr. |
| --- | --- |

Pour 1 cachet 2 par jour ; augmenter tous les 5 jours de 1 jusqu'à 4, 5 et 6 cachets par jour, suivant la tolérance (Grasset)

Ne pas laisser vivre les malades dans l'oubli et dans la retraite ; les entourer au contraire de soins assidus, les entretenir des événements du jour, s'intéresser à eux, les plaindre. Tout cela est pour eux non seulement un soulagement, mais un besoin.

Faire travailler passivement leurs membres et leur esprit, car ils ne sont pas des ramollis (Brissaud).

**Contre les attaques apoplectiformes** : appliquer des *sangsues* aux apophyses mastoïdes, des *ventouses scarifiées* à la nuque et le long du rachis.

Faire mettre la *vessie de glace* sur la tête et administrer un *purgatif drastique* (calomel et jalap, eau-de-vie allemande).

CURES THERMALES : Bagneres-de-Bigorre, Lamalou, Neris ou Ragatz.

**P. ALCOOLIQUE.**

Voy. *Nevrites.*

**P. ASCENDANTE AIGUE.**

Voy. *Meningite cerebro-spinale, Myelites.*

**P. CÉRÉBRALE.**

Voy. *Aphasie, Hemiplegie, Monoplegies.*

**P. DIPHTÉRIQUE.**

Voy *Nevrites.*

Intervenir au moyen de la *serotherapie* : injections repétées de serum de Roux, à la dose de 10 à 20 cc., pratiquées à 24 heures d'intervalle.

Ordonner les *toniques*, surtout la *strychnine*.

**P. FACIALE.**

**Chez un syphilitique** : *traitement specifique mixte* énergique.

**Chez les scrofuleux** : *traitement general de la scrofule* (huile de foie de morue iodée).

Dans les autres cas (paralysie *a frigore*), administrer alternativement la *strychnine* et l'*arsenic* associé à l'*iodure de sodium* :

| | | |
|---|---|---|
| ℞ Sulfate de strychnine | . . | 1 mgr |

Pour 1 pilule : 2 à 5 par jour, pendant 10 à 15 jours

| | | |
|---|---|---|
| ℞ Arséniate de soude | . . | 10 cgr. |
| Iodure de sodium | . . | 10 gr |
| Eau distillée. . | ..... | 300 cc |

2 cuillerées par jour, aux repas, pendant 15 à 20 jours

ELECTROTHÉRAPIE : Quand la contractilite faradique est conservee : *faradisation*.

Si elle est tres affaiblie : *courants continus* ou *faradisation*.

Si elle a disparu : *courants continus*.

Seances quotidiennes de 5 à 10 minutes.

Pratiquer aussi des *frictions* avec

| | | |
|---|---|---|
| ℞ Huile de camomille... | .. | 30 gr. |
| Alcool camphre . . . . . | | 10 — |
| Terebenthine . . . . . | | 5 — |

Cure thermale à *Lamalou*.

*Traitement chirurgical* : anastomose spino-faciale (Faure).

**P. GÉNÉRALE PROGRESSIVE.**

Défendre le travail physique et intellectuel, pas de preoccupations ; *repos à la campagne* ; pas d'émotions. Eviter les sorties au soleil.

Ni alcool, ni tabac, ni coït.

Regime lacté associé à l'alimentation ordinaire.

Si le malade presente de l'agitation, ou s'il a des impulsions dangereuses, l'*interner* dans un asile.

Instituer, chez tout paralytique général, une période régulière de traitement *spécifique mixte* (Charcot, Fournier), et dans les cas à marche rapide, chez les syphilitiques, recourir à la *mercurialisation à hautes doses* (injections de calomel à 10 cgr., tous les 5 jours, biiodure de mercure à la dose de 2 cgr. par jour, pendant 20 à 30 jours, ou de benzoate de mercure à celle de 3 à 4 cgr. par jour, pendant 25 jours).

Prescrire ensuite un traitement composé de l'emploi alternatif de l'*iodure de potassium*, pendant 15 jours, à la dose de 2 à 3 gr par jour (ne pas donner l'iodure à trop haute dose), suivi de l'administration de *composés arsenicaux*, pendant 15 autres jours (4 à 8 mgr. d'arseniate de soude par jour). Dans tous les cas, pratiquer la *révulsion* sous toutes ses formes : pointes de feu, badigeonnages iodés à la nuque, etc., et donner des *purgatifs légers* souvent répétés, particulièrement ceux à base d'*aloès* et, deux fois par an, au printemps et à l'automne, faire prendre 25 bouteilles d'*eau de Balaruc* : une tous les matins, par demi-verre, de demi-heure en demi-heure.

**En cas de poussée aiguë** : administrer un *purgatif* (60 cgr. à 1 gr. de calomel), appliquer des *sinapismes* aux membres inférieurs et des *sangsues* (2 à 4) aux apophyses mastoïdes.

Si la poussée aiguë persiste, donner en outre le *bromhydrate de quinine* à la dose de 60 à 80 cgr. par jour, en cachets de 15 à 20 cgr. chacun, et la *teinture de digitale* à faibles doses (XII gouttes par jour en 3 fois).

**Contre le délire congestif** : recourir aux injections sous-cutanées d'*ergotine*.

**Contre l'agitation** : administrer les *bromures* ou l'*hydrate d'amylène* ; prescrire les *bains tièdes* à 27° ou 28°, prolongés pendant deux et trois heures, en ayant soin d'entretenir sur la tête un léger filet d'eau froide.

Recourir à l'*alitement permanent* et pratiquer des injections d'*apomorphine* à la dose de 3 à 8 mgr. (Rabow) ou d'*hyoscine*.

Voy *Agitation*

**P. HYSTÉRIQUE.**

Voy. *Hystérie*.

**P INFANTILE AIGUE** (*poliomyélite antérieure aiguë*).

**Au début** : recourir aux *révulsifs* : pointes de feu, ventouses sèches sur la colonne vertébrale, vésicatoires en lanière sur les gouttières vertébrales.

Administrer un *purgatif léger*.

Pratiquer des injections hypodermiques d'*ergotine*

| ℞ | | |
|---|---|---|
| | Ergotine . . . . . . | 1 gr. 50 |
| | Eau distillée bouillie . | 10 — |

Injecter 2 à 3 seringues de Pravaz par jour, pendant plusieurs jours de suite

Donner la *teinture de ciguë et d'aconit* en potion.

| ℞ | | |
|---|---|---|
| | Teinture de ciguë<br>— d'aconit . | ãã V gouttes |
| | Eau de laurier-cerise. | 5 gr |
| | Sirop de fleurs d'oranger . . . . .<br>Eau distillée . . | ãã 40 — |

Par cuillerée à café, de 2 en 2 heures (J. Simon)

Ordonner en même temps le

*chlorhydrate de quinine* a dose assez élevée : 30 à 50 cgr. par jour, en deux fois.

*Envelopper d'ouate* les membres paralysés.

**Après la période aiguë** (seconde période) : pratiquer des *frictions chaudes* et *stimulantes*.

℞ Baume de Fioravanti .... 100 gr.
Alcoolat de lavande . ... 50 —
Teinture de noix vomique . 20 —
Pour frictions

℞ Vin rouge du Midi. . 100 gr
Teinture de gentiane } āā 25 —
— de romarin }
Ammoniaque .... 10 —
Teinture de cantharides X gouttes
Pour frictions (J Simon)

Recourir, dès que la période de régression commence, mais pas avant, à l'*électrothérapie* : courants continus de faible intensité (5 à 10 milliampères) ; pôle positif sur la colonne vertébrale, pôle négatif sur le membre paralysé, séances quotidiennes de 5 à 10 minutes.

Ne pas surmener les membres paralysés par l'électrisation, les frictions et le massage et s'occuper davantage de l'état général.

Ordonner les *bains sulfureux*, les *bains salés*, les *frictions stimulantes générales*.

A l'intérieur, donner la *noix vomique*, la *strychnine*, les *glycérophosphates*, le *cacodylate de soude* ou *de fer*.

℞ Teinture de noix vomique 10 gr
1 goutte 5 fois par jour, dans un peu de lait, pendant 8 jours consécutifs Suspendre pendant une semaine et recommencer (Comby)

Prescrire le *sulfate de strychnine* aux doses suivantes :

De 6 à 15 mois. . . 1/5 à 1 mgr.
De 15 mois à 3 ans . 1 à 1 1/2 mgr.
De 5 ans à 10 ans .. 1 à 2 mgr
Par jour

℞ Sulfate de strychnine.... 1 cgr.
Sirop de sucre . ..... 100 cc.
1 cuillerée à café = 1/2 mgr de strychnine, de 2 à 4 cuillerées à café par jour

Chez les enfants plus âgés :

℞ Sulfate de strychnine.. 1 à 2 cgr.
Phosphate de soude . 5 gr.
Eau distillée. ... . ... 100 —
1 à 3 cuillerées à café par jour, selon l'âge des enfants (6 à 10 ans) (Legendre)

**A la troisième période** *(poliomyélite chronique)* : insister sur l'*électrisation* (courants interrompus et continus), pendant plusieurs mois de suite. Employer de préférence les courants à intermittences éloignées.

Ordonner le *massage* et les *bains salés*.

Prescrire une *alimentation fortifiante*, faire prendre l'*huile de foie de morue*, le *phosphate de chaux*, les *glycérophosphates*, le *cacodylate de soude*.

Voy. *Atrophies musculaires myélopathiques*.

Faire des frictions avec le *liniment de Rosen* :

℞ Alcoolat de genièvre . . 90 gr.
Essence de girofles. .. } āā 5 —
Huile de muscade .. }

Recourir à la *chirurgie* et aux *appareils orthopédiques*, pour corriger les déformations.

Pratiquer des manœuvres de *gymnastique* avec des appareils spéciaux.

**En cas de pied-bot paralytique** : faire porter des *bottines* *à tuteurs,* pour prévenir les déviations ; mais une fois celles-ci établies, pratiquer, selon le cas, des *ténotomies,* le *redressement forcé,* l'*opération de Phelps,* la *tarsotomie postérieure* et l'*arthrodèse tibio-tarsienne,* pour corriger la déformation.

Dans certains cas (pieds bots ballants), avoir recours aux *greffes tendineuses.*

Evoyer les enfants à la *mer,* à *Salies-de-Béarn, Salins, Balaruc, Bourbonne, Bourbon-l'Archambault, Saint-Amand, Dax, Aix, Luchon.*

**P. LABIO-GLOSSO PHARYNGÉE.**

*Traitement général* tonique et reconstituant

Recourir à l'*électrothérapie :* galvanisation, appliquer les deux électrodes au niveau des apophyses mastoïdes ; séances de 2 à 3 minutes avec interversion du courant.

**En cas de salivation exagérée :** prescrire l'*atropine.*

**Contre la dyspnée** (paralysie des abducteurs des cordes vocales) pratiquer la *trachéotomie*

**A la dernière période :** administrer les *narcotiques* et alimenter les malades avec la *sonde.*

**P. OCULAIRES.**

Voy. *Ophtalmoplégies.*

**P. PSEUDO-HYPERTROPHIQUE.**

*Courants faradiques* et *continus* dès le début.

*Massage, douches chaudes* et *sulfureuses, Bains salés.*

Donner l'*arsenic,* l'*huile de foie de morue,* le *quinquina.*

Cure thermale à *Aix-les-Bains.*

**P. RADIALE.**

Voy. *P. saturnine.*

**P. RADICULAIRES.**

**En cas de paralysie radiculaire obstétricale :**

*Frictions stimulantes* (baume opodeldoch, eau-de-vie camphrée).

*Bains salés, massage.*

*Electrothérapie* (courants interrompus et continus) : si on emploie les courants continus, appliquer le pôle positif au-dessus du point d'Erb (tubercule carotidien) et le négatif sur les muscles paralysés. Intensité du courant 10 à 20 milliampères

Voy. *Névrites radiculaires.*

**P. SATURNINE.**

A l'intérieur : *iodure de potassium.*

*Bains sulfureux, Electricité :* courants continus.

Voy. *Névrites, Saturnisme chronique.*

**P. SPINALES.**

Voy. *Atrophies musculaires, Myélites, Paralysie infantile, Paraplégie.*

**P. DU TRIJUMEAU.**

Voy. *Ophtalmoplégies.*

**P. URÉMIQUE.**

Traitement de l'urémie, puis de la néphrite.

**P. DU VOILE DU PALAIS.**

Voy. *Névrite aiguë* et *Paralysie diphtérique, Paralysie labio glosso-pharyngée.*

# PARAMÉTRITES

**P. AIGUE.**

*Repos absolu* au lit, dans le décubitus dorsal.

Faire mettre la *vessie de glace* en permanence sur le bas-ventre, apres avoir appliqué 8 a 12 *ventouses scarifiees* sur l'hypogastre ou 6 à 10 *sangsues* au périnée.

Ordonner des *laxatifs legers* et des *lavements emollients.*

Contre la fievre, donner les *antithermiques :* quinine et phénacétine.

Prescrire une *alimentation liquide :* lait, bouillon, eau vineuse, limonade.

Une fois les symptômes aigus du debut calmes, faire des *onctions calmantes* sur l'hypogastre, ou appliquer des *cataplasmes chauds laudanises.*

Employer aussi la pommade suivante :

| ℞ | | |
|---|---|---|
| Ichtyol | | 4 gr. |
| Extrait de belladone | | 2 — |
| Lanoline | ãã | 15 — |
| Vaseline | | |

(Lorain)

Au besoin, ordonner l'*opium* en pilules, ou prescrire des *lavements laudanises.*

| ℞ | |
|---|---|
| Extrait thebaique | 1 cgr |
| Excipient | Q S |

Pour 1 pilule : 5 a 8 par jour.

Traiter l'endométrite causale par les *injections intra-uterines,* pratiquées deux fois par jour avec des solutions tiedes d'acide phenique a 1 p. 100, ou de sublime à 1 p. 3000 ou 1 p. 4000, ou encore avec des solutions iodo-iodurees.

Voy. *Endometrite aiguë, Fievre puerperale.*

**S'il se forme un abcès** : pratiquer, suivant les cas, l'*incision* par le vagin, par la paroi abdominale, par la voie perinéale, pelvienne ou sacrée.

Voy. *Abces pelviens, Cellulite pelvienne, Pelviperitonite.*

**P. CHRONIQUE.**

*Traiter l'etat géneral :* fer, arsenic, cacodylate de soude ou de fer, huile de foie de morue, glycerophosphates, kola

Activer la resorption des résidus inflammatoires a l'aide des *revulsifs* appliqués sur l'hypogastre (pointes de feu, badigeonnages de teinture d'iode, vésicatoires volants), d'*applications chaudes,* d'*enveloppements humides permanents* (compresses de Priessnitz), de *bains chauds* et d'*onctions abdominales resolutives* avec :

| ℞ | | |
|---|---|---|
| Ichtyol | | 4 gr. |
| Iodure de potassium | | 6 — |
| Extrait de belladone | | 2 — |
| Lanoline | ãã | 15 — |
| Vaseline | | |

(Lorain).

Faire prendre des *lavements emollients* et donner les *laxatifs doux* (cascara sagrada)

Appliquer, en outre, tous les jours, sur le col un *tampon* de glycerine ichtyolee à 10 p. 100, ou de :

| ℞ | |
|---|---|
| Teinture d'iode | 5 gr. |
| Iodure de potassium | 10 — |
| Glycerine | 100 — |

| | | |
|---|---|---|
| ℞ Ichtyol | } | āā 15 gr. |
| Iodure de potassium | } | |
| Extrait de jusquiame | | 3 à 4 — |
| Glycerine | | 120 — |

(Herzen).

Réduire l'apport des germes infectieux aux lymphatiques pelviens, en traitant l'endometrite concomitante : pratiquer des *irrigations intra-uterines* avec une solution iodo-iodurée :

| | |
|---|---|
| ℞ Iodé | 2 gr. |
| Iodure de potassium | 4 — |
| Eau distillée | 2 litres |

Répéter ces irrigations tous les jours au moyen d'une canule appropriée. Si l'orifice du col est trop etroit, proceder a la dilatation avant de commencer les injections.

Lorsqu'il existe une antéflexion prononcee de la matrice, saisir avec une pince tire-balle la lèvre anterieure du museau de tanche et attirer l'uterus légerement en bas, afin de faciliter l'introduction de la canule.

Si ces lavages quotidiens provoquent, au debut du traitement, une exacerbation des douleurs, recourir au repos absolu au lit, à la medication analgesique, et a l'application d'une vessie de glace sur l'abdomen

Continuer les injections, pendant au moins trois a quatre semaines

Ou bien pratiquer, à l'aide de la seringue de Braun, des injections intra-utérines, avec un *melange a parties egales de teinture d'iode et de solution alcoolique d'alumnol* à 1 p. 10 (Grammakati), ou encore de *teinture d'iode dedoublee*. Repeter ces injections tous les jours, pendant trois, quatre et même cinq semaines de suite.

Dans tous les cas, prescrire les *injections vaginales chaudes et legerement antiseptiques.*

Faire prendre aussi, tous les jours, une *injection rectale chaude* avec l'irrigateur elevé a 50 cm. au-dessus du plan du lit. Prendre cette injection très lentement et la garder le plus longtemps possible (Reclus).

A L'INTÉRIEUR, donner l'*iodure de potassium*, à la dose de 2 gr. par jour, l'*ichtyol*, a celle de 1 a 3 gr. par jour, pris au commencement des repas en capsules ou en pilules.

| | |
|---|---|
| ℞ Ichtyol | 10 cgr |
| Extrait et poudre de reglisse | Q. S. |

Pour 1 pilule : 2 a 3 pilules, 3 à 5 fois par jour.

**En cas de métrorragies** symptomatiques de l'inflammation péri-utérine : prescrire l'*extrait fluide d'hydrastis canadensis*, a la dose de XLV a LX gouttes par jour, en 3 fois ; ou bien administrer la *stypticine* par la voie stomacale, a la dose de 40 a 50 cgr., en cachets de 15 cgr. chacun, ou par la voie hypodermique, en pratiquant deux injections par jour de 2 cc chacune d'une solution aqueuse à 10 p. 100.

Voy. *Hemorragie uterine non gravidique.*

**Contre les résidus d'exsudats et les adhérences pelviennes** recourir au *massage*, d'apres la methode de Thure-Brandt ; seances de 5 à 15 minutes, d'abord tous les 2 jours, puis tous les jours.

CURES THERMALES aux eaux de

Salins, Salies, Luxeuil, Néris, Plombières, Saint-Sauveur.

Ou bien, faire prendre à domicile, à l'automne et au printemps, *25 à 30 bains tièdes de 10 minutes*, additionnés de 5 à 10 kilogr. de *sel marin* et d'une bouteille ou deux d'*eaux-mères de Salies-de Béarn* ou d'un rouleau de *sels de Salins du Midi*.

**Pendant la grossesse** : traiter l'exsudat paramétrique à l'aide des médications habituelles. Eviter l'interruption artificielle de la grossesse.

En cas de suppuration (abcès pelvien pointant vers le vagin ou vers la paroi abdominale) : *inciser*.

**Pendant l'accouchement** : cas de paramétrite volumineuse, terminer l'accouchement par le *forceps*, ou bien pratiquer la *version* et, dans les cas graves, la *crâniotomie*.

Si une poche suppurée pointant vers le vagin met obstacle à l'accouchement : *inciser*.

## PARAPLÉGIE

*Rechercher la cause et instituer un traitement dirigé contre celle-ci* : myélites, tumeur méningée ou extra-méningée (lipome, carcinome, kyste hydatique), pachyméningite hypertrophique, abcès, lésion vertébrale (exostose syphilitique, cancer vertébral, mal de Pott, arthrite sèche).

Au début, employer les moyens appropriés contre la douleur.

*Immobilisation.*

Décongestionner les méninges et la moelle à l'aide de la *révulsion* (pointes de feu).

*Soins rigoureux de propreté* de la zone génito-anale.

Voy. *Myélites*.

En cas d'escarre, *pansements antiseptiques* (Voy. *Mal de Pott*).

**P. HYSTÉRIQUE.**

Voy. *Hystérie*.

## PARESTHÉSIES

*Rechercher et traiter la maladie primordiale* : alcoolisme chronique, intoxications, névrites, ataxie locomotrice, hystérie.

## PAROTIDITES

Voy. *Oreillons*.

**En cas de parotidite saturnine** : combattre le saturnisme.

## PÉDICULOSE

Voy. *Phtiriase*.

## PELADE

Ne pas exiger un isolement complet du malade ; exclure cependant des écoles les enfants péladiques.

S'enquérir avec soin des conditions dans lesquelles la pelade a fait son apparition : surmenage, émotion, traumatismes crâniens, épilepsie, carie dentaire, névralgies, névrites, et instituer un *traitement général* approprié au cas (vie à la campagne, hydrothérapie, sédatifs du système nerveux).

Traitement local. — Instituer un traitement consistant dans l'emploi de substances ou de moyens susceptibles d'amener une irritation locale légère, afin d'exciter la vitalité des papilles (irritants mécaniques : épilation, frictions énergiques, électrisation faradique, flux électrique ou étincelle ; irritants chimiques : vésicatoires camphrés, teinture des cantharides, acide acétique cristallisable, acide lactique, essence de térébenthine, essence de Wintergreen, ammoniaque, teinture d'iode, etc.) et, en outre dans l'emploi de substances antiseptiques variées (sels de mercure, acide phénique, teinture d'iode, naphtol, salol, etc.).

Continuer le traitement local pendant 18 mois à 2 ans.

— *Raser* le cuir chevelu et le *laver* tous les matins avec de l'eau de savon chaude, du savon à l'ichtyol, au goudron et faire une *lotion* avec :

| | | |
|---|---|---|
| ℞ Biiodure de mercure. | | 20 cgr. |
| Bichlorure de mercure | | 1 gr. |
| Alcool à 90° | ... | 40 — |
| Eau distillée | .. | 250 — |
| | | (Quinquaud) |

**Quand les cheveux ont repris une longueur suffisante:** *épiler* aussi loin que l'on trouve des poils peu adhérents et dépourvus de leur gaine normale. Épiler autour des plaques (2 à 4 cm.).

Faire appliquer sur les parties atteintes, au moment du coucher, l'une des *pommades* suivantes :

| | |
|---|---|
| ℞ Précipité jaune...... | 2 gr. |
| Fleur de soufre........ | 4 — |
| Huile de cade. ..... | 15 — |
| Vaseline ....... | 30 — |
| | (Balzer). |

| | | |
|---|---|---|
| ℞ Soufre ...... | } ãã 2 à 4 gr. | |
| Turbith minéral. ... | | |
| Huile de bouleau ...... | | 10 — |
| Vaseline.......... | | 30 — |
| | | (Besnier) |

En outre, recommander au malade de se laver la tête, plusieurs fois par jour, avec de la *liqueur de Van Swieten* et de faire, chaque matin, après le lavage au sublimé, une friction du cuir chevelu, en insistant sur les plaques dénudées, avec la *lotion excitante de l'hôpital Saint-Louis* :

| | |
|---|---|
| ℞ Ammoniaque .... | 5 gr. |
| Essence de térébenthine | 25 — |
| Alcool camphré.. ..... | 100 — |

Ou bien avec :

| | |
|---|---|
| ℞ Teinture de cantharides | } ãã 10 gr. |
| Chloroforme .. | |
| Teinture de Baume .. | |
| Alcoolat de Fioravanti | |
| | (Besnier). |

| | |
|---|---|
| ℞ Alcool camphré. ... | } ãã 100 gr. |
| Baume de Fioravanti | |
| Teinture de cantharides | 25 à 30 — |
| | (Lallier). |

| | |
|---|---|
| ℞ Hydrate de chloral .. | 5 gr. |
| Éther officinal ..... | 25 — |
| Acide acétique cristallisable .. ..... | 1 à 4 — |

**Contre les pelades étendues :** pratiquer des frictions avec

| ℞ Bichlorure de mercure | | 10 cgr. |
|---|---|---|
| Essence de térébenthine | āā | 10 — |
| Camphre | | |
| Alcool | | 100 — |

Pour frictions quotidiennes.

Ne jamais employer les irritants violents ; ne pas laisser s'établir une suppuration soit diffuse, soit localisée, sous forme de folliculites, afin de ne pas produire la destruction du bulbe pileux.

**Quand les poils follets commencent à repousser** : cesser l'épilation, la rasure et la révulsion énergiques.

*Couper le duvet aux ciseaux*, deux fois par semaine ; continuer les savonnages de la tête et l'application des pommades ci-dessus indiquées.

Lorsque, soit par coquetterie, soit par suite des exigences de la vie sociale, le malade ne peut montrer au grand jour ses plaques alopéciques, recommander la pratique suivante : s'il n'y a qu'une plaque ou qu'un petit nombre de plaques, les faire disparaître en les enduisant d'encre de Chine, de noir de fumée, de cosmétiques noirs ; en les badigeonnant avec une solution de nitrate d'argent, ou en les recouvrant avec de l'emplâtre de Vigo, dont la surface extérieure aura été colorée ou garnie de cheveux de même nuance que ceux du malade Si les plaques alopéciques sont nombreuses, recourir au port d'une perruque légère, posée sur une coiffe de linge fin (Besnier),

**Si la pelade est étendue aux membres et au tronc** : ordonner, outre l'emploi des irritants chimiques, de prendre des *bains sulfureux*, et prescrire des frictions avec le gant de crin, arrosé du mélange suivant :

| ℞ Alcool camphré | | |
|---|---|---|
| — de lavande | āā | 100 gr. |
| Baume de Fioravanti | | |
| Naphtol β | | 3 — |

(Herzen)

**Si la pelade est étendue à la barbe** : recourir au même traitement que pour la pelade du cuir chevelu, mais en prescrivant des doses moindres de substance irritante à cause de la plus grande finesse de la peau.

Se servir au niveau des points malades du mélange irritant suivant :

| ℞ Teinture de cantharides | 30 gr. |
|---|---|
| — de romarin | 10 à 30 — |

(Vidal).

et, immédiatement après, faire faire sur toute la barbe une friction avec :

| ℞ Alcoolat de Fioravanti | āā | 100 gr |
|---|---|---|
| Alcool camphré | | |
| Teinture de cantharides | āā | 10 à 30 — |
| — de romarin | | |

(Vidal)

**Quand la guérison commence** : ne pas interrompre le traitement, au contraire.

Employer le *jaborandi* ou les *sels de pilocarpine*.

| ℞ Nitrate de pilocarpine | 50 cgr. |
|---|---|
| Teinture de cantharides | 10 gr |
| Glycérine | 25 — |
| Eau de Cologne | 200 — |

Pour lotions

## PELLAGRE

Defendre au malade le riz et le maïs ; prescrire une *diete fortifiante.*

*Changement de climat.*

Administrer les *toniques :* fer, arsenic, cacodylate de soude, méthylarsinate disodique, quinquina, kola.

Recourir a l'*hydrotherapie* et aux *frictions stimulantes.*

Conseiller la *protection des parties decouvertes* contre les rayons solaires.

## PELVI-CELLULITE

(chez la femme).

Voy. *Cellulite pelvienne, Parametrites*

## PELVI-PÉRITONITE

Traitement de la peritonite *repos absolu* au lit, dans le decubitus dorsal, *vessie de glace* en permanence sur l'hypogastre ; au besoin, application de *sangsues* (6 a 10) ou de *ventouses scarifiees.*

*Alimentation liquide* lait, bouillon, eau vineuse par gorgees, champagne frappe, faire sucer des petits morceaux de *glace.*

Intérieurement *extrait thebaique*, en pilules de 1 a 2 cgr., a la dose de 6 a 12 cgr par jour ou en suppositoires, ou bien, *injections de morphine* a 1 cgr, répetées 2 a 3 fois par jour.

Combattre la **fièvre** (quinine, phenacétine, antipyrine, acetopyrine, pyramidon), les **vomissements** (potion de Rivière, menthol, validol, boissons gazeuses glacees) et la **constipation** (lavements emollients).

Voy. *Peritonite aigue* · dans les cas de péritonite genitale aigue.

Ne pas pratiquer d'injections intra-uterines, faire faire au contraire quatre grandes *douches vaginales* par jour a 45° et 48°

**En cas de collection purulente,** bombant dans le vagin ou faisant saillie du côté de la paroi abdominale. pratiquer la *colpotomie* (incision du cul-de-sac de Douglas, ou la *laparotomie.*

**En cas de suppuration des annexes** : recourir a la *laparotomie* (salpingotomie, ovariotomie), ou a l'*hysterectomie vaginale* avec ouverture et evacuation de tous les foyers.

**En cas d abcès multiples** entourant plus ou moins l'uterus : pratiquer la *castration uterine* de Pean.

**En cas de suppuration chronique, avec mauvais état général**. pratiquer, comme operation d'attente, la *colpotomie* et ulterieurement l'*hysterectomie vaginale*

Voy. *Abces pelviens, Cellulite pelvienne, Hematocele pelvienne intra-peritoneale, Pyo-Salpinx, Salpingites.*

**Après la période aiguë** . remplacer la vessie de glacé par des *cataplasmes* de graine de lin, chauds, puis pratiquer la *revulsion*, a l'aide de badigeonnages de teinture d'iode ou de pointes de feu ; ordonner des *irrigations vaginales chaudes* et *legerement antiseptiques.*

Prescrire l'emploi d'*ovules medicamenteux a l'ichtyol* et des *onctions resolutives* faites sur l'hypogastre.

| ℞ Iode | 2 gr. |
|---|---|
| Iodure de potassium | 5 — |
| Glycerine. | 50 — |
| (Fehling) | |

Faire prendre des *grands bains chauds* d'une demi-heure de durée et des *bains de siege;* ordonner des *bains sales* prolonges ou d'*eau-mere* (voy. *Parametrite).*

Recourir au *massage* abdomino-génital et, si besoin, a la *laparotomie* (destruction des adherences).

Contre la constipation · voy. *Enterite muco membraneuse.*

Administrer les *toniques :* fer, arsenic, cacodylate de soude ou de fer, glycerophosphates, kola.

*Cures thermales* aux eaux de Salins, Salies-de-Bearn, Néris, Saint-Sauveur, Luchon, Kissingen, Kreuznach, Nauheim.

Voy. *Ovarite chronique, Salpingites.*

## PELVIVICIATIONS

Voy. *Dystocies, Presentations.*

**Jeune fille à marier ou femme mariee non enceinte.**

*Bassin de 5 centimetres*. mariage ou grossesse contre-indiqués, prévenir la malade que l'opération cesarienne seule permettra d'extraire un enfant vivant et viable

*Bassin de 6 a 9 centimetres :* la malade pourra avoir des enfants vivants et viables, en provoquant l'accouchement, en pratiquant la symphyseotomie, ou en appliquant le forceps, selon le degré du rétrecissement pelvien (Auvard).

**Femme enceinte.**

*Bassin de 5 centimetres :* provoquer l'accouchement a 7 ou 8 mois et pratiquer en outre la symphyseotomie.

*Bassin de 7 a 9 centimetres*. recourir a l'accouchement provoque a la fin du septieme mois pour un bassin de 7 cm., a la fin du huitieme pour un bassin de 8 cm , ou laisser la grossesse aller a terme et pratiquer la symphyseotomie (Pinard).

*Bassin de 9 cm. 1/2 et au-dessus*. laisser la grossesse aller a terme.

Si la femme est atteinte de maladie mortelle, sacrifier les interets de la mere a ceux de l'enfant que l'on sauvera par l'accouchement provoqué et la symphyséotomie ou l'operation cesarienne pratiquée au terme de la grossesse ou quelques minutes apres la mort de la mere.

*Si le fœtus est mort,* s'abstenir de toute intervention, attendre l'expulsion naturelle, et si l'accouchement naturel n'a pas lieu, faire la basiotripsie.

Voy. pour technique de l'avortement ou de l'accouchement

prématuré, provoqué, à *Avortement provoque;* dans certains cas, recourir comme moyen de provoquer l'accouchement au *tamponnement du col uterin* (jusqu'à l'orifice interne) avec de la gaze imbibee de glycérine, si apres 24 heures, le travail ne s'est pas déclare, remplacer le tampon glycériné par un ballon de Tarnier, de Champetier ou de Boissard.

**Femme en travail.**

*Bassin de 5 a 7 centimetres :* symphyséotomie, embryotomie, operation césarienne.

Si le fœtus est mort : embryotomie, basiotripsie.

Si la mere est mourante et le fœtus bien portant : symphyséotomie, opération cesarienne.

*Bassin de 7 a 9 centimetres :* forceps, extraction manuelle, symphyséotomie, basiotripsie (Auvard).

*Bassin de 9 cm. 1/2 ou au-dessus* . compter sur la terminaison spontanée de l'accouchement. Si elle n'a pas lieu, recourir au *forceps* ou a la *version :* au forceps, si la tête est fixée au detroit supérieur et si l'uterus est retracte , a la version, si la face ou l'epaule se présentent ou si la tête est elevée et mobile au dessus du détroit supérieur (Demelin).

## PEMPHIGUS

**P. AIGU FÉBRILE.**

Administrer les *toniques :* donner la *quinine, l'ergotine,* la *caféine* et le *fer* a doses massives.

Localement : Appliquer des *poudres absorbantes* et *antiseptiques,* ou bien employer la *pâte a l'oxyde de zinc associee au menthol,* ou le *liniment oleo-calcaire,* ou la *vaseline salolee.*

Recourir aux *bains prolongés,* si le malade peut les supporter; dans le cas contraire, pratiquer l'*enveloppement* avec le coton stérilisé

**Chez le nouveau-né :**

℞ Bromhydrate de quinine . . . 10 cgr.
Beurre de cacao . . . . . . . 2 gr.

Pour 1 suppositoire . 1 matin et soir (Comby)

**P. CHRONIQUE.**

Hygiene et régime rigoureux (voy. *Arthritisme, Eczema, Herpetisme).*

Prescrire l'*arseniate de soude,* à la dose de 4 a 8 mgr. par jour, l'*arseniate de fer* ou de *quinine,* aux mêmes doses , donner la *quinine,* la *strychnine,* l'*huile de foie de morue.*

Localement : Employer surtout l'*enveloppement ouate avec du liniment oleo-calcaire ;* recourir aux *emplâtres a l'oxyde de zinc,* au *minium* ou au *cinabre ;* essayer les *poudres absorbantes.*

*Cures thermales* aux eaux de La Bourboule, Royat, Challes, Uriage

**P. SYPHILITIQUE.**

Traitement de la syphilis héréditaire (voy. *Syphilis hereditaire).*

## PERFORATIONS

**P. DE L'APPENDICE.**

Voy. *Appendicites, Peritonite aigue.*

**P. DE LA CLOISON NASALE.**

**En cas de perforation symptomatique**. traiter la maladie causale (syphilis, tuberculose, lupus, morve, rhinosclerome, nécrose de la cloison consécutive à une maladie infectieuse, corps étrangers, tumeur, kyste dentaire).

**En cas de perforation idiopathique** (ulcere perforant idiopathique). rechercher s'il ne s'agit pas d'une perforation professionnelle (ouvriers des fabriques de ciment, ouvriers occupes dans des industries ou on se sert des sels de chrome : preparations de chromates, de l'alizarine, d'allumettes suédoises ouvriers des mines de cobalt, ou ouvriers des industries où sont employés des minerais renfermant de l'arsenic ; ouvriers exposés aux vapeurs d'acide chlorhydrique, etc.) et dans ce cas, conseiller de *changer de profession.*

**P. DE LA CORNÉE.**

Voy. *Conjonctivite purulente* (en cas de complications corneennes), *Keratites.*

**P. DE L'ESTOMAC.**

Voy. *Cancer de l'estomac, Peritonite aigue, Ulcere de l'estomac.*

**P. DE L'INTESTIN.**

Voy. *Appendicites, Fievre typhoide* (en cas de perforation), *Peritonite aigue.*

**P. DU TYMPAN.**

Voy. *Otite moyenne chronique.*

**P. DE LA VOUTE DU PALAIS.**

Voy. *Coryza syphilitique, Rhinites, Syphilis* (traitement des accidents tertiaires).

## PÉRICARDITES

**P. AIGUE.**

*Repos* au lit, dans la position demi-assise. Appliquer le *sac de glace* en permanence.

*Purgatif*. calomel 60 cgr.

*Regime lacte absolu* pendant toute la duree de la maladie.

Pratiquer la *revulsion*. ventouses scarifiees, vésicatoire sur la region précordiale.

INTÉRIEUREMENT . administrer le sulfate ou le chlorhydrate de *quinine* à la dose de 1 gr. à 1 gr 50 par jour ; préférer le *salicylate de soude* (4 à 6 gr. en potion), ou l'*aspirine* (3 gr.), lorsque la pericardite est d'origine rhumatismale.

**En cas de douleurs aigues** : application locale de *sangsues*, de *glace* ; piqûres de *morphine* ou de *dionine.*

**Contre l'éréthisme cardiaque au début** (douleurs precordiales, tachycardie) : donner la *digitale associee a l'aconit* :

| | | |
|---|---|---|
| ℞ Teinture de digitale .. | } | ãã 5 gr. |
| — d'aconit | } | |

V gouttes, 4 fois par jour (Grasset).

℞ Teinture de digitale . 6 gr
— d'aconit... 4 —

X gouttes, 3 à 4 fois par jour.

Recourir à l'application quotidienne de *pointes de feu* (Roger).

**Lorsque l'épanchement est constitué :** ordonner l'application répétée de *vesicatoires*, prescrire les *diuretiques* (scille, digitale, vin diurétique de Trousseau, theobromine), les *purgatifs drastiques* (calomel 10 cgr toutes les 2 heures, arrêter, quand il y aura eu une selle diarrhéique).

℞ Poudre de digitale . . 20 cgr.
Faire infuser dans
Eau bouillante .. 80 gr
Passer et ajouter.
Acetate de potasse.. . 1 — 50
Sirop des cinq racines . 20 —

1 cuilleree a cafe toutes les heures (enfants) (Herzen)

℞ Poudre de digitale.. . } āā 3 cgr
— de scille . . }
— de scammonee }
Excipient et glycerine . Q. S.

Pour 1 pilule 2 a 3 par jour (enfants de 10 a 15 ans) (Comby)

℞ Poudre de scille ... 10 cgr
Extrait de scille.. . .. 5 —

Pour 1 pilule 4 par jour

℞ Baies de genievre . . 10 gr
Faire infuser dans
Eau bouillante . .. . 200 —
Ajouter
Nitrate de potasse . } āā 2 gr.
Acetate de potasse }
Oxymel scillitique . . 30 —
Sirop des cinq racines. 35 —

A prendre dans la journee (Millard)

**En cas d'asthénie cardiaque, stases veineuses, menace d'asystolie**. prescrire la *digitale* et la *strychnine*.

℞ Sulfate de quinine. ... .. 20 cgr.
Poudre de digitale .. .. 10 —

Pour 1 cachet 4 a 5 par jour.

Au besoin, recourir à la *digitaline amorphe*, à la dose de 1 à 1 1/2 mgr

Administrer les *toniques diffusibles*. alcool, acetate d'ammoniaque, ether.

℞ Acetate d'ammoniaque ... 5 gr.
Extrait mou de quinquina. 3 —
Eau distillee de melisse... 120 —
Sirop de punch . . . . . 30 —

1 cuilleree a bouche toutes les heures.

Faire prendre aussi la *teinture de kola*, à la dose de 3 cuillerees à cafe par jour, dans le lait (Grasset)

**Si le pouls reste faible et en cas d'état syncopal :** preferer la *cafeine*. le *camphre*, et l'*ether*, en injections hypodermiques :

℞ Cafeine . 2 gr 50
Benzoate de soude. . 3 —
Eau distillee... Q. S. p. 10 cc.

Injecter 3 a 4 seringues de Pravaz, par jour Tiedir au bain-marie en cas de besoin

℞ Liqueur ammoniacale anisee 1 gr.
Ether sulfurique.. .... ... 2 —
Eau de melisse .... . . 80 —
— de menthe . . 50 —
Sirop de punch . . . . 25 —

1 cuilleree a soupe, toutes les heures (Herzen).

℞ Camphre } āā 2 gr
Ether sulfurique. . }
Huile d'amandes douces . 8 —

Injecter 1 cc, 3 fois par jour (Herzen)

**En cas d'insomnie :** administrer le *paraldehyde*, l'*urethane*, l'*hedonal*, le *sulfonal* et le chloral avec prudence.

**Contre la dyspnee nerveuse, avec angoisse, agitation,**

**douleurs vives** : employer les *opiaces*, l'*heroine*, la *dionine* ; pratiquer des *injections de morphine* (se mefier de leur action chez les sujets dont les contractions myocardiques sont faibles et precipitées).

**En cas de dyspnée par congestion massive des poumons** : appliquer des *cataplasmes sinapises*, des *ventouses seches scarifiees* ; pratiquer une *saignee*, particulièrement chez les sujets plethoriques.

**En cas de cyanose avec dilatation cardiaque et menace de suffocation** recourir a une *saignée depletive*, suivie de l'administration de *digitaline* et de *strychnine*.

**Si l'épanchement séro-fibrineux est abondant** : pratiquer la *ponction evacuatrice* du péricarde, dans le but de parer aux accidents immédiats souvent mortels (danger de mort subite par syncope cardiaque ou de mort tres rapide par développement d'une thrombose ventriculaire, danger d'asphyxie pulmonaire par suite de l'abondance même de l'épanchement et surtout de sa coincidence frequente avec une collection pleurale) et par suite, de diminuer les chances de symphyse cardiaque et de dégénerescence du myocarde

INDICATIONS DE LA PARACENTESE DU PÉRICARDE :

Pratiquer la ponction *de bonne heure* et ne pas attendre pour opérer que la dyspnee et la cyanose soient intenses, le pouls imperceptible, les extrémités inférieures refroidies et enflees.

Intervenir, lorsque, de jour en jour, l'on voit le diaphragme s'abaisser et la matité descendre de plus en plus bas, en prenant la place de la sonorite gastrique ; lorsque le malade étant assis sur son lit, la matité precordiale descend plus bas que la pointe du cœur, en n'attachant aucune importance a l'existence ou a la non-existence d'une voussure précordiale, (ce symptôme acquiert une importance réelle, chez les enfants) ; lorsqu'il y a absence du choc de la pointe, assourdissement des bruits du cœur et matité en forme de brioche : signes revélateurs d'un épanchement assez abondant, 300 a 400 gr.

Intervenir apres avoir ausculte le malade assis et couche, pour être certain d'abord que les signes entendus sont bien dus a une péricardite et en second lieu pour s'assurer que le liquide est mobile dans le péricarde, et ne pas considérer l'apparition de frottements précordiaux dans la position assise, ou de frottements à la base du cœur dans le décubitus dorsal, comme des contre indications de la ponction évacuatrice.

Intervenir surtout lorsque en plus des indications ci-dessus enoncees, il existe un son tympanique au niveau de la base de la poitrine en arrière et a gauche, tandis que dans les deux tiers supérieurs du poumon gauche la sonorité est normale (Giraudeau).

Enfin se décider a intervenir lorsque la dyspnee et la cyanose augmentent, lorsque le malade accuse une sensation d'oppression à la région précordiale, et lorsque le pouls devient paradoxal.

TECHNIQUE DE LA PARACENTÈSE DU

PÉRICARDE : la paracentèse étant décidée, pratiquer tout d'abord une ponction exploratrice à l'aide d'une seringue de Pravaz facilement stérilisable et stérilisée, sur le bord sternal dans le 5e espace, en dirigeant l'aiguille en bas et en dedans.

Une fois renseigné sur la nature du liquide (épanchement séro-fibrineux ou légèrement hémorragique), pratiquer la ponction soit à l'aide de l'aiguille creuse de l'appareil Dieulafoy, soit au moyen du trocart de l'appareil Potain.

Recourir de préférence au trocart, en choisir un un peu volumineux et perforer les tissus mous d'un coup sec ou bien, après avoir choisi l'endroit de la ponction, pratiquer à l'aide d'une lancette ou d'un bistouri pointu, non pas une incision, mais une piqûre comprenant toute l'épaisseur de la peau, puis introduire le trocart dans ce petit orifice et pousser doucement, pour lui faire traverser les plans musculaires et fibreux de l'espace intercostal.

Pratiquer cette intervention dans le 4e ou le 5e espace intercostal gauche, à 5 ou 6 cm. en dehors du sternum (Dieulafoy), ou encore dans le 6e et même le 7e espace intercostal gauche (Rendu) ou dans le 5e espace intercostal gauche, au ras du bord sternal (Baizeau et Delorme), enfin à l'extrémité interne du 6e espace, au ras du sternum (Voinitch-Sianojensky).

Si l'on ponctionne à quatre travers de doigt du sternum, en plein sac, introduire le trocart doucement à travers le plan intercostal et *le diriger obliquement en dedans, presque parallèle à la face profonde de la paroi*, jusqu'à contact avec le péricarde tendu, plonger alors d'un petit coup l'instrument dans le sac péricardique, en retenant l'instrument.

Si l'on veut pratiquer la ponction parasternale à l'extrémité interne du 5e espace, plonger le trocart à travers la paroi ; puis l'*incliner en dedans, derrière le sternum* et après l'avoir fait glisser de 1 ou 2 centimètres dans ce sens, relever un peu le manche et *faire pénétrer la pointe en bas et en dedans*, dans la paroi antérieure, tendue du péricarde. En somme ne pas faire la ponction directe, au ras du bord sternal, mais contourner le cul-de sac pleural, pour ne ponctionner qu'en arrière du sternum, au point où le péricarde est directement accessible.

Évacuer lentement 150 à 500 cc. de liquide à la fois, et répéter l'intervention, s'il y a besoin, après quelques jours.

Pour diminuer les chances d'infection de la plèvre, ainsi que des divers plans musculaires et cutanés, que l'aiguille va avoir à traverser en la retirant, avoir soin de l'attirer à soi brusquement, alors que le vide subsiste encore dans l'appareil et par suite dans la cavité de l'aiguille (Giraudeau).

**En cas d'épanchement purulent** : pratiquer la *péricardotomie*, en réséquant un ou plusieurs cartilages costaux, suivie de *drainage du péricarde* et de *lavages antiseptiques* (Rosenstein, West, Terrier, Reymond).

Cependant, dans les péricardites à pneumocoques, il est préférable de recourir a la *paracentese* du pericarde.

**En cas d'épanchement séro-purulent** (péricardite tuberculeuse) . pratiquer la *paracentese* du péricarde, mais, si l'épanchement se reproduit, recourir a l'*incision*, suivie de drainage et de lavages faiblement antiseptiques.

**En cas d'épanchement putride** pratiquer l'*incision d'emblee* (péricardotomie), en resequant un ou plusieurs cartilages costaux.

**P. CHRONIQUE.**

Pratiquer une *revulsion prolongee,* au niveau de la région precordiale (pointes de feu, cautère, teinture d'iode).

Administrer les *toniques* et les *reconstituants.*

Ordonner l'*iodure de potassium* a titre d'altérant et de resolutif.

La thérapeutique dépendra de l'état de dégénérescence du myocarde, les indications a remplir seront celles des affections organiques du cœur.

La *digitale* n'est indiquée qu'autant que le myocarde sous-jacent est atteint (voy. *Asystolie, Congestion passive du foie, Insuffisance mitrale :* periode troublee, *Myocardites).*

**En cas d'adhérences péricardiques** (symphyse cardiaque) : voy. *Adherences pericardiques.*

**En cas de péricardite tuberculeuse** : insister sur le traitement général de la phtisie pulmonaire. Tuberculinothérapie (voy. *Phtisie pulmonaire).*

Recourir aux médications ci-dessus indiquées et pratiquer des *injections modificatrices* dans le péricarde : 1 gr. de naphtol camphré (Rendu).

## PÉRICOLITE

(Consécutive a une appendicite ou a une typhlite).

En cas de douleurs et de troubles gastro-intestinaux persistants : pratiquer la *laparotomie* suivie de la destruction des adhérences.

## PÉRIGASTRITE

Voy. *Ulcere de l'estomac.*

## PÉRIHÉPATITE

*Traitement causal.*

**Contre la douleur** pratiquer des *onctions calmantes* et administrer les *analgésiques :* antipyrine, exalgine, opium, chloral, belladone morphine, dionine.

**Combattre le processus inflammatoire** par l'application de *ventouses scarifiees* ou de *sangsues,* par les *pointes de feu.*

**En cas de suppuration** · intervenir chirurgicalement.

## PÉRIMÉTRITE, PÉRIMÉTRO-SALPINGITE

Voy. *Abcès pelviens, Cellulite pelvienne, Ovarites, Paramétrite, Pelvi-péritonite, Salpingites.*

## PÉRIOSTITES

**P. AIGUE INFECTIEUSE** (typhique).

**Au début :** recourir aux *antiphlogistiques*, aux *cataplasmes*, à l'application du *sac de glace* en permanence.

Pratiquer une *incision hâtive* et *large*, suivie du *grattage*, et, suivant l'ancienneté de la lésion, l'étendue de la dénudation, pratiquer le *décapage*, l'*ablation* de la couche osseuse dénudée (A. Poncet).

Voy. *Fièvre typhoïde*, en cas de complications osseuses.

**P. ALBUMINEUSE.**

*Incision* et *grattage* à la curette.

**S'il y a séquestre** : l'*extraire* ; employer la gouge et le maillet, pour décaper et abraser l'os dénudé (A. Poncet).

**P. ALVÉOLO-DENTAIRE.**

**Si la dent est condamnée :** pratiquer l'*extraction*.

**Si la dent est à conserver :** faire communiquer l'intérieur de la cavité dentaire directement avec l'extérieur puis pratiquer des *lavages* et des *pansements antiseptiques* intradentaires : introduire dans la dent un petit tampon de coton imbibé de *laudanum*.

Administrer un *purgatif salin*.

Voy. *Abcès dentaire, Ostéopériostite des maxillaires.*

**P. SYPHILITIQUE.**

*Traitement antisyphilitique mixte :* frictions mercurielles, iodure de potassium, injections de calomel, 5 à 10 cgr. (voy. *Syphilis*).

**Dans les cas graves avec nécrose de l'os** : *intervention chirurgicale.*

**P. TRAUMATIQUE.**

*Repos* plus ou moins absolu.

En cas d'hématome sous-périostique, appliquer un *pansement compressif*.

Recourir aux *applications résolutives* : teinture d'iode, en badigeonnages, pommade iodo iodurée.

**P. TUBERCULEUSE.**

*Ouvrir largement* la collection fluctuante, *gratter*, *extraire* les parties nécrosées et les séquestres.

Pansements à l'*iodoforme.*

*Traitement général* de la phtisie (voy. *Phtisie*)

## PÉRITONISME

Même traitement que *Péritonite aiguë.*

# PÉRITONITES

**P. AIGUE** (généralisée).

Repos au lit dans le *decubitus dorsal ;* garder *l'immobilité* la plus complète.

*Ne pas donner de purgatif.*

*Régime :* ne faire prendre que des *aliments liquides glacés* (eau glacée, lait glacé, champagne frappé, grogs glacés), par cuillerées à bouche, tous les 1/4 d'heure ou toutes les 1/2 heures et permettre de sucer un peu de glace.

**Contre la douleur** et pour combattre l'extension de la phlegmasie : immobiliser l'intestin à l'aide de l'*opium*, à la dose de 6 à 10 cgr. par jour.

| | |
|---|---|
| ℞ Extrait thébaïque . . | 1 à 2 cgr. |
| Excipient. . . . . . | Q.S. |

Pour 1 pilule : 4 à 6 par jour.

Si les pilules d'opium n'étaient pas gardées (vomissements), faire des *injections de morphine*, à la dose de 1 cgr., répétées 2 à 5 fois dans les 24 heures.

| | |
|---|---|
| ℞ Laudanum de Sydenham . . . . . | V à X gouttes |
| Hydrolat de laitue. | 40 gr |
| Sirop simple. . | 30 — |

1 cuillerée à café toutes les heures (enfants)

En outre ordonner l'application en permanence de la *vessie de glace* sur l'abdomen (intercepter une flanelle entre l'abdomen et la vessie de glace.

Applications de *collodion élastique renouvelées toutes les 24 heures,* pour immobiliser le ventre ; recouvrir ensuite l'abdomen avec une couche de ouate et appliquer un bandage de corps.

Si la douleur est localisée, appliquer loco dolenti de 15 à 20 *sangsues.*

Ne pas appliquer de vésicatoire

**Contre le hoquet et les vomissements :** prescrire la *glace* intérieurement et extérieurement, appliquée sur l'estomac ; administrer l'*eau chloroformée,* le *chloral,* le *menthol ;* pratiquer, au besoin, des injections d'une *solution d'atropo-morphine,* faire prendre des *boissons gazeuses glacées* et la *potion de Rivière.*

| | |
|---|---|
| ℞ Eau chloroformée saturée. . | 60 gr. |
| — de menthe. . . . . . . . | 20 — |
| — distillée . . . . . | 40 — |

Par cuillerées à dessert, de 1/4 d'heure en 1/4 d'heure, jusqu'à effet

Voy. *Vomissements.*

**En cas de vomissements fréquents et contre la soif :** utiliser le rectum pour administrer la boisson, en donnant 3 fois par jour un *lavement de 150 gr d'eau bouillie, tiède,* additionnée de V à VI gouttes de laudanum de Sydenham, recourir aussi aux *injections sous-cutanées de sérum artificiel,* pratiquées sous la peau de la région antérieure des cuisses, à la dose de 250 cc. à la fois.

**En cas de constipation :** faire prendre (après les premiers jours du début) des *lavements émollients* avec prudence et avec modération. Ne jamais donner de purgatif.

**En cas de symptômes généraux devenant rapidement graves :** *Intervention chirurgicale hâtive.*

**Contre le collapsus** pratiquer des injections hypodermiques de *cafeine* ou de *teinture alcoolique de musc,* a la dose de 1/2 a 1 seringue de Pravaz, repétée 3 à 6 fois dans les 24 heures.

**Dans les cas de péritonite génitale aiguë** (chez la femme): se borner au *traitement medical,* tant que la température ne sera pas trop élevee, les vomissements pas trop frequents, l'état général pas trop inquiétant (Voy. *Pelvipéritonite*). *Intervenir* au contraire immédiatement s'il existe dans une des fosses iliaques une tuméfaction limitée arrivant jusqu'a l'arcade de Fallope (voy. *Salpingites*), ou s'il existe une tuméfaction qui fait bomber le cul-de-sac posterieur du vagin (voy. *Hematocele pelvienne intrapéritoneale*), ou enfin, si un kyste de l'ovaire a été reconnu comme ayant causé la peritonite (torsion du pedicule, hemorragie intra-kystique, infection).

**Dans les péritonites suraigues, par plaies perforantes de l'intestin ou par perforation de l'intestin au cours d'un ulcère de l'estomac, d'un ulcère du duodénum ou d'une appendicite** : recourir au *traitement chirurgical dès le debut:* laparotomie d'emblee.

Voy. *Appendicites, Fievre typhoide* (en cas de perforation de l'intestin), *Ulcere de l'estomac* (en cas de perforation).

**Dans les péritonites subaigues** : recourir au *traitement medical,* tant que la vie du malade n'est pas en danger.

Assurer le bon fonctionnement de l'intestin (sans provoquer de coliques) à l'aide de l'*huile de ricin* prise a la dose de 1 cuillerée a café chaque matin ou de la *magnesie calcinee.*

Voy. *P. tuberculeuse.*

**P. CHRONIQUE.**

*Traitement de la cause determinante :* tumeurs abdominales, alcoolisme, mal de Bright, cardiopathies (Voy. *P. Tuberculeuse*).

Soutenir les forces du malade avec les *toniques ;* prescrire le *regime lacte* et une alimentation de digestion facile.

Recourir a la *revulsion :* teinture d'iode, pointes de feu, vésicatoires volants.

Dans certains cas, appliquer sur l'abdomen, matin et soir, une *pommade resolutive,* puis recouvrir le ventre d'un cataplasme de farine de lin

| ℞ | | |
|---|---|---|
| Ichtyol .... | } | āā 5 gr. |
| Iodure de potassium... | } | |
| Vaseline.. . . . . | } | āā 25 — |
| Lanoline . . .. | } | |

(Herzen).

**Contre l'ascite, lorsqu'elle gêne la respiration** : pratiquer la *ponction evacuatrice* (paracentese), assez copieuse pour soulager le malade, ne jamais evacuer complètement tout le liquide (voy. *Ascite*).

**P. ENKYSTEE PARTIELLE** (purulente).

*Ouvrir* largement la poche en incisant les parois abdominales couche par couche ; *lavage* de la poche, *drainage* avec drain volumineux, remplacé par de plus petits drains, à mesure que l'ecoulement diminue.

Traitement médical presque nul (Tillaux).

Voy. *Appendicites*, *Pelvipéritonite*, *Péritonite tuberculeuse* (en cas de péritonite circonscrite), *Salpingites*.

**P. PURULENTE.**

*Intervention chirurgicale hâtive* : opérer aussitôt que possible, sans renvoyer au lendemain.

Voy. *Appendicite*, *Fièvre typhoïde*, *Pelvi-péritonite* (chez la femme), *P. aiguë*, *Ulcère de l'estomac*.

**P. TUBERCULEUSE.**

*Immobilité* au lit ou sur une chaise longue.

TRAITEMENT GÉNÉRAL : **Dans la forme fébrile**, donner les *antithermiques* (voy. *Phtisie*, traitement symptomatique. 1° Fièvre).

**Dans la forme apyrétique**, recourir au *traitement médicamenteux de la phtisie* (arsenic, cacodylate de soude, méthylarsinate disodique, créosote, créosotal ; phosote en lavements, phosphotal en injections hypodermiques, huile de foie de morue, etc.) et à la *tuberculinothérapie* (Voy. *Phtisie*).

*Bonne hygiène ; aération* pendant la plus grande partie de la journée.

*Régime lacté absolu* ou *mitigé* ; dans les formes chroniques, *suralimentation* : viande crue, poudre de viande (100 gr.), œufs, céréales, lait, graisses.

Administrer les *antiseptiques intestinaux* (benzonaphtol à doses modérées).

Combattre la constipation à l'aide de l'*huile de ricin*, à doses faibles, ou de la *magnésie*.

S'il survient de la diarrhée, donner le *sous-nitrate de bismuth*, le *dermatol*, les *astringents* et les *préparations opiacées*.

LOCALEMENT : badigeonnages à la *teinture d'iode*, appliquer des *pointes de feu*.

Employer la *pommade* suivante :

| | | |
|---|---|---|
| ℞ Ichtyol | | 4 gr. |
| Extrait de belladone | | 2 — |
| Onguent mercuriel | } | |
| Vaseline | } | ãã 10 — |
| Lanoline | } | |

Pour onctions (Catrin).

Ou bien pratiquer des *badigeonnages* avec :

| | |
|---|---|
| ℞ Gaïacol | 1 à 2 gr. |
| Teinture d'iode | 15 — |
| Glycérine | 20 — |

(Herzen).

**Contre les douleurs** : faire appliquer la *vessie de glace* et ordonner des *onctions calmantes* avec

| | | |
|---|---|---|
| ℞ Chloroforme | | 10 gr. |
| Huile de jusquiame | } | |
| — camphrée | } | ãã 25 — |
| Baume tranquille | } | |

Applications chaudes (Herzen)

Ou encore appliquer une *cuirasse de collodion*, qui remplira une triple indication : calmer les douleurs, immobilisation du ventre, compression légère.

**Contre l'ascite**. Voy. *Traitement chirurgical*, en cas de péritonite diffuse, forme ascitique.

TRAITEMENT CHIRURGICAL.

1° *Ponction évacuatrice*, suivie d'*injection de naphtol camphré* (3 à 4 gr.), contre-indiquée dans le cas de cachexie ou d'albuminurie (Rendu).

2° *Ponction évacuatrice*, suivie d'*injection d'air* (3 à 5 litres).

3° *Ponction evacuatrice* (enlever a l'aide de l'aspirateur la plus grande quantité de liquide possible), suivie de *lavage du peritoine :* se servir d'eau boriquée bouillie, refroidie jusqu'a 39° ou 40°. Cesser le lavage, lorsque le liquide ressort complètement clair (Debove).

Se servir de preference, pour laver le péritoine, d'eau sterilisee portée a une température de 45° (Baylac).

Ces différents procedes ne sont toutefois applicables qu'a la peritonite chronique a forme ascitique (voy. ci-dessous), et ne devront être employes que dans le cas d'ascite mobile, tandis que dans ceux ou le liquide s'écoule mal, indiquant une tendance a l'enkystement, il faudra intervenir activement (laparotomie).

4° *Laparotomie* (procédé de choix), suivie ou non du lavage du peritoine, avec des solutions faiblement antiseptiques. l'eau chaude préalablement stérilisee suffit ; ou mieux, toilette du péritoine à l'aide d'éponges imbibées d'une solution de sublimé, de naphtol camphre, etc.

L'intervention est contre-indiquee dans le cas de localisations tuberculeuses multiples (foyers osseux, lésions viscerales graves et multiples).

**Forme aigue** : proposer la *laparotomie,* car il n'y a pas beaucoup a perdre en intervenant (Jalaguier)

**Forme subaiguë** : dans les cas ou malgre un traitement géneral reconstituant prolongé pendant quelque temps, l'état du malade ne s'ameliore pas, *ne pas trop temporiser* et *intervenir* par la laparotomie avant que la cachexie ait apparu.

**Formes chroniques** intervenir si l'ascite persiste ou s'il existe des collections purulentes

**En cas de péritonite diffuse, forme ascitique** : preferer la *laparotomie* suivie de lavage du péritoine a l'eau naphtolée a 40°, puis d'un second lavage a l'eau boriquee bouillie et enfin d'une nouvelle irrigation naphtolee (Konig).

En cas de rechute, pratiquer une seconde, une troisième et même une quatrieme laparotomie, repetees a plus ou moins bref délai (Galvani).

Chez la femme, recourir a la *cœliotomie vaginale* simple, suivie de drainage ou associee a la laparotomie, dans la forme ascitique.

**En cas de péritonite circonscrite** : *inciser* au niveau de la collection ; nettoyer la poche avec des lavages a l'eau bouillie, a l'eau naphtolée ou boriquée ; retirer avec des eponges le pus concreté, les fausses membranes molles ou sphacélees. Toucher la paroi interne de l'abcès avec des tampons imbibés d'une solution de chlorure de zinc a 10 p. 100. Tamponner a la gaze iodoformée (Routier).

**En cas de péritonite fibreuse** (fibro-caseeuse) : insister avec le *traitement medical general et local,* tant que l'état géneral est bon. Recourir au *traitement chirurgical,* lorsque l'état général est mauvais et qu'il y a de la fievre persistante, des douleurs intenses et des symptômes d'occlusion intestinale rapide, dus à la présence d'adhérences.

**En cas de péritonite ulcéreuse** : intervenir chirurgicalement, seulement s'il existe des collections purulentes (voy. *P. enkystee partielle)* ou s'il se produit une perforation de l'intestin (les tissus étant trop malades, pour songer à pratiquer la fermeture de la perforation par des points de suture, se borner à tamponner la cavité avec de la gaze stérilisée et à placer un ou deux gros drains au niveau de la plaie retrécie par des crins de Florence).

## PÉRITYPHLITES

Voy. *Appendicites, Pericolite, Typhlite.*

## PERLÈCHE

Badigeonnages à la *teinture d'iode*, tous les 2 jours.

Cautérisations au *sulfate de cuivre*, à l'*acide lactique* ou au *nitrate d'argent* à 1 p. 50, suivies d'applications de *vaseline boriquee* ou de *pommade salicylique* à 1 p. 100, ou à la *resorcine* à 5 p. 100.

Défendre aux enfants atteints d'embrasser les personnes de leur entourage et prescrire l'usage exclusif de leurs objets de table et de toilette.

## PESTE BUBONIQUE

*Isoler* le malade.

*Desinfecter* les objets ayant été en contact avec le malade et avec les gardes-malades, les déjections du malade, les matières expectorees ou vomies, et, après guérison, les locaux où a couché le malade et les personnes qui l'ont assisté (voy. *Fievres eruptives).*

Traitement général des grandes pyrexies : stimulants, antispasmodiques, injections de sérum artificiel, toniques cardiaques et au besoin saignee. Pendant la convalescence, défendre au malade de s'asseoir brusquement et surtout lui recommander d'éviter les fatigues et les efforts.

Sérothérapie : injecter 20 à 60 cc. de *serum antipesteux Roux-Yersin*, selon l'activité du serum, la gravite du cas et le jour de maladie.

Débuter par des *doses massives* de sérum antipesteux (30, 50, 60, 80 et même 100 cc.), mieux vaut administrer trop de sérum que pas assez. Continuer les inoculations jusque et y compris les premiers jours de la convalescence.

Si, après la première injection, il ne se produit pas promptement une amelioration, en pratiquer une seconde, puis une troisième, jusqu'à disparition de la fièvre et des symptômes généraux et locaux.

Concurremment avec le sérum, pratiquer une injection

d'*essence de térebenthine* pour provoquer un abcès fixateur (Arbaud).

*Inciser* les bubons et les charbons avec le bistouri ou le thermocautère.

Faire des *pansements antiseptiques.*

VACCINATION ANTIPESTEUSE : Immuniser les personnes exposées à la contagion soit par le *serum antipesteux de Yersin*, soit par le *vaccin de Haffkine.*

S'il s'agit de vacciner un petit nombre d'individus pour un laps de temps relativement court et surtout si l'on veut obtenir une action préventive immédiate, employer le sérum antipesteux de l'Institut Pasteur a la dose de 10 cc.

S'il s'agit au contraire de vacciner un grand nombre d'individus et de leur procurer une immunité prolongée, recourir à la méthode de Haffkine : inoculer au bras au moyen d'une petite seringue 3 à 3 1/2 cc. de vaccin, chez l'adulte ; 2 a 2 1/2 cc. chez la femme, 1 cc. chez les enfants de plus de 10 ans et 0,1 a 0,3 cc. chez les jeunes enfants. Répéter plusieurs fois cette vaccination a intervalles de 4 a 6 mois pour obtenir une immunité parfaite.

## PHAGÉDÉNISME

Voy. *Chancre induré, Syphilis* (syphilis maligne).

## PHARYNGITES

**P. AIGUE.**

Voy. *Abcès retropharyngien, Angine aigue erythemateuse.*

**P. CHRONIQUE OU P. GRANULEUSE, SÈCHE OU ARTHRITIQUE.**

*Repos de la voix* ; ni chant ni enseignement oral.

*Defendre* le tabac et l'alcool.

*Eviter* les changements brusques de température et les poussieres.

TRAITEMENT GÉNÉRAL de l'arthritisme ou de la scrofule.

Cures thermales aux *eaux sulfureuses* d'Enghien, Saint-Honoré, Challes, Cauterets, Eaux-Bonnes, ou aux *eaux arsenicales* de la Bourboule, du Mont-Dore.

TRAITEMENT LOCAL : commencer par remedier aux lesions nasales d'ordre mécanique, si elles existent, par des traitements médicaux ou chirurgicaux appropriés.

Faire faire ensuite des *lavages* du naso-pharynx, répétés matin et soir, avec un demi-litre de solution de phenosalyl a 1 p. 100, suivis de *gargarismes* et de *pulverisations à domicile*, avec les eaux minerales précédemment indiquees ou bien avec l'*eau de goudron*, ou mieux faire suivre les *lavages d'inhalations nasales*, de cinq minutes de durée, avec une cuillerée a café de la solution suivante :

| ℞ | | |
|---|---|---|
| Formol | | 5 cgr. |
| Menthol | } | ãã 10 gr |
| Gomenol | } | |
| Chloroforme | } | |
| Eau de Cologne | | 100 — |

(Savoire).

Ordonner aussi des *inhala-*

*tions chaudes,* répétées deux fois par jour avec de l'infusion chaude de tilleul, de guimauve, de verveine, suivies de gargarismes avec :

| ℞ Iode | 10 cgr |
|---|---|
| Iodure de potassium | 25 — |
| Sirop diacode | 60 gr. |
| Eau distillee | 250 — |

(Lubet-Barbon)

Faire instiller tous les soirs dans les narines V gouttes du mélange suivant :

| ℞ Iodure de potassium | 1 gr. |
|---|---|
| Iode | 15 cgr. |
| Phenol | 15 — |
| Glycerine | 8 gr. |
| Eau | 12 — |

Pratiquer des *insufflations* de mélanges astringents ou encore des *badigeonnages* avec

| ℞ Tanin | 1 gr |
|---|---|
| Glycerine | 10 — |

Contre la sensation de sécheresse dans la gorge, recommander les *inhalations avec une solution de chlorure de sodium,* à 1 p. 100.

Attaquer directement les granulations avec les mélanges suivants, en badigeonnages quotidiens.

| ℞ Acide lactique | } āā 10 gr. |
|---|---|
| Glycerine | |

| ℞ Nitrate d'argent | 1 gr. |
|---|---|
| Eau distillee | 30 — |

| ℞ Iode metalloide | 50 cgr. |
|---|---|
| Iodure de potassium | 1 gr. 50 |
| Glycérine | 50 — |

(Lubet-Barbon)

| ℞ Menthol | 1 gr. |
|---|---|
| Teinture d'iode | 5 — |
| Glycerine | 10 — |

(Savoire).

Préferer le mélange suivant :

| ℞ Acide phénique | 1 gr |
|---|---|
| Iode métallique | 2 — |
| Iodure de potassium | 4 — |
| Glycerine | 100 — |

(Mandl).

**En cas de mucosités très adhérentes** : ordonner des pulverisations avec une solution de *carbonate neutre de soude,* a 1 p. 100.

**Si tous ces procédés échouent** et surtout si les granulations sont grosses et nombreuses, recourir au *galvanocautere.*

**P. SYPHILITIQUE.**

Voy. *Angines syphilitiques.*

**P. TUBERCULEUSE.**

Voy. *Angine tuberculeuse.*

# PHLÉBITES

**P. CONSTITUTIONNELLE.**

Traiter la diathese (goutte).

Chez les goutteux, prescrire le *sidonal, l'urosine*

| ℞ Sulfate de quinine | 1 gr. |
|---|---|
| Extrait de colchique | 45 cgr. |
| — de digitale | 25 — |
| — d'aconit | 10 — |

Pour 10 pilules 1 pilule tous les matins (Hirtz)

Voy. *Goutte chronique.*

Calmer la douleur par l'*antipyrine* en cachets et par des *onctions calmantes* (baume tranquille laudanise).

Ordonner l'*immobilisation* jusqu'a disparition des accidents aigus.

**P. INFECTIEUSE.**

*Repos absolu* dans le décubitus dorsal. Tenir le membre dans la *position horizontale*, protégé par un cerceau, l'*envelopper d'ouate* et appliquer avec précaution une *pommade iodo-iodurée* :

| | | |
|---|---|---|
| ℞ Ichtyol. . . . . . . . | } āā | 6 gr. |
| Iodure de potassium . . | | |
| Extrait de cigue . . . . . | | 3 — |
| — de belladone . . . | | 2 — |
| Vaseline. . . . . . . . | | 30 — |
| | | (Heizen) |

Prolonger l'immobilisation jusqu'à la disparition complète de la fièvre et jusqu'à l'amélioration de l'état général.

**Contre la fièvre** : donner le *sulfate de quinine*, la *phenacetine*, l'*acetopyrine*, le *pyramidon* ou le *citrophene*.

Etablir une barrière entre la phlébite et le cœur pour combattre les complications d'embolies, en pratiquant la *ligature aseptique* de la veine (au fil de soie), sur un segment du vaisseau indemne de phlébite et en resequant la veine entre deux ligatures, eloignees de 2 a 3 cm (Robineau).

**En cas de septicémie** : voy. *Septicemie*.

**P. PUERPÉRALE** (des membres inférieurs).

Voy. *Phlegmatia alba dolens*.

**P. DU SINUS TRANSVERSAL.**

Voy. *Septico-pyemie otique*.

**P. UTÉRINE** (du post-partum).

Faire prudemment le *nettoyage* de l'utérus (voy. *Fievre puerperale)*, puis, s'il n'y a plus ni fétidite des lochies, ni écoulement sanieux, insister sur le *traitement general* . alimentation substantielle, alcool, injections sous-cutanees et lavements de serum artificiel, kola.

Combattre la fièvre a l'aide des sels de quinine et des bains froids ou tiedes.

Provoquer au besoin des *abces artificiels* suivant la methode de Fochier (injections sous cutanees de 1 cc. d'essence de terebentine), ou bien pratiquer des injections de *serum antistreptococcique de Marmorek*.

*Inciser* les abces métastatiques.

**En cas d'embolie pulmonaire** . voy. ce paragraphe.

**P. VARIQUEUSE.**

Voy. *Varices*.

## PHLEGMATIA ALBA DOLENS

*Repos absolu au lit*, le corps immobile et bien a plat sur le lit, la tête seule soulevee au moyen d'un oreiller.

Fixer le membre dans la *position horizontale* ou legerement élevé soit au moyen d'une *gouttiere*, soit a l'aide de *bandes de toile* fixees au lit . après avoir entouré le membre d'une couche d'ouate en bonne epaisseur, le maintenir fixe a trois hauteurs (partie moyenne de la jambe, genou, milieu de la cuisse) par des bandes de toile, ou un linge plie en double, large de 10 cm environ et fixe a ses deux extremites au lit même du malade, en plein matelas ou dans la sangle d'un lit mecanique, au moyen d'une épingle anglaise. Veiller a ce que ces liens fixateurs touchent simplement le membre a sa face antérieure en s'appliquant bien exactement. Compléter la fixation en posant sur le pied une bande de toile destinée à le maintenir a angle droit sur la jambe et également arrêtée de chaque côté par une epingle de nourrice En outre, jeter autour du corps, au niveau de la partie inférieure du tronc, un drap d'aleze qui l'applique sur le lit et fixer celui-ci au matelas ou bien le nouer par ses bouts à une des barres latérales du lit (Vaquez).

En cas de phlebite double, employer la *gouttiere de Bonnet* ou le *lit mecanique de Dupont*.

Ordonner au malade d'*eviter tout effort musculaire*, d'attenuer tous les mouvements, même pour la toilette.

Pratiquer en même temps l'*antisepsie utero-vaginale* a l'aide d'injections vaginales ou intra-utérines faiblement antiseptiques (voy. *Fievre puerperale, Phlebite uterine)*.

**Contre la fièvre** : prescrire le *sulfate de quinine*, a la dose de 1 gr. a 1 gr 50 par jour, seul ou associé à la *phenacetine*, ou au *citrophene*.

| | | |
|---|---|---|
| ℞ | Chlorhydrate de quinine.. | 15 cgr. |
| | Phenacetine .. .. . | 30 — |

Pour 1 cachet 3 par jour (Herzen).

Employer aussi l'*acetopyrine*, le *pyramidon* ou la *lactophenine*.

**Contre la sensation de froid**: employer l'*enveloppement ouate*.

**Contre la douleur** : pratiquer des *onctions sedatives legeres laudanisees*, ou des *enveloppements humides avec une solution de chloral* a 1 p. 200 dans du sérum artificiel, ou des onctions avec une pommade calmante.

| | | |
|---|---|---|
| ℞ | Salicylate de methyle. . | 3 gr. |
| | Vaseline .. . . . . . . | 30 — |

**Contre la tension de la peau** : ordonner des *pulverisations* d'eau bouillie simple ou boriquée.

*Regime*. lait, bouillon, soupes légères, eau vineuse. Conseiller le *regime dechlorure* (hypochloruré).

Donner les *toniques*: extrait de quinquina ou de kola, en potion.

Apres la première semaine, lorsque l'œdeme du membre ne progresse plus, recourir a la *medication resolutive* : faire pratiquer le matin, pendant 3 ou 4 heures, des applications de linges fins trempes dans des eaux salines naturelles, etendues de 2 ou 3 fois leur volume d'eau bouillie et recouverts de gutta-percha laminee. Remplacer ces linges pendant le reste de la journee par des applications de la poudre suivante .

| | | |
|---|---|---|
| ℞ | Talc . . . . . | ãã 10 gr. |
| | Craie preparee..... . | |
| | Magnesie legere.. . . | |
| | Resorcine ... | 50 cgr. |

(Vaquez).

Employer aussi la pommade suivante, appliquee a l'aide d'un pinceau sur le membre malade.

| | | |
|---|---|---|
| ℞ | Ichtyol.. .. . . .. | 20 gr. |
| | Extrait de cigue. . | 5 — |
| | Vaseline . . . . .. | 60 — |

(Herzen)

*Respecter le caillot* (immobilisation) *pendant six semaines*, jusqu'au retour de couches, qui termine la période d'etat puerpéral.

Alors seulement combattre les conséquences de l'immobilisation, les raideurs consecutives, l'hydarthrose, l'œdème, l'atrophie a l'aide du *massage* (effleurages superficiels, mobilisation partielle des articulations, puis massage des masses musculaires avec mobilisation plus active des articulations, en evitant toujours les gros troncs veineux), des *bains de vapeur* et de *l'electricite*

*Permettre à la malade de se lever un mois apres la derniere poussee.*

Recommander a la malade, au moment ou elle va faire ses premiers pas, d'appliquer sur la jambe malade, de la pointe du pied jusqu'à la racine de la cuisse, des *bandes de crêpe Velpeau* et de s'aider d'une *canne* pour la marche.

Proscrire les bas élastiques et l'usage des bequilles.

**Contre les accidents pulmonaires** appliquer des *ventouses seches.*

Voy. *Embolie pulmonaire.*

**Si l'œdème persiste pendant longtemps** . faire porter des *bas elastiques*, ou mieux faire appliquer de la pointe du pied a la racine de la cuisse des *bandes de crêpe Velpeau.*

## PHOBIES

Voy. *Hysterie, Melancolie, Neurasthenie, Terreurs nocturnes chez les enfants.*

## PHOSPHATURIE

Rechercher et traiter la phtisie pulmonaire, le diabète phosphaturique.

## PHOTOPHOBIE

Voy. aux articles *Conjonctivites, Iritis, Keratites* ou ce symptôme fait partie du tableau morbide.

## PHTIRIASE
## (Poux).

**P. DU CORPS.**

*Bains sulfureux ou mercuriels ;* frictions au *savon noir.*

Poudre de *staphysaigre.*

Désinfection des vêtements.

**P. DES PAUPIÈRES.**

Enduire matin et soir le bord libre des paupières, avec gros comme un pois de la pommade suivante :

| | | |
|---|---|---|
| ℞ Precipité jaune | . . . . . | 20 cgr |
| Vaseline. | . . . . . | 10 gr. |

Panser les croûtes et les éruptions avec :

℞ Acide borique . . . . . } ãã 3 gr.
Oxyde de zinc . }
Vaseline . . . . 30 —

**P. DU PUBIS.**

*Raser* les poils. Frictions à l'*onguent napolitain*.

*Lotions* avec

℞ Sublimé . . . . . . 1 gr.
Vinaigre. . . . . . 300 —
(Brocq).

Ou bien employer la *lotion parasiticide de l'hôpital Saint-Louis* :

℞ Bichlorure de mercure . . 25 cgr.
Essence de térébenthine. 30 gr.
Glycérine . . . . . . . . 40 —
Alcool camphré . . . . 175 —

Pratiquer aussi des lavages avec l'*eau saturée de soude*.

**P. DE LA TÊTE.**

*Couper* les cheveux ras. Faire des savonnages avec du *savon noir*, des lotions avec de l'*alcool camphré* ou une solution de *sublimé corrosif* à 1 p. 500, ou avec du *vinaigre chaud*, suivies de lavages avec de l'*eau saturée de soude*.

℞ Bichlorure de mercure . . 20 cgr.
Eau de Cologne . . . . 100 gr.
En frictions bi-quotidiennes

Employer l'*onguent napolitain*, en frictions, dans les cas où il n'existe pas de lésions cutanées très étendues.

Prescrire aussi :

℞ Naphtol β . . . . . . 5 gr.
Alcool à 60° . . . . . . 1 litre,
Pour frictions (sur la tête, les aisselles, le pubis, pas le scrotum)

## PHTISIE

Avant d'instituer le traitement antituberculeux, scruter les antécédents héréditaires et les antécédents personnels du malade et si l'on dépiste quelques stigmates de syphilis, prescrire sans hésiter le *traitement antisyphilitique spécifique*.

**I. MÉDICATIONS RÉPUTÉES BACILLICIDES** (rôle effacé ; sont souvent un adjuvant utile de la cure d'air et de repos).

A. CRÉOSOTE.

Administrer la créosote par la voie stomacale, la voie rectale, la voie bronchique, la voie dermique, la voie hypodermique.

1° Créosote par la *voie stomacale* . dose quotidienne *75 cgr. à 1 gr. 50*.

℞ Créosote de hêtre . . . . 10 gr.
Poudre de savon amygdalin séchée à l'étuve . . . . . . . 25 —
Pour 100 pilules . 10 à 15 par jour (Bouchard).

℞ Créosote de hêtre . . . . 4 gr.
Baume de tolu. . . . . . . 7 —
Térébenthine de mélèze 1 —
Acide benzoïque . . . Q S
Pour 80 pilules . 10 par jour (50 cgr de créosote) (Bouchard)

Préférer les formules suivantes :

℞ Créosote de hêtre . . . 10 gr.
Huile de foie de morue Q S p. 1 litre
4 à 6 cuillerées par jour (Herzen)

℞ Créosote de hêtre . . 13 gr. 50
Teinture de gentiane 30 —
Alcool à 80°. . . 250 —
Vin de Malaga Q.S p. 1 litre.
5 à 8 cuillerées à bouche par jour,

chaque cuillerée dans un verre d'eau (1 cuillerée contient 20 cgr. de créosote) (Bouchard).

| ℞ Créosote | 6 gr. |
|---|---|
| Rhum | 250 — |
| Vin de Banyuls | 850 — |

5 à 10 cuillerées par jour (1 cuillerée contient 10 cgr de créosote)

Ou encore :

| ℞ Créosote de hêtre | 25 gr. |
|---|---|
| Teinture de gentiane | 50 — |

Progressivement de XXV à CL gouttes par jour, en trois fois, dans un peu de vin (Casati)

| ℞ Créosote de hêtre | 5 gr. |
|---|---|
| Iodoforme finement pulvérisé | 1 — |
| Huile de foie de morue | 500 — |
| Essence de menthe | 3 — |

3 cuillerées à bouche par jour (Herzen).

*Donner la créosote immédiatement après les repas et sous une forme diluée*, ne jamais la prescrire à jeun, ni sous forme de capsules ou de pilules.

*Administrer de préférence la créosote (ou le gaïacol) par la voie stomacale*, c'est par cette voie qu'elle se montre le plus active : donnée à la dose journalière de 75 cgr. à 1 gr., elle agit d'une façon puissante sur les divers microorganismes, ferments et levures, qui se développent généralement dans un estomac manquant d'acide chlorhydrique.. Sous cette influence, l'appétit renaît, et le malade, mieux nourri, lutte plus facilement contre la marche toujours envahissante de la tuberculose (Bourget).

2° Créosote par la *voie rectale;* dose quotidienne, *2 à 4 gr.*

Cette voie est, au point de vue de la tolérance, supérieure à la voie sous-cutanée et elle est spécialement indiquée dans les cas de diarrhée et d'entérite tuberculeuse (Marfan).

Avoir recours au *lait créosoté* (Turchet, Annequin) qui se mêle à l'eau sans qu'il se forme de coagulum et sans que la créosote redevienne libre, prescrire le lait créosoté à 6 p. 100, dont chaque cuillerée contient à peu près 1 gr. de créosote ; au moment de prendre le lavement, le malade mélangera la quantité de lait créosoté prescrite (2 à 4 cuillerées avec de l'eau bouillie chaude en quantité suffisante pour faire un lavement de 250 cc.

Ou bien prescrire :

| ℞ Créosote de hêtre | 2 à 4 gr. |
|---|---|
| Faire dissoudre dans | |
| Huile d'amandes douces | 25 — |
| Émulsionner avec | |
| Jaune d'œuf | N° I. |
| Ajouter : | |
| Eau | 200 gr. |

Pour 1 lavement, à prendre le soir au coucher, après avoir eu soin de vider auparavant le rectum par un lavement ordinaire.

| ℞ Créosote rectifiée | 1 à 3 gr |
|---|---|
| Eau distillée | 100 à 300 — |

Pour 1 lavement, agiter avant de s'en servir ; 2 à 3 lavements dans les 24 heures (Chabaud).

Pour avoir moins de véhicule et plus de remède actif, ajouter à la formule précédente un peu d'alcool, ou une cuillerée à bouche de cognac.

| ℞ Créosote rectifiée | 3 gr. |
|---|---|
| Alcool à 80° (cognac) | 10 — |
| Eau distillée chaude | 200 — |

Pour 1 lavement, agiter avant de s'en servir

Ou encore formuler la solution suivante de créosote dans l'huile, dont le malade mettra deux cuillerées dans un verre d'eau tiède et qu'il émulsionnera avec un jaune d'œuf :

| | | |
|---|---|---|
| ℞ | Huile d'olives | 300 cc. |
| | Créosote pure | 30 gr. |
| | Laudanum de Sydenham | 3 — |

Donner, selon les indications, 2 ou 3 lavements dans la journée

Le malade peut préparer lui-même la solution. XVIII gouttes, c'est-à-dire 1 gr de créosote (XXXIV gouttes avec le compte-gouttes de pharmacie), se dissolvent entièrement dans 120 gr. d'eau tiède.

Ne pas employer les suppositoires a la créosote, ils déterminent très vite une irritation rectale assez vive.

3° Créosote par la *voie bronchique :* en *inhalations,* avec le flacon a deux tubulures, contenant une solution hydro-alcoolique à 10 p. 100 (C. Paul).

*Pulvérisations* de créosote (pulvérisateur a vapeur), dans la chambre du malade, pendant plusieurs heures chaque jour, en se servant de la solution suivante :

| | | |
|---|---|---|
| ℞ | Créosote | 10 gr |
| | Alcool | 200 — |
| | Glycérine | 20 — |
| | Eau | 770 — |

(Tapret).

Les inhalations de créosote désinfectent, dans une certaine mesure, les foyers tuberculeux ; elles les mettent surtout a l'abri d'une infection secondaire trop intense.

4° *Inhalations de vapeurs créosotées sous pression :* placer le malade dans une cloche de 12 mc. : comprimer l'air a 1/3 ou une moitié d'atmosphère.

L'air, avant d être poussé dans la cloche a l'aide d'une pompe foulante, traverse un barboteur contenant 5 litres de créosote, puis un autoclave rempli de copeaux de hêtre, imbibés de créosote

Séances quotidiennes de 4 heures de durée (Tapret, G. Sée).

5° Créosote par la *voie cutanée ; frictions* cutanées sur toute la partie supérieure du tronc avec :

| | | |
|---|---|---|
| ℞ | Créosote | ãã 5 gr. |
| | Essence de térébenthine | |
| | Lanoline | ãã 25 — |
| | Axonge | |
| | Huile d'olives | |

| | | |
|---|---|---|
| ℞ | Beurre de muscade | 20 gr. |
| | Huile de sésame | 200 — |
| | Essence de sauge | 4 — |
| | — de genièvre | 16 — |
| | — de pin | 8 — |
| | Salicylate de méthyle | 10 — |
| | Créosote de hêtre | 8 — |
| | Alcool à 96° | 100 — |
| | — camphré | 200 — |

(Bourget).

6° Créosote par la *voie hypodermique.* Cette voie est celle qui permet d'administrer les doses les plus fortes de créosote. Injecter en une séance la solution suivante :

| | | |
|---|---|---|
| ℞ | Créosote pure de hêtre | 1 gr. |
| | Cocaïne | 1 cgr. |
| | Huile d'olives pure stérilisée | 8 cc. |

Pratiquer ces injections, tous les 2 jours pendant 2 mois, et les reprendre ensuite après un repos plus ou moins prolongé (A Josias).

Ou bien employer la formule suivante :

| | | |
|---|---|---|
| ℞ | Créosote pure | 1 gr. |
| | Huile d'amandes douces neutralisée ou stérilisée | 14 — |

Injecter a la fois 10, 20, 30, 40, jusqu'a 150 gr de cette solution, à l'aide d'un appareil spécial composé d'un flacon gradué de 30 cc , muni de deux tubulures en haut, et portant a sa partie inférieure une troisième tubulure avec robinet en verre, que ferme un bouchon en caoutchouc et que traverse un tube (Burlureaux)

Avant toute injection, prendre les précautions antiseptiques indispensables et s'assurer qu'il ne sort aucune goutte de sang par l'aiguille.

Si au cours même de l'injection, le malade perçoit tout à coup un goût intense de créosote dans l'arrière-gorge, accompagné d'angoisse, d'étouffements, de vertiges, de toux, de dyspnée, de sueurs profuses, indiquant l'introduction directe de la créosote dans le courant sanguin, on arrêtera immédiatement l'injection et on administrera des stimulants diffusibles.

7° *Injections intra trachéales d'huile créosotée*. 2 gr d'une solution créosotée à 20 p. 100. Répéter ces injections tous les jours, une fois (Dor).

INDICATIONS ET CONTRE INDICATIONS DE LA CRÉOSOTE :

Administrer la créosote à tout phtisique apyrétique ou même aux phtisiques, chez lesquels la fièvre est inconstante et revient sous forme de crises séparées par un intervalle apyrétique plus ou moins long.

La créosote est contre-indiquée chez les phtisiques fébriles, mais cette règle n'est pas absolue.

Les hémoptysies et l'albuminurie ne constituent pas des contre-indications formelles, mais s'il existe l'une de ces deux complications, administrer des doses de créosote deux fois moindres que celles indiquées et observer attentivement l'effet de cette médication.

Les tuberculeux éréthiques ne tolèrent pas bien la créosote (Marfan).

*Ne jamais instituer de traitement intensif par la créosote* (ou par le gaïacol), consistant en injections, inhalations, frictions et lavements, c'est ajouter à l'intoxication des toxines tuberculeuses un empoisonnement par un corps chimique (Bourget).

Employer aussi les nombreuses COMBINAISONS DE LA CRÉOSOTE qui permettent d'éviter, en partie, les inconvénients de son administration.

Donner le *créosotal* ou carbonate de créosote, par la voie stomacale et surtout chez les enfants.

Dose quotidienne, chez l'adulte 5 à 15 gr. ; chez les enfants. 1 à 6 gr.

Administrer ce médicament soit dans du lait, soit dans du vin rouge ou du bouillon (un quart d'heure après le repas), soit mieux encore dans l'huile de foie de morue à 1 p 10 :

℞ Créosotal . . . 30 gr.
Huile de foie de morue . 300 —
4 à 6 cuillerées par jour.

Ou bien, prescrire le créosotal sous forme de gouttes XV à LXXV gouttes et plus dans les 24 heures. Commencer par cinq gouttes, trois fois par jour, et en ajoutant tous les jours trois gouttes, arriver à vingt-cinq gouttes trois fois par jour. Faire rester le malade à cette dose pendant un laps de temps qui varie de huit jours à quatre, cinq et six semaines. Ensuite diminuer progressivement la dose jusqu'à ce qu'on arrive à dix gouttes, trois fois par jour,

Faire de nouveau prendre cette dose pendant huit jours ; augmenter finalement la dose en ajoutant trois gouttes par jour.

Cette manière d'administrer le créosotal a cet avantage qu'on arrive, avec des doses relativement petites, aux mêmes résultats qu'avec des doses très élevées (jusqu'à 20 gr. par jour) (von Leyden).

| ℞ Créosotal | 5 gr. |
|---|---|
| Jaune d'œuf | N° 1 |
| Eau chaude | 150 gr. |
| Laudanum de Sydenham | V gouttes. |

Pour 1 lavement un matin et soir.

Prescrire le *phosphotal* ou phosphite de créosote soit par la voie stomacale, soit par la voie sous-cutanée pour laquelle il se prête très bien, même à doses élevées (Lorot).

Doses quotidiennes : 3 à 8 gr.

| ℞ Phosphotal | 30 gr. |
|---|---|
| Huile de pied de bœuf | 100 — |

Injecter tous les 2 ou 3 jours 2 à 5 gr de phosphotal (Lorot)

Employer aussi la voie rectale (Grasset).

| ℞ Phosphotal | 2 à 3 gr. |
|---|---|
| Jaune d'œuf | N° 1 |
| Huile d'olives | 30 gr |
| Lait chaud | 150 — |
| Laudanum de Sydenham | V gouttes. |

Pour 1 lavement 2 par jour.

Ordonner le *créosal* ou tannate de créosote, à la dose de 3 à 4 gr. par jour, par la voie stomacale (Blind, Tournier).

Ne pas recourir à l'administration de ce médicament par la voie hypodermique : les injections de tannate de créosote sont très douloureuses.

| ℞ Créosal | 20 gr. |
|---|---|
| Eau distillée | 300 — |
| Sirop de tolu | 50 — |

3 à 4 cuillerées à bouche par jour, après les repas

Administrer le *phosote* ou phosphate de créosote soit par voie gastrique à la dose hypodermique en injectant le phosote pur, additionné simplement d'un dixième d'alcool pour le fluidifier (Lorot).

| ℞ Phosote ou taphosote | 25 gr. |
|---|---|
| Sirop de fleurs d'oranger | 70 — |
| Gomme arabique | 10 — |
| Eau distillée de fleurs d'oranger | Q. S. pour 125 cc. |

3 cuillerées à café par jour (3 gr.) (Brissonnet)

Le phosote convient aussi à l'administration par la voie rectale.

Employer le *taphosote* ou tannophosphate de créosote par la voie gastrique, d'après la formule indiquée pour le phosote.

Ne pas administrer ce médicament par voie sous-cutanée.

Donner l'*eosote* ou valérianate de créosote, soit par voie gastrique à la dose de 1 à 2 gr. par jour, en capsules gélatineuses, soit par voie hypodermique.

B. Gaiacol et ses combinaisons.

| ℞ Gaiacol | 1 à 2 gr. |
|---|---|
| Alcool à 90° | 20 — |
| Eau distillée | 180 — |

A prendre dans la journée, en 3 fois (Sahli)

| ℞ Gaiacol | 13 gr |
|---|---|
| Teinture de gentiane | 30 — |
| Alcool à 90° | 190 — |
| Vin de Xérès | Q. S. p. 1 litre |

2 à 5 cuillerées à bouche par jour (1 cuillerée contient 20 cgr de gaiacol) (Fräentzel)

℞ Gaiacol . . . . . . . 2 gr. 50
Iodoforme . . . . . . . . 50 cgr.
Huile d'olives stérilisée } ãã Q S
Vaseline liquide . . . . } p 50 cc

Débuter par une injection de 1 cc. pendant 4 jours puis 2 cc. Au bout de quelques jours, injecter 3 cc. (Picot).

℞ Gaiacol . . . . . . . . }
Huile d'amandes douces } ãã 25 gr.
stérilisée à l'étuve. }
Chlorhydrate de cocaïne. . . 50 cgr.

Débuter par une demi-seringue tous les jours, ensuite une seringue tous les 2 jours, puis tous les jours (Diamantberger)

℞ Gaiacol . . . . . . . . . . . 50 cgr.
Camphre . . . . 2 gr.
Huile d'olives stérilisée . 10 —

Injecter 1 seringue de Pravaz tous les jours (Huchard).

℞ Gaiacol . . . . . . . . . . . 20 gr.
Eucalyptol . . . . . . . . . . 10 —
Sulfate de spartéine. . . . . . 1 —
Huile d'amandes douces. . Q S
p 200 cc

Injecter progressivement de 1/2 à 5 ou 7 cc de cette solution (Laborde)

Prescrire le *carbonate de gaïacol* ou *duotal* en pilules ou en cachets, à la dose de 50 cgr. à 1 gr. par jour, et le *phosphate de gaïacol,* à la dose de 40 à 60 cgr. par jour en cachets.

℞ Carbonate de gaïacol } ãã 10 cgr.
Acide benzoïque. . . . }
Codéine. . . . . . . . . . 1 —

Pour 1 pilule : 5 à 10 par jour (Herzen).

Employer le *valérianate de gaïacol* ou *géosote*, en capsules gélatineuses à 20 cgr. chacune, à la dose de 1 gr. à 1 gr. 50 par jour.

℞ Géosote. . . . . . . . . 10 gr
Teinture de valériane . . 20 —

XV à XXX gouttes, 3 à 4 fois par jour.

Essayer la *gaïacétine* (2 à 4 gr. par jour, en cachets de 50 cgr.) et le *gaïatanol.*

C. Essences volatiles et substances balsamiques.

Essence de *térébenthine*, *terpine*, essence de myrte, *myrtol*, *menthol*, *thymol*, *eucalyptol*, *baume du Pérou*, *camphre*, *acide benzoïque*.

Tous ces médicaments sont en général mal tolérés par l'estomac : administrer les essences et les balsamiques par la *voie sous-cutanée*, ou à l'aide d'*inhalations*, dans le but de diminuer l'expectoration et d'améliorer la bronchite infectieuse non spécifique concomitante.

Ces médicaments n'agissent pas sur le bacille de la tuberculose, ni ne modifient le processus bacillaire

Pratiquer les inhalations à l'aide d'un flacon barboteur, dans lequel pénètrent deux tubes, et rempli à moitié d'un mélange balsamique comme le suivant :

℞ Créosote de hêtre. . 10 gr.
Baume du Pérou . . . . . 25 —
Térébenthine suisse . . . . 30 —
Teinture d'eucalyptus. . } ãã 15 —
— de benjoin }
Essence de térébenthine . 100 —
(Marfan)

Ou bien introduire dans un flacon inhalateur, de la capacité d'un litre, le liquide suivant :

℞ Essence de térébenthine. . . 350 gr
— d'aspic. . . . . . 100 —
Iodoforme . . . . . . . 10 —
Éther sulfurique . . . . . 20 —

Faire plusieurs inhalations par jour, chacune de 15 à 20 minutes de durée (Dethyl)

Recourir aussi aux inhalations de *menthol bromoformolé* (La croix) ou de *formazol* (30 p. 100 d'aldehyde formique, petites quantités d'iodoforme, d'hydrate de chloral, de terpine et de menthol).

Prescrire l'*eucalyptol*, associé au gaïacol et à l'iodoforme, en injections sous-cutanées :

| ℞ Eucalyptol | 15 gr |
|---|---|
| Gaïacol | 5 — |
| Iodoforme | 1 — |
| Huile d'olives stérilisée | Q. S p. 100 cc. |

Injecter 5 à 10 cc. par jour (Pignol).

Pratiquer aussi des injections sous-cutanées de *baume du Pérou* en émulsion, ou d'*huile camphrée* à 1 p. 10 ou 1 p. 4 : injecter 2 gr. de la solution tous les 2 jours, pendant 4 à 5 jours, puis interrompre pendant quelques jours, pour reprendre ensuite (Alexander, Huchard).

Recourir enfin à l'introduction de ces médicaments par la *voie trachéale* :

| ℞ Essence de thym | |
|---|---|
| — d'eucalyptus | ãã 5 gr. 50 |
| — de cannelle | |
| Iodoforme | |
| Gaïacol | ãã 2 — 50 |
| Menthol | |
| Bromoforme | 5 — |
| Huile d'olives stérilisée | 100 cc |

Injecter chaque jour dans la trachée 9 à 12 cc. (Mendel)

| ℞ Menthol | 2 gr. |
|---|---|
| Essence d'eucalyptus | |
| — de thym | ãã 5 — |
| — de cannelle | |
| Huile d'olives stérilisée | Q. S pour 100 cc |

Injecter 5 à 6 cc. sans cocaïnisation préalable (Hobbs)

D. Iode et ses composés

Médicaments indiqués dans la phtisie apyrétique, pour favoriser l'expectoration, et dans la phtisie fibreuse pour diminuer la dyspnée (G. Sée).

Employer l'iode et les iodures avec prudence, pour éviter les poussées congestives autour des foyers tuberculeux.

Prescrire 1 à 2 gr. d'*iodure de potassium* par jour ; XV à XX gouttes de *teinture d'iode* ; 2 à 5 cgr. d'*iode pur*.

| ℞ Iode pur | 25 mgr. |
|---|---|
| Extrait de noyer | 20 cgr. |

Pour 1 pilule 2 par jour aux repas.

Ou bien se servir du *sérum iodure de Renzi* :

| ℞ Iodure de potassium | 3 gr |
|---|---|
| Iode pur | 1 — |
| Chlorure de sodium | 6 — |
| Eau distillée | 1000 — |

3 à 4 cuillerées à soupe, dans une tasse de lait, 3 à 6 fois par jour.

Recourir aussi aux inhalations d'*igazol*, pratiquées à l'aide de l'appareil de Cervello.

E. Acide cinnamique.

Administrer l'*acide cinnamique* en *injections intra-veineuses*, commencer par injecter de très faibles doses, 1/2 à 1 mgr., et augmenter progressivement jusqu'à administrer 2 cgr. au maximum.

Employer la formule suivante

| ℞ Acide cinnamique finement pulvérisé | 2 gr. |
|---|---|
| Huile d'amandes douces | 10 — |
| Jaune d'œuf | N° 1. |
| Solution de chlorure de sodium à 7 p. 100 | 6 gr. |

(Landerer).

Ne pas employer l'acide cinnamique ou le cinnamate de soude (hetol) dans les cas à tendance hémoptoïque.

**II. MÉDICATIONS MODIFICATRICES DE L'ORGANISME DU PHTISIQUE.**

A. Régime de vie.

Recommander au malade de fuir les villes, grandes et petites, de changer de milieu, d'abandonner ses occupations et, dans certains cas, sa famille. Ordonner le traitement par l'**aération permanente** (aérothérapie, cure par l'air libre), associé à une cure de repos soit dans un *sanatorium* comme Göbersdorf (Silésie), Falkenstein (Taunus), Davos (Engadine), Vernet (Pyrénées-Orientales), Leysin (canton de Vaud), soit dans le *climat* qui convient le mieux à son état, lorsque le malade ne veut pas s'enfermer dans un sanatorium

Le régime de vie adopté dans les sanatoria (respiration par le malade d'un air constamment renouvelé) peut être appliqué dans les *installations particulières*, il suffit de disposer d'un appartement à chambres vastes, d'un jardin et d'une guérite de bains de mer capitonnée et ouverte sur une de ses faces.

*Le repos sera physique, intellectuel et moral*, défendre aux jeunes filles à marier le mariage; aux femmes mariées, les grossesses, aux femmes accouchées, l'allaitement

Le phtisique doit *se reposer au grand air*, le jour dans une *véranda ouverte;* la nuit dans une *chambre aux fenêtres ouvertes;* il doit bien se couvrir et *ne jamais souffrir du froid.*

Ce régime de vie est contre-indiqué dans les deux cas suivants: *phtisique irrémédiablement perdu* et *phtisique présentant des accidents aigus.*

Ne pas considérer le traitement de la phtisie par l'aération permanente comme une formule banale; surveiller et diriger attentivement cette cure; commencer dans tous les cas par habituer le malade à l'air en l'y exposant étant couché, de façon qu'il puisse être couvert et éviter ainsi le refroidissement des membres inférieurs, que facilite la station assise. Indiquer le lieu du séjour du malade et fixer le temps que celui-ci passera à l'air. Recommander au malade d'éviter le vent et le changement brusque de température au coucher du soleil. Procéder à l'aération nocturne avec patience et lenteur; entr'ouvrir d'abord la fenêtre de la chambre voisine, puis l'ouvrir largement, ensuite entr'ouvrir la fenêtre de la chambre où couche le malade, en ayant soin de fermer les persiennes et les rideaux; puis ouvrir les rideaux Ne jamais exposer le malade au courant d'air. Veiller à ce que la température ne descende pas au-dessous de 8° (Bouchard) et si nécessaire, maintenir cette température en allumant du feu. Faire fermer les fenêtres soir et matin, au moment du coucher et du lever. Ne pas surcharger le malade de couvertures (édredon au niveau des pieds), mais le faire coucher vêtu, c'est-à-dire habillé d'un vêtement de nuit assez chaud (chemise de flanelle, gilet de laine, tricot, camisole, etc.), pour pouvoir sans danger dormir les bras dehors, le devant de la poitrine et le cou suffisamment protégés (Pouzet).

Ni l'état fébrile, ni les inflammations laryngo-trachéales ne sont des contre-indications.

**Climats d'altitude ou à basse pression barométrique.**

Stations entre 1000 et 1900 m., possédant une action fortifiante, reconstituante et stimulante (Leysin 1300 m, Davos-Platz 1556 m, Samaden 1743 m, Saint-Moritz 1855 m, Pontresina 1825 m.).

*Indications :* prédisposés à la phtisie, phtisiques commençants et apyrétiques ; phtisiques qui portent une caverne limitée et qui n'ont pas de fièvre.

Envoyer les malades *en toute saison* dans un sanatorium, en choisissant un établissement qui soit ouvert toute l'année et constamment dans de bonnes conditions climatiques (Leysin en Suisse), de façon à permettre aux malades de faire la cure d'air pendant toute l'année et par tous les temps.

*Contre indications*. phtisiques ayant habituellement de la fièvre, ou des lésions étendues, de la tuberculose intestinale, de l'emphysème, phtisiques dans la phase consomptive, sujets atteints de phtisie fibreuse (Jaccoud).

**Climats de plaine, à pression barométrique moyenne, ou peu inférieure à la moyenne.**

Stations montueuses ou non, dont l'altitude est inférieure à 400 mètres, et ayant une influence sédative et calmante : Madère, Alger, Palerme, Pise, Catane, Egypte, Méran (Tyrol), Montreux, Lugano, Pau, Arcachon, Biarritz, Amélie-les-Bains, Hyères, Cannes, Menton, San-Remo, la Spezia, rives méditerranéennes de la Grèce, de l'Espagne, du Portugal, du Maroc, et les îles Canaries.

*Indications*. phtisies fébriles ; phtisies à la période de ramollissement, phtisies à poussées aiguës de bronchite, de congestion, de pneumonie, phtisies fibreuses phtisies accompagnées d'emphysème, phtisies laryngées et tuberculoses intestinales ; phtisies avec lésions pulmonaires étendues, phtisies à la période consomptive (Jaccoud).

**Stations thermales.**

Conseiller aux phtisiques commençants ou aux prédisposés à la phtisie, pendant l'été, un séjour dans une station thermale, où ils se reposeront, vivront au grand air et ne feront qu'un minimum de traitement thermal.

Envoyer les malades (phtisie au début) à *la Bourboule*, au *Mont-Dore*, aux *eaux sulfureuses faibles des Pyrénées*, particulièrement aux *Eaux-Bonnes*.

B. Régime alimentaire.

Ordonner un *régime diététique capable de relever l'énergie organique du malade :* viandes, œufs, graisses, lait, kephir, fromages, farine de céréales, peu de féculents, et encore moins de légumes verts.

Recourir à la *zomothérapie* ou traitement par la viande crue de bœuf ou de mouton à la dose de 150 à 300 gr. (Fuster, Laborde), ou par la poudre de viande crue et desséchée à la dose de 2 à 4 grandes cuillerées par jour, tout en se rappelant que la suralimentation et la zomothérapie exposent à certains dangers du côté du foie et des reins.

Incorporer la viande crue, soigneusement *râpée au couteau*, à des œufs brouillés, à de la puree de pommes de terre ou à des épinards ; ou bien la mélanger à froid avec un bouillon léger au tapioca (potage au tapioca médicinal, Laborde), puis réchauffer le tout,

Comme boisson, préférer au vin le thé legèrement alcoolisé, la bière, ou le *lait* additionné de cognac

C. Stimulation cutanée.

Prescrire les *frictions* à tous les malades, tous les matins ou tous les soirs, si le phtisique a des sueurs nocturnes.

Frictionner rapidement le corps avec de l'alcool de lavande ou de l'essence de terébenthine, puis faire une friction sèche avec des gants de flanelle ou une serviette rude (Bouchard).

Les *lotions* fraîches, vinaigrées ou salées, sont utiles aux phtisiques qui ont une légère fièvre vespérale, ou une atonie générale de l'organisme, avec refroidissement fréquent des membres inférieurs. Se servir d'eau, à la température de 20° à 30°, durée de la lotion ou de l'immersion 15 à 20 secondes.

Conseiller les *douches froides* de 4 à 10 secondes de durée, seulement au début de la phtisie, quand il n'existe plus de fièvre (Jaccoud).

Dans la plupart des cas, ordonner de faire chaque matin un grand *lavage froid* de tout le corps, avec de l'eau à la température de la chambre et suivi d'une energique friction avec une serviette sèche et grossière, dans le but d'aguerrir le malade contre les refroidissements.

Défendre les bains de mer qui produisent un refoulement de sang vers les organes profonds, une congestion des poumons, et en outre parce qu'il faut être fort pour faire la réaction, et si le phtisique était fort, il ne serait pas la proie des bacilles.

D. Huile de foie de morue : Dose *4 à 12 cuillerées à soupe, par jour*

℞ Huile de foie de morue. } ãã 150 cc.
Eau seconde de chaux. }
Eau de laurier-cerise . 100 —

5 à 6 cuillerées à bouche (Grasset).

Ne pas prescrire l'huile de foie de morue chez les phtisiques dyspeptiques et fébricitants, lui préférer la glycérine.

Dans certains cas, administrer l'huile de foie de morue par la *voie rectale*.

℞ Huile de foie de morue . 600 gr
Jaunes d'œuf . . . . N° II
Eau de chaux . . . 400 gr.

Injecter au début 60 à 70 gr ; élever progressivement les doses jusqu'à 100, 150 et 200 gr Administrer ces lavements à l'aide d'une seringue munie à son extrémité d'une sonde molle qu'on introduit doucement dans le rectum jusqu'à une profondeur de 15 centimètres, le malade étant couché sur le côté. Faire garder ces lavements toute la nuit, les faire précéder d'un lavement évacuateur (Revilliod).

Employer aussi l'*huile d'olives pure* :

℞ Huile d'olives pure .. } ãã 100 gr.
Solution de carbonate de soude à 2 0/0 }
Chlorure de sodium . . . . . . . 1 —20

Pour 4 lavements donnés à 38° ou 39° après une évacuation alvine spontanée (tous les 2 ou 3 jours) (Deucher).

E Glycérine.

Dose : *40 gr. par jour.*

℞ Glycérine . . . . 40 gr.
Rhum ou cognac.. . 10 —
Essence de menthe .. I goutte.

A prendre en 3 fois dans la journée,

aux repas ou dans l'intervalle des repas (Jaccoud)

℞ Créosote végétale. . . . . . 2 gr
Glycérine neutre. . . . . . . 400 —

Prendre 1 à 2 cuillerées à bouche, matin et soir, dans un verre d'eau sucrée, édulcorée avec du sirop de groseille (Dujardin-Beaumetz).

℞ Glycérine . } āā 100 gr.
Sirop d'iodure de fer }
— de morphine (ou de chloral) . . . . . 200 —

2 à 3 cuillerées dans la journée (Ferrand)

F. Arsenic.

*Doses peu élevées.* L'arsenic est *contre-indiqué* chez les tuberculeux alcooliques, à gros foie, chez ceux qui présentent des troubles gastro-intestinaux ou qui sont sujets aux hémoptysies.

Administrer l'arsenic pendant 3 jours par semaine ou pendant 15 à 20 jours par mois, mieux encore pendant une période de 10 jours, suivie d'une période de 10 jours de repos et ainsi de suite.

Donner *3 à 4 granules d'arséniate de soude* à 1 mgr., ou *2 à 4 granules de Dioscoride* par jour.

℞ Arséniate de soude . 5 à 10 cgr.
Eau distillée . . 300 gr.

2 cuillerées à soupe par jour, aux repas.

℞ Liqueur de Fowler . . . . . 1 gr
Teinture de noix vomique. 2 —
Sirop de goudron . . . 300 —

1 cuillerée à soupe avant les 2 principaux repas (1 gr. de liqueur de Fowler = 10 mgr. d'acide arsénieux) (Bucquoy)

℞ Arséniate de soude . . 5 cgr
Teinture de noix vomique. 4 gr
Vin de gentiane au Malaga . . . . . } āā 100 —
Vin de Colombo . . }
— de rhubarbe. . . . }

2 cuillerées à bouche par jour (D. Heilly)

Recourir aussi à l'administration de l'*arsenic par la voie rectale*.

℞ Liqueur de Fowler . . . . . 4 gr.
Eau distillée . . . . . . . . 56 —

Injecter à l'aide d'une seringue exactement jaugée 5 cc, 2 fois par jour (Vinay)

Donner l'eau arsenicale de *la Bourboule*, à la dose de 1 verre à Bordeaux tous les jours.

Envoyer les malades aux *eaux arsenicales du Mont-Dore* (1050 m.).

G. Acide cacodylique et méthylarsinate disodique

Employer l'*acide cacodylique* ou le *cacodylate de soude*, très riches en arsenic (50 0/0) (Gautier)

℞ Acide cacodylique . . 5 gr.
Saturer exactement le carbonate de soude, ajouter
Chlorhydrate de cocaïne 8 cgr.
Créosote dissoute dans 8 gr d'alcool . V gouttes
Eau bouillie Q. S. p. f. 100 cc

Injecter tous les jours 1 seringue de Pravaz (5 cgr.) pendant 10 jours consécutifs, suivis de 10 jours de repos et ainsi de suite. Chez la femme, faire coïncider les périodes de repos avec l'époque des règles (Gautier)

℞ Cacodylate de soude . . . 10 cgr
Extrait de gentiane . . . Q.S.

Pour 1 pilule. 3 à 6 par jour, pendant longtemps (Danlos)

Préférer la voie hypodermique ; formuler comme suit :

℞ Cacodylate de soude. 6 gr. 40
Alcool phéniqué. . . X gouttes
Eau distillée . 100 gr

(Porter un instant à l'ébullition, puis rétablir les 100 cc.) Injecter progressivement 1/2 à 2 seringues par jour (Gautier)

Chez les prédisposés à la phtisie, contre l'anémie prétuberculeuse, pratiquer des injections hypodermiques profondes de la solution suivante :

| | | |
|---|---|---|
| ℞ Cacodylate de soude | ... | 1 gr.50 |
| Citrate de fer ammoniacal | | 3 — |
| Strychnine pure | ... | 30 mgr. |
| Eau stérilisée | Q S p f. | 30 cc. |

Injecter progressivement de 1/2 cc. à 1 cc par jour (Herzen)

Ou bien administrer le *cacodylate de fer*, également par la voie hypodermique, a la dose de 5 a 20 cgr. par jour (Gilbert et Lereboullet).

Donner le *methylarsinate disodique* a la dose de 5 cgr. par jour, dans de l'eau (Mouneyrat).

| | |
|---|---|
| ℞ Methylarsinate disodique. | 40 cgr |
| Eau distillee . . . . . . . | 20 cc. |

XV a XX gouttes, 2 a 3 fois par jour (Herzen)

H. Acide vanadique.

Prescrire ce medicament a la dose de 1 a 3 mgr. dans les 24 heures en solution aqueuse, et le faire prendre une demi-heure avant les repas dans un peu de lait (Laran).

| | |
|---|---|
| ℞ Acide vanadique . | 1 mgr |
| Cacodylate de soude | 25 — |

Pour 1 pilule, 2 a 4 par jour (Vigier).

Alterner l'administration du cacodylate de soude avec celle du *vanadate de soude* donne a la dose de 5 mgr. par jour, en solution aqueuse (5 cc. d'une solution au millieme).

I. Préparations phosphorées calciques.

Prescrire le *lait phosphore* (lait d'une vache qui absorbe tous les jours 86 gr. de phosphate de chaux ou d'une chèvre qui en absorbe tous les jours 30 gr ).

Ordonner l'*huile phosphoree* à 1 p. 1000, associée à l'huile de foie de morue créosotee.

| | |
|---|---|
| ℞ Creosote de hêtre. . . . . | 10 gr. |
| Huile phosphorée à 1 p 1000 | 100 — |
| — de foie de morue . | 890 — |

2 cuillerées à bouche par jour (adultes) (1 cuillerée = 2 mgr de phosphore et 20 cgr de creosote)

Administrer le *phosphate de chaux*, en cachets de 50 cgr., a la dose de 1 gr. 50 par jour, ou le *biphosphate de chaux*.

| | |
|---|---|
| ℞ Biphosphate de chaux . . . | 10 gr. |
| Acide chlorhydrique ou lactique . . | 3 — |
| Eau . . . . | 300 — |

3 cuillerees a soupe par jour, une apres chaque repas (Daremberg)

Prescrire aussi les *glycerophosphates*, en cachets ou en sirop :

| | |
|---|---|
| ℞ Glycerophosphate de chaux | 30 cgr |
| — de soude. | ãã 10 — |
| — de potasse | ãã 10 — |
| — de magnesie | ãã 10 — |
| — de fer . . | 5 — |
| Poudre de feve de St-Ignace. | 3 — |

Pour 1 cachet. 2 par jour (A Robin)

| | |
|---|---|
| ℞ Glycerophosphate de chaux | 25 à 50 gr |
| Sirop de limons. . | 1000 — |

1 cuilleree a soupe par jour

J. Préparations phosphorées organiques.

Ordonner la *lecithine,* sous forme de pilules aux doses de 10 a 50 cgr., ou bien en injections, en solution dans l'huile d'olives sterilisee, aux doses de 5 a 15 cgr.

℞ Huile stérilisée lécithinée à 5 p. 100 (saturation) . 100 cc.
Gaïacol .. ... ⎫ ãã 10 gr.
Eucalyptol . . ⎭
Iodoforme .. .... 2 —

Injecter très lentement et profondément dans la masse musculaire des fesses 3 cc, 3 fois par semaine; interrompre pendant 8 jours tous les mois.

Pratiquer aussi des *injections de jaunes d'œufs*. additionner le jaune d'œuf d'un volume égal d'eau salée à 7 p. 1000 (15 à 20 cc), injecter ce mélange sans enfoncer l'aiguille dans la masse musculaire. Chez les malades qui marchent, faire l'injection au bras et s'en tenir à 10 ou 12 cc. du mélange.

Ces injections sont surtout indiquées dans les cas graves de phtisie pulmonaire, accompagnés de troubles digestifs qui empêchent les malades de s'alimenter suffisamment (Bayle).

Employer enfin le phosphore organique sous forme d'*acide nucléique* provenant de la laitance de harengs, à la dose de 20 cgr par jour (Mouneyrat)

K. Chlorure de sodium.

Pour soutenir la nutrition, administrer le *chlorure de sodium* en solution associé à l'arseniate de soude ou à une préparation phosphatique, ou encore, faire boire, par jour, *1 litre de lait additionné de 2 gr. de chlorure de sodium.*

℞ Arséniate de soude.. . 5 à 10 cgr
Chlorure de sodium.. . 40 gr.
Eau . . 300 —

2 cuillerées à bouche par jour, dans une tasse de lait

### III. TRAITEMENT SYMPTOMATIQUE.

1° Fièvre.

Ordonner, dans tous les cas, l'*aération permanente* aussi large que possible, de préférence le plein air, associé au régime du *repos absolu*, dans la station allongée.

**Au début** (fièvre d'infection), prescrire l'*antipyrine*, à doses fractionnées, soit en cachets, soit en potion; 50 cgr. toutes les heures, à partir de 10 ou 11 h., jusqu'à concurrence de 1 gr. 50 à 2 et 3 gr, suivant le cas.

Donner l'antipyrine non pour abaisser la température, mais seulement pour l'empêcher de monter : si la fièvre débute à 2 heures de l'après-midi et cesse vers 7 heures du soir, sans dépasser 38°, la couper par 75 cgr. d'antipyrine, pris à 3 heures et demie.

Si la fièvre atteint à 3 heures 38° et à 6 heures 38°,5, donner 75 cgr. d'antipyrine à 11 heures du matin et 75 cgr. à 3 heures de l'après-midi.

Si la fièvre atteint 38°,5 à 4 heures et 39° à 6 heures, porter la dose à 1 gr.

Si la fièvre se prolonge jusqu'à 9 heures du soir, donner 1 gr. d'antipyrine à 11 heures du matin et répéter la dose à 2 heures 1/2 et à 6 heures.

Quand la fièvre débute dans la matinée et ne présente qu'une courte rémission nocturne, il est à peu près inutile d'administrer l'antipyrine.

Chez les malades où la fièvre monte avec rapidité, donner l'antipyrine le thermomètre à la main faire prendre la première dose d'antipyrine avant que le thermomètre ait atteint 37°,6, puis faire prendre un nouveau gramme toutes les fois qu'en une heure le thermomètre aura monté de plus de 3 dixièmes.

Donner toujours l'antipyrine une heure avant ou deux heures après les repas et la mélanger avec du bicarbonate de soude ou de l'eau de Seltz, pour éviter les pesanteurs d'estomac (Daremberg).

Ordonner l'*acetanilide* a doses 4 fois moindres, et la *phenacetine*, a doses 2 fois moindres.

Prescrire aussi l'*aspirine* (2 a 3 gr. par jour, en cachets de 1 gr.) (Rénon et Latron) ; le *pyramidon* (75 cgr à 1 gr 50 par jour, en cachets de 30 a 50 cgr ), le *pyrosal* et le *phénosal* (1 gr. à 1 gr. 50 en cachets de 50 cgr.), l'*eupyrine* (2 gr par jour, en cachets de 1 gr.), la *cryogenine* (60 cgr. en 3 cachets de 20 cgr. chacun.

Contre le malaise qui accompagne l'accès febrile, conseiller les *lotions fraîches*.

**A la période plus avancée**, lorsqu'il se produit des poussees congestives et inflammatoires, recourir a l'*emploi des antipyretiques combines a celui* des *revulsifs*, du *tartre stibie* (3 a 5 cgr. par jour) ou de l'*ipeca*.

**A la troisième période**, celle des cavernes (fievre de resorption), ordonner les *antiseptiques* tels que l'*acide salicylique* en nature, par cachets de 30 cgr., pris tous les 1/4 d heure, jusqu'à une dose totale de 2 gr., pendant trois à quatre jours. Recommencer aussitôt que la fievre revient a son chiffre ancien. Avec chaque cachet, faire prendre un grand verre d'eau aiguisee de 2 a 3 cuillerees a cafe de cognac.

Ou bien recourir aux *frictions sur toute la moitie superieure du tronc* avec le liniment salicylé suivant :

| ℞ Beurre de muscade.. . | 10 gr. |
|---|---|
| Huile de sesame . | 20 — |
| — camphree a 20 0/0 . | 30 — |
| Essence de sauge . } | aā 5 — |
| — de genievre. } | |
| — d'eucalyptus.. .. | 10 — |
| Salicylate de methyle ... | 20 — |
| Alcool a 96° . . . . . | 150 — |
| Solution d'acide salicylique a 20 0/0 . . . .. | 40 — |

(Bourget).

Insister en outre sur les *inhalations faites avec des melanges d'antiseptiques volatils* (eucalyptol, myrtol, thymol, phénol, gaiacol, huiles volatiles) (Bourget).

2° Toux.

Respecter la toux produite par la presence de sécrétions dans l'arbre bronchique.

Ne combattre la toux irritative que si elle est intense et trouble le sommeil, prescrire l'*opium*, la *codeine*, la *morphine*, l'*heroine*, la *dionine*, le *narcyl*, la *peronine*, l'*eau de laurier-cerise*, l'*alcoolature de racines d'aconit*, le *bromoforme*.

| ℞ Extrait d'opium . | 10 cgr |
|---|---|
| — de belladone . | 5 — |

Pour 10 pilules 5 a 6 par jour

| ℞ Codeine . .. . | 1 cgr |
|---|---|
| Extrait de belladone . | 5 mgr |
| — de jusquiame ... | 2 cgr. |

Pour 1 pilule 4 a 5 par jour (Herzen)

| ℞ Chlorhydrate d'heroine . | 10 cgr |
|---|---|
| Eau distillee de laurier-cerise. . ... .. | 10 gr. |

X gouttes, 3 fois par jour

| ℞ Dionine . . . | 1 cgr |
|---|---|
| Extrait de reglisse . . | Q. S. |

Pour 1 pilule. 2 a 3 dans les 24 heures (Bloch)

℞ Dionine. . . . . . . . . . . . 20 cgr.
Eau distillee . . . . . 20 gr

X a XX gouttes, 3 fois par jour.

℞ Menthol . . . . . . . . . 5 cgr.
Alcool . . . . . . 15 gr.
Bromoforme . . . . . . 1 —
Sirop de codéine. . . } ãã 100 —
— de tolu . . . }
Alcool de racines d'aconit. 2 —

1 cuillerée a bouche toutes les 2 heures.

Voy. *Bronchites*

Prescrire, pour la nuit, la potion suivante .

℞ Sirop de morphine }
Eau de laurier-cerise . . } ãã 25 gr
— de fleurs d'oranger. }
Sirop de tolu . . . }

Ou bien donner :

℞ Sulfonal . . . . . . 1 gr.
Chlorhydrate d'heroine. 5 mgr.

Pour 1 cachet, a prendre au moment du coucher (Herzen)

Ou bien, recourir a l *injection sous-cutanée d'eau pure sterilisee*, pratiquee dans la region sous-claviculaire ou cervicale, le plus pres possible des points ou le malade localise les picotements qui precedent la toux (Landouzy).

**En cas d'expectoration difficile** : prescrire la *terpine* ou les *inhalations d'eau chaude aromatisee avec un peu de teinture de benjoin.*

℞ Terpine . . . . . 20 cgr
Codeine . . . . . . 1 —

Pour 1 pilule : 5 par jour (Grassel)

Voy. *Bronchites.*

**En cas de toux réflexe à point de départ pharyngien** : pratiquer des badigeonnages avec une solution de *cocaine.*

℞ Chlorhydrate de cocaine . . 25 cgr.
Glycerine . . . . . 10 gr.

(Grasset).

**En cas de toux émétisante ou gastrique** : Voy. 11° *Toux gastrique, vomissements.*

3° Hemoptysies.

Voy. *Hemoptysies.*

4° Sueurs nocturnes.

Donner le *sulfate d'atropine* à la dose de 1/2 a 1 1/2 mgr. sous forme de pilules de demi-milligramme chacune, ou bien l'*agaric blanc.*

℞ Sulfate d'atropine . . . . . 2 cgr.
Eau distillee de laurier cerise. . . . 20 gr.

X gouttes le soir au coucher (1/2 mgr. d'atropine).

℞ Poudre d'agaric blanc. 20 a 30 cgr.

Pour 1 cachet, à prendre au moment du coucher (Trousseau)

℞ Agaric blanc pulverise . . . 15 cgr.
Extrait d'opium. . . . . . . 2 —

Pour 1 pilule . 2 pilules le soir (Royer).

℞ Agaricine 50 cgr
Poudre de Dower. . . . . 7 gr. 50
— de guimauve. } ãã 4 —
Mucilage de gomme }

Pour 100 pilules 1 a 2 dans la soiree, la premiere a 5 heures, la seconde dans la soiree (Seifert).

℞ Agaricine . . . . . 5 cgr.
Alcool Q S p dissoudre.
Glycerine neutre . . . 10 gr.

Injecter au debut 1/2 a 1 mgr., puis augmenter progressivement la dose jusqu'a 3 ou 4 mgr (Seifert).

Prescrire l'*ergot de seigle* a la dose de 1 gr., le soir avant le sommeil, ou mieux encore une demi-heure avant l'apparition des sueurs.

℞ Ergotine . . . . . 1 gr
Eau distillee . . . } ãã 2 —
— de laurier cerise . }

Injecter le tout, une demi-heure avant l'apparition de la sueur (Tenneson).

Essayer le *tellurate de soude :*

| | | |
|---|---|---|
| ℞ | Tellurate de soude . . . | 5 cgr. |
| | Excipient . . . . . . . | Q S. |

Pour 1 pilule, a prendre dans la soirée (Neusser)

| | | |
|---|---|---|
| ℞ | Tellurate de soude. . . . . | 20 cgr. |
| | Alcool a 90°. . . . . . | 50 gr. |

1 cuillerée à café, matin et soir, dans de l'eau sucrée.

Employer aussi :

Acide camphorique : 2 gr., en cachets
Camphorate de pyramidon. 40 a 50 cgr. en cachet.
Iodhydrate d'hyoscine 1/2 mgr., par jour
Extrait fluide d'hydrastis canadensis. XXX gouttes le soir

Faire saupoudrer en même temps les parties où se montre la sueur avec un mélange composé de une partie de *tannoforme* et de deux parties de *talc de Venise*.

Recourir enfin aux badigeonnages a l'*alcool formaline*, pratiques successivement sur les régions ou la transpiration est particulièrement abondante, sans jamais toucher toutes ces regions a la fois (voy. *Hyperidrose*).

*Frictions generales* faites le soir.

*Coucher la fenêtre ouverte.*

5° Douleurs thoraciques.

*Revulsion* loco dolenti (sinapismes, ventouses, pointes de feu, vésicatoires)

Administrer l'*antipyrine*, si le mal ne cede pas à la revulsion.

Donner la *dionine*. 1 à 2 gr., 3 fois par jour.

| | | |
|---|---|---|
| ℞ | Antipyrine . . . . . . | 75 cgr. |
| | Dionine . . . | 1 a 2 — |

Pour 1 cachet. 3 par jour (Herzen).

Pratiquer les *pulvérisations de chlorure de methyle* ou d'*ethyle*, ou encore :

| | | | |
|---|---|---|---|
| ℞ | Gaiacol . . . . . . . . . | 2 gr. | |
| | Glycerine . . . . . . . | } | ãã 20 — |
| | Teinture d'iode. . | } | |

Pour badigeonnages (Lion).

Recourir à la *compresse echauffante :* appliquer loco dolenti une serviette mouillée, sur laquelle on place une flanelle pliée en trois et par-dessus le tout une vaste feuille de taffetas gommé ou de toile cirée ; fixer le tout par un grand bandage de corps.

6° Dyspnée.

Administrer les *opiacés* ou l'*héroïne*, pratiquer des injections de *morphine* ou de *dionine ;* ordonner les inhalations d'*oxygene*.

| | | |
|---|---|---|
| ℞ | Sirop de morphine. . . . . | } ãã 100 gr |
| | — d'ether. . | } |

2 a 4 cuillerees a bouche

Combattre la dyspnée spéciale de l'emphyseme accompagnant la phtisie fibreuse, par l'*iodure de potassium* a la dose de 1 gr. 50 cgr. a 2 gr par jour, associe a 5 cgr. d'extrait thébaique (G. See), et par l'*aerotherapie*, en surveillant attentivement l'effet de ces deux médications.

Contre l'oppression qui resulte d'une phlegmasie intercurrente, instituer le traitement indique au paragraphe ci-dessous.

7° Congestions et inflammations broncho-pulmonaires intercurrentes.

User des *antithermiques*, d'apres les indications donnees au paragraphe 1° Fièvre.

Recourir aux *révulsifs* (vésicatoires volants, mouches de Milan) et aux *expectorants :* chlorhydrate, acétate et surtout benzoate d'ammoniaque.

Se servir du *melange revulsif* suivant :

| | | |
|---|---|---|
| ℞ | Huile de croton. ........... | 2 gr. |
| | Glycérine ........ .. | 8 — |

Pour frictions

Prescrire :

| | | |
|---|---|---|
| ℞ | Benzoate d'ammoniaque.. | 2 gr. |
| | Eau de fleurs d'oranger... | 30 — |
| | — de tilleul. ...... | 120 — |
| | Sirop de guimauve . ... | 60 — |

Par cuillerées à bouche, toutes les heures (Herzen).

Se servir aussi des *preparations d'antimoine,* du *kermès* (20 a 30 cgr.) et surtout du *tartre stibie,* a la dose quotidienne de 20 a 30 cgr., qui abaissent la température et decongestionnent le poumon .

| | | |
|---|---|---|
| ℞ | Tartre stibié . . . | 5 cgr. |
| | Extrait de reglisse ... ... . | Q. S. |

Pour 20 pilules · 3 a 4 par jour (Herard et Cornil).

Ou mieux .

| | | |
|---|---|---|
| ℞ | Tartre stibié . . .. | 10 cgr. |
| | Sirop diacode . . . | 30 gr. |
| | Julep gommeux .. ... . | 100 — |

1 cuillerée à soupe toutes les 2 heures, sauf au moment des repas (Bucquoy)

Eviter, pendant cette médication, de faire prendre au malade des tisanes et des boissons abondantes Apres la deuxième ou troisieme cuillerée de potion, il survient parfois des vomissements, de la diarrhée ; mais la tolerance ne tarde pas à s'établir, la fièvre s'abaisse, la congestion diminue, l'appetit renaît.

Continuer cette médication pendant un mois, en abaissant la dose de tartre stibié à 5 cgr.

Cesser la médication, si la diarrhée ou l'état nauséeux persistent.

Employer aussi, contre les poussées congestives, l'*ipeca* et prescrire la *poudre de Dower,* a la dose de 50 à 60 centigr., associée ou non au chlorhydrate de quinine et une *preparation ammoniacale :*

| | | |
|---|---|---|
| ℞ | Liqueur ammoniacale anisée | 4 gr |
| | Sirop de terebenthine . ... | 30 — |
| | Eau de fleurs d'oranger . | 40 — |
| | Eau ............ .. | 60 — |

Par cuillerees (Daremberg).

**En cas d'encombrement bronchique et de menace de bronchite capillaire** donner l'*ipeca a dose vomitive.*

Voy. *Bronchites, Bronchopneumonie, Congestion pulmonaire, Grippe* . forme pulmonaire

**Indications et contre-indications du vésicatoire et de la cautérisation ignée** : prescrire les *vesicatoires* chez les phtisiques résistants, atteints d'une poussée limitee de congestion pleurale, pulmonaire ou bronchique, n'elevant pas la temperature au dela de 38°5. Dans ces cas, faire appliquer 3 ou 4 fois de suite un petit vesicatoire, après avoir examine les urines de l'après-midi.

Eviter les vesicatoires chez les vieillards et dans les cas de tuberculose a marche rapide, dans les cas de tuberculose lente, mais infectieuse d'emblee, ainsi que dans les cas de bronchopneumonie tuberculeuse étendue et chez les tuberculeux dont les hémoptysies sont accompagnées d'une forte fièvre (Daremberg).

Les *pointes de feu* ne doivent être employées que dans les formes apyretiques et torpides, la fievre et les phénomènes d'excitation constituent une contre-indication presque absolue.

Recourir aux pointes de feu contre les congestions péritubérculeuses apyrétiques, relativement fugaces et contre les congestions péritubérculeuses, presque permanentes, que l'on rencontre chez beaucoup de tuberculeux apyrétiques et qui constituent une lesion veritable.

8° Phtisie avec pouls rapide.

Chez les tuberculeux tachycardiaques, se borner à prescrire la creosote a petites doses, s'il existe des expectorations tres abondantes.

Defendre tous les excitants et tous les stimulants (cafe alcool, the, kola, coca).

Essayer la digitale, ne pas prescrire la spartéine, le strophantus, le seigle ergote, le tanin qui sont inefficaces, et se rappeler que les préparations opiacées (données contre l'insomnie, la toux, les douleurs) augmentent la tachycardie.

Préférer le *bromure de potassium*, surtout chez les tuberculeux tachycardiques qui presentent des hémoptysies abondantes et rebelles aux moyens usuels.

Dans tous les cas, prescrire une *aeration prudente* et *graduelle* : faire faire deux cures d'air par jour, une le matin, l'autre l'apres-midi, séparees par un sejour de quelques heures dans la chambre, fenêtres ouvertes.

Conseiller d'éviter avec soin le vent et surtout l'insolation directe.

Si la tachycardie est modérée (80 à 90 pulsations), permettre aux malades de se promener, a moins que la marche n'exagère la frequence habituelle du pouls.

Recommander de marcher lentement, sur des terrains plats et de couper la promenade par des temps de repos plus ou moins espaces.

Si la tachycardie est accentuée (100 pulsations et au dela), faire garder le *repos*, surtout chez les femmes a l'approche des périodes menstruelles. Interdire en même temps les travaux intellectuels et toutes les occupations qui nécessitent une tension trop forte ou trop prolongee de l'esprit.

Recommander le sejour dans un *climat sedatif* et particulierement celui de Pau.

Defendre les repas copieux et conseiller aux malades de faire des repas peu nombreux et modérement copieux, séparés par de longs intervalles, ou des repas fréquents et légers.

Dans certains cas, prescrire pendant quelque temps le *regime lacte* (Faisans).

9° Chloro-anémie tuberculeuse initiale

Recommander la *gymnastique* et la *reeducation respiratoire*.

Ordonner le sejour à la *campagne*, à la *montagne*.

Prescrire les *preparations martiales* (protoxalate de fer, sirop d'iodure de fer), l'*arsenic*, le *cacodylate de soude* ou *de fer* et les *toniques* (quinquina, noix vomique, strychnine, phosphates).

Voy. *Chlorose.*

Pratiquer des *injections de citrate de fer ammoniacal associé à l'arsenic* et à la *strychnine.*

10° TROUBLES GASTRIQUES.

Supprimer les médicaments susceptibles d'irriter l'estomac : créosote, arsenic, etc.

Écarter de l'alimentation le vin pur, les liqueurs alcooliques et la bière. Régler les heures des repas.

Défendre le gibier, les crustacés, les sauces épicées.

Donner les *laxatifs doux* et, chez les congestifs, les *purgatifs salins* ou *drastiques.*

Prescrire l'*aération permanente* et le *repos.*

**Contre l'anorexie** : Combattre la fièvre, la dyspepsie ou un état névropathique, lorsqu'ils existent.

Donner les *médicaments apéritifs,* les *amers* ; administrer la *teinture de noix vomique* (X à XV gouttes avant chaque repas), les *gouttes amères* de Baumé (II à VI gouttes), la *teinture de fève de Saint-Ignace* (II à V gouttes), la *strychnine* (1 mgr.), l'*orexine* (10 à 20 cgr.), le *vanadate de soude* (5 mgr. par jour, en solution aqueuse).

| ℞ Teinture de quinquina | } ãã 5 gr. |
|---|---|
| — de colombo. . | |
| — de gentiane . | |
| — de noix vomique.. . | 2 — |

X à XV gouttes avant les deux principaux repas (Marfan).

| ℞ Extrait de quinquina. | } ãã 5 gr |
|---|---|
| — de kola.. . | |
| — de rhubarbe. . | 2 — 50 |
| — de noix vomique . | 50 cgr |

Pour 100 pilules. 2 à chaque repas.

| ℞ Strychnine . | 2 cgr. |
|---|---|
| Alcool à 40° | 40 cc. |
| Eau distillée . | 60 gr. |

Prendre au début 1/2 cuillerée à café, au repas de midi, pendant 2 ou 3 jours, puis une cuillerée à café pendant le même laps de temps, et ainsi de suite en augmentant tous les 3 ou 4 jours d'une demi-cuillerée jusqu'à 3 ou 4 cuillerées à café par jour.

Ordonner le *chloralbacide,* à la dose de 1 à 2 gr. dans un peu d'eau avant les repas.

Voy. *Anorexie.*

Recourir au *gavage* (Debove).

**En cas d'hyperchlorhydrie** : *bicarbonate de soude,* au moment des paroxysmes douloureux ; *alimentation très azotée* (viande, œufs, lait), pauvre en végétaux, particulièrement en féculents.

Combattre la **dyspepsie connue des phtisiques,** liée à l'**hypochlorhydrie et à l'inertie stomacale,** comme suit.

1° 1/2 verre d'*eau de Vichy,* une demi-heure avant les repas.

2° Au commencement du repas, *craie lavée ou magnésie calcinée.*

℞ Magnésie calcinée. . . . . 30 cgr.

Pour 1 prise : 2 à 3 au commencement des repas.

3° *Régime alimentaire,* ni uniforme, ni systématique : aliments excitants, épices et de haut goût, viandes froides, charcuterie, poissons, légumes secs décortiqués, ne pas prescrire les aliments acides (koumys, kephir) ou assaisonnés avec du vinaigre, la salade.

4° *Boissons chaudes* abondantes et stimulantes, comme le thé, ou bien alcoolisées par l'addition de liqueurs.

Pas de vin, de bière, de boissons gazeuses ou glacées (G. Sée).

Dans certains cas, employer l'*acide chlorhydrique*, le *chloral-bacide* et les *eupeptiques*.

Voy. *Dyspepsie atonique*.

**Dans le cas de fermentations stomacales anormales :** recourir au *lavage de l'estomac*.

Voy. *Dilatation de l'estomac*.

11° Toux gastrique, vomissements et douleur qui suivent l'ingestion des aliments.

Eviter l'administration de la créosote par la voie gastrique, recourir à l'administration de ce médicament ou mieux à celle de *phosote* par la voie rectale.

Anesthésier la muqueuse gastrique avec :

| | | |
|---|---|---|
| ℞ Alcool rectifié | | |
| Teinture d'iode | } | ãã 5 gr |
| Acide phénique pur | | |

V à VI gouttes, dans un peu d'eau, au commencement de chaque repas (Marfan).

| | |
|---|---|
| ℞ Menthol | 5 gr |
| Créosote | 4 — |
| Alcool rectifié | 10 — |

VI gouttes, au début des repas, dans un demi-verre d'eau.

Essayer l'*orexine*, le *validol*.

Prescrire au malade d'*avaler* (et non sucer), au moment où l'accès de toux va se produire, *de petits morceaux de glace*, ou bien administrer l'*eau chloroformée* ou l'eau *bromoformée*, à la dose de 4 à 6 cuillerées à bouche par jour.

Donner aussi le *chloroforme*, associé à la teinture d'iode.

Employer la *cocaïne* ou le *menthol* :

| | |
|---|---|
| ℞ Menthol | 1 à 3 gr. |
| Julep gommeux | 150 — |

2 à 3 cuillerées à soupe après le repas (agiter vivement le flacon avant de verser, pour mettre le menthol en suspension.

Ou bien donner, surtout contre la toux gastrique, III à V gouttes de *laudanum* au moment du repas.

En cas d'échec de ces médications, prescrire :

| | | |
|---|---|---|
| ℞ Chlorhydrate de morphine | } | ãã 5 cgr. |
| Chlorhydrate de cocaïne | | |
| Eau distillée | | 150 gr. |

2 à 3 cuillerées à café après chaque repas (Mathieu).

Voy. *Vomissements*.

Recourir enfin à la *révulsion* : pointes de feu, vésicatoires, pulvérisations d'éther ou de chlorure de méthyle au creux de l'estomac.

Si les vomissements persistent, pratiquer le *lavage de l'estomac*, suivi de *gavage*.

12° Diarrhée.

Voy. *Diarrhée chronique des tuberculeux*, *Entérite tuberculeuse*.

## IV. TRAITEMENT ADAPTÉ AUX DIVERSES FORMES DE LA PHTISIE.

1° **Phtisie avec apyrexie habituelle :** *vie à l'air* et au *repos*.

Vin créosoté ou lavement créosoté, *créosotal*, *gaïacol*, *duotal* par voie gastrique.

*Régime alimentaire* indiqué précédemment : *huile de foie de morue*, *arsenic*, *cacodylate de soude*, *phosphates*; administrer successivement ces médicaments.

Séjour à la *montagne*, au Mont Dore.

Se rappeler que, pris à temps, c'est-à-dire dès que la maladie peut être soupçonnée, les tuberculeux sont guérissables et guérissent souvent ; aussi, *reconforter et éclairer les malades et leurs familles;* leur représenter la situation telle qu'elle est et non pas telle qu'ils se l'imaginent ; leur dire que la phtisie est une maladie positivement guérissable, que, même les cas en apparence désespérés peuvent guérir * (Gueneau de Mussy), et leur expliquer qu'après des travaux sans nombre, la médecine moderne, d'accord avec le bon sens, en arrive à conclure que la meilleure médication des tuberculeux est l'hygiène : air, lumière, propreté (Peter).

Ordonner, pour la bonne réussite du traitement hygiénique, qui exige beaucoup de soins, le séjour dans un *sanatorium* prolongé pendant six mois au moins pour obtenir des résultats durables

Dans la plupart des cas, conseiller un second et un troisième séjour de plusieurs mois (méthode de la résidence variable) et chez les malades gravement atteints et qui auront bénéficié d'un premier séjour recommander de passer sans interruption un ou deux ans dans le sanatorium (méthode de la résidence fixe) (Jaccoud).

*Traitement symptomatique* approprié au cas.

Chez les phtisiques syphilitiques, prescrire, concurremment au traitement antituberculeux, le *traitement spécifique antisyphilitique* (préparations mercurielles).

**2° Phtisie fébrile avec lésions pulmonaires peu marquées ou sans phénomènes consomptifs** : vie au *repos* et à l'*air libre* (sanatorium).

*S'il existe des troubles gastriques*. lait, képhir, bouillons, gelée de viande au jus de citron ou au jus d'orange, purée de viande ou de féculents.

*Si les fonctions digestives sont normales*. régime plus substantiel, glycérine.

Traitement de la fièvre.

Essayer d'administrer la *créosote* à faibles doses pour tâter la tolérance du malade ; passer aux fortes doses, si le malade la tolère bien, administrer la créosote de préférence en lavements, par voie gastrique, préférer l'emploi du *créosotal* ou du *phosphotal*.

**3° Phtisie fébrile avec septicémie consomptive** essayer la cure à l'*air libre* et au *repos* : éviter de faire voyager le malade, de l'envoyer dans un sanatorium.

Prescrire le mélange de *sirop de morphine et d'éther*, l'*héroïne*, la *dionine*, et si les souffrances du malade sont trop vives, ne pas hésiter à recourir aux piqûres de *morphine*.

*Diététique*, comme dans le cas précédent.

S'il existe de la diarrhée . voy. *Diarrhée des tuberculeux*, *Entérite ulcéreuse*.

Contre l'adynamie cardiaque (à la dernière période), pratiquer des injections d'*huile camphrée* à 1 p. 10, à la dose de 1 à 2 cc., matin et soir (Barth).

| ℞ | | |
|---|---|---|
| | Camphre | āā 2 gr. |
| | Éther sulfurique | |
| | Huile d'amandes douces | Q. S p 10 cc |

Injecter 3 cc par jour (Herzen).

**4° Phtisie catarrhale ou**

**bronchique** : user de la *créosote*, particulièrement en inhalations de vapeur sous pression, des *essences volatiles*, de la *terpine*, des *préparations sulfureuses*. Donner le *crésol*.

Traitement de la toux.

5° **Phtisie fibreuse** : *inhalations de vapeur créosotée* sous pression ou *aérothérapie*. *Iodure de potassium*, en surveillant son action.

| ℞ Iodure de potassium . . . | 20 gr. |
|---|---|
| Sirop de bourgeons de sapin | 150 — |
| — diacode . . . .. | 200 — |
| — de térébenthine . | 100 — |

2 à 3 cuillerées à bouche par jour (G Sée).

*Cure* au Mont-Dore.

6° **Phtisie galopante et phtisie aiguë pneumonique** : *Isoler* le malade, abattre la fièvre (antipyrine, 4 à 8 lotions froides vinaigrées). Diminuer la dyspnée et combattre les lésions locales par les grands *vésicatoires* sur les diverses régions de la poitrine, *ventouses sèches*, contre la dyspnée, au nombre de 40 à 60 sur les membres inférieurs et sur le tronc, ou encore :

| ℞ Ether sulfurique. . .. | 20 gr. |
|---|---|
| Citrate de caféine. . . . | 2 — |

Injecter matin et soir 2 cc. (Bernheim).

Administrer le *créosotal* à hautes doses : 10, 12 et 15 gr. par jour (Cassoute, Corgier).

Soutenir les forces du malade avec le *vin*, l'*alcool*, le *quinquina*.

Au premier signe de défaillance cardiaque, cesser l'acide salicylique, l'antipyrine ou la quinine, et administrer la *digitale*.

*Vaporisations antiseptiques* dans la chambre du malade

Ne jamais oublier de rechercher la syphilis et si on a quelques raisons de croire à la nature syphilitique de la pneumopathie (syphilome bronchopneumonique aigu), ne pas hésiter un instant à prescrire le *traitement spécifique antisyphilitique* (injections huileuses de biiodure de mercure à 6 mgr. tous les jours, pendant 15 jours, iodure de potassium 4 à 6 gr. par jour).

7° **Tuberculose miliaire aiguë, Granulie.**

*Séjour au lit* dans une chambre vaste et constamment aérée.

*Régime lacté*, *jus de viande*, *œufs* à la coque.

Pour les *formes thoraciques*, le traitement est le même que celui des deux formes précédentes. Créosotal, à hautes doses.

Pratiquer des injections d'iodoforme.

| ℞ Iodoforme . . . . . | 1 gr. |
|---|---|
| Ether sulfurique . . } ãã | 5 — |
| Huile d'olives stérilisée } | |

Injecter, tous les jours, 2 cc. de ce mélange.

Pour les *formes qui simulent une pyrexie*. antipyrine, eupyrine, aspirine, lotions froides, bain froid.

Donner l'iodure de sodium à dose faible ou à dose élevée (15 gr. par jour) · tanin.

| ℞ Bromhydrate de quinine . | 10 cgr. |
|---|---|
| Tanin . . . . . | 20 — |

Pour 1 pilule · une toutes les 2 heures (entre les repas) (Grasset)

8° **Tuberculose des enfants.**

*Formes aiguës*. traitement comme plus haut, *mutatis mutandis*.

*Formes chroniques :* vie au *repos* et a l'*air libre*, réaliser ce régime de preference dans les stations hivernales du littoral méditerranéen recommander de tenir les chambres très propres et de ne pas craindre de les aérer abondamment et fréquemment, soit le jour, soit la nuit; laisser la nuit au moins une fenêtre ouverte, ou entr'ouverte, plus ou moins suivant la saison et la température extérieure, mais en tout cas toujours assez pour que l'air puisse se renouveler suffisamment pendant toute la nuit, et qu'on n'ait aucune mauvaise odeur le matin en entrant dans la chambre

Tenir l'enfant etendu dans une voiture, dans un lit, en plein air, le plus possible

Envoyer les malades dans un *sanatorium*, dès le début de leur affection et pendant au moins 6 mois consécutifs.

Pas de bains de mer, pas d'eaux chlorurées sodiques fortes.

Quand un enfant presente une tuberculose osseuse, ganglionnaire, testiculaire la coexistence de lésions tuberculeuses pulmonaires est une contre-indication absolue à la balnéation chlorurée sodique (Salins, Salies-de-Béarn, Kreuznach, Kissingen, Balaruc, Bourbon-Lancy, Bourbon l'Archambault, Nauheim).

*Suralimentation, zomothérapie ;* donner tous les jours le suc extrait de 500 gr de viande crue de bœuf (100 gr. de viande fournissent 15 a 20 cc. environ de suc) et 100 a 200 gr. de viande crue hachée, pris dans du bouillon froid ou tiède (Josias).

Associer ordinairement la viande crue a des confitures de groseilles ou de prunes ; prescrire la *conserve des dames* ou *de Damas*. filet de bœuf, 60 gr , sel marin, 1 gr. ; gelée de fruits, 15 gr. (Trousseau).

*Frictions generales*, et *lotions froides*

*Huile de foie de morue, arsenic, cacodylate de soude, creosote, gaiacol, tanin* en solution vineuse.

| ℞ Creosote | 2 gr. |
|---|---|
| Cognac | 50 — |
| Sirop de tolu | 60 — |
| Eau | 100 — |

2 a 3 cuillerées a soupe par jour

| ℞ Creosote pure | 6 a 10 gr |
|---|---|
| Huile de foie de morue | 1000 — |

3 a 6 cuillerées par jour.

| ℞ Gaiacol | 5 gr. |
|---|---|
| Iodoforme | 2 — |
| Huile d'olives sterilisee Q S. p f | 100 cc. |

Pour injections sous-cutanees a 15 mois, 1/2 cc., a 3 ans, 2 1/2 cc , au-dessus de 4 ans diminuer de la moitié la quantité d'huile d'olives (50 cc ) et injecter à 5 ans, 2 1/2 cc , a 10 ans, 5 cc. a la fois

| ℞ Gaiacol | 2 gr. |
|---|---|
| Huile d'amandes douces | 20 — |
| Gomme arabique | 5 — |
| Eau distillee, Q S p f. une emulsion de | 100 cc. |

Pour 4 à 6 lavements.

Donner le *carbonate de gaiacol* (10 cgr. par année d'âge), le *phosphate de gaiacol* ou gaiacophosphal ou phosphogaiacol (60 cgr. à 1 gr par jour en capsules de 20 cgr.), le *phosphite de gaiacol* ou phosphotal (en lavement 50 cgr. en émulsion avec de l'eau tiède)

Préferer l'emploi du *creosotal* qui est d'une administration facile par la voie stomacale : faible toxicite, absence de saveur, pas caustique.

Débuter par la dose de I goutte trois fois par jour ; augmenter peu a peu jusqu'à X gouttes à chacune des trois prises; ou bien prescrire de 2 a 6 gr. de creosotal par jour, en emulsion gommeuse :

| | |
|---|---|
| ℞ Creosotal | 5 gr. |
| Poudre de gomme arabique | 10 — 50 cgr. |
| Rhum. / Sirop de tolu | āā 15 — |
| Eau distillee | Q.S p 150 gr. |

Doses :

| | | | |
|---|---|---|---|
| 1 an, | 9 cuillerées a café | | par jour. |
| 3 ans, | 6 — | a dessert | — |
| 5 ans, | 10 — | a soupe | — |
| 10 ans, | 12 — | — | — |

(Hyatt).

**Contre la toux, le catarrhe, la fièvre, les sueurs nocturnes** : voy. les medications indiquées précédemment à *Traitement symptomatique.*

**Contre les poussées congestives** : recourir aux *revulsifs* (petits vésicatoires, pointes de feu, mouches de Milan, teinture d'iode, ventouses), prescrire :

| | |
|---|---|
| ℞ Sirop de térébenthine . | |
| — de tolu . . . . | āā 20 gr. |
| — d'ipeca. . . | |

3 cuillerees a dessert par jour (Daremberg)

### 9o Phtisie et grossesse.

*Lorsque la guerison de la phtisie est probable*, c'est-a-dire dans le cas de tuberculose incipiente avec apyrexie habituelle ou de phtisie fébrile avec lésions pulmonaires peu marquées ou sans phénomenes consomptifs, sacrifier l'enfant a la mère, surtout lorsqu'il existe de l'albuminurie gravidique ; pratiquer l'avortement artificiel ou l'accouchement premature artificiel (voy *Avortement artificiel).*

*Lorsque par contre la guerison de la mere est douteuse ou impossible*, c'est-a-dire dans le cas de phtisie avec lesions pulmonaires étendues, fievre persistante et septicémie consomptive, ne pas interrompre la grossesse, et après l'accouchement, eloigner immédiatement le nouveau-né du foyer de contagion (allaitement par une bonne nourrice a la campagne) (Herzen).

## V. TUBERCULINOTHÉRAPIE.

Recourir à la tuberculinothérapie (tuberculine de Denys ou de Béraneck) surtout *au debut* de la tuberculose pulmonaire ou dans les *formes localisees, torpides* et *febriles* de la maladie.

Toutefois essayer le traitement avec la tuberculine, même dans les cas febriles et avances.

Preferer la *tuberculine Beraneck* . commencer par injecter une des plus faibles doses de la concentration la plus faible, augmenter ensuite progressivement les doses, de telle façon qu'a aucun moment il ne survienne d'effet toxique cliniquement appreciable, c'est-a-dire de reaction. Dès qu'a la suite d'une injection il se produit une réaction si insignifiante qu'elle puisse paraître, il faut immediatement diminuer la dose suivante, parfois aussi laisser un intervalle plus long, puis continuer en redoublant de precautions. Dans les cas ou on ne peut éviter certains phenomenes reactionnels, s'efforcer de les reduire au minimum. Aller en augmentant la dose injectée de tuberculine jusqu'à la dose qui est tolérée sans inconvénients mais qu'on ne peut pas depasser sans en avoir des effets nuisibles (dose maxima relative).

Utiliser comme dose initiale une demi-division de seringue Pravaz (1/20 de cc.) de la concentration $\frac{A}{32}$ (tuberculine Béraneck). Si cette dose est bien tolérée, la répéter deux ou trois fois, a intervalles de trois à quatre jours. S'il se produit des phénomènes réactionnels, attendre qu'ils aient complètement disparu, puis réduire la dose suivante à 1/40 de cc. de $\frac{A}{32}$, ou même employer une solution encore plus faible : $\frac{A}{64}$ ou $\frac{A}{128}$. Si au contraire il ne se produit aucune réaction, augmenter chacune des injections suivantes de 1/20 de cc. jusqu'à la dose de 1/2 cc. $\frac{A}{32}$, et répéter plusieurs fois cette dose. Si, au cours de ce dosage, apparaissent des phénomènes réactionnels, attendre qu'ils aient completement disparu avant de proceder à une nouvelle injection, que l'on fera alors avec une dose plus faible. Quand la dose de 1/2 cc. $\frac{A}{32}$ a été supportée plusieurs fois sans produire de réaction, passer à la solution $\frac{A}{16}$, qui est deux fois plus forte. Réduire de nouveau la dose lors du passage à la solution suivante, c'est-à-dire injecter seulement 1/10 de cc. de $\frac{A}{16}$ et ensuite augmenter chaque fois de 1/20 de cc. jusqu'a atteindre la dose de 1/2 cc. $\frac{A}{16}$.

Injecter plusieurs fois cette dose si elle est bien supportée ; la diminuer s'il en est autrement. Puis aller en augmentant progressivement jusqu'a ce que plusieurs injections de 1/2 cc. $\frac{A}{16}$ aient été bien tolérées. Passer de la même manière a 1/10 de cc. $\frac{A}{8}$, toujours avec les mêmes précautions, en augmentant chaque fois de 1/20 de cc., jusqu'a 1/2 cc. $\frac{A}{8}$, dose que l'on répétera plusieurs fois, si c'est possible. Continuer de la sorte jusqu'au maximum de tolerance, soit jusqu'à la dose maxima individuelle, soit, lorsque la chose est possible, jusqu'a la dose maxima absolue (1 cc. de la solution H, soit TBK pure).

Chez les enfants ainsi que chez les malades febriles ou débilités, commencer avec des doses très faibles des solutions $\frac{A}{64}$, $\frac{A}{128}$, etc. tout en suivant aussi prudemment que possible la même technique dans la progression des doses.

Si le malade est tolérant (jamais de réaction, jamais nécessité de revenir en arriere dans le dosage), augmenter de 1/10 de cc. la dose de tuberculine au lieu de 1/20, afin d'abréger la durée du traitement. Au contraire, chez les malades sensibles, n'augmenter les doses que de 1/40 de cc.

Ne faire qu'une injection par semaine lorsqu'on est arrivé aux doses fortes (par exemple; à partir de la solution E) et même n'injecter que tous les quinze jours lorsqu'on aura atteint la dose maxima absolue.

Interrompre le traitement s'il survient une maladie intercurrente (simple coryza, abcès dentaire, indigestion, affection fébrile, maladie infectieuse) et ne pas augmenter la dose de tuberculine, chez la femme, au moment de la menstruation (Sahli).

## PIED-BOT PARALYTIQUE

Voy. *Paralysie infantile.*

## PIQURES

**P. D'ABEILLES, BOURDONS, GUÊPES, ETC.**

**Si les symptômes sont légers** : frictionner la place avec un *liniment volatil,* ou avec une ou deux cuillerées d'eau de Cologne, additionnée de quelques gouttes d'*ammoniaque* liquide.

**S'il se produit de l'inflammation,** faire appliquer des compresses imbibées d'*eau de Goulard* glacée, fréquemment renouvelées.

**Si les symptômes sont alarmants, si l'on craint la pustule maligne,** pratiquer la *cautérisation au fer rouge* ou à l'aide d'autres caustiques.

Administrer une potion cordiale.

**P. ANATOMIQUE** (empoisonnement par virus cadavérique).

Au moment de l'accident, *faire saigner* la blessure par des pressions exercées dans la direction de la circulation artérielle.

En même temps *laver* et *désinfecter* la plaie avec une solution de sublimé à 1 p. 1000, ou d'acide phénique à 3 ou 5 p. 100, ou bien avec des applications de teinture d'iode.

*Cautériser* ensuite la plaie avec le nitrate d'argent et appliquer un pansement antiseptique.

## PITYRIASIS

**P. ROSÉ DE GIBERT.**

*Purgation* répétée.

Tous les jours ou tous les deux jours, *bain tiède au son, à l'amidon,* additionné de 100 gr. de *borate de soude.*

Tous les soirs, mettre sur les points malades :

| | |
|---|---|
| ℞ Borate de soude. . . . . . . | 2 gr. |
| Glycérole . . | 50 — |

(Besnier).

**P. VERSICOLOR.**

Faire prendre des *bains avec 60 gr. de carbonate de soude,* d'une durée de 1 à 2 heures, avec savonnage rigoureux, ou des *bains sulfureux*, pendant 8 jours, ou des *bains d'ichtyol* (400 à 600 gr. par baignoire), pris tous les deux jours et prolongés pendant 2 heures.

Pratiquer des frictions au *savon noir*. Appliquer, ensuite, pendant 10 à 15 jours, la pommade suivante :

| | |
|---|---|
| ℞ Acide salicylique . . . . | 5 gr. |
| Soufre précipité. . . . | 20 — |
| Vaseline. . . . Q S p | 100 — |
| (Besnier) | |

Ou bien faire des lotions quotidiennes avec une solution de *sublimé* à 2 p. 1000, ou avec :

| | |
|---|---|
| ℞ Chloral . . . . . . | 30 gr |
| Liqueur de van Swieten. | 100 — |
| Eau . . . . . . . . | 500 — |
| (Martineau) | |

Ordonner les badigeonnages à la *teinture d'iode*.

## PLACENTA PRÆVIA

Lorsqu'on soupçonne l'insertion vicieuse du placenta, il faut toucher avec beaucoup de prudence, pour ne pas renouveler ou aggraver la perte (Demelin).

**Pendant la grossesse.**

En cas de rupture prématurée des membranes : recourir à la *simple expectation*, ordonner le *repos horizontal*.

Surveiller constamment la femme.

En cas d'hémorragie légère : prescrire le *repos au lit*, des *injections vaginales chaudes* à 45° et 50°, et des *lavements calmants de laudanum* (XXV à XXX gouttes, 3 fois dans les 24 heures) (voy. *Avortement spontané*. menace d'avortement).

En cas d'hémorragie abondante avec membranes intactes, pratiquer la *rupture large* des membranes avec le doigt, après avoir verticalisé le fœtus à l'aide de la version céphalique par manœuvres externes et l'avoir immobilisé au moyen d'un bandage abdominal.

Si les membranes sont inaccessibles ou dans le cas de placenta prævia central, faire un *tamponnement vaginal serré* que l'on laissera en place pendant 12 à 24 heures au plus.

Pratiquer des injections sous-cutanées ou intra-veineuses de *sérum artificiel* (voy. *Anémie aiguë*).

**Pendant le travail.**

1° Si les membranes sont accessibles (col dilaté), les *rompre*, si les contractions utérines sont régulières et énergiques.

En cas de présentation céphalique, la tête fœtale étant bien engagée, recourir à l'*expectation*, puis à l'application du *forceps* au détroit inférieur ou dans l'excavation.

En cas de présentation de l'épaule, pratiquer la *version pelvienne* par manœuvres mixtes, *engager le pied dans le vagin* (méthode de Braxton-Hicks).

En cas de présentation du siège. *engagement du pied dans le vagin* (ne pas faire la tentative d'extraction).

Si au contraire les membranes sont inaccessibles et les contractions utérines faibles et irrégulières, ne pas rompre la poche des eaux, mais commencer par introduire un ballon dilatateur de caoutchouc dans le col, puis une fois que les contractions seront devenues énergiques, procéder comme précédemment.

2° Si les membranes sont inaccessibles, *dilater le col* avec un ballon dilatateur de Champetier de Ribes dont le volume sera en rapport avec la dilatation ou la dilatabilité de l'orifice utérin (Pinard), ou d'après le procédé de Rizzoli ou de Bonnaire (éviter la dilatation rapide et brusque à cause du danger de déchirure et d'hémorragie grave). Une fois la dilatation arrivée aux dimensions de la paume de la main, *rompre les membranes* ou *décoller le placenta*, s'il est central, et rompre les membranes sur un point de sa circonférence, *pénétrer* dans la cavité ovulaire, pratiquer la *version podalique*, suivie d'*extraction immédiate*, si la dilatation est suffisante.

Ne recourir à l'*opération césarienne* que si la parturiente n'a pas été infectée (toucher vaginal répété, introduction de ballons dilatateurs).

**Pendant la délivrance :**

Pratiquer la *délivrance artificielle*, surtout s'il y a hémorragie, suivie d'une injection intra utérine prolongée de 48° à 50°, sans élever l'irrigateur à plus de 50 centimètres au-dessus du plan du lit.

Prescrire les *moyens hémostatiques* habituels (injections d'ergotine, injection intra-utérine prolongée chaude, excitation directe de la matrice à l'aide de frictions manuelles pratiquées au niveau du fond de l'utérus et, si besoin, avec la main introduite dans la cavité utérine ; compression de l'aorte abdominale : injection de sérum gélatiné) et faire un tamponnement intra-utérin, à la gaze iodoformée ou xéroformée ou encore avec des bandes de gaze imbibées d'une solution de lysol à 1 p. 200.

Surveiller attentivement la matrice jusqu'à ce qu'elle soit bien contractée.

Voy *Hémorragies de la délivrance*.

## PLAQUES MUQUEUSES

*Traitement général* de la syphilis.

Attouchements avec le *crayon de nitrate d'argent mitigé*.

Cautérisations légères, pratiquées tous les 2 ou 3 jours, avec:

| ℞ Nitrate d'argent ... | 1 gr |
|---|---|
| Eau distillée .. .... | 15 à 20 — |

Ou bien avec :

| ℞ Sublimé. . .... .. | 50 cgr |
|---|---|
| Glycérine .. . . | 25 — |

Voy. *Condylomes*, *Syphilis* : syphilides bucco-pharyngées.

## PLEURÉSIES

**P. AIGUE SÉRO-FIBRINEUSE.**

*Séjour au lit*, dans une chambre vaste, aérée, bien exposée au soleil, avec une température égale (16° à 18°).

*Purgation*, au début ; *diète*

lait, eau vineuse, tisanes diurétiques.

*Gargarismes antiseptiques* et *lavages* de la bouche et des narines (eau boriquee).

**Contre le point de côté** applications de *cataplasme sinapise*, de *ventouses seches* ou *scarifiees* (10 à 12), de *vesicatoire* (le prescrire de petites dimensions chez les enfants et restreindre la duree d'application a 2 ou 3 heures au maximum). Ne pas abuser du vesicatoire.

Pratiquer des onctions avec du *baume tranquille ;* ordonner l'*heroine* à la dose de 5 mgr., 3 fois par jour.

Si la douleur est violente, recourir aux *injections de morphine* ou de *dionine*.

**Contre la fièvre** administrer le *salicylate de soude* (4 a 6 gr.), la *salipyrine*, l'*aspirine*, la *saloquinine* et la *rheumatine*, surtout en cas de pleuresie rhumatismale, donner l'*antipyrine*, l'*acetopyrine*, le *pyramidon*, la *lactophenine*, la *phenacetine* et la *quinine*, s'il s'agit d'une pleurésie miasmatique.

| ℞ Salicylate de soude ... | 12 gr. |
|---|---|
| Rhum vieux . . | 60 — |
| Sirop diacode .. | 50 — |
| Eau distillee . . . .. | 100 — |

4 a 6 cuillerees par jour.

| ℞ Phénacetine. . . . . . | 30 cgr. |
|---|---|
| Chlorhydrate de quinine . | 15 — |

Pour 1 cachet : 3 par jour (Herzen).

| ℞ Antipyrine . | 1 gr 50 a 2 gr. 50 |
|---|---|
| Bichlorhydrate de quinine. . . ... . | 1 — |
| Eau distillee . . .. . | 150 cc. |

Pour lavements additionner 1 cuilleree à bouche de cette solution de la même quantite d'eau chaude et injecter le tout dans le rectum, deux fois par jour (enfants) (Herzen).

**Contre la toux** : user des *preparations opiacees*, de la *dionine*, de l'*heroine*, de l'*eau de laurier-cerise*, de l'*alcoolature d'aconit*.

**En cas de dyspnée due à la fièvre et à la douleur** : prescrire les *antithermiques* et les *calmants*.

**En cas de congestion pulmonaire de moyenne intensité :**

| ℞ Poudre de Dower..... . | } ãã 2 gr. |
|---|---|
| — de scille ... . | |
| Sulfate de quinine .... | |

Pour 20 cachets . 4 a 5 par jour (Huchard)

**Si la congestion est intense:** recouvrir le thorax de *ventouses seches* et donner l'*ipeca* à doses réfractées.

**Après la période fébrile du début** : essayer d'obtenir la résorption de l'exsudat par les *revulsifs*, les *diuretiques*, les *diaphoretiques* et les *purgatifs salins*.

| ℞ Baies de genievre.. ...... | 10 gr. |
|---|---|
| Faire infuser dans . | |
| Eau bouillante . ...... . | 200 — |
| Ajouter : | |
| Nitrate de potasse . .. | } ãã 2 gr. |
| Acetate de potasse. ... | |
| Oxymel scillitique.. . . | 30 — |
| Sirop des cinq racines ... | 35 — |

A prendre dans la journee (Millard)

| ℞ Poudre de scille.... . . | 10 cgr. |
|---|---|
| Extrait de scille. . | 5 — |

Pour 1 pilule : 4 par jour (Grasset).

| ℞ Théobromine. .... . . | 50 cgr. |
|---|---|
| Phosphate neutre de soude | 25 — |

Pour 1 cachet · 4 par jour (Grasset).

| ℞ Feuilles de digitale grossierement pulverisées | 30 a 40 cgr. |
|---|---|
| Eau tiede ... . | 120 gr. |
| Faire macerer pendant 12 heures, filtrer, ajouter. | |
| Oxymel scillitique .... | 15 a 20 — |
| Acetate de potasse . | 3 à 4 — |

Par cuillerees.

℞ Eau-de-vie allemande } āā 20 à 30 gr.
Sirop de nerprun. }

A prendre en une fois, tous les 4 a 5 jours (Jaccoud)

Chez les enfants :

℞ Teinture de digitale. . } āā 10 gr
— de scille . . . }

V a X gouttes, 2 fois par jour dans de la tisane, pendant 4 jours, puis cesser et reprendre (Perier).

℞ Calomel. . . . . . . } āā 10 cgr.
Scammonée. . . . . . }
Poudre de jalap . . . 20 —

Pour 1 prise, a prendre tous les 3 ou 4 jours (Herzen).

Continuer, en même temps que tous ces moyens, le *regime lacte absolu*

**Si le malade n'est pas trop affaibli et s'il n'existe pas de congestion pulmonaire :** pratiquer des *injections de pilocarpine* a 1 cgr , repétées pendant 2 a 4 jours de suite.

Ou bien faire prendre au malade, tous les matins, un *bain* a 30°, d'une duree de 20 a 30 minutes (contre-indique dans le cas d'épanchement abondant avec refoulement du cœur) ; à la sortie du bain, *envelopper* le malade dans un drap et dans une couverture, le porter dans un lit et bien le couvrir. Donner alors 1 gr. 50 de *salicylate de soude* et faire boire au malade immediatement apres un verre d'une boisson chaude legerement alcoolisee. Après une demi-heure, desenvelopper avec précaution le malade, l'essuyer et faire rapidement une *friction seche.*

Faire prendre dans la journée une potion d'*iodure de potassium* (2 a 4 gr.).

**Quand l'épanchement a résisté à ces médications pendant plus de 15 à 20 jours, ou bien quand l'épanchement est abondant et crée un danger pour le malade** (deplacement des organes et du cœur en particulier, dyspnee, insomnie, congestion pulmonaire intense soit du côté de la pleurésie, soit du côte opposé), pratiquer la *thoracentese* d'urgence, sans remettre au lendemain.

Rechercher l'*indication de la thoracentese* dans l'abondance de l'epanchement et dans l âge de l'epanchement et non pas dans les troubles fonctionnels qui avertissent du danger trop tard dans la plupart des cas, ou n'avertissent pas du tout (Potain).

Operer des que l'epanchement atteint *deux litres* sans remettre au lendemain (Dieulafoy), ou bien opérer *lorsque le niveau du liquide atteint la clavicule,* que le poumon parait affaisse et qu'il existe des signes de distension de la cavite pleurale (Potain).

*Dans le doute ne pas s'abstenir* la ponction peut être inutile , pratiquee aseptiquement elle ne peut pas être nuisible (Manquat). Ponctionner le liquide des qu'on n'a plus l'espoir de le voir se resorber assez promptement sous l'influence des moyens médicaux, c'est-a-dire au bout de trois semaines environ (Potain).

Ponctionner même les **petits épanchements,** quand une lesion anterieure ou concomitante du cœur ou de l'appareil respiratoire est deja cause de dyspnee (pleuresie compliquee).

TECHNIQUE DE LA THORACENTESE.

Se servir d'une *aiguille fine,* telle que l'aiguille n° 2 de l'appareil Dieulafoy, dont le diametre est de 1 mm 2. Le malade étant assis sur son lit, les deux bras portés en avant, enfoncer l'aiguille dans le *huitième espace intercostal*, sur le prolongement de l'angle inférieur de l'omoplate, en rasant le bord supérieur de la neuvième côte.

Lorsque l'aiguille est enfoncée de 2 ou 3 cm., commencer l'aspiration et la continuer jusqu'à ce qu'on ait retiré *un litre de liquide ;* le surlendemain, faire une nouvelle ponction, s'il reste encore plusieurs centaines de grammes de liquide, et, s'il en reste plus, n'en retirer encore qu'un litre, pour recommencer deux jours après et ainsi jusqu'à évacuation complète

Se servir aussi tout simplement d'un *trocart capillaire, auquel est adapté un long tube de caoutchouc formant siphon* (Duguet)

Si au cours de l'opération survient une toux quinteuse, suspendre l'écoulement pendant quelques instants ; si la toux continue, cesser l'opération.

Cesser également l'opération, si le malade accuse une douleur constrictive thoracique.

**En cas de pleurésie chronique ou récidivante :** voy. *P. tuberculeuse*.

**Lorsque l'épanchement est tari, quand la pleurésie paraît entièrement guérie,** *combattre la cause étiologique :* tuberculose, mal de Bright, cardiopathie, etc.

Dans les cas de pleurésie *a frigore*, surveiller le sommet et faire une *révulsion continue* pendant des semaines et des mois (teinture d'iode, pointes de feu, vésicatoires volants) ; instituer le *traitement général de la phtisie au début* (Netter).

Prescrire l'*huile de foie de morue* (40 à 200 gr par jour, progressivement), le *sirop d'iodure de fer ;* pratiquer des injections de *cacodylate de soude* (5 cgr.), pendant 15 jours chaque mois.

| ℞ Iodure de sodium. ... | 25 cgr. |
|---|---|
| Cacodylate de soude .. . | 50 — |
| Eau distillée . ..Q.S p f | 10 cc. |

Injecter 1 cc par jour pendant cinq jours, repos de 5 jours et ainsi à 3 reprises tous les mois, pendant 3 mois (Herzen)

Ordonner une *alimentation reconstituante*, prescrire la *zomothérapie* et faire prendre avant les repas XXX gouttes du mélange suivant :

| ℞ Teinture de quinquina . | ãã 10 gr |
|---|---|
| — de kola . .. | |
| — de coca . | |

(Dieulafoy)

Faire pratiquer sur le thorax, du côté qui a été atteint, des *frictions* avec :

| ℞ Essence de térébenthine . | 10 gr. |
|---|---|
| Alcool camphré.. . | ãã 45 — |
| Baume de Fioravanti | |

(Herzen)

Conseiller au malade d'éviter soigneusement tout refroidissement, Envoyer le malade, en été, faire une *cure sulfureuse* (Cauterets, Eaux-Bonnes, Luchon, Saint Honoré) ou *arsenicale* (Mont-Dore, la Bourboule).

Dès qu'on soupçonnera la phtisie pulmonaire, envoyer le malade dans un *sanatorium* où il devra séjourner pendant au moins 6 mois et recourir à la *tuberculinotherapie* (voy. *Phtisie*).

**S'il reste des adhérences, des fausses membranes épaisses** : recourir a la *revulsion*, à l'aide de vésicatoires et de pointes de feu.

Voy. *Adherences pleurales*.

**P. GANGRÉNEUSE.**

Voy. *P. purulente fetide.*

**P. HÉMORRAGIQUE.**

*Traiter la maladie causale* : tuberculose, cancer, fievre éruptive, hématome pleural par pachypleurite.

*Aspiration du liquide* faite avec les précautions ordinaires.

Ordonner le *chlorure de calcium*, a la dose de 4 gr. par jour, en potion.

**Si l'épanchement se reforme** : repeter la thoracentèse tous les cinq, six ou huit jours ; manœuvrer de telle sorte qu'on ne retire que le trop plein de la plevre. 700 a 800 gr (Dieulafoy). Faire usage de l'aiguille n° 3

Recourir aux injections de *serum gelatinise*.

**P. INTERLOBAIRE** (purulente).

**Au début** : traitement symptomatique de la fièvre, du point de côte, de la toux, de l'oppression.

**En cas d'hémoptysie** : voy. ce paragraphe

En cas de symptômes generaux graves : ne pas attendre la vomique pour intervenir, car on court le risque non seulement d'une aggravation de l'infection, mais d'une rupture de la collection suppuree dans la plèvre. Recourir par contre a l'*incision precoce* et ne pas attendre pour intervenir qu'il n'y ait plus rien à perdre ni à gagner (Lejars).

**S'il survient une vomique** : *attendre* pendant quelques jours, mais si la fièvre et les symptômes d'infection persistent malgré l'evacuation (evacuation insuffisante), abandonner le traitement médical et recourir sans tarder a l'*intervention chirurgicale* (Dieulafoy).

**P. OZÉNEUSE.**

Voy. *P. purulente putride.*

**P. PURULENTE.**

**P. purulente tuberculeuse** (*empyeme tuberculeux proprement dit*) : traitement palliatif, soutenir le malade, et faire une *ponction abondante* toutes les fois qu'elle paraitra nécessaire, suivie de l'injection intrathoracique d'une quantité d'air sterilisée equivalente a un peu moins de la moitie du volume de liquide evacue (Achard), ou mieux, recourir aux *ponctions* et au *drainage aspiratif*, lorsqu'il existe des lesions pulmonaires locales ou des complications générales telles que l'état du malade est serieusement compromis, et que de plus il s agit d'empyeme tuberculeux sans association microbienne secondaire.

Dans tous les autres cas, quand le malade est encore vigoureux, le poumon presque sain, l'empyème recent, intervenir au plus tôt par une *large pleurotomie avec resection costale* et emploi consecutif du *siphon Tachard-Revilliod* (Peyrot, Cestan).

Dans les cas chroniques, pratiquer la *resection pleuricostale*, jointe au *râclage* de la plevre.

En cas d'empyème chez les tuberculeux : voy. *P. purulente à streptocoques ou à staphylocoques, P. putride.*

En cas de pleurésie purulente consécutive à un pneumothorax (pyo-pneumothorax) voy. *Pneumothorax tuberculeux.*

**P. purulente à streptocoques pyogènes** : intervenir le plus tôt possible par la *thoracotomie* et l'*opération de l'empyème*, et ne pas s'attarder à des moyens inefficaces et, partant, dangereux. Choisir la région postérieure de la poitrine, au niveau de la 9e côte. L'incision de la plèvre faite, introduire de gros drains, et s'abstenir absolument de tout lavage de la plèvre avec une solution antiseptique.

Appliquer ensuite un pansement sec absorbant.

Raccourcir peu à peu les drains ; ne les retirer, dans les cas favorables, qu'après 3 ou 4 semaines.

Ne pas pratiquer de lavages antiseptiques, ne les employer que dans les cas où la température reste élevée.

Il est inutile, généralement, de pratiquer la résection d'une ou de plusieurs côtes.

**P. purulente à pneumocoques, p. métapneumonique** (présence exclusive du pneumocoque) : si l'empyème est récent, la fièvre modérée, l'état général bon, commencer par la *thoracentèse.*

Si une ponction est insuffisante pour amener la guérison, en faire une 2e, une 3e et même une 4e à deux ou trois jours d'intervalle.

Si après la 3e ponction, l'épanchement ne présente aucune tendance à la guérison, pratiquer la *pleurotomie*, afin d'éviter sûrement l'éventualité d'une vomique qui peut survenir dès la troisième semaine, malgré la thoracentèse (Netter).

Ne pas hésiter à pratiquer la *pleurotomie précoce*, lorsqu'il existe des symptômes généraux graves d'intoxication purulente, ou la *pleurotomie d'emblée*, lorsque l'empyème date de 15 à 20 jours.

S'il se produit une **vomique**, faciliter l'évacuation du pus et prendre garde à l'asphyxie. Après la vomique, combattre la sécrétion purulente par l'administration de la *créosote*, du *gaïacol*, de la *terpine*, dans certains cas, recourir aux *inhalations antiseptiques* (Debove).

**Si l'épanchement est très cloisonné** ou manifeste une **tendance exceptionnelle à la reproduction**, recourir à la *thoracotomie antiseptique*

Si l'examen bactériologique démontre la **présence d'autres microbes à côté du pneumocoque**, pratiquer immédiatement l'*opération de l'empyème.*

**P. pneumococcique primitive** (pleurésie infantile) : *ponction aspiratrice* ou *drainage aspiratif de Playfair-Bulau.*

**P. purulente à staphylocoques** : *incision de la plèvre, drainage.*

**P. purulente bilatérale** (empyèmes doubles) ; en général, pratiquer la seconde opération quelques jours après la première mais au besoin intervenir du côté opposé, même quelques heures après avoir pratiqué la première pleurotomie et, en cas d'urgence, inciser simultanement les deux plèvres.

Ouvrir d'abord la plevre la plus atteinte, ou s'il y a doute, la plevre gauche. Agir ensuite sur le côté opposé au moyen d'une ou plusieurs ponctions.

Si l'état général ou local interdit d'attendre, aspirer soigneusement les deux empyèmes, quelques heures avant l'opération, en vue d'amoindrir les risques du shock (Cestan).

**P. purulente putride** : intervention rapide et énergique des le début, faire l'*operation de l'empyeme* (incision large) suivie de *lavages antiseptiques repetes* (Netter).

Soutenir les forces du malade a l'aide d'injections de *serum artificiel* (400 cc., trois fois par jour, additionnes de 5 cgr. de benzoate de caféine).

Donner le *lait* et l'*eau* en abondance.

Prescrire la preparation suivante

℞ Teinture de coca }
— de kola... ... } ãã 20 gr.
— de quinquina.. }
— de Baume ... .. 6 —

Prendre XX gouttes avant les repas dans un petit verre d'eau ou de vin de Malaga (Dieulafoy)

**P. purulente chronique** (empyème chronique).

Dans les cas tres simples : *resection costale classique a la façon d'Estlander.*

Dans les cas plus sérieux : essai de *decortication pulmonaire* (opération de Delorme) ou *thoracoplastie bilineaire* (opération de Quénu), lorsque l'état général ou local s'oppose a la décortication (Cestan).

**FISTULES PLEURALES** consécutives à l'empyème.

Quand une fistule persiste plus de quatre mois, intervenir par le *curage*, si la fistule ne conduit pas dans une large cavité.

S'il existe une côte nécrosée : *resection costale.*

En cas de large cavité suppurante : *operation d'Estlander* (Chaput)

**P. RHUMATISMALE.**

Voy. *P. aigue sero-fibrineuse.*

**P. THYPHOÏDIQUE.**

**En cas d'épanchement séreux**. pratiquer l'évacuation du liquide lorsque l'épanchement est abondant (voy. *P. aigue sero-fibrineuse*).

**En cas d épanchement purulent** : recourir, en principe, a l*operation de l'empyeme*, mais la pleuresie purulente a bacille d'Eberth n'ayant generalement pas une evolution rapide, ni une marche envahissante, ni une tendance a devenir le point de départ d'une infection généralisée (septicémie), ne pas trop se presser avec l'intervention et en general preférer attendre, quand cela est possible, que l'infection ait cessé d'être générale, que les ulcérations intestinales se soient cicatrisees, que les portes ouvertes, dans le tube intestinal et ailleurs, aux infections secondaires, se soient fermees, que les poisons microbiens et ceux que forme l'organisme malade se soient eliminés, que le régime des echanges nutritifs si profondement trouble au cours de la maladie generale, se soit amélioré (Achard).

**P. TUBERCULEUSE.**

**P. tuberculeuse séreuse.**

Voy. *P. aigue sero-fibrineuse.*

Essayer le traitement suivant. une fois l'exsudat sereux formé, *retirer de la plevre quelques centimetres cubes* (3 a 5 cc.) *du liquide sereux et l'injecter sous la peau du bras.* Après une dizaine de jours, dans quelques cas, procéder a une nouvelle opération.

Le second jour après la première injection, on observe une augmentation de la température de 1° a 2°, avec un peu de cephalalgie et de courbature. Les jours suivants, la température baisse, en même temps que le niveau du liquide diminue dans la plèvre. Si la pleurésie est d'origine rhumatismale, l'injection de la sérosité n'est pas suivie d'elevation de la temperature (Gilbert).

Contre l'épanchement, n'intervenir que par des *ponctions* répétees.

En cas de pleurésie tuberculeuse chronique ou récidivante, faire suivre la thoracentèse de l'*injection intrathoracique d'air sterilise* en quantité équivalente a la moitie du volume de liquide evacue (Achard, Vaquez).

**P. tuberculeuse purulente** (empyeme tuberculeux proprement dit).

Voy. *P. purulente.*

## PLEURODYNIE

*Revulsifs :* cataplasmes sinapisés, ventouses scarifiées, vesicatoire.

*Emissions sanguines locales :* sangsues.

*Refrigeration :* pulvérisation de chlorure de méthyle.

*Liniments narcotiques :*

| ℞ Chloroforme. . . . . | } âã 10 gr. |
|---|---|
| Huile de jusquiame. | |
| — camphree. | |

Pour onctions (Herzen).

| ℞ Extrait thebaique. . . . | 25 cgr. |
|---|---|
| — de belladone. . . | 20 — |
| Gaiacol. . | } âã 5 gr. |
| Salicylate de methyle | |
| Vaseline. . . . . . . | } âã 15 — |
| Lanoline . . . . . | |

Pour onctions (Lion).

*Electrisation* avec courants continus.

Administrer les *calmants* (héroine, dionine) et les *antispasmodiques*.

| ℞ Sulfonal . . . . . . | } âã 50 cgr. |
|---|---|
| Antipyrine . . . . | |
| Dionine . . . . | 1 — |

Pour 1 cachet : 3 par jour (Herzen)

## PNEUMOCÈLE

**En cas de tumeur pariétale:** recommander les *bandages compressifs*, les *pelotes.*

Dans certains cas, *intervenir chirurgicalement*. mettre a decouvert la tumeur, la reduire et etablir des sutures étagées de la plevre et des téguments, de façon a obtenir une cicatrice solide (Tuffier).

**En cas de pneumocèle sus-claviculaire ou sus-sternale** ne pas conseiller le port d'un bandage compressif, ni celui d'une pelote, qui seraient beaucoup plus gênants que la tumeur elle-même.

Ne pas intervenir chirurgicalement (Potain).

## PNEUMOKONIOSES

(Pneumonies professionnelles anthracose, chalicose, siderose).

*Changement de profession.*

Traitement des pneumonies chroniques : *revulsifs* (pointes de feu, vesicatoires), *expectorants* (ipeca, kermès, oxyde blanc d'antimoine), *balsamiques* (goudron, térébenthine, terpine, terpinol, eucalyptol).

## PNEUMONIE LOBAIRE (aigue)

Il n'existe pas de médication uniforme de la pneumonie ; les principales indications thérapeutiques seront fournies par le pouls, le thermometre et les symptômes cérébraux.

### FORMES RÉGULIÈRES ET BÉNIGNES.

*Sejour au lit* dans une chambre vaste, aérée, bien exposée au soleil et à temperature constante (18°) Ne pas recourir à l'isolement rigoureux du malade, défendre toutefois les visites et les conversations.

*Desinfection des crachats* (vase contenant un liquide desinfectant : lysol, sublimé, soude).

*Lavages* de la bouche, de la gorge et des narines (voy. *Antisepse buccale)*.

*Regime* : lait, toutes les deux heures, jour et nuit, sauf sommeil ; bouillon léger, eau vineuse, tisanes, limonade.

S'abstenir d'une medication active · éviter les médications débilitantes : emissions sanguines, vesicatoires, etc.

Chez les malades jeunes et vigoureux, se contenter de prescrire la *limonade phosphorique* suivante:

| ℞ Acide phosphorique | 5 gr |
|---|---|
| Eau distillee | 200 — |

Par cuillerees à dessert toutes les 3 heures (Eichhorst).

Recourir a la *medication tonique* . alcool, eau-de-vie a la dose de 40 à 100 gr. par jour, potion de Todd.

Administrer les *expectorants* : tartre stibié, 30 cgr. par jour ; kermès, oxyde blanc d'antimoine, ipeca, polygala.

| ℞ Kermès | 2 gr. |
|---|---|
| Extrait de digitale | 20 cgr. |
| Savon medicinal | Q S. |

Pour 20 pilules 10 a 15 pilules par 24 heures, s'il survient des vomissements ou de la diarrhee, donner avec chaque pilule une goutte de laudanum (Trousseau)

| ℞ Kermes | 15 cgr. |
|---|---|
| Eau de laurier-cerise | 10 gr. |
| Sirop diacode | 30 — |
| Infuse de polygala à 2 0/0 | 150 — |

Par cuillerees a bouche (Herzen)

| ℞ Oxyde blanc d'antimoine | 1 gr 50 |
|---|---|
| Julep gommeux | 100 — |
| Sirop de digitale | } ãã 10 — |
| — de scille | } |
| — d'opium | } |

Par cuillerees a bouche (Herzen).

Chez les enfants :

℞ Racine d'ipeca . . . 30 cgr.
Eau bouillante .. .. 100 gr.
Faire infuser, filtrer, ajouter :
Carbonate d'ammoniaque. 1 —
Sirop de codeine .. } āā 15 —
— de gomme. .. }

1 cuillerée à café toutes les heures (Herzen)

Donner la *digitale* à petites doses ; il est rationnel de l'administrer de façon à peu près constante du quatrième au septième jour pour soutenir et tonifier le cœur pendant la période de defervescence.

℞ Feuilles de digitale . 50 cgr.
Faire infuser dans :
Eau chaude . 100 gr.
Reduire à 90 gr., passer et ajouter :
Teinture d'aconit . . XV gouttes
Sirop de fleurs d'oranger .. . . 30 gr.

1 cuillerée toutes les 2 heures (Grasset)

Recourir aussi à l'administration de la *digitale à hautes doses* (Hirtz, Petrescu, Landouzy, Barth), pendant quatre à cinq jours, sauf en cas de ralentissement considérable du pouls, contre-indiquant l'administration de ce médicament.

℞ Feuilles de digitale 50 cgr. à 2 gr.
Infuser dans .
Eau chaude. . .. .... 100 —
Rhum . ... .. . 25 —
Sirop d'écorces d'oranges 25 —

1 cuillerée toutes les 2 heures (Barth).

**Contre le point de côté :** *revulsifs* (cataplasmes sinapisés, ventouses scarifiees), *compresses tièdes* ou mieux *sangsues* (4 à 6 chez l'adulte, 2 à 3 chez les enfants).

Prescrire des *onctions calmantes :*

℞ Salicylate de méthyle . . . 1 gr.
Vaseline . .... ... .... .. 10 —

Ordonner l'*heroïne* (5 mgr., matin et soir) ou la *dionine* (7 mgr. à 1 cgr., matin et soir) ; éviter autant que possible l'injection de *morphine* qui arrête la toux et l'expectoration et amène ainsi une accumulation des mucosités dans les bronches.

**Contre la fièvre** . donner la *quinine*, l'*antipyrine*, l'*acetopyrine*, le *pyramidon*, la *phenacetine*, la *lactophenine* à doses moyennes.

Ou bien pratiquer des injections de *quinine* en employant une solution très diluée :

℞ Bichlorhydrate de quinine 2 gr
Chlorure de sodium . .. 75 cgr.
Eau distillee et stérilisée.
Q.S.p 100 cc

Injecter 10 cc , 3 fois par jour (Herzen)

**En cas de convulsions,** chez les enfants . recourir aux *bains tièdes* (34° à 30°), donnés toutes les 3 heures et à l'emploi du *chloral*

**Contre la dyspnée :** recourir aux *emissions sanguines locales*, administrer la *dionine* (1 à 2 cgr., 4 fois dans les 24 heures), ou l'*heroïne* (5 mgr , 3 fois par jour) , pratiquer des injections de *morphine*.

Employer l'*enveloppement du thorax avec des compresses imbibees d'eau froide*, frequemment renouvelées et recouvertes de taffetas gomme (voy. *Bronchite aigue*).

Chez les hystériques avec dyspnee hors de proportion avec les signes locaux, prescrire les *antispasmodiques*, le bromure de potassium.

**Si l'oppression est très forte, l'expectoration difficile,**

**sanglante**, le malade robuste et pléthorique, pratiquer chez l'adulte une *saignee* générale.

Chez les enfants, couvrir le thorax de *cataplasmes sinapisés* ou appliquer 2 à 4 sangsues.

Surveiller le myocarde.

**En cas de crachats franchement hémoptoïques**, appliquer des *sinapismes* aux jambes et sur la poitrine, ou bien recouvrir la poitrine de *ventouses seches*.

Faire prendre :

| | |
|---|---|
| ℞ Ergotine . . . . . . . . . . . | 1 à 2 gr. |
| Julep simple. . . . . . . . . . | 120 cc. |

1 cuillerée à bouche toutes les 2 heures (Grasset).

Ou mieux, prescrire la *digitale en infusion*, *associee a l'ergotine* (voy. *Grippe : Forme pulmonaire*).

Au besoin, pratiquer une *saignee* (200 a 300 gr.).

**En cas de délire** : administrer les *antithermiques* et recourir aux *lotions froides*, aux *enveloppements froids*, ou a la *balneation froide*, lorsqu'il s'agit de delire hyperpyretique avec lesions pulmonaires unilaterales.

Chez les enfants, *bains tiedes* à 34°, 32° ou 30°, suivant les cas, répétés toutes les 3 ou 4 heures, de la duree de 8 a 10 minutes.

(Voy. pour la technique des lotions, des enveloppements et des bains froids aux articles *Fievres eruptives* et *Fievre typhoide*).

Suspendre l'emploi de la caféine et la remplacer, au besoin, par l'*huile camphree* à 10 p. 100.

Donner en même temps le *bromure de potassium*, le *chloral*, l'*hydrate d'amylene*, le *narcyl*, la *codeine*, la *jusquiame*, le *chanvre indien*.

Administrer le *musc*, le *camphre*, le *chloral* ou l'*hydrate d'amylene* en lavements.

Conseiller les *boissons abondantes* pour faciliter l'elimination des toxines, et, dans certains cas, pratiquer des *injections sous-cutanees de serum artificiel* (solution saline a 7 p. 1000), précédees ou non d'une *saignee*.

| | | |
|---|---|---|
| ℞ Sirop de chloral . | } āā | 30 gr |
| — de morphine . | | |
| Eau de tilleul . . | } āā | 10 — |
| — de fleurs d'oranger | | |

1 cuilleree à bouche, toutes les 1 à 2 heures.

Chez les enfants :

| | | |
|---|---|---|
| ℞ Hydrate de chloral . . | } āā | 50 cgr. |
| Bromure de potassium | | |
| Eau de tilleul . . | | 40 gr. |
| Sirop de fleurs d'oranger | | 20 — |

A prendre en 3 fois (enfants de 5 a 6 ans)

Chez les alcooliques, ordonner l'*alcool* à hautes doses (100 à 120 gr d'eau-de-vie ou de cognac, par jour), associé a l'*opium* (extrait thébaique, 15 a 20 cgr.).

Voy. *Alcoolisme chronique*, *Delires* (delirium tremens), *Pneumonie alcoolique*

Contre le delire adynamique, administrer les *toniques* et prescrire les *antispasmodiques* associés a l'*hydrotherapie* sagement mesuree, en cas de delire vésanique.

Enfin contre le delire urémique, instituer le traitement de la néphrite aigue et de l'urémie (Potain)

INDICATIONS ET CONTRE-INDICA-

TIONS DE LA BALNÉATION FROIDE.

Considérer la réfrigération comme une méthode d'exception : inutile dans les formes bénignes, applicable dans certaines formes graves (Barth).

Recourir à la balnéation dans les cas suivants : 1° pneumonie avec hyperthermie (40° à 41°) et avec phénomènes généraux très marqués; 2° pneumonie présentant des phénomènes ataxo-adynamiques intenses, 3° pneumonie compliquée d'asthénie cardiaque, s'il n'y a pas imminence de collapsus.

Faire prendre d'abord des bains tièdes progressivement refroidis, donner ensuite des bains à 20°, de 5 à 10 minutes de durée (jusqu'à l'apparition du frisson), répétés toutes les 3 ou 4 heures (Voy *Fièvre typhoïde)*.

S'abstenir de bains froids dans les cas de pneumonie unilatérale très étendue, de pneumonie double et de pneumonie chez les cardiaques, les artério-scléreux, les brightiques, les diabétiques.

**Quand la défervescence s'est produite** (mais pas avant), activer la résorption de l'exsudat par un *vésicatoire* (Dujardin-Beaumetz).

**FORMES GRAVES ADYNAMIQUES.**

Se rappeler que la maladie est au poumon, mais que le danger est au cœur.

*Médication alcoolique :* eau-de-vie, cognac, rhum, potion de Todd. *Stimulants diffusibles :* sels d'ammoniaque, éther.

Prescrire dès le début (lorsque le choc précordial semble assez fort et vigoureux et la fibre cardiaque ne paraît pas atteinte) la *digitale* ou la *digitaline cristallisée* à la dose massive de 1 mgr., pendant un jour pour la renouveler quelques jours après.

Pratiquer des injections de *caféine* et de *strychnine* (3 mgr par jour)

Recourir chez l'adulte à la *balnéation froide* (25°), ou aux enveloppements froids et chez les enfants, aux *bains tièdes* de 34° à 30°, de 10 minutes de durée, répétés toutes les 3 ou 4 heures.

| ℞ Teinture de cannelle ..... | 5 gr. |
|---|---|
| Eau-de vie ou rhum. ..... | 40 — |
| Eau distillée.. . ..... .. | 75 — |
| Sirop simple .. . | 30 — |

Par cuillerées à bouche.

| ℞ Acétate d'ammoniaque | 10 gr. |
|---|---|
| Teinture de cannelle . | 5 — |
| Extrait de quinquina | 3 — |
| Eau distillée de mélisse | 120 — |
| Sirop d'écorces d'oranges amères .. . . . | 30 — |

1 cuillerée à bouche d'heure en heure.

Chez les enfants :

| ℞ Chlorhydrate d'ammoniaque | 1 gr. |
|---|---|
| Teinture de cannelle .. | 5 — |
| Cognac . . ....... ... | 20 — |
| Eau distillée. . . . . | 100 — |
| Sirop d'éther ., | 20 — |

Par cuillerées à dessert toutes les heures (enfants de 5 à 6 ans) (Heizen).

Contre la toxémie, employer les *injections de sérum artificiel* (100 à 150 gr., deux à trois fois par jour), simultanément à la *saignée* (200 à 300 gr.) et aux *inhalations d'oxygène*.

Provoquer, chez les malades qui sont atteints de pneumonie grave, dont les symptômes annoncent l'imminence de l'hépatisation grise, des *abcès de fixation* : injecter à la région externe des deux cuisses et à la région deltoïdienne des deux bras, 1 cc. d'essence de térébenthine, ouvrir le foyer purulent une fois l'abcès formé (Dieulafoy)

Essayer le *collargol* en frictions, en utilisant chaque fois gros comme une noisette d'une pommade à 13 p. 100 de collargol (pommade de Crédé), pratiquer tous les jours ces frictions a l'aine, a l'aisselle, a la face interne des jambes, préalablement dégraissées par un lavage a l'alcool et a l'éther (Netter).

| | | |
|---|---|---|
| ℞ Axonge | . . . . . . . | 100 gr. |
| Cire blanche | . . . . | 10 — |
| Collargol | . . . . . | 16 — |

Etendre 3 gr de cette pommade sur la peau et frictionner pendant 15 minutes (Crede).

**En cas de défaillance cardiaque, pouls fréquent, faible ou mou** : administrer *l'alcool* (chez les enfants, 5 gr. de cognac par année d'âge, jusqu'a quatre ans, chez les enfants plus âgés, 20 gr de cognac par jour), donner la *digitale*, le *strophantus*; pratiquer des injections de *cafeine*, d'*ether*, de *strychnine*.

| | | |
|---|---|---|
| ℞ Teinture de noix vomique | } ãã | 5 gr. |
| — de digitale .. | | |

X gouttes, 3 a 4 fois par jour

| | |
|---|---|
| ℞ Feuilles de digitale | 1 a 4 gr. |
| Faire infuser dans : | |
| Eau bouillante ...... | 200 — |
| Passer et ajouter : | |
| Sirop d'ether .. | 50 — |

1 cuilleree à bouche, toutes les 2 heures (Herzen).

Associer l'*ergot de seigle* à la digitale, comme tonique cardio-vasculaire (Barth).

Pratiquer une injection de *digitaline*.

| | |
|---|---|
| ℞ Sulfate de sparteine . | 60 à 80 cgr |
| Sulfate de strychnine | 2 — |
| Eau distillee et sterilisee | 20 gr |

Injecter 3 seringues de Pravaz par jour

| | | |
|---|---|---|
| ℞ Camphre . ..... | } ãã | 2 gr. |
| Ether sulfurique | | |
| Huile d amandes douces.. . | | 8 — |

Injecter 3 cc. par jour (Herzen).

**Contre le collapsus** : injections simultanées de *cafeine*, d'*ether* ou d'*huile camphree*.

| | |
|---|---|
| ℞ Caféine . . . | 2 gr. |
| Benzoate de soude . | 2 —50 |
| Eau distillee .. Q S p | 10 cc. |

1 a 2 seringues de Pravaz, 3 fois par jour, pour adulte, 1/2 seringue de Pravaz, 3 fois par jour pour enfants de 6 à 12 ans

| | |
|---|---|
| ℞ Camphre. . . . . . | 1 gr. |
| Huile d'olives sterilisee .. | 10 cc |

Injecter 1 cc, 2 a 4 fois par jour (Huchard).

| | |
|---|---|
| ℞ Camphre. . . . . . . | 2 gr |
| Huile d'amandes douces Q S p | 10 cc. |

Injecter 1 cc 2 a 3 fois dans les 24 heures.

**S'il survient du méningisme** prescrire les *boissons abondantes*, les *tisanes*, les *diuretiques*, les *purgatifs*, les *lavements tiedes d eau salee* (7 p 1000), les *injections sous cutanees d'eau salee*, recourir a la *saignee*.

Tenter la *digitale* a hautes doses, la *digitaline*, les *inhalations d'oxygene*.

**S'il y a congestion de la face, haute température, agitation, pouls fort**, administrer les *antipyretiques*, appliquer des *sangsues* aux tempes et aux apophyses mastoides, pratiquer des *bains progressivement refroidis* de 32° a 28° ou 25°, de 10 a 15 minutes de duree.

**S'il existe du délire incohérent, des symptômes d'anémie cérébrale, de la somnolence, de la faiblesse,** prescrire les *excitants* du cœur et du système nerveux : alcool, vins généreux, strychnine (2 à 3 mgr , en injections sous-cutanées), huile camphrée à 1 p. 10, éther sulfurique.

**S'il y a du délire loquace avec insomnie et hallucination,** donner la *quinine*, l'*opium*, les *bromures* et le *chloral* avec modération ; avoir égard au cœur, ne pas oublier la *digitale* et les *enveloppements dans le drap mouillé.*

℞ Bromure de potassium . 2 gr.
Eau de laurier-cerise.. 10 —
Eau de fleurs d'oranger .. 100 —
Sirop d'éther . 40 —

Par cuillerées d'heure en heure (Dieulafoy).

**P. ALCOOLIQUE.**

*Alcool,* à la dose de 100 à 200 gr. de rhum par jour ; *digitale, sparteine* et *strychnine ;* pas de balnéation froide.

℞ Sulfate de strychnine . 2 cgr.
— de sparteine . 1 gr.
Eau distillée . 20 —

Injecter progressivement de 2 à 5 seringues de Pravaz par jour (Talamon).

**S'il y a délire** : voy. *Delires, Pneumonie lobaire, Formes benignes* ; en cas de délire :

℞ Extrait thébaïque . . 20 cgr.
Cognac . . . . . . .. 100 gr
Eau de tilleul ... . . 150 —
Sirop d'écorces d'oranges amères .. . 50 —

1 cuillerée toutes les heures (Herzen).

**P. BRIGHTIQUE.**

Ni saignée, ni vésicatoire, ni injection de morphine, ni balnéation froide.

Traitement de l'urémie (voy. *Urémie).*

**P. DES CARDIAQUES.**

Pas de balnéation froide : recourir aux injections de *caféine* (Dujardin-Beaumetz).

℞ Camphre . . . . . . . } ãã 2 gr.
Éther sulfurique . .. }
Huile d'amandes douces . 8 —

Injecter 1 cc., 2 ou 3 fois par jour (Herzen).

**P. DIABÉTIQUE.**

Pas de potion ou d'aliment sucré, pas d'émission sanguine, ni de vésicatoires.

*Toniques,* injections de *caféine.*

Inhalations d'*oxygène*, injections de *sérum artificiel.*

**P. DANS LA GROSSESSE.**

*Saignée* seulement lorsque la congestion pulmonaire arrive à un degré inquiétant.

Éviter l'émétique, à moins que l'avortement ne soit inévitable.

Dans les cas graves compliqués d'albuminurie gravidique préexistante, *interrompre la grossesse* lorsque le fœtus est viable (Herzen).

**P. DES VIEILLARDS.**

*Alcool, digitale, excitants diffusibles ;* pas de saignée, pas de balnéation froide.

Employer de préférence la *caféine* qui remplit la triple indication d'exciter le myocarde, de combattre la tendance à l'adynamie et de favoriser les fonctions rénales (Huchard).

Injections d'*éther* et de *camphre.*

## PNEUMONIES

**P. CATARRHALE.**
Voy. *Bronchopneumonie.*

**P. CHRONIQUE.**
Chez les tuberculeux : Voy. *Phtisie.*
Rechercher et traiter la syphilis, lorsqu'elle existe.
Dans les autres cas : Voy. *Bronchopneumonie chronique.*

**P. INFECTIEUSE SECONDAIRE.**
Voy. *Bronchopneumonie, Congestion pulmonaire, Grippe,* forme respiratoire.

**P. LOBULAIRE.**
Voy. *Bronchopneumonie.*

**P. MIASMATIQUE** *(pneumo-paludisme).*
*Alcool, excitants diffusibles, expectorants* (voy. *Pneumonie).*
*Sulfate de quinine* par la voie stomacale, ou mieux *bichlorhydrate de quinine* par la voie sous-cutanee, à la dose de 2 à 3 gr. par jour (voy. *Fievres intermittentes).*
*Vesicatoire.*

**P. PESTEUSE.**
Recourir au traitement spécifique de la peste par des injections intra-veineuses de *serum antipesteux* (50 a 100 cc.) (voy. *Peste bubonique).*
Recourir au traitement symptomatique de la fièvre, de l'intoxication, de l'adynamie et des symptômes pulmonaires, a l'aide de la *balneotherapie,* des *toniques cardiaques,* des *stimulants* et des *excitants diffusibles,* des *expectorants* et, au besoin, a l'aide d'une *saignee.*

**P. TUBERCULEUSE** (caseeuse).
Voy. *Phtisie :* traitement adapte aux diverses formes de la phtisie, nº 6 phtisie galopante et phtisie aigue pneumonique.

## PNEUMO-PÉRICARDE

**P. PAR ULCÉRATION FISTULEUSE.**
Traitement causal et traitement palliatif.

**P. TRAUMATIQUE.**
*Antisepsie* aussi hâtive et aussi complète que possible, occlusion de la plaie.

## PNEUMOTHORAX

**P. TUBERCULEUX.**
Respecter jusqu'à un certain point l'épanchement gazeux chez les tuberculeux, car il peut enrayer la marche de la tuberculisation pulmonaire : il permet au poumon de s'affaisser et le maintient pendant quelque temps dans le repos et dans l'immobilite, laissant ainsi les congestions s'éteindre et les cavernes s'effacer et parfois se cicatriser.
**Contre la dyspnée et la douleur** : application de *glace,*

de *ventouses seches* ou *scarifiees* sur le thorax.

Administrer a l'intérieur l'*extrait thebaique*, a la dose de 10, 15 et 25 cgr. dans les 24 heures.

℞ Extrait thebaique . . . 2 cgr
Excipient. . .. . .. . Q S.

Pour 1 pilule . une toutes les heures, puis toutes les 2 heures ; 6 a 10 pilules par jour

Employer l'*héroine* à la dose de 5 mgr , répetée quatre fois dans les 24 heures, ou la *dionine* a la dose de 1 cgr , également 4 fois par jour, ou le *narcyl*.

Agir énergiquement et vite par l'injection sous-cutanée de *morphine*, à la dose de 1 a 2 cgr., répétée 2 ou 3 fois dans les 24 heures

**Si la dyspnée s'accroît, si la cyanose augmente et si l'asphyxie se prononce** recourir aux inhalations d'*oxygene*, aux injections sous-cutanées d'*ether* et pratiquer la *thoracentese*, à l'aide d'une fine aiguille introduite obliquement (ponction capillaire).

Eviter l'emploi des trocarts qui exposent le malade au developpement de l'empyeme souscutane généralisé (Beclere).

Si les signes d'asphyxie reparaissent, faire une seconde ponction.

Ne jamais recourir à l'aspiration.

Dans les cas ou la thoracentese n'a éte que palliative pour un temps court et dans ceux où elle se complique d'emphysème cutane recourir a la *pleurotomie* ou à l'application d'un *petit trocart a demeure*, au travers de la paroi thoracique, qu'on ne retire qu'apres plusieurs semaines, quand on suppose la fistule pleuro-pulmonaire guerie (Bouveret).

**Si l'épanchement est simplement gazeux** : le laisser *evoluer*.

Apres quelques semaines, si l'on pense que la perforation est cicatrisée (pneumothorax fermé) : pratiquer la *ponction evacuatrice* avec la plus grande prudence, pour ne pas rouvrir la cicatrice.

**S'il existe en même temps un épanchement séreux ou séro-purulent** (cas habituel) *evacuer* le liquide, s'il est gênant par sa quantité ou s'il persiste depuis longtemps (six semaines depuis le début du pneumothorax), sans augmenter ni diminuer, et surtout s'il est accompagné de dyspnée et de fievre.

Pratiquer l'*extraction totale* du liquide, mais *en le remplaçant par de l'air sterilise* au fur et a mesure, de façon à éviter tout accident (Potain).

La *ponction repetee*, n'evacuant qu'une partie du liquide, est la méthode de *choix*.

**Si l'épanchement est purulent** *(pyo pneumothorax)* : intervenir par la *thoracotomie* et les *lavages antiseptiques*.

Dans les cas où le malade n'a pas de fièvre, on peut se contenter de pratiquer la ponction et de faire suivre celle-ci d'une *injection pleurale modificatrice et antiseptique* (Fernet, Bouveret)

℞ Eau distillee, bouillie, tiede 400 gr
Teinture d'iode 40 —
Iodure de potassium . 4 —
(Duguet)

Voy. *Empyeme pulsatile*.

**P. NON TUBERCULEUX.**

**Au début** : administration de *calmants* (opium, dionine), pour combattre la **dyspnée** et la **douleur**.

Recommander au malade d'éviter tous les efforts et de rester dans le *repos absolu.*

Combattre la **toux** par tous les moyens ordinaires (opiacés, héroïne)

Lutter contre le **collapsus cardiaque** à l'aide d'injections sous-cutanées d'*huile camphrée*, d'*éther* et de *sérum artificiel* (150 à 200 gr, 2 à 3 fois par jour).

℞ Camphre } ãã 2 gr
Éther sulfurique .. }
Huile d'amandes douces. .. 8 —
Injecter 1 cc 3 fois par jour (Herzen)

**S'il y a congestion pulmonaire** : application de *ventouses sèches*, de *sinapismes* ; inhalations d'*oxygène*, au besoin, *saignée* (Netter).

**En cas de vomiques séreuses** : *respecter l'épanchement* jusqu'à oblitération de la fistule.

**En cas de vomiques purulentes** : pratiquer la *thoracotomie* et faire des lavages légèrement antiseptiques.

**Chez les emphysémateux** recourir à la *thoracentèse*, qui constitue l'unique traitement vraiment efficace, seulement si la dyspnée est intense et menaçante.

Si la dyspnée va en diminuant, éviter toute intervention.

**Dans le pneumothorax par effort** pratiquer la *thoracentèse*, seulement en cas de dyspnée intense et si les accidents sont récents ; mais après les premières heures ou la première journée, il est plus prudent d'éviter la thoracentèse (Gaillard).

**En cas de pneumothorax compliquant une pneumonie ou une bronchopneumonie** : recourir aux *ponctions partielles répétées*, s'il s'agit d'un hydro pneumothorax.

Recourir à la *pleurotomie* avec lavage de la plèvre, en cas de pyo-pneumothorax.

**En cas de pneumothorax consécutif à une gangrène du poumon** : pratiquer la *pleurotomie d'emblée*, suivie de *lavages légèrement antiseptiques*.

## POINT DE COTÉ

*Rechercher et traiter la cause*: colique hépatique, hypertrophie de la rate (périsplénite), phtisie, pleurésie, pleurodynie, pneumonie, névralgie intercostale, névrite alcoolique, névrite paludique ou névrite toxique.

## POLYARTHRITE DÉFORMANTE

Voy. *Rhumatisme chronique.*

## POLYCYTHÉMIE SPLÉNOMÉGALIQUE

*(Erythrémie ou erythrocythémie).*

Ordonner la *quinine* et l'*arsenic* (liqueur de Fowler) à hautes doses.

Recourir aux *saignées* pour combattre la cyanose due à la pléthore sanguine et à la dilatation vasculaire consecutive.

En cas d'echec de ces médications, pratiquer la *splenectomie* (Vaquez et Laubry).

## POLYDIPSIE

*Rechercher et traiter la cause:* hemorragies, diarrhee, sueurs profuses, fievre, hydropisies, polyurie, diabete, syphilis, hysterie.

## POLYNÉVRITES

Voy. *Nevrite.*

## POLYOMYÉLITE AIGUE

Voy. *Paralysie infantile.*

## POLYPES

**P. DE L'OMBILIC** (chez le nouveau-ne).

Voy. *Vegetations de l'ombilic.*

**P. MUQUEUX DES FOSSES NASALES.**

Injections répetees de quelques gouttes d'une solution de *chlorure de zinc* à 1 p. 20 ou 1 p. 10.

Recourir a l'*ablation par torsion* ou a l'*ablation a l'aide de l'anse galvanique.*

**P. MUQUEUX DU RECTUM.**

**P. mou à pédicule long et grêle** : ablation par *torsion.*

**P. dur à pédicule de petit volume** : *ligature* du pedicule, suivie d'*excision* immédiate au-dessous de celle-ci et de cauterisation du pedicule.

**P. DE L'URETRE CHEZ LA FEMME.**

**P. du méat** : *ligature* de la base du polype, à l'aide d'un fil de soie, *excision* ou bien cautérisation au galvanocautere.

**P. profond** : dilatation de l'urètre, suivie d'*excision* a l'aide de ciseaux ou de bistouri, de *cauterisation au galvanocautere.* Placer une sonde à demeure, pendant plusieurs jours : dilater l'uretre, après cicatrisation.

**P. UTÉRINS.**

**P. du col utérin.**

**Si le polype est petit ou de moyenne grandeur**: recourir à la *torsion,* suivie de section du pédicule.

**Si le polype est énorme**: pratiquer l'*ablation par morcellement* de la tumeur, avec l'instrument tranchant.

**P. intra-utérins.**

Faire une operation preliminaire, pour rendre le polype accessible : dilater le col, a l'aide de laminaires, puis de bougies de Hegar; puis faire, s'il est nécessaire, le débridement bilatéral du col, pratique avec de forts ciseaux jusqu'à l'insertion vaginale.

Placer la malade dans la position dorso-sacrée, dilater le vagin par des valves et des dilatateurs, *saisir le polype* avec des pinces à griffes et l'*abaisser le plus possible*, tandis que la main, appliquée au-dessus du pubis, s'assure qu'il n'y a pas inversion de l'utérus. Imprimer alors au polype un mouvement de rotation sur son axe, de façon à *tordre le pédicule*. Au bout de deux ou trois tours, faire glisser jusqu'à l'insertion du pédicule sur le polype de forts ciseaux, courber sur le plat, et commencer à *inciser le pédicule à petits coups, en continuant la torsion.*

Ne pas recourir à tous les autres moyens d'exérèse (anse galvanocaustique, serre-nœud, écraseur, ligatures).

Dans les cas très rares, où le pédicule contient un gros vaisseau, placer sur le pédicule de longues pinces à pression, laissées en place pendant quelques heures.

S'il se produisait une perte de sang, recourir aux injections chaudes, administrer l'ergot de seigle, et, au besoin, pratiquer le tamponnement antiseptique de la cavité utérine à la gaze iodoformée.

**En cas d'énorme polype** remplissant la cavité du vagin et ne laissant pas arriver le doigt au pédicule, pratiquer l'*ablation par morcellement* avec l'instrument tranchant : enlever des tranches et des fragments conoïdes de la tumeur, et une fois le volume de celle-ci suffisamment diminué, la saisir entre les branches de pinces à larges mors et procéder à la section du pédicule à petits coups de ciseaux, tout en tordant simultanément.

Employer ces procédés expéditifs surtout dans les cas où les femmes sont affaiblies et cachectiques.

Après l'ablation des polypes, il est bon de faire, séance tenante, quelques jours après, un *curettage*, suivi de *cautérisation*, pour guérir la métrite qui est constante, et précipiter en outre l'évolution de l'utérus (Pozzi).

**Pendant la grossesse** : recourir aux méthodes ci-dessus indiquées à *P. du col utérin* et à *P. intra-utérins*.

**Pendant l'accouchement** : pratiquer la *torsion* et la *section du pédicule*, soit dans le cas de polype implanté sur l'une des lèvres du col, soit dans celui de polype intra-utérin expulsé au-devant de la tête fœtale.

Voy. *Fibromes utérins*.

## POLYPHAGIE

Voy. *Boulimie*.

*Rechercher et traiter la maladie primordiale :* manition, diabète, vers intestinaux, anémies, convalescence, azoturie, phosphaturie, fistules biliaires, hystérie.

## POLYPNÉE

Voy. *Dyspnee.*

**Chez les hystériques** . *douches froides* genéiales et quotidiennes , *electricite* statique, courants continus avec le pôle positif à la nuque et le pôle négatif promené sur la paroi thoracique , *isolement* et *suggestion* au besoin.

Traiter les troubles de la menstruation et les affections utéro-ovariennes.

## POLYURIES

### P. DES ARTÉRIOSCLÉREUX.

Traitement hygiénique, diététique et médicamenteux de l'artério-sclerose.

Voy. *Arteriosclerose, Hypertrophie de la prostate, Nephrite chronique.*

### P. AZOTURIQUE.

Voy. *Diabete azoturique.*

### P. DES BRIGHTIQUES.

Ne pas donner l'antipyrine.

Voy. *Nephrite chronique.*

### P. DIABÉTIQUE.

Voy. *Diabete sucre.*

### P. NERVEUSE.

**Au moment d'un accès de polyurie** : prescrire l'*antipyrine* a la dose de 5 gr. dans les 24 heures ; administrer les *bromures*, la *valeriane*, a haute dose, le *valyl.*

Donner l'*opium* ou le *seigle ergote* (60 cgr par jour, en 3 prises, pendant 3 semaines, si necessaire) (Benedikt).

| ℞ Teinture de valeriane | 100 gr |
|---|---|
| Laudanum de Sydenham | 2 — |

1 cuillerée a cafe, quatre fois par jour, dans un peu de tisane de fleurs d'oranger (Parvin)

**Chez les neurasthéniques** : remonter les forces du malade et chercher a ramener l'équilibre dans l'etat general nerveux. Prescrire l'*arsenic* ou le *cacodylate de soude*, medicaments d'épargne, et mieux encore les *phosphates*, la *strychnine* et le *fer.*

Ordonner le *repos absolu de l'esprit*, le calme le plus complet de l'âme ; conseiller les distractions qui égayent sans fatiguer ; recourir enfin a l'*hydrotherapie tonique et calmante*, a laquelle on adjoindra l'*electricite statique.*

Voy. *Diabete azoturique.*

**Chez les hystériques** : pratiquer des *injections epidurales de serum artificiel.*

Traiter l'hystérie.

### P. PHOSPHATURIQUE.

Voy *Diabete phosphaturique.*

### P. SYPHILITIQUE.

*Traitement specifique antisyphilitique energique.*

## POST-PARTUM

Voy. *Accouchement.*

## POUX

Voy. *Phtiriase*.

## PRÉSENTATIONS

Voy. *Dystocies, Pelvivicíations*.

**P. DE LA FACE.**

**P. de la face proprement dite.**

Attendre la dilatation complete ; si, à ce moment, la tête est encore mobile au détroit supérieur et la poche intacte ou recemment rompue, pratiquer (chez les multipares) la *version podalique par manœuvres internes*.

Si la tête est engagee, *aider a la rotation du menton en avant* (indispensable pour la terminaison de l'accouchement), en introduisant le doigt dans la bouche

Recourir au *forceps*, si la face est dans l excavation (primipares) et ramener toujours le menton sous la symphyse pubienne.

Si l'accouchement est impossible (menton tourne vers le sacrum) . *embryotomie* (perforation).

**P. du front.**

Attendre la dilatation complete, et combattre le spasme du segment inferieur lorsqu'il existe, à l'aide de fomentations chaudes, de bains chauds d injections chaudes, de lavements calmants (laudanum XXV gouttes), de suppositoires a la dionine (3 cgr.), de potions calmantes (chloral, 3 gr ) ou d'injections de morphine.

Si, a dilatation complete, la tête est mobile au detroit supérieur et la poche des eaux intacte ou recemment rompue, faire la *version podalique par manœuvres internes*.

Si la tête est engagée, *essayer de la flechir*, en appuyant sur l'occiput avec la main, introduite dans les organes genitaux, puis appliquer le *forceps* (Auvard)

**P. DU SIÈGE.**

**Dans les variétés de siège complet ou décompléte** (mode des pieds ou des genoux), tenter, pendant la dilatation, la *version cephalique par manœuvres externes*, ou bien attendre la periode d expulsion pendant laquelle on n'interviendra pas (compter sur la terminaison spontanee de l'accouchement), a moins de complications pour la sortie du tronc, du siege et des membres. Mettre la femme dans la position obstetricale au moment du degagement, mais *ne pas operer de tractions pendant la sortie du tronc ;* se contenter de *faire une anse au cordon*, en tirant sur le bout maternel, et d'exercer des pressions sur l uterus, pour maintenir la tête fléchie et eviter le relevement des bras

En cas de relevement des bras ou d'asphyxie du fœtus. pratiquer l'*extraction manuelle* (Auvard).

Intervenir toujours pour la sortie de l'ovoide céphalique, pratiquer la *manœuvre de Mau-*

*riceau* (un ou deux doigts étant introduits dans la bouche et l'autre main étant maintenue à cheval sur le cou du fœtus, ramener le menton en arrière, puis dégager la tête, en relevant le dos du fœtus vers le ventre de la mère) ou, chez les multipares, l'*expression de la tête dernière.*

**Dans la variété de siège décomplété** (mode des fesses), pratiquer, pendant la grossesse, la *version par manœuvres externes;* si le siège est engagé, et que cet engagement ne soit pas trop profond, essayer encore cette opération, mais en s'aidant de la main introduite dans le vagin, pour mobiliser le fœtus. Donner, en ce cas, du chloroforme.

Pendant le travail, si le siège est mobile au détroit supérieur et si la dilatation est très large, *rompre les membranes et aller chercher un pied,* qu'on abaissera dans le vagin : introduire la main dans l'utérus et suivre la cuisse antérieure jusqu'au creux poplité, puis appuyer avec l'extrémité des doigts sur le jarret, pour rapprocher la cuisse de l'abdomen et la fléchir ainsi au maximum. Cette flexion exagérée amène la chute spontanée de la jambe qui était relevée et le pied vient se mettre en contact avec la main, qui n'a plus qu'à le saisir et à l'attirer au dehors.

Recourir également à l'*abaissement préventif d'un pied,* lorsque la poche des eaux est rompue et que la dilatation est suffisante pour laisser pénétrer la main dans l'utérus, puis se comporter comme dans la variété *mode des pieds.*

Si l'abaissement du pied est impossible et le siège engagé, *attendre le dégagement spontané en surveillant l'accouchement et en auscultant fréquemment;* et, si une fois la dilatation complète, l'expulsion ne peut avoir lieu, intervenir pour dégager l'extrémité pelvienne.

Si le siège est arrêté à la vulve, *le dégager avec les doigts introduits dans les aines* ou bien recourir à la *manœuvre de Ritgen* . introduire deux doigts dans l'anus assez profondément, et au moment d'une contraction et d'un effort de la femme, appuyer sur le siège à travers la paroi antérieure du rectum, pour le repousser vers l'orifice vulvaire. Ou encore recourir à la *méthode birectale de Olivier :* manœuvre de Ritgen combinée avec l'introduction d'un doigt de l'autre main dans l'anus de l'enfant.

Essayer aussi l'*expression du fœtus* par la paroi abdominale (Bar, Keim).

Si le siège est arrêté dans l'excavation et lorsqu'il est trop élevé pour qu'on puisse l'abaisser avec les doigts en crochets dans les régions inguinales, recourir au *forceps* ou au *lacs.*

Préférer le forceps dans les positions sacro-iliaques postérieures (dos du fœtus en arrière) et se servir de lacs dans les positions sacro-iliaques antérieures (dos du fœtus en avant). Saisir le lacs à l'une de ses extrémités et l'insinuer avec le bout des doigts, non par derrière la symphyse, mais directement dans le sillon intercrural et le faire progresser ainsi, de bas en haut, jusqu'à ce qu'il ait pénétré assez profondément. Porter alors l'index et le médius entre la symphyse et la hanche antérieure à la rencontre du lacs qui fait saillie entre les cuisses du fœtus, le saisir entre les doigts et l'attirer en bas (Maygrier).

Dans certains cas exceptionnels, lorsque le siège est enclavé dans l'excavation et que l'enfant est mort, recourir pour l'extraire au *cranioclaste* ou au *basiotribe* (Ribemont-Dessaignes).

**P. DU SOMMET.**

S'efforcer de *ramener l'occiput en avant*, soit avec le doigt, soit avec le forceps.

**P. DU TRONC.**

**P. de l abdomen.**

Pendant la dilatation, si la poche des eaux est intacte, essayer la *version céphalique par manœuvres externes ;* fixer le fœtus et introduire dans le vagin un *ballon de caoutchouc* pour activer la dilatation.

Si la poche des eaux est rompue, tenter la *version céphalique* ou *pelvienne par manœuvres mixtes.*

*Dilater artificiellement le col* à l'aide d'un ballon de Barnes ou de Champetier, ou, chez les multipares, à l'aide de la main (dilatation unimanuelle), et, une fois la dilatation complète obtenue, intervenir comme suit.

Lorsque la dilatation est complète, faire la *version podalique par manœuvres internes ;* si elle est impossible à exécuter, recourir à l'*embryotomie* (éviscération ou rachiotomie).

**P. du thorax** *(p. de l'épaule).*

Pendant la grossesse *version céphalique par manœuvres externes.*

Pendant la dilatation, tenter la *version céphalique* (ou pelvienne) *par manœuvres externes*, si la poche des eaux est intacte; puis immobilisation du fœtus verticalisé au moyen d'un bandage abdominal ou d'une ceinture.

En cas d'échec, *attendre* que le col se soit dilaté ; éviter de rompre la poche des eaux.

Si la poche des eaux est rompue et la dilatation incomplète, essayer la *version par manœuvres externes* ou la *version mixte.*

En cas d'échec, introduire un gros ballon de Champetier gonflé avec 450 gr. de liquide, puis attendre la dilatation complète.

Lorsque la dilatation est complète, faire immédiatement la *version podalique par manœuvres internes*, après *rupture préalable de la poche des eaux*, lorsque celle-ci est intacte.

Si la version podalique par manœuvres internes est impossible, pratiquer l'*embryotomie :* sectionner le cou avec des ciseaux appropriés (ciseaux de Dubois) et extraire successivement le tronc et la tête.

*Contre-indications de la version podalique par manœuvres internes* . poche des eaux rompue depuis longtemps, utérus fortement rétracté sur le fœtus, épaule profondément engagée dans l'excavation.

Ne jamais amputer le bras qui est descendu dans le vagin.

## PROCIDENCES

**P. DU CORDON OMBILICAL.**

**Si la poche des eaux est intacte et le col incomplètement dilaté**, placer la femme dans la *position genu pectorale* ou dans la *position inclinee de Trendelenburg* (Demelin).

Si ces positions ne soustraient pas le cordon aux compressions venant de la tête fœtale, essayer la *version par manœuvres externes*, pour ramener le siege au detroit supérieur.

**Si la poche des eaux est rompue et la dilatation incomplète**, *reduire* le cordon avec la main (remonter sur le bout de deux doigts l'anse procidente aussi haut que possible, en tout cas au delà de la présentation, et jusqu'au detroit supérieur; employer pour cela le chloroforme; avant de retirer la main introduite, attendre une contraction) ou avec une pince à pansement, en ne saisissant que l'enveloppe du cordon, que l'on repousse dans la cavité uterine (Auvard).

Executer chez les primipares la *version mixte*, pour ramener le siège au detroit superieur. Accelérer la dilatation, à l'aide du dilatateur de Tarnier.

Ou bien, *introduire dans l'uterus un ballon de Champetier de Ribes* qui dilate le col de l'uterus et qui, apres avoir repoussé le cordon, lui laisse toute sa mobilite (Potocki).

Chez les multipares, achever la *dilatation a l'aide de la main* (dilatation unimanuelle) et *extraire rapidement* apres version interne.

**Si la dilatation est complète et s'il s'agit d'une présentation céphalique**, appliquer le *forceps*, ou bien recourir à l'*extraction immediate par la version*.

**En cas de présentation du front ou de la face mobile au détroit supérieur**, executer la *version podalique interne*.

**Dans la présentation du siège**, n'intervenir que si l'enfant est en danger de mort.

Si la dilatation est incomplète, *tenter la reduction du cordon*.

Si la dilatation est complete, pratiquer l'*extraction manuelle* (Auvard).

**P. DES MEMBRES.**

Ne pas intervenir, tant que la poche des eaux est intacte.

**Après la rupture de la poche des eaux**, *reduire* le membre procident, en le repoussant avec les doigts.

Si la réduction est impossible et si l'accouchement ne peut se terminer spontanement, pratiquer la *version*, ou appliquer le *forceps* (Auvard).

Dans certains cas, recourir à l'*expression du fœtus* par la paroi abdominale (Bar, Keim).

## PROCTITES

Voy. *Rectites*

## PROLAPSUS DU RECTUM

Voy *Chute du rectum*.

## PROLAPSUS DE L'UTÉRUS

**P. LÉGER.**

TRAITEMENT CHIRURGICAL : opérations autoplastiques (amputations du col, colporraphie, colpopérinéorraphie), hystéropexie abdominale, opération d'Alexander.

Si la malade refuse l'intervention chirurgicale, instituer le TRAITEMENT PALLIATIF : défendre la station debout prolongée, les travaux rudes et fatigants, les longues marches, la danse, l'équitation et la bicyclette.

Combattre la constipation ; administrer les *toniques* : fer, arsenic, cacodylate de soude, phosphates, huile de foie de morue.

Faire prendre des *injections vaginales chaudes* (46°), faiblement antiseptiques et appliquer des *tampons glycérinés* (glycérine au salol à 5 p. 100, ou à l'ichtargane à 2 p. 100) :

| | | |
|---|---|---|
| ℞ Teinture d'iode | | 10 gr |
| Tanin | | 15 — |
| Glycérine neutre | | 60 — |

(Lutaud)

*Modifier, tanner* la muqueuse vaginale : faire matin et soir, après une injection avec une solution boriquée à 4 p. 100, un attouchement de la muqueuse vaginale avec un pinceau imbibé de :

| | |
|---|---|
| ℞ Permanganate de potasse | 25 cgr. |
| Eau distillée | 30 gr |

Appliquer ensuite un tampon de ouate sèche (Lutaud).

Employer aussi les *poudres astringentes*, tanin, tannoforme.

| | | |
|---|---|---|
| ℞ Tanin | } ãã | 3 gr |
| Iodoforme | } | |
| Lycopode | | 30 — |

(Lutaud)

| | | |
|---|---|---|
| ℞ Tanin | } | |
| Oxyde de zinc | } ãã | 3 gr |
| Salol pulvérisé | } | |
| Lycopode | | 30 — |

(Lutaud).

Pratiquer la *réduction* en plaçant la malade dans la position genu-pectorale, si le cas est grave.

Une fois la réduction opérée, la maintenir à l'aide d'une *ceinture abdominale* et de l'introduction d'un *pessaire*.

Appliquer, suivant le degré du prolapsus, de l'état de la matrice, de la vulve et du périnée, un *pessaire* avec ou sans diaphragme, en cas de prolapsus du premier ou du second degré, lorsque le vagin et le périnée ont conservé toute leur résistance, employer un *pessaire à point d'appui intra-vaginal* (anneau de Dumontpallier, pessaire malléable de Sims, pessaire de Hodge ou de Gariel à air), en cas de prolapsus compliqué de colpocèle et de déchirure ancienne du périnée, chercher à l'extérieur le point d'appui nécessaire au maintien de la réduction, employer un *pessaire hystérophore* (voy. *P. utéro-vaginal*).

Traiter la métrite et l'endométrite.

Recourir au *massage utérin*, d'après la méthode de Thure-Brandt (massage à deux).

**Contre les douleurs lombaires** : *repos prolongé* dans la station allongée ; *frictions lombaires* avec :

| | | |
|---|---|---|
| ℞ Chloroforme | | 10 gr |
| Alcool camphré | } ãã | 50 — |
| Baume de Fioravanti | } | |

(Herzen).

**Pendant la grossesse** : introduire dans le vagin un *pessaire a anneau* en caoutchouc durci ou en celluloid et le laisser en place jusqu'au 6e ou 8e mois.

Si c'est absolument indiqué, pratiquer une *operation plastique* (colporraphie, colpoperinéorraphie).

**En cas de prolapsus compliqué d'annexite, de kyste de l'ovaire, de fibrome** : diriger d'abord la thérapeutique contre ces affections.

**En cas de rétroflexion ou de rétroversion de l'utérus**: traiter ces affections comme si elles existaient seules (hystéropexie abdominale) tout en pratiquant dans la même séance l'operation jugée necessaire pour le traitement du prolapsus (curettage, colporraphie, colpopérinéorraphie).

**P. UTÉRO-VAGINAL.**

Recourir au *traitement chirurgical* :

**Si la réduction peut être obtenue sans grandes peines, et si la femme encore réglée peut devenir enceinte,** s'en tenir a la *chirurgie conservatrice* (opérations autoplastiques : amputation du col, colporraphie antérieure, colpopérinéorraphie).

**Si la réduction est difficile ou impossible à obtenir** (uterus depuis longtemps dehors), **si l'utérus est malade, ulcéré, et si la femme a passé l'âge de l'activité génitale,** faire preceder les operations plastiques de l'*ablation de l'organe.*

## PROSOPALGIE

Voy. *Nevralgie faciale.*

## PROSTATISME

Voy. *Hypertrophie de la prostate.*

## PROSTATITES

**P. AIGUE** *(P. Phlegmoneuse)*. Voy. *Abces de la prostate.*

**P. CHRONIQUE** (catarrhale, folliculaire).

Combattre la constipation ; défendre l'equitation.

Recourir au traitement de la blennorragie de l'uretre profond (voy *Blennorragie chronique chez l'homme)* et pratiquer, pour combattre les symptômes uretro-vésicaux qui accompagnent la prostatite chronique, des *grands lavages* d'apres la methode de Janet avec un liquide a temperature plutôt elevee (solution de permanganate de potasse, d'ichtyol, d'argentamine).

Pratiquer en outre, dans l'uretre profond, des *instillations de nitrate d'argent* a 2 ou 5 p. 100, de *protargol* a 5 p. 100, en espaçant les seances de cauterisation d'autant plus que le liquide modificateur aura eté appliqué a un titre plus eleve.

Ne pas recourir a l'application

de pommades modificatrices (utilité contestable).

Pratiquer deux fois par jour la *compression digitale* de la *prostate*, pendant dix minutes chaque fois, ou mieux recourir au *massage digital ou instrumental* de la prostate, pendant un temps suffisamment long.

**Contre la congestion** : faire prendre des *lavements tres chauds* a 50°, gardés pendant 10 minutes.

**S'il y a des douleurs** : ordonner des *bains de siege chauds* et des *suppositoires calmants*.

Dans certains cas chroniques, avec **spasme incomplet de l'urètre**, faire une *cure de cathéterisme au moyen de gros Benique*.

Voy. *Hypertrophie de la prostate*.

**P. TUBERCULEUSE.**

*En general ne pas intervenir chirurgicalement* dans les abces tuberculeux de la prostate. Cependant, si les poumons sont sains ou a peu pres, s'il existe au perinée des fistules, qui, par leur suppuration, épuisent le malade, penetrer dans le foyer et le nettoyer (Tillaux).

*Traitement general* de la phtisie ; tuberculinothérapie.

## PROSTATORRHÉE

Voy. *Blennorragie chronique, Prostatite chronique*.

## PRURIGO

Voy. *Eczema prurigineux, Strophulus*.

**P. D'HÉBRA.**

Voy. *Lichen agrius, Strophulus*.

## PRURIT

Traitement causal et hygiénique.

Rechercher et combattre la cause du prurit (maladie de la peau, diabete, néphrite interstitielle, ictere, intoxication, autointoxication, helminthiase, affections utero-ovariennes, hysterie, lesions locales). Chez les femmes enceintes, combattre l'hepatotoxemie.

Traiter d'une façon appropriée les diverses maladies et les divers troubles constitutionnels ; combattre surtout l'arthritisme et l'herpétisme (alcalins, iodures, arsenic, cacodylate de soude, préparations de glande thyroide).

Combattre aussi la constipation chronique et faire l'*antisepsie intestinale*.

Agir sur le systeme nerveux par une *medication sedative* : *douches tiedes* progressivement plus froides, *bromures*, preparations de *valeriane, camphre*.

Régime.

Defendre la charcuterie, les poissons et les coquillages de mer, les crustaces, les conserves de viande et de poisson, le gibier faisande, les fromages salés et fermentes, les mets épices, les truffes, les fraises, etc.

Défendre l'alcool, les liqueurs, les vins généreux, le café, le thé et le tabac.

Permettre les *viandes fraîches rôties ou grillées, blanches* de préférence, les *légumes verts cuits*, les *fruits cuits*.

Comme boisson, conseiller une *eau alcaline légère* (Vichy-Grande-Grille, Vals, Alet), ou le *lait* coupé d'eau alcaline.

Dans les cas intenses, prescrire le *régime lacté*.

TRAITEMENT MÉDICAMENTEUX.

Prescrire intérieurement la *quinine*, surtout dans les cas de prurit revenant par accès (75 cgr. à 1 gr 50 par jour), et chez les grands **arthritiques**, donner l'*aconitine cristallisée* : faire fondre 3 ou 4 granules de 1/4 de milligramme dans un verre d'eau, à prendre dans les 24 heures (Morel-Lavallée).

Ou encore :

℞ Extrait de belladone. . 1 cgr.
— de feuilles d'aconit. 2 —
Chlorhydrate de quinine. 15 —

Pour 1 pilule 5 à 6 dans les 24 heures (Herzen).

Chez les **goutteux**, donner les pilules suivantes :

℞ Chlorhydrate de quinine.. 10 cgr
Extrait de colchique. } ãã 1 —
Poudre de digitale.. . }
Extrait de gentiane et glycerine ... . . Q S

Pour 1 pilule 2 pilules par jour aux repas, pendant 10 à 12 jours par mois (Brocq)

Pratiquer une *saignée* (250 gr.).

**Chez les névropathes** : administrer les *bromures alcalins* et le *valérianate d'ammoniaque*.

Conseiller l'*hydrothérapie tiède*. bains tièdes et courts, douches tièdes à 35°, en jet brisé, de 1 à 3 minutes de durée et terminé par un jet froid très court (Jacquet).

Recommander l'*électrothérapie* : courants galvaniques, faradiques, franklinisation, d'arsonvalisation, courants de haute fréquence.

**Contre le prurit**, ordonner pendant l'accès la *teinture de belladone*, à la dose de VI à XII gouttes, ou l'*acide phénique* en pilules, à la dose de 40 à 80 cgr. par jour (Brocq).

℞ Acide phénique . . . 5 à 10 cgr.
Réglisse pulvérisée } Q. S.
Gomme arabique . . }

Pour 1 pilule 6 à 8 par jour, après les repas

Essayer l'*antipyrine* et l'*exalgine*, en cachets de 25 cgr., associés au *bromhydrate de quinine* (25 cgr.).

Pratiquer des injections sous-cutanées de *nitrate de pilocarpine* ou de *sulfate d'atropine*.

Contre le prurit généralisé dyscrasique, pratiquer une *saignée* de 200 à 250 gr., répétée à quelques semaines d'intervalle.

Ordonner les *bains d'amidon cuit* ou de *gélatine* (200 gr. de gélatine bouillis à part et ajoutés à l'eau du bain).

LOCALEMENT :

Prescrire des *lotions aussi chaudes qu'il est possible de les supporter* (50°), avec de l'eau, dans laquelle on a fait bouillir des *têtes de camomille* ou une *tête de pavot* par litre d'eau ou encore une *décoction de feuilles de coca* à 10 p. 1000.

Se servir aussi d'eau chaude additionnée de 2 à 4 cuillerées a soupe de *vinaigre ordinaire*, par verre, ou de 1 a 2 cuillerées a soupe du mélange suivant :

℞ Acide phénique . . 5 gr
Vinaigre aromatique . 250 —
(Besnier)

Conseiller les *enveloppements permanents* avec de la tarlatane imbibée d'eau vinaigrée et légèrement phéniquée et recouverte de taffetas gommé.

Prescrire les *pommades au menthol*, à l'*acide phénique*, à la *cocaïne*, à l'*acide tartrique* :

℞ Menthol . . . . 10 a 15 gr
Oxyde de zinc . . . . . 25 —
Lanoline . 75 —
Huile d'amandes douces 10 —
Pour onctions

℞ Acide phénique . . . 1 gr
Oxyde de zinc . }
Lanoline . . . . . . } ãã 20 —
Vaseline . . . . }
Pour onctions (Brocq)

℞ Chlorhydrate d'eucaïne . 5 gr
Menthol . . . . 3 a 5 —
Huile d'olives stérilisée . . 10 —
Lanoline . Q S p 50 —
Pour onctions (Herzen)

**En cas de prurit intense :**

℞ Potasse caustique . . . . 4 a 6 gr
Eau . . . . 100 —
En applications locales

**En cas de prurit localisé :** pratiquer des *lotions*, matin et soir avec une solution de sublimé corrosif ou d'acide phénique employée chaude, ou des *badigeonnages* de solutions aqueuses ou alcooliques de 5 à 10 p. 100 d'ichtyol, de thiol ou de tuménol, ou encore des *pulvérisations* locales avec :

℞ Menthol . . . . . . 2 gr.
Alcool . . . . . }
Ether sulfurique . . } ãã 20 —

Ou bien :

℞ Sublimé . . . . 30 a 50 cgr
Alcool . . . . . . 25 gr
Chloroforme . . . . V gouttes
Eau de laurier-cerise. 50 gr.
— de camomille . . 25 —
(Leistikow).

*Poudrer* ensuite avec :

℞ Salicylate de bismuth . 10 gr.
Talc pulvérisé . . 90 —

Appliquer, pendant la nuit, une *pommade* ou un *emplâtre à l'oxyde de zinc*, à l'*ichtyol*, à la *résorcine* ou à l'*huile de foie de morue phéniquée*.

**P. ANAL.**

Commencer par traiter les hémorroïdes, la rectite ou la vaginite, si elles existent. Combattre la constipation ou la diarrhée.

Rechercher et traiter les affections du foie, lorsqu'elles existent.

Conseiller les lavages et les lavements chauds.

Appliquer sur l'anus la *lotion* suivante :

℞ Eau distillée . . . . . 450 gr.
Glycérine . . . 20 —
Acide phénique neigeux 5 —
Hyposulfite de soude 30 —
(Penzoldt).

Ou bien, badigeonner la région, soir et matin, avec la lotion suivante, coupée de moitié d'eau :

℞ Talc . . . . . . . }
Amidon . . . } ãã 30 gr.
Glycérine . . . 20 —
Eau blanche . . . . 100 —

Ordonner des lavages fréquents, des soins de propreté minutieux, des lotions à l'*eau blanche*, ou des *lotions astringentes*.

| | | |
|---|---|---|
| ℞ Alun | ... .. | 50 gr. |
| Eau | ..... | 1000 — |

Appliquer la *pommade* suivante :

| | | |
|---|---|---|
| ℞ Chlorhydrate de cocaïne. | | 1 gr. |
| Vaseline . | .. | 20 — |

Pratiquer des cautérisations avec des solutions de *nitrate d'argent* à 1 p. 10.

Prescrire des *suppositoires calmants*.

| | | |
|---|---|---|
| ℞ Chlorhydrate de cocaïne ... / — de morphine | } ãã 2 à 3 cgr. | |
| Beurre de cacao | . | 3 gr. |

Pour 1 suppositoire (Brocq).

Pas de poudres fermentescibles (amidon, fécule, etc.), ni de topiques salolés.

**En cas de prurit rebelle**, recourir aux *cautérisations* superficielles au thermocautère, aux applications locales de *potasse caustique* en solution à 4 ou 6 p. 100.

**P. SÉNILE.**

Traiter l'artériosclérose et la néphrite chronique interstitielle.

*Régime lacté* ou *lacto-végétarien*.

*Bains amidonnés*, *bains chauds* prolongés, *bains de vapeur*, sauf contre-indication, *bains d'ichtyol* (300 à 600 gr. par baignoire) de la durée de 2 à 4 heures, pris tous les jours ou tous les deux jours.

Tous les soirs, *lotions chaudes* à 40°, additionnées de 2 cuillerées à bouche par litre de :

| | | |
|---|---|---|
| ℞ Acide acétique | | 4 gr. |
| Vinaigre aromatique. | . . | 200 — |

(Besnier).

Saupoudrer ensuite avec :

| | | |
|---|---|---|
| ℞ Salicylate de bismuth. | .. | 10 gr. |
| Amidon . | ..... | 90 — |

(Besnier).

Ou bien faire des *onctions* avec la pommade suivante :

| | | |
|---|---|---|
| ℞ Menthol | ...... | 60 cgr. |
| Gaïacol | ... . | 6 gr. |
| Acide salicylique ... | . | 2 — |
| Lanoline. . | ... | 30 — |

Employer aussi l'*eau vinaigrée* à 1 p. 100, l'*eau chloralée* à 1 p. 100, le *glycérolé tartrique* à 3 p. 100, avec ou sans *menthol* à 1 p. 100.

Pratiquer des injections sous-cutanées de *pilocarpine*.

Donner intérieurement la potion suivante :

| | | |
|---|---|---|
| ℞ Bromure de sodium | ... | 8 gr. |
| Iodure de sodium . | . | 4 — |
| Salicylate de soude | | 8 — |
| Acétate de soude . . | .. . | 4 — |
| Infusion de gentiane | . | 60 — |

1 cuillerée à café, dans de l'eau, après chaque repas (Brocq).

*Cures thermales* aux eaux de Néris, Ragatz, Schlangendad.

**P. VULVAIRE.**

Combattre la cause : arthritisme, hystérie, diabète, leucorrhée, cystite, défaut de propreté.

Voy. *Eczéma aigu et chronique*.

Ordonner des *lotions très chaudes* (50°), des *bains généraux*, des *bains de siège*

Pratiquer des lotions avec une petite éponge imbibée de :

| | | |
|---|---|---|
| ℞ Sublimé | | 2 gr. |
| Alcool | | 40 — |
| Eau de roses | | 40 — |
| Eau distillée | | 450 — |

(Tarnier).

Ou mieux, conseiller de faire toutes les 2 heures une lotion, avec la mixture suivante :

| | |
|---|---|
| ℞ Bichlorure de mercure, Chlorhydrate d'ammoniaque | ãã 25 cgr. |
| Lait d'amandes | 500 gr. |

En cas d'échec avec cette mixture, employer la solution suivante, appliquée de préférence le soir.

| | |
|---|---|
| ℞ Hydrate de chloral | 5 gr |
| Hydrolat de roses | 100 — |
| Eau distillée | 150 — |

Imbiber une compresse et la tenir en place le plus longtemps possible

Ou bien :

| | |
|---|---|
| ℞ Acétate de plomb | 10 gr. |
| Acide phénique | 5 — |
| Teinture d'opium | 60 — |
| Eau bouillie | 500 — |

Ou bien :

| | |
|---|---|
| ℞ Borate de soude | 40 gr |
| Eau chloroformée | 500 — |

Faire prendre à la malade une *injection vaginale*, matin et soir, avec une solution d'acide phénique à 3 p. 100.

Prescrire les *bains émollients* ou les *bains alcalins ;* dans le bain, user du savon au goudron ou à l'acide phénique, faire employer pendant le bain un spéculum fenêtré, et après le bain, recommander à la malade de s'introduire un tampon glycériné, de garder le repos et d'appliquer entre les lèvres un pansement isolant, composé de gaze ou de mousseline pliée en plusieurs doubles.

Pratiquer aussi des badigeonnages à la *teinture de benjoin* ou avec un tampon imbibé d'une solution de *cocaïne* à 1 p. 20 ou à 1 p. 10.

Pour la journée, onctions avec les *pommades*.

| | |
|---|---|
| ℞ Chlorhydrate de cocaïne | 2 gr. |
| Lanoline, Vaseline | ãã 10 — |
| Essence de roses | Q. S. |

| | |
|---|---|
| ℞ Menthol | 5 à 10 gr |
| Oxyde de zinc | 25 — |
| Lanoline | 75 — |
| Huile d'amandes douces | 10 — |

Pour onctions

Recourir aux cautérisations au *nitrate d'argent* en solution à 1 p. 20 ou 1 p. 10 :

| | |
|---|---|
| ℞ Nitrate d'argent | 5 gr |
| Eau distillée | 50 — |

Pour badigeonnages, 2 fois par semaine (douloureux)

Ou pratiquer des attouchements avec une *solution phéniquée forte* à 10 p. 100 :

| | |
|---|---|
| ℞ Acide phénique | 10 gr. |
| Glycérine neutre | 125 — |

et faire appliquer ensuite une pommade à l'*acide phénique* à 1 p. 100.

**En cas d'insomnie**, donner la préférence aux *bromures*, à l'*uréthane*, à l'*hédonal*, au *chloral*.

| | |
|---|---|
| ℞ Bromure d'ammonium | 10 gr. |
| Hydrate de chloral | 5 — |
| Sirop d'écorces d'oranges amères | 90 — |

1 cuillerée à soupe à l'heure du cou-

cher, une seconde cuillerée dans la nuit, si le malade se réveille et éprouve des démangeaisons (Morel Lavallée).

Dans les cas où les bromures déterminent des érythèmes, employer le *sulfonal associé à l'antipyrine*.

℞ Sulfonal . . } ãã 50 cgr.
Antipyrine . }

Pour 1 cachet : 1 ou 2 à l'heure du coucher (Morel Lavallée).

Ordonner des *ovules* ou des *suppositoires vaginaux* :

℞ Chlorhydrate de cocaïne . . } ãã 2 à 3 cgr.
— de morphine }
Beurre de cacao . . . 3 gr

Pour 1 suppositoire vaginal (Brocq).

*Cures thermales* (pour combattre l'état diathésique) à Amélie, Saint Gervais, Saint-Sauveur, Saint-Honoré, Luchon, Cauterets, Allevard, Uriage, Mont-Dore, Eaux-Chaudes.

## PSEUDO-PARALYSIE SYPHILITIQUE

Voy. *Maladie de Parrot.*

## PSEUDO-RHUMATISMES

Voy. *Rhumatisme aigu* rhumatisme blennorragique, scarlatin, syphilitique et tuberculeux.

## PSEUDO-TABÈS

Voy. *Névrites*

## PSITTACOSE

*Isoler* le malade et veiller de près à la *désinfection* de tout ce qui a pu l'approcher.

Ordonner le *régime lacté*, recourir à la *balnéation froide*, pratiquer des injections de *sérum artificiel.*

## PSORIASIS

Traitement hygiénique et diététique de l'arthritisme et de la goutte.

Prescrire les *alcalins*, l'*arsenic* et les *iodures* ou la *médication thyroïdienne.*

Donner l'arsenic à doses progressivement croissantes jusqu'à *15 à 25 mgr. d'arséniate de soude* par jour, ou *10 à 15 mgr d'acide arsénieux.* Prendre ce médicament à la fin des repas ; s'arrêter, dès qu'il survient des phénomènes d'intolérance ; après une période de repos de 4 à 6 jours, recommencer en donnant de petites doses, que l'on augmente graduellement jusqu'à une dose totale moindre que celle qui a déterminé les accidents.

Ordonner le *cacodylate de soude* par la voie stomacale à la dose quotidienne de 25 cgr., ou mieux l'administrer par la voie hypodermique à la dose de 10 cgr.

Administrer l'*iodure de potassium à doses massives*, de 5 à 30 gr. par jour, si le malade supporte le médicament. Prendre l'iodure dans du lait ou dans de l'eau de Vichy (source Célestins).

LOCALEMENT.

Décaper les plaques psoriasiques par des bains ou des frictions. Les badigeonner ensuite énergiquement avec un pinceau trempé dans une solution d'*acide chrysophanique* dans le chloroforme :

℞ Acide chrysophanique ... 15 gr.
Chloroforme. . . . . 100 —

Puis les recouvrir avec :

℞ Gutta-percha . . . . 10 gr.
Chloroforme. .. . . 80 —
(Besnier).

ou bien avec :

℞ Acide pyrogallique 10 gr.
— salicylique . . 2 —
Collodion élastique. . . 90 —
(Brocq).

Employer les pommades suivantes :

℞ Acide chrysophanique . 4 gr
Axonge benzoinée. .. . . 100 —

℞ Savon noir .... 5 gr
Huile de cade .. . } āā 100 —
Glycerole d'amidon . }
(Vidal)

Faire aussi usage des *glycéroles cadiques de l'hôpital Saint-Louis*.

℞ Huile de cade .. . .... 10 gr.
Glycerole d'amidon . 90 —
Extrait fluide aqueux de Panama Q. S pour emulsionner. .. ... (environ 2 gr )
(Glycerole cadique faible).

℞ Huile de cade .. .. } āā 50 gr.
Glycerolé d amidon.. }
Extrait fluide aqueux de Panama . Q S (environ 5 gr ).
(Glycerole cadique fort)

℞ Acide chrysophanique . } āā 50 gr.
— pyrogallique . . }
Eau . . ... Q. S. p liq.
Collodion .... . 100 gr.

Ordonner l'*eurobine* en solution dans le chloroforme à 10 ou 20 p. 100

Recourir enfin au traitement par les *grands bains à l'huile de cade* : avant d'incorporer l'huile de cade à l'eau du bain, l'émulsionner avec une solution aqueuse de savon noir 100 gr., eau 200 gr. Ajouter à cette émulsion l'huile de cade dans la proportion suivante :

℞ Huile de cade .... 100 gr.
Emulsion de savon Q. S. p. 250 cc.

Cette quantité représente la dose pour un bain. Avant le bain, savonnage énergique au savon noir. Durée du bain de 35 à 45 minutes.

A la sortie du bain, lotion abondante à l'eau tiède. Répéter les bains tous les deux jours (Balzer).

Dans les cas de **psoriasis à disques isolés et peu nombreux** et surtout dans les cas de **psoriasis des mains et du visage**, ou chez les femmes, en cas de **psoriasis de la poitrine ou de la région dorsale supérieure**, recourir aux *scarifications* : décaper soigneusement les surfaces malades au moyen de l'application permanente et plus ou moins prolongée de cataplasmes de fécule de pommes de terre moelleux, refroidis, souvent renouvelés, recouverts de taffetas gommé et préparés sans addition d'aucun antiseptique. Scarifier avec un instrument bien aiguisé suivant des lignes parallèles atteignant la couche superficielle du derme, espacées de 1 à 2 mm., sans aucun quadrillage ou entrecroisement. Laisser saigner ad libitum et même entretenir le saignement par des lotions à l'eau bouillie tiède, puis recouvrir la surface cruentée de quelques doubles de tarlatane trempée dans l'eau bouillie, en attendant que les cataplasmes de fécule soient réappliqués et continués jusqu'à la séance suivante, pratiquée 3 ou 4 jours plus tard (Jacquet).

**Contre le psoriasis de la tête** frictionner le soir le cuir chevelu avec :

| | | |
|---|---|---|
| ℞ Acide pyrogallique | } āā | 1 gr. |
| — salicylique | | |
| Ichtyol | | 2 — |
| Vaseline | } āā | 20 — |
| Savon mou de potasse | | |

(Suspendre si l'irritation est trop vive).

Essayer le *permanganate de potasse* en applications locales à l'aide de compresses imbibées d'une solution de ce sel au titre de 30 cgr. à 1 gr. p. 100 (Hallopeau).

Faciliter la disparition des poussées psoriasiques par le *traitement au copahu :* commencer par administrer le baume de copahu à la dose de 3 gr. par jour, puis à celle de 4 gr. et augmenter jusqu'à 8 gr. et 9 gr. dans les 24 heures, pris en doses fractionnées, le matin à jeun et entre les repas.

Cures thermales à *La Bourboule, Saint-Christau, Luchon, Barèges.*

**P. SYPHILITIQUE.**

Voy. *Syphilis* (traitement local)

## PSYCHOSES

Voy. *Agitation, Délires, Delirium tremens, Folies.*

## PTÉRIGION

Disséquer très complètement le pterygion et les tissus sous-jacents jusqu'à la sclérotique et l'exciser (Tillaux).

## PTOSES VISCÉRALES

Voy. *Cardioptose, Dilatation de l'estomac, Entérite muco-membraneuse, Prolapsus de l'utérus, Rein mobile, Rétroversion de l'utérus.*

## PTYALISME

Combattre la cause (stomatites).

Administrer l'*extrait de belladone* ou l'*atropine* (1/4 de mgr. 2 à 4 fois par jour) et, pendant la grossesse, essayer les *bromures alcalins* ou l'*agaricine*, à la dose de 5 mgr., 3 fois dans les 24 heures.

# PURPURA

**P. HÉMORRAGIQUE INFECTIEUX.**

*Combattre l'intoxication generale et l'insuffisance hepatique:* bains chauds (2 à 3 par jour), irrigations rectales de serum artificiel ou d'eau bouillie tiede, répetees matin et soir; injections sous-cutanées de serum artificiel (250 a 300 cc. a la fois); calomel a petites doses.

Administrer les *toniques*, l'*alcool*, la *quinine*, l'*ergotine*, le *perchlorure de fer*, la *ferropyrine*, la *digitale* et l'*opium*.

℞ Extrait de quinquina . 25 gr.
Alcoolat de cannelles. 60 —
Sirop de pavot . 40 a 60 —
Eau distillee. . 150 —

1 cuilleree à bouche toutes les 2 heures

℞ Sulfate de quinine . 30 à 50 cgr.
Poudre de digitale 5 a 10 —

Pour 1 cachet 3 a 5 par jour (Herzen).

℞ Sulfate de quinine . . 15 cgr.
Ergotine. .. . .. 5 —
Extrait thebaique. ... 1 —

Pour 1 pilule 3 par jour (Herzen)

℞ Perchlorure de fer liquide 1 gr
Limonade chlorhydrique. 200 —

Par gorgees dans la journee (Cardarelli)

℞ Perchlorure de fer. .. } ãã 10 gr.
Teinture de noix vomique }

V gouttes, matin et soir, dans un peu d eau sucree (enfants)

℞ Perchlorure de fer . . . 4 gr.
Eau de Rabel .. .. . 5 —
Sirop d opium . . . 30 —
Eau distillee.. . . . . 120 —

Par cuillerees dans la journee

℞ Ergotine . . .. 2 à 4 gr
Vin cordial . . . 100 —
Sirop de quinquina .. . 30 —

Par cuillerees dans la journee

Faire boire au malade de la *limonade au jus de citron*.

℞ Eau de mélisse.. . . 1 a 2 gr.
Jus de citron .. . . 30 —
Eau-de-vie .. . . . .. 10 —
Sirop de quinquina . .. 60 —

Par cuillerees a cafe (Descroizilles)

ou ordonner la *limonade sulfurique* (1 gr. d'acide sulfurique, 500 gr. d'eau distillée, a boire dans la journée), ou encore administrer la potion suivante :

℞ Acide sulfurique dilue (1/10) 4 gr
Hydrolat de menthe. 180 —
Sirop de menthe. .. 30 —

1 cuilleree a bouche toutes les heures.

Employer le *chlorure de calcium* en potion, a la dose de 4 gr.

℞ Chlorure de calcium . . 4 gr
Eau distillee . . .. 100 —
Sirop de limons . . 20 —

Par cuillerées à bouche

Dans les cas graves, recourir aux injections de *serum gelatinise*.

℞ Gelatine . . . . . 2 gr.
Eau distillee.. . ..... . . 100 —
Chlorure de sodium . 50 cgr

Injecter 60 a 100 cc. a la fois (Herzen)

En même temps, proscrire :

℞ Gelatine .. .. .. 5 a 10 gr.
Eau distillee . . . 150 —
Sirop de gomme . . 25 —

1 cuilleree a bouche toutes les deux heures (Herzen)

Ou mieux administrer l'*adrenaline* ou la *renaline française* à la dose de 1 mgr. par jour.

**Pendant la grossesse** : ne jamais interrompre le cours de la grossesse.

Donner le *chlorure de calcium*.

**En cas de diarrhée** : donner les *astringents* (tanin, tannalbine).

℞ Acide gallique . . . . . . . . 3 gr.
Mucilage.. ... ... . . . . .. Q.S.

Pour 20 pilules : 1 toutes les heures ou toutes les 2 heures.

**En cas de tendance au collapsus :**

℞ Perchlorure de fer desséché 1 gr
Liqueur de Hoffmann . 7 —

XV à XX gouttes, plusieurs fois de suite, a quelques minutes d intervalle.

℞ Camphre. . . } āā 2 gr.
Ether sulfurique . . }
Huile d'amandes douces.
Q S p . . . 10 cc.

Injecter 1 cc , 3 fois par jour (Herzen)

Localement, contre les hémorragies, pratiquer des attouchements avec une solution d'*adrénaline* a 1 p 5000 et 1 p. 10.000.

P. RHUMATOIDE.

*Repos au lit.*

Mettre les membres en *elevation* et les envelopper avec des *compresses* imbibées de .

℞ Chlorhydrate d'ammoniaque 50 gr.
Eau distillee .. . 1000 —

(Mouiller les compresses deux fois par jour et les recouvrir avec du taffetas gommé).

*Diete lactee, boissons acidulees :* limonades sulfurique, tartrique ou citrique ·

Administrer les *toniques :* alcool, quinquina.

Instituer l'*antisepsie intestinale*

Pratiquer des frictions avec de l'*eau-de vie camphree*, du *vin aromatique*.

**Contre la douleur et la fièvre** : prescrire les *analgesiques* (opium), les *antithermiques* · quinine, antipyrine, exalgine, salicylate de soude, aspirine.

Employer les *hemostatiques :* perchlorure de fer, ferropyrine, tanin, ratanhia, ergot de seigle, gelatine, chlorure de calcium, adrénaline

Voy. *P. hemorragique infectieux.*

## PUSTULE MALIGNE

Voy. *Charbon.*

## PYÉLITES

*(Pyelo-nephrites).*

P. AIGUE.

Stimuler et faciliter la diurèse en prescrivant le *regime lacte* et les *tisanes diuretiques :*

℞ Acide benzoique . . 10 cgr
Extrait de genievre .. 5 —
— de scille . .. 3 —

Pour 1 pilule 4 à 5 par jour (Herzen)

Au besoin, pratiquer des injections sous-cutanees de *serum artificiel* (150 à 200 cc , 2 à 3 fois par jour)

**Contre l'inflammation** : recourir a la *revulsion* (ventouses, pointes de feu), aux *emissions sanguines* au niveau du triangle de J.-L. Petit (4 à 6 sangsues).

Faire de la *dérivation intestinale* à l'aide de purgatifs

℞ Calomel . . . . }
Scammonée . . } ãã 10 cgr
Jalap pulvérisé . . . }

Pour 1 cachet 3 par jour, le matin, à une heure d'intervalle, pendant deux jours de suite (Herzen)

Instituer *l'antisepsie des voies urinaires* : benzoate de soude, biborate de soude, salol, bétol, salacétol ou salitormine (antiseptique intestinal et dissolvant de l'acide urique) à la dose de 1 à 2 gr. dans les 24 heures.

℞ Salol . . . . . }
Bétol . } ãã 30 cgr
Benzoate de soude . }

Pour 1 cachet 4 à 6 par jour (Herzen)

Chez les goutteux et chez les calculeux, ordonner *l'urotropine* à la dose de 50 cgr. prise 2 ou 3 fois par jour dans un grand verre d'eau gazeuse; ou bien employer le *lycétol* (réducteur de l'acide urique) à la dose de 50 cgr., répétée 2 fois par jour seul ou associé à la *théobromine*.

**Contre la fièvre** : *antithermiques* (quinine, antipyrine, phénacétine, salipyrine)

**Contre la douleur** : *révulsion* et *calmants*.

**Pendant la grossesse** (pyélite gravidique) avant tout, instituer le *traitement médical*, surtout **si la pyélite est unilatérale et apyrétique** (régime lacté absolu, eaux minérales, tisanes diurétiques. Salol, urotropine ou helmitol pour désinfecter et aciduler les urines Évacuation répétée et antisepsie du tube gastro-intestinal. Lavages vésicaux, instillations de solutions de sels d'argent, etc ).

Conseiller le *décubitus latéral* sur le côté sain comme étant la position la plus favorable à l'écoulement libre de l'urine; recommander aussi le décubitus dorsal ou la position inclinée de Trendelenbourg.

S'il faut intervenir, à cause de la gravité de l'infection, pratiquer la *néphrostomie* dans les sept ou huit premiers mois de la grossesse et *l'accouchement prématuré artificiel* au cours du huitième mois ou pendant le neuvième mois de la grossesse.

**Si la pyélite est bilatérale et accompagnée de fièvre élevée et de symptômes généraux d'infection** pratiquer *l'avortement artificiel ou l'accouchement prématuré*, selon l'âge de la grossesse.

**P. CHRONIQUE.**

*Régime lacté* plus ou moins absolu, permettre les œufs, les viandes blanches, les purées de lentilles, de haricots, de pois.

Prescrire les *antifermentescibles*, *l'acide benzoïque*, le *benzoate de soude* ou de *lithine*, *l'acide borique* (50 cgr. à 1 gr, en potion), le *borax*, le *lycétol* ou *l'urotropine* à la dose de 1 gr. 50 à 3 gr. par jour, en cachets.

℞ Benzoate de soude . }
Bicarbonate de soude } ãã 30 cgr.

Pour 1 cachet 4 à 5 par jour (Herzen).

℞ Benzoate de soude .. 2 à 4 gr
Hydrolat de laitue. . 120 —
Sirop de fleurs d'oranger 30 —

Par cuillerées à soupe (A Robin).

Ou bien

℞ Benzoate de soude. . . .. 4 à 6 gr.
Sirop de térébenthine } āā 25 —
— de tolu . . . }
Eau distillée .. .. . 75 —

1 cuillerée à bouche 3 heures après chaque repas dans une tasse d'infusion d'ulmaire, de bourgeons de sapin ou de tilleul (A. Robin).

Ou encore :

℞ Borax pulvérisé .. } āā 1 gr.
Bicarbonate de potasse }
Acétate de soude .... ... 50 cgr.

Pour 1 paquet, 3 par jour, entre les repas

℞ Lycétol ... ..... ... 50 cgr

Pour 1 cachet : 2 par jour (Grasset).

Employer aussi le *kawa kawa*, le *buchu*, le *pichi*, le *sureau*.

℞ Extrait fluide de kawa-kawa }
— — de buchu . . } āā 30 gr
— — de pichi . }

1 cuillerée à café, 3 fois par jour, entre les repas, dans une tasse d'infusion de fleurs de sureau à 5 p. 100, ou de busserole ou d'ulmaire (Herzen).

℞ Extrait fluide de kawa-kawa . . . }
Extrait fluide de buchu } āā 10 gr.
— — de pichi }
Sirop de térébenthine. } āā 120 —
— de tolu .... . }

4 cuillerées à soupe par jour (Herzen).

Stimuler les fonctions de la peau, et faire pratiquer des *frictions* avec le liniment suivant.

℞ Teinture de quinquina }
Baume de Fioravanti . } āā 100 gr
Alcool camphré . . . }
Menthol . . .. 2 —
Essence de girofles. . 1 —
Teinture de noix vomique . 25 —

Faire 2 frictions par jour (A. Robin)

**En cas de phénomènes douloureux** : administrer la *térébenthine*, associée au *camphre*, à l'*extrait thébaïque*, à la *dionine*, à l'*aconit* :

℞ Térébenthine de Venise .. 6 gr
Camphre finement pulvérisé 6 —
Extrait thébaïque . . . 25 cgr
— de racines d'aconit 20 —

Pour 60 pilules : 3 par jour (une toutes les 8 heures), en même temps qu'une tasse d'infusion d'ulmaire (A. Robin).

Prescrire des *suppositoires calmants* ou des frictions sur les reins avec :

℞ Baume tranquille ..... .. 60 gr
Chloroforme . . . . . 15 —
Extrait thébaïque }
— de jusquiame. . } āā 2 —
— de belladone }

(A. Robin)

Après avoir employé les balsamiques, essayer l'*huile de Harlem* (composée d'huile de cade et de bois de laurier).

℞ Sirop de gomme }
— de baume de } āā 100 gr.
Canada . . }
Huile de Harlem fluide.. L gouttes

1 cuillerée à café dans une tasse d'infusion balsamique (chaque cuillerée contient V gouttes d'huile de Harlem)

Favoriser l'évacuation du rein, en cas de rétention rénale, à l'aide de la *réplétion vésicale* (distension de la vessie) injecter doucement dans la vessie à l'aide d'une sonde vésicale et d'une seringue une quantité suffisante de liquide pour provoquer une envie violente d'uriner. Faire des séances courtes, une ou deux fois par jour (Pasteau, Lecouillard).

Si c'est nécessaire, pratiquer des *lavages de la vessie* (voy. *Cystites*).

Eaux minérales : déconseiller les eaux alcalines fortes ; donner la préférence à l'*eau d'Evian*, prise a la dose de 6 verres par jour (1 verre avant le premier déjeuner, 3 verres dans l'après-midi, 2 avant le coucher) et pendant 15 jours.

S'il n'y a pas d'hématurie et d'albuminurie, conseiller au malade d'aller aux eaux de *Contrexeville* et de *Vittel*.

Envoyer aussi les malades aux eaux sulfurées de *Preste*, *Molitg*, *Olette* ou *Saint-Sauveur*.

Chez les calculeux, préférer les eaux de *Pougues* ou *Carlsbad*, chez les vieux pyélitiques, celles de *Spa*, de *Forges*, de *Franzensbad*.

**Si le traitement médical échoue et que l'état général du malade s'aggrave** : intervenir chirurgicalement par la *nephrotomie* ou la *nephrectomie*.

Recourir au *traitement chirurgical d'emblee*, dans les cas de **pyélite par compression** (extirpation de la tumeur), de **pyélite tuberculeuse**, de **pyélite consécutive à un rétrécissement urétral** (uretrotomie, dilatation) ou à un **calcul rénal ou vésical** (nephrotomie, cystotomie).

## PYLÉPHLÉBITE

Traitement palliatif et symptomatique.

Combattre les manifestations douloureuses, febriles et septicemiques. Ordonner un traitement approprié de l'ascite.

## PYODERMITES

Voy. *Ecthyma*, *Folliculites*, *Furonculose*, *Impetigo*, *Sycosis*.

## PYO-PNEUMOTHORAX

Voy. *Pleuresies purulentes*, *Pneumothorax des tuberculeux*.

## PYO-SALPINX

Voy. *Abces pelviens*, *Pelviperitonite*, *Salpingites*.

## PYROSIS

Voy. *Dyspepsie irritative*.

## PYURIE

Voy. *Blennorragie*, *Cystite aigue et chronique*, *Pyelites*.

## RACHIALGIE

*Rechercher et traiter la maladie causale* : chlorose, hysterie, neurasthenie, maladies de l'utérus, anévrysme de l'aorte, rhumatisme chronique, mal de Pott, scoliose, cancer vertebral, meningites spinales, myelites.

# RACHITISME

**CAS LÉGERS.**

TRAITEMENT HYGIÉNIQUE. *régler les tetées* des enfants au sein et ne procéder au *sevrage qu'au* 18e *ou* 20e *mois*, *rationner* les enfants sevrés, supprimer les abus de liquides et d'aliments trop grossiers.

Ordonner le *lait phosphaté naturel*, le *grand air*, le séjour prolongé à la *campagne* (sans marches), au *bord de la mer*, les *bains salés*.

*Frictions* au gant de crin, *massage*.

Chez les enfants plus âgés, prescrire une *alimentation riche en azote et en phosphates* : lait, œufs, soupes au lait, panades aux œufs, purées de lentilles et de haricots, légumes secs, pain de froment avec le son, cervelles, ris de veau

Attacher plus d'importance aux phosphates alimentaires qu'aux phosphates médicamenteux.

**CAS DE MOYENNE INTENSITÉ ET CAS GRAVES.**

Traitements hygiénique et diététique précédemment indiqués, plus TRAITEMENT PHARMACEUTIQUE.

S'abstenir de prescrire des médicaments chez les enfants qui n'ont pas atteint la première année.

A partir de 15 à 18 mois, donner les *préparations phosphatées* (phosphate de chaux, lactophosphate de chaux, hypophosphite de chaux, glycérophosphate de chaux, de fer, de magnésie, de soude), l'*huile de foie de morue* pure ou mitigée, le *phosphore* à la dose de 1/2 à 1 mgr. par jour.

| ℞ | |
|---|---|
| Phosphate de chaux . | 5 gr |
| Carbonate de chaux . . | 10 — |
| Sucre de lait. . . . . | 15 — |

Pour 30 paquets 2 à 4 par jour (Descroizilles)

| ℞ | |
|---|---|
| Phosphate de chaux | 50 cgr. |
| Carbonate de chaux précipité | 1 gr |
| Lactate de fer . . | 10 cgr. |

A prendre mélangé à un litre de lait (Herzen)

| ℞ | | |
|---|---|---|
| Glycérophosphate de chaux. | | 1 gr |
| — de soude . | ãã | 30 cgr. |
| — de magnésie | ãã | 30 cgr. |
| — de fer. . | ãã | 30 cgr. |
| — de potasse | ãã | 30 cgr. |
| Pepsine . . . | | 50 — |
| Maltine . . . . | | 15 — |
| Teinture de kola . | | 5 gr. |
| Sirop de cerise Q S p f. | | 200 cc |

De 1 à 2 ans, 1/2 cuillerée à café, 4 fois par jour de 2 à 4 ans, 1 cuillerée à café, 4 fois par jour après les repas (Herzen)

| ℞ | |
|---|---|
| Huile de foie de morue | ãã 120 gr. |
| Eau de chaux . | ãã 120 gr. |
| Sirop de lacto phosphate de chaux . | ãã 120 gr. |

1 à 3 cuillerées par jour (Lewis Smith)

| ℞ | |
|---|---|
| Huile de foie de morue | 150 gr. |
| Hypophosphite de chaux | 3 — |
| — de soude | 1 — 50 |
| Glycérine et émulsion aromatique . . . . | 150 — |

2 cuillerées à bouche par jour

| ℞ | |
|---|---|
| Phosphore pur . . | 10 cgr |
| Huile de foie de morue. | 1 litre |

1 à 3 cuillerées à café par jour, suivant l'âge.

| ℞ | |
|---|---|
| Phosphore pur . . | 1 cgr |
| Huile d'amandes douces. | 10 gr |
| Poudre de gomme arabique . . . . | ãã 5 — |
| Sirop simple . . . | ãã 5 — |
| Eau distillée . . . | 80 — |

1 à 3 cuillerées à café par jour.

Ou bien prescrire le mélange suivant :

| ℞ Beurre très frais . . . | 300 gr |
|---|---|
| Iodure de potassium .. | 15 cgr. |
| Bromure de potassium | 50 — |
| Chlorure de sodium . . | 5 gr |
| Phosphore . . . | 5 cgr |

A prendre en trois jours, etalé sur des tartines de pain (Trousseau)

Donner le *phosphore aux doses suivantes*.

| De 0 a 6 mois . | S'abstenir |
|---|---|
| De 6 mois a 1 an. .. | 1/2 mgr. |
| De 1 an a 3 ans . . . | 1 — |
| De 3 ans a 5 ans . | 2 — |
| De 5 ans a 10 ans .. | 2 à 4 — |

Par jour (Marfan)

Ordonner la *lecithine* sous forme d'huile de foie de morue lecithinee a 4 gr. 10 cgr. pour 1000, soit 5 cgr. de lecithine par cuilleree, a la dose de 3 a 4 cuillerees par jour (Carriere).

Combattre l'anémie par le *sirop d'iodure de fer* (2 a 3 cuillerees a cafe, par jour).

Faire prendre a l'enfant, tous les jours, un *bain tiede* de 10 minutes, *contenant 1 a 2 kilogr. de sel de cuisine*.

Si, apres quelques bains, l'enfant a de l'erytheme, de la dermatite eczematique, diminuer la dose de sel, ou bien la mitiger de la façon suivante :

| ℞ Sel marin .. . | 1000 gr. |
|---|---|
| Carbonate de soude .. | 100 — |
| Amidon . . . . . | 500 — |

Pour 1 bain (Comby)

Remplacer les bains sales simples par les bains des eaux meres de *Salies-de-Bearn, Salins*.

Cures thermales. *Balaruc, Salins-de-Bearn, Salies-de-Moutiers, Salies du Salat, Salins du Jura, Briscous, Biarritz, La Mouillere-Besançon*.

Opothérapie : administrer le thymus de veau frais, pris tous les jours dans du bouillon, a la dose de 6 a 20 gr., selon l'âge de l'enfant (6 a 20 mois) ; ou bien prescrire les tablettes de thymus.

**Contre la scoliose, les déviations des membres** . *traitement orthopedique, gymnastique speciale* et *massage*.

**Lorsqu'une difformité est constituée** : *intervenir chirurgicalement*; mais ne jamais recourir au traitement chirurgical, tant que le rachitisme est en voie d'evolution

**Contre le genu valgum ou varum rachitique** : pratiquer le *redressement manuel* jusqu'a 18 et 20 ans, l'*osteoclasie* instrumentale, l'*osteotomie* transversale sus-condylienne.

**En cas d'incurvation diaphysaire** : faire l'*osteotomie oblique* ou *cuneiforme*, selon qu'il s'âgit d'inflexion angulaire ou d'incurvation avec concavite interne, anterieure ou externe

**En cas de bassin rachitique**, chez les femmes enceintes ou en travail : voy *Pelviviciations*.

**R. AIGU.**

Voy. *Scorbut infantile*.

## RAGE

Voy. *Morsures de chiens enrages*

**Une fois la maladie déclarée** : attenuer les souffrances des malades a l'aide d'*inhalations d oxygene*, de *nitrite d'a* *myle*, prescrire des *lavements d'hydrate d'amylene*, *de chloral* ou des *injections intraveineuses de chloral*. Préférer les injections de *morphine* a hautes doses et les *inhalations de chloroforme*.

Faire *boire beaucoup*, mais faire boire les malades au chalumeau, en leur cachant le verre.

Maintenir le malade dans une chambre chaude, a l'abri de la lumiere, du bruit, des courants d'air, des odeurs ; ordonner le *calme le plus complet*.

La methode de Pasteur est prophylactique et non curative.

## RAMOLLISSEMENT CÉRÉBRAL

*Traiter la maladie causale* (artériosclérose, affections cardiaques, syphilis).

Interdire le vin, les liqueurs, le tabac, le travail intellectuel, les exces de tout genre.

*Alimentation fortifiante ; toniques* (cacodylate de soude, lecithine, glycérophosphates) ; vie en plein air, a la *campagne*.

Prescrire la *potion toni-cerebrale* suivante :

| ℞ | | |
|---|---|---|
| | Acide phosphorique medicinal . . . . . .. | 5 gr |
| | Phosphate acide de soude | 10 — |
| | Eau distillee . . | 300 cc. |

2 cuillerees a soupe par jour, aux repas, pendant 10 jours suivis de 10 jours de repos et ainsi de suite (Grasset)

*Combattre la constipation* (aloès) eau de Balaruc ou eau de Vittel, pendant trente jours, une bouteille tous les matins, chauffee au bain-marie, par 1/2 verre, de demi-heure en demi-heure.

Soins de *proprete*, *frictions seches*.

**En cas de syphilis** : traitement energique de la syphilis cerebrale (voy *Syphilis*).

**En cas d obstruction vasculaire** (d'origine non syphilitique) : s'abstenir de toute medication debilitante, telle que saignee, sangsue, vésicatoires, drastiques.

Prescrire tous les deux mois, pendant un mois, la *potion* suivante :

| ℞ | | |
|---|---|---|
| | Arseniate de soude .. | 10 cgr. |
| | Iodure de potassium . . | 10 gr |
| | Eau distillee .. . . | 300 cc |

2 cuillerees par jour, aux repas (Grasset).

Ou bien pratiquer (même en l'absence de syphilis) des injections de la solution suivante :

| ℞ | | |
|---|---|---|
| | Biiodure d hydrargyre. . | 10 cgr |
| | Iodure de sodium | 20 — |
| | Cacodylate de soude .. | 50 — |
| | Eau bouillie Q S. p . | 10 cc. |

Injecter 1 cc pendant 10 jours, et apres un repos de 10 jours, recommencer une nouvelle serie de piqures, continuer ainsi pendant deux ou trois mois Reprendre le traitement deux fois par an (Brousse-Grasset).

Cure thermale a *Balaruc*.

**En cas d'hémiplégie** . *electrotherapie*, *massage* (voy *Hemorragie cerebrale*).

## RECTITES

**R. AIGUE.**

Ordonner des *irrigations rectales chaudes*, *abondantes et frequentes*, pratiquees, autant que possible, à l'aide du spéculum univalve, avec de l'eau bouillie simple ou avec une solution d'acide borique à 3 p. 100.

Faire prendre des *lavements émollients* (guimauve, son) et des *bains de siège*.

Prescrire des *purgatifs légers*, et l'application de *sangsues* au pourtour de l'anus.

**Contre les douleurs et le ténesme** : insister sur les *irrigations chaudes*; administrer des *lavements calmants* (XX à XXX gouttes de laudanum de Sydenham), prescrire des *suppositoires à la belladone et à l'opium*, ou à la *dionine*, ou à la *cocaïne*.

Traiter la blennorragie des organes urogénitaux, lorsqu'elle existe.

**R. CHRONIQUE.**

Faire prendre des *lavements astringents, modificateurs et antiseptiques.*

| ℞ | | |
|---|---|---|
| ℞ | Tanin | 1 gr |
| | Décoction de ratanhia à 1 0/0 | 500 — |
| | Laudanum de Sydenham | V gouttes |

Pour 1 lavement (Dujardin-Beaumetz).

Faire usage de l'*extrait de Saturne* (3 à 5 gr. pour 250 gr. d'eau), du *sulfate de cuivre* à 1 p. 200, ou de .

| | | |
|---|---|---|
| ℞ | Nitrate d'argent | 15 à 25 cgr. |
| | Eau distillée | 125 gr. |

Pour 1 lavement

| | | |
|---|---|---|
| ℞ | Protargol | 1 à 3 gr |
| | Eau distillée | 300 — |

Pour 1 lavement, répété tous les 2 ou 3 jours (Herzen)

Prescrire des *suppositoires astringents*.

| | | |
|---|---|---|
| ℞ | Extrait de ratanhia | 3 gr. |
| | Beurre de cacao | 5 — |

Pour 1 suppositoire.

Pratiquer des *irrigations intestinales* à l'aide du tube de Faucher, avec une solution chaude d'acide tannique à 5 ou 20 p. 1000 avec 50 gr. de gomme arabique, ou avec une solution d'ichtyol à 1 ou 5 p. 100, ou de nitrate d'argent à 1 p. 1000, à 1 p. 300, de protargol aux mêmes doses, d'argentamine à 1 p. 3000.

Employer aussi les sels d'argent et la teinture d'iode, en *badigeonnages*.

Voy. *Dysenterie, Entérite ulcéreuse*.

**Contre le ténesme** : voy. *R. aiguë*, chercher et traiter les fissures anales.

En cas d'échec du traitement médical, recourir à la *dilatation forcée de l'anus*.

**En cas d'ulcérations** faire deux fois par jour, après irrigation rectale, un *pansement* à la gaze iodoformée, ou salolée, ou xéroformée.

Toucher et badigeonner les ulcérations avec des *solutions de sels d'argent* ou avec de la *teinture d'iode*.

Appliquer des *pommades antiseptiques* (iodoforme, salol, xéroforme, aristol, iodol).

**R. BLENNORRAGIQUE.**

Au début, traitement de la rectite aiguë, puis celui de la rectite chronique, mais en insistant, pendant la période aiguë, sur les irrigations rectales avec des solutions de *permanganate de potasse* à 30 et 50 cgr. p 1000, et pendant la période chronique, sur les *lavements au nitrate d'argent* a 25 cgr pour 100 gr. d'eau et en augmentant à 50 cgr. et jusqu'à 1, 2 et 3 gr. de nitrate d'argent pour 100 gr. de liquide.

Continuer le traitement avec persévérance (Potherat).

**R. DYSENTÉRIQUE.**

Voy. *Colite dysenteriforme, Dysenterie.*

## RECTOCÈLE

Voy. *Chute du rectum, Prolapsus utero-vaginal.*

## REIN MOBILE

Eviter les fatigues, les chutes, les efforts.

Défendre les longues marches, la danse, l'equitation.

Combattre l'enteroptose.

Reduire le rein dans sa loge : effectuer la *reduction*, soit par la position horizontale avec le siege eleve, soit par des pressions de la main en haut, en arrière et en dehors.

Maintenir la reduction par un appareil contentif ; *ceinture a pelote* ou bandage a ressort analogue a un bandage herniaire.

Si, malgré ces appareils, le rein ne peut être maintenu et si les troubles persistent, recourir a la *nephrorraphie* (Tuffier).

Pratiquer cette operation dans le cas de rein mobile douloureux, sans neurasthenie ou avec des symptômes nerveux tres attenues.

*Ne pas intervenir chirurgicalement* dans les cas de rein mobile douloureux, chez des sujets neurastheniques, a troubles varies, a manifestations symptomatiques multiples, même s'il etait prouvé que la neurasthenie est la consequence du rein mobile (Labadie-Lagrave et Legueu).

**En cas d'étranglement** *decubitus horizontal, fomentations chaudes, narcotiques.*

Ne pas faire des tentatives pour redresser l'uretere, les accidents se dissipent d'eux-mêmes.

Une fois la détente obtenue, *nephrorraphie.*

**En cas de rein mobile avec néphrite chronique unilaterale** : recourir a l'*intervention chirurgicale* (nephrorraphie combinee a la nephrocapsulectomie).

**En cas d'hydronéphrose intermittente** : pratiquer la *nephrorraphie.*

**En cas de pyélo-néphrite, de tumeur, de menaces de péritonite ou d'échecs successifs de la fixation** recourir a la *nephrectomie.*

## RELACHEMENT DES SYMPHYSES

**Pendant la grossesse** appliquer une *ceinture platree* autour du bassin, ou bien conseiller la *ceinture en acier de Martin.*

Combattre l'anemie ; donner les *toniques* (preparations phosphatees). Stimuler les fonctions digestives, ordonner un *regime reconstituant.*

Dans les cas graves, *sejour au lit* pendant des mois.

**Après l accouchement** : continuer le même traitement.

Voy. *Osteomalacie.*

## RÉTENTION

### R. DES ANNEXES.

Voy. *Avortement, Fievre puerperale, Hemorragies de la delivrance, Incarceration du placenta, R. du placenta.*

### R. DU PLACENTA.

*Decoller* et *ramener la masse placentaire* à l'aide de la main introduite dans le vagin et d'un ou deux doigts, ou de la main, introduits dans l'uterus.

Commencer toujours par pratiquer le catheterisme de la vessie.

Ne pas attendre, pour pratiquer la delivrance artificielle, plus de deux heures au plus apres la naissance de l'enfant

Penétrer de preference entre les membranes et la paroi uterine et decoller le placenta en commençant par son bord le plus eloigne, *decoller doucement et completement avant d'extraire.* Soutenir avec la main restee libre le fond de l'organe.

Pratiquer une injection utérine chaude, apres l'extraction, et vérifier qu'on a tout enleve. En cas de doute, faire une nouvelle tentative, prudemment conduite et apres un grand lavage uterin, faire un pansement à la gaze iodoformee dans la cavite de l'organe.

Si le col est ferme, essayer d'entrer dans l'utérus, soit en glissant un, puis deux, trois doigts, puis toute la main, soit en introduisant un ballon de Champetier qu'on gonflera ensuite et qui ouvrira l'orifice.

Si le col est infranchissable (retraction due au seigle ergoté ou à une expectation trop prolongee), faire une injection uterine, puis pousser de la gaze aseptique au-dessus du col et attendre (quelques heures apres, on pourra probablement passer la main).

Le curettage n'est qu'un pis-aller, qui laisse souvent dans l'uterus de grands débris placentaires si on ne peut pas contrôler par le toucher manuel (Demelin).

Voy *Avortement, Fievre puerperale, Hemorragie de la delivrance, Incarceration du placenta.*

### R. D'URINE.

*Rechercher et traiter la cause* atonie ou paralysie vesicale, cystites, hypertrophie de la prostate, retrecissement de l'uretre, calcul de la vessie, retroversion de l'uterus gravide, affection douloureuse de l'abdomen, affection du systeme nerveux central.

Pratiquer le *catheterisme uretral evacuateur* apres avoir procede au catheterisme explorateur au moyen de la bougie exploratrice à bout olivaire : la sonde en caoutchouc vulcanisé, *sonde de Nelaton*, est excellente dans les cas simples

Recourir, selon les cas, aux *sondes en gomme a bout olivaire*, aux *sondes bequilles* de coudures differentes.

Laisser absolument de côte les sondes métalliques, elles sont dangereuses même entre des mains experimentees.

**En cas de rétrécissement de l'urètre :** employer *une sonde a bout olivaire*, du calibre correspondant au numero de la bougie exploratrice que l'on a pu faire passer; si l'on eprouve de la difficulte à la faire penetrer, prendre un numéro plus petit. Au cas de résistance, ne pas insister violemment, mais retirer un peu la sonde, tendre fortement la verge et pousser de nouveau l'instrument.

Si le rétrécissement est tres serré, recourir a l'emploi des *bougies filiformes*, en essayant d'abord de les introduire directement, et si l'on echoue, en coudant la bougie en baionnette.

Continuer patiemment les essais de catheterisme pendant longtemps, et en cas d'insucces recommencer six heures plus tard.

Si on a reussi a franchir le retrécissement au moyen d'une bougie, *la laisser a demeure* pendant 48 heures, puis, après ce laps de temps, recommencer les essais de catheterisme.

Au besoin, pratiquer dans l'intervalle la *ponction de la vessie.*

**En cas d'hypertrophie de la prostate** . essayer dans tous les cas de pratiquer le catheterisme évacuateur au moyen d'une *sonde en caoutchouc*, en exerçant, au cas où elle est arrêtee, une pression continue et prolongée avant de la retirer.

En cas d'insuccès, recourir a la *sonde a bequille* de differentes coudures : introduire cette sonde le bec en haut, la verge tres tendue; pendant tout ce catheterisme, le bec doit être en contact permanent avec la paroi supérieure de l'urètre. Dans la region prostatique, si le bec coudé n'enfile pas directement le trajet coudé, faire quelques mouvements de rotation.

Si la sonde bequille de coudures differentes ne penetre pas dans la vessie, essayer le *catheterisme sur mandrin* avec la plus grande prudence, et plutôt que d'insister, recourir a la *ponction vesicale.*

**En cas de rétention d'urine réflexe ou spasmodique :** si les moyens ordinaires echouent (fomentations chaudes, bains de siege, bains chauds prolonges, catheterisme), pratiquer une *injection intra-uretrale de cocaine* a 2 p 100, a l'aide d'une seringue uretrale ordinaire, en laissant agir ce medicament pendant deux a trois minutes (Martel).

**En cas d'impossibilité de passer un instrument :** pratiquer la *ponction aspiratrice sus-pubienne* avec l'appareil Dieulafoy, Potain ou Debove et une aiguille fine (2 cm. au dessus du bord superieur de la symphyse pubienne), recommencée toutes les 6 ou 8 heures jusqu'a evacuation complete, ou la *taille hypogastrique* (méat hypogastrique), ou la *cystotomie hypogastrique temporaire*, selon les cas.

## RETOUR DE COUCHES

Voy. *Accouchement, Hemorragies du post-partum.*

## RÉTRÉCISSEMENTS

**R. DE L'AORTE.**

Mêmes indications thérapeutiques que pour l'*insuffisance* (V. ce mot).

**R. DE L'ARTÈRE PULMONAIRE.**

Placer le malade dans des *conditions hygiéniques favorables* et rechercher soigneusement les premières manifestations de la tuberculose pulmonaire.

Le traitement de la lésion locale ne présente rien de particulier.

**R DU BASSIN**

Voy. *Pelviviciations.*

**R DU CANAL CERVICAL ET DU VAGIN**

Voy. *Stenose du col uterin et du vagin.*

**R MITRAL.**

**Période de compensation :** repos, *alimentation legere, medication tonique et reconstituante* (quinquina, ferrugineux, arsenic, cacodylate de fer ou de soude, strychnine).

**Période de compensation rompue :** *repos au lit, regime lacte.*

Prescrire les *toniques du cœur* (digitale, strophantus, convallaria, cafeine, etc.), recourir a la *medication diuretique* (cafeine, théobromine, scille, agurine, sels de potasse, etc.) et a la *medication purgative* (calomel, scammonée, eau-de-vie allemande)

Dans les affections mitrales, préférer la *strophantine* à la caféine.

℞ Strophantine de Merck. 1 cgr
Eau distillee .... 10 gr
Acide phenique . II gouttes

Injecter 1/2 a 1 seringue de Pravaz par jour.

Voy. *Insuffisance mitrale.*

**En cas de congestions viscérales :** *emissions sanguines* au début de la maladie (l'état avancé les contre-indique).

*Revulsifs* cutanés, *purgatifs, diuretiques.*

**En cas de thrombose cardiaque** pratiquer une *saignee* abondante et administrer la *strychnine.*

**En cas d'hydropisie** administrer les *diuretiques* (théobromine, 2 a 3 gr., en cachets), les *sudorifiques.*

Faire la *ponction* de l'abdomen pour l'ascite, et, plus rarement celle de la poitrine pour l'hydrothorax. Ne recourir a ces operations qu'a la dernière extrémité.

Voy. *Anasarque, Ascite, Hydrothorax.*

**Pendant la grossesse.**

**En cas d'accidents pulmonaires peu menaçants** (oppression modérée, avec tendance a la congestion pulmonaire et accéleration du pouls) : prescrire le *repos absolu au lit,* le *regime lacte,* et pratiquer des *applications chaudes* sur la poitrine, de même que des *emissions sanguines repetees* (ventouses scarifiées)

A l'intérieur, donner la *théobromine* (2 gr. par jour, en cachets de 50 cgr.), et administrer, comme calmant, la *poudre de Dower*, à doses fractionnées.

## R. DE L'ŒSOPHAGE.

**R. cancéreux** : voy. *Cancer de l'œsophage.*

**R. cicatriciel** : *Dilatation temporaire progressive* d'après la méthode de Ch. Bouchard à l'aide de bougies cylindro-coniques (agir par contact, ne pas dilater beaucoup en une séance, tous les deux jours monter un peu, procéder par séances courtes et espacées, laisser les sondes en place pendant cinq à dix minutes, pendant ce temps, pencher la tête du malade au-dessus d'une cuvette à cause de l'écoulement de la salive).

Chez les enfants de 3 ou 4 ans, on peut employer les bougies urétrales.

Ne pas porter la dilatation au delà de 15 à 19 mm. pour les enfants de 2 à 15 ans et de 20 à 22 mm. chez les adultes.

Une fois la dilatation suffisante obtenue, ne pas suspendre complètement tout traitement. Introduire la sonde toutes les 3 ou 4 semaines au moins.

En cas de rétrécissement perméable, mais rebelle à la dilatation : faciliter celle-ci par l'*œsophagotomie interne*, pratiquée avec l'instrument de Maisonneuve (après cette opération laisser une sonde à demeure pendant 10 à 12 jours), ou bien essayer le traitement par les injections sous-cutanées de *thiosinamine*.

| | |
|---|---|
| ℞ Thiosinamine . . . | 2 gr. |
| Glycérine. . . . . . | 8 — |
| Eau distillée . . . . | 12 — |

Injecter 1/2 à 1 cc de cette solution, tous les deux jours, pratiquer 25 à 30 injections.

Alimenter artificiellement le malade à l'aide d'une sonde œsophagienne (5 mm.).

| | |
|---|---|
| ℞ Poudre de viande . . . | 50 gr. |
| Jaunes d'œufs . . . . . | n° III |
| Sucre en poudre . . . | 50 gr |
| Bouillon de bœuf.. . . | 500 — |

Injecter 3 fois par jour ce mélange dans l'estomac du malade (Lefort).

En cas de rétrécissement imperméable : pratiquer, après échec du cathétérisme fait à l'aide de l'œsophagoscope, l'*œsophagotomie externe* ou la *gastrostomie*.

**R. spasmodique** : voy. *Œsophagisme.*

**R. syphilitique** : traitement spécifique de la syphilis, *dilatation progressive.*

Dans certains cas (sclérose avancée) : *œsophagotomie interne.*

## R. DU PYLORE.

Voy. *Cancer de l'estomac, Dilatation de l'estomac, Gastrite hypertrophique sténosante, Sténose du pylore, Ulcère de l'estomac.*

## R. DU RECTUM.

**R. cancéreux** : voy. *Cancer du rectum.*

**R. congénitaux** : pratiquer des *débridements* au bistouri, ou la *rectotomie linéaire* si le rétrécissement est mince, et recourir à la *résection* de la partie rétrécie, suivie de suture des deux bouts, dans le cas de rétrécissement serré et épais.

Si le rétrécissement est inaccessible au doigt, intervenir par la *colotomie iliaque*, et s'il est très étendu en hauteur, quoique accessible au doigt, préférer la *dilatation progressive* par les bougies de Hégar.

Chez la femme, employer la voie vaginale pour pratiquer la résection du rectum (rétrécissements non cancéreux), pratiquer la *colpoprotectomie* (Herzen).

**R. syphilitique** : même traitement que ci-dessus.

### R. DE L'URÈTRE.

**R. inflammatoires.**

Recourir au *cathétérisme dilatateur progressif et quotidien* avec les sondes Béniqué, excepté en cas de cystite, de fièvre urineuse ou de rétention incomplète d'urine (voy. *Fièvre urineuse*).

Conduire méthodiquement la dilatation progressive jusqu'au n° 60 Béniqué, s'efforcer en outre de rendre au canal sa souplesse, de supprimer les brides que le passage de l'instrument efface, de guérir l'urétrite qui accompagne le rétrécissement et de tarir toutes les sources d'infection urétrale et péri-urétrale.

Conserver le calibre du canal au moyen de périodes successives de cathétérisme dilatateur.

Recourir aussi à l'*électrolyse* par le procédé rapide (en une séance), en la faisant suivre de la dilatation progressive prolongée pendant longtemps, préférer l'électrolyse par le procédé lent.

Quand on aura épuisé vainement tous les moyens de cathétérisme, qu'on ne pourra pas rendre au canal son calibre normal (7 à 8 mm ), pratiquer l'*urétrotomie interne*, qui ne peut guère être considérée que comme le premier temps de la dilatation progressive, et à laquelle on aura recours à partir du 10e jour après l'intervention (répéter la dilatation de temps en temps, afin d'entretenir le calibre du canal).

Si le rétrécissement est très limité, pratiquer l'*urétrotomie externe*.

Si le rétrécissement est compliqué de tumeurs ou de fistules urineuses, pratiquer l'*urétrotomie externe* et mieux encore la *résection partielle ou totale* de l'urètre (la dilatation progressive et l'urétrotomie sont insuffisantes).

**R traumatiques** (consécutifs à une rupture de l'urètre).

Ne pas pratiquer la dilatation progressive, ni l'urétrotomie interne ou externe qui sont insuffisantes à assurer une guérison.

Recourir à l'opération de choix, la *résection de l'urètre*.

**En cas de rétention d'urine:** voy. *Rétention d'urine*.

## RÉTROFLEXION DE L'UTÉRUS

### R. MOBILE.

*Réduction de la rétroflexion à l'aide de la sonde :* dilater l'utérus avec des laminaires, si nécessaire. Choisir une sonde métallique assez grosse et résistante (hystéromètre) et l'introduire dans l'utérus, la concavité tournée en bas et en arrière.

Faire ensuite décrire à la sonde un arc de cercle qui ramène sa concavité en avant et en haut, pendant que, de la main gauche, on déprime la fourchette.

Ne pas faire d'efforts brusques, mais exercer une pression douce, continue et progressive.

Terminer la réduction en une séance, si possible ; dans les autres cas, pratiquer plusieurs séances à deux ou trois jours d'intervalle, en maintenant le degré de redressement obtenu au moyen de tampons de gaze antiseptique placés dans le cul-de-sac postérieur (Pozzi).

*Fixer l'utérus réduit par un pessaire de Hodge à double courbure.* La malade peut garder le pessaire 2 ou 3 mois, pourvu qu'elle prenne des injections vaginales deux fois par jour. Après ce laps de temps, retirer le pessaire, pour se rendre compte de la position de l'utérus (Pozzi).

Si l'utérus demeure réduit en antéversion, supprimer le pessaire : dans le cas contraire, le replacer.

**Dès le début,** traiter la métrite par le *curettage*, suivi d'injections de teinture d'iode (Pozzi).

Préférer le TRAITEMENT CHIRURGICAL CURATIF : opération d'Alexander (raccourcissement des ligaments ronds), hystéropexie abdominale ; hystéropexie vaginale, exceptionnellement hystérectomie vaginale.

S'il existe du prolapsus, faire en outre la colporraphie antérieure et la colpopérinéorraphie.

**Pendant la grossesse** laisser le pessaire en place jusqu'à la fin du 3e mois de la grossesse, puis le retirer.

**Pendant le post-partum :** défendre le décubitus dorsal ; conseiller le décubitus latéral et faire coucher la malade sur le ventre.

Faire prendre tous les jours, matin et soir, une *injection vaginale chaude,* légèrement antiseptique, administrer, pendant les premiers jours du post-partum, l'*ergotine,* puis l'*hydrastis canadensis* (3 à 4 fois XV gouttes d'extrait fluide) jusqu'au retour de couches.

Introduire un grand *pessaire* approprié au cas, le cinquième ou le sixième jour du post-partum.

Permettre à la malade de se *lever vers le 12e ou le 14e jour* après l'accouchement.

Deux mois après l'accouchement, conseiller l'*intervention chirurgicale.*

**R. ADHÉRENTE.**

Recourir au *massage* quotidien.

**Si la rétroflexion est douloureuse ou s'il y a un état pathologique des annexes,** recourir au *traitement chirurgical* : laparotomie, libération de l'utérus, et, si nécessaire, ablation d'une ou des deux annexes (dans ce cas, enlever, en même temps que les annexes, l'utérus inutile). Si une ou deux annexes sont conservées, hystéropexie abdominale antérieure, raccourcissement intra-abdominal des ligaments ronds (Hartmann).

## RÉTROVERSION DE L'UTÉRUS

*Redresser* l'uterus avec les doigts ou l'hystéromètre et placer un *pessaire* de Hodge.

Traiter la métrite (curettage, amputation du col).

**En cas d'adhérences** : *massage*.

**Si la rétroversion est douloureuse, ou s'il y a un état pathologique des annexes,** recourir au *traitement chirurgical*. laparotomie suivie de destruction des adherences, d'extirpation des annexes malades, et de fixation de l'utérus par hysteropexie abdominale.

**Pendant la grossesse** : au début de la grossesse, que l'utérus soit libre ou adhérent, s en tenir a la simple *expectation*, la réduction s'operant le plus souvent spontanément.

Si la femme a deja un pessaire, le laisser en place jusqu a la fin du quatrième mois, puis le retirer.

Si apparaissent des symptômes de rétrodéviation, *faciliter la reduction spontanee*, en maintenant libre la vessie et le rectum, au besoin, pratiquer le *redressement manuel de l'uterus*, de préference par le vagin, la femme étant debout ou dans la position genu pectorale.

Dans les cas ou il faut intervenir, recourir a la *cœliotomie* pour détruire les adherences solides, ou bien pratiquer l *avortement artificiel* (voy. *Avortement artificiel*) à l'aide de la sonde recourbee et, si l'orifice externe n'etait pas accessible, a l aide de la ponction de l'œuf à travers la paroi vaginale posterieure et la paroi utérine.

Au besoin, *operation cesarienne vaginale* ou reduction de l'uterus par l'abdomen apres avoir pratique la *laparotomie*.

## RHINITES

**R. AIGUE ET CHRONIQUE SIMPLE.**

Voy. *Catarrhe naso-pharyngien chronique*, *Coryza aigu et chronique*.

**R. ATROPHIQUE.**

*Detacher* les croûtes adherentes

*Irrigations nasales* (siphon de Weber) avec de l'eau salee (2 cuillerees a cafe par litre), avec des solutions antiseptiques et alcalines (chlorate de potasse, acide borique, naphtol, aniodol, chinosol, phénosalyl, resorcine, phénol) (voy. *Catarrhe naso-pharyngien chronique*).

Pratiquer des *attouchements* avec une solution de nitrate d'argent a 1 et jusqu'a 10 p 100, avec le naphtol camphré, avec la glycerine iodée a 1 p. 10 ou des *onctions* avec une pommade a la résorcine a 1 p. 10.

Faire des *insufflations* avec des mélanges de borax, d'aristol, de salol, d'iodol, de tannal, de tannoforme :

| ℞ Iodol, aristol. | |
|---|---|
| Tanin .. | ãã 10 gr |
| Acide borique . . . | |

(Tissier).

Voy. *Ozene*.

TECHNIQUE DES IRRIGATIONS NASALES :

Employer le siphon de Weber, dont la courte branche doit plonger jusqu'au fond du vase contenant le liquide à injecter. Placer le vase a 30 cm au-dessus de la tête du malade. Le siphon une fois amorçé par une ou deux pressions faites sur la boule, le robinet inférieur fermé ou le tube pincé à son extrémité, s'il ne porte pas de robinet, laisser couler le liquide sans vouloir lui donner une plus grande impulsion au moyen de ladite boule. Placer l'olive en l'enfonçant dans la narine, d'abord dans la direction de l'angle de l'œil, puis la relever de façon a donner au jet une direction a peu près perpendiculaire a l'axe de la tête. Ouvrir le robinet ou cesser de pincer le tube et faire un mouvement de déglutition, pour que le liquide qui chemine le long du plancher de la fosse nasale trouve un obstacle qui le fasse passer dans la fosse nasale opposée et s'ecouler par cette narine.

Injecter le liquide de l'irrigation à la température de 32° a 40°.

Faire deux, trois et quatre irrigations par jour.

**R. HYPERTROPHIQUE.**

Traiter la scrofule, le lymphatisme.

Débarrasser les fosses nasales de leurs secrétions au moyen d'*irrigations* d'eau salée, de solution d'acide borique ou de carbonate de soude, repétees plusieurs fois par jour ; ou encore :

| | | |
|---|---|---|
| ℞ Bicarbonate de soude | } | ãã 100 gr |
| Biborate de soude | | |

2 cuillerees a cafe par litre d'eau tiede

Combattre l'etat congestif de la muqueuse par des *cauterisations* avec des solutions de nitrate d'argent à 1 ou 3 p. 100, d acide trichloroacétique a 5 et jusqu'a 25 p. 100, d'acide chromique ou de chlorure de zinc à 1 p. 30 ; préférer la *cauterisation au galvanocautere.*

Ordonner également le *nitrate d'argent en prises,* incorpore a de la poudre d'amidon dans les proportions de 1 p. 200, au debut, à 1 p 10, en augmentant progressivement les doses.

Faire aussi *priser la poudre* suivante :

| | |
|---|---|
| Chlorhydrate de cocaine . | 15 cgr. |
| Camphre . . . | } ãã 10 gr |
| Alun . . . . . . | |
| Menthol . . . . . | 5 — |
| Sucre . . . . . . . . . . | 10 — |

(Maraval)

**Dans les cas graves, rebelles à ces médications,** avec hypertrophie vraie, avec vegetations adénoides, avec deviation de la cloison, *intervenir chirurgicalement* . commencer par operer les végétations adénoides, lorsqu'elles existent , puis pratiquer soit la *galvanocauterisation des cornets,* soit la *turbinotomie,* selon le degré de l'hypertrophie, de l'hyperplasie vasculaire de la muqueuse nasale où de la degénérescence polypoide du cornet.

**R. INFECTIEUSES.**

**R. blennorragique :** recourir aux *lavages* des fosses nasales avec des solutions faibles de permanganate de potasse, aux *cauterisations* avec une solution de nitrate d'argent à 1 p. 20 et aux *insufflations* de

| | | |
|---|---|---|
| ℞ Nitrate d'argent . . . | | 15 cgr. |
| Alun . | } ãã 10 gr. | |
| Talc . . . . . | | |
| | (Herzen) | |

| | |
|---|---|
| ℞ Nitrate d'argent pulvérisé | 20 cgr. |
| Talc . . . . . . | 10 gr. |
| (Lermoyez) | |

Badigeonner en outre, 3 fois par jour, les fosses nasales avec la *pommade* suivante :

| | |
|---|---|
| ℞ Acide borique . . | 1 gr 50 cgr |
| Menthol . . . . . | 0 gr 15 — |
| Vaseline. . . | 15 gr. |
| (De Stella) | |

S'il se produit une amélioration, insuffler dans les fosses nasales des *poudres astringentes et antiseptiques :* tannal, tannoforme, tannate de zinc.

| | |
|---|---|
| ℞ Alun . . . . . . | } ãã 5 gr. |
| Acide borique pulvérisé. | |
| Salicylate de bismuth. | |
| Salol ou xéroforme | |
| (Herzen) | |

Ou bien, pratiquer des badigeonnages des fosses nasales avec :

| | |
|---|---|
| ℞ Ichtargane . . . . | 1 gr 50 |
| Glycérine . . . . | 50 — |

**R. diphtérique** : instituer le traitement général de la diphtérie, pratiquer des *injections de sérum antidiphtérique* (voy. *Diphtérie*).

Localement, faire des *irrigations antiseptiques* répétées plusieurs fois par jour (50 gr. de liqueur de Labarraque p 1000), eau de chaux, acide phénique, à 1 p. 100, acide salicylique à 1 p. 1000).

Applications répétées de *topiques :* naphtol camphré, glycérine résorcinée ou phéniquée à 1 p. 30.

Insufflations dans les fosses nasales de *poudres antiseptiques.* iodoforme, xéroforme.

**R. infectieuse au cours d'une maladie infectieuse :** *Irrigations antiseptiques* avec une solution chaude d'acide borique à 3 p. 100, de chlorate de potasse à 2 ou 3 p. 100, d'acide salicylique à 1 p. 1000, de chinosol à 2 p. 1000, de sublimé à 1 p. 5000.

*Insuffler*, après chaque lavage, une poudre composée à base de calomel (Tissier).

Introduire dans les narines de la *vaseline salolée* ou *résorcinée* à 1 p. 10.

**R. syphilitique** : instituer le *traitement général spécifique de la syphilis.*

Voy. *Coryza chronique, Ozène.*

**R. SPASMODIQUE.**

Voy. *Asthme des foins.*

## RHINOSCLÉROME

Détruire la néoplasie avec l'*électrocautère*, le *raclage*, les applications de *chlorure de zinc*, d'*acide pyrogallique*, ou les *injections interstitielles d'acide salicylique* ou d'*acide chromique pur* (Brocq).

# RHUMATISME

**R. ARTICULAIRE AIGU** *(polyarthrite rhumatismale).*

*Séjour au lit* dans une chambre vaste et bien aérée à température constante (20°).

Faire prendre toutes les deux heures, jour et nuit, sauf sommeil, un *bol de lait* (additionné de 50 cgr. de bicarbonate de soude) ou du *bouillon,* dans les cas légers et sans complications viscérales.

Ordonner les *boissons abondantes*, de préférence des *tisanes diurétiques* (1 litre de tisane de chiendent additionnée de 4 gr. de sel de nitre).

Commencer par *purger* le malade.

Donner ensuite le *salicylate de soude,* excepté dans les cas où il existe une néphrite, à la dose quotidienne moyenne de *4 à 8 gr. chez l'homme*, de *3 à 4 chez la femme*, de *2 à 3 chez les enfants.*

Si ces doses sont insuffisantes, les porter à 6, 8 et 10 gr chez l'homme, sans toutefois jamais dépasser 12 gr.

Continuer à administrer la dose maximum (5 à 8 gr.) du médicament, tant qu'il existe de la fièvre et des douleurs, puis la diminuer progressivement tous les jours d'un gramme jusqu'à 2 ou 3 gr. Ne jamais cesser brusquement l'administration du salicylate et le donner encore pendant 8 à 10 jours à faible dose (3 gr. chez l'adulte ; 1 gr 50 chez l'enfant) après la disparition des symptômes.

Prescrire en même temps le *régime lacté absolu.*

| ℞ | | |
|---|---|---|
| Salicylate de soude | .. . | 20 gr |
| Eau | .. . . . . .. | 300 — |

(1 cuillerée représente 1 gr de sel), 4 à 8 cuillerées par jour.

| ℞ | | |
|---|---|---|
| Salicylate de soude. | . | 6 gr |
| Eau distillée | .. . . | 150 — |
| Sirop de menthe | Q. S p. | 200 cc. |

6 à 10 cuillerées à dessert par jour (enfants) (Herzen)

| ℞ | | |
|---|---|---|
| Salicylate de soude | .. . | 4 gr. |
| Antipyrine . | . .. | 2 — |
| Eau distillée. | ... . . .. | 120 — |
| Sirop de menthe | . .. .... | 30 — |

1 cuillerée à soupe toutes les 2 heures (Herzen).

Associer au salicylate de soude les *alcalins*, faire prendre 3 à 10 gr. de bicarbonate de soude par jour ; prescrire l'*eau de Vichy,* comme boisson.

**Si le salicylate de soude est mal toléré par l'estomac,** l'administrer par la *voie rectale* ou par la *voie dermique :*

| ℞ | |
|---|---|
| Salicylate de soude | 4 gr |
| Laudanum de Sydenham | X gouttes |
| Eau tiède. . ... .. | 100 gr. |

Pour 1 lavement : 2 par jour

| ℞ | | |
|---|---|---|
| Acide salicylique . | } ãã | 10 gr. |
| Lanoline . . . . . | | |
| Essence de térébenthine | | |
| Axonge . . . . . . . | | 80 — |

Envelopper les articulations de flanelle, sur laquelle on aura préalablement étendu un peu de cette pommade (Bourget)

Ou bien donner l'*aspirine* à la dose de 2 à 3 gr.

**S'il survient** (à la suite de l'administration du salicylate de soude) **des bourdonnements d'oreilles pénibles, des troubles cérébraux** (céphalalgie, délire), **de la déchéance car-**

**diaque** (dégénérescence cardiaque) donner le *salicylate de soude à petite dose* (2 à 3 gr), avec prudence, ou mieux suspendre son administration et le remplacer par l'*antipyrine* (1 gr. 50 à 2 gr.), la *phénacétine*, la *quinine*, le *citrophène*, ou mieux encore par l'*aspirine* à la dose de 2 à 3 gr.

℞ Phénacétine ou citrophène. 30 cgr.
Chlorhydrate de quinine . 25 —
Pour 1 cachet 3 par jour (Herzen)

**Dans les cas où la température reste subfébrile, où les douleurs persistent, où il y a une tendance aux rechutes** (malgré la continuation du traitement par le salicylate de soude) : donner l'*antipyrine* ou l'*aspirine* à la dose 2 à 3 gr. ; prescrire les *sudorifiques* et surtout les agents externes (bains alcalins ou sulfureux, douches de vapeur, applications térébenthinées).

**En cas d'albuminurie légère, éphémère coïncidant avec une poussée fébrile** : continuer avec prudence le *traitement salicylé*, ou bien prescrire le salicylate de soude combiné à l'*asaprol* :

℞ Salicylate de soude } āā 50 cgr.
Asaprol }
Pour 1 cachet 4 à 6 par jour.

*Régime lacté absolu.*

**En cas d'albuminurie plus ou moins considérable, par néphrite rhumatismale vraie, accompagnée d'œdèmes et d'oligurie** : cesser l'administration du salicylate de soude et le remplacer par l'*asaprol* (3 à 4 gr.), le *citrophène* (3 gr.), le *salophène* (2 gr. 50 à 3 gr.), la *quinine* (1 gr.) ou la *saloquinine* (2 gr.).

℞ Asaprol 50 à 75 cgr.
Pour 1 cachet 4 à 6 par jour

Continuer le *régime lacté absolu* et prescrire les *tisanes diurétiques* (voy. *Néphrite aiguë*).

Donner le *benzoate de soude*, à la dose de 2 à 4 gr par jour.

**En cas de complications cardiaques, péricardiaques, pleurales ou pulmonaires** : *régime lacté absolu*; ne pas donner le salicylate de soude, préférer l'emploi du *bromhydrate de quinine*, à la dose de 1 gr. 50 par jour, en cachets de 20 à 30 cgr chacun.

Voy. *Congestion pulmonaire*, *Endocardites*, *Péricardites*, *Pleurésies*.

Dans les cas rebelles au traitement médical avec symptômes de toxémie grave, pratiquer des *injections intra-articulaires d'une solution de salicylate de soude* à 3 p. 100, à la dose de 5 cc. et, en cas d'insuccès, pratiquer l'*arthrotomie* suivie de drainage à ciel ouvert au moyen d'un drain ou d'une mèche de gaze et de lavages quotidiens de la jointure avec une solution tiède d'acide salicylique ou d'acide phénique.

**Contre l'hyperpyrexie ou rhumatisme cérébral** : recourir à la *balnéation froide*. Employer le bain froid d'emblée à 20° ou 22°, ou bien recourir au bain tiède à 35°, progressivement refroidi jusqu'à 20°, en y ajoutant de l'eau froide. Faire prendre au malade du vin d'Espagne ou de Hongrie, avant le bain ; pratiquer, pendant la durée du bain, des affusions froides sur la tête, faire sortir le malade de la baignoire dès que les frissons deviennent trop prolongés ou à la moindre menace de syncope.

Réchauffer le malade, une fois sorti du bain, par des frictions avec des serviettes chaudes et lui administrer des grogs chauds, du vin chaud, etc.

*Dès que la température est remontée à 39° ou 39°,5* faire prendre un autre bain.

**En cas de rhumatisme spinal ou d'accidents congestifs spinaux** : prescrire l'*ergotine* à hautes doses, 3, 4 et même 8 gr. dans les 24 heures (Hammond).

**Pendant la grossesse.**

Ne pas administrer le salicylate de soude, ni la quinine, préférer le *salophène*, l'*antipyrine*, le *citrophène*, la *phénacétine*, le *salacétol*, l'*acétopyrine*.

| | |
|---|---|
| ℞ Citrophène . . . . . . . . | 75 cgr |
| Pour 1 cachet 3 par jour (Herzen) | |

LOCALEMENT :

Pratiquer en plein foyer morbide, quand le tissu cellulaire est seul atteint, ou au voisinage immédiat de la région douloureuse, lorsqu'il s'agit d'une arthrite ou d'une névrite, des *injections de salicylate de soude en solution à 5 p. 100 :* faire de 1 à 4 piqûres de 1 à 2 cc. chacune ; traiter isolément et successivement chaque foyer ; cependant, si les lésions sont très multiples, faire simultanément des injections en deux ou trois régions différentes (Bouchard).

**Contre la douleur** : enduire les jointures malades de *liniments calmants* et les recouvrir d'ouate et de taffetas gommé.

| | | |
|---|---|---|
| ℞ Baume tranquille . . . . | | 40 gr |
| Extrait thébaïque . | } | ãã 2 — |
| — de jusquiame . . | } | |
| — de belladone . | } | |
| Chloroforme . . . . . . . | | 10 — |
| | | (A. Robin). |

| | | |
|---|---|---|
| ℞ Laudanum de Sydenham | } | ãã 15 gr |
| Chloroforme . . | } | |
| Huile de jusquiame . | } | |
| — camphrée . . . | } | |
| Baume tranquille . . | } | |
| | | (Herzen) |

| | |
|---|---|
| ℞ Salicylate d'éthyle . . | 15 gr |
| Chloroforme . . . . . . . . | 3 — |
| Menthol . . . | 2 — |
| Baume tranquille . . | 60 — |

Ou encore recourir aux applications de *salicylate de méthyle*, surtout dans les cas subaigus : badigeonner rapidement avec un pinceau l'articulation ou les articulations malades, immédiatement après, recouvrir la surface badigeonnée d'une couche de ouate et d'un morceau de taffetas ciré, ou mieux, sur l'articulation douloureuse, mettre un morceau de tarlatane sur lequel on verse une cuillerée à café d'essence de Wintergreen, puis envelopper rapidement avec du taffetas ciré, de la ouate et une bande. Laisser le tout en place pendant quelques heures, et renouveler cette médication une ou deux fois par jour, s'il y a lieu.

Employer de la même façon le mélange à parties égales de salicylate de méthyle et d'essence de lavande (odeur presque nulle) ou bien pratiquer des onctions avec :

| | |
|---|---|
| ℞ Salicylate de méthyle. | 2 gr |
| Vaseline . . . . . | 20 — |

℞ Salene . . . . . . . . 10 gr.
Chloroforme . . . } ãã 5 gr.
Huile d'olive . . . }

Faire 2 à 3 onctions par jour sur les régions douloureuses avec 1/2 ou 1 cuillerée à café du mélange et recouvrir de coton ou de flanelle.

℞ Salene . . . . . . . . . . . . } ãã 10 gr.
Alcool . . . . . . . . . . . . . }

Pour badigeonnages.

**En cas d'amélioration manifeste** : on peut remplacer le salicylate de soude par le *salol* (3 a 5 gr.), la *salipyrine* (3 a 6 gr., en cachets ou en potion), le *salophene* (2 gr.), le *salacetol* (6 gr.), l'*aspirine* (3 gr., en cachets de 1 gr.), la *saloquinine* (3 gr.), la *rheumatine* (3 gr.), le *citrophene* (3 gr.), le *bleu de methylene* (40 à 60 cgr., en pilules de 10 cgr. chacune), l'*acetopyrine* (3 a 4 gr., en cachets de 50 cgr. a 1 gr.), le *pyrosal* (1 gr. 50 cgr. en cachets de 50 cgr.), l'*amygdophenine* (6 gr., en cachets de 1 gr.), la *malaquine* (5 gr., en cachets de 1 gr.), la *saligenine* ou la *salocolle* (3 a 4 gr., en cachets de 1 gr.).

℞ Salipyrine . . . . . 6 gr.
Glycérine . . . . . . . 14 —
Sirop de framboise . . . 30 —
Eau distillee . . . . 40 —

1 cuillerée a bouche tous les quarts d'heure (agiter) (Hennig)

**Pendant la convalescence** : donner les *preparations ferrugineuses*, le *sirop d'iodure de fer* pour combattre l'anemie; pratiquer le *massage*, pour rendre aux articulations leur souplesse et faire prendre des *bains de vapeur* (contre-indiqués en cas de cardiopathie) ou des *bains sulfureux*, quelques semaines apres la cessation de la période aigue.

Cures thermales aux eaux sulfureuses de *Luchon*, *Bareges*, *Aix-les-Bains*, *Bourbonne-les-Bains*.

Les eaux sulfureuses sont contre-indiquees chez les sujets nerveux et excitables ; conseiller a ces malades une cure à *Neris*, *Lamalou*, *Royat*, *Luxeuil*.

**R. BLENNORRAGIQUE.**

Voy. *Arthrite blennorragique*.

**R. CHRONIQUE** (noueux).

Traitement hygiénique.

Vie en plein air, exercices du corps. Soustraire les sujets a l'influence du froid humide, changer de pays, de climat, ou simplement d'habitation. Conseiller aux malades de s'habiller chaudement, de ne porter que des etoffes de laine en contact avec la peau, et de coucher dans des draps de flanelle.

*Alimentation reconstituante mixte* (pas de gibier, ni de charcuterie), *huile de foie de morue*, *fer* (chez les anémiques encore jeunes), *sirop d'iodure de fer*. *Frictions* sèches alcooliques, térebenthinees.

Chez les goutteux, insister sur le *traitement hygienique et dietetique de la goutte*.

Traitement médicamenteux :

**Contre les manifestations douloureuses aigues ou subaigues** ordonner le *salicylate de soude*, l'*aspirine*, l'*antipyrine*, l'*acetopyrine*, l'*exalgine*, le *salol*, la *salipyrine*, le *salophene* et les *opiaces*, quand les médicaments précédents échouent.

℞ Exalgine . . . . 30 à 40 cgr.

Pour 1 cachet. 3 par jour

Dans les cas rebelles, essayer la médication suivante en surveillant soigneusement son action :

℞ Teinture éthérée d'aconit . . . . . . . . | āā 10 gr.
Teinture de semences de colchique . . . . . |

XX gouttes, trois fois par jour (Eichhorst).

Localement, recourir aux badigeonnages à la *teinture d'iode*, aux *vésicatoires volants*, à l'*ignipuncture*.

| ℞ | | |
|---|---|---|
| Chlorhydrate de morphine | | 1 gr |
| Teinture d'iode . . | | 20 — |
| Glycérine . . . . . . | | 5 — |

Pour badigeonnages.

Faire des applications locales sur l'articulation douloureuse de *salicylate de méthyle* (voy. *R. aigu*).

**En dehors des poussées aigues** : instituer une *médication altérante*, apte à modifier profondément la nutrition des malades ; prescrire les *alcalins*, l'*iode* et l'*arsenic* ; alterner l'emploi de ces médicaments avec celui du *salicylate de lithine*.

Donner le *bicarbonate de soude* à la dose de *20 à 40 gr.* par jour, pendant plusieurs semaines. Ce médicament est contre-indiqué chez les malades anémiques, ne le donner qu'à dose moyenne, 2 à 5 gr. au maximum (Charcot).

Administrer l'*iode* sous la forme d'*iodures alcalins* (iodure de potassium, de sodium, de lithium) à la dose de 2 à 4 gr. par jour, pendant longtemps, ou sous celle de *teinture d'iode*, à la dose de XXX gouttes par jour chez l'adulte et de VI à X gouttes chez les enfants de 5 à 10 ans. Interrompre l'administration de l'iode tous les 15 à 30 jours pendant 6 à 8 jours, et le faire prendre pendant les repas.

En cas d'intolérance, ordonner l'*iodure d'amidon*, qui peut être donné à la dose considérable de 40 gr. par jour.

| ℞ | |
|---|---|
| Iodure d'amidon soluble . . | 25 gr. |
| Eau distillée. . . . . . | 325 — |
| Sucre blanc. . . . . . . . | 650 — |

3 cuillerées à bouche par jour.

Prescrire l'*iodipine*, à la dose de 1 cuillerée à café, trois fois par jour, dans du lait, administrer l'*iodate de soude* par la voie hypodermique en solution à 5 p. 100, à la dose de 5 à 10 cgr.

Employer aussi l'iode sous forme de *préparations de glande thyroïde*, de *iodothyroïdine* (rhumatisme chronique dysthyroïdien ou hypothyroïdien) (Herzen).

En cas de dyspepsie, pratiquer des injections intramusculaires profondes avec :

| ℞ | |
|---|---|
| Iode pur . . . . | 3 gr |
| Iodure de potassium . . . | 10 — |
| Eau distillée . . . . . . | 100 — |

Injecter progressivement de 1/3 à 2 seringues de Pravaz par jour, suivant la tolérance du malade, diminuer progressivement (Herzen).

En cas d'anémie, associer l'iode au fer.

℞ Iodure de potassium . . | āā 20 gr.
Tartrate de potasse et de fer . . |

| | |
|---|---|
| Eau distillée . . . . | 60 — |
| Sirop de sucre. . . | 900 — |

2 cuillerées par jour (1 cuillerée contient 50 cgr. d'iodure de potassium et de tartrate de fer et de potasse).

Prescrire l'*arsenic* intérieurement et extérieurement, sous forme de bains arsenicaux, mais seulement pendant les périodes d'accalmie (l'arsenic exaspère et réveille les douleurs).

Donner la *liqueur de Fowler*, à la dose de V à XV gouttes dans le courant de la journée, pendant les 21 premiers jours de chaque mois.

Faire prendre des *bains arsenicaux* et administrer en même temps intérieurement l'arsenic à dose moyenne.

Les bains doivent être tièdes, 35 à 36°, d'une durée de trois quarts d'heure à 1 heure et demie.

Mettre dans chaque bain *2 à 10 gr. d'arseniate de soude* et y ajouter *100 à 300 gr de sous-carbonate de soude*, en proportionnant ces doses à l'excitabilité du sujet.

Chez les sujets très débilités, ajouter au bain du *chlorure de sodium* (5 kgr.). ou associer l'arseniate de soude au *polysulfure de soude*.

Après chaque bain, faire garder au malade le lit, pendant 1 à 2 heures.

Au début du traitement, donner *un bain tous les deux jours*, s'ils sont bien supportés, en donner deux, trois, quatre de suite, puis interrompre pendant un certain temps, pour reprendre ensuite. Faire prendre *une trentaine de bains*.

Si les bains exaspèrent momentanément les douleurs et s'il y a de l'insomnie, prescrire une *préparation opiacée*, l'*extrait de chanvre indien* et les *liniments calmants*.

| ℞ Bromure de potassium<br>Hydrate de chloral.. | āā 10 gr. |
|---|---|
| Extrait de chanvre indien<br>— de jusquiame . | āā 10 cgr. |
| Eau distillée . . . . . | 100 gr. |

1 cuillerée à café le soir au coucher.

| ℞ Dionine. . . .. ... ... | 2 cgr. |
|---|---|
| Trional. . . . . . . . | 1 gr. |

Pour 1 cachet, à prendre le soir (Herzen).

| ℞ Extrait de belladone. .<br>— de ciguë . ...<br>— de jusquiame.<br>— thébaïque.. .. | āā 3 gr. |
|---|---|
| Axonge.. ..... . . | 100 à 200 — |

Pour frictions.

**Après les périodes aiguës e quand la fluxion articulaire, a diminué** : recourir au *massage* et aux *exercices rythmés*, pratiqués plusieurs fois par jour dans le bain.

Ordonner des *bains chauds simples à 40° et 45°*, tous les 2 jours pendant des mois (immédiatement après le bain, le malade se mettra au lit pour favoriser la sudation).

Dans les formes modérément intenses, conseiller les *bains de vapeur simples* (20 à 25 bains de vapeur, trois par semaine, tous les 3 ou 4 mois), les *bains de vapeur térébenthinés*, les *fumigations de baies de genièvre*, les *bains d'air chaud et sec*, les *bains de sable chaud* (48° à 50°).

Localement, employer les *révulsifs*, et les *résolutifs* (badigeonnages de teinture d'iode, vésicatoires volants, ignipuncture).

| ℞ Essence de wintergreen<br>Huile d'olives | āā 100 gr |
|---|---|

Faire des frictions sur le membre malade puis le recouvrir d'une épaisse couche de ouate (l'essence de wintergreen contient 90 p. 100 environ de salicylate de méthyle)

**Contre l'atrophie musculaire** : recourir à l'*electrothérapie* (courants continus ou faradiques).

Eaux thermales :

*Rhumatisme chronique avec ou sans gravelle,* mais sans complication de goutte . eaux d'une haute thermalité ; Aix-en-Savoie.

Chez les *sanguins :* Vichy, Vals, Mont-Dore.

Chez les *scrofuleux* et les *lymphatiques :* La Bourboule.

Chez les *debilites :* Uriage, Saint-Honoré, Loueche, Bagneres-de-Luchon, Barèges, Montmirail, Royat, Saint-Nectaire.

Chez les *nevropathes :* Néris, Lamalou.

*En cas de deformations articulaires et de rhumatisme musculaire opiniâtre :* Bourbonne, Bourbon-Lancy, Bourbon-l'Archambault.

*Quand tout phenomene inflammatoire a disparu* . Boues de Dax, et de Saint-Amand, Barbotan, Aix-la Chapelle, Louèche, Toeplitz, Baden-Baden, Wiesbaden.

**R. SCARLATIN.**

Voy. *Scarlatine.*

**R. SYPHILITIQUE** (periode secondaire).

*Traitement antisyphilitique specifique :* insister sur l'*iodure de potassium,* pour calmer les douleurs.

**R. TUBERCULEUX.**

Donner contre la fièvre la *cryogenine* à la dose de 50 cgr. à 1 gr. par jour.

Recourir a la *revulsion* sous toutes ses formes.

Si l'epanchement intra-articulaire est abondant, pratiquer la *ponction evacuatrice.*

Prescrire une *medication tonique generale* et, en cas de chronicite, les *cures thermales* aux eaux de Salies-de-Bearn, de Biarritz, de Bourbon-l'Archambault et de Dax.

Voy. *Arthrite tuberculeuse.*

## RHUME DES FOINS

Voy. *Asthme des foins.*

## RIGIDITÉ DU COL

Voy. *Dystocie uterine*

## ROUGEOLE

**R. RÉGULIÈRE ET BÉNIGNE.**

*Isoler* le malade (20 jours) dans une *chambre vaste et bien aérée;* maintenir la température constamment a 17° ou 18°. Eviter les courants d'air et tenir le malade bien couvert dans son lit, même les bras, jusqu'a ce que l'exantheme soit bien sorti et pendant toute sa duree. Prendre les précautions de *desinfection* indiquees a *Fievres eruptives.*

*Traitement presque nul*, prescrire le *regime lacte,* les aliments liquides, le bouillon, les boissons acides, l'eau coupée de vin et les tisanes (bourrache).

Donner à boire au malade, abondamment, aussi souvent qu'il le desire ; au début donner de préférence des boissons chaudes, si possible.

En cas de constipation, *purgation*, mais éviter de purger le malade au début de la maladie.

Donner des *bains tièdes* à 32° et 35°.

Au début de la rougeole, comme pendant toute la durée de la maladie, s'efforcer de préserver le malade des infections secondaires ; observer pour cela rigoureusement les règles de l'antisepsie. faire de *grands lavages de la bouche et du nez*, avec des solutions faiblement antiseptiques (eau boriquée, acide phénique a 1 p. 200, acide salicylique a 1 p 1000), puis instiller dans chaque narine, matin et soir, V gouttes du melange suivant :

| ℞ Menthol | } āā 30 cgr |
|---|---|
| Camphre | |
| Huile d'amandes douces | 10 cc. |

(Herzen)

Pratiquer des *lavages oculaires* répétés, avec la solution boriquée et, chez les petites filles, des *lavages de la vulve*, avec une solution de sublimé a 1 p. 4000, de permanganate de potasse a 1 p. 2000, de chinosol a 1 p. 1000, ou d'aniodol a 1 p 3000.

**En cas de toux violente, d'oppression, de catarrhe bronchique très accusé** : donner un *vomitif*.

℞ Poudre d ipeca .. 50 cgr a 1 gr

En 3 paquets, a prendre a 5 minutes d'intervalle dans un peu d eau sucree.

Ordonner en outre les *revulsifs :* ventouses sèches, cataplasmes sinapises.

Recourir a la *balneation tiede methodique* (voy. *Bronchopneumonie*) ou *aux enveloppements humides permanents du thorax*.

Prescrire l'*aconit*, la *belladone*, la *jusquiame*, la *codeine* et les *expectorants :*

| ℞ Extrait de jusquiame | 5 cgr. |
|---|---|
| — de belladone | 1 — |
| Sirop de tolu | 30 gr. |
| Eau distillee | 70 — |

1 cuilleree à cafe d'heure en heure (Comby)

| ℞ Teinture de racines d'aconit. | } āā V gouttes |
|---|---|
| — de jusquiame. | |
| Elixir parégorique. | |
| Infusion de polygala | 70 gr |
| Sirop de tolu | 30 — |

1 cuilleréo a cafe toutes les heures (Herzen)

Chez les enfants de six à dix ans :

| ℞ Alcoolature de racines d'aconit | X a XX gouttes |
|---|---|
| Extrait thébaïque. | 2 a 3 cgr. |
| Sirop d'ether | 10 à 20 gr |
| Potion gommeuse. | 60 — |

Par cuillerées à café

**En cas de congestion pulmonaire ou de bronchopneumonie** : voy. ces articles.

**En cas de diarrhée** : *bismuth, astringents, antiseptiques internes* (benzonaphtol).

**Dans tous les cas**, soutenir les forces du malade par la *medication alcoolique :*

| ℞ Cognac | 15 à 30 gr. |
|---|---|
| Julep gommeux.. | 80 — |

1 cuilleree a cafe d'heure en heure (2 a 4 ans)

Favoriser la sortie de l'eruption à l'aide des *tisanes chaudes*, des *bains tièdes* à 23° ou des *enveloppements humides* de tout le corps, laissés en place pendant 6 à 8 heures (Herzen).

℞ Infusion de bourrache. 950 gr.
Sirop de fleurs d'oranger 50 —
Ammoniaque . . . . X gouttes
A boire dans la journée.

℞ Acetate d'ammoniaque. . 2 gr.
Alcoolat de cannelle . . . . 4 —
Julep gommeux . . . . 100 —
1 cuillerée à café d'heure en heure (Comby)

Favoriser l'élimination des toxines à l'aide des *boissons abondantes*, des *purgatifs doux* répétés tous les 3 jours, et à l'aide de *lavements* d'eau bouillie et refroidie à la température de 20° (300 cc à 1 litre, selon l'âge du malade), administrés tous les jours, matin et soir (Herzen).

**En cas de conjonctivite simple** : faire des lavages à l'aide d'une *solution boriquée*; applications répétées de *compresses*, trempées dans la même solution, et instillations de quelques gouttes d'un *collyre au borax*.

℞ Eau distillée 20 gr
Borax . . . . 10 cgr
Laudanum de Sydenham III gouttes

**En cas de conjonctivite persistante avec sécrétion muco-purulente** : pratiquer des *lavages boriqués chauds*, répétés plusieurs fois par jour et des attouchements avec un pinceau trempé dans une *solution de nitrate d'argent* à 1 ou 2 p. 100 (voy. *Conjonctivites*).

**En cas de lésions cornéennes** : instiller sur l'œil malade I ou II gouttes d'un collyre à l'*atropine*.

**R. A FORME SUFFOCANTE.**

**Contre la congestion pulmonaire** (dilatation suraiguë du cœur) : application de *ventouses*, de *sinapismes*. *Enveloppements humides permanents du thorax*.

Prescrire l'*acetate d'ammoniaque* et l'*ether* :

℞ Acetate d'ammoniaque... . 4 gr.
Sirop de punch. . . . . . 50 —
Julep gommeux... . . . . . . 100 —
1 cuillerée à dessert toutes les heures.

Pratiquer des injections sous-cutanées de *caféine* (4 cgr., 3 à 5 fois par jour). Ordonner des inhalations d'*oxygène*.

**R. MALIGNE** (hyperthermie, phénomènes ataxiques, adynamie, convulsions, délire).

Recourir au *traitement balnéothérapique* : balnéation tiède (30°) ou froide (20° à 25°).

Si l'entourage s'oppose à la balnéation, employer le *drap mouillé*.

Ne pas se guider, pour instituer le traitement balnéothérapique, sur la courbe thermique, mais bien sur l'état général.

**En cas de température élevée coïncidant avec l'existence d'une bronchite étendue** : voy. *Bronchite aiguë*, *Bronchopneumonie*.

Se guider sur le thermomètre dans l'application des bains froids, que l'on terminera par des affusions d'eau froide sur la colonne vertébrale et la poitrine.

**En cas de bronchite capillaire** : voy. cet article.

Se servir d'*enveloppements*

*humides froids*, en observant les règles suivantes : 1° laisser les bras libres, appliquer des linges humides sur le thorax et le dos, en enveloppant les pieds et les jambes de linges secs et chauds ; 2° ne jamais gêner l'amplitude des mouvements respiratoires par une constriction provenant des linges humides ; 3° ne pas insister sur la soustraction de chaleur, dès que les inspirations deviennent profondes et moins nombreuses (v. Jurgensen).

**En cas de sténose laryngée avec toux aboyante** : faire autour du cou des *enveloppements de Priessnitz* (trois en 24 heures), avec de l'eau aussi chaude que la peau peut la supporter.

Si les accidents de stenose augmentent, recourir aux *bains chauds*, même en cas d'hyperthermie, de 15 a 20 minutes de durée, avec frictions énergiques dans le bain. Si le visage se congestionne, pratiquer des affusions d'eau froide ou mettre la vessie de glace sur la tête (v. Jurgensen).

**En cas d'état soporeux, de délire, de convulsions** : recourir aux *affusions froides* à 15° au maximum de 2 minutes de duree, en insistant surtout sur l'affusion dirigee vers la tête et la nuque

Si les resultats sont insuffisants, s'adresser aux *bains froids* de 20° a 25° de 5 minutes de durée pour commencer, avec affusion d'eau plus froide sur la tête.

Pour éviter la parésie cardiaque, donner du vin avant et apres le bain (v. Jurgensen).

**En cas d'hypothermie** diriger un *jet d'eau aussi froide que possible, d'un centimètre de diamètre sur la region de la moelle allongee.* Répéter une dizaine de fois ces affusions avec intervalle de 15 a 20 secondes. Eviter de mouiller la poitrine.

Une fois la respiration améliorée et la température montée, donner des *bains chauds prolonges* de 38° a 40°, avec frictions énergiques dans le bain (v. Jurgensen).

Administrer, selon le besoin, la *digitale*, la *strychnine* et pratiquer des *injections sous-cutanees de cafeine.*

**Contre le délire et les convulsions** : insister avec la *balneation tiede.*

Prescrire l'*antipyrine* associée au *bromure de potassium*, en potion, ou bien :

| | | |
|---|---|---|
| ℞ | Hydrate de chloral . . | 50 cgr |
| | Teinture de musc ... | XX gouttes |
| | Eau de tilleul. . . | 80 gr |
| | Sirop de fleurs d'oranger . . . . | 20 — |

1 cuilleree a cafe toutes les 1/2 à 1 heure (enfants de 5 a 6 ans)

**Pendant la convalescence** . soigner la bronchite chronique, l'adenopathie bronchique, craindre la tuberculose pulmonaire.

Prescrire un *regime tonique*, de l'*huile de foie de morue*, du *fer*, du *cacodylate de soude*.

En cas de bronchite persistante, ordonner le *creosotal* a la dose de 3 a 6 gr par jour (enfants), ou le *carbonate de gaiacol* .

| | | |
|---|---|---|
| ℞ | Carbonate de gaiacol | 5 à 10 cgr. |
| | Sucre en poudre | 25 — |

Pour 1 prise 6 par jour (Herzen)

Séjour au *Mont Dore*, à *La Bourboule*, à *Challes*.

## RUBÉOLE

*Séjour en chambre* ou *au lit* pendant 8 à 10 jours.

Eviter les sorties prématurées, surtout par un temps froid.

*Diète liquide :* boissons rafraîchissantes et lait, pendant la durée de l'éruption, s'il n'y a pas de fièvre, permettre une alimentation plus substantielle.

*Lavages des yeux* à l'eau boriquée.

**Contre la fièvre** : *antipyrine, quinine.*

**A la fin de la maladie** : *bains tièdes savonneux.*

Purgatif, si besoin.

## RUPTURES

**R. DU CORDON OMBILICAL.**

Pendant l'accouchement (déchirure de la tige funiculaire ou d'un vaisseau au cas d'insertion vélamenteuse) : se hâter de faire l'*extraction*, soit à l'aide du forceps, soit au moyen de la version.

**R. DE GROSSESSE TUBAIRE.**

Voy. *Grossesse extra-utérine, Hématocèle pelvienne.*

**R. PRÉMATURÉE DE LA POCHE DES EAUX.**

Prescrire le *repos au lit*, des *toilettes vulvaires*, quelques rares *injections vaginales* et un *pansement* (coton aseptique) appliqué sur les organes génitaux externes.

**En cas de procidence du cordon ombilical** : voy. ce paragraphe.

**En cas de souffrance du fœtus** : voy. ce mot.

**R. DE L'UTÉRUS** (pendant le travail).

Dans tous les cas où **la rupture utérine est imminente** (distension du segment inférieur, anneau de contraction visible et très haut, ligaments ronds tendus facilement palpables, palpation douloureuse, pouls et respiration rapides), *procéder immédiatement à l'accouchement :* pratiquer la crâniotomie, la crânioclasie, l'embryotomie rachidienne, la symphyséotomie, et, dans une clinique ou un hôpital, l'opération césarienne, mais se garder de faire la version (voy. *Dystocies, Hydrocéphalie du fœtus, Pelvivicíations, Présentations, Rigidité du col*).

**R. incomplète.**

**Fœtus dans l'utérus** *extraction* manuelle (version podalique interne) ou instrumentale (forceps) par les voies naturelles.

Si l'on ne peut pas pratiquer ces deux opérations (version ou forceps), recourir à l'*embryotomie céphalique* (perforation de la tête).

Faire suivre l'extraction du fœtus par la *délivrance artificielle* et terminer l'intervention par un *lavage soigné des organes génitaux externes et du vagin,* par un *tamponnement utéro-vaginal* à la gaze iodoformée qu'on retirera après 36 à 48 heures, et par l'application d'un large *bandage de corps compressif*.

R. complète

**Fœtus en partie ou en totalité dans la cavité péritonéale** recourir à la *laparotomie*, extraire le fœtus et pratiquer la suture de la plaie utérine, précédée, en cas d'hémorragie, de la ligature de l'artère utérine.

Si la femme a été infectée, extirper l'utérus.

Dans certains cas de rupture complète (bassin peu rétréci, fœtus peu volumineux), préférer l'*extirpation de l'utérus d'emblée* par voie vaginale, suivie de l'extraction du fœtus par la brèche vaginale (v. Braun).

## SABLOSE INTESTINALE

Voy. *Lithiase intestinale*.

## SALIVATION MERCURIELLE

Voy. *Ptyalisme, Stomatite mercurielle*.

## SALPINGITES

S. AIGUE.

*Repos absolu* au lit dans la position horizontale pendant au moins 8 à 10 jours; application de la *vessie de glace* en permanence sur l'hypogastre, *émissions sanguines locales* (ventouses scarifiées, sangsues), *onctions calmantes* avec :

| ℞ | | |
|---|---|---|
| Chloroforme. . . . . | } ãã 10 gr. | |
| Laudanum. . | | |
| Baume tranquille . . . | 60 — | |
| | (Herzen) | |

Eviter les frictions, ne pas répéter inutilement l'examen gynécologique.

Dans tous les cas, ordonner les *injections vaginales antiseptiques* avec le moins de pression possible.

*Régime lacté*, aliments liquides.

Administrer des *purgatifs légers* (salins); pas de drastiques.

**Contre la fièvre** *antipyrine*, *pyramidon, phénacétine, lactophénine*, *quinine*.

**Contre les douleurs** ordonner l'*extrait thébaïque*, en pilules à la dose de 5 à 10 cgr. par jour ou bien prescrire des *lavements calmants* (laudanum, chloral), ou des *suppositoires calmants* (dionine, 2 à 3 cgr., extrait thébaïque, 2 à 3 cgr.).

| ℞ | |
|---|---|
| Antipyrine . . . . . | 1 gr. 50 |
| Laudanum de Sydenham . . . . | XXV gouttes |
| Eau tiède . . . . | 60 gr. |

Pour 1 lavement : 2 par jour (Herzen)

Voy. *Péritonite aiguë* : dans le cas de péritonite génitale aiguë. *Pelvipéritonite*.

**En cas de suppuration**, d'abcès faisant saillie dans le vagin (*salpingite suppurée*), intervenir par l'*incision vaginale* (colpotomie ou incision du cul-de-sac postérieur).

**Dans les cas urgents**, dans

les cas de vastes salpingites suppurées avec pelvi-péritonite : pratiquer la *laparotomie.*

Voy. *Abces pelviens, Pelvi-péritonite.*

Combattre l'intoxication septique a l'aide d'injections sous-cutanées ou rectales (en cas d'affaiblissement cardiaque) de *serum artificiel.*

**En cas d'amélioration** (8 a 10 jours après le debut) : permettre a la malade de s'asseoir dans son lit, et même de passer une partie de la journée sur une chaise longue.

Faire appliquer, pendant la nuit et pendant la journee, des *maillots chauds* couvrant toute la région hypogastrique et la partie supérieure des cuisses.

Recourir aussi à la révulsion a l'aide de *pointes de feu.*

Administrer les *toniques* (fer, arsenic, cacodylate de soude, glycerophosphates, kola).

*Alimentation reconstituante.*

Voy. *S. chronique catarrhale ou parenchymateuse.*

**S. CHRONIQUE.**

**En cas de salpingite chronique avec rétention de liquide sereux ou purulent dans la trompe, ou en cas de persistance de noyaux douloureux rendant la vie active impossible** : recourir a la *laparotomie,* suivie d'extirpation d'un ou des deux annexes (salpingectomie par voie abdominale), enlevant dans ce dernier cas l'utérus en même temps par la voie abdominale.

Faire la *salpingectomie par voie vaginale,* lorsque la tumeur se trouve dans l'espace de Douglas ou assez près des culs-de-sac lateraux, lorsqu'elle est relativement mobile et lorsque sa dimension n'est pas trop considerable, ou, dans la plupart des cas, lorsqu'il existe des adhérences assez étendues et des poches purulentes multiples, pratiquer l'*hysterectomie vaginale* (cette voie est plus aleatoire et plus grave que la voie abdominale).

Ne pratiquer la *ponction* avec ou sans incision du sac, selon que le contenu de la trompe est sereux ou purulent, que lorsque la tumeur se trouve dans la profondeur du bassin et repose sur les culs de-sac vaginaux.

**En cas de salpingite catarrhale ou parenchymateuse :** ordonner des *bains de siege* de 32° a 35°, additionnes soit d'un demi-litre d'eau mère, soit de 150 gr. de savon vert.

Pendant le bain, faire prendre à la malade une *injection vaginale* avec une dizaine de litres d'eau bouillie de 40° a 50°, sans grande pression.

Placer deux ou trois fois par semaine, dans le fond du vagin, un tampon de coton imbibe de *glycerine a l'ichtyol* a 10 p. 100, que la malade retirera apres 12 a 24 heures, ou bien recourir a l'emploi des *ovules* de glycerine solidifiee a l'ichtyol.

En même temps combattre la blennorragie, si elle existe, et traiter l'etat general.

Conseiller a la malade une *cure thermale* aux eaux de Salins, Salies-de-Béarn, Challes, Luchon, Royat, Néris, Luxeuil, Bex, Rheinfelden, Kreuznach.

Ne pas recourir, en général, au massage.

Dans les cas plus graves, rebelles aux médications précédentes, faire la *dilatation de la cavité utérine* avec des tiges de laminaire de calibre croissant, qu'on laisse 24 heures en place.

Pratiquer ensuite le *curettage utérin*, en grattant minutieusement les angles de l'utérus (danger de rupture de la trompe); terminer cette intervention par un *tamponnement utérin* à la gaze iodoformée, afin de drainer la cavité utérine. Renouveler ce pansement intra-utérin tous les jours, jusqu'à ce que le col se soit resserré, en le faisant précéder d'un lavage de la cavité utérine.

Pratiquer aussi des injections intra-utérines de *teinture d'iode*, et continuer l'*antisepsie intra-utérine* par l'introduction dans l'utérus de crayons d'iodoforme, de sublimé, de salol, etc. (voy. *Antisepsie gynécologique*, *Métrite du corps de l'utérus*).

Dans certains cas, lorsqu'il existe de la métrite avec péri et paramétrite, recourir aux *injections intra-utérines de la solution de Grammatikati*, en se servant de la seringue de Braun :

| ℞ | | |
|---|---|---|
| Alumnol. . . . . . | | 2 gr. 50 |
| Teinture d'iode | } ãã | 25 — |
| Alcool . . . . . | | |

## SARCOCÈLES

**S. SYPHILITIQUE.**

Voy. *Orchite syphilitique*.

**S. TUBERCULEUX.**

Voy. *Orchite tuberculeuse*

## SATURNISME

**S. AIGU.**

Voy. *Empoisonnement par le plomb*.

**S. CHRONIQUE**

Prescrire le *régime lacté*, plus ou moins absolu, selon les cas.

Administrer les *purgatifs salins* (sulfate de soude ou de magnésie) et les *purgatifs cholagogues*; donner l'*iodure de potassium* (10 p 300, une cuillerée à chaque repas, pendant 20 jours par mois).

Faire prendre des *bains sulfureux*, suivis de lavage avec une solution d'acide chlorhydrique à 20 p. 100 et de savonnage, afin d'enlever l'enduit sulfureux, et des *bains de vapeur*.

Traiter les liserés plombiques à l'aide d'applications locales d'*acide chlorhydrique dilué*.

Favoriser les fonctions de la peau en ordonnant le *jaborandi*.

Combattre l'anémie par l'*iodure de fer*.

Chez la femme, *défendre l'allaitement*.

Voy. *Colique de plomb*, *Encéphalopathie saturnine*, *Goutte saturnine*, *Paralysie saturnine*.

## SATYRIASIS

Éviter la continence trop prolongée, réprimer la masturbation.

Défendre la lecture de livres obscènes, supprimer les causes d'irritation locale (oxyures, eczema du scrotum, herpes génital).

Combattre l'irritabilité génitale : voy. *Neurasthenie genitale.*

Donner les *bromures alcalins,* le *camphre,* le *bromure de camphre;* prescrire les *hypnotiques.*

Recourir aux *bains de siege a eau courante tiede,* de 2 a 3 minutes de duree, suivis d'une douche generale tiède, dirigée principalement sur la colonne vertébrale (Beni-Barde et Materne).

## SCARLATINE

Traitement hygiénique.

*Isolement* du malade (40 jours). *Desinfection* des objets contamines (voy. *Fievres eruptives*)

*Aeration* de la chambre; maintenir une *temperature constante* (18°).

*Eviter avec soin tout refroidissement,* même dans les 3e, 4e et 5e semaines, lorsque le malade parait déja tout a fait bien.

Donner chaque jour un *bain tiede* (32° à 35°), a l'enfant comme a l'adulte.

Prevenir les infections secondaires avec leurs complications, en instituant une *antisepsie rigoureuse* de la surface cutanée à l'aide des *bains tiedes,* des muqueuses oculaires, en faisant des *lavages avec la solution boriquee* et des cavités buccale, nasale et pharyngee, en prescrivant les grands lavages, répétés trois fois par jour, avec de l'*eau bouillie* additionnee de quelques gouttes du mélange suivant

| ℞ | | |
|---|---|---|
| Essence de menthe | | 50 cgr. |
| Thymol | | 2 gr. |
| Acide benzoique | | 2 — |
| Essence d eucalyptus | | 30 — |
| Alcool a 90° | Q S p | 250 — |

En outre, instiller dans chaque narine, matin et soir, V gouttes du melange suivant.

| ℞ | |
|---|---|
| Menthol | ãã 30 cgr. |
| Camphre | |
| Huile d'amandes douces | 10 gr. |

(Herzen)

Chez les petites filles et les femmes, pratiquer la *toilette vulvaire et vaginale,* à l'aide de lavages et d'injections avec des solutions de sublimé a 1 p. 2000, de permanganate de potasse à 1 p. 2000, d'aniodol a 1 p. 3000, ou de chinosol à 1 p. 1000.

Conseiller au malade de se moucher en n'*obturant qu'une seule narine.*

Régime : *regime lacte absolu pendant la periode febrile* (2 à 3 semaines au moins).

Recommander au malade de boire abondamment, aussi souvent qu'il le désire. eau fraiche (bouillie), tisanes (bourrache); boissons acides, limonade citrique ou tartrique, cafe, eau vineuse.

Ne pas donner de bouillon de bœuf avant la 4e ou la 5e semaine.

Traitement médicamenteux :

**Contre l'angine scarlatineuse** (erythémateuse ou pseudo membraneuse) : pratiquer des *irrigations boriquees* (3 p. 100) ou *salicylees* (2 p. 1000) ou de *liqueur de Labarraque* a la dose de 58 gr. pour un litre d'eau bouillie (Roux) ; ordonner des gargarismes et des lavages des cavités buccale et pharyngienne avec une solution de *trichlorure d'iode* à 1 p 1000 (Herzen) ; faire des *badigeonnages* 3 à 4 fois par jour avec de la *glycerine phéniquée* à 3 p. 100, ou bien avec.

| | | |
|---|---|---|
| ℞ Acide phénique<br>Camphre | } āā | 1 gr. |
| Glycerine | | 20 — |

| | |
|---|---|
| ℞ Bichlorure d'hydrargyre | 5 cgr. |
| Ichtyol | 5 gr. |
| Eau distillée | 100 — |
| | (Baginsky) |

| | | |
|---|---|---|
| ℞ Camphre<br>Menthol | } āā | 10 gr. |
| | | (Roux). |

Employer aussi le *jus de citron.*

Ou bien recourir aux *insufflations* du mélange suivant :

| | | |
|---|---|---|
| ℞ Sozoiodol<br>Soufre sublimé lavé | } āā | 10 gr. |
| | | (Baginsky) |

Prescrire en outre le *chlorate de potasse* à l'intérieur.

| | |
|---|---|
| ℞ Chlorate de potasse | 75 cgr. à 1 gr. |
| Sirop de mûres | 30 — |
| Hydrolat de laitue | 60 — |

Par cuillerée à café, dans la journée (enfants) (Roger)

Dans les cas graves, pratiquer des injections de *serum antistreptococcique de Marmorek.*

**Si une angine pseudo-membraneuse apparaît tardivement** . pratiquer l'examen bactériologique des fausses membranes et faire des *injections de serum antidiphtérique,* quand le bacille de Loffler est en cause.

**Contre la fièvre** . donner la *quinine,* l'*antipyrine,* l'*acétopyrine ;* ne pas abuser des antithermiques, ils favorisent le collapsus, affaiblissent l'action cardiaque, diminuent la diurèse.

Préférer les *lotions froides,* les *enveloppements froids* ou les *bains froids,* pratiqués à partir du moment de l'invasion jusqu'à la diminution des symptômes généraux : aussitôt que la température rectale atteint 40° et si la peau est chaude au toucher, donner un bain à 20° de 5 minutes de durée, s'il s'agit de jeunes enfants, et de 15°, chez les adolescents. Dans les cas légers, prescrire un bain toutes les 4 ou 5 heures (v. Jurgensen).

Dans tous les cas, favoriser l'élimination des toxines à l'aide des *purgatifs doux,* répétés tous les trois jours, des *boissons abondantes* et des *lavements* d'eau bouillie et refroidie à 20° (300 cc. à 1 litre, selon l'âge du malade) administrés méthodiquement matin et soir (Herzen)

**En cas d'agitation et d'insomnie** · employer les *bromures,* le *chloral,* l'*hedonal,* l'*hydrate d'amylene,* la *codeine* et le *narcyl* à petites doses.

| | | |
|---|---|---|
| ℞ Hydrate de chloral | | 50 cgr. |
| Teinture de musc. | | X à XX gouttes |
| Sirop de menthe<br>Eau distillée | } āā | 30 gr. |

1 cuillerée à café d'heure en heure (enfants)

Recourir de préférence à la *balnéation tiède.*

**Pendant la grossesse.**

En cas d'albuminurie gravidique préexistante *interrompre la grossesse.*

Sérumthérapie.

*Serum antiscarlatineux de*

*Moser :* injecter une dose unique de 30 à 100 cc.

**S. MALIGNE ET COMPLIQUÉE** (hyperthermie, délire, carphologie).

Recourir au *traitement balnéothérapique :* employer les *bains froids* à 20° ou 25°, de 5 à 15 minutes de durée, répétés 4 à 10 fois par jour (un bain toutes les 2 heures), en surveillant attentivement le cerveau et le cœur.

Les bains froids sont contre-indiqués en cas de collapsus, de faiblesse du cœur résistant à l'action des toniques, de myocardite appréciable, de gêne respiratoire provenant d'une sténose des voies aériennes, d'hémophilie, d'hémorragies, d'epistaxis, de néphrite, d'arthrite.

Donner aussi des *bains tièdes progressivement refroidis.*

Si l'entourage s'oppose à la balnéation, employer le *drap mouillé,* ou bien faire des *lotions froides* avec de l'eau pure ou de l'eau vinaigrée.

**En cas d'obnubilation du sensorium** (même avec température basse) placer le malade dans un *bain chaud* et faire des *affusions d'eau très froide sur la tête* et sur la nuque.

**En cas de convulsions :** donner un *bain chaud* (34°) de 10 à 15 minutes de durée, terminé par une *affusion froide sur la tête.*

S'abstenir de narcotiques, appliquer des *sangsues* derrière les oreilles et, si nécessaire (forme toxique), pratiquer une *saignée.*

**Si, malgré la fièvre élevée, la peau est froide au toucher :** donner un *bain chaud* à 40° pendant 10 minutes, avec *frictions* énergiques dans le bain.

Relever la tonicité cardiaque, en administrant du *vin* ou en faisant des *injections de camphre* (huile camphrée à 10 p. 100, 1 à 2 seringues à la fois, selon l'âge du malade).

Si la peau s'échauffe, faire quelques rapides *affusions froides* après le bain chaud (v. Jurgensen).

Prescrire, particulièrement dans la scarlatine maligne, les *boissons abondantes* et les *diurétiques* (tisanes), pour faciliter l'élimination des toxines.

Dans quelques cas, pratiquer des *injections sous-cutanées d'eau salée* à 7 p. 1000 (sérum artificiel), soit à petites doses souvent répétées, soit à doses massives (1/2 litre à la fois et par jour, chez un enfant de 10 à 12 ans).

**Contre les phénomènes ataxiques, et pour favoriser l'éruption**. recourir aux *enveloppements humides* de tout le corps ; ordonner le *carbonate* ou l'*acétate d'ammoniaque*, dans le premier cas associé au *musc.*

| | | |
|---|---|---|
| ℞ | Musc | 20 cgr. |
| | Carbonate d'ammoniaque | 1 gr. |
| | Sirop simple | 40 — |
| | Eau distillée | 80 — |

4 à 6 cuillerées à café par jour, enfants (Descroizilles)

| | | |
|---|---|---|
| ℞ | Musc | 1 gr |
| | Carbonate d'ammoniaque | 3 — |
| | Gomme arabique | 5 — |
| | Eau de cannelle | 150 — |
| | Sirop d'écorces d'oranges | 50 — |

1 cuillerée à soupe toutes les heures (adultes)

**Contre la tendance au collapsus, le pouls faible**. pas de bains froids ; donner la *digitale*, le *strophantus*, la *strychnine*, pratiquer des injections sous-cutanées de *caféine*, de *spartéine* et d'*éther*.

℞ Teinture de digitale XV gouttes
Oxymel scillitique . 15 gr
Sirop simple . . . . 45 —
Eau de laitue . . . 90 —

1 cuillerée à café de 2 en 2 heures (enfants de 10 à 15 ans) (Roger)

℞ Teinture de strophantus à 1 p. 20 } āā X gouttes
Liqueur ammoniacale . . . . }
Eau distillée . . . . 60 gr.
Sirop d'éther . . . . . . 10 —

1 cuillerée à café de 2 en 2 heures (enfants de 10 à 12 ans).

Chez l'adulte.

℞ Teinture de noix vomique } āā 5 gr.
— de strophantus }

X gouttes, 3 à 4 fois par jour.

℞ Teinture de strophantus . . 5 gr
Liqueur d'Hoffmann } āā 10 —
— ammoniacale anisée }

XXV gouttes 4 fois par jour (Herzen).

℞ Camphre . . } āā 2 gr
Éther sulfurique . . . }
Huile d'amandes douces Q S p. 10 cc

Injecter 3 cc. par jour (Herzen)

Administrer méthodiquement, matin et soir, une injection rectale de *serum artificiel* (300 cc. à 1 litre, selon l'âge) (Herzen)

**En cas de néphrite (albuminurie et anasarque)** : recourir à la *revulsion* sur les reins et aux *emissions sanguines* (ventouses scarifiées, sangsues).

Continuer le *régime lacté absolu et exclusif*

Administrer les *diurétiques* : digitale, caféine, théobromine, agurine, scille.

℞ Agurine . 20 cgr.
Sucre . . . . . 2 gr 50
Cognac . . . . . . . 5 —
Eau distillée . . . . 60 —

1 cuillerée à café toutes les heures (enfants de 6 ans) (Herzen)

℞ Sel de nitre . . . 3 gr
Sucre pulvérisé . 50 —
Essence de citron . IV gouttes

Pour 1 litre d'eau boire 1/2 grand verre de cette *tisane nitrée*, 2 fois par jour (enfants)

Donner des *tisanes diurétiques* ; faire boire une bouteille d'*eau d'Evian ou de Vittel additionnée de 30 gr. de lactose*,

Pratiquer l'*antisepsie intestinale* (benzonaphtol), prescrire les *purgatifs salins* et *drastiques* (eau de-vie allemande, calomel, scammonée, jalap) et faire méthodiquement, matin et soir, une *injection rectale d'eau bouillie* (300 cc. à 1 litre, selon l'âge) (Herzen).

Prescrire aussi

℞ Alcoolature d'aconit X gouttes
Acide tannique 20 cgr
Julep gommeux . . 100 gr

1 cuillerée à dessert toutes les 2 heures (enfants de 5 à 6 ans) (Roger).

Voy. *Néphrite aiguë*.

Recourir au *traitement hydrothérapique* suivant : donner des *bains chauds* à 39° de 15 minutes de durée, avec *enveloppement consécutif* dans un linge trempé d'eau chaude et par dessus une ou plusieurs couvertures de laine. Laisser le malade ainsi enveloppé pendant 1 à 2 heures, en lui donnant abondamment à boire des liquides chauds, puis l'essuyer avec des linges chauds et secs.

Dans les cas graves, intervenir de la sorte deux fois par jour ; augmenter insensiblement la température du bain jusqu'à 41° et laisser le malade pendant une heure dans la baignoire (v. Jurgensen).

**Contre l'hydropisie post-**

**scarlatineuse non albuminurique** (due a l'affaiblissement du cœur, a l'hyposystolie et a des troubles de nutrition des capillaires) : prescrire un *régime reconstituant* (lait, œufs, vins généreux), le *repos* relatif et les injections de *cafeine* ou de *sparteine associee à la strychnine*, pour faciliter l'effet diurétique.

℞ Sulfate de strychnine.. .. 20 mgr.
— de sparteine 80 cgr.
Eau sterilisee . . Q S p 20 cc

Adultes 1 seringue de Pravaz, 2 fois par jour

Enfants 1/5 a 1/3 de seringue de Pravaz, 2 fois par jour (Heizen).

**Contre l'hématurie et la scarlatine hémorragique** : donner l'*acide gallique*, le *tanin*, le *perchlorure de fer*, la *ferropyrine*, l'*ergotine* et la *quinine*.

℞ Acide gallique ..... 1 gr.
Sirop de fleurs d'oranger .. 30 —
Eau distillee. ... . 80 —

1 cuillerce a cafe d'heure en heure (enfants) (Comby).

Ou mieux prescrire, dans la forme hemorragique, la *gelatine* (5 a 10 gr. en potion), le *chlorure de calcium cristallise* (4 a 6 gr. en potion).

Voy. pour les formules : *Purpura hemorragique* et *Variole*.

**Au moment de la desquamation** : faire prendre des *bains tiedes* repetés, avec savonnage (savon à la résorcine, à l'acide phénique, au sublimé), et pratiquer des *onctions* avec de la vaseline boriquée ou salolee.

**En cas de rhumatisme scarlatin** : conseiller le *sejour prolonge au lit* ; pratiquer l'*enveloppement des articulations* avec de la ouate.

Prescrire le *salicylate de soude*, à la dose de 2 à 6 gr. (excepté s'il y a néphrite), le *salol*, la *salipyrine*, le *salophene*, l'*asaprol*, l'*aspirine* (voy. *Rhumatisme articulaire aigu*).

S'il se développe une arthrite purulente, recourir a l'*intervention chirurgicale*.

## SCIATIQUE

Voy. *Nevralgies*

### S. RÉCENTE AIGUE.

*Repos absolu.*

Localement : recourir aux *emissions sanguines*, sous forme de sangsues, ou mieux de ventouses scarifiees appliquees au-dessous du pli fessier, dans le creux poplité et au niveau du mollet.

Application d'*acide chlorhydrique concentre* sur le trajet du nerf au niveau des points douloureux, répétee tous les 2 ou 3 jours, ou de *vesicatoires successifs* sur le membre malade, ou bien de *vesicatoires en forme de longues lanieres* a la partie postérieure de la jambe malade.

Pratiquer, sur le trajet du nerf, des injections profondes de *chloroforme* ou de *chlorhydrate de cocaine*, faites au niveau des points douloureux (1 a 3 cgr.), ou du melange suivant

℞ Gaiacol cristallise . . 4 gr.
Menthol ... . 1 —
Chloroforme . .. . . 6 —

Injecter 1 cc a la fois, 2 fois par jour

Recourir aussi aux injections

locales d'*eau stérilisée* (Potain, Dieulafoy) ou d'*air* (Cordier).

Voy. *Névralgies* : traitement symptomatique, en cas de névralgies rebelles.

Utiliser aussi la *congélation* à l'aide de pulvérisations de chlorure de méthyle employées avec prudence pour éviter les escarres et les ulcérations.

Employer les *liniments calmants* ou *irritants* (voy. *Névralgies*), et les *applications chaudes*.

| | |
|---|---|
| ℞ Pommade stibiée | 40 gr. |
| Extrait de feuilles d'aconit. | 5 — |

(Debourge)

Ne pas conseiller le massage, ni l'électrothérapie, dans les cas à début brusque avec douleurs intenses.

**Si la sciatique est d'origine rhumatismale** donner le *salicylate de soude*, à la dose de 4 à 8 gr. par jour, en potion, associé à l'*aconit* (teinture de racines d'aconit, XXX gouttes), ou bien l'*aspirine* à la dose de 4 gr. par jour et la *salipyrine* à celle de 4 gr.

**Dans les autres cas** : prescrire l'*antipyrine*, la *phénacétine*, l'*exalgine*, la *lactophénine*, le *citrophène*, le *pyramidon*, l'*acétopyrine*, le *pyrosal*, la *rheumatine*, la *saloquinine* et la *quinine*.

Voy. *Névralgies*.

| | |
|---|---|
| ℞ Sulfate de quinine .. .. | 25 cgr. |
| Extrait thébaïque .. | 2 — |

Pour 1 pilule 3 par jour.

| | |
|---|---|
| ℞ Phénacétine ou citrophène. | 30 cgr |
| Chlorhydrate de quinine . | 25 — |

Pour 1 cachet 3 à 4 par jour (Herzen).

| | |
|---|---|
| ℞ Antipyrine. .. . | } ãã 50 cgr |
| Salol ..... .. | |

Pour un cachet 4 à 6 par jour.

Ou encore, donner le *bleu de méthylène*, à la dose de 30 à 60 cgr par jour, en pilules de 10 cgr. chacune.

**En cas de douleurs vives** : pratiquer des *injections de morphine* ou de *dionine* :

| | |
|---|---|
| ℞ Sulfate neutre d'atropine | 1 cgr. |
| Chlorhydrate de morphine | 20 — |
| Eau distillée de laurier-cerise . . . | 20 gr. |

Injecter 1 seringue de Pravaz, 2 à 3 fois par jour.

Ou bien de :

| | |
|---|---|
| ℞ Acide phénique cristallisé . | 40 cgr. |
| Chlorhydrate de morphine | 15 — |
| Eau stérilisée . . . . . | 20 cc. |

Injecter une seringue de Pravaz 2 fois dans les 24 heures (Herzen)

Recourir enfin aux *injections épidurales de cocaïne*, à la dose de 1/2 à 1 cgr.

**Après la période aiguë** : recourir à l'*électrisation* (courants induits faibles, à intermittences rares ; faradisation cutanée à l'aide du pinceau, ou bien courants continus descendants, pôle positif sur la région lombaire ou au niveau de la grande échancrure sciatique, pôle négatif promené sur le trajet du nerf ; séances de 5 à 10 minutes tous les jours ou tous les deux jours).

Voy. *Névrites*.

Ordonner aussi les *bains de vapeur*, les *bains simples* ou *térébenthinés*, le *massage*, l'*hydrothérapie* (douches chaudes) et une *cure thermale* aux eaux de Luxeuil, Néris, Royat, Vals, Bagnères-de-Bigorre.

**S. CHRONIQUE.**

Traitement causal (rhumatisme chronique, arthritisme, goutte, diabète, blennorragie, syphilis, alcoolisme, impaludisme, saturnisme, hydrargyrisme, arthrite sèche de la hanche, néoplasie).

**Dans les cas à début lent, à marche chronique avec douleur sourde** : recourir au *massage* et à l'*électrothérapie*. Employer les courants galvaniques de faible intensité, appliquer l'électrode négative à l'extrémité inférieure de la colonne lombaire et l'électrode positive dans une cuvette remplie d'eau dans laquelle plonge le pied du malade. Faire passer d'abord un courant très faible, que l'on augmente progressivement d'intensité, jusqu'à 8 ou 10 milliampères. Séances de 10 minutes de durée (voy. *Névralgies*).

**Contre l'atrophie musculaire** : avoir recours au *massage* et à l'*électrisation*.

Cure à *Aix-les-Bains*.

**Contre l'anesthésie cutanée et les paresthésies** : recourir à la *faradisation*, à l'aide du pinceau.

**Dans les cas rebelles** : Ne pas faire d'injections d'alcool ; employer les *injections intra-nerveuses de sérum stovaïné* ; repérer le nerf sciatique au voisinage de l'épine sciatique à un travers de doigt en dehors de l'union du tiers interne et des deux tiers externes d'une ligne allant de l'articulation sacro-coccygienne au bord du grand trochanter et injecter à ce niveau 40 à 50 cc. de liquide.

Pratiquer l'*élongation* du nerf à ciel ouvert ou sous-cutanée (par flexion forcée de la cuisse sur le bassin, la jambe tendue).

Ou bien pratiquer le *hersage* du nerf sciatique (dissociation des faisceaux nerveux avec un instrument mousse) (Gérard-Marchant).

**En cas de sciatique due à la compression du nerf sciatique ou à son irritation** par esquille, par exostose, par tumeur, ou par cicatrice, recourir au *traitement chirurgical*, variable suivant le cas.

**En cas de sciatique hystérique** : traitement général hygiénique et psychothérapique de l'hystérie ; recourir à l'application d'*aimants*, à l'*isolement* et à la *suggestion hypnotique*.

**En cas de sciatique syphilitique** (névrite radiculaire scléro-gommeuse ou gomme au voisinage du nerf sciatique) : prescrire le *traitement antisyphilitique mixte* (injections de biiodure de mercure de 8 à 12 mgr. et iodure de potassium à la dose de 3 à 4 gr. par jour).

## SCLÉRÈME DES NOUVEAU NÉS

Activer la circulation : donner des *bains chauds prolongés* à 37°, d'après la méthode de Winckel, des *bains chauds aromatiques* ou *sinapisés* (500 gr. de farine de moutarde pour un grand bain). Pratiquer des *frictions* excitantes.

Placer l'enfant dans une *couveuse ; gavage*.

Administrer les *stimulants diffusibles* (alcool, sels d'ammoniaque, éther, cannelle).

| ℞ Cognac | } ãã 10 gr. |
|---|---|
| Sirop d'éther | |
| Eau distillée de menthe | 40 — |

1 cuillerée à café toutes les 2 heures

Recourir au *massage* et à l'*électrisation*.

Voy. *Faiblesse congénitale, Œdèmes des nouveau-nés*

## SCLÉRITE

**Chez les rhumatisants et les goutteux** : traitement général, hygiénique, diététique et médicamenteux de la diathèse.

*Mettre au repos l'organe malade.*

Comprimer l'œil malade par un *tampon de coton sec*, surtout la nuit.

Collyre à l'*atropine*. *Massages* à travers la paupière.

*Pointes de feu* très serrées et nombreuses, mises avec le thermocautère (Trousseau).

## SCLÉROSES

**S. DES ARTÈRES.**

Voy. *Artériosclérose*.

**S. DU CŒUR.**

Voy. *Asystolie, Myocardite chronique*.

**S. DU CERVEAU** *(porencéphalie, sclérose infantile lobaire, primitive)*.

**Période aiguë.**

Appliquer un *vésicatoire* à la nuque, la *vessie de glace* sur la tête.

Administrer un *purgatif drastique* (calomel, jalap, eau-de-vie allemande).

**En cas de syphilis héréditaire** pratiquer des frictions quotidiennes avec 2 gr. d'*onguent napolitain* et donner l'*iodure de potassium*, à la dose de 50 cgr. à 1 gr. par jour, chez des enfants de 2 à 4 ans.

**Contre la fièvre et l'agitation** : recourir aux *bains tièdes prolongés*, prescrire le *bromure de potassium* (50 cgr. à 1 gr. par jour).

**Après la période aiguë.**

Utiliser l'*électricité faradique* (courants faibles, séances de 5 à 10 minutes) et les *courants galvaniques*.

**Contre les attaques épileptiformes** : employer le *bromure de potassium*.

**En cas de déformation** : avoir recours au *massage* combiné et alterné avec l'*électrisation*.

**Contre les pieds-bots paralytiques** recourir aux *appareils orthopédiques* et à la *chirurgie orthopédique* (voy. *Paralysie infantile*).

Prescrire les *bains de mer*, le séjour aux *eaux chlorurées sodiques chaudes* : Bourbonne, Salies, Dax, Néris, Aix, Bagnères-de-Bigorre.

**En cas de cérébro-sclérose** liée à l'artériosclérose : voy. *Ramollissement du cerveau*.

**S. DU FOIE.**

Voy. *Cirrhoses*.

**S. DE LA MOELLE EN PLAQUES.**

Pratiquer la *révulsion* le long de la colonne vertébrale.

Administrer les *iodures alcalins* à doses faibles, mais prolongées, le *nitrate d'argent*, le *phosphure de zinc*, le *chlorure de baryum*, à la dose de 5 cgr. en trois fois.

Voy *Ataxie locomotrice*, *Myélites chroniques*.

**S. DE L'OREILLE MOYENNE.**

Voy. *Otite sèche*.

**S. DU POUMON.**

Rechercher la syphilis et si on a quelques raisons de croire à la nature syphilitique de la pneumopathie, ne pas hésiter un instant à prescrire le *traitement spécifique antisyphilitique*.

Voy. *Pneumokonioses*.

**S. DES REINS.**

Voy. *Néphrite chronique* (néphrite interstitielle des artério-scléreux).

## SCOLIOSES

**S. DES ADOLESCENTS.**

Combattre la faiblesse générale, l'anémie, la chlorose, la scrofule (huile de foie de morue, fer, arsenic, cacodylate de soude, sirop d'iodure de fer, quinquina).

Corriger les anomalies de réfraction (myopie).

Craindre la tuberculose pulmonaire.

Ordonner les *bains salés* et *sulfureux*, les *frictions stimulantes*.

Envoyer les malades à la *campagne*, aux *bains de mer*, ou dans une *station chlorurée sodique forte*.

Prescrire les *exercices physiques* en plein air, la *gymnastique suédoise*, le *massage*.

Recommander aux parents de l'enfant de *veiller à ce qu'il ne prenne pas de mauvaises attitudes* pendant la station assise pour le piano, l'écriture, les travaux à l'aiguille, etc.

Recourir au *traitement orthopédique*. corsets plâtres ou métalliques, et pendant la nuit pratiquer l'*extension*.

**Chez la femme pendant la grossesse ou pendant le travail** (bassin asymétrique, bassin scoliotique).

Voy. *Pelviviciations*, *Présentations*.

**S. SECONDAIRES.**

Si la scoliose est consécutive à une *pleurésie*, conseiller les exercices musculaires divers, la *gymnastique générale, thoracique* et *respiratoire*.

Si la scoliose est causée par une *paralysie*, suivie d'atrophie, ou par un rhumatisme chronique, recourir à la *massothérapie*, et à l'*électrothérapie*.

Si la scoliose est produite par une *sciatique chronique* : voy. ce paragraphe.

Enfin, si la scoliose est due à une *contracture hystérique*, employer la *suggestion hypnotique*.

## SCORBUT

TRAITEMENT HYGIÉNIQUE ET DIÉTÉTIQUE.

Eviter l'humidité.

*Alimentation reconstituante*.

viande fraîche, eau de source, fruits acides, legumes verts frais, jus de citron.

*Acides vegetaux :* citron, orange, oseille.

TRAITEMENT MÉDICAMENTEUX.

Administrer le *sirop antiscorbutique*, le *sirop de cresson*, le *quinquina*, la *cochlearia*, le *perchlorure de fer* (XXX a XL gouttes par jour, en 3 ou 4 fois).

| | | |
|---|---|---|
| ℞ Teinture de cochlearia, | } ãã 100 gr. | |
| — de quinquina | | |
| Sirop antiscorbutique | . 500 — | |

3 cuillerees a bouche par jour

| | |
|---|---|
| ℞ Quinquina jaune | 30 gr |
| Eau . . . | 750 — |
| Faire bouillir jusqu'a reduction a | 500 — |
| Ajouter | |
| Raifort sauvage contuse | 20 — |
| Infuser, passer et ajouter | |
| Teinture de cochlearia . | 20 — |
| Jus de citron. . . . . | 100 — |
| Sirop antiscorbutique . . | 100 — |

A boire en 2 jours par petits verres (Herzen).

| | |
|---|---|
| ℞ Extrait de gentiane ... | 5 gr |
| Teinture de gentiane... | 15 — |
| Tartrate ferrico potassique | 10 — |
| Sirop simple . . . | 70 — |
| Acide citrique... ... | 30 cgr |
| Eau distillee . . | 200 gr |

1 cuilleree a bouche avant les repas.

Prescrire, comme antiseptique interne et antitoxique, l'*iode* sous forme de teinture, a la dose de XII a XX gouttes par jour, prises avec de l'eau de riz, en 4 ou 5 fois (Herzen).

Ordonner les *bains aromatiques* et les *frictions seches*.

**Contre la gingivite et la stomatite** : recourir aux *badigeonnages* et aux *gargarismes astringents* (ratanhia, teinture de noix de galle).

| | |
|---|---|
| ℞ Decoction de quinquina. .. | 200 gr. |
| Teinture de myrrhe | 20 — |
| Acide sulfurique alcoolise | 10 — |
| Miel rosat . | 60 — |

Pour gargarismes (Hunter)

Toucher les ulcérations avec la *teinture d'iode*, l'*acide chromique* au dixieme, ou avec le *jus de citron*.

Voy. *Stomatite gangreneuse*.

**Contre les hémorragies** : donner le *perchlorure de fer*, la *ferropyrine*, la *gelatine*, l'*ergotine*, la *quinine* et la *digitale* ; pratiquer des injections de *serum gelatinise*.

Voy. *Purpura*.

**Contre les manifestations cardiaques et pulmonaires** : employer l'*alcool*, la *cafeine*, l'*acetate d'ammoniaque*

**En cas de pleurésie hémorragique** employer le *serum gelatinise* en injections sous-cutanees et pratiquer la *thoracentese*.

Voy *Pleuresies*

**S. INFANTILE** *(rachitisme aigu, maladie de Barlow).*

Donner aux nourrissons une *bonne nourrice* ou, s'il faut recourir a l'allaitement artificiel, leur faire prendre du *lait pasteurise* ou du *lait cru*, coupe d'eau dans les proportions indiquees a *Allaitement artificiel*.

Proscrire le lait sterilisé par l'ebullition, le lait humanise ou maternise et les farines lactées et phosphatées.

Chez les enfants plus âges, *reglementer l'alimentation*, faire prendre une ou deux cuillerées de *jus de viande* par jour, donner quelques cuillerees de *purees de legumes* (pommes de terre, lentilles) et deux ou trois fois par jour une cuilleree a cafe de *jus d'orange ;* ajouter, a la quantité quotidienne de lait que l'enfant doit prendre, 3 cuillerees a café de la solution suivante :

℞ Extrait de ratanhia . . . 2 gr.
Acide tartrique . . . . . 20 —
Eau bouillie . 40 —
(Comby)

1 à 2 cuillerées à café, prises avec la quantité totale de lait que l'enfant doit boire dans la journée (Herzen)

Ou mieux faire prendre du *lait iodé :*

℞ Iode pur . . . 3 à 5 cgr.
Iodure de potassium 1 gr.
Eau distillée. . . . . 50 —

Prescrire des *lavages fréquents de la bouche* avec de l'eau tiède additionnée de jus de citron et des *bains salés* quotidiens de 5 minutes de durée (voy. *Bains).*

## SCOTOME SCINTILLANT

Voy. *Migraine ophtalmique, Mouches volantes,*

## SCROFULE

Voy. *Lymphatisme.*

Régime.

Prescrire une *alimentation bonne et abondante, riche en azote et en phosphates.*

Donner aux enfants âgés de moins de 16 mois le *lait phosphaté naturel* ou le *lait iodé.*

Hygiène.

Conseiller aux scrofuleux de vivre dans un milieu où pénètrent facilement l'air, la lumière et la chaleur ; insister sur l'*aération* complète et permanente.

Envoyer les malades à la *campagne*, leur prescrire l'*exercice*, les *promenades*, les *jeux* en plein air, la *gymnastique.*

Ordonner le séjour aux *bords de la mer.*

Prescrire les *frictions sèches* ou *stimulantes*, les *bains salés,* les *douches froides*, le *massage*

Traitement médicamenteux.

**Activer la nutrition générale :** en prescrivant le mélange suivant :

℞ Cacodylate de soude. . 40 cgr.
Iodure de sodium . . . . 3 gr.
Chlorure de sodium . . 12 —
Eau distillée ... 100 —

1 cuillerée à café ou à dessert, 2 fois par jour, dans une tasse de lait (Herzen)

℞ Iodure de sodium . 10 gr.
Bromure de sodium . 20 —
Chlorure de sodium 40 —
Eau . . . . . . . . .. 300 cc.

1 cuillerée, 2 fois par jour dans un bol de lait (Grasset)

**Contre l'anorexie** : donner les *stimulants* et les *amers.*

Administrer l'*huile de foie de morue* à hautes doses, 4 à 6 cuillerées à bouche par jour (80 à 120 gr ), suivant l'âge et la tolérance du sujet.

Si l'huile pure est mal acceptée, la mêler à d'autres corps moins répugnants.

℞ Huile de foie de morue } ãã 500 gr.
Eau de chaux. . . }
Saccharine.. .. } ãã 2 —
Essence d'amandes amères . . }
(Monin)

Corriger le goût de l'huile de foie de morue avec *II gouttes d'essence de menthe poivrée ou de cannelle pour 100 gr. d'huile.*

Prescrire de préférence l'*huile brune* à l'huile blonde.

*Associer l'huile de foie de morue a l'extrait de malt,* dans la proportion de 30 a 50 p. 100.

Si l'huile de foie de morue est mal tolérée, ou (en ete, quand elle devient indigeste, la remplacer par le *sirop antiscorbutique iodé*, le *sirop iodotannique*, le *sirop d'iodure de fer*, ou le *vin iodotannique phosphate*.

Prendre ces médicaments a la dose de *2 a 4 cuillerees a cafe* pour les enfants, et de *4 cuillerées a dessert* pour les adolescents.

Se servir aussi des formules suivantes :

℞ Iodure de potassium . . . 2 gr.
Teinture d'iode . . } ãã 1 —
Tanin . . . . }
Sirop de quinquina . . . 50 —
Julep gommeux . . . . 150 —

3 a 4 cuillerees par jour (Guibout).

℞ Iode pur . . . . 1 gr
Tanin . . 8 —
Lactophosphate de chaux 12 —
Vin de Madère . . . 1 litre

3 verres a madère par jour, apres les repas

℞ Iodure de potassium . . 4 gr.
Infusion de feuilles de noyer a 10 p. 100. . . 200 —

3 cuilleiees par jour (enfants).

℞ Iodure de potassium } ãã 2 gr.
Teinture d'iode . . }
Sirop de gentiane } ãã 125 —
— de quinquina . }

2 cuillerees a cafe par jour (Verneuil).

℞ Iodure de potassium. . . 6 gr
Iode. . . . . 40 cgr.
Teinture de cardamome. . 25 gr.
Sirop de salsepareille composé . 75 —

2 cuillerees a cafe (Gallois)

℞ Iodure de fer . . 5 gr.
Iodure de potassium . . 10 —
Sirop de fleurs d'oranger 50 —
— de gomme . 450 —

2 cuillerées à bouche par jour (enfants de 3 a 6 ans)

℞ Iodure de potassium . . 15 gr
Tartrate de fer ammoniacal 18 —
Sirop de gentiane .... }
— de quinquina . } ãã 300 —
— d'ecorces d'oranges ameres . . }

3 cuillerees par jour (Bouchut)

Ordonner l'*iodoforme* a la dose de 20 a 30 cgr. par jour, ou l'*iodipine* a la dose de 2 à 3 cuillerées à café, dans du lait.

Administrer aussi la *liqueur de Donovan-Ferrari* :

℞ Iodure d'arsenic . . . 20 cgr.
Biiodure de mercure . . . 40 —
Iodure de potassium . . . 4 gr.
Eau distillee . . . . . . 120 —

*Doses avant 1 an*, I a V gouttes, 2 fois par jour, dans de l'eau sucrée, avant de teter.

Enfants de 1 *an et plus*. V a XII gouttes progressivement, 2 fois par jour, aux repas

Enfants de 3 *a 6 ans* : V a XX gouttes, progressivement

*Adolescents* VI à LX gouttes par jour en 3 fois, en augmentant chaque jour d'une a deux gouttes

*Adultes*. VI a C gouttes par jour en 3 fois aux repas (pendant que l'on fait usage de cette liqueur, eviter l'usage des substances acides).

Donner le *phosphate de chaux*, le *biphosphate de chaux*, le *lacto* ou *chlorhydrophosphate de chaux*, l'*hypophosphite de chaux*.

℞ Arseniate de soude. . 10 a 20 mgr.
Biphosphate de chaux. 10 a 20 gr.
Eau ....... 300 —

2 cuillerees a bouche par jour (Herzen)

℞ Lacto ou chlorhydrophosphate de chaux. 20 gr.
Sirop de limons . . . 500 —

2 cuillerees par jour

℞ Hypophosphite de chaux . 3 gr.
— de soude.. 1 — 50
Huile de foie de morue . . }
Glycerine et emulsion aromatique } ãã 150 —

2 cuillerees a bouche par jour.

℞ Phosphate de soude . . 6 gr
— de potasse . 3 —
Vin de Banyuls . 200 —
Sirop d'écorces d'oranges amères ... . . 100 —

1 verre à liqueur à la fin des 2 principaux repas.

Prescrire enfin les *glycérophosphates.*

**Contre les adénopathies scrofuleuses** : voy. *Adénites scrofulo-tuberculeuses externes.*

**En cas de scrofulodermes** (tuberculides) : recourir localement à la *radiothérapie.*

**En cas de coryza, de bronchite, d'hypertrophie des amygdales, d'impétigo, de blépharite, de kérato conjonctivite, d'otite,** etc. : voy. au nom de chacune de ces maladies.

CURES HYDROMINÉRALES.

**A la première période** (période latente), chez les scrofuleux torpides, prescrire la *cure marine*, notamment le séjour sur les bords de la Manche.

**A la période active** (adolescence), si le sujet est nerveux et excitable, s'il a des bronchites, des ophtalmies, conseiller les *eaux chlorurées sodiques* ou *chloro-carbonatées* de Salins, Salies-de-Béarn, Balaruc, Bourbonne, Bourbon-Lancy, Bourbon-l'Archambault, Lamotte, Uriage.

Envoyer aux *eaux arsenicales de la Bourboule* les malades de la période active, souffrant de bronchite et de catarrhe pulmonaire chronique

**A la période d'état,** cure aux *eaux sulfureuses* . Luchon, Cauterets, Ax, Bagnols, Amélie, le Vernet, Olette, Eaux-Bonnes, Allevard, Saint Honoré, Barèges, Euzet, Cambo, Enghien, Gréoulx.

# SÉBORRHÉES

## S. HUILEUSE DU CUIR CHEVELU.

Lavages et lotions avec de la *décoction de bois de Panama;* savonnages du cuir chevelu avec du *savon alcalin;* lotions avec une *solution de carbonate de soude*, ou à l'*ammoniaque diluée*, ou à l'*alcool.*

Prescrire le mélange suivant :

℞ Borate de soude . 15 gr
Ether sulfurique camphré 30 —
Eau distillée . . . 250 —

Pour lotions (Hillairet).

Pratiquer des *onctions,* tous les soirs, avec .

℞ Soufre . . . . . . } āā 2 gr.
Oxyde de zinc . . . . }
Vaseline . ... 40 —

Voy *Eczémas.*

## S. HUMIDE AVEC INFLAMMATION ECZÉMATEUSE, CROUTEUSE du cuir chevelu

*Traitement général* de l'arthritisme, de la goutte, de la scrofule.

## S. SÈCHE AVEC ALOPÉCIE.

*Traitement général* de l'arthritisme; *régime diététique* de la goutte.

Faire porter les *cheveux coupés courts.*

Prescrire des *nettoyages* de la tête, deux fois par semaine, avec de la *décoction de bois de Panama* ou de saponaire, additionnée d'un peu de *savon de goudron.*

**En cas de démangeaisons,** faire faire en plus, deux fois par semaine, une lotion du cuir chevelu avec :

℞ Polysulfure de potassium dissous à saturation .. XX à LX gouttes
Pour un quart de verre d'eau chaude.

Ou bien, avec des solutions de *sublimé* à 1 p. 400 ou à 1 p. 600.

Appliquer sur le cuir chevelu la *pommade* suivante et faire le lendemain matin un savonnage du cuir chevelu :

℞ Naphtol β.
Résorcine } ãã 30 à 50 cgr
Soufre précipité . . 2 à 4 gr.
Huile de ricin .... 14 —
Beurre de cacao 5 gr.
Baume du Pérou, Q. S. p. aromatiser
(Brocq)

℞ Résorcine . ... 2 gr
Eau de Cologne .. . 50 —
Glycérine . . .
Alcool .. . } ãã 25 —
Teinture de cantharides ... 3 —
En frictions quotidiennes (Herzen).

**Si les cheveux deviennent trop secs,** prescrire :

℞ Teinture de quinine..
— de romarin .
— de jaborandi.. } ãã 10 gr.
Huile de ricin ... .. .. 15 —
Agiter avant de s'en servir (Brocq).

Voy. *Alopécie séborrhéique.*

## SEPTICÉMIE AIGUE

Recourir à l'*antisepsie rigoureuse* du foyer septique ; *gratter à la curette, cautériser* au chlorure de zinc à 10 p. 100 ; pratiquer des *incisions* au bistouri ou au thermocautère, suivies de *drainage* ; au besoin, faire l'*amputation*

Ne pas donner d'antiseptiques toxiques à l'intérieur (acide phénique en potion ou en lavements). Injecter sous la peau, autour du foyer septique, des *solutions de teinture d'iode* ou de *trichlorure d'iode,* qui sont des antitoxiques supérieurs au sublimé.

Donner intérieurement XX à XXV gouttes de *teinture d'iode* par jour en 4 ou 5 fois; dans de l'eau de riz ou de l'eau sucrée (antitoxique général) ou bien pratiquer des injections intraveineuses de *collargol* (voy. *Fièvre puerpérale).*

Administrer un *purgatif,* pour dégager le tube intestinal et faire prendre le *sulfate de quinine* à la dose de 1 gr. à 1 gr. 50 par jour, excepté dans les cas accompagnés de déchéance cardiaque.

℞ Bichlorhydrate de quinine 2 gr.
Eau stérilisée. . . 10 cc.
Injecter 3 à 5 seringues de Pravaz par jour

Ordonner l'*alcool* à hautes doses.

Combattre l'intoxication septique et relever l'état général du malade à l'aide d'injections sous-cutanées ou rectales (affaiblissement cardiaque) de *sérum artificiel.*

Prescrire en outre les *diurétiques* et les *boissons abondantes,* pour faciliter l'élimination des toxines.

Employer le *sérum antistreptococcique* dans les cas de septicémie grave, quand il y a de bonnes raisons de douter que le malade puisse résister victorieusement au mal.

S. OTIQUE *(septico-pyémie)*.

**En cas d'otite aigue sans localisation mastoidienne,** sans symptômes infectieux graves faire un traitement purement otologique en assurant le drainage de la caisse par des *paracentèses*.

Soigner l'état général

**En cas d'otite aigue compliquée de mastoidite :** *ouvrir l'apophyse* et *dénuder* le sinus pour l'explorer, et, s'il est sain, refermer et attendre ; s'il est douteux, attendre 24 à 48 heures et si, au bout de ce temps, la pyémie continue à évoluer, *ponction* ou *incision du vaisseau*. Si le sinus est malade *ligature de la jugulaire suivie de l'ouverture sinusale* (Lermoyez).

**Si la septico pyémie évolue sans réaction apophysaire, mais à grand fracas, avec signes de grande infection :** ne pas hésiter à *ouvrir l'antre* ; s'il est sain, aller quand même au sinus, car il ne peut exister une sinusite sans mastoidite, puis procéder selon l'état du sinus d'après les indications précédemment données.

*Inciser* les abcès métastatiques

S. PUERPÉRALE.

Voy. *Fièvre puerpérale*.

## SEVRAGE

Voy. *Allaitement*.

## SIGMOIDITE STERCORALE

Recourir au même traitement que pour *Colites, Entérite muco membraneuse, Typhlite stercorale*.

## SINUSITES

S. AIGUE.

**En cas de sinusite aigue catarrhale :** antisepsie des cavités nasales à l'aide de *pommades antiseptiques*, de *lavages* et d'*inhalations* fréquentes d'alcool menthole (Voy *Rhinites*).

**En cas de sinusite aiguë purulente :** Voy. *Empyème des sinus maxillaires*.

S. CHRONIQUE.

Rechercher l'origine dentaire ou nasale de la sinusite.

**Dans le cas de carie des premières et deuxièmes petites molaires** ainsi que des premières et deuxièmes grosses molaires, *supprimer la dent malade* (abcès apical d'une racine dentaire demeure sous-muqueux sinusal ou bien ouvert dans la cavité du sinus).

**Dans la sinusite d'origine nasale,** traiter l'affection de la pituitaire (rhinite infectieuse, atrophique, hypertrophique, polype du nez) et, si la cavité contient du pus, recourir à la cure radicale de la sinusite maxillaire par la trépanation par la fosse canine (Voy. *Empyème des sinus maxillaires, Rhinites*).

**En cas de sinusite syphilitique tertiaire :** instituer le *traitement spécifique antisyphilitique*.

## SOMNAMBULISME SPONTANÉ

Traitement général et psychothérapique de l'hystérie ; recourir, si besoin, à la *suggestion hypnotique*.

Voy. *Hysterie, Nervosisme.*

## SOUFFRANCE DU FŒTUS

**En cas de dilatation incomplète :** employer l'*écarteur de Tarnier*.

**En cas de dilatation complète** terminer l'accouchement par le *forceps* ou la *version*.

## SPASMES

Voy. *Tenesme.*

**S. DE L'ACCOMMODATION.**

*Repos, mydriatiques, verres fumés.*

Dans le cas d'hyperesthésie rétinienne, *séjour dans l'obscurité.*

Lorsque le spasme semble rompu définitivement, diminution de la dose du mydriatique, reprise graduelle et prudente du travail, au début avec des *verres convexes* pour libérer entièrement l'accommodation Peu à peu diminuer le numéro de ces verres (Landolt).

**S. DU CARDIA.**

Traitement général de l'hystérie.

Recourir à la *dilatation avec des bougies;* enduire l'extrémité de la sonde avec la pommade suivante :

℞ Beurre de cacao . . . . . . 10 gr
Chlorhydrate de cocaine. 4 cgr
(Bouveret).

**S. DU COL UTÉRIN** (pendant l'accouchement).

*Injections vaginales chaudes* (45°), *lavements calmants* (XXV à XL gouttes de laudanum, ou bien 1 gr. d'antipyrine et XX gouttes de laudanum, dans 60 gr. d'eau tiède, 2 à 3 fois dans les 24 heures).

Au besoin, injections de *morphine*, à 1 cgr , répétées 2 à 3 fois dans les 24 heures.

Pratiquer la *dilatation du col* avec un ballon dilatateur ou le dilatateur métallique de Tarnier.

Si besoin, faire quelques *petites incisions* (1 cm.) sur les parties latérales du col utérin).

Recourir enfin à l'*injection sous arachnoïdienne lombaire de cocaine*, à la dose de 5 mgr. à 1 cgr.

**S. DE LA GLOTTE.**

**Chez les enfants.**

Au moment de l'accès, *as-*

*perger* la figure avec de l'eau froide, *flageller* le corps. Débarrasser le pharynx des mucosités qu'il peut contenir.

Aérer la chambre du petit malade.

**En cas de danger imminent** : recourir à l'*insufflation* avec une sonde.

**En cas d'état convulsif général** employer les *inhalations de chloroforme* (voy. *Convulsions*)

**Dans l'intervalle des accès** :

Prescrire chez les nourrissons l'*allaitement naturel ;* chez les enfants, surveiller et *reglementer l'alimentation.*

Contre l'hyperexcitabilité nerveuse, faire prendre des *bains de tilleul* ou de *camomille.*

| | | |
|---|---|---|
| ℞ | Tilleul avec bractees..... | 50 gr. |
| | Eau bouillante ..... | 1000 — |

A verser dans l'eau du bain.

Administrer, en outre, des *lavements calmants :*

| | | |
|---|---|---|
| ℞ | Asa fœtida .. .. | 2 gr |
| | Jaune d'œuf. . | N° I |
| | Infusion de racines de valeriane a 5 p 100 . . | 150 gr |
| | Teinture de chanvre indien . . . . . | VI à X gouttes |

Pour 2 lavements : matin et soir (Herzen).

Prescrire le *bromure de potassium* à hautes doses, le *chloral,* l'*aconit,* le *chanvre indien* et la *jusquiame.*

| | | |
|---|---|---|
| ℞ | Musc. . . .. .. ... | 10 cgr |
| | Bromure de potassium. .. | 1 gr. |
| | Eau distillee. . | āā 30 — |
| | Sirop de fleurs d'oranger ... . . | |

3 cuillerees à café par jour (Comby)

Employer les *suppositoires à la belladone :*

| | | |
|---|---|---|
| ℞ | Extrait de belladone. . | 5 cgr |
| | Beurre de cacao .... . | 2 gr |

Pour 1 suppositoire : 1 tous les soirs.

Traiter la faiblesse congénitale et le rachitisme lorsqu'ils existent ; combattre la constipation, la dyspepsie, le nervosisme, l'helminthiase, rechercher et traiter les vegetations adénoides.

Donner les *toniques ;* conseiller le séjour a la *campagne.*

Voy. *Laryngite striduleuse.*

**Chez l'adulte** : voy. *Laryngite spasmodique.*

Rechercher et traiter l'anévrysme de l'aorte

**S. DE L'ŒSOPHAGE.**

Voy. *Œsophagisme.*

**S. DES PAUPIÈRES.**

Voy. *Blepharospasme.*

**S. DU PYLORE.**

Voy. *Dilatation de l'estomac, Dyspepsie irritative, Gastrosuccorrhee, Stenose du pylore, Ulcere de l'estomac.*

Chez les enfants, en cas de **pylorospasme essentiel de la première enfance** (stenose spasmodique) : *regler l'allaitement* (tetees fréquentes et peu abondantes), mais surtout *changer de nourrice jusqu'a ce qu'on ait trouve le lait supporte par l'estomac intolerant.*

Se rappeler que même le lait de la mère peut ne pas convenir a l'enfant.

Faire prendre a l'enfant de l'*huile d'amandes douces* (1 cuillerec a cafe matin et soir) ou du *beurre*, prescrire le *bicarbo-*

*nate de soude* à petites doses.

Recourir en outre aux *applications chaudes* sur l'épigastre.

Pratiquer enfin le *lavage de l'estomac* ou le *lavage de l'intestin*, et essayer la *médication antispasmodique :* prescrire 6 cgr. de teinture d'opium dans 300 gr. d'eau, en recommandant de donner au petit patient une cuillerée à café de ce liquide vingt minutes avant chaque tétée.

Combattre l'inanition à l'aide de *lavements bicarbonatés* et d'injections sous-cutanées de *sérum artificiel.*

Quand le diagnostic est hésitant entre une sténose hypertrophique et un pylorospasme, tenter d'abord le traitement médical de ce dernier, en évitant de laisser, par une temporisation trop longue, l'enfant tomber dans un état de faiblesse qui rendrait l'opération impossible (gastro-entérostomie ou divulsion pylorique).

**S. VASCULAIRES.**

Voy. *Migraine angiospasmodique, Neurasthénie cardiaque.*

**S. DE LA VESSIE.**

*Traiter les affections de l'appareil uro-génital* (rétrécissement urétral, cystite, prostatite) *ou du rectum* (hémorroïdes, gerçure à l'anus), lorsqu'elles existent.

Diluer les urines par les *boissons abondantes*, les *tisanes diurétiques*, l'*eau de Vichy*.

Appliquer des *cataplasmes* ou des *compresses de Priessnitz* sur le bas-ventre, faire prendre des *bains tièdes prolongés.*

Administrer des *lavements calmants* et *antispasmodiques* au laudanum (X à XXX gouttes, selon l'âge) ou au chloral (2 à 4 gr.) ; employer les *suppositoires calmants* (dionine, 3 cgr.).

Intérieurement, ordonner les *antispasmodiques*, les *calmants* et les *hypnotiques.*

| | | |
|---|---|---|
| ℞ Camphre monobromé | . | 10 cgr. |
| Extrait de jusquiame.... | . | 2 — |
| — de belladone | ... | 1 — |

Pour 1 pilule : 3 à 6 par jour (Herzen).

Voy. *Ténesme de la vessie.*

**Chez les sujets nerveux :** recourir au traitement général de l'hystérie et de la neurasthénie (voy. *Neurasthénie*).

Défendre les rapports sexuels trop fréquents et combattre l'onanisme.

**Chez les adolescents et les adultes :** surveiller l'alimentation, qui ne devra pas être trop azotée (uricémie) ; *régime lacto-végétarien.*

Conseiller l'usage des *eaux alcalines*, prises au repas.

**Chez les nouveau-nés** (infarctus uriques) : donner des *boissons diurétiques légères.*

## SPERMATOCYSTITE

**S. BLENNORRAGIQUE.**

Voy. *Prostatite chronique* (catarrhale, folliculaire).

**S. TUBERCULEUSE.**

Voy. *Prostatite tuberculeuse.*

## SPERMATORRHÉE

Voy. *Neurasthénie génitale.*

## SPHINCTÉRALGIE ANALE

Voy. *Fissure a l'anus.*

## SPLÉNOMÉGALIE

Voy. *Anemie splenique, Hypertrophie de la rate, Leucocythemie, Lymphadenie, Maladie de Banti, Paludisme chronique.*

## SPOROTRICHOSE

Administrer l'*iodure de potassium* a la dose de 2 à 5 gr. par jour, pendant 2 a 3 mois.

Localement s'abstenir d'inciser les abcès et appliquer sur les lésions ouvertes des *compresses imbibees d'une solution d'iodure de potassium.*

## STÉATOSES

**S. DU FOIE.**

Voy. *Cirrhose graisseuse du foie.*

**S. DU MYOCARDE.**

Voy. *Degenerescence graisseuse du myocarde.*

## STÉNOCARDIE

Voy. *Angine de poitrine.*

## STÉNOSES

**S. DU COL UTÉRIN CONGÉNITALE OU ACQUISE.**

Recourir au traitement de choix la *dilatation*

Ne pas se contenter de pratiquer la dilatation de temps en temps, d'une façon intermittente, a la veille des regles, préferer la *dilatation brusque en une seule seance.*

Commencer a dilater, pendant plusieurs jours, le col avec des laminaires. Lorsque le calibre ainsi obtenu permet le passage des bougies, proceder dans la même séance à la dilatation, en utilisant toute la série des instruments de Hegar. Maintenir l'uterus tamponne pendant quelque temps

Pour obtenir une guérison définitive, utiliser les *tiges intra uterines laissees a demeure pendant plusieurs mois* (Lefour, Petit).

**En cas de sténose d'origine traumatique** et de nature cicatricielle : recourir a la *stomatoplastie*

**En cas de col tapiroide :** pratiquer l'*evidement* commissural du col (Pozzi).

**Si la sténose est très accusée** . recourir a la *stomatoplastie* par *amputation du col* ou à l'*excision biconique* (Pozzi).

**Si la muqueuse est malade:** pratiquer l'*excision* de la muqueuse (Pozzi).

**En cas de rétention et d'in-**

**fection** du côté de l'utérus et des annexes : pratiquer l'*hystérectomie.*

**Dans tous les cas** : combattre les douleurs en faisant appliquer des *cataplasmes chauds* et *laudanisés* sur l'abdomen, en administrant des *lavements laudanisés* (XV à XX gouttes de laudanum pour 100 gr. d'eau tiède), répétés deux à trois fois dans les 24 heures.

Ou bien prescrire des *suppositoires calmants* à la *dionine* (3 cgr.).

| | | |
|---|---|---|
| ℞ Extrait d'opium | . . . | 3 cgr. |
| — de belladone | . . . | 1 — |
| Beurre de cacao | . . . | 4 gr. |

Pour 1 suppositoire. 2 à 3 par jour.

Conseiller les *bains tièdes prolongés*, les *injections vaginales chaudes* et *abondantes.*

Donner les *antispasmodiques* et les *hypnotiques*, s'il est besoin.

**En cas de douleurs intenses** : pratiquer une injection sous-cutanée de *morphine* (1 cgr.) ou de *dionine*

Voy. *Dysménorrhée.*

**S. DU LARYNX** (cicatricielle).

Voy. *Syphilis* : traitement local des accidents tertiaires.

**S. DU PYLORE.**

*Traiter la cause* : cancer, cicatrice d'ulcère de l'estomac, linite plastique (gastrite pylorique hypertrophique), bride ou adhérence péritonéale, pincement intestinal, tuberculose ou syphilis du pylore, tumeur comprimant le pylore.

Recourir à l'*intervention chirurgicale* avant que le malade soit tombé dans un état manifeste de faiblesse et d'inanition.

Voy. *Cancer de l'estomac*, *Gastrosuccorrhée.*

Chez le nouveau-né, en cas de **sténose congénitale** ou **hypertrophie du pylore** : s'il existe de l'hérédo-syphilis, instituer le *traitement antisyphilitique spécifique.*

Dans le cas contraire, voy. *Spasme du pylore*, *Vomissements incoercibles chez le nouveau-né.*

**S. DU VAGIN.**

**En dehors de la grossesse,** pour faciliter les rapports sexuels, pour combattre les douleurs et les métrorragies, *sectionner* les brides, à petits coups, avec de longs ciseaux, en prenant bien garde de ne pas entamer la paroi vaginale. Abaisser, s'il est nécessaire, le col et les parties voisines avec des pinces, et soulever les brides avec le doigt sans le secours du spéculum.

Faire suivre ces sections de la *dilatation* du vagin, d'abord avec un tamponnement à la gaze iodoformée, puis avec des laminaires et des bougies de Hégar, ou avec des cylindres de caoutchouc, ou encore avec les boules de Bozeman. Plus tard, dans certains cas, placer un pessaire de Dumontpallier ou de Hodge.

En cas de masse inodulaire très épaisse et très étendue : *excision*, suivie d'*autoplastie*, avec des lambeaux de muqueuse saine disséqués dans le voisinage, pour combler la perte de substance (Pozzi).

**Pendant la grossesse** : pratiquer la *section progressive* des brides cicatricielles.

Si l'on n'arrive pas à une dilatation suffisante provoquer

l'*avortement* ou l'*accouchement prematuré* (Churchill).

**Au moment du travail**, dans les cas où la dilatation spontanée est manifestement impossible, pratiquer des *incisions vaginales* ; avoir ensuite recours, au besoin, à la *crâniotomie* (Churchill).

Si l'on veut mettre la femme à l'abri de nouveaux dangers, pratiquer l'*opération de Porro*. Elle est, à ce point de vue, préférable à l'*opération césarienne*, qui ne doit être pratiquée que si le rétrécissement vaginal est peu étroit et permet le libre écoulement des lochies qui est indispensable après cette opération (Pozzi).

## STÉRILITÉ

**S. CHEZ LA FEMME.**

Voy. *Antéflexion* et *Rétroflexion de l'utérus, Atrésies* et *Sténoses génitales, Leucorrhée, Métrites, Vaginisme, Vaginites.*

**S. CHEZ L'HOMME.**

Voy. *Anaphrodisie, Neurasthénie génitale.*

## STOMATITES

Voy. *Gingivites.*

**S. APHTEUSE.**

Voy. *Aphtes.*

**S. CATARRHALE** (érythémateuse, toxique, urémique, diabétique, mercurielle, dentaire, tabagique).

*Traitement causal.*

*Soins* de la bouche (voy. *Antisepsie buccale*) ; rejeter l'emploi des poudres dentifrices insolubles.

| ℞ | | |
|---|---|---|
| Teinture de ratanhia | } | āā 30 gr. |
| — de myrrhe.. | } | |
| — de noix de galle | } | |
| Acide phénique | | 2 — |
| Essence de menthe | | 5 — |

1 cuillerée à café, dans un verre d'eau tiède (Herzen).

Badigeonnages avec des *solutions de nitrate d'argent* :

| ℞ | |
|---|---|
| Nitrate d'argent | 1 gr. |
| Eau distillée | 10 — |

(Hutchinson).

**En cas de stomatite urémique**, prescrire des lavages à l'*eau boriquée*, au *permanganate de potasse*, ou mieux à l'*eau oxygénée*.

Employer le *chlorate de potasse*, la *teinture d'iode*, le *jus de citron* ou le collutoire suivant :

| ℞ | |
|---|---|
| Acide salicylique | 2 gr. |
| Glycérine | 20 — |

(Barie.)

**En cas de stomatite érythémateuse et pultacée**, ordonner les gargarismes fréquents à l'*eau de Vichy* et des badigeonnages avec :

| ℞ | | |
|---|---|---|
| Borate de soude... | } | āā 15 gr. |
| Glycérine | } | |

(Barie)

Faire prendre des *bains de bouche fréquents avec des solutions alcalines*

Toucher les **ulcérations** avec le *crayon de nitrate d'argent mitigé*, le *sulfate de cuivre* a 1 p. 40 ou le *sulfate de zinc* à 1 p. 20 en badigeonnages, ou encore l'*acide chromique* à 5 où 10 p. 100, ou l'*acide chlorhydrique* à 5 ou 10 p. 100, ou l'*acide salicylique* en collutoire a 10 p. 100, ou enfin la *teinture d'iode*.

**Contre les douleurs**, interposer entre les muqueuses gingivale et bucco-labiale de petits tampons de ouate hydrophile, imbibés de la solution suivante:

| | |
|---|---|
| ℞ Antipyrine . ... . | 10 à 20 gr |
| Chlorhydrate de cocaine | 2 — |
| Eau .. . . | 100 — |

**Contre la salivation exagérée** : *atropine* 1/4 de mgr., 2 a 3 fois par jour.

**S. CRÉMEUSE.**

Voy. *Muguet*.

**S. GANGRÉNEUSE.**

Prescrire les *lavages frequents de la bouche* avec des solutions antiseptiques (solutions chloralee, salicylee, pheniquée, eau oxygénée) et les *gargarismes antiseptiques* :

| | |
|---|---|
| ℞ Sublimé. . | 15 a 20 cgr |
| Eau chloroformee | 200 gr. |
| — distillee.. ... | 800 — |
| Essence de menthe. | Q S |

Pour gargarismes (Herzen)

Employer aussi le *chlorure de chaux sec*, en attouchements et en gargarismes à 2 ou 5 p. 100, ou la *liqueur de Labarraque* à 5 p. 100.

| | |
|---|---|
| ℞ Chlorure de chaux sec | 30 gr. |
| Eau distillee .. | 950 — |
| Alcool de cochlearia .. | 50 — |
| Huile essentielle de menthe | V gouttes |

(Herzen)

Faire enfin usage du *trichlorure d'iode* pour gargarismes, en solution a 1 p. 1000.

Pratiquer des badigeonnages des parties gangrenées avec la *teinture d'iode* ou avec:

| | |
|---|---|
| ℞ Sublimé..... . ... ..... | 3 gr |
| Glycerine ... ... ........ | 60 — |

Pour attouchements, 2 fois par jour.

Au besoin, cautériser au *thermocautere* (voy. *Noma*).

**S. IMPÉTIGINEUSE.**

Prescrire les *lavages avec l'eau boriquee, chloralee*, ou avec une solution faible de *sublime* (1 p. 10 000).

Pratiquer des onctions a la *vaseline boriquee*.

Cauteriser les ulcérations avec le *salol sulforicine*, ou avec l'*acide lactique* au tiers.

**S. MERCURIELLE** *(S. toxi-septique)*.

*Suspendre l'administration du mercure*, et avant d'en recommencer l'emploi, écarter toute cause d'irritation de la bouche (tabac, alcool, aliments épicés et acides, liqueurs, boissons chaudes) et surtout faire un *nettoyage complet et absolu des dents* (obturation de toutes les cavités susceptibles de recéler des éléments infectieux, extraction des racines, suppression d'une prothèse capable d'excorier les gencives). Ordonner en outre, comme moyen préventif, l'*antisepsie buccale* (Voy. cet article).

Faciliter l'elimination du mercure a l'aide de faibles doses d'*iodure de potassium*, de *bains sulfureux*, de *sudations*.

En cas d'intoxication mercurielle consécutive a des injections mercurielles insolubles (huile grise, calomel, biiodure d'hydrargyre) lorsqu'il existe un ou plusieurs nodules dans la région ou ont été pratiquées les injections, recourir a l'*ablation du ou des nodules.*

Localement : lavages et bains de bouche avec de l'*eau de guimauve, topiques emollients, gargarismes* au chlorate de potasse.

| ℞ Borax | 4 gr. |
|---|---|
| Chlorhydrate de cocaïne | 30 cgr. |
| Glycerine | 30 gr. |
| (Herzen) | |

**En cas d'ulcérations** : pratiquer des lavages a l'*eau de guimauve boriquee* et des cauterisations au *nitrate d'argent* (solution faible), à la *teinture d'iode*, au *perchlorure de fer*, ou a l'*acide chlorhydrique*.

Intérieurement . administrer le *chlorate de potasse*, à la dose de 3 à 5 grammes .

| ℞ Chlorate de potasse | 2 a 4 gr. |
|---|---|
| Sirop de groseille | 30 — |
| Eau | 100 — |

Par cullerees, dans les 24 heures

**S. ULCÉRO-MEMBRANEUSE.**

Prescrire le *chlorate de potasse* interieurement, a la dose de 50 cgr. a 2 gr., chez l'enfant et a celle de 3 à 5 gr., chez l'adulte.

| ℞ Chlorate de potasse | 1 gr. |
|---|---|
| Eau distillée | 90 — |
| Sirop de groseilles | 10 — |

1 cuillerée a cafe toutes les 2 heures (Hutinel).

Ordonner en outre des lavages répétés de la cavite buccale avec une *solution de chlorate de potasse* a 2 p. 100 (1 cuillerée a café de chlorate de potasse pour un grand verre d'eau tiede, additionné d'une cuillerée à bouche de miel rosat).

Toucher 4 fois par jour les parties malades avec un pinceau imbibé d'un *collutoire au chlorate de potasse :*

| ℞ Chlorate de potassé | 4 gr. |
|---|---|
| Miel rosat | 10 — |
| Glycerine | 30 — |

Employer le *permanganate de potasse* en lavages et la *teinture d'iode* en attouchements.

| ℞ Teinture d'iode | 10 à 20 gr. |
|---|---|
| Glycerine | 20 — |

Conseiller aussi de toucher les ulcerations avec un petit tampon de coton hydrophile, imbibé d'une *solution de sublimé* à 1 ou 2 p. 1000, ou mieux avec une solution d'*acide lactique* au tiers, ou encore d'*acide chromique* au dixieme ou en cristaux.

Dans les cas ordinaires, recourir a une *solution faible de nitrate d'argent*, ou au collutoire suivant :

| ℞ Chlorure de chaux | 3 gr. |
|---|---|
| Miel | 30 — |

Pour attouchements (Bouchut)

Combattre les symptômes généraux :

Contre la **fièvre**, donner la *quinine*.

Contre l'**embarras gastrique**, prescrire un *purgatif*.

Administrer les *toniques*.

| ℞ Extrait sec de quinquina | 2 gr. |
|---|---|
| Eau de cannelle | 15 — |
| Sirop d'ecorces d'oranges ameres | 25 — |
| Eau de fleurs d'oranger | 10 — |
| Vin de Bordeaux | 30 — |

Par cuillerees a dessert (enfants de 10 a 12 ans).

## STROPHULUS

(*Eruptions prurigineuses infantiles*).

*Regime lacte* (couper le lait d'un peu d'eau de Vichy, de bicarbonate de soude, de tilleul, ou d'eau de chaux) ou *regime lacto-vegetarien.*

Combattre le lymphatisme et le neuro-arthritisme ; ordonner l'*huile de foie de morue*, l'*arsenic*, le *cacodylate de soude*. Recourir a l'*hydrotherapie tiede* et aux *bains sulfureux.*

*Purgation* a intervalles réguliers (2 fois par mois).

**Contre le prurit** . donner I à V gouttes de *teinture de belladone,* ou II a XX gouttes par jour d'*eau distillee de laurier-cerise.*

Localement *soins rigoureux de proprete.* Eviter toute irritation cutanée (linges souilles, langes de laine, flanelle, toile rude). Onctions avec *vaseline mentholee* a 1 p. 100, ou application de compresses imbibees d'*huile de foie de morue pheniquee* a 1 p. 100.

Lavages frequents a l'*eau boriquee*, poudrer ensuite avec de la *poudre d'amidon*, de *talc*, de *lycopode*, puis envelopper de linges en toile fine et usee (Brocq).

Voy. *Eczema*, *Erytheme*, *Lichen simple*, *Prurit*, *Urticaire.*

## SUBINVOLUTION DE L'UTÉRUS

Voy. *Accouchement.*

## SUDAMINA

Voy. *Suette miliaire.*

## SUETTE MILIAIRE

*Diete :* lait, bouillon, tisanes, limonades.

Donner un *purgatif energique* contre la constipation opiniâtre

Deux fois par jour, *changer de draps ;* ne pas trop couvrir le malade.

**Contre la fièvre et l'adynamie** : prescrire la *quinine*, les *lotions froides vinaigrées.*

**Contre l'oppression** : appliquer des *ventouses seches*, et pratiquer une *injection d'atropomorphine.*

**Contre l'ataxie et le délire** · recourir a la *balneation froide* (25° a 15°).

## SUEURS DES PHTISIQUES

Voy. *Phtisie.*

## SUITES DE COUCHES

Voy. *Accouchement (post-partum)*, *Fievre puerperale*, *Hemorragies du post-partum.*

## SUPPURATIONS PELVIENNES

(Chez la femme).

Voy. *Abces pelviens, Cellulite pelvienne, Hematocele suppuree, Pelviperitonite, Salpingites.*

## SURMENAGE

**S. INTELLECTUEL.**

Voy. *Neurasthenie cerebrale.*

**S. PHYSIQUE.**

Voy. *Anemies, Croissance, Dilatation du myocarde, Scoliose.*

## SYCOSIS

Voy. *Tricophytie de la barbe.*

## SYMPHYSES

**S. CARDIAQUE.**

Voy. *Adherences pericardiques, Asystolie, Pericardite chronique.*

**S. PLEURALE.**

Voy. *Adherences pleurales, Pleuresies.*

## SYNCOPE

Coucher le malade la *tête un peu basse. Excitations cutanees* (sinapismes aux membres et à la region précordiale).

Inhalations de *vinaigre anglais*, d'*ether*, de *nitrite d'amyle.*

| | | |
|---|---|---|
| ℞ | Alcool | 10 gr. |
| | Ether | 5 — |
| | Menthol | 1 — |
| | Pyridine | 2 — |
| | Acide acetique cristallise | L gouttes |

Verser XX gouttes de ce liquide sur un mouchoir et les faire respirer au malade (Capitan).

Au besoin, dans les cas graves, pratiquer des *injections de cafeine* et d *ether ;* recourir a l'*electrisation* du nerf phrénique avec les courants continus : pôle positif au niveau du nerf, au cou, pôle negatif a l'epigastre.

Pratiquer aussi des *tractions rythmees de la langue.*

**Une fois la syncope terminée :** *rechercher et combattre la cause* (douleur, coliques intestinales et calculeuses, hemorragie externe ou interne, cardiopathie, myocardite, faiblesse generale, convalescence, empoisonnement, helminthiase, hysterie, chaleur, etc.).

**En cas d'anémie aiguë :** avoir recours a l'*injection intraveineuse de serum artificiel* (eau salee a 7 p 1000) a 38° ou 40°, a la dose de 300 a 800 gr. à la fois, selon le cas.

Voy. *Anemie aigue, Collapsus.*

**S. TRAUMATIQUE DU NOUVEAU-NÉ.**

Faire respirer l'enfant, améliorer sa circulation, relever son état général.

Voy. *Asphyxie des nouveau-nés.*

## SYNOVITES

Voy. *Arthrites, Hydarthroses.*

## SYPHILIS

**S. DES ENFANTS** (acquise ou héréditaire).

Combattre la faiblesse congénitale (voy. *Faiblesse congénitale*).

Employer l'*onguent napolitain,* en frictions, à la dose de 1 a 2 gr, suivant l'âge du malade.

℞ Onguent napolitain : 1 an, 20 gr ; 2 ans, 30 gr, 15 ans, 40 gr
Essence de menthe XX a XL gouttes

Diviser en 2 boîtes : 1 par jour pour chaque friction (Comby).

Technique des frictions : prendre un gant de peau pour ne pas subir soi-même l'absorption mercurielle, et faire pendant 5 minutes une friction avec l'onguent mercuriel. Après la friction, appliquer une feuille de ouate. *Ne jamais pratiquer deux frictions de suite sur la même place :*

1er jour, côté gauche du thorax ;

2e jour, côté droit ;

3e jour, côté gauche du ventre,

4e jour, côté droit ;

5e jour, face interne de la cuisse gauche ;

6e jour, face interne de la cuisse droite ;

7e jour, mollet droit,

8e jour, mollet gauche ;

9e jour, bras droit ;

10e jour, bras gauche.

Recommencer ensuite cette série.

Faire des frictions, *pendant trois semaines,* puis suspendre huit à dix jours, pour reprendre et ainsi de suite.

Prescrire le *mercure par voie stomacale,* même aux enfants à la mamelle.

℞ Liqueur de van Swieten...... 10 gr.

XX a XXX gouttes par jour, en 4 fois, dans le biberon ou une cuillerée de lait (enfants de 2 a 6 mois ; chez les enfants nés prématurément, ne donner que X gouttes par vingt-quatre heures.

Chez les enfants plus âgés, donner la liqueur de van Swieten aux doses suivantes :

| | |
|---|---|
| De 1 à 2 ans. . . . | 1 gr. à 1 gr. 50 |
| De 2 à 3 ans . | 1 gr. 50 à 2 gr. |
| De 3 a 5 ans . . . | 2 gr. a 4 gr. |
| De 5 a 10 ans . . . . | 5 gr. a 10 gr |

Par jour

Administrer le *protoiodure d'hydrargyre :*

℞ Protoiodure d'hydrargyre. 2 a 5 cgr.
Julep gommeux . . . . 100 gr.

6 à 10 cuillerees a cafe par jour

Employer aussi le *calomel,* aux doses suivantes :

| | |
|---|---|
| De 1 à 3 mois . | 3 a 5 mgr. |
| De 3 a 6 — | 1 cgr. |
| De 6 a 10 — . . | 1 1/2 a 2 cgr. |

Par jour.

Au bout de 2 à 3 mois de traitement hydrargyrique, recourir a l'*iodure de potassium* ou au *traitement mixte*.

℞ Iodure de potassium ...... 5 gr.
Sirop de fleurs d'oranger 100 —

1 à 3 cuillerees a cafe par jour, selon l'âge (1 cuillerée a café contient 25 cgr. de sel)

Prescrire le *sirop de Gibert :*

℞ Biiodure de mercure .. . 10 cgr
Iodure de potassium . ... 5 gr.
Sirop simple .. ...... . 250 —

(1 cuillerée à café contient 3 mgr. de sel mercuriel et 15 cgr. d'iodure de potassium) *Doses*. de 1 *a 3 ans*, 1/2 a 1 cuillerée a cafe dans du lait, de 2 *a 3 ans*, 2 cuillerees a cafe ; de 3 *a 5 ans*, 3 cuillerées a cafe, de 6 *a 10 ans*, 4 cuillerees a cafe, de 10 *a 15 ans*, 5 cuillerees a cafe.

**En cas de troubles digestifs ou lorsque les frictions avec l'onguent napolitain provoquent une irritation intense de la peau,** comme aussi lorsqu'on veut connaître la quantité de mercure qui pénetre dans l'organisme, recourir aux *injections mercurielles hypodermiques* (profondes), employer l'*huile grise*, a la dose de 1/8e a 1/5e de seringue, ou bien

℞ Sublime corrosif. . 5 à 10 cgr.
Chlorure de sodium.. 2 gr.
Eau distillee ... .. 20 —

Injecter 1 à 2 seringues de Pravaz par jour pendant 20 jours consecutifs (Herzen)

℞ Biiodure d'hydrargyre... 5 cgr.
Iodure de potassium . . 10 —
Eau bouillie .. .... . 10 cc.

Injecter chez les nouveau-nés, chaque jour le quart d'une seringue de Pravaz, pendant 20 jours (Schwab et Levy-Bing).

℞ Biiodure de mercure ... 4 cgr
Huile stérilisée. . ... 10 cc.

Injecter 1/4 a 1/2 seringue, pendant 20 jours (Panas)

℞ Calomel à la vapeur . 1 gr. 40
Huile de vaseline . . 15 cc.

Injecter 1/4 de seringue tous les 5, 6 ou 7 jours; faire 6 a 10 piqûres (Balzer).

Faire aussi usage du *benzoate de mercure* associé au chlorure de sodium pour le rendre soluble :

℞ Benzoate de mercure } ãã 15 cgr.
Chlorure de sodium .. }
Glycerine . .. . . } ãã 15 gr.
Eau distillee. ... .. }

Injecter 2 divisions de la seringue de Pravaz, soit 1 mgr. de substance active, chez les enfants âges d'un *mois* ; 3 divisions, a deux ou trois *mois*, 4 divisions de quatre a six *mois* et 5 divisions (1/2 seringue) de sept *mois* a 1 *an* Chez les enfants âges de *plus d'un an*, porter a 30 cgr la quantite de benzoate de mercure et de chlorure de sodium, et injecter de 3 a 6 divisions de la seringue, suivant l'âge de l'enfant. Repeter ces injections tous les 3 ou 4 jours jusqu a disparition complete de toute manifestation syphilitique ; puis suspendre le traitement durant 3 a 5 semaines, et apres cet intervalle faire 6 a 8 injections.

**Dans les cas graves,** doubler les doses ci dessus indiquees. chez un enfant de 10 ans injecter 1 cgr. de sublimé, ou 2 cgr de benzoate de mercure, ou 1 cgr. de biiodure de mercure, par jour (Herzen).

**En cas de nombreuses plaques muqueuses suintantes :** prescrire les *bains de sublime*, pris tous les jours ou tous les deux jours.

℞ Sublime corrosif . . . . 1 gr.
Alcool a 90° . . . . 10 —
Eau . . . 100 —

A verser dans l'eau du bain (20 à 30 litres d'eau) (baignoire en bois ou en metal emaille).

**En cas de syphilis héréditaire grave avec gommes multiples**, lésions osseuses ou viscérales, insister sur l'usage de l'*iodure de potassium*, donné aux doses suivantes :

| | |
|---|---|
| De 1 à 15 mois. | 5 à 20 cgr. |
| De 15 mois à 3 ans. | 20 à 40 — |
| De 3 ans à 5 ans. | 50 cgr. à 1 gr |
| De 5 ans à 10 ans... | 1 à 3 gr. |

Par jour.

En cas d'intolérance pour l'iodure de potassium, donner l'*iodalbacide*, à la dose de 1 à 2 gr., en potion, ou l'*iodipine* à la dose de 5 gr par jour, prise dans du lait.

**En cas de plaques végétantes.**

| | |
|---|---|
| ℞ Sublimé corrosif 40 cgr à | 2 gr |
| Camphre .. | 2 à 4 — |
| Alcool à 85° | 30 — |

Pour attouchements.

Dans tous les cas, combattre l'anémie par les *préparations martiales*, les *toniques*, l'*hygiène générale*, et par une *alimentation reconstituante*.

Cures thermales aux eaux sulfureuses de Challes, Luchon, Saint-Honoré, Aix-la-Chapelle, Uriage.

**S. CHEZ L'ADULTE.**

Voy. *Chancre induré*.

Hygiène rigoureuse : séjour au grand air. Ordonner la *gymnastique*, l'*escrime*, l'*équitation*, le *cyclisme*, la *chasse*, mais éviter les fatigues.

Recommander au malade de *dormir régulièrement de 7 à 8 heures* par nuit et de renoncer aux travaux intellectuels exagérés et à la vie mondaine.

Pas d'alcool, un peu de vin aux repas, proscrire le tabac ; *combattre toute intoxication chronique* (alcoolisme, saturnisme, morphinomanie, etc.), traiter l'anémie, les diathèses et le paludisme chronique, lorsqu'ils existent.

Hygiène morale : réconforter et éclairer les malades ; leur représenter la situation telle qu'elle est et non pas telle qu'ils se l'imaginent, leur dire que la syphilis est une maladie, qui, comme tant d'autres, peut guérir, à la condition qu'on la traite, et que traitée, elle laisse ses victimes bien tranquilles, qu'elle permet le mariage, après un certain temps d'épuration (2 à 4 ans), qu'elle permet, de même, l'espérance d'une postérité saine et solide, etc. (Fournier).

Régime : alimentation reconstituante et tonique.

A. Direction générale du traitement de la syphilis.

1° **Chancre syphilitique indubitable** commencer aussitôt le traitement spécifique : il retarde et atténue la première poussée.

2° **Chancre douteux** : attendre, pour instituer le traitement spécifique, l'apparition des manifestations secondaires (roséole) et se garder de prescrire le mercure tant que le diagnostic est douteux.

3° **Chez tout syphilitique** (période secondaire), employer la méthode des *traitements successifs* ou *traitement chronique intermittent*, qui consiste en une série de cures, mercurielles d'abord, iodurées plus tard, échelonnées au cours des premières années de la maladie et séparées les unes des autres par des stades de repos d'autant plus prolongés qu'on s'éloigne davantage du début du traitement ou de l'infection.

Schéma d'application. *Premier* traitement mercuriel (10 cgr. de protoiodure quotidiennement par exemple) de 8 semaines de durée, suivi d'un stade de repos de 4 à six semaines environ.

*Deuxième* traitement mercuriel, d'une durée de 6 semaines, suivi de 2 à 3 mois de répit.

*Troisième* traitement, durant le même temps, suivi d'une période de désaccoutumance de 3 mois.

*Quatrième* traitement mercuriel de 6 semaines.

En tout 4 traitements mercuriels au cours de la **première année**; continuer avec 3 traitements au cours de la **seconde** et avec 2 dans la **troisième**.

**Au cours de la troisième année**, commencer à administrer l'*iodure de potassium,* lui aussi par *cures intermittentes,* de *4 à 6 semaines,* suivant la tolérance gastrique et à la dose de *3 gr. par jour.*

Prescrire 4 cures au cours de la première année de ce traitement (3e année de traitement), en les alternant avec les cures mercurielles; trois cures l'année suivante (4e année), deux au cours de l'année suivante.

Après ce traitement, continuer à donner l'*iodure à perpétuité,* à raison de deux cures de six semaines par an (Fournier).

B. Traitement mercuriel.

a. Méthode des frictions mercurielles.

Les frictions mercurielles doivent absolument être prescrites dans les cas suivants.

1° **Syphilis grave, demandant** une médication énergique et rapide (syphilis viscérale, cérébrale, médullaire, ophtalmies, etc.).

2° **Manifestations rebelles ou habituellement réfractaires aux médications d'autre genre,** telle la glossite scléreuse;

3° **Cas où des états morbides de l'estomac ou de l'intestin contre-indiquent la méthode par ingestion;**

4° **Cas où l'indication est de céder la voie gastrique à d'autres remèdes;**

5° **Syphilis du jeune âge.**

Dosage. 4 à 8 gr. d'onguent napolitain par friction chez l'*homme;* 3 à 4 gr. chez la *femme;* 2 gr. chez l'*enfant.*

Les traitements thermaux aux eaux sulfureuses exagèrent l'aptitude de la tolérance du mercure; dans ces stations, on peut pratiquer des frictions quotidiennes aux doses de 8 à 15 gr. d'onguent napolitain, pendant 3 à 4 semaines.

℞ Onguent mercuriel double . 30 gr.

À diviser en 7 cartouches une friction par jour; dans les cas graves (syphilis cérébrale), 2 par jour.

Pratiquer les frictions le soir, *au coucher,* en évitant de faire deux fois de suite des frictions sur la même place (voy. l'ordre à suivre au paragraphe Syphilis des enfants). *Frotter jusqu'à siccité,* c'est-à-dire jusqu'au moment où la main qui frotte, au lieu de glisser comme sur un verglas, commencera à éprouver une sensation de résistance, de dessèchement, en général *pendant 10 à 15 minutes.* Protéger la main qui pratique la friction contre l'absorption par un *gant de peau* et *de caoutchouc*. Placer sur la place enduite de pommade une couche de ouate, recouverte de taffetas gomme.

Prescrire de deterger soigneusement la peau au lever, de la savonner à l'eau chaude, de bien l'essuyer, et de la saupoudrer d'amidon ou de poudre de riz. Faire prendre au moins 2 bains émollients chaque semaine.

La *duree du traitement*, le *nombre des frictions*, la *dose totale d'onguent a faire absorber* sont subordonnes a la nature du résultat therapeutique a obtenir, au degre de tolérance du malade, aux effets produits.

La durée d'une cure par les frictions mercurielles doit être de *trois ou quatre semaines, cinq semaines au maximum.*

Dans certains cas, il est preférable de ne faire durer une cure par les frictions que 2 ou 3 semaines, pour reprendre apres un repos plus ou moins long ; dans les cas où la bouche menace de se prendre a tout instant, prescrire une friction, un jour sur 2, ou bien une friction 3 jours de suite, suivis de 3 ou 4 jours de repos.

Se rappeler que la stomatite causée par les frictions mercurielles a une invasion brusque et qu'elle est la forme maligne des stomatites hydrargyriques (Fournier).

b. Balnéation mercurielle

Methode a employer dans le traitement de la **syphilis infantile**, mais a exclure du traitement de la syphilis des adultes (voy. *S. des enfants)*.

| ℞ Bichlorure de mercure<br>Chlorhydrate d'ammoniaque . . . . . | āā 20 gr. |
|---|---|
| Eau distillee . . . . . | 200 — |

A ajouter a l'eau du bain (200 a 300 litres).

Ne jamais dépasser chez l'adulte la *dose de 20 gr.* de bichlorure par bain (Fournier).

c. Fumigations mercurielles.

Methode incertaine et aveugle, pas applicable d'une façon usuelle et prolongee au traitement de la syphilis (Fournier).

d. Méthode des injections mercurielles.

Observer les regles de l'antisepsie la plus meticuleuse.

Faire toujours l'injection profondément, dans la fossette rétro-trochantérienne (point de Smirnoff), l'ensellure lombaire de chaque côte de la colonne fessiere.

Procéder a l'injection en deux temps : ponction avec l'aiguille. Pousser lentement l'injection. Espacer les piqûres de 3 a 4 cm.

Des deux methodes d'injections mercurielles 1° injections solubles ; 2° injections massives et insolubles, la première seule est a employer, a titre de méthode d'exception, tandis que la seconde est a rejeter complètement (Fournier).

La methode des injections mercurielles est, à l'heure actuelle, le seul procédé capable d'introduire une dose déterminée de mercure dans l'organisme. L'efficacité therapeutique d'un compose mercuriel dépend uniquement de la quantité de mercure introduite en circulation dans l'organisme dans un temps donné (Leredde).

Injections mercurielles solubles : cette méthode est indiquée dans les cas suivants :

1° **Quand il faut instituer une médication intensive ;**

2° **Quand l'estomac paraît ne pas devoir tolérer le mercure** (Fournier),

3° **Manifestations tenaces, rebelles aux médications ordinaires** (Herzen).

℞ Sublimé corrosif ........ 20 cgr
Chlorure de sodium ..... 2 gr.
Eau distillée ... Q S p 20 cc.

1 seringue de Pravaz par jour, pendant 20 jours consécutifs.

℞ Benzoate d'hydrargyre.. . 25 cgr.
Chlorure de sodium . } ãã 6 —
Chlorhydrate de cocaïne }
Eau distillée et stérilisée. 30 gr.

Injecter 1 cc. par jour, faire 20 piqûres (Gaucher).

℞ Peptone. . . ... } ãã 30 cgr.
Chlorure d'ammonium pur. . . }
Sublimé corrosif . . . . 20 —
Glycérine . .. . 5 gr
Eau distillée . . . .. 15 —

1 seringue de Pravaz tous les jours ou tous les deux jours (Delpech)

℞ Amidopropionate d'hydrargyre . . .. .. 45 cgr
Eau stérilisée. .. ... . 30 gr.

Injecter 1 cc. par jour (Bardet).

℞ Peptonate hydrargyrique ammoniaque .. . .. 1 gr.
Eau stérilisée. .. ... . 100 —

Injecter 1 cc. par jour (Martineau).

℞ Lactate neutre d'hydrargyre 1 gr.
Eau stérilisée . .... 100 cc.

Injecter 1 cc. par jour (Gaucher)

℞ Iodate d'oxyde d'hydrargyre 10 cgr.
Iodure de potassium. . . 8 —
Eau distillée ....... . . 10 gr.

Injecter 1 cc tous les jours (Ruhemann).

℞ Cyanure de mercure . .. 10 cgr.
Eau distillée. .. .. 20 gr.

Injecter 1 cc tous les jours, soit sous le derme, soit dans une veine.

℞ Biiodure de mercure....... 20 cgr.
Iodure de sodium . . . . 10 —
Eau distillée .. 20 cc.

Injecter 1 cc. tous les jours, pendant 20 jours consécutifs (Dieulafoy)

Dans les cas graves, doubler les doses ci-dessus indiquées et injecter 2 cgr. de *sublimé,* ou 4, 6 et même 8 cgr. de *benzoate d'hydrargyre* par jour (Lemoine). ou 3 et 4 cgr. de *biiodure de mercure* (Dieulafoy).

Recourir aussi aux *injections intraveineuses* au bras, pratiquées très lentement, en se servant d'une seringue de Pravaz et d'une solution de *cyanure de mercure* à 1 p. 100 : injecter 1 seringue tous les 2 jours et, dans les cas graves, 1 seringue tous les jours (Abadie).

Injections mercurielles insolubles : pour assurer une action thérapeutique plus énergique et pour atténuer les inconvénients propres à toutes les injections de préparations mercurielles insolubles, tels que nodosités, abcès, phénomènes douloureux, etc., et pour éviter l'accumulation de quantités plus ou moins considérables de mercure dans certains points de l'économie, ainsi que les effets irritants sur les voies d'élimination de ce médicament, pratiquer des *injections fréquentes à doses fractionnées.*

℞ Mercure purifié. . . . . 20 gr.
Teinture de benjoin . .. 5 —
Huile de vaseline. . ... 40 —

(Huile grise) 1 seringue de Pravaz contient 36 cgr. de mercure métallique. Employer de préférence une huile grise plus diluée à 10 ou 20 p. 100 et injecter chaque fois 5 cgr de mercure. Faire quatre injections d'huile grise à huit jours d'intervalle, interrompre un à deux mois, puis reprendre.

℞ Biiodure de mercure....... 4 cgr.
Huile stérilisée.......... 10 gr.

1 à 4 seringues de Pravaz par jour, pendant 15 à 20 jours (Panas).

℞ Calomel à la vapeur ..... 1 gr 50
Huile de vaseline ....... 15 —

Injecter 1 cc tous les 5 à 8 jours, faire 5 à 6 piqûres (Balzer)

℞ Calomel à la vapeur ...... 50 cgr.
Huile d'olive stérilisée.... 10 cc

Injecter 1 cc. par semaine, faire 10 piqûres (Fournier).

℞ Oxyde jaune de mercure 1 gr 50
Huile de vaseline ..... 15 —

Injecter 1/2 à 1 seringue de Pravaz (Balzer).

℞ Salicylate de mercure. . .. 4 gr.
Huile de vaseline stérilisée 30 —

Injecter 1 cc. deux fois par semaine, faire 10 piqûres (Hallopeau)

Dans les cas graves, répéter tous les 3 ou 4 jours l'injection de *calomel* (5 cgr.) ou bien doubler et même tripler la dose ci-dessus indiquée de *biiodure de mercure* et injecter 2, 4 et 6 cgr. de ce sel, par jour (Lépine).

e. Méthode par ingestion.

Procédé facile, commode, sûr, pratique, à employer chez tous les malades, *sauf* dans les cas particuliers suivants :

1° **Etat morbide préalable des voies digestives**, gastralgies, dyspepsies, gastrite, dilatation d'estomac, entérite, etc., ou présentant une intolérance iodopathique de ce système par rapport au mercure

2° **Etat de débilitation cachectique**, tel que le malade ne se rattache plus à la vie que par un reste de puissance digestive ;

3° **Cas où il est indiqué de laisser libres les voies digestives en faveur d'autres remèdes jugés opportuns ;**

4° **Cas où un danger pressant rend nécessaire une mercurialisation rapide**, presque instantanée (syphilis viscérale, cérébrale, ophtalmie) ; recourir alors aux frictions ou aux injections.

Prescrire le *sublimé* et le *protoiodure de mercure.*

Avec le sublimé, on a peu d'accidents ptyaliques, mais des inconvénients majeurs d'intolérance gastrique.

Avec le protoïodure, accidents ptyaliques, mais tolérance gastrique plus fortement assurée.

Au point de vue thérapeutique, effets sensiblement égaux, mais faculté de réaliser des effets plus intenses avec le protoiodure, en raison d'une liberté plus étendue d'élévation des doses.

Employer le sublimé chez les sujets dont la bouche, en mauvais état, ne supporterait pas l'action ptyalique du protoiodure, et le protoiodure chez des sujets dont l'estomac délicat, susceptible, nerveux, ne tolérerait pas le sublimé.

En général, faire usage du protoiodure.

*Doses efficaces moyennes de sublimé :*

Pour *homme adulte*, de constitution moyenne 3 cgr.

Pour *femme adulte*, dans les mêmes conditions : 2 cgr.

*Doses efficaces moyennes de protoiodure de mercure :*

Pour un *homme adulte* : 10 à 12 cgr.

Pour une *femme adulte* . 7 à 8 cgr. (Fournier).

℞ Bichlorure de mercure . 1 gr.
Alcool à 90° . . . 100 —
Eau distillée . . . . 900 —

(1 cuillerée à soupe contient 16 mgr

de sublimé (1 cuillerée à café, 4 mgr). 2 cuillerées à bouche par jour, ou 5 à 6 cuillerées à café à prendre en 3 fois, dans un verre de lait.

| | | |
|---|---|---|
| ℞ Sublimé corrosif | | 20 cgr. |
| Chlorure de sodium | | 2 gr. |
| Eau distillée | | 20 — |

XX gouttes, 2 à 3 fois par jour après les repas dans un peu d'eau et de sirop (Herzen).

| | | |
|---|---|---|
| ℞ Bichlorure de mercure | | 1 cgr. |
| Extrait thébaïque | } ãã | 5 — |
| — de gentiane | | |
| Excipient | | Q. S. |

Pour 1 pilule, 3 par jour, aux repas.

| | | |
|---|---|---|
| ℞ Bichlorure de mercure | } ãã | 1 cgr. |
| Extrait thébaïque | | |
| Mie de pain | | Q. S. |

Pour 1 pilule. 3 par jour, au début des repas.

| | |
|---|---|
| ℞ Protoiodure de mercure | 5 cgr. |
| Extrait d'opium | 1 — |

Pour 1 pilule : 2 par jour (Fournier).

| | |
|---|---|
| ℞ Protoiodure de mercure | 5 gr. |
| Extrait thébaïque | 1 — |
| — de quinquina | 10 — |

Pour 100 pilules : 2 par jour (remplacer au besoin l'extrait de quinquina par l'*extrait de ratanhia*, à la même dose).

Employer aussi le *lactate neutre de mercure*, en solution à 1 pour 1000, à la dose de 4 cuillerées à café par jour, prises dans un peu d'eau sucrée (Gaucher).

C. Iodure de potassium. —

Administrer l'*iodure de potassium*, par la bouche, en lavements, en injections sous-cutanées, réserver ces deux dernières méthodes pour des cas exceptionnels et spéciaux (intolérance gastrique, syphilis cérébrale grave avec perte de connaissance, avec relâchement des sphincters).

L'iodure est d'autant mieux toléré par l'estomac qu'on le prescrit en solution plus étendue, ne pas ordonner les capsules, les dragées et les cachets d'iodure.

*L'iodure est surtout indiqué pour combattre les affections d'ordre tertiaire*, tandis que le mercure est réservé au traitement des symptômes d'ordre secondaire.

Toutefois, l'iodure exerce d'heureux effets contre certaines manifestations secondaires (Fournier).

a. Indications du traitement ioduré.

1° **Céphalée secondaire ;**

2° **Névralgies secondaires et douleurs névralgiformes** à localisation vague ;

3° **Périostites, ostéalgies, arthralgie, myalgies** de la période secondaire ;

4° **Tous les cas de syphilis maligne précoce**,

5° **Tous les cas où des contre-indications au traitement mercuriel ressortent de circonstances diverses**, telles qu'intolérance idiosyncrasique vis-à-vis du mercure, état préalable de débilitation, scrofule grave, tuberculose, cachexie.

*Doses efficaces moyennes pour l'iodure de potassium.*

Pour un *homme adulte* de constitution moyenne : *3 gr. par jour.*

Pour une *femme dans les mêmes conditions : 2 gr. par jour* (Fournier).

b. Direction du traitement ioduré.

Instituer un *traitement à doses ascendantes ;* ainsi pour un traitement ioduré d'un mois, prescrire une dose de 2 gr. par jour pour la première semaine ; de 3 gr. pour la quinzaine qui suit et de 4 gr. pour les derniers jours du mois (Fournier).

℞ Iodure de potassium . . 30 gr.
Eau distillée... .. .. 500 —

(1 cuillerée à bouche contient 1 gr de sel), 2 à 4 cuillerées par jour, dans du lait

℞ Iodure de potassium ... 25 gr.
Sirop d'écorces d'oranges amères . . .. . 500 —

(1 cuillerée à bouche contient 1 gr. de sel).

℞ Iodure de potassium. .. 25 gr
Anisette de Bordeaux ... 150 —
Sirop simple . .... 350 —

(1 cuillerée à bouche contient 1 gr d'iodure) (Fournier).

℞ Iodure de potassium . } ãã 20 gr.
Eau distillée. . .... }

Faire prendre d'abord XXX, puis XL, L et jusqu'à C gouttes par jour dans de l'eau aux repas (Herzen)

*Faire prendre l'iodure dans du lait aux repas, immédiatement avant ou mieux pendant les repas.*

Si, donné de cette façon, il provoque encore quelque révolte de la part de l'estomac, recommander au malade de verser la dose quotidienne d'iodure à absorber dans la ration d'eau qu'il consomme quotidiennement à ses repas, et de se servir à table de ce mélange pour couper son vin.

Chercher à assurer, la tolérance pour l'iodure, en y associant la teinture de belladone :

℞ Iodure de potassium... 40 gr.
Teinture de belladone XL gouttes
Eau distillée . 160 gr.

(1 cuillerée à bouche contient environ 1 gr. 25 d'iodure) (Brocq).

En cas d'intolérance pour l'iodure, ordonner l'*iodalbacide* à la dose de 3 à 4 gr. par jour, en cachets ou en potion, ou mieux, donner l'*iodipine* à la dose de 2 à 3 cuillerées à café (10 à 15 gr.) par jour. Employer, au besoin, ce même médicament en injections hypodermiques, à la dose de 5 à 10 gr.

D Traitement mixte.

Administration simultanée du mercure et de l'iodure, soit associés dans une même préparation pharmaceutique, soit isolément.

Administrer de préférence les deux remèdes séparément, pour avoir la liberté de graduer les doses de chacun d'eux.

a Indications du traitement mixte :

1° **Syphilides tuberculeuses sèches ;**

2° **Syphilides ulcéro-croûteuses ;**

3° **Dans les accidents occupant la lisière des périodes secondaires et tertiaires** . iritis, choroïdite, sarcocèle, périonyxis, périostites, etc ;

4° **Syphilis cérébrale** (Fournier).

Faire prendre le *sirop de Gibert :*

℞ Biiodure d'hydrargyre . 20 cgr.
Iodure de potassium .. . 10 gr
Sirop simple . 500 —

(1 cuillerée à bouche contient 8 mgr. de biiodure et 40 cgr. d'iodure de potassium), 2 à 3 cuillerées à bouche par jour.

Il est nécessaire, pour arriver à faire prendre au malade une dose efficace moyenne d'iodure, de corriger la formule de Gibert, en augmentant la dose de ce sel (Fournier).

Prescrire .

℞ Biiodure de mercure 20 cgr.
Iodure de potassium . 20 à 25 gr
Sirop simple 500 —

2 à 3 cuillerées à bouche par jour (Fournier)

℞ Biiodure de mercure . 15 à 20 cgr
Iodure de sodium. . 20 à 25 gr.
Eau distillée . . 300 —

2 cuillerées à soupe par jour (Herzen)

℞ Biiodure de mercure . . . 15 cgr.
Iodure de potassium . . 15 gr.
Eau distillée. . . . . 50 —
Sirop de quinquina . . 450 —

1 cuillerée contient 5 mgr de biiodure et 50 cgr d'iodure, 2 cuillerées à bouche par jour (Vidal)

℞ Biiodure de mercure . 30 cgr.
Iode . . . . . . . 50 —
Iodure de potassium. . . 1 gr.

Pour 30 pilules dragéifiées, 3 par jour (Duhring).

℞ Liqueur de van Swieten 200 gr.
Iodure de potassium . 50 —
Eau distillée. . Q. S p. 1 litre.

1 cuillerée à bouche contient 4 mgr de sublimé et 1 gr. d'iodure, 1 cuillerée à bouche aux deux principaux repas

*Doses efficaces pour le biiodure de mercure :* 8 à 15 mgr. par jour.

Préférer, dans les cas où le traitement mixte est indiqué, l'*association de l'iodure et du sublimé* ou l'*association de l'iodure et des frictions.*

Faire prendre : une pilule de sublimé à 1 cgr. et une cuillerée de la préparation iodurée (1 gr.) au début de chacun des repas. Ou bien alterner : 2 pilules par jour, une avant le déjeuner du matin et le dîner du soir : iodure à midi et au coucher. Ou encore iodure aux repas, frictions au coucher (Fournier).

Eviter soigneusement, toutes les fois que les circonstances le permettent, d'administrer l'iodure de potassium et de pratiquer en même temps des injections mercurielles (surtout de calomel), en raison de la formation d'abcès aseptiques, par réaction chimique, aux points où sont pratiquées les injections (Dubot).

**A la période tertiaire**, faire suivre les cures par l'iodure, après guérison des accidents, par un traitement préventif mercuriel : protoiodure 5 à 10 cgr., pendant 4 à 6 semaines (il faut accorder plus de confiance au mercure qu'à l'iodure, en tant que médication préventive (Fournier).

E TRAITEMENT LOCAL.

**1° Accidents secondaires.**

**Syphilides maculeuses ou papuleuses disséminées** : ne pas instituer de traitement local spécial

Contre les taches pigmentaires de la peau laissées par les syphilides, *lotionner* fréquemment les taches avec la solution suivante :

℞ Sublimé . . . . . . . 20 cgr.
Chlorhydrate d'ammoniaque 60 —
Eau de Cologne. . . . . . . 40 gr.
— distillée . . . . . . . 100 —
(Mauriac).

Si elles ne s'effacent pas, les recouvrir avec des *compresses* imbibées de la même solution.

**Syphilides squameuses :** ordonner les *bains savonneux* répétés, puis appliquer sur les éléments papuleux mis à nu de l'*emplâtre de Vigo.*

**Syphilides papulo-tuberculeuses, papulo-croûteuses acnéiques :** prescrire des *bains de sublimé* (15 gr. pour un grand bain) tous les 2 ou 3 jours, ou bien des *lotions au sublimé* à 1 p. 1000 ou à 1 p. 500, et employer localement les pommades suivantes

℞ Calomel . . . . . 1 gr
Vaseline . . . . . . 20 —

Ou bien :

℞ Oxyde jaune d'hydrargyre . 1 gr.
Vaseline . . . . . . 30 —

Ou encore :

℞ Turbith minéral . . . . . . . 1 gr.
Vaseline . . . . . . 30 —

Si les lesions siegent a la face, ordonner des lotions avec une solution de sublimé à 1 p. 1000 et des applications de *glycerole d'amidon renfermant 1 p. 20 de calomel.*

**En cas d'impétigo syphilitique du cuir chevelu** . voy. *Impetigo.*

**Contre les papules croûteuses du cuir chevelu**, appliquer, tous les soirs ou tous les deux soirs, un peu de *pommade au turbith mineral a 1 p. 30.*

**Psoriasis palmaire ou plantaire**, employer la pommade suivante

℞ Onguent mercuriel . } āā 2 gr.
Huile de cade . }
Vaseline . . . . . . . . 30 —

Ou bien faire prendre des *bains locaux* avec une solution de sublimé a 1 p. 1000, d'une durée de 10 minutes, matin et soir.

**Alopécie syphilitique** : voy. *Alopecies.*

**Laryngite syphilitique** : defendre le séjour dans des locaux renfermés ou il y ait de la poussiere , proscrire le tabac, les liqueurs et le chant.

Contre les plaques muqueuses, pratiquer des badigeonnages avec une solution de *nitrate d'argent* a 1 p. 50.

Voy. *Laryngite syphilitique.*

**Syphilides bucco-pharyngées** : supprimer les irritants (tabac, alcool, mets epicés ou acides ou tres chauds), obturer ou extraire les dents cariees.

Prescrire des *gargarismes* et des *bains de bouche emollients;* en cas d éréthisme, faire gargariser avec une infusion de feuilles de coca (2 p. 200), ou bien pratiquer des badigeonnages avec une solution de cocaine a 1 p. 20.

Faire usage du collutoire suivant :

℞ Glycerine . . . . 30 gr.
Borate de soude. . . . . . 10 —

Badigeonner dix fois par jour les plaques (Fournier).

Cautériser, tous les 2 jours, les points malades avec un pinceau imbibé d'une solution de *nitrate d'argent* a 1 p. 20 ou a 1 p. 10, ou avec une solution de *sublime corrosif* a 5 p. 100 :

℞ Sublime corrosif . . . . 25 cgr.
Eau distillée . . . . 25 gr.

Pour cauterisations

Préscrire les *gargarismes a base de sublime corrosif :*

℞ Sublime. . . . . 10 cgr.
Sirop diacode . . . 30 gr.
Decoction de morelle . . 170 —

Pour gargarismes . matin et soir (Brocq)

Voy. *Angine syphilitique, Plaques muqueuses.*

**Condylômes plats et pla-**

**ques muqueuses** : voy. ces articles.

2° **Accidents tertiaires.**

Dans la plupart des cas, ne pas recourir au traitement chirurgical ; instituer d'abord un *traitement mixte* pendant au moins trois à six semaines, en élevant la dose du mercure jusqu'a la dose maxima (voy. Méthode des injections mercurielles).

*Intervenir d'emblee*, seulement dans les cas ou un simple débridement, un raclage ou une ablation de séquestres peut hâter la guerison.

**S. cutanée (tertiaire) ulcérée** : faire tomber les croûtes avec un cataplasme boriqué, puis recouvrir les ulcérations d'*emplâtre de Vigo*, d'*emplâtre hydrargyrique d'Unna*, ou bien de :

| ℞ | | |
|---|---|---|
| Calomel | } aā | 2 gr. |
| Oxyde de zinc | } | |
| Axonge benzoine | | 20 — |

Recourir aussi aux applications locales d'une *solution de sublime* à 1 p. 5000, mais dans les cas ou cette medication a une action irritante manifeste, lui préferer la *balneation prolongee* (bains de 2 heures de duree).

En cas d'ulcérations profondes, pratiquer des *lavages* avec une solution de sublimé a 1 p. 2000, panser avec l'*iodoforme*, le *xeroforme*, l'*aristol*, l'*iodol* et recouvrir d'emplâtre de Vigo.

Si la réparation tarde a se faire, toucher l'ulcération à la *teinture d'iode* et la panser avec l'*onguent de styrax iodoforme* (Brocq).

**S. gommeuse (S tuberculo gommeuse à progression excentrique)** : donner l'*iodure de potassium* seul, a la dose de 8 a 10 gr. par jour, ou mieux *associe au biiodure de mercure*, à la dose de 1 a 2 cgr. par jour.

Ne pas prescrire le sirop de Gilbert, qui est médiocrement actif et contient trop peu d'iodure (Fournier).

Quand la gomme est ouverte, pratiquer des badigeonnages a la *teinture d'iode*, répétes 2 a 3 fois par jour, ou des pulverisations avec :

| ℞ | | |
|---|---|---|
| Teinture d'iode | } aā | 5 gr. |
| Iodure de potassium | } | |
| Eau | | 100 — |

(Fournier).

Faire des pansements antiseptiques (iodoforme, aristol) et des cautérisations avec une solution de nitrate d'argent a 1 p. 20.

Chez les malades qui ne peuvent supporter l'ingestion de l'iodure de potassium, recourir contre les gommes cutanées aux *injections locales de ce même medicament* : employer une solution d'iodure de potassium a 3 p. 100 et injecter, tous les jours ou tous les deux jours, 2 cc. de cette solution au centre même de la gomme et dans le tissu cellulaire en implantant l'aiguille a 2 ou 3 centimetres de la lesion et en changeant chaque fois le lieu de la piqûre (Besnier, Labadie-Lagrave).

En cas de **perforation de la voûte du palais** : pratiquer l'*uranoplastie* lorsque l'on trouve sur les parties restantes l'étoffe nécessaire a la réparation ; dans le cas contraire, recourir a la *prothèse* (Le Dentu).

**S. de l'aorte** voy. *Ane-*

*vrysme de l'aorte, Angine de poitrine, Aortites.*

**S. des artères** : voy. *Artérites, Syphilis du cerveau.*

**S. du cerveau**. *Traitement mixte intense* (frictions ou injections mercurielles, de preference injections huileuses de biiodure de mercure à la dose de 6 à 8 mgr.; en outre iodure de potassium à la dose de 4 à 6 gr. par jour).

Voy. *Epilepsie jacksonnienne, Monoplegies cerebrales, Paralysie generale progressive, Vertiges.*

**S. de l'estomac** : *traitement specifique antisyphilitique.*

*Regime lacte, alcalins* (voy. *Ulcere de l'estomac).*

**S. du foie** : voy. *Cirrhoses, Diabete, Ictere.*

**S. de la langue** : voy. *Glossites.*

**S. (tertiaire) du larynx** : faire prendre tous les jours des *inhalations* avec le melange suivant :

| ℞ Iode . . . . | 5 cgr. |
|---|---|
| Iodure de potassium . . | 1 gr. |
| Eau distillee . . . . | 250 — |

Pour inhalations.

Prescrire le *traitement interne mixte.*

En cas de **sténose cicatricielle**, recourir à la *dilatation* du larynx.

**S. de la moelle** : voy. *Ataxie locomotrice, Myelites, Scleroses, Syringomyelie.*

**S. des nerfs périphériques** : voy. *Nevralgies, Nevrites.*

**S. (tertiaire) osseuse** : commencer par soumettre le malade à un *traitement mixte energique* pendant quatre semaines (iodure de potassium, 5 à 6 gr., biiodure de mercure, 2 cgr. par jour), puis recourir à l'*intervention chirurgicale* appropriée aux cas.

Voy. *Periostite syphilitique*

**S. du pharynx** : Voy. *Angines syphilitiques.*

**S. des poumons** : Voy. *Dilatation des bronches, Gangrène du poumon.*

**S. de la rate**, Voy. *Anémie splenique.*

**S des reins** : Voy *Hémoglobinurie.*

Dans la néphro-sclérose tertiaire, administrer le *mercure* et l'*iodure de potassium* à doses suffisantes : injections huileuses de biiodure de mercure de 4 mgr., répétées tous les jours pendant 20 à 30 jours; iodure de potassium 2 à 6 gr. par jour.

Surveiller l'elimination de ces médicaments et leur associer le *regime lacte* (Dieulafoy).

**S. des testicules**. Voy. *Orchite syphilitique.*

F. Cures thermales.

a. Eaux minérales naturelles.

**Eaux minérales sulfureuses employées seules** (en dehors du traitement spécifique). *Indications :* syphilitiques tertiaires affaiblis par l'anémie, le lymphatisme ou l'arthritisme. — *Contre-indications :* poussées eruptives récentes ou imminence de manifestations nouvelles, c'est-à-dire syphilis en pleine periode secondaire (Bourges).

Envoyer les malades aux eaux sulfureuses simples françaises de Aix-en-Savoie, d'Amélie-les-Bains, d'Ax, de Bagnères-de-Luchon, de Barèges, de Cauterets, de Hamman-Aneguet (Algérie), de Saint-Honoré, de Molitg, de

Pietrapola, de Le Vernet, ou à celles de Neundorf en Prusse, de Systian et Trenchin en Autriche-Hongrie ; de Schinznach en Suisse ; de Viterbe en Italie ; de Alhama en Espagne.

Employer ces eaux en bains, douches, boisson, gargarismes, irrigations et pulvérisations, lorsqu'il existe des lésions accessibles de la période tertiaire (Bourges).

**Eaux minérales sulfureuses associées au traitement spécifique** (cure minérale mixte). *Indications :* syphilis, dans lesquelles le traitement convenablement administré agit peu ou pas, c'est-à-dire dans les cas où les rechutes sont incessantes, déjouant toute thérapeutique ; syphilis présentant des lésions d'un caractère grave spécial (ostéopathies, encéphalopathies, syphilis maligne précoce), dans lesquelles le mercure joint à l'iodure ne donne pas de résultats ; cachexie syphilitique ; cas de saturation ou d'intolérance mercurielle, pour régulariser l'élimination et l'action du remède (Bourges).

*Contre-indications :* syphilis régulière, bénigne, à la période secondaire.

Envoyer aussi les malades aux **eaux sulfureuses chlorurées** de Gréoux, d'Uriage, d'Aix-la-Chapelle, d'Herenlesbad, d'Acqui, d'Archeux, ou à celles **sulfureuses, iodurées, bromurées** de Challes (Royer).

**Eaux minérales non sulfureuses.** Recourir à ces eaux *pour améliorer l'état général du syphilitique ;* envoyer les malades atteints de cachexie syphilitique aux eaux de Balaruc, de Bourbon l'Archambault, de Bourbonne-les-Bains, de la Motte-les-Bains ; recommander à ceux qui présentent des troubles profonds de la nutrition déterminés par la syphilis combinée à une diathèse, une cure thermale à Vichy, à Plombières, à Bagnols, à Saint-Honoré ; conseiller aux syphilitiques névropathes un séjour à Néris ou à Lamalou ; aux syphilitiques anémiés une cure à Bussang, à Charbonnières, à Orezza, à Saint-Christau, etc.

Prescrire aux hérédo-syphilitiques et spécialement à ceux dont la tare héréditaire est compliquée de lymphatisme et de scrofule une cure aux eaux de Salins-du-Jura, de Salies-de-Béarn, de Briscons (Bourges).

b. Cures minérales artificielles.

Recourir à la cure sulfureuse artificielle chez les syphilitiques qui tolèrent mal le mercure, qui l'absorbent incomplètement ou l'éliminent insuffisamment ; prescrire l'eau de *Challes*, qui est la seule eau sulfureuse qui puisse être utilement prescrite, étant naturellement froide.

Employer les *bains sulfureux artificiels* dans la syphilis tertiaire ou ulcéreuse et lorsque l'on veut instituer un traitement mercuriel intensif.

| ℞ Trisulfure de potassium solide . . . | 50 à 100 gr. |
|---|---|

Concasser, enfermer dans un flacon, faire dissoudre au moment du bain dans 1 litre d'eau chaude à part.

Ou bien :

| ℞ Trisulfure de potassium solide . . . . | 50 à 100 gr. |
|---|---|
| Eau . . . . . . . . | 200 — |

Dissoudre à chaud et filtrer.

Suivant les cas, prescrire des

*bains de Bareges artificiels*, des *bains arsenicaux artificiels*, des *bains de Bourbonne artificiels* ou des *bains de Plombieres artificiels* (voy. *Bains*).

Chez les débilites, recourir aux *bains sales* : ajouter a chaque bain 3 a 5 kgr. de sel marin, pour un adulte, et 1 a 2 kgr. pour un bain de 30 à 50 litres d'eau, pour les enfants. Ou encore ajouter a chaque bain 8 kgr. de sel gris, 4 kgr. de sulfate de soude, 3 kgr. de chlorure de magnésium et 700 gr. de chlorure de calcium.

En cas d'anémie, ordonner les *eaux ferrugineuses* de Bussang, d'Orezza, de Saint-Alban.

G. Hydrotherapie.

Employer *l'hydrotherapie froide* pour activer et relever la nutrition generale (syphilitiques anémiques et névropathes).

Conseiller l'usage du *tub*, pris le matin au sortir du lit

En cas de neurasthenie vraie, recourir aux traitements hydrotherapiques indiqués a l'article *Neurasthenie*.

A la période tertiaire, traiter la cephalee rebelle, les vertiges et les eblouissements par la *douche generale en eventail* de tres courte duree.

Contre les phénomènes douloureux siégeant le long de la colonne vertebrale, au niveau du tronc et des membres, dans la syphilis vertebrale, joindre l'usage du *drap mouille* a celui des *affusions froides a jet brise* le long du rachis.

Contre la cachexie syphilitique, recourir a l'emploi longtemps prolongé, soit de la *douche ecossaise*, soit de la *douche alternative* (Bourges)

Prescrire les *bains chauds*, les *bains de vapeur*, les *bains turcs* et les *bains d'air chaud*, dans les cas où les eruptions cutanées sont confluentes et rebelles, et lorsque le mercure s'accumule dans l'organisme en provoquant des accidents d'intoxication (Bourges).

H. Thalassothérapie.

Conseiller les *bains de mer*, toutes les fois que l'etat général est mauvais, surtout chez les syphilitiques lymphatiques et scrofuleux.

Ne pas envoyer à la mer les malades impressionnables et nerveux.

I. Climatothérapie.

Eviter le sejour prolongé dans un climat froid ou chaud, éviter aussi les hautes altitudes et les pays malsains où règne la malaria ou la dysenterie.

Conseiller d'habiter un *climat tempere*, de vivre a la *campagne*.

Prescrire un *changement d'air* approprié, lorsqu'il existe de l'anémie ou de la cachexie, et lorsque le malade est moralement déprimé.

Chez les syphilitiques lymphatiques ou scrofuleux, recommander une *cure maritime* dans une station du littoral méditerraneen.

## SYPHILIS MALIGNE.

Traitement général Instituer une *hygiene tres rigoureuse* et *soigner les etats morbides qui coexistent*, surtout pour ce qui a trait au système nerveux (alcoolisme, impaludisme, anémie grave, mauvaise constitution ou scrofulo-tuberculose, surmenage intellectuel et physique).

Administrer les divers *toni-*

*ques* : quinquina, quinine, fer, strychnine, huile de foie de morue, iodure de fer, cacodylate de soude ; pratiquer des injections de *serum artificiel ;* conseiller les inhalations d'*oxygene.*

Instituer le *traitement specifique mixte, intensif :* frictions d'onguent mercuriel, aux doses de 4 à6 gr., ou bien si les frictions ne sont pas possibles, donner le sublimé en solution à la dose de 3 à 4 cgr. par jour, et l'iodure de potassium a celle de 4 a 6 gr. (Brocq).

**Si le malade ne supporte pas le mercure** et que, avec son emploi, survienne une aggravation des accidents (marche extensive des ulcerations) : supprimer ce medicament et n'essayer de le reprendre qu'au bout d'un certain temps, en commençant prudemment avec de petites doses que l'on augmente progressivement et en prescrivant d'abord des lotions ou des bains au sublimé.

Continuer à *tonifier le malade* (iodure de fer, sirop iodo-tannique, quinquina, etc.) et prescrire une *alimentation reconstituante et tonique*

Donner l'*iodure de potassium,* à la dose de 2 a 4 gr. par jour et faire prendre la *decoction de salsepareille* .

| ℞ Salsepareille concassee.. | 30 gr |
|---|---|
| Eau. . .. . . | 1 litre. |
| Faire bouillir et reduire à | 750 gr |

A boire dans deux jours (Brocq).

Ou bien pratiquer des injections d'*atoxyl,* sous forme d une solution a 10 ou 15 p. 100, à la dose de 50 cgr., répetée tous les deux ou trois jours pendant deux ou trois semaines.

**Si le malade ne supporte pas l'iodure de potassium :** essayer, avant de renoncer à son emploi, de le faire prendre associe à de l'arséniate de soude ou à de la teinture de belladone, ou même a de l'atropine, et s'il persiste des phénomènes marqués d'intolérance, malgré ces modes d'administration, le remplacer par l'*iodalbacide*, l'*iodipine*, par les *toniques*, le *sirop d'iodure de fer* aux doses de 2 à 6 cuillerees à bouche par jour, par le *sirop de raifort iodé*, par le *sirop iodotannique*, puis arriver peu à peu à le reprendre (Brocq).

Traitement local.

**En cas de phagédénisme** : cesser les pansements irritants, faire prendre des *bains quotidiens* d'une heure de durée et recourir a l'*occlusion avec le taffetas de Vigo ;* ou bien recourir au *traitement à l'acide picrique :* nettoyage de la surface malade, attouchement au camphre phenique, bains de la verge chauds a l'acide picrique en solution saturee dedoublee et pansement humide à l'acide picrique en solution saturee (Michel, Hawthorn).

**Dans les formes ulcéreuses quasi-phagédéniques** prescrire des lotions avec de l'*eau boriquee* ou *pheniquee* à 2 p. 100, suivies de pansement a l'*iodoforme*, au *xeroforme*, à l'*aristol*, ou au *sous-carbonate de fer.*

Essayer aussi, pour arrêter la marche extensive des ulcérations, la poudre de *chlorate de potasse.*

Dans les cas rebelles, *racler* les bords des ulcérations, ou les *cautériser* au fer rouge.

Si le malade supporte le mercure, faire des lotions au *sublimé*. a 1 p. 500 et panser avec un *emplâtre mercuriel* (Brocq).

**SYPHILIS ET MARIAGE.**

*Permettre* le mariage dans les conditions suivantes :

1° Lorsqu'il y a au moins quatre ans révolus depuis l'apparition du chancre.

3° Lorsque le malade a suivi rigoureusement un traitement antisyphilitique sérieux et régulier.

3° Lorsqu'il ne s'est plus manifesté d'accidents spécifiques depuis au moins un an et demi.

*Interdire* absolument le mariage lorsque ces conditions ne se trouvent pas remplies, et agir de même dans le cas où il existerait des accidents en activité ou des menaces d'accidents viscéraux graves ultérieurs ataxie locomotrice, paralysie générale, etc. (Brocq).

**SYPHILIS ET GROSSESSE.**

Instituer dans tous les cas (père et mère syphilitiques ou mère syphilitique et père sain ou mère saine et père syphilitique) le *traitement spécifique antisyphilitique continu* ou de préférence *interrompu* (20 jours de traitement par mois suivis de 10 jours de suspension pour laisser reposer l'estomac ; pendant 20 jours une ou deux cuillerées a soupe, suivant les cas et la tolérance, de sirop de Gibert ; dix jours de repos ; pendant 20 jours, 50 cgr. à 1 gr. d'iodure de potassium ; repos pendant 10 jours ; reprise du sirop de Gibert pendant 20 jours et jusqu'au moment de l'accouchement) ; ou bien recourir au *traitement alterne*, en prescrivant tour a tour le mercure et l'iodure.

Employer, selon le cas, la voie stomacale, cutanée ou sous-cutanée.

Donner l'***iodohydrargyrate de potassium*** soit **en solution**, **soit** en sirop, sous la forme suivante :

| | | |
|---|---|---|
| ℞ | Biiodure de mercure..... | 10 cgr. |
| | Iodure de potassium .... | 10 gr. |
| | Eau distillée ou sirop simple.................. | 250 — |
| | Eau de menthe.......... | 50 — |

2 cuillerées à bouche pour la solution, 2 cuillerees à entremets pour le sirop, à prendre au milieu des 2 principaux repas (Pinard).

Ou bien prescrire le ***sublimé*** à la dose de 2 cgr. par jour, ou le *protoiodure de mercure* à petites doses : 5 cgr., voire 25 mgr., quotidiennement, en faisant prendre ces doses pendant tout le temps de la grossesse (Fournier).

Ou encore, pratiquer des series de 15 à 20 injections de ***benzoate** de mercure* à la dose de 2 cgr., ou une ***injection d'huile grise*** tous les mois (Barthélemy).

Intervenir à l'époque la moins distante possible du début de la grossesse.

S'il y a en même temps **syphilis et albuminurie**, ordonner à la fois le *traitement spécifique et le régime lacté* en graduant les doses de mercure selon le degré de perméabilité rénale.

Voy. *Avortement habituel*, *Hydramnios*, *Mort du fœtus*.

**SYPHILIS ET ALLAITEMENT.**

Voy. *Allaitement*.

## SYRINGOMYÉLIES

Tenter un *traitement spécifique intense*, si la syphilis ou la lèpre paraît en cause.

Administrer l'*iodure de potassium*, le *phosphure de zinc*, le *nitrate d'argent*, les *bromures*.

Employer les *toniques* : fer, arsenic, cacodylate de soude, quinquina.

Dans certains cas, prescrire l'*hydrothérapie*.

Localement : *révulsifs* le long de la colonne vertébrale, mais avec précaution, à cause de la production des troubles trophiques, cutanés (pointes de feu superficielles, proscrire le vésicatoire).

Recourir aussi aux *courants continus*.

**Contre l'atrophie musculaire** : *électrisation* faradique et galvanique.

**Contre les troubles trophiques** : *courants continus*.

**Contre la scoliose** : *corsets orthopédiques* et *gymnastique appropriée*.

*Soins de propreté* et *antisepsie cutanée* dans tous les cas

**En cas d'ulcération cutanée** · instituer un *traitement local antiseptique*.

S'abstenir, au cours d'une syringomyélie, d'interventions chirurgicales de tout genre.

## TABES

**T. DORSAL.**
Voy. *Ataxie locomotrice*.

**T. SPASMODIQUE.**
Voy. *Maladie de Little*.

## TACHYCARDIE

**T. ESSENTIELLE PAROXYSTIQUE.**

**Contre l'accès** : Repos, immobilité. Conseiller au malade de chercher à arrêter l'accès en suspendant la respiration en inspiration profonde.

Donner l'*antipyrine* (75 cgr. à 1 gr.) ; pratiquer une *injection d'atropine et de morphine*.

| ℞ Sulfate neutre d'atropine. | 5 mgr |
|---|---|
| Chlorhydrate de morphine | 10 cgr. |
| Eau distillée de laurier-cerise . . . . . . . | 10 gr. |

Injecter 1 seringue de Pravaz à la fois, 2 à 3 dans les 24 heures

Recourir à la *révulsion* ou à la *réfrigération* précordiale.

Prescrire les pilules suivantes.

| ℞ Antifébrine. . . . . . . . . . . . | 10 cgr. |
|---|---|
| Camphre pulvérisé . | 5 — |

Pour 1 pilule : 2 à 3 pilules avec 1 heure d'intervalle

Pratiquer aussi des *pulvérisations de chlorure de méthyle* à la nuque et la *compression du nerf pneumogastrique* au cou exercée vers le trajet des carotides et surtout celui de la carotide gauche à la hauteur du cartilage thyroïde.

**Dans l'intervalle des accès**: recommander le calme physique et moral, interdire les excitants (thé, café, alcool, tabac).

Instituer un *traitement bro-*

*mure* continue pendant des années comme pour l'épilepsie.

Administrer les *toniques du système nerveux* (kola, coca, quinquina, arsenic, phosphure de zinc, noix vomique), insister avec l'usage prolongé de l'*arsenic* (cacodylate de soude).

Rechercher si la tachycardie a une origine thyroïdienne (excès de fonctionnement paroxystique de la glande) et essayer l'application d'un *sac de glace à la partie antérieure du cou* (Huchard).

**En cas d'hypotension artérielle** : faire prendre l'*ergotine, associée à la quinine et à la noix vomique*.

| | |
|---|---|
| ℞ Extrait aqueux d'ergot de seigle | ãã 4 gr |
| Sulfate de quinine | |
| Extrait de noix vomique | 10 cgr |

Pour 40 pilules 2 pilules, 2 à 3 fois par jour, pendant 15 à 30 jours (Huchard)

Prévenir la dilatation du cœur qui se produit assez fréquemment avec ses conséquences (thrombose cardiaque, infarctus pulmonaire, épanchement pleural assez souvent consécutif) en administrant la *digitale*.

**T. SYMPTOMATIQUE.**

**Au cours de cardiopathies** : appliquer la *vessie de glace* sur la région précordiale.

Intérieurement, donner la *digitale*, si les reins sont sains, sans cela, prescrire le *strophantus*.

Voy. *Insuffisances* et *Rétrécissements valvulaires, Péricardites*.

**Chez les artérioscléreux** (tachycardie avec hypertension) instituer le *traitement général hygiénique et diététique* de l'artériosclérose.

Ordonner les *toniques généraux* et les *antispasmodiques* : valériane à hautes doses.

Combattre l'hypertension en donnant les *iodures alcalins* (iodure de sodium), le *tétranitrol*, et faire prendre en même temps les *toniques du myocarde*: spartéine, strophantus, caféine, muguet, kola.

| | |
|---|---|
| ℞ Extrait de convallaria. ... | 10 cgr. |
| Sulfate de spartéine . ... | 5 — |

Pour 1 pilule : 2 par jour.

Voy. *Artériosclérose.*

Ou mieux prescrire (contre la fréquence paradoxale du pouls indiquant à la fois de l'hypertension artérielle d'origine périphérique et de la tachycardie d'origine centrale) la solution suivante :

| | |
|---|---|
| ℞ Iodure de sodium . . | 5 gr |
| Sulfate de spartéine . | 50 cgr. |
| Eau . . . . . . . . | 200 gr. |

2 à 4 cuillerées par jour (Grasset)

**Chez les dyspeptiques** (tachycardie réflexe) : traitement approprié de la dyspepsie.

**Chez les phtisiques** : voy. *Phtisie avec pouls rapide*.

**En cas de sclérose rénale** (auto intoxication) *traiter l'artériosclérose ;* prescrire la *diète lactée*, ou le *régime mixte* avec peu de viandes, pas de crustacés, pas de conserves, pas de fromages faits.

Faire l'*antisepsie intestinale* (benzonaphtol).

Voy. *Néphrites chroniques.*

**Chez les neurasthéniques** : insister surtout avec le *traitement général* de la neurasthénie.

Recourir, en outre, à l'*électrothérapie* soit comme médication générale sous forme de *franklinisation associée à la haute fréquence* (bain statique), soit comme médication symptomatique, sous forme de *galvanisation* de la moelle allongée et cervicale et du pneumogastrique au cou, avec des courants de 2 à 4 milliampères ; séances de 5 à 10 minutes de durée, répétées 2 à 3 fois par jour (appliquer le pôle positif à la nuque et maintenir le pôle négatif entre le sterno-mastoïdien et le cartilage thyroïde).

Dans certains cas, galvaniser aussi le sympathique.

Contre les accès tachycardiques, prescrire l'*antipyrine*, où la *phénacétine*, ou l'*exalgine* associée au camphre.

| ℞ Antipyrine . . . . . . . . . . | 1 gr |
|---|---|
| Camphre . . . . . . . . | 20 cgr. |
| Gomme pulvérisée. . . . . . | 5 gr. |
| Potion gommeuse . . . . . . | 125 — |

A prendre en 2 fois avec 1 quart d'heure d'intervalle.

| ℞ Exalgine pulvérisée . . . . | 15 cgr. |
|---|---|
| Camphre pulvérisé . . . . . . | 10 — |
| Extrait de valériane . . | Q S. |

Pour 1 pilule 2 pilules avec une demi-heure d'intervalle, 2 fois par jour (Herzen)

Voy. *Neurasthénie cardiaque, Palpitations.*

**Chez un syphilitique** : traitement spécifique *mixte* ; insister sur l'administration de l'*iodure de potassium.*

**Chez les femmes à la ménopause** : traiter le nervosisme ; prescrire les *bromures*, le *camphre monobromé*, la *valériane.*

| ℞ Camphre monobromé | } āā 10 cgr. |
|---|---|
| Poudre de castoréum. | } |
| Extrait de jusquiame . | 2 — |
| — de valériane . | Q S. |

Pour 1 pilule : 5 pilules par jour (Herzen)

Administrer systématiquement des *purgatifs légers.*

Voy. *Ménopause.*

## TÆNIAS

La veille du jour où le tænicide doit être administré, soumettre le malade au *régime lacté.*

Prendre le médicament le matin à jeun ; une ou deux heures après son ingestion, donner un purgatif : huile de ricin (15 à 20 gr. chez les enfants, 30 à 60 gr. chez l'adulte), ou mieux un purgatif non huileux, pour ne pas augmenter les chances d'absorption du principe toxique de la fougère mâle :

| ℞ Calomel . . . . . . . | } āā 15 à 50 cgr. |
|---|---|
| Scammonée . . | } |
| Jalap en poudre. . . . . | 30 à 50 — |

Pour 1 poudre, à prendre 2 heures après l'ingestion du tænicide (Herzen).

Conseiller au malade d'*aller à la garde-robe sur un vase rempli d'eau tiède*, et de *ne pas tirer sur le ver*, au moment de son expulsion.

Prescrire l'*extrait éthéré de fougère mâle*, à la dose de 6 à 8 gr. chez l'adulte, et aux doses suivantes, chez les enfants :

| | |
|---|---|
| De 1 à 2 ans. . | 50 cgr. à 1 gr. |
| De 2 à 5 — . . | 1 gr. à 3 — |
| De 5 à 10 — . . | 3 — à 4 — |
| De 10 à 15 — . . | 5 — |

(Marfan).

| ℞ Extrait éthéré de fougère mâle . . . . . . . | 4 à 8 gr. |
|---|---|
| Gomme arabique pulvérisée | 8 — |
| Sirop d'éther . | 40 — |
| Eau distillée de menthe | 100 — |

A prendre en deux fois avec 1 heure d'intervalle

℞ Extrait éthéré de fougère mâle 4 gr
Calomel. . . . . . . 40 cgr.
Sucre pulverisé . . 8 gr
Gelatine. . . . . . . . . . . . . . Q S .

Pour faire une gelée, à prendre a jeun (Duchesne)

℞ Huile éthérée de fougere mâle. 3 gr.
Sirop de terebenthine } ãã 25 —
Eau distillee . . }
Gomme arabique pulverisee. . 2 —

A prendre en une seule fois dans une quantite egale de lait, et donner deux heures après 15 gr. d'huile de ricin (enfants) (Baumel)

℞ Extrait ethere de fougere mâle 8 gr.
Calomel . . . . . . . . . . 80 cgr.

Pour 8 capsules, à prendre en 20 minutes (chez les enfants, 3 a 4 capsules, le matin (Crequy)

On peut encore prescrire l'extrait éthéré de fougère mâle, combiné, comme l'a proposé le Dr Duhourcau (de Cauterets), au chloroforme et a l'huile de ricin et le donner en 12 capsules, comme il le fait dans le tænifuge qui porte son nom.

Donner la *poudre de fleurs de cousso* a la dose de 15 gr. chez les enfants et de 20 gr. chez l'adulte (2 heures apres l'ingestion du médicament purgatif).

℞ Cousso en poudre . . 10 a 20 gr.
Miel . . . Q. S. p f electuaire.

A prendre le matin a jeun, en une ou deux fois (Herzen).

Ordonner aussi l'*ecorce de grenadier* en decoction, a la dose de 50 gr.

℞ Ecorce de grenadier. . . . . 50 gr.
Eau bouillante . . . . . 250 —
Passer et ajouter :
Extrait de fougere mâle } ãã 2 —
Gomme pulverisee. . . . }
Sirop de menthe. . 30 —

A prendre en 2 fois le matin a jeun, avec 1 heure d'intervalle (2 heures apres un purgatif).

Prescrire la *pelletiérine* (retirée du grenadier), chez l'adulte, comme suit : la veille prendre un leger purgatif et ne manger au repas du soir que du laitage; le lendemain matin, a jeun, faire prendre *30 cgr. de sulfate de pelletierine* et d'*isopelletierine* dans une solution édulcorée avec du sirop simple, contenant 1 gr. a 1 gr. 50 de tanin, donner, 10 minutes après l'ingestion de la pelletiérine (tannate), un grand verre d'eau, puis au bout d'une demi-heure, administrer le purgatif suivant :

℞ Eau-de-vie allemande } ãã 20 gr
Sirop de nerprun . . . }

Conseiller au malade de rester couché jusqu'a ce que le purgatif ait eu son effet.

Ou bien :

℞ Tannate de pelletiérine 50 à 80 cgr.
Eau sucree . . . 100 gr

Prendre la moitié de cette potion une heure apres avoir ingeré un grand bol d'infusion de sene, une demi-heure apres, boire le reste, puis 30 minutes plus tard, prendre 2 cuillerees à bouche, d'huile de ricin

Ne pas donner la pelletiérine aux jeunes enfants.

Employer les *semences de courge mondees* à la dose de 30 à 100 gr , en une ou deux fois, associees ou non à du miel ou à de la confiture.

℞ Semences de courge mondées. 60 gr.
Sucre. . . . 50 —
Sirop de fleurs d'oranger . Q S.
p. emulsion.

Par cuillerees a cafe (enfants); 2 heures apres 15 gr. d'huile de ricin

| | |
|---|---|
| ℞ Semences de courges mondées et triturées | 60 gr. |
| Huile de ricin | } āā 30 — |
| Looch blanc du Codex n° 1 | |

Par cuillerées (Le Gendre)

Prescrire le *kamala* en poudre, à la dose de 6 gr. chez les enfants et de 12 gr. chez les adultes.

| | |
|---|---|
| ℞ Poudre de kamala | 6 à 12 gr. |
| Pulpe de tamarin | 30 à 40 — |
| Suc de citron | Q.S. |

A prendre en 1 fois le matin, à jeun.

| | |
|---|---|
| ℞ Poudre de kamala | 4 gr |
| — de cousso | 6 — |
| Extrait éthéré de fougère mâle | 2 — |
| Miel | Q S p f. électuaire. |

A prendre à jeun dans la matinée, en 3 fois, adulte (Herzen).

## TAIES DE LA CORNÉE

Prévenir les rechutes de kératite; garantir l'œil contre l'action du froid, de la lumière vive et des poussières par le port de *verres protecteurs fumés*.

*Antisepsie de l'œil* (eau boriquée, solution de sublimé à 1 p. 5000).

Emploi prolongé de la *pommade à l'oxyde jaune* :

| | |
|---|---|
| ℞ Oxyde jaune de mercure | 15 cgr |
| Vaseline | 5 — |

Instillation d'une goutte de *laudanum* tous les jours.

Insufflations de *calomel* en poudre, associées à l'emploi de la chaleur humide : *compresses chaudes, cataplasmes chauds, douches de vapeur ; massage* à travers la paupière supérieure.

**Si les moyens précédents échouent** : pratiquer le *tatouage* de la cornée avec l'encre de Chine.

**En cas de leucome central** : pratiquer une *iridectomie optique*, en choisissant comme emplacement l'un des méridiens inférieurs les moins incorrects.

**En cas de leucome adhérent** occasionnant des accidents glaucomateux, employer les *myotiques* et pratiquer l'*iridectomie*.

Voy. *Glaucome*.

## TEIGNE TONDANTE

*Tricophytie du cuir chevelu.*

Traiter l'état général du sujet.

*Couper les cheveux ras aux ciseaux* et les maintenir dans cet état pendant toute la durée du traitement.

*Ne pas raser*, pour éviter les auto-inoculations.

*Epiler* les plaques et le cuir chevelu dans une étendue de 1 cm. autour d'elles.

Enlever en *raclant à la curette* tous les cheveux cassés et les détritus.

Ne pas produire d'écoulement sanguin, faciliter le raclage, en faisant sur les plaques une onction avec un corps gras.

**Si le cuir chevelu n'est pas irrité**, faire tous les jours des *lavages* avec du savon au goudron et des *lotions*, matin et soir, avec une solution de sublimé corrosif à 1 ou 2 p. 1000, suivant la tolérance du cuir chevelu.

Frictionner les plaques, tous les soirs, avec :

℞ Turbith minéral. . . . 1 à 2 gr.
Vaseline . . . . . . 10 —
Lanoline . . . . . . . . . 30 —
(Brocq).

Employer aussi les badigeonnages à la *teinture d'iode.*

Ou bien faire usage de la pommade suivante :

℞ Chrysarobine. . . . . . . . . } ãã 5 gr.
Ichtyol . . . . . . . . }
Acide salicylique. . . . . . . 2 —
Lanoline . . . . . . . . . 30 —
Vaseline. . . . . . . . . . . 60 —

Appliquer cette pommade après avoir rasé et nettoyé à fond le cuir chevelu ; faire mettre par dessus un bonnet de toile cirée bien fixé sur les bords avec de la colle de zinc, dans le but d'empêcher que la pommade en suintant sur les bords n'aille irriter les yeux. Répéter les applications pendant 4 jours consécutifs ; à partir du 5e jour, nettoyer simplement la tête pendant 3 jours, et appliquer de la pâte de zinc soufrée. Au bout de ce temps, nouvelle application de l'onguent à la chrysarobine, continuer ainsi pendant 6 semaines (Unna).

**S'il y a de l'irritation, de l'inflammation du cuir chevelu :** *épiler* autour des plaques, laver la tête tous les matins avec de l'*eau chaude boriquée*, additionnée de savon dans la proportion convenable, d'après l'état d'irritation du cuir chevelu, et tous les soirs, *frictionner légèrement* les points malades avec:

℞ Sulfate de cuivre . . . . . . . . 1 gr.
Vaseline. . . . . . . . . 100 —
(Besnier).

**En cas de dermite :** lavages à l'*eau de son*, onctions à la *vaseline.*

Voy. *Favus.*

## TÉLANGIECTASIES

Traiter toute cause de gêne de la circulation générale ou locale (maladies du poumon, du cœur, du tube digestif, des fosses nasales, congestions répétées par excès de travail, etc.).

Défendre les corsets et les cols serrés.

Faciliter les digestions, combattre la constipation et le froid aux pieds.

Donner de la teinture d'*hamamelis virginica*, associée ou non, suivant les cas, à l'aloès, à la rhubarbe, à la noix vomique, à la digitale.

Localement : *lotions à l'eau fort chaude, massages.*

Préférer l'*électrolyse* des varicosités, les *scarifications* linéaires quadrillées, faites très serrées le long des vaisseaux et répétées tous les huit jours.

Ou encore détruire les varicosités avec une très fine pointe d'*électrocautère* portée au rouge sombre (Brocq).

Voy. *Angiomes.*

## TÉNESMES

Voy. *Spasmes.*

**T. RECTAL.**

Voy. *Dysenterie, Fissure à l'anus, Rectites.*

**T. UTÉRIN** *(menstruel).*

Voy. *Dysménorrhée, Spasme du col utérin.*

**T. VÉSICAL.**

Traiter la cause : lithiase vésicale, affections de la vessie.

Voy. *Cystites*.

Prescrire :

℞ Camphre ........ 50 cgr. à 1 gr.
Alcool ........ 5 —
Extrait thébaïque. 10 à 20 cgr
Potion gommeuse. 150 gr.

Par cuillerées à bouche toutes les heures.

℞ Camphre ................ 2 gr.
Extrait d'opium .......... 40 cgr.
Glycérine ............ Q S

Pour 20 pilules : 6 pilules par jour.

℞ Camphre ........ 25 cgr.
Jaune d'œuf ...... N° I
Extrait de jusquiame. 5 à 10 cgr.
Eau tiède ........ 80 gr.

Pour 1 lavement (Reliquet).

℞ Extrait d'opium....... 3 à 5 cgr.
— de belladone .. 1 à 2 —
Beurre de cacao ....... 4 à 5 gr.

Pour 1 suppositoire : un à deux dans les 24 heures (remplacer les extraits par 3 cgr de *dionine*).

**Pendant la grossesse :** faire porter une *ceinture abdominale* et ordonner des *bains généraux tièdes*.

## TÉNONITE

*Traiter l'affection causale :* rhumatisme, infection purulente, blennorragie, etc.

*Révulsion* et *émissions sanguines* aux tempes et aux apophyses mastoïdes.

Ordonner l'*antipyrine*, seule ou associée à la *quinine*.

**Contre les douleurs et l'insomnie :** *hydrate de chloral*, à la dose de 2 à 3 gr.

Recourir aux *frictions mercurielles* et aux injections huileuses ou aqueuses de *biiodure de mercure*, surtout dans les cas subaigus ou chroniques.

## TERREURS NOCTURNES DES ENFANTS

Combattre le neuro-arthritisme par une *bonne hygiène physique* et *morale* (voy. *Hystérie, Nervosisme*).

Combattre la constipation habituelle, traiter la dyspepsie, la dilatation stomacale, et rechercher les vers intestinaux.

Rechercher aussi et traiter les affections de la cavité nasale (rhinite hypertrophique : galvanocautérisation de la muqueuse hypertrophiée, turbinotomie aux ciseaux ; végétations adénoïdes : ablation).

*Régler les repas ;* conseiller l'*abstention complète* des boissons alcooliques, du thé, du café.

Administrer le *bromure de potassium*, à la dose de 1 gr. 50 à 3 et 4 gr. par jour, pendant un mois.

℞ Bromure de potassium .... 1 gr.
Sirop de chloral .......... 30 —
Eau de tilleul. .......... 90 —

A prendre dans la soirée par cuillerées (Descroizilles).

℞ Uréthane ................ 1 gr.
Eau distillée ....... } àà 50 cc.
Sirop d'écorces d'oranges }

2 ou 3 cuillerées à dessert dans la soirée (4 à 8 ans) (Herzen).

Ne pas donner les opiacés qui congestionnent les centres nerveux et constipent, et la belladonne qui peut provoquer des hallucinations terrifiantes.

Recourir a l'*hydrothérapie méthodique* ; éviter les douches froides.

## TÉTANIE

**Pendant l'accès.**

Faire prendre des *bains tièdes* (32° à 34°), prolongés pendant une heure.

Appliquer des *révulsifs* sur la colonne vertébrale.

Recourir aux *inhalations d'éther ou de chloroforme.*

Pratiquer des *frictions* avec :

| ℞ Chloroforme .. | } āā 5 gr. |
|---|---|
| Laudanum . . . | |
| Huile de jusquiame ... . . | 30 — |

Prescrire intérieurement les *antispasmodiques* (camphre, éther, valériane et valérianate d'ammoniaque) et *hypnotiques* (opium, chanvre indien, chloroforme, chloral, jusquiame).

| ℞ Camphre .. .. . | } āā 20 cgr. |
|---|---|
| Valérianate d'ammoniaque . | |
| Teinture de chanvre indien.. . . .... | V gouttes |
| Éther sulfurique . | 1 gr. |
| Sirop de fleurs d'oranger | 30 — |
| Eau de tilleul .. . . | 100 — |

Par cuillerées a dessert de 1/2 en 1/2 heure (enfants de 6 à 10 ans)

| ℞ Hydrate de chloral | 20 à 30 cgr. |
|---|---|
| Teinture de musc ou de jusquiame . . | X gouttes |
| Sirop de fleurs d'oranger ... .. .. . | 40 gr. |

1 cuillerée à café tous les 1/4 d'heure ou toutes les 1/2 heures (Comby).

Administrer des *lavements antispasmodiques* et *calmants* (camphre, jusquiame, chloral).

**Dans l'intervalle des accès :** donner les *bromures*, l'*antipyrine*, la *valériane*, la *belladone*.

Éviter les émotions, conseiller une vie régulière (voy. *Hystérie*, *Nervosisme*).

| ℞ Bromure de potassium .. . | 3 gr. |
|---|---|
| Hydrate de chloral .... . | 1 — |
| Eau distillée . . ... | 100 — |
| Sirop d'écorces d'oranges amères .. Q. S p f. | 150 cc. |

3 cuillerées à soupe par jour (enfants de 3 ans) (Herzen).

Prescrire une *hygiène alimentaire sévère;* traiter la diarrhée, la dilatation d'estomac, la constipation, donner un anthelmintique.

| ℞ Salicylate de bismuth ... | 30 cgr. |
|---|---|
| Benzonaphtol...... . ... | 15 — |
| Sucre . .. .. . . | Q S. |

Pour 1 paquet : 4 par jour (3 à 4 ans).

**En cas d'hyperacidité gastrique,** supprimer l'usage de l'alcool, combattre la rétention gastrique par le *lavage de l'estomac* a l'eau simple, suivi d'un lavage avec une solution très faible de nitrate d'argent (1 p. 1000), puis d'un nouveau lavage a l'eau jusqu'à ce que celle ci ressorte claire.

Donner les *alcalins.*

**S'il existe de la néphrite chronique** . prescrire le *régime lacté.*

**En cas d'atrophie du corps thyroïde** . recourir au *traitement thyroïdien.*

**Chez la femme :** régulariser la menstruation, combattre l'aménorrhée ; pratiquer des *scari-*

*fications du col* et, pendant la ménopause, essayer l'*opothérapie ovarienne* (Herzen).

**Chez les femmes enceintes :** traiter l'hystérie, dont la tétanie est une manifestation (Gilles de la Tourette).

Pratiquer exceptionnellement, dans les cas très graves, l'*avortement provoqué*.

**Chez les accouchées** : interdire l'allaitement, éviter le seigle ergoté.

Rechercher l'hystérie et, si elle existe, instituer le traitement général de cette névrose.

**En cas de tétanie sous forme épidémique :** dissémination et *isolement absolu* des malades.

## TÉTANOS

Traitement local.

Pratiquer une *antisepsie rigoureuse* de la plaie d'où naît l'infection. Employer le *thermocautère*

Chercher à neutraliser les toxines par des lavages, des enveloppements humides avec des *médicaments antiseptiques qui possèdent des propriétés antitoxiques :* phénol, crésol, acide chlorhydrique, teinture d'iode, trichlorure d'iode, etc.

Traitement général.

Pendant toute la durée du traitement, garder le malade dans l'*isolement* et le *silence*, l'*immobilité* et l'*obscurité;* éviter toutes les excitations de sensibilité générale et spéciale.

Maintenir la température de la chambre à 30°.

Faire absorber une *grande quantité de liquides :* lait, eau, tisanes.

*Favoriser l'élimination des toxines*, en administrant les diurétiques, les diaphorétiques, et par le lavage de l'organisme (injections sous-cutanées ou intra-veineuses d'eau salée à 7 p. 1000).

| ℞ | | |
|---|---|---|
| | Iode | 5 cgr |
| | Iodure de potassium | 1 gr |
| | Chlorure de sodium | 7 — |
| | Eau distillée | 1 litre |

*Sérum antitoxique :* injecter 300 à 500 gr à la fois (Herzen).

Sérothérapie

Employer la sérothérapie associée au traitement local, au traitement général et au traitement symptomatique; ne jamais recourir à elle seule, le sérum antitétanique n'ayant pas d'action certaine sur la maladie déclarée.

Injecter, aussi rapidement qu'on le pourra, 20 à 40 cmc. de *sérum antitétanique* par jour, *sous la peau* ou *dans les muscles* du flanc ou du dos, pendant trois jours.

Agir de la sorte surtout dans les cas chroniques à évolution lente et dont le début a été tardif après le traumatisme, jusqu'ici le sérum antitétanique a été impuissant contre le tétanos aigu.

Dans les cas où la violence et la rapidité de l'intoxication imposent la nécessité d'agir vite, recourir aux *injections intra-veineuses de sérum antitétanique*.

On peut recourir aussi à l'*injection intra-cérébrale de sérum antitétanique* (cette méthode paraît avoir l'énorme désavantage de n'être pas inoffensive) perforer le crâne avec un trépan de

3 à 4 mm., au niveau de la partie supérieure de chacune des bosses frontales et injecter avec une aiguille longue de 3 cm., 7 à 8 cc. de sérum, en avant des centres psychomoteurs, au niveau du pied de la deuxième frontale.

Préférer au traitement par les injections intra cérébrales, celui par les *injections sous-arachnoïdiennes lombaires* de sérum antitétanique.

TRAITEMENT SYMPTOMATIQUE.

Chercher à *diminuer l'hyperexcitabilité des centres nerveux*; administrer dans ce but l'opium, le chanvre indien, le chloral (10, 20 et 30 gr. par jour), l'hydrate d'amylène, le sulfonal, l'héroïne et en général tous les hypnotiques à hautes doses (voy. *Insomnie*).

℞ Hydrate d'amylène .... 10 gr.
Eau distillée . . 100 —
Sirop de fleurs d'oranger : 50 —

A prendre en 3 ou 4 fois dans les 24 heures (Herzen)

℞ Sulfonal . . .. .. . 1 gr
Narcyl. .. . . 3 cgr.

Pour 1 cachet 4 dans les 24 heures (Herzen).

Employer les *injections de morphine* (3 à 10 cgr. par jour), associées à l'administration du *chloral* (5 à 15 gr. dans les 24 heures).

Continuer à donner ces médicaments jusqu'à guérison complète et ne pas suspendre ce traitement sous prétexte que les symptômes s'apaisent.

**Si les crises convulsives subintrantes** faisaient obstacle aux ingestions de chloral ou d'aliments, commencer par des piqûres de morphine et des inhalations de *chloroforme*.

℞ Hyoscyamine cristallisée .. 3 mgr.
Chlorhydrate de morphine 10 cgr.
Eau distillée . ... 10 gr.

Pour injections hypodermiques (Herzen)

Recourir à la *méthode de Baccelli* : injections sous-cutanées d'une solution d'acide phénique à 1/2 ou 1 p. 100. Injecter progressivement 30 à 60,70 et même 80 cgr. d'acide phénique, par jour Dans certains cas, faire des injections profondes en employant une solution huileuse de ce même agent à 10 p. 100; injecter 2 à 3 cmc., 3 à 4 fois par jour. Ajouter à cette solution, en cas de phénomènes de collapsus, du camphre dans les mêmes proportions que l'acide phénique.

**Contre les accès de suffocation** : *courants continus*.

**Lorsque la période des violents accès est terminée**, diminuer peu à peu et avec précaution les doses de morphine et de chloral, en y adjoignant le *bromure de potassium*, à forte dose (4 à 8 gr. par jour).

## THROMBOPHLÉBITE DU SINUS LATÉRAL

Voy. *Septicémie aiguë otique*.

## THROMBOSES

Voy. *Phlébites, Phlegmatia alba, Ramollissement cérébral*.

## THROMBUS DE LA VULVE ET DU VAGIN

**Pendant la grossesse** : recourir aux *applications froides et résolutives*.

*Expectation*.

Intervenir chirurgicalement en cas de rupture : pratiquer l'*incision large* du foyer ; extraire les coagulations sanguines ; lier les vaisseaux qui saignent et tamponner la poche, surtout si le saignement se fait en nappe.

Tenter, dans certains cas, la réunion de la peau en laissant un drain dans la cavité.

Intervenir aussi en cas de suppuration.

**Pendant le travail** : terminer promptement l'accouchement, de préférence par le *forceps*, plutôt que par la version.

Si l'hématome gêne les manœuvres, pratiquer l'*incision d'urgence*.

En cas d'hémorragie spontanée, *ouvrir* la poche, la vider de ses caillots, *lier* les vaisseaux, si on le peut, et pratiquer le *tamponnement* antiseptique.

**Après la délivrance** : *expectation* ; mais si on y est obligé, *incision* du thrombus, lavage et pansement antiseptique (Charpentier).

## THYROÏDITE AIGUË

Voy. *Abcès chauds, Goitre enflammé*.

## TIC DOULOUREUX DE LA FACE

Rechercher si le tic n'a pas une origine périphérique (dentaire) et instituer, si celle-ci existe, un *traitement causal*. Dans le cas contraire, *traiter l'hystérie* ou la *neurasthénie*.

Prescrire l'*extrait thébaïque*, en pilules de 2 cgr. chacune. Prendre progressivement de 3 à 12 pilules par jour.

Administrer ces hautes doses jusqu'à cessation complète des accès, puis, après encore un certain temps (8 à 10 jours), diminuer progressivement la dose d'extrait thébaïque (Gilles de la Tourette).

Ordonner l'*exalgine*, le *pyramidon*, la *lactophénine*, et pratiquer des *injections d'antipyrine*, faites en travers, du côté malade de la face, à la dose de 40 cgr. à la fois.

| | |
|---|---|
| ℞ Antipyrine . . . . | 4 gr |
| Chlorhydrate de cocaïne . . | 3 cgr |
| Eau distillée. . . . . | 10 gr. |

(Effets consécutifs à l'injection : gros œdème, disparaissant ensuite).

Recourir à l'*électrothérapie* : courants continus.

## TIC DE SALAAM

*Spasme nutant.*

*Rééducation méthodique des mouvements.*

**Calmer l'hyperexcitabilité nerveuse** par les *bains tièdes*

(32° à 34°), les *bains de tilleul prolongés :*

℞ Tilleul avec bractées 50 à 100 gr.
Faire infuser dans .
Eau bouillante . 500 —
A ajouter à l'eau du bain (Comby).

Prescrire le *bromure de potassium* et les antispasmodiques.

Modifier l'état mental du malade à l'aide de la *suggestion à l'état de veille* et de l'*isolement.*

Ne pas recourir à la suggestion hypnotique.

## TOPHUS GOUTTEUX

Voy. *Goutte.*

## TORTICOLIS

**T. AIGU.**

**En cas de torticolis à frigore** : *salicylate de soude, aspyrine, antipyrine, exalgine, acetopyrine, pyramidon, lactophenine, amygdophenine, salipyrine, quinine.*

Prescrire le *jaborandi.*

Ordonner les *frictions excitantes* avec le baume de Fioravanti, avec le liniment ammoniacal camphré, ou les *applications chaudes.* Au bout de quelques jours, *massage.*

℞ Antipyrine .. .. .. . ... 3 gr.
Eau distillée . . . 70 —
Cognac . .. . 30 —
Sirop de jaborandi .... . 40 —
A prendre en 3 fois, dans la journée, chaque fois dans une tasse de tisane chaude (Herzen).

℞ Extrait de belladone .. . . 4 gr.
Laudanum de Sydenham 15 —
Huile de jusquiame . 75 —
Pour onctions (de Saint-Germain)

℞ Salène . ... . 10 gr.
Chloroforme . } ãã 5 —
Huile d'olive. . . . }
Pour onctions.

Voy. *Lumbago*, *Myalgies.*

**En cas de gomme musculaire syphilitique** : traitement spécifique,

Insister avec l'*iodure de potassium* (3 à 5 gr. par jour).

**T. CHRONIQUE.**

**En cas de mal de Pott** (cervical) . voy. *Mal de Pott.*

**En cas de contracture** : recourir au *redressement* sous le chloroforme , puis *electrisation.*

Chez les enfants, rechercher l'hypertrophie de l'amygdale pharyngée et, si elle existe, en pratiquer l'ablation.

**En cas de rétraction** : pratiquer la *tenotomie* suivie de *redressement* et de l'application d'un *appareil orthopedique.*

**T. MENTAL.**

Repousser le traitement chirurgical.

Conseiller la méthode d'entraînement de la volonté au moyen de la *gymnastique* (exercices gradués d'immobilité et exercices de mouvements) et la *psychothérapie* (Meige, Feindel).

*Suggestion* à l'état de veille.

Voy. *Hysterie.*

## TOUX

Voir pour le traitement de la toux les prescriptions données aux articles suivants : *Bronchites, Coqueluche, Dilatation bronchique, Emphyseme pulmonaire, Grippe* (forme pulmonaire), *Laryngites, Pharyngites, Phtisie, Pleuresie, Pneumonie.*

**T. NERVEUSE, UTÉRINE.**

Examiner systématiquement les fosses nasales et le pharynx (polypes, zones tussigenes) et, s'il existe des lésions locales, recourir avant tout au traitement local.

Rechercher et traiter les déviations utérines, lorsqu'elles existent.

Dans tous les cas instituer le *traitement general de l'hysterie.* hydrothérapie, electrothérapie.

Administrer les *antispasmodiques*, les *nervins.*

| | | |
|---|---|---|
| ℞ Camphre monobromé . | . | 10 cgr. |
| Extrait de jusquiame | .. | 2 — |
| — et poudre de valériane.. | ... ..... | Q S. |

Pour 1 pilule. 6 par jour (Herzen).

| | |
|---|---|
| ℞ Alcoolature de racines d'aconit . . ... | L gouttes |
| Bromure de potassium | 15 gr |
| Eau distillee . . . . | 250 — |

3 à 4 cuillerées à soupe par jour.

Pratiquer des badigeonnages du larynx avec une solution de *cocaine* à 5 ou 10 p. 100, ou encore, des injections intralaryngiennes d'*huile mentholee :*

| | |
|---|---|
| ℞ Camphre pulvérise... . | } āā 2 gr. |
| Menthol. ...... . . | |
| Huile d'olives . . .. | 50 — |

Pour injections, pratiquees avec une seringue laryngienne de la contenance de 6 cc.

Recourir enfin, au moment des acces de toux, aux *pulverisations de chlorure de methyle*, faites au niveau de la nuque.

*Suggestion a l'etat de veille* ou, dans les cas rebelles, *suggestion hypnotique.*

**T. PÉRIODIQUE NOCTURNE** (chez les enfants).

Combattre le nervosisme ; prescrire les *bromures alcalins*, le *chloral.*

Essayer la *quinine :*

℞ Chlorhydrate de quinine . 6 cgr.

Pour une prise : faire prendre autant de prises que l'enfant a d'années d'âge (Filatow)

## TRACHÉITES

Voy. *Bronchites, Grippe* (forme pulmonaire), *Laryngites.*

## TRANCHÉES UTÉRINES

Voy. *Accouchement, Coliques du post-partum.*

## TREMBLEMENTS

*Rechercher et traiter la cause* convalescence, vieillesse, intoxications (alcool, plomb, mercure, tabac, opium, cafeine, camphre, champignons, colchicine, etc.), maladies du systeme nerveux central (hémiplégie ancienne, sclerose en plaques, myélites, paralysie agitante), goitre exophtalmique, hystérie.

## TRICHINOSE

Administrer des *purgatifs repetes* et les *anthelmintiques* (calomel, santonine), pour évacuer les trichines.

Prescrire ensuite la *glycerine* à la dose de 200 gr. et plus par jour (par cuillerées à bouche).

## TRICOPHYTIE

**T. DE LA BARBE.**

Nettoyer complètement et *épiler* les régions atteintes et les régions périphériques.

Employer ensuite les *lotions* et les *pommades parasiticides*.

| | |
|---|---|
| ℞ Turbith mineral | 2 gr. |
| Camphre | 1 — |
| Vaseline | 30 — |

En onctions, matin et soir (Hardy)

**T. DU CUIR CHEVELU.**

Voy. *Teigne tondante.*

**T. CUTANÉE.**

Voy. *Herpes circine.*

## TROUBLES DE CROISSANCE

Voy. *Croissance.*

## TUBERCULOSE

**T. AMYGDALIENNE.**

Voy *Angine tuberculeuse.*

**T. ARTICULAIRE.**

Voy. *Arthrite tuberculeuse.*

**T. CUTANÉE.**

Voy *Lupus tuberculeux, Ulcerations tuberculeuses.*

**T. GÉNITALE** (chez la femme).

*Traitement general* de la phtisie. Tuberculinotherapie

**T. de la vulve, du vagin et du col** : cauteriser au *fer rouge*, panser les ulcerations a l'*iodoforme* ; *exciser* largement les trajets fistuleux ; pratiquer l'*ablation* des parties ulcerées.

Ne pas hésiter a pratiquer l'*hysterectomie* même pour une ulceration du col très circonscrite, si le diagnostic en était certain.

S'il s'agit de phtisiques avancées : traitement palliatif.

**T. de l'utérus** : ne pas recourir au traitement insuffisant par la curette, pratiquer l'*hysterectomie vaginale.*

Si l'utérus est trop volumineux et si les trompes sont douloureuses, enlever ces organes par la *laparotomie* (hystérectomie supra-vaginale, si le col est intact, et hystérectomie totale, s'il est altéré.

**T. des ovaires et des trompes.**

Si les poumons sont sains :

pratiquer l'*extirpation complete* des deux trompes et des ovaires.

S il n'y a que des lesions pulmonaires de peu d'intensité, intervenir si l'etat des poumons restant stationnaire, la lésion génitale tend a s'aggraver.

Si la femme est phtisique, se borner a des palliatifs (Pozzi).

**T. GLANDULAIRE.**

Voy. *Abces froid, Adenite chronique, Adenites scrofulo-tuberculeuses.*

**T. INTESTINALE.**

Voy. *Diarrhee des tuberculeux, Enterite ulcereuse.*

**T. LARYNGÉE.**

Voy. *Laryngite tuberculeuse.*

**T. PÉRITONÉALE.**

Voy. *Peritonite tuberculeuse.*

**T. PLEURALE.**

Voy. *Pleuresie sero fibrineuse, tuberculeuse, purulente.*

**T. PROSTATIQUE.**

Voy. *Prostatite tuberculeuse.*

**T. PULMONAIRE.**

Voy. *Phtisie.*

**T. RÉNALE.**

Voy. *Hematurie, Pyelites.*

**T. TESTICULAIRE.**

Voy. *Orchite tuberculeuse.*

**T. VERTÉBRALE.**

Voy. *Mal de Pott.*

**T. VÉSICALE.**

Voy. *Cystite tuberculeuse.*

## TUMEURS

Voy. *Cancers, Fibromes uterins, Goîtres, Kystes.*

**T. ADÉNOIDES DU PHARYNX NASAL.**

Voy. *Hypertrophie de l'amygdale pharyngee.*

**T. BLANCHES.**

Voy. *Arthrite tuberculeuse.*

**T. CÉRÉBRALES** (cancer, sarcome mou, tuberculose, kyste hydatique).

*Intervention chirurgicale ;* si l'opération est impossible, pratiquer la *ponction lombaire* (15 a 30 cc.) autant de fois qu'elle sera nécessaire.

**En cas de syphilis** (gomme): *traitement antisyphilitique energique* (injections aqueuses de biiodure de mercure, a la dose de 15 à 20 mgr par jour ; iodure de potassium (6 a 8 gr.).

Voy. *Epilepsie jacksonienne.*

**T. ÉRECTILES.**

Voy. *Angiomes.*

## TYMPANISME OU TYMPANITE

Voy. *Colites, Dilatation de l'estomac, Dyspepsie flatulente, Enterite muco-membraneuse, Flatulence, Lithiase intestinale, Neurasthenie abdominale.*

**T. NERVEUX.**

*Traitement général* du neuro-arthritisme, de la neurasthénie, de l'hystérie (hydrothérapie méthodique, électricité statique, noix vomique, kola, coca).

Combattre la constipation; traiter l'atonie intestinale et, chez la femme, les troubles utéro-ovariens.

**Si un bouchon volumineux stercoral obstrue l'intestin :** donner des *lavements évacuateurs froids*, additionnés de glycérine, de séné, de sulfate de soude; dans le cas contraire, administrer des *lavements antispasmodiques* (asa fœtida, valériane, musc, laudanum de Sydenham).

℞ Asa fœtida . . . 4 gr
Jaune d'œuf Nº I
Laudanum de Sydenham . . . XX gouttes
Extrait de valériane . 4 gr
Décocté de guimauve 100 —
Pour 1 lavement 2 par jour

℞ Racine de valériane... . 30 gr.
Faire infuser dans .
Eau bouillante. . . 250 —
Passer et ajouter .
Asa fœtida. . . . . 4 —
Jaune d'œuf . . . . . Nº I
Pour 1 lavement

℞ Racine de valériane .. 20 gr.
Eau bouillante . . . . 250 —
Faire infuser, passer et ajouter :
Musc . .. 1 —
Jaune d'œuf . . . . . . . Nº I
Pour 1 lavement.

Intérieurement : prescrire les *nervins*, les *antispasmodiques* : antipyrine, exalgine, bromures, valériane, valérianate d'ammoniaque, éther, belladone, jusquiame, castoreum, camphre.

Ordonner aussi les *carminatifs* (menthe poivrée, anis étoilé, fenouil, camomille, mélisse), ou bien faire prendre les pilules suivantes :

℞ Extrait de fèves de Calabar 30 cgr
— de belladone.. } āā 1 gr.
— de noix vomique }
Poudre et extrait de réglisse Q S
Pour 50 pilules 3 par jour (Boas)

Restituer au système nerveux spinal et au plexus solaire leur tonicité en ayant recours à l'*électrisation* par les courants continus : appliquer la plaque positive le long de la colonne vertébrale, et la plaque négative sur l'abdomen (voy. *Neurasthénie abdominale).*

**En cas de pseudo-tympanite nerveuse** (ventre en accordéon, avec gêne de la respiration et de la circulation, due à l'abaissement douloureux ou non du diaphragme dans la position de l'inspiration forcée : recourir à la *suggestion* (Bernheim et Kaplan).

**T. SYMPTOMATIQUE** d'une lésion abdominale.

**Au cours d'une péritonite chronique :** s'abstenir, dans la grande majorité des cas, d'administrer des purgatifs et surtout d'employer les drastiques Préférer, même en cas de constipation, l'emploi de la *belladone*, donnée à petites doses fréquemment répétées : 1 cgr. d'extrait, en pilules, toutes les deux ou trois heures.

Si la belladone paraît inefficace et surtout si les fonctions du foie semblent languissantes, lui associer le *calomel* à petites doses : 1 à 5 cgr., 3 à 4 fois par jour (Rendu).

**Dans certaines formes de péritonite subaiguë**, accompagnée de tympanite considérable, recourir aux *revulsifs* : grand vésicatoire ou badigeonnages iodés répétés tous les deux ou trois jours (Rendu).

**En cas d'obstruction intestinale** : voy. *Occlusion intestinale*.

## TYPHLITE STERCORALE

Prescrire le *repos au lit*, le *regime lacte exclusif*.

Faire appliquer la *glace* en permanence sur la région cæcale, ou bien recourir aux *revulsifs* (ventouses scarifiées).

Instituer l'*antisepsie intestinale* (benzonaphtol), et recourir, lorsque les douleurs se sont apaisées, aux *grandes irrigations intestinales*, a l'eau naphtolée, ou bien faire passer dans l'intestin, 2 fois par jour, 1 litre d'eau à 38°, a laquelle on ajoute :

℞ Borate de soude .. .. .. . 5 gr

et 2 ou 3 cuillerées à café du melange suivant :

℞ Teinture de benjoin . . } P E
Alcool camphre . ... }
(Bouchard).

**Contre l'engouement stercoral simple** donner l'*huile de ricin* a doses fractionnées par cuillerée à cafe, de demi-heure en demi-heure, le premier jour, puis à la dose de 2 cuillerées a cafe le matin à jeun pendant un certain temps.

℞ Huile de ricin .. } ãã 30 cc
— d'amandes douces ....... .. }
Sirop de limons .. . 60 —
Huile de croton. .... I goutte.

1 cuillerée toutes les heures (Grasset.

Employer aussi le *calomel* a la dose de 30 a 60 cgr., mais éviter l'emploi des drastiques.

Administrer, en même temps, de *grands lavements laxatifs* ou de *grands lavements d'huile* (1 à 2 litres).

**Contre la douleur** : *applications chaudes*; onctions locales avec de l'*onguent napolitain belladone* suivies d'application d'un cataplasme chaud ; au besoin, injection de *morphine*.

Dans le cas où on hesiterait, au point de vue du diagnostic, entre une typhlite stercorale et une appendicite, instituer le traitement de la seconde de ces deux affections.

**En cas de fièvre persistante, d'empâtement profond de la fosse iliaque, d'œdème de la paroi abdominale, d'état général mauvais** : recourir a l'*intervention chirurgicale* (incision de la collection purulente).

**Après une poussée aigue** : assurer la liberté du ventre avec :

℞ Podophyllin . } ãã 1 cgr.
Extrait de belladone }
Poudre de belladone . }

Pour 1 pilule, à prendre tous les soirs (Grasset)

## TYPHLOCOLITE

Voy. *Entérite muco-membraneuse*, *Lithiase intestinale*.

# TYPHUS

**T. ABDOMINAL.**
Voy *Fievre typhoide.*

**T. ANGIOHÉMATIQUE.**
Voy. *Purpura infectieux.*

**T. BILIEUX.**
Voy. *Fievre intermittente hepatique*, *Fièvres intermittentes*. acces pernicieux avec ictère, *Ictere grave*, *Lithiase biliaire.*

**T. CÉRÉBRO-SPINAL.**
Voy. *Meningite cerebro-spinale.*

**T. EXANTHÉMATIQUE** *(petechial)*

*Soins hygieniques :* Isoler le malade dans une chambre bien aeree et dont la température est maintenue à 16 ou 18 degrés et prendre les précautions de désinfection des objets et des locaux contamines

*Regime :* Faire prendre toutes les heures ou toutes les deux heures, jour et nuit, sauf sommeil, une tasse de lait ou de bouillon, conseiller en plus de boire abondamment de l'infusion légère de thé, de l'eau vineuse, de la limonade, pour faciliter l'élimination des toxines et pour maintenir la vitalité cellulaire.

*Medication tonique:* prescrire une potion tonique (extrait de quinquina, kola) pendant toute la période d'état de la maladie et donner l'alcool aux alcooliques.

*Medication preventive des complications et des infections secondaires* · administrer, dès le début, un purgatif et le renouveler dès que la constipation reapparaitra.

Chercher à obtenir, dans tous les cas, l'antisepsie des cavités nasales, buccale et de la cavité pharyngee a l'aide de lavages, de gargarismes et, si besoin, de collutoires Ordonner de debarrasser la bouche, les lèvres, les gencives et les dents du malade des fuliginosités qui les recouvrent, à l'aide de tampons imbibes d'eau de Vichy ou d'eau boratée, puis de faire de grands lavages avec de l'eau boriquée, répétés plusieurs fois par jour.

En outre conseiller d'humecter fréquemment la bouche soit avec de l'eau de Vichy soit avec de la glycérine boriquee a 10 p. 100 et d'introduire dans les narines de la vaseline boriquée ou mieux d'instiller dans celles-ci le mélange suivant ·

| | | |
|---|---|---|
| ℞ | Menthol ... | 50 cgr. |
| | Aristol ... | 1 gr. |
| | Huile d'amandes douces | 25 — |

Instiller XII gouttes dans chaque narine, trois à quatre fois par jour (Herzen)

Recourir enfin à la *médication symptomatique :*

**Contre la fièvre, le délire et les troubles nerveux :** faire appliquer le *sac de glace* en permanence sur la tête et recourir à l'emploi systematique des *bains froids* de 25° a 28°, de dix à douze et quinze minutes de durée, repetés toutes les 3 heures, jour et nuit (Voy. *Fievre typhoide)*

Dans les cas ou on ne pourra pas instituer la balnéotherapie, appliquer le *drap mouillé*, faire des *lotions froides* et administrer les *antipyrétiques* (quinine, pyramidon).

℞ Bromhydrate de quinine . 30 cgr
Pyramidon . . . . . 15 —

Pour 1 cachet 4 cachets dans les 24 heures (Herzen)

**Dans tous les cas**, se rappeler de l'action toxique du typhus sur le cœur (myocardite) et, quand bien même le typhus semble léger, administrer systématiquement la *caféine* à tous les malades dont le cœur déjà affaibli par une infirmité antérieure ou par le poids de l'âge (artériosclérose) a une tendance à fléchir dès la première heure de la maladie.

**En cas de myocardite aiguë:** faire appliquer la *vessie de glace* sur la région précordiale en interposant une ou deux épaisseurs de flanelle entre elle et la peau.

En même temps ordonner l'*alcool* et le *sulfate de spartéine;* pratiquer des injections de *caféine.*

| ℞ | | |
|---|---|---|
| Caféine | āā | 2 gr |
| Benzoate de soude | | |
| Sulfate de spartéine . | | 30 cgr |
| Teinture de cannelle .. | | 10 gr. |
| Rhum.. . . . .. . | | 25 — |
| Sirop de tolu . . . | | 30 — |
| Eau distillée . Q S p. | | 150 cc. |

3 cuillerées à bouche par jour (Herzen).

Prescrire, si besoin, les antithermiques à *petites doses* (bromhydrate de quinine 10 à 15 cgr., pyramidon 10 cgr., pour un cachet, prendre trois à quatre cachets dans les 24 heures).

**En cas de néphrite vraie :** ordonner le *régime lacté absolu*, permettre l'infusion légère de thé donner la *théobromine* et la *caféine.*

**Contre les troubles respiratoires** . application de *ventouses sèches ;* injections d'*éther ;* inhalations d'*oxygène.*

**En cas d'adynamie :** ordonner les *excitants diffusibles* (acétate d'ammoniaque, caféine, éther).

**Dans la forme hémorragique :** prescrire l'*ergotine* (2 à 3 gr. en potion), la *gélatine* (5 à 8 gr. en potion) ou le *chlorure de calcium cristallisé* (4 à 6 gr. en potion). (Voy. pour les formules: *Purpura hémorragique*, *Variole).*

**T. RÉCURRENT.**

**Pendant l'accès :** traitement général des grandes pyrexies.

**Contre l'hyperthermie :** donner la *quinine*, le *bleu de méthylène*, recourir à la *balnéation froide* (18° à 25°).

**Contre les douleurs :** prescrire les *préparations opiacées.*

Prescrire, en outre, les *toniques* (alcool, quinquina, etc.), les *stimulants diffusibles* (acétate d'ammoniaque, liqueur d'Hoffmann, éther).

Au besoin, pratiquer des *injections de caféine* et de *sérum artificiel.*

**Pendant les rémissions :** ordonner le *bleu de méthylène* (30 cgr. par jour), les *sels d'hydrargyre* (bichlorure de mercure, 5 à 6 cgr. par jour), ou mieux l'*arsenic*, sous forme de liqueur de Fowler, à la dose quotidienne de XV à XX gouttes.

# ULCÉRATIONS

**U. DES AMYGDALES.**

Voy. *Angine syphilitique* et *Angine tuberculeuse.*

**U. DE LA BOUCHE.**

Voy. *Plaques muqueuses, Stomatites.*

**En cas d'ulcération simple, d'origine dentaire :** *enlever* la dent malade ou plus simplement *limer* ou réséquer les parties aigues et saillantes des racines ou des couronnes.

Voy. *Glossite chronique dentaire.*

**U. DU COL UTÉRIN** (simples).

**Ulcérations peu étendues :** attouchements avec le crayon de *nitrate d'argent*, suivis de l'application d'un tampon d'ouate boriquée.

Cautérisations pratiquées à l'aide d'un tampon de coton hydrophile imbibé d'*eau de Belloste :*

| ℞ | | |
|---|---|---|
| Nitrate de mercure.. | . . | 20 gr. |
| Acide nitrique pur | . . | 40 — |
| Eau distillée | . . .. | 180 — |

Insufflations de *poudres astringentes* et *kératoplastiques,* répétées 3 fois par semaine :

| ℞ | | |
|---|---|---|
| Thyol ou amyloforme | | |
| Sous-nitrate de bismuth | ãã | 10 gr. |
| Oxyde de zinc . | | |

(Herzen)

Voy. *Ectropion.*

**Ulcérations étendues et anciennes** appliquer directement sur le col la poudre suivante :

| ℞ | | |
|---|---|---|
| Iodoforme . ...... | ... | 40 gr. |
| Acide salicylique | ãã | 10 — |
| Sous-nitrate de bismuth | | |
| Camphre . | . . . | 5 — |

(Lutaud)

Mettre cette poudre avec le spéculum et autant que possible ne l'appliquer que sur les parties ulcérées.

Se servir pour cela d'un petit insufflateur. Maintenir la poudre en place par un petit tampon d'ouate.

Enlever ce pansement au bout de 24 heures, appliquer le spéculum et diriger sur le col même une injection ainsi préparée :

| ℞ | | |
|---|---|---|
| Acide salicylique | . | 4 gr. |
| Alcoolat de lavande | . | 30 — |
| Eau | . | 450 — |

2 cuillerées à soupe pour 1 litre d'eau (Lutaud)

**En cas d'ulcérations de nature blennorragique accompagnées d'un écoulement très abondant,** employer les injections au *permanganate de potasse* à 1 p. 3000 ou 1 p. 2000.

**En cas d'ulcération tuberculeuse :** voy. *Tuberculose génitale chez la femme.*

Voy. *Déchirures du col, Érosions du col, Métrites.*

**U. DE LA CORNÉE.**

Voy *Conjonctivite purulente, Kératites.*

**U. DE L'ESTOMAC.**

Voy. *Exulcération simple de l'estomac, Gastrite aigue, Ulcère simple de l'estomac.*

**U. DE L'INTESTIN.**

Voy. *Dysenterie, Entérite ulcéreuse, Fièvre typhoïde.*

**U. DE LA LANGUE.**

Voy. *Glossites, Stomatites,*

*Syphilis :* traitement local, syphilides bucco-pharyngées.

**U. DU LARYNX.**

*Laryngite syphilitique, Laryngite tuberculeuse.*

**U. TUBERCULEUSE.**

Employer, comme topique, l'*iodoforme.*

Détruire les ulcérations par des *caustiques liquides* (acide lactique, acide trichloracétique, acide chromique, chlorure de zinc, alcool boriqué), ou par le feu (thermocautère, galvanocautère) ; ou encore recourir à l'*ablation* de toute la surface infectée (voy. *Lupus*).

Ne pas négliger le traitement général (voy. *Phtisie).*

**U. tuberculeuse de la vulve, du vagin et du col utérin** : voy. *Tuberculose génitale chez la femme.*

## ULCÈRES

**U. EN GÉNÉRAL.**

Rechercher la cause et la combattre.

Administrer les *toniques*, prescrire une *alimentation reconstituante.*

Ordonner des *soins de propreté* et d'hygiène générale.

Localement, pratiquer des *lavages avec une solution faiblement antiseptique* ou avec une *solution de bicarbonate de soude* à 2 p. 100, répétés tous les jours et suivis de l'application d'une *poudre antiseptique* (iodoforme, salol, xeroforme, airol, dermatol, iodol, aristol, sanoforme, crurine, amyloforme, etc.) ou, dans certains cas, de celle de *compresses imbibées d'eau bicarbonatée sodique* à 3 p. 100.

| | | |
|---|---|---|
| ℞ Salol pulvérisé . . . | } āā | 10 gr. |
| Xeroforme . . . . . . | } | |
| | | (Herzen) |

| | |
|---|---|
| ℞ Xéroforme . . . . . | 10 gr. |
| Dermatol . . . . . . } āā | 5 — |
| Poudre de quinquina } | |
| Camphre pulvérisé . . | 2 — |
| | (Herzen). |

Voy. *Antisepsie cutanée.*

Dans certains cas, préférer l'application de *pommades antiseptiques :*

| | |
|---|---|
| ℞ Iodoforme, salol, résorcinol | 1 à 2 gr. |
| Vaseline . . . . . | 20 — |

**En cas d'ulcère douloureux** additionner les pommades de *chlorhydrate de cocaïne* à 1 ou 2 p. 100.

| | |
|---|---|
| ℞ Iodoforme . . | 2 gr. |
| Chlorhydrate de cocaïne | 50 cgr. |
| Vaseline . . . . . . . | 30 gr |

Ou bien, prescrire le mélange suivant :

| | |
|---|---|
| ℞ Orthoforme . . . . | 5 gr. |
| Acide borique pulvérisé } āā | 10 — |
| Crurine . . . . . . . } | |
| | (Herzen). |

**En cas d'ulcère gangréneux, anfractueux à couche lardacée**, recourir au *thermocautère,* détruire les masses fongueuses exubérantes à l'aide de la lame rougie.

**En cas d'ulcère atonique, tardant à se cicatriser** : employer le *vin camphré,* en compresses, ou le *baume du Pérou,* seul ou associé à une petite quantité d'acide salicylique ou de nitrate d'argent, ou bien prescrire :

| | | |
|---|---|---|
| ℞ Camphre pulvérisé | .. | 2 gr. |
| Oxyde de zinc | ........ | 20 — |
| Axonge | ..... | 100 — |
| | | (Schulze) |

Dans les cas où cette pommade est mal tolérée :

| | | |
|---|---|---|
| ℞ Camphre pulvérisé | . . | 2 gr. |
| Oxyde de zinc | . .. | 40 — |
| Huile d'olives | . | 50 — |

Agiter, puis enduire un morceau de toile fine de ce liniment et l'appliquer sur l'ulcère (Schulze)

**U. LÉPREUX.**

Pratiquer des pansements locaux avec la *liqueur de Labarraque au tiers*, et administrer intérieurement l'*huile de Chaulmoogra*, à la dose de 4 à 5 et 6 gr. par jour, dans un looch huileux (Danlos).

En cas d'intolérance pour l'huile de Chaulmoogra, prescrire, en même temps que l'on donne ce médicament, le *régime lacté* (on arrive de la sorte à vaincre l'intolérance, et à faire supporter des quantités invraisemblables d'huile de Chaulmoogra, 3 et 4 cuillerées, par exemple, avec d'excellents résultats) (Padrone).

Voy. *Lèpre*.

**U. VARIQUEUX DE LA JAMBE.**

*Repos absolu* au lit pendant plusieurs semaines, le membre dans l'élévation.

Voy les indications données ci-dessus sur le traitement des ulcères.

*Aseptiser* la région malade à l'aide de lavages quotidiens avec une solution antiseptique faible (eau boriquée), ou avec une solution de bicarbonate de soude à 2 p. 100, puis faire des pansements secs à l'*iodoforme*, au *xéroforme*, à la *crurine*, à l'*europhène*, au *dermatol*, ou à l'*iodoforme* et à l'*orthoforme* (4 p. 1), ou des pansements humides au *sulfate de cuivre* à 1 p. 100, ou au *sous-acétate de plomb*, à 1 à 1 1/2 p. 100, ou encore avec la *liqueur de Burow* :

| | | |
|---|---|---|
| ℞ Alun pulvérisé | . . | 5 gr. |
| Acétate de plomb | . . | 25 — |
| Eau distillée | .. | 500 — |

Ou bien recourir aux pansements au *baume du Pérou*, seul ou associé à une petite quantité d'acide salicylique ou de nitrate d'argent :

| | | |
|---|---|---|
| ℞ Nitrate d'argent | . . | 1 à 2 gr. |
| Baume du Pérou | . . . | 15 — |
| Vaseline | .... .. | 100 — |
| | | (Heinzen). |

Ordonner aussi des *lotions d'eau bouillie chaude* ; ou mieux pratiquer des *irrigations chaudes à 50° de solution physiologique* : se servir pour ces irrigations d'un bock à irrigation qu'on suspendra à 1 mètre et demi au-dessus du plan du lit ; diriger le jet sur toute la surface de l'ulcère, en insistant surtout sur ses bords qu'on suivra exactement. Employer pour chaque irrigation 4 à 5 litres de solution physiologique. Après avoir irrigué, recouvrir l'ulcère de mousseline stérilisée trempée dans la solution physiologique chaude à 50°, pour maintenir le plus longtemps possible l'ulcère sous l'influence de la chaleur et appliquer aussitôt par dessus la mousseline du coton ; maintenir le tout en place par une bande modérement serree et appliquee suivant les regles classiques, de l'extremité du membre vers le tronc, en imbriquant les tours de bande d'une maniere bien égale.

Tant que l'ulcère est sanieux, fétide, recouvert de bourgeons atones, blafards, faire une ou deux irrigations par jour, dès que la surface ulcéree sera detergée et presentera une couche de bourgeons vermeils et dès que le lisere cicatriciel aura cercle la perte de substance, espacer les seances et ne les pratiquer que tous les deux ou trois jours (Reclus, Cordier).

Traiter en même temps les varices, et, s'il existe de grosses varices ampullaires gênantes, en pratiquer l'*ablation* au bistouri, surtout si elles sont sur le point de se rompre, ou enflammées et douloureuses.

Dans les autres cas, recourir soit à la *resection de la veine saphene* (opération de Trendelenburg), suivie de la resection des principales branches variqueuses au niveau de la jambe, soit à la *dissociation fasciculaire du sciatique* (pratiquée au niveau de la sortie du nerf de l'echancrure sciatique), lorsqu'il existe avec l'ulcere des troubles trophiques accentues, des troubles de la sensibilité thermique, et surtout lorsque le malade a éprouve ou eprouve des douleurs sciatiques (P. Delbet).

Voy. *Varices*.

Si le malade ne veut pas ou ne peut pas rester au repos absolu au lit, pratiquer la *compression avec une bande elastique,* longue de 3 à 4 m., large de 75 mm. Appliquer la bande le matin, *avant de sortir du lit, la serrer juste assez pour qu'elle ne glisse pas* et la laisser en place toute la journée.

Pour enrouler la bande, faire un tour au-dessus des malleoles, puis un tour en etrier sous le pied et de la remonter sur la jambe en spirales successives jusqu'au genou ou au-dessus, chaque tour couvrant le precedent de 15 à 20 mm.

Enlever la bande au coucher, puis essuyer parfaitement la jambe et placer sur l'ulcere un pansement quelconque.

Laver et faire sécher la bande pour le lendemain (H A Martin).

Si le traitement precédent ne peut être exécute, appliquer sur la surface de l'ulcere une couche de la pommade suivante, maintenue au moyen d'ouate hydrophile.

| ℞ Iodoforme | | 1 gr. |
|---|---|---|
| Acide borique ou salol | āā | 5 — |
| Antipyrine | | |
| Vaseline | | 40 — |

(Reclus).

Au-dessus, *bandage silicate* qu'on refait tous les 15 ou 20 jours.

**Si l'ulcère est étendu** et si la surface est manifestement bourgeonnante, hâter la cicatrisation par des *greffes epidermiques* (Reverdin).

Voy. *Varices*.

## ULCÈRE SIMPLE DE L'ESTOMAC

Avant tout prescrire le *repos au lit* et insister sur le *traitement diététique* en prescrivant le *régime lacté absolu* dans le but de fixer l'acide chlorhydrique ; faire prendre au malade une tasse de lait de 200 gr., toutes les 2 heures, en trois fois. Couper le lait avec de l'eau de Vichy, ou bien l'additionner de 4 gr. de bicarbonate de soude par litre ou de sous-nitrate de bismuth ou de talc, en cas de diarrhée.

Prescrire, en même temps, les *alcalins à hautes doses* pour neutraliser l'acide chlorhydrique : bicarbonate de soude, 10 à 40 gr. par jour (Debove).

Eviter l'alimentation exclusive par le rectum, qui ne neutralise pas le suc gastrique.

Imposer le plus tôt possible ce traitement rationnel et ne pas hésiter à soumettre les malades paraissant atteints d'ulcères bénins au régime le plus sévère (Sahli).

En cas de répugnance invincible pour le lait ou de dilatation de l'estomac, pratiquer le *gavage à la poudre de viande fortement alcalinisée* (Debove), ou bien remplacer le lait par une *bouillie de riz* preparée en faisant bouillir du riz pendant 1 à 2 heures, dans de l'eau additionnée de sel et d'un peu de beurre. Augmenter plus tard la valeur nutritive de la bouillie de riz, en remplaçant l'eau par du lait), 50 gr. de riz pour 1 litre de lait, faire bouillir jusqu'à consistance sirupeuse, suivant le désir du malade, additionner la bouillie de sucre ou de sel) (Bourget).

Faire observer le repos du corps et le régime lacté absolu pendant au moins 4 à 6 semaines, puis au bout de ce délai permettre au malade de quitter le lit, et lorsque les douleurs, les vomissements et les hématémèses ont entièrement disparu, arriver, par transitions insensibles, à l'*alimentation solide* ; permettre les jaunes d'œufs dissous dans le lait, les crèmes cuites, la farine lactée, les potages au lait, les bouillies au gruau de blé, de riz, d'orge, d'avoine, de maïs ; enfin les panades passées, les pâtes alimentaires, les légumes et les fruits.

Permettre les viandes blanches six semaines après le début du traitement, et les viandes rouges râpées deux ou trois semaines plus tard.

Prescrire ensuite le régime diététique qui convient à l'hypersécrétion (voy. *Dyspepsies irritatives*)

**Contre l'ulcère** : ne jamais oublier de rechercher la syphilis dans les antécédents du malade et dans le cas où celle-ci existerait, instituer aussitôt un *traitement antisyphilitique* : préparations mercurielles et iodure de potassium (Dieulafoy).

Dans les cas habituels, administrer le *nitrate d'argent* en solution, ou l'utiliser en lavages :

| | | |
|---|---|---|
| ℞ | Nitrate d'argent | 20 à 40 cgr. |
| | Eau distillée | 120 gr |

Augmenter progressivement la quantité de nitrate d'argent, 1 cuillerée à bouche, 3 fois par jour (Boas).

Employer aussi le *protargol* :

| | | |
|---|---|---|
| ℞ | Protargol | 2 gr. |
| | Eau distillée | 20 — |

XX à XXX gouttes, plusieurs fois par jour, avec un peu d'eau (Herzen).

Ou mieux recourir aux *pansements au bismuth :* faire prendre au malade 10 a 20 gr. de sous-nitrate de bismuth, en suspension dans 200 gr. d'eau, que le malade peut avaler ou bien s'introduire a l'aide d'une sonde enfoncée jusque dans l'œsophage, alors qu'il est couché.

Prescrire ces pansements tous les jours, puis tous les deux ou trois jours.

Administrer encore une potion au bismuth après ingestion d'eau alcaline, ou bien faire prendre :

| | |
|---|---|
| ℞ Sous nitrate de bismuth | ãã 10 gr. |
| Craie préparée | |
| Eau distillée.. . | 100 — |

A prendre par cuillerees a bouche dans la journee (Soupault)

Remplacer enfin le bismuth par la *bismutose*, a la dose de 1/2 a 1 cuilleree a café, 4 a 5 fois par jour, ou par un *melange de craie et de talc* a parties egales.

Etre très prudent avec l'emploi de la sonde stomacale ; en géneral, ne pas pratiquer de lavages.

**Contre l'hyperpepsie :** faire appliquer des *compresses chaudes* en permanence sur la région épigastrique et employer les *solutions salines* appropriées.

**En cas d hématémèse** · supprimer entièrement l'alimentation buccale et s'en tenir aux *lavements alimentaires*.

Prescrire des lavements composes de deux jaunes d'œufs battus dans un verre de lait, additionne d'une pincee de sel et de quelques gouttes de laudanum.

Donner quatre à six de ces lavements par jour, et, en plus, des *lavements desalterants* d'eau simple tiede (200 a 300 gr.).

En cas d'intolerance rectale, débuter par des lavements espacés d'eau salée, a la dose de 250 a 300 gr., puis donner des œufs bien battus dans l'eau salée ; enfin substituer le lait a l'eau, quand la tolérance est obtenue (Mathieu).

Ou bien prescrire :

| | |
|---|---|
| ℞ Jaunes d'œufs ... . . | N° II. |
| Peptone liquide 40 a | 50 gr. |
| Solution de glucose a 20 p. 100 . . . | 100 — |
| Chlorure de sodium | 2 — |
| Pepsine . . . | 1 — |
| Laudanum de Sydenham . . . . | III gouttes |
| Bouillon frais Q S pour | 250 cc |

Pour 1 lavement prendre un de ces lavements toutes les six a huit heures.

| | |
|---|---|
| ℞ Viande maigre de bœuf trituree . .. | 200 gr. |
| Pancreas de bœuf pile | N° I |
| Passer le tout au tamis et ajouter : | |
| Laudanum de Sydenham . . . | X gouttes |
| Eau distillee . . . | 200 gr |

Pour 1 lavement nutritif (dans le cas ou il existe des douleurs, remplacer l'eau distillee par l'*eau bromuree*)

| | |
|---|---|
| ℞ Bouillon de bœuf.. . .. | 200 gr. |
| Jaunes d'œufs . . | N° III. |
| Peptone seche .. . | 10 gr. |
| Chlorure de sodium ... | 3 — |

Pour 1 lavement nutritif : 3 par jour.

| | |
|---|---|
| ℞ Peptone . . . . .. . | 10 gr. |
| Jaunes d'œufs .. ... . | N° II. |
| Lait .. . . ... . | 100 gr. |

Pour 1 lavement. 4 a 6 par jour (enfants)

| | |
|---|---|
| ℞ Peptone sèche . . . . | 20 gr. |
| Jaunes d'œufs . . . | N° II |
| Bouillon. . .. | 250 gr |
| Vin.. . . ... .. . . | 120 — |

Pour 1 lavement : 4 par jour (Jaccoud)

Prescrire en même temps le *repos absolu au lit ;* faire appliquer la *vessie de glace en permanence* sur la region epigastrique et recourir aux *lavements d'eau chaude*, administrés méthodiquement, ou à l'*introduction de liquides froids dans le rectum* (voy. *Hematemese*).

Administrer, en outre, l'*opium* en pilules ou pratiquer des injections de *morphine*, pour assurer l'immobilite de l'estomac.

Au besoin, recourir aux injections de *serum artificiel gelatinise* a 2 p. 100.

En cas d'état syncopal, d'anémie grave, avoir recours aux injections de *cafeine*, ou d'*huile camphree*, et pratiquer, au besoin, des injections sous-cutanees ou intra-veineuses de *serum artificiel* (eau salée a 7 p. 1000), a la dose de 500 a 1000 gr. par jour, en une ou plusieurs fois, selon le cas (voy. *Anemie aigue, Syncope*).

Reprendre quelques jours après l'accident (4 a 6 jours) l'alimentation par la bouche : faire prendre d'abord deux ou trois verres de lait tiede par jour; augmenter ensuite progressivement la quantité de lait jusqu'a 2 litres par jour ; cesser alors définitivement les lavements alimentaires.

Ne pas administrer de perchlorure de fer de suite apres une hématemese et ne jamais pratiquer de lavage de l'estomac. Celui-ci ne doit être pratique que lorsque les hémorragies ont cessé a la période de cicatrisation ; employer alors une solution de perchlorure de fer a 1 p. 100.

**Si les hémorragies se répètent fréquemment** : recourir a l'*intervention chirurgicale*.

**Contre la douleur** : faire prendre dans chaque tasse de lait une cuillerée a soupe de la solution suivante :

| ℞ Chlorhydrate de cocaïne | 3 cgr. |
|---|---|
| — de morphine | 9 — |
| Eau de chaux | 500 gr. |

(Dieulafoy)

Donner les *alcalins a hautes doses*, 10 a 30 gr. de bicarbonate de soude. Pour éviter la distension excessive de l'estomac, administrer le sel de Carlsbad, a la dose de 2 ou 3 cuillerees a cafe, ou bien prescrire concurremment au bicarbonate de soude les autres alcalins : craie, magnesie.

Quand les accidents sont aigus et pour calmer la douleur, donner une forte dose d'alcalins dans 2 ou 3 cuillerées de lait tiede (37° a 38°), puis prescrire toutes les 30 minutes, pendant 24 heures consecutives, 1 cuilleree a soupe de lait avec un paquet renfermant :

| ℞ Magnesie calcinee | ãã 5 cgr. |
|---|---|
| Craie preparee | |
| Sous-nitrate de bismuth | 10 — |
| Bicarbonate de soude | 20 — |

(Fremont).

(Ne pas hésiter a augmenter les doses, si la douleur n'est pas calmée.)

Ou bien :

| ℞ Magnésie hydratée | ãã 1 gr. |
|---|---|
| Bicarbonate de soude | |
| Sous-nitrate de bismuth | 30 cgr. |
| Craie preparee | 20 — |
| Dionine | 5 mgr. |

Pour 1 paquet : 10 à 12 par jour (Herzen)

Au debut de la maladie, quand il n'y a encore aucune hémorragie, on peut combattre la douleur, par le *lavage de l'estomac*, surtout si elle est accompagnee de stagnation, de spasme du pylore, de vomissements.

En cas de douleurs intenses, prescrire l'*orthoforme* a la dose de 2 gr. par jour, en cachets de 50 cgr. chacun ou en suspension dans du julep gommeux : administrer l'*opium*, la *jusquiame*, la *belladone*, le *chanvre indien* et la *dionine* (6 cgr. par jour), ou bien pratiquer des injections sous-cutanées de *morphine* (afro-po-morphine), ou mieux d'*atropine*.

| | | |
|---|---|---|
| ℞ Extrait d'opium | } ãã 1 à 2 cgr | |
| — de jusquiame | | |
| — de belladone. . | | 5 mgr. |

Pour 1 pilule : 1 pilule toutes les 3 heures.

Ne pas prescrire le chloral, l'eau chloroformée qui irritent l'estomac.

**Contre les douleurs et les vomissements** . ordonner la *cocaine*, le *menthol*, la *codeine* en potion (voy. *Gastralgie intense avec vomissements, Vomissements*).

Au besoin (stagnation), recourir au *lavage de l'estomac* et conseiller le *jeûne absolu* prolongé pendant 3, 5 et même 10 jours, en alimentant artificiellement le malade pendant ce laps de temps.

Etre prudent dans l'emploi des révulsifs energiques appliqués au creux de l'estomac.

**Contre la constipation** : faire prendre, matin et soir, des *lavements tiedes d'eau alcalinisee* (1 litre).

**En cas de spasme du pylore** : administrer l'*huile d'olives* ou d'*amandes douces* ou bien *associer le regime lacte a l'ingestion de beurre* et d'*huile* (Billard).

Si le spasme est persistant, pratiquer la *gastro enterostomie*.

**En cas de stagnation** : combattre le spasme du pylore, pratiquer des *lavages de l'estomac*.

Si la stagnation est due a une sténose du pylore, recourir a la *pylorectomie* ou a la *gastro-enterostomie*.

**En cas de perforation** : *intervention chirurgicale*, large et soigneuse, a moins qu'il ne se soit écoule plus de 6 a 10 heures depuis le moment ou s'est déclarée cette complication.

**En cas de brides, de périgastrite suppurée ou de sténose cicatricielle du pylore** . *intervenir chirurgicalement*.

Dans le cas ou il existe des brides ou des adhérences, pratiquer la *laparotomie suivie de destruction des adherences*.

S'il s'agit d'une périgastrite suppurée, recourir a l'*incision large* de l'abces, suivie de drainage.

Lorsqu'on a a faire à un rétrécissement du pylore, intervenir par la *gastro entérostomie*, la *resection du pylore* (pylorectomie) ou la *pyloroplastie*, selon les cas.

Recourir aussi a l'INTERVENTION CHIRURGICALE dans les cas suivants :

1º *Impuissance dûment constatee du traitement medical* rationnel, sévere, prolongé pendant deux ans (gastro-entérostomie).

2º Persistance des *douleurs* et des *vomissements* accompagnés d'un amaigrissement progressif (gastro enterostomie).

3º *Anemie* inquietante par hémorragies peu abondantes mais se répetant incessamment (gastro-enterostomie postérieur a l'aide du bouton de Murphy avec cautérisation au thermocautere du point saignant ou bien sans rechercher la source de l'hémorragie).

Dans ces cas, en pratiquant la gastro-enterostomie on met l'estomac au repos, en facilitant le passage des aliments dans l'intestin, et par là même on empêche la production d'hémorragies nouvelles, et on favorise la cicatrisation de l'ulcere (Heydenreich).

Ne pas intervenir en cas de forte hémorragie, l'intervention étant, dans ce cas, entouree de difficultes sérieuses (Mikulicz, Hartmann).

4° Formation d'une *tumeur stomacale* ou d'un *estomac en sablier*.

5° *Ulceres recidivants.*

**Pendant la convalescence :** éviter les longs voyages et le sejour dans une station hydrominérale. Defendre tous les aliments qui produisent des fermentations.

Chez les femmes, prescrire le repos au lit pendant toute la duree des regles.

Combattre l'anémie par le *fer*, l'*arsenic*, le *cacodylate de soude* ou *de fer*, le *sejour a la campagne*, les *douches*.

**Dans le cas de vieux ulcère, ne présentant pas de tendance à la cicatrisation,** pratiquer des *lavages de l'estomac*, faire boire des *eaux alcalines* et administrer le *condurango*.

**En cas d'ulcère chez un hystérique** recourir surtout au *traitement general* et au *traitement psychique* de la névrose (hydrothérapie, isolement, toniques), sans cependant négliger le traitement local (Gilles de la Tourette).

## URÉMIE

*Rechercher la syphilis* et si on a quelques raisons de croire a la nature syphilitique de la néphrite, ne pas hesiter un instant a proscrire le traitement spécifique antisyphilitique (voy. *Nephrites)* (Dieulafoy).

Dans les autres cas, *peu ou pas de medicaments*, afin de ne pas ajouter a l'intoxication urémique un empoisonnement par corps chimiques.

Prescrire le RÉGIME LACTÉ ABSOLU et recourir au TRAITEMENT PAR LES LAVAGES, qui est l'unique médication rationnelle antitoxique. lavage de l'estomac, lavage de l'intestin, lavage du sang (Huchard).

*Lavage de l'estomac* . employer de l'eau simple bouillie légèrement alcalinisee.

*Lavage de l'intestin :* faire penetrer dans l'intestin, 2 à 3 foispar jour, 2 litres d'eau bouillie, en se servant d'une sonde longue et molle que l'on introduit profondément dans le rectum.

*Lavage du sang :* pratiquer des injections sous-cutanées de 250 a 300 gr , et même 500 gr. d'eau stérilisee, repétees 2 a 3 fois par jour.

Preférer ces injections a l'introduction directe d'un liquide salin dans les veines (Huchard).

Dans certains cas, faire preceder les injections d'eau sterilisée d'une *saignee* (300 gr.).

Donner, en outre, les *antiseptiques internes non toxiques*, tels que le benzonaphtol, les *diurétiques* (théobromine, caféine) et surtout les *tisanes diurétiques* (arenaria rubra, queues de cerises, genévrier, stigmates de maïs), additionnées d'une faible dose d'acétate ou d'azotate de potasse.

℞ Théobromine . . . . 50 cgr.
Phosphate neutre de soude . 25 —
Pour 1 cachet 4 à 6 cachets par jour.

Administrer de temps en temps un *purgatif drastique* :

℞ Eau de vie allemande . } āā 20 gr.
Sirop de nerprun }
A prendre dans du café (Jaccoud)

et, en cas d'intolérance gastrique, donner de *grands lavements d'eau* ou des *lavements purgatifs* :

℞ Feuilles de sené . . } āā 15 gr.
Sulfate de soude . }
Eau . . . . . . . 500 —
Pour 1 lavement.

℞ Sené. . . . . . . . . . . 15 gr.
Faire bouillir dans
Eau . . . . . . . 300 —
Ajouter .
Huile de ricin. . . . . . . 30 —
Jaune d'œuf . . . . . . N° 1
Pour 1 lavement

Ne pas abuser des diaphorétiques, la *pilocarpine* est contre-indiquée, d'une façon absolue, dans tous les cas de dégénérescence avancée du muscle cardiaque ou de complications pulmonaires .

℞ Nitrate de pilocarpine . 5 mgr.
Résine de jalap . }
— de scammonée . } āā 5 cgr.
Extrait de scille . . . }
Pour 1 pilule : 3 à 6 par jour, pendant 3 à 6 jours, faire prendre en même temps des tisanes chaudes (Huchard).

Si le malade ne supporte pas le lait, recourir à la *diète hydrique* (3 à 4 jours), puis donner pendant quelques jours des féculents, de l'eau de riz, du bouillon de légumes sans viande et recommencer ensuite progressivement l'usage du lait (Renon).

Traitement symptomatique.

**En cas de céphalée** : applications de *sangsues* (4 à 6) derrière les oreilles.

Ordonner l'*antipyrine*, 1 à 2 gr par jour.

**En cas de faiblesse, d'atonie cardiaque** . donner la *spartéine*, la *caféine* en injections sous-cutanées, et la *digitale*, administrée avec prudence, après s'être assuré que la perméabilité rénale est encore suffisante pour pouvoir administrer ce médicament.

Prescrire 1 mgr. de *digitaline*, 1 jour seulement, ou bien 20 cgr. de digitale en macération, pendant 4 ou 5 jours consécutifs.

**Contre la dyspnée** : pratiquer une *saignée* de 300 gr. et injecter immédiatement après 1/2 cgr. de *morphine* au maximum.

*Recommencer au besoin la saignée* le jour même, le lendemain ou les jours suivants, ou bien recouvrir la poitrine de *ventouses scarifiées*.

Utiliser les inhalations d'*oxygène* : 3 ballons de 60 litres dans les 24 heures ; ou bien recourir au traitement systématique par les *injections d'éther sulfurique* . injecter 2 cmc. d'éther sulfurique, toutes les heures, jour et nuit et, en dehors de cela, en donner par la voie buccale une cuillerée à café d'heure en heure, en alternant avec les injections, qui doivent être faites profondément sous le derme.

Quand les malades repoussent les injections, leur faire prendre de l'*ether dans de l'eau sucree*, a la dose de 2 cuillerées a cafe toutes les demi-heures

Continuer ce traitement pendant 4 a 6 jours, avec une sévérite plus ou moins grande, selon les indications (Lemoine).

Ou bien, pratiquer seulement matin et soir, une injection hypodermique de 1 cc. d'éther et prescrire :

℞ Valerianate d'ammoniaque. 2 gr
Sirop d'ether. } āā 60 —
— de fleurs d'oranger }
1 cuilleree a soupe toutes les heures

Combattre aussi la dyspnée urémique, lorsqu'elle n'est pas produite par un œdème broncho-pulmonaire, par l'*ipeca* :

℞ Ipeca . . . . . . 4 cgr.
Extrait d'opium . . . . 2 mgr
Pour 1 pilule : 1 toutes les heures jusqu'à production de l'etat nauseeux, arrêter à ce moment la medication et la recommencer les jours suivants, s'il y a lieu (Dieulafoy).

S'il y a ascite ou hydrothorax qui augmente la dyspnée, pratiquer la *paracentese*.

**En cas de gastralgie et de menaces de vomissements :**

℞ Chlorhydrate de morphine 1 cgr.
— de cocaine . 4 —
Eau de chaux . . . 100 gr.
Prendre toutes les heures 1 cuilleree a cafe de cette solution, melangee a une cuilleree a soupe de lait glace (Dieulafoy)

Appliquer en même temps la *vessie de glace* en permanence, sur l'epigastre.

Pratiquer le *lavage de l'estomac*.

**Contre les vomissements :** ordonner la *diete absolue*. ni eau, ni lait ; permettre quelques morceaux de *glace*.

Prescrire toutes les 3 heures un lavement destine a être gardé et contenant :

℞ Peptone . . . . . . 10 gr.
Lactose . . . . . . 20 —
Jaune d'œuf . . . . . N° 1
Eau . . . . . . . . 150 gr.
(Dieulafoy).

Faire usage de l'*eau chloroformee* ou prescrire l'*acide lactique*.

℞ Acide lactique . 2 a 4 gr.
Sirop de menthe. . 30 —
Eau distillee . . 90 —
Par cuillerees a bouche (Lecorche et Talamon)

Insister avec les *trois lavages* ; laver l'estomac avec une solution d'acide salicylique a 1 p. 1000.

Dans certains cas, il est preférable de *faciliter les vomissements a l'aide des boissons chaudes*, prises en abondance.

**En cas de diarrhée :** ne pas la faire cesser trop vite.

Combattre seulement la diarrhée, lorsqu'elle est profuse.

**En cas d'accidents graves et menaçants** : recourir à la *saignee* (150 gr. chez l'enfant, 300 a 400 gr. chez l'adulte), ou a l'application de 6 a 8 *sangsues* au niveau du triangle de J.-L. Petit de chaque côte

**En cas d'anurie** : prescrire les *diuretiques* (digitale, caféine, théobromine), administrer des *lavements froids*.

Pratiquer des injections de *nephrine*, a la dose de 5 gr. par jour (Dieulafoy).

**FORME COMATEUSE.**

Inhalations d'*oxygene*, *sangsues* aux apophyses mastoïdes, *saignee* de 300 gr. répétee 2 et 3 fois, au besoin, injections d'*ether*.

Traitement général par les *trois lavages*.

**FORME DÉLIRANTE CONVULSIVE.**

*Saignee* (300 gr.), répetée au besoin le jour même, le lendemain ou les jours suivants, et suivie d'*injections sous-cutanees d'eau sterilisee*.

Prescrire le *bromure de potassium* a la dose de 4 gr par jour et donner le *chloral* administré par la voie buccale ou par la voie rectale (enfants 1 gr., adultes 3 a 4 gr ), ou l'*hydrate d'amylene*.

Inhalations de *chloroforme*.

## URÉTRITE

Voy. *Blennorragie*.

## URICÉMIE

Voy. *Goutte*.

## URTICAIRE

**En cas de poussée aiguë** : prescrire un *purgatif salin* (sulfate de soude 20 gr., eau de Villacabras ou de Carabana), ordonner le *regime lacte* (lait coupe d'eau de Vichy-Hauterive) et instituer l'*antisepsie intestinale* (benzonaphtol, salol, salicylate de bismuth).

| ℞ | | |
|---|---|---|
| Benzonaphtol ... . | } ãã | 15 cgr. |
| Salicylate de bismuth . | | |

Pour 1 cachet . un toutes les 2 heures.

**Contre le prurit** : donner la *belladone*, la *quinine* et l'*ergotine*.

| ℞ | |
|---|---|
| Teinture de belladone . | 10 gr. |

VI à XV gouttes par jour, en 4 fois (Brocq).

| ℞ | | |
|---|---|---|
| Bromhydrate de quinine | } ãã | 10 cgr. |
| Ergotine . . . | | |
| Extrait aqueux de belladone | | 2 mgr. |

Pour 1 pilule 6 a 10 par jour.

| ℞ | |
|---|---|
| Teinture de belladone. | XV gouttes |
| Bromure de potassium | 3 à 4 gr. |
| Hydrolat de laitue. . | 130 — |
| Sirop de fleurs d oranger | 25 — |

Par cuillerees dans la journee (Herzen)

Localement, conseiller les *lotions avec de l'eau aussi chaude que possible*, ou les *lotions pheniquees*, ou les *bains vinaigres*.

Recourir aux *pulverisations* avec :

| ℞ | | |
|---|---|---|
| Menthol .. ....... ... | | 10 gr. |
| Chloroforme.. . . . | } ãã | 30 — |
| Ether sulfurique . | | |
| Alcool camphre . .. | | |

(Brocq)

Saupoudrer ensuite avec de la *poudre d'amidon* ou *d'oxyde de zinc* :

| ℞ | | |
|---|---|---|
| Oxyde de zinc. . | } ãã | 25 gr. |
| Amidon. . ... . . | | |
| Sous-nitrate de bismuth | | |
| Camphre pulverisé . | | |

(Gaucher)

Pratiquer des onctions avec le *glycerole tartrique* à 5 p 100 ou bien avec :

| ℞ | | |
|---|---|---|
| Acide phénique .. . . | | 1 gr. |
| Oxyde de zinc | } ãã | 20 gr |
| Vaseline.. .. . . . | | |
| Lanoline . . | | |

(Brocq).

Poudrer par-dessus avec de la poudre d'amidon ou bien avec :

℞ Menthol..... . .. . 1 gr.
Acide salicylique. . . .... 4 —
Amidon . . . .. 40 —

Au besoin, ordonner des *bains continus* ou des *bains d'amidon additionnes d'un litre de vinaigre.*

Ne pas essuyer le malade, tamponner doucement avec des linges très fins et poudrer abondamment avec de la poudre d'amidon.

Faire *coucher le malade dans des draps fins*, dans lesquels on a répandu de la poudre d'amidon en grande quantité.

**Contre le prurit intense et l'insomnie** . administrer les *hypnotiques* (chloral, sulfonal, urethane), ou bien pratiquer une *injection d'atropo-morphine.*

**En cas de suffocation** . *bains de pieds chauds, frictions , flagellation avec des orties* pour provoquer une éruption cutanee.

**Une fois la poussée aigué passée :** lutter, contre l'arthritisme et le nervosisme, par un traitement approprie et longtemps prolongé (voy. ces articles).

Combattre la constipation ; traiter la dyspepsie.

Régime : défendre la charcuterie, les poissons de mer, les crustacés, les coquillages, le gibier, les fromages salés et fermentés, les epices, les champignons, les asperges, la choucroute, les choux, les framboises, les fraises, l'alcool, le cafe, le thé.

Faire prendre aux repas le *bicarbonate de soude* associé a la *magnesie* et à la *belladone:*

℞ Bicarbonate de soude..... .. 20 gr.
Magnesie calcinee. . . ... 5 —
Poudre de racines de belladone .. .. .. ... 30 cgr.

Pour 20 cachets 1 cachet à chaque repas (Brocq).

**U. CHRONIQUE.**

*Regime* précédemment indiqué.

*Huile de foie de morue ; arsenic, iodure de potassium, valeriane* a l'interieur.

*Frictions* à l'huile de foie de morue.

Donner tous les matins une des pilules suivantes .

℞ Sulfate d'atropine . .. 3 cgr
Excipient . ......... Q. S

Pour 30 pilules

Ou bien pratiquer des injections hypodermiques de *sulfate d'atropine, d'ergotine* et de *quinine*

*Cures thermales :* La Bourboule, Royat, Vichy, Plombières, Néris, Ragatz (Brocq).

## VAGINALITE AIGUE

Voy. *Orchite blennorragique.*

## VAGINISME

Traitement général de l'hystérie ou de la neurasthénie.

Ordonner l'*hydrotherapie methodique.*

Rechercher et traiter la cause locale (vulvite, vulvo-vaginite, fissures, exulcérations, rhagades, eczéma, herpès vulvaire, affections catarrhales du col de l'utérus)

Conseiller à la malade de *cesser tout rapport sexuel* pendant toute la durée du traitement.

Prescrire les *antispasmodiques :* bromures alcalins, bromure de camphre, valériane, valérianates, jusquiame.

LOCALEMENT : faire appliquer des *suppositoires vaginaux calmants :*

℞ Chlorhydrate de cocaine.. 10 cgr.
Beurre de cacao . . . . . 5 gr.

Pour un suppositoire vaginal, à appliquer une demi-heure avant le coït.

Recourir aussi a la *faradisation locale :* employer le courant de tension, en faisant usage de l'électrode vaginale bipolaire d'Apostoli. Porter successivement l'électrode sur tous les points du vagin, et avoir soin d'insister plus particulièrement sur les fourchettes, au niveau desquelles il faut exercer avec l'électrode une certaine pression.

Placer l'électrode au niveau des caroncules hyperesthésiées.

Pratiquer 15 à 30 séances, de 15 à 30 minutes de durée (Touvenaint).

Recourir a la *dilatation lente et progressive* du vagin, pratiquée à l'aide de spéculums de calibre progressivement croissant, ou bien à l'aide d'un ballon dilatateur de Champetier que l'on remplit, à chaque séance, d'une quantité d'eau toujours plus grande (anesthésier le vagin à l'aide d'une solution de cocaine à 10, puis a 5 p. 100 ; séances de 30 à 40 minutes)

**En cas de fissures** : pratiquer des badigeonnages avec une solution de *nitrate d'argent* à 1 p. 10.

**Si ces médications échouent** : recourir a la *dilatation forcee* (introduire, pendant l'anesthésie générale, les deux pouces dos a dos dans le vagin, puis écarter brusquement les deux doigts de manière à dilater fortement la vulve) ; a l'*excision de l'hymen* ou des caroncules myrtiformes et à la *resection du nerf honteux interne,* en ayant soin de ne pas sectionner les branches anales du nerf (Simpson, Tavel).

## VAGINITES

### V. BLENNORRAGIQUE.

*Traitement general* hygiénique et diététique de la blennorragie.

Defendre les rapports conjugaux pendant toute la duree du traitement, et conseiller au conjoint de se faire traiter de son côté.

**Période aiguë** : prescrire les *grands bains* simples quotidiens pris a la temperature de 33° à 35° et prolonges pendant une heure et demie ; recommander a la malade de faire, 4 fois par jour, un *lavage* des organes génitaux externes avec la solution d'aniodol à 1 p. 4000, ou avec :

| ℞ Bichlorure de mercure | 5 gr. |
|---|---|
| Alcool à 90° | 100 — |
| Eau distillée | 150 — |
| Essence de thym | 5 — |

Un verre à liqueur pour 1 litre d'eau bouillie (De Kervilly).

Conseiller en outre d'appliquer sur les organes, dans l'intervalle des *lavages*, une *compresse* de ouate hydrophile trempée dans de l'eau boriquée, que l'on recouvre de taffetas gommé.

Éviter à cette période toute intervention directe.

**Période subaiguë** : continuer les *bains*, en faisant introduire, si possible, un speculum fenêtré dans le vagin ; faire aussi continuer les *lavages* et prescrire en plus des *injections vaginales antiseptiques chaudes*, prises 2 à 4 fois par jour.

Prescrire la solution suivante :

| ℞ Permanganate de potasse | 10 gr. |
|---|---|
| Eau distillée | 300 — |

1 cuillerée à soupe pour 1 litre d'eau (1/2 p. 1000) (Herzen).

Remplacer le permanganate de potasse, qui est considéré comme le spécifique du gonococcus blennorragique, par le *sublimé corrosif* à 1 p. 4000, ou par le *lysol* à 5 p. 1000, ou par le *lysoforme*, ou par l'*aniodol* à 1 p. 2000, ou par le *chinosol* à 2 p. 1000.

Mettre dans le vagin des tampons imbibés d'une solution d'aniodol à 1 p. 2000, ou de

| ℞ Eau oxygénée à 10 vol. } | ãã 150 cc |
|---|---|
| Eau bouillie } | |

ou, s'ils irritent trop, des *ovules à la glycérine* solidifiée.

Voy. *Blennorragie chez la femme*

Faire en outre des *pansements vaginaux* (voy. ci-dessous à : Cas chroniques et rebelles)

**Dans les cas chroniques et rebelles** : prescrire des *injections astringentes* de préférence au *chlorure de zinc* à 1 p. 100, ou au *protargol* à 5 p. 100.

| ℞ Tanin | 150 gr. |
|---|---|
| Glycérine | 200 — |

1 cuillerée à bouche par injection (le tanin tache le linge)

Faire introduire dans le vagin après chaque injection (matin et soir) un tampon imbibé de *glycérine au protargol* à 10 p. 100 (laissé en place pendant 4 heures), ou de *glycérine à l'ichtargan* à 3 p. 100.

Pratiquer des *insufflations de poudres astringentes et antiseptiques* : salol, alun, tanin, dermatol, iodol, aristol, xéroforme, amyloforme, tannoforme, iodoforme.

| ℞ Iodol ou aristol } | ãã 10 gr. |
|---|---|
| Tanin } | |
| Acide borique pulvérisé } | |

(Herzen).

| ℞ Dermatol } | ãã 10 gr. |
|---|---|
| Alun } | |
| Acide borique pulvérisé } | |

(Herzen)

Préférer le pansement suivant : donner une abondante injection vaginale avec une solution de protargol à 5 p. 100, et sécher minutieusement tous les recoins du vagin avec de la ouate hydrophile montée sur une pince, puis passer un tampon de ouate trempé dans une solution de *nitrate d'argent* à 2 p. 100 ou de *protargol* à 5 p. 100, en le promenant dans tous les plis et les recoins, et en étanchant à l'entrée de la vulve l'excès de liquide.

Pratiquer ce pansement tous les jours, pendant 15 jours.

Au besoin, recourir aux *cautérisations* de la muqueuse vaginale avec la solution suivante :

℞ Nitrate d'argent . . ... 1 gr.
Eau distillée . . ... .. 30 —

Pour cautérisations, répétées tous les 3 jours

Voy. *V. maculo-granuleuse.*

En même temps que l'on traite la vaginite, *traiter la cavité du col utérin et la cavité utérine.*

Voy. *Métrites.*

**V. MACULO-GRANULEUSE** *(gonococcique chronique).*

Voy. *V. blennorragique, Blennorragie chez la femme.*

Pratiquer des *cautérisations au chlorure de zinc* à 4 ou 5 p. 100, puis appliquer un tamponnement et recommencer plusieurs fois de suite avec 2 ou 3 jours d'intervalle.

Cesser ces badigeonnages, lorsque la muqueuse commence à s'exfolier, pour revenir aux simples irrigations.

Si les sécrétions persistent un peu abondantes, appliquer avant le tampon un sachet rempli de poudre d'alun ou de tanin, ou bien saupoudrer le tampon avec le mélange suivant :

℞ Sulfate de cuivre . 1 partie
Alun . . . . 10 —
(Labadie-Lagrave et Legueu).

Faire introduire dans le vagin après une irrigation un tampon imbibé de :

℞ Acétate de plomb ... 4 gr.
Glycérine . . . . . 160 —

**V. MYCOTIQUE.**

Désinfection du vagin avec le *sulfate de cuivre* à 1 p. 1000, l'*eau salicylée* à 1 p. 1000 ou le *sublimé* à 1 p. 5000 (Labadie-Lagrave et Legueu).

**V. PHLEGMONEUSE.**

Donner issue au pus par de larges *incisions libératrices.*

**V. SÉNILE.**

Application, tous les 2 jours, de longs tampons de coton hydrophile, imbibés de glycérine boriquée ou mieux de *glycérolé de tanin*, et badigeonnages avec une solution de *nitrate d'argent* à 1 p. 30 (Labadie-Lagrave et Legueu).

**V. TUBERCULEUSE.**

Voy. *Tuberculose génitale chez la femme.*

## VARICELLE

*Isoler* le malade pendant 20 à 40 jours, suivant les cas.

*Séjour au lit;* éviter les refroidissements.

*Antisepsie* de la bouche, des yeux et des fosses nasales; *soins de propreté.*

Défendre et *empêcher le grattage* (attacher les mains).

*Diète :* lait, bouillon, tisanes.

Au début : *purgatif.*

*Saupoudrer* les parties malades avec de la poudre d'amidon, de talc, d'acide borique.

**Si les vésicules s'ulcèrent,** faire prendre des *bains quotidiens* et recouvrir les ulcérations avec une *pommade antiseptique :*

℞ Salol pulvérisé . . . . 2 gr.
Vaseline . . . . . 50 —
(Comby)

Ou bien poudrer avec l'une des poudres suivantes :

℞ Acide salicylique . . . . 5 gr.
— borique pulvérisé . . 10 —
Poudre d'amidon . . . 50 —
(Herzen)

℞ Salol pulvérisé . . . . . . . 20 gr.
Poudre de riz . . . } ãã 50 —
Talc . . . . . . . . . }

**En cas de stomatite** : *lavages* à l'eau boriquée; toucher la muqueuse buccale avec un pinceau trempé dans une solution de *chlorate de potasse* à 5 p. 100 (voy. *Stomatites).*

**En cas de conjonctivite** : pratiquer plusieurs fois par jour des lavages à *l'eau boriquee ;* instiller le *sulfate de zinc* à 1 p. 100 ; enduire les bords libres des paupières de *pommade au precipite jaune* à 2 p. 100.

Toucher la **vésicule conjonctivale ou cornéenne** avec le *crayon de nitrate d'argent mitige* ou le *sulfate de cuivre.*

**Pendant la convalescence** : reprendre progressivement l'alimentation habituelle.

*Bains chauds savonneux* (savon à la résorcine).

Favoriser la chute des croûtes à l'aide d'onctions de *vaseline boriquee.*

# VARICES

**V. AUX JAMBES.**

Eviter de porter des vêtements serrés au tronc ou en un point des membres.

Interdire le port des jarretières, les remplacer par des jarretelles.

Defendre la station debout prolongee. Conseiller la marche et la bicyclette.

Ordonner les *ablutions froides* (10° à 12°) ou *chaudes* (45° à 50°).

Prescrire un *bandage compressif :* bande de flanelle, bas élastique, bande élastique.

Administrer l'*extrait fluide d'hydrastis canadensis,* ou l'*extrait fluide d'hamamelis virginica,* à la dose de 10 à 15 gr., ou bien :

℞ Extrait sec d'hamamelis . 5 cgr.
Excipient . . . . . . . . . Q. S.
Pour 1 pilule . 2 à 3 par jour.

℞ Extrait fluide d'hydrastis. 10 gr.
— — d'hamamelis . 20 —
LX gouttes, 3 à 4 fois par jour (Herzen).

**En cas d'hémorragie** . appliquer un *pansement iodoforme ouate compressif* et prescrire le *repos absolu au lit,* la jambe maintenue dans l'elevation.

**En cas de douleurs tenaces ou d'hémorragies** : pratiquer des *excisions multiples* entre 2 ligatures, recourir à la *resection de la veine saphene* à son entree dans la veine femorale (Trendelenburg).

Intervenir aussi dans le cas de **grosses varices ampullaires gênantes** et lorsqu'il existe de **gros paquets noueux sur le point de se rompre**, en pratiquant des *ligatures avec resections veineuses*, combinees avec l'*extirpation* au bistouri de paquets variqueux plus ou moins étendus

Voy. *Ulceres.*

**Dans les cas invétérés, accompagnés d'un œdème chronique dur** . pratiquer, après avoir execute l'operation de Trendelenburg, 2 a 5 *incisions longitudinales* sur la face postero-latérale de la jambe, allant de la racine du pied au genou et comprenant toute l'épaisseur de la peau et du tissu cellulaire sous-cutane jusqu'à l'aponévrose musculaire.

Pour conjurer l'hémorragie, faire ces incisions, la jambe étant maintenue dans la position verticale.

Fermer aussitôt chaque incision au moyen d'une suture continue

**Lorsque la peau de la jambe est flasque, extensible, sans tonicité** · pratiquer des ligatures étagees, combinees avec la *resection de grands lambeaux* de peau, comprenant dans leur épaisseur une étendue plus ou moins considérable de varices (Schwartz).

**S'il existe une phlébite variqueuse** : ordonner l'*immobilisation complete* pendant trois semaines.

Prescrire des *enveloppements humides*, sédatifs et résolutifs (Voy. *Phlegmatia alba dolens*).

Ne pas recourir au massage pendant la convalescence Si la phlébite a des caractères infectieux, l'*enlever* sans attendre sa résorption, en liant préventivement la saphène interne audessus d'elle, pour empêcher les embolies (Schwartz).

Voy. *Phlebite infectieuse*.

**V. DU VAGIN ET DE LA VULVE.**

**Pendant la grossesse** défendre les fatigues, les rapports sexuels.

*Compression* légère avec un bandage en T.

En cas d'hémorragie · *tamponnement vaginal*.

Contre le prurit, prescrire les *bains d'amidon* et les *applications de cocaine* à l'aide de tampons imbibés dans une solution cocainisée a 1 p 20.

**Pendant le travail**, en cas d'hemorragie (rupture des varices) : appliquer une *pince a forcipressure* ou pratiquer le *tamponnement*

**Après l'accouchement** *compression* locale et, si nécessaire, *thermocautère* ou *suture*.

Appliquer des *compresses froides boriquees* sur la vulve.

## VARICES LYMPHATIQUES

**Lorsque les varices sont limitées aux ganglions de l'aine**, en pratiquer l'*extirpation*.

**Lorsqu'elles sont étendues** : ne pas intervenir chirurgicalement, conseiller le *repos*, la *compression* (bande ou bas elastique, caleçon de Bourjeaud).

## VARICOCÈLE

Defendre les longues marches, la station debout prolongée, la danse, l'equitation, les bains chauds et les excès vénériens.

Combattre la constipation par des *lavements frais ;* traiter les hemorroides, lorsqu'elles existent

Prescrire des *lotions froides* et *astringentes*

Faire porter un *suspensoir*.

Donner l'*hamamelis virginica*, sous forme d'extrait fluide, a la dose de 10 a 15 gr. par jour, ou d'extrait sec en pilules, a la dose de 15 cgr. par jour (voy. *Varices*)

**Si ces médications échouent** : pratiquer la *resection du scrotum*, la *ligature* et l'*excision* des paquets variqueux.

## VARIOLE

Traitement général.

*Isoler* le malade (40 jours) dans une *chambre bien aeree* et dont la temperature est maintenue constamment a 16 ou 18°.

Prendre les précautions de *desinfection* des locaux et des objets contaminés, indiqués a : *Fievres eruptives*.

*Hygiene* et *diete* des grandes pyrexies (lait, bouillon, boissons diverses).

*Antisepsie de la peau* au moyen de lotions et de bains au savon noir, de bains au sublime (15 a 20 gr par bain).

*Antisepsie des muqueuses*, a l'aide de gargarismes fréquents a 1/2 p 100, au thymol, a l'alcool salole ou au chlorate de potasse (voy. *Antisepsie buccale)*, de lavages oculaires a l'eau boriquée, de lotions vulvaires avec une solution de sublime corrosif à 1 p 2000

Recourir systématiquement a la *medication ethero-opiacee :* injecter 2 ou 3 fois par jour une seringue de Pravaz d'ether ; administrer en même temps 15 a 30 cgr. par jour d'extrait thebaique en potion alcoolisée ; donner en outre XX gouttes de *perchlorure de fer*, en plusieurs fois dans la journee (Du Castel).

| ℞ Extrait thebaique.. | 20 cgr |
|---|---|
| Poudre de Dower . . | 1 gr. |
| Extrait de quinquina . | 4 — |
| Potion de Todd. .. . | 120 — |

1 cuilleree a soupe toutes les 2 heures.

Prescrire, des le début, le *salol*, a la dose de 4 gr. par jour, en cachets de 1 gr., ou mieux donner le *xylol* a la dose de C a CXX gouttes par jour, en 3 ou 4 prises mélangees au vin (chez les enfants, XX a XL gouttes).

Traitement local

**Contre l'éruption de la face**, avant la transformation des vésicules en pustules, employer le *masque abortif* suivant :

| ℞ Sublimé . . . . . . . . | 30 cgr |
|---|---|
| Terebenthine de Venise | 1 gr 50 |
| Collodion . . | 30 — |

Ou bien prescrire la pâte suivante :

| ℞ Acide phenique . . . . . | 5 gr. |
|---|---|
| Huile d'olives . . | 40 — |
| Craie lavee en poudre . . | 60 — |

Appliquer toutes les 2 heures cette pâte au moyen d'un masque de toile de lin percé d ouvertures pour les yeux, le nez et la bouche (Schwimmer)

Ou encore recourir a l'emploi du melange abortif suivant :

| ℞ Onguent napolitain . . | 20 gr |
|---|---|
| Savon noir .. . . | 10 — |
| Glycerine . . . . . | 4 — |

(Revilliod)

Préférer les *pulvérisations d'une solution de sublimé dans l'éther* à 1 p. 50, répétées 4 fois par jour, pendant une minute chaque fois, de façon à blanchir légèrement la surface de la face, en ayant soin de recouvrir les paupières d'un tampon d'ouate imbibé d'eau boriquée.

| ℞ | | |
|---|---|---|
| Sublimé | } ãã | 1 gr. |
| Acide tartrique | } | |
| Alcool à 90° | | 5 cc. |
| Éther | Q S p. f. | 50 — |
| | | (Talamon) |

Prolonger plus longtemps le jet sur les points où les pustules sont confluentes.

*Un quart d'heure après*, recouvrir la face, à l'aide d'un tampon de ouate, d'une couche de :

| ℞ | |
|---|---|
| Sublimé | 1 gr. |
| Glycérolé d'amidon | 15 — |
| | (Talamon). |

Pendant les premiers deux à trois jours, faire 3 ou 4 pulvérisations par jour. Après le 4e jour, ne plus faire que 2 pulvérisations, mais continuer les badigeonnages aussi nombreux. Au sixième ou septième jour, cesser les pulvérisations.

Quand les croûtes sont détachées, remplacer le glycérolé ci-dessus par la *vaseline boriquée* ou *salolée*.

**En cas de vésicules cornéennes** : pratiquer 6 fois par jour des instillations d'un collyre au *bleu de méthylène* à 1 p. 500 ou à 1 p. 300, *ouvrir* les vésicules et les cautériser au *crayon de nitrate d'argent mitigé*. Dans les cas déjà avancés, recourir aux *injections sous-conjonctivales* d'une solution de bleu de méthylène (Rollet) ou de sublimé à 50 cgr. p. 1000 et à la dose de 2 à 3 cc. à la fois (Dufour).

Si nécessaire (hypopion), pratiquer la *kératotomie*.

**En cas de croûtes adhérentes favorisant la suppuration locale** : appliquer des *cataplasmes tièdes* ou des *pommades*, pour faire tomber les croûtes.

**A la phase de dessiccation, de desquamation** : application de *vaseline, bains tièdes savonneux*.

TRAITEMENT SYMPTOMATIQUE.

**Contre la rachialgie** : prescrire un *liniment calmant*.

| ℞ | | |
|---|---|---|
| Chloroforme | } ãã | 10 gr. |
| Essence de térébenthine | } | |
| Baume de Fioravanti | | 80 — |

**Contre la constipation** : *purgatifs, lavements*.

**En cas de diarrhée** : *antiseptiques intestinaux, poudres inertes*.

**Contre la fièvre, l'hyperthermie, les accidents nerveux graves** (dyspnée, somnolence, délire, coma) : ordonner l'*antipyrine* associée à la *quinine* ; recourir à la *balnéation froide* ; employer les bains froids de 18° à 25° ; d'une durée de 5 à 15 minutes, répétés toutes les fois que la température atteint 39°5.

Après les bains, appliquer sur les téguments l'une des poudres suivantes :

| ℞ | | |
|---|---|---|
| Acide salicylique | | 100 gr. |
| Talc | } ãã | 50 — |
| Amidon | } | |
| | | (Hebra) |

Ou bien :

| ℞ | | |
|---|---|---|
| Salol pulvérisé | | 100 gr. |
| Poudre de riz | } ãã | 20 — |
| Talc | } | |
| | | (Carrieu) |

**En cas de congestion pulmonaire :** appliquer des *ventouses seches* en tres grand nombre ; si la dyspnée est intense et s'il existe de la congestion de l'encephale, pratiquer une *saignee*.

**Dans la forme hémorragique :** ordonner *l'ergotine* (2 a 3 gr. en potion), la *gelatine* (5 a 8 gr. en potion), ou le *chlorure de calcium :*

| | |
|---|---|
| ℞ Chlorure de calcium cristallise. . .. | 4 a 6 gr. |
| Eau-de-vie... . ... | 30 — |
| Teinture de cannelle . | 5 — |
| Sirop d'ecorces d'oranges ameres . . .. | 40 — |
| Eau bouillie . Q S p | 120 cc. |

1 cuillerée a bouche toutes les 2 heures (Grasset)

Dans les cas graves, injecter a la periode de suppuration, 60 cc. de *serum antistreptococcique* en 3 fois, à 24 heures d'intervalle ou dans le courant de la même journee (Schoult).

**VACCINATION.**

Vacciner tous les enfants ayant *plus de trois mois et moins d'un an*, de preference au *printemps ou en automne*.

Lorsque la necessité s'impose de procéder a la vaccination par l'apparition d'une epidémie de variole, pratiquer l'inoculation même chez les nourrissons âges de plus de 4 semaines et a n'importe quelle saison.

Pratiquer la vaccination *au bras*, a la région superieure, correspondant a l'insertion du muscle deltoide, ou au niveau de l'articulation de l'épaule , vacciner aussi a la *jambe*, au niveau du mollet, sur la region correspondant a l'insertion des muscles jumeaux. Utiliser aussi, comme region de choix, la *cuisse*, en opérant a sa region externe, tout en gardant une distance convenable entre l'articulation du genou et le point d'inoculation qui en est le plus rapproché.

Ne pas pratiquer la vaccination sur la région abdominale ou aux régions voisines, ces parties du corps étant trop sujettes aux traumatismes, aux réactions exagérées provoquees par les frottements, et trop facilement accessibles aux grattages volontaires ou inconscients.

Operer selon les regles de l'asepsie la plus parfaite . savonnage a l'eau tiede de la region choisie pour l'inoculation, suivi d'une energique friction au moyen d'un tampon de coton imbibe d'une solution de bichlorure de mercure a 1 p. 1000, ou mieux de lysol a 1 p. 100. Enlever l'exces d'antiseptique a l'aide d'un second lavage a l'eau bouillie ou a l'ether.

Désinfecter la lancette soit par la sterilisation a l'etuve, soit par le flambage, soit encore par l'immersion prolongée dans l'eau bouillante, ou dans une solution antiseptique suffisamment titree. De tous ces procédes, recourir de préférence au *flambage* de la lancette a la lampe a alcool , ce procede offre de multiples avantages sur les autres.

Proceder a l'inoculation soit par *piqures*, soit par *incisions* (simple, double, triple, cruciale), soit par *denudation*, soit encore et de preférence, par *scarification* Ce dernier procéde permet l'emploi d'une plus grande surface d'inoculation et procure, de ce fait, plus de constance dans les résultats et, partant, le maximum possible de succès. Il est particulièrement indiqué si l'on dispose d'une surface suffisante, notamment chez les adolescents, les adultes, et surtout pour les revaccinations dans lesquelles la proportion de réussite dépend autant de la surface d'inoculation que de la virulence du vaccin et de l'état de réceptivité du sujet

Bien se rappeler que le succès de l'inoculation ne dépend pas de la profondeur de la plaie, mais bien de son étendue, rejeter pour cette raison le procédé d'inoculation par piqûres ou par incisions. L'inoculation ne doit intéresser que les couches dermiques superficielles ; tout au plus l'écoulement sanguin, s'il s'en produit, doit-il seulement envahir la plaie sans en dépasser les lèvres. Dans le cas où une petite hémorragie se déclare, il convient d'en attendre l'arrêt spontané ou d'étancher la plaie avec du coton aseptique sec avant d'y déposer la vaccine.

La longueur des scarifications ne doit pas dépasser 1 cm. et la surface d'inoculation ne doit pas présenter plus de 1/2 à 1 cm de diamètre transversal. En général, faire *3 ou 4 scarifications verticales et en pratiquer autant de transversales.*

Si l'on inocule deux membres en même temps, pratiquer sur chacun d'eux *deux ou trois inoculations*, tandis que si l'on utilise un seul membre, il faudra pratiquer 4 inoculations.

Laisser entre chaque inoculation une *distance minimale de 2 cm*, afin d'éviter la confluence ultérieure des éléments éruptifs.

Inoculer avec la *lancette chargée de lymphe* vaccinale et en déposant d'avance avec elle, sur chacun des points à scarifier, le vaccin qui doit y être inoculé.

La vaccination terminée, *n'autoriser l'inoculé à se vêtir que lorsque le vaccin est suffisamment desséché.* Pour éviter l'attente, parfois longue, que nécessite le dessèchement du vaccin et les inconvénients qui peuvent en résulter pour les sujets délicats, prompts à contracter un refroidissement, recourir à l'application d'un appareil isolateur.

Préserver les plaies vaccinales de toute infection ultérieure à l'aide de pansements simplement et exclusivement aseptiques avec du coton et des compresses de gaze.

Défendre, pendant toute la durée de l'évolution vaccinale, de laver la région inoculée.

Ne pas combattre la fièvre provoquée par la vaccination.

Lorsque les pustules ont atteint leur complet développement (entre le 8e et le 10e jour), conseiller de *saupoudrer avec de la poudre de talc ou d'amidon* la région inoculée, et lorsque les pustules se dessèchent, prescrire des applications locales de *vaseline boriquée* et la *balnéation tiède.*

Rejeter complètement la vaccination de bras à bras et n'employer que de *la lymphe vaccinale recueillie dans un institut vaccinogène, sur un animal de culture reconnu à l'autopsie indemne de toute maladie transmissible.*

**En cas de complications locales** (vaccine phlegmoneuse,

érysipèle, etc.) : instituer un traitement énergique a l'aide de l'application de *compresses imbibees d'une solution antiseptique* (lysol à 1 p. 100), ou de *pommades antiseptiques* (vaseline salolée ou phéniquee).

| ℞ Lysol | 2 gr |
|---|---|
| Glycerine | 100 — |
| Eau distillee | 50 — |

Pour badigeonnages et pour pansements (Herzen).

**Contre-indications de la vaccination :** maladie cutanee, affections oculaires.

Faire cependant exception à cette regle lors d'une épidémie de variole.

# VÉGÉTATIONS

## V. ADÉNOIDES.

Voy. *Hypertrophie des amygdales.*

## V. DE L'OMBILIC CHEZ LES NOUVEAU-NÉS.

Recouvrir le matin la vegétation avec du *tanin;* faire pénétrer celui-ci, au moyen d'un stylet, jusqu'au fond, dans le sillon circulaire qui entoure la base du bourgeon ; mettre ensuite un petit bandage.

Le lendemain, enlever la croûte qui s'est formée, prescrire un bain tiede et renouveler le pansement.

Continuer ce traitement pendant 7 a 8 jours (Sevestre).

Employer la *ferropyrine,* en poudre ou en solution concentree a 20 p. 100 (Herzen).

## V. VÉNÉRIENNES OU SPONTANÉES.

Voy. *Condylomes.*

*Soins de proprete* rigoureux (bains de siege, grands bains).

*Lavages* locaux fréquents a l'aide de solutions legèrement antiseptiques : voy. *Antisepsie, Leucorrhee.*

Traiter la blennorragie de l'uretre, du vagin ou du col uterin.

**Si les végétations sont petites,** appliquer 3 ou 4 fois par jour, apres lavage et assechement a la ouate hydrophile, la *poudre* suivante :

| ℞ Poudre de sabine | āā 5 gr. |
|---|---|
| Alun | |

Avoir recours aux *cauterisations,* répétées tous les 2 jours, avec des solutions de nitrate d'argent a 1 p. 20, de nitrate acide de mercure a 1 p. 20, de perchlorure de fer, ou mieux de chlorure de zinc a parties égales

Ne pas employer l'acide chromique.

| ℞ Acide salicylique | 5 gr. |
|---|---|
| — acetique | 15 — |

(Lutaud).

ou bien :

| ℞ Acide phenique cristallise | 5 gr. |
|---|---|
| Alcool | Q S p. rendre deliquescent. |

Pour cauterisations.

Préferer l'*excision :* saisir chaque condylome avec une pincette, l'attirer un peu, de maniere a tendre la peau de sa base et en faire l'ablation à l'aide du couteau de Paquelin.

**Si les végétations sont volumineuses :** pratiquer l'*abla-*

*tion* de la tumeur avec fragmentation préalable, si nécessaire.

Employer le thermocautere pour arrêter l'hémorragie.

**Pendant la grossesse** :

Dans la plupart des cas, ne pas intervenir chirurgicalement, même si les tumeurs sont volumineuses.

Se borner à éviter l'infection par des *lavages antiseptiques*, par des applications de *compresses* imbibées de liqueur de Labarraque ou d'une solution de sublimé ou d'acide phénique, et par des *pansements antiseptiques* et *astringents* (Maygrier).

A cet effet, recourir aux *badigeonnages avec une solution tres concentree de tanin* (consistance sirupeuse), répétés plusieurs fois par jour (Tarnier).

Si on se décidait a pratiquer l'ablation de la tumeur, il faudrait répéter l'excision au bistouri et même l'ecrasement, a cause du danger d'hémorragies graves, et recourir au *morcellement de la tumeur*, en la pédiculisant par places et en enlevant séparement les fragments liés préalablement a leur base (Maygrier).

**Pendant l'accouchement** : soumettre la région malade a une *antisepsie minutieuse* ; isoler les grosses tumeurs par des pansements a l'iodoforme, au sublimé, au lysol, au chinosol, etc.

Protéger avec attention le périnée, pour éviter une déchirure qui pourrait s'etendre aux tumeurs (Maygrier).

**Pendant les suites de couches** : redoubler de *precautions antiseptiques* et n'epargner ni les lavages repétés, ni les injections frequentes.

Si la tumeur est petite, attendre quelque temps pour que la régression spontanée et l'elimination après dessèchement s'effectuent.

Si la tumeur est considérable et surtout si son élimination paraissait devoir trainer en longueur, intervenir chirurgicalement quelques jours apres l'accouchement, en pratiquant l'*extirpation de la tumeur au thermocautere* (Maygrier).

## VERRUES

Intérieurement, donner l'*arsenic* (3 à 4 mgr. d'arséniate de soude par jour, chez les adolescents), le *cacodylate de soude*.

Localement, pratiquer des cautérisations à l'*acide nitrique mono-hydrate* ou bien des badigeonnages repétés tous les soirs, avec l'un des collodions suivants, pendant 7 a 8 jours, puis faire tomber toutes les couches de collodion par un bain local ou a l'aide de cataplasmes, et recommencer jusqu'à guerison.

℞ Bichlorure de mercure. 1 gr.
Collodion .. . 30 —
(Kaposi).

℞ Acide lactique. . } 
— salicylique . . } ãã 1 gr
Alcool a 90° . }
Ether a 62° . ... . 2 — 50
Collodion. . . ... 5 — 50

Ou bien, employer la *chrysarobine* dans une solution de traumaticine ou d'éther sulfurique

℞ Chrysarobine . . . 2 gr.
Traumaticine ou ether sulfurique .. .. .. . .. 20 —

Pour badigeonnages, matin et soir (enlever par raclage ou au moyen d'un bistouri les couches qui se dessèchent).

Mettre sur la verrue et y laisser fondre 2 à 3 petits cristaux d'*acide trichloracétique*, matin et soir, en protégeant la peau environnante contre l'action du toxique.

Pratiquer des onctions avec la pommade suivante :

| ℞ Bichromate de potasse | 10 cgr. |
|---|---|
| Axonge. . . . . . | 15 gr. |

(Blashko).

Enfin recourir aux badigeonnages à la *formaline* non diluée (aldéhyde formique à 40 p. 100), répétés tous les jours, pendant 5 ou 6 jours (Daniel).

Préférer l'*excision* de la verrue avec les ciseaux ou le bistouri, suivie de cautérisation de la base de la végétation avec le crayon de nitrate d'argent ou le thermocautère.

## VERS INTESTINAUX

Voy. *Ankylostomiase, Ascarides, Oxyures, Tænias.*

## VERTIGES

**Chez les arthritiques, les goutteux et les artérioscléreux** : instituer le traitement général hygiénique et diététique de l'arthritisme ou de la goutte ou de l'artériosclérose.

Prescrire le *régime lacté*, donner des *purgatifs* et faire prendre l'*iodure de sodium* à la dose de 1 gr., pendant des années, en alternant son usage avec celui du *tétranitrol* ou de la *trinitrine*, prise à la dose de III à IV gouttes (solution au 100e), matin et soir, ou bien administrée par la voie sous-cutanée :

| ℞ Solution alcoolique de trinitrine au 100e . | XL gouttes |
|---|---|
| Eau distillée . . . | 10 gr. |

Injecter un quart de seringue de Pravaz, 2 à 4 fois par jour

Conseiller une cure aux *eaux de Vittel*, ou bien faire prendre deux fois par an, au printemps et à l'automne, 25 bouteilles d'eau de Vittel (Grande-Source) : une bouteille tous les matins, par demi-verre, de demi-heure en demi-heure entre les deux déjeuners, en se promenant dans l'intervalle.

Dans quelques cas, prescrire :

| ℞ Teinture de digitale . . . | ãã 10 gr. |
|---|---|
| — de scille. . . | |

A prendre X à XX gouttes, en 1 ou 2 fois, pendant 6 à 10 jours

Voy. *Artériosclérose.*

**Chez les brightiques** : régime lacté, purgatifs, *traitement de la néphrite chronique.*

**Chez les cardiaques** : instituer le traitement des cardiopathies à la période troublée (voy. *Insuffisances* et *Rétrécissements valvulaires, myocardites).*

**Chez les aortiques** : pratiquer des *injections de morphine,* à la dose de 1/2 cgr. associée ou non à l'atropine.

**Chez les chlorotiques ou anémiques** : prescrire le traitement approprié de la chlorose ou de l'anémie aiguë.

**Chez les diabétiques** : voy. *Diabete.*

**Chez les dyspeptiques** : combattre la constipation chronique. Rechercher et traiter la dilatation stomacale.

Suppression absolue du tabac, cessation des occupations ordinaires, sejour à la campagne.

*Regime sec* au premier dejeuner du matin.

Administrer, avant le repas, de la macération de *quassia*, et, apres le repas, un paquet de *magnesie* et de *bicarbonate de soude* (Trousseau).

Ou bien prescrire

℞ Magnesie calcinée. . . . 30 cgr.
Craie preparee . } āā 20 —
Bicarbonate de soude }
Poudre de noix vomique . 3 —
— de racine de belladone . . . . . . . 3 —

Pour 1 paquet, à prendre aussitôt apres le repas (Gueneau de Mussy)

En cas de dyspepsie nerveuse, instituer le *traitement general de la neurasthenie* et prescrire celui de la neurasthenie abdominale.

Au moment de la crise vertigineuse, administrer une *potion bromuree et etheree*, ou bien prescrire le *valerianate d'ammoniaque*, ou les *bols antispasmodiques de Buchon*.

℞ Serpentaire de Virginie . 4 gr.
Camphre pulvérisé . . } āā 50 cgr.
Asa fœtida . . }
Extrait thebaique . . . . 5 —
Rob de sureau. . . . Q S p f.

Pour 24 bols, 3 ou 4 bols toutes les heures.

**Chez les épileptiques** : insister sur le *traitement bromure.*

**Chez les neurasthéniques ou hystériques** : instituer le traitement general de la neurasthénie, en insistant sur le traitement approprié de la cérébrasthénie.

Chez les hystériques, recourir au traitement général de la névrose.

**Chez les paludéens** . combattre l'anemie et la cachexie paludeennes par le *quinquina*, donne a la dose de 6 à 8 gr. de poudre, dans du café ou sous forme d'electuaire. Prescrire aussi l'*arsenic*, sous forme de liqueur de Fowler (V a X gouttes), d'arséniate de soude (5 à 15 mgr.), d'acide arsenieux (3 a 5 mgr.), ou de *cacodylate de soude* (5 à 15 cgr.).

Pratiquer des injections sous-cutanees d *arseniate de fer citro-ammoniacal* (voy. *Chlorose).*

*Regime reconstituant.*

*Sejour a la montagne*, 1500 à 2000 m., pendant 2 a 4 mois.

*Hydrotherapie* tiede ou froide.

Voy *Fievres intermittentes.*

**Chez les syphilitiques** : instituer un *traitement specifique intense.*

**En cas de bouchon de cérumen dans l'oreille** : commencer par verser dans le conduit auditif externe et jusqu'à en remplir la conque de l'*eau tiede savonneuse* ou de l'*huile;* puis pousser dans le conduit trois ou quatre petits tampons de coton hydrophile. Apres 12 heures (lorsque le cerumen est ramolli), pratiquer des *irrigations tiedes*, jusqu'a ce que toute la masse cerumineuse soit sortie (Lubet-Barbon).

**En cas de métrite ou de déviation utérine** : recourir au traitement médicamenteux ou operatoire approprie.

Traiter le nervosisme, l'hystérie ou la neurasthénie secondaires.

**En cas de diplopie :** voy. *Diplopie.*

**Chez les enfants :** traiter l'helminthiase (santonine, extrait éthéré de fougère mâle) et les affections du naso-pharynx

## VERTIGE DE MÉNIÈRE

**Au moment des paroxysmes :** *position horizontale*, repos au lit, ne pas faire parler le malade, éviter tout bruit.

Administrer un *purgatif ;* défendre les boissons alcooliques.

**En dehors des accès.** Instituer le traitement par le *sulfate de quinine*, donné à *dose suffisante :* faire prendre le premier jour, 1 gr. de sulfate de quinine, en cachets de 25 cgr. chacun ; puis augmenter tous les jours d'un nouveau cachet (25 cgr.), jusqu'à la dose de 1 gr. 25 à 2 gr. 25, au maximum, en tenant compte de la tolérance et de la susceptibilité du malade Les bourdonnements d'oreilles, les vertiges s'exagèrent pendant les premiers jours de ce traitement, aussi ne faut-il pas cesser la médication quinique, mais persévérer dans son administration à la dose suffisante, pendant au moins dix à douze jours. Diminuer alors progressivement de un cachet (25 cgr.), tous les jours ou tous les deux jours, et supprimer complètement le médicament au bout de 25 à 30 jours.

**S'il persiste, après ce traitement, un léger état vertigineux, intermittent,** reprendre l'administration de la quinine pendant sept à huit jours, à la dose de 75 cgr en trois doses.

**En cas de récidive :** prescrire un *nouveau traitement quinique* (la guérison définitive ne s'obtient parfois qu'après deux ou trois traitements quiniques) (Gilles de la Tourette).

**Dans la forme angio-spasmodique :** recourir à la *galvanisation* du grand sympathique (Politzer).

**En cas d'exsudats dans l'oreille moyenne :** pratiquer des injections sous-cutanées de *pilocarpine.*

Chercher à diminuer la pression dans le labyrinthe à l'aide de la *paracentèse du tympan* ou de la *ponction de la fenêtre ronde* (Botey, Cozzolino) ou de la *rachicentèse* (Babinsky).

**Chez un syphilitique :** instituer le *traitement mixte* spécifique.

**Chez les névropathes.** ordonner les *bromures* à hautes doses.

## VICIATIONS DU BASSIN

(Chez la femme, pendant la puerpéralité).

Voy. *Dystocies, Pelviviciations, Présentations.*

## VITILIGO

Contre l'hyperchromie, prescrire des lotions au *sublime* à 1 p. 500 et des applications d'*emplatres hydrargyriques* (emplâtre de Vigo, emplâtre hydrargyrique de Unna).

Voy. *Chloasma*, *Lentigo*, *Xeroderma pigmentosum*.

## VOLVULUS

Voy. *Occlusion intestinale*.

## VOMISSEMENTS

*Traitement causal :* maladies du tube digestif (ulcère, cancer, dyspepsies, gastrites), alteration des organes abdominaux (coliques hépatiques et néphrétiques, occlusion intestinale, péritonites, lésions de l'appareil utéro-ovarien, grossesse) ; affections de l'axe encéphalo-médullaire (meningites, encéphalites, tumeurs cerebrales, tabes, etc.), nevroses (hystérie, neurasthenie); intoxications (Debove).

(Voy a l'article traitant chacune de ces affections).

**En général**, ordonner la *suppression des aliments*, prescrire les *boissons glacees* ou *gazeuses* (eau de Seltz, mélange de glace pilée et d'eau de Seltz, champagne frappé), prises par petites quantités à la fois.

Prescrire la *potion de Riviere* composee d'une potion alcaline nº 1 :

| | | |
|---|---|---|
| ℞ Bicarbonate de potasse | . . | 2 gr. |
| Eau . . . . . . . . . | . . | 50 — |
| Sirop de sucre . . . | . | 15 — |

et d'une potion acide nº 2 :

| | | |
|---|---|---|
| ℞ Acide citrique ou tartrique | . | 2 gr. |
| Eau . . . . . | . . | 50 — |
| Sirop de limons. . | . . . | 5 — |

Faire prendre successivement et sans intervalle une cuillerée de la potion acide et de la potion alcaline.

Ordonner la *glace* intus et extra, les *applications très chaudes* a l'epigastre, ou l'application de *revulsifs* (sinapismes, cataplasmes sinapisés, vésicatoires, pointes de feu).

Pratiquer aussi des *pulverisations d'ether* sur le creux epigastrique, ou encore faire une injection hypodermique de :

| | | |
|---|---|---|
| ℞ Chlorhydrate de morphine. | | 10 cgr. |
| Sulfate neutre d'atropine . | | 5 mgr. |
| Eau sterilisee . . . | . | 10 cc |

Injecter 1 cc, matin et soir

Administrer la *cocaine*, les mélanges d'*acide phenique*, de *teinture d'iode* et de *chloroforme*, pour anesthésier la muqueuse gastrique.

| | | |
|---|---|---|
| ℞ Chlorhydrate de cocaine . | | 50 cgr. |
| Eau distillee . . . | | 300 gr. |

1 cuillerée a bouche toutes les 2 heures, jusqu'a effet (Dujardin-Beaumetz).

| | |
|---|---|
| ℞ Teinture d'iode . . . | } āā 5 gr. |
| Acide phenique. . . . | |
| Alcool pur . . . . . . | |

V a VI gouttes, dans un peu d'eau, au debut de chacun des 2 principaux repas (Marfan).

| | |
|---|---|
| ℞ Teinture d'iode . | } āā 5 gr |
| Chloroforme . . . | |

V gouttes au moment des repas (Huchard) ou IV à VIII gouttes, 3 à 4 fois par jour (Grasset).

℞ Chloroforme . 1 gr. 50
Teinture de valériane éthérée ... 10 —

X à XX gouttes toutes les heures.

Donner l'*eau chloroformée*, le *menthol* :

℞ Menthol ... 1 gr.
Alcool ... 20 —
Sirop de fleurs d'oranger ... 30 —

1 cuillerée à café, toutes les heures

℞ Chloroforme ... 1 à 2 gr.
Menthol ... 2 —
Alcoolat de mélisse ... 20 —

V à VIII gouttes dans une cuillerée à bouche d'eau glacée, plusieurs fois de suite (Herzen).

℞ Menthol dissous dans l'alcool 50 cgr.
Chlorhydrate de cocaïne ... 10 —
Eau chloroformée ... 250 gr.
Sirop simple ou de codéine. 50 —

1 cuillerée avant chaque repas (chez les tuberculeux) (Lyon).

Utiliser l'*opium*, la *belladone*, les *bromures*, le *chloral*, en ayant recours à la voie rectale, lorsque ces remèdes ne sont pas tolérés par l'estomac (voy. pour les formules à *Gastralgies*).

℞ Hydrate de chloral ... 1 à 2 gr.
Jaune d'œuf ... N° I
Eau tiède ou lait ... 200 —

Pour 1 lavement.

**En cas d'indigestion** : faciliter les vomissements, en faisant boire de l'eau tiède ; administrer l'*ipeca* (50 cgr. à 1 gr., chez les enfants, 2 à 3 gr. chez l'adulte).

**En cas d'empoisonnement:** administrer un *vomitif*, pratiquer le *lavage de l'estomac*.

**En cas de fermentations stomacales** *(dilatation gastrique, cancer de l'estomac)*: recourir au *lavage de l'estomac*, et donner les *antiseptiques internes* (voy. *Antisepsie intestinale*).

Administrer pendant quelques jours des *lavements alimentaires* (voy. *Ulcère de l'estomac*).

**En cas de vomissements nerveux** : *(vomissement hystérique)* : instituer le traitement général hygiénique et psychothérapique de la névrose.

Insensibiliser le pharynx avec une solution de *chlorhydrate de cocaïne* à 10 p. 100.

Prescrire les *antispasmodiques*, les *préparations de valériane* (validol), le *menthol*, la *cocaïne*, l'*eau chloroformée*.

℞ Chlorhydrate de cocaïne 15 cgr.
Eau distillée ... 100 gr.
Alcool rectifié ... II gouttes.

1 cuillerée à café toutes les demi-heures (Immermann).

En cas d'insuccès, recourir au *lavage de l'estomac* et à l'*alimentation par la sonde*.

Enfin utiliser l'*électrothérapie ; souffle statique* sur l'estomac, ou bien employer le courant galvanique et appliquer l'électrode positive représentée par une large plaque, entre les deux insertions sterno-claviculaires du sterno-cléido-mastoïdien gauche, le pôle négatif et l'épigastre Durée de la séance 10 à 30 minutes (Toloni).

Dans les cas graves, recourir à l'*isolement complet* du malade et à la *suggestion*.

**Contre les crises de vomissements périodiques ou gastroxie** de Rossbach et Lépine, prescrire le *repos absolu* et quelques *boissons tièdes* (Rossbach).

Une fois la crise passée, combattre la neurasthénie et proscrire de surmenage physique ou intellectuel.

**En cas de vomissement périodique de Leyden** : prescrire la *médication bromurée*, combattre le surmenage, le neuro-arthritisme par l'emploi prolongé des *courants continus*.

Voy. *Arthritisme, Herpetisme*

Combattre aussi la constipation habituelle et l'auto-intoxication d'origine gastro-intestinale, régler l'alimentation.

Au moment où surviennent les vomissements, faire coucher le malade dans une chambre tranquille et bien aérée, le tenir dans l'isolement complet, et le soumettre à une *diète sévère* (eau et lait glacés), lui donner quelques lavements alimentaires, faire ingérer des fragments de *glace* et appliquer la *vessie de glace* sur la région épigastrique. Pratiquer, matin et soir, un *lavage de l'intestin* avec 1 à 2 litres d'eau bouillie.

Contre la douleur, employer la *morphine*.

Voy. *Vomissements incoercibles de la grossesse*.

### V. ACÉTONÉMIQUES.

Ordonner la *diète hydrique*, puis la *diète lactée*.

Faire prendre de l'*eau alcaline* par petites quantités. Permettre le *bouillon de poulet*.

Appliquer des *compresses humides* au creux de l'estomac et administrer des *petits lavements d'eau salée* (P. Merklen).

Combattre le neuro-arthritisme.

### V. FÉCALOIDES.

Combattre l'obstacle au cours des matières dans l'intestin (voy. *Occlusion intestinale*) ou la péritonite généralisée.

Si l'hystérie est en cause, traitement sévère de cette névrose.

### V. PITUITEUX.

Combattre l'alcoolisme chronique et traiter la gastrite alcoolique.

### V. DE PUS.

Rechercher le foyer purulent développé en dehors de l'estomac et ouvert dans sa cavité, et *intervenir chirurgicalement*.

### V. DE SANG.

Voy. *Hematémèse*.

### V. INCOERCIBLES DE LA GROSSESSE.

Assurer l'évacuation de l'intestin par de grands lavements d'huile d'olives stérilisée (500 gr.) que la malade prendra couchée, au bout d'une heure le faire suivre d'un grand lavage de l'intestin soit à l'eau bouillie, soit avec du sérum physiologique, un à deux litres. Remplacer le lavement huileux par un lavement purgatif qui ne devra pas être rendu immédiatement.

| ℞ | | |
|---|---|---|
| Follicules de séné .. | ãã | 15 gr. |
| Sulfate de soude .. | | |
| Eau distillée ... | | 250 — |

Tous les médicaments ont réussi et échoué à la **première période** (voy. les médications indiquées ci-dessus contre les vomissements en général)

| ℞ | | |
|---|---|---|
| Acide phénique. | . | 10 à 30 cgr |
| (Ou menthol | . | 1 gr ) |
| Eau chloroformée . . | ãã | 150 — |
| Sirop de sucre | | |

1 cuillerée à bouche toutes les 2 heu-

res (faire boire, si l'on prescrit la potion contenant l'acide phénique, un peu d'eau après chaque dose)

Donner l'*orexine basique* à la dose de 1 gr par jour, en trois cachets (Frommel), le *valérianate de cerium* à la dose de 20 à 25 cgr. par jour, en pilules de 5 cgr.

Respecter les caprices alimentaires de la malade.

Conseiller les *aliments demi-solides* (potages épais, œufs à la coque). Permettre le lait coupé d'eau faiblement alcaline, le consommé froid, le bouillon de bœuf, le lait de poule, le thé léger pur ou coupé avec du lait, le café au lait, pris en petites quantités.

Ou bien prescrire une *alimentation exclusivement liquide*, de laquelle on proscrit les boissons alcooliques et, au besoin, le thé et le café : *lait, bouillon, boissons gazeuses et froides, glace.*

Rechercher et traiter la dyspepsie et particulièrement l'hyperchlorhydrie (alcalins à hautes doses, lavages de l'estomac : ni eau chloroformée, ni acide phénique, qui peuvent augmenter l'irritation gastrique déjà existante).

Application locale de *revulsifs; pulvérisations d'éther* ou de *chlorure de méthyle* le long de la colonne vertébrale.

Prescrire les *inhalations d'oxygène*, répétées plusieurs fois par jour et continuées pendant plusieurs jours, combinées avec l'emploi du *chloral* à hautes doses (Pinard), ou bien employer le *chloral* seul à la dose de 3 à 4 gr. par jour, en lavements.

Ou encore, pratiquer des injections sous-cutanées de *cocaïne* à la région épigastrique (solution au 1 ou 2 p. 100, injecter une seringue de Pravaz, 1 à 2 fois par jour, quelques instants avant les repas) (A. Pozzi, Tibone).

Prescrire :

| | |
|---|---|
| ℞ Chlorhydrate de cocaïne. | 1 gr. |
| Eau filtrée ... . . ... | 10 — |

V à X gouttes dans un peu d'eau, au moment des nausées (Auvard).

Ou encore :

| | |
|---|---|
| ℞ Chlorhydrate de cocaïne | 20 cgr. |
| Eau distillée ... . . . . | 20 gr. |

XX gouttes toutes les 1/2 heures, jusqu'à effet (Herzen)

Pratiquer aussi des badigeonnages de la cavité nasale, remontant aussi haut que possible, avec une solution de cocaïne à 20 p. 100.

Recommander la *galvanisation du pneumogastrique.*

Pratiquer la *réduction de l'utérus rétroversé,* s'il existe une rétroversion et ordonner le *traitement préventif de l'éclampsie,* s'il existe de l'albumine (saignée).

Conseiller à la malade le *repos au lit,* au moins pour la matinée, si le cas n'est pas grave ; prescrire le *repos absolu et permanent au lit* dans les cas graves, en ne permettant à la malade de se lever que trois jours après que les vomissements auront complètement cessé.

De plus, soumettre la malade à l'*isolement,* et, si au bout d'une semaine de ce traitement, il ne se produit pas d'amélioration, parler devant la malade de la nécessité de la placer dans une *maison de santé,* et mettre cette menace à exécution lorsqu'elle sera restée sans effet.

**Si tous ces moyens échouent** : recourir, surtout au moment de la **seconde période** (caractérisée par l'accélération permanente du pouls et supérieure à 100 pulsations par minute), et, lorsqu'il faut considérer la situation comme grave, aux *badigeonnages du col avec de la teinture d'iode*, a la *cautérisation du col utérin* au thermocautere, ou mieux a la *dilatation du col* par la méthode de Copeman introduire l'index dans le col, jusqu'au niveau de l'orifice interne, qu'on franchit; puis promener le doigt circulairement, essayer de dilater le col et de décoller les membranes aussi loin que possible.

Comme dernières ressources, pratiquer l'*avortement* ou l'*accouchement prématuré*; avant d'exécuter l'une ou l'autre de ces opérations, prendre l'avis d'un ou de deux confreres, rédiger une consultation signée de tous et prévenir le maire et le commissaire de police.

Remonter les forces de la malade par des injections sous-cutanees de *cacodylate de soude* (5 cgr. pendant 8 jours, interrompues pendant le même temps, puis reprises) et combattre l'inanition a l'aide de *lavements alimentaires*, d'*injections sous-cutanees* ou d'*injections rectales de serum artificiel* à la dose de 300 cc, repetees 5 a 10 fois dans les 24 heures et continuées pendant une dizaine de jours (Condamin).

**A la troisième période**, *combattre les phenomenes nerveux*, tenter encore l'*evacuation de l'uterus* (la mort est presque certaine, quoi qu'on fasse) (Demelin).

### V. CHEZ LE NOUVEAU-NÉ.

*Combattre la faiblesse congenitale*, lorsqu'elle existe.

*Regler l'allaitement*; administrer un *purgatif* (1 cuillerée a café d'huile d'amandes douces, ou 5 cgr. de calomel).

Faire appliquer des *compresses humides tiedes* ou des *cataplasmes chauds*, sur la region épigastrique.

Au besoin, pratiquer des *lavages methodiques de l'estomac*.

Si l'enfant vomit du sang, rechercher si celui ci ne provient pas du mamelon maternel.

**En cas de vomissements incoercibles faisant supposer une sténose congénitale du pylore** : voy. *Spasme du pylore, Stenose du pylore*.

## VULVITES

**Période aiguë.**

Ordonner les *grands bains* de son, d'amidon, pris une fois tous les jours, et des *bains de siege*.

Prescrire les *lotions* pratiquées avec des solutions antiseptiques faibles et repétées plusieurs fois par jour.

En outre faire mettre sur la vulve des *compresses* trempees dans une solution antiseptique faible, ou imbibees d'acetate de plomb a 1 p 10 (voy. *Leucorrhee, Vaginite blennorragique*).

Interposer entre les parties malades un tampon imbibé de

*glycerine* ou de *vaseline phéniquée* à 1 p. 100.

Dans tous les cas, rechercher et traiter la blennorragie de l'urètre et du col (voy. *Blennorragie chez la femme, Métrites, Vaginite blennorragique*).

**Après la période aiguë :** Faire continuer les *bains de siège*.

Défendre les rapports conjugaux jusqu'à complète guérison.

Toucher tous les 2 ou 3 jours les surfaces malades avec un pinceau imbibé d'une solution de *nitrate d'argent* à 1 p 50 ou 1 p 30.

Injecter des *solutions désinfectantes* (sublimé) dans les follicules enflammés, et cautériser les follicules par la chaleur.

**S'il existe de petits trajets fistuleux :** recourir d'abord à la *cautérisation*, pratiquer ensuite l'*excision complète*, suivie de suture.

**S'il y a des ulcérations :** appliquer quotidiennement une *poudre antiseptique*.

| | | |
|---|---|---|
| ℞ Salol pulvérisé | . . . | āā 10 gr. |
| Xéroforme. . . . | . | |
| | | (Herzen) |

Ou une *pommade antiseptique :*

| | |
|---|---|
| ℞ Iodoforme . . . . | 2 à 4 gr |
| Baume du Pérou . . . . | 3 — |
| Vaseline . . . . | 10 — |

## VULVO-VAGINITE DES PETITES FILLES

**CAS AIGUS** (BLENNORRAGIE).

*Repos au lit, bains généraux* et *bains de siège amidonnés.*

Ordonner de fréquents *lavages au sublimé* à 1 p. 4000, au *permanganate de potasse* à 1 p. 2000, à l'*aniodol* à 1 p 4000 et au *lysol* à 1 p. 200.

Saupoudrer les lèvres de *salol* finement pulvérisé, interposer ensuite, entre les parties malades, un tampon d'ouate.

**Contre la vaginite,** faire des injections abondantes (1 litre), de solutions chaudes de *permanganate de potasse* à 1 p. 2000 ou 1 p. 4000, ou de *sublimé* à 1 p. 5000, ou de *chlorure de zinc* à 1 p. 200, ou de *protargol* à 1 p 500 (employer ces deux derniers médicaments dans les cas chroniques et anciens). Ou bien pratiquer, à l'aide d'une petite poire en caoutchouc, munie d'une canule fine, des injections intra-vaginales avec ces mêmes solutions ou avec une solution de *protargol* à 1 p. 100.

Après chaque irrigation, introduire un *tampon vaginal* de coton hydrophile ou de gaze iodoformée ou salolée ayant pour but d'absorber les sécrétions utérines et d'isoler les parties malades.

*Insuffler* en outre entre les lèvres la poudre suivante :

| | |
|---|---|
| ℞ Xéroforme . . . | āā 10 gr |
| Sous-nitrate de bismuth | |
| | (Herzen). |

puis appliquer un bourdonnet d'ouate entre les lèvres et un bandage en T sur la vulve.

**CAS CHRONIQUES** (LEUCORRHÉE).

*Traiter la scrofule*, le lymphatisme (huile de foie de morue, sirop de iodure de fer, bains salés).

*Bains generaux, bains de siege.*

Lavages fréquents avec une *décoction de feuilles de noyer* (30 gr. pour 500 gr. d'eau), ou avec une solution de *sulfate de zinc* à 1 p. 100, ou de *sulfate de cuivre* a 2 p. 200.

| | | |
|---|---|---|
| ℞ Alun . . | } āā | 5 gr. |
| Sulfate de zinc . . . | } | |
| Eau . . . . . | | 1 litre. |

Recourir aux injections avec les *antiseptiques* ci-dessus indiqués.

Pratiquer des cautérisations avec des solutions de *nitrate d'argent* variant de 1 p. 100 a 1 p. 40, ou de *protargol* à 5 p. 100.

## XANTHÉLASMA

*Râcler* les tumeurs avec la curette, les *exciser* au bistouri ou les détruire au *thermocautère* ou a l'*electrocautere*.

## XÉRODERMA PIGMENTOSUM

Prescrire les *toniques* (huile de foie de morue, sirop iodo-tannique, arsenic).

Faire des lotions quotidiennes ou biquotidiennes avec une solution de *sublime* a 1 p. 1000.

Recouvrir ensuite d'*emplâtres mercuriels* (au calomel, de Vigo, rouge de Vidal, hydrargyrique de Unna) ; ou bien enduire les parties malades d'une des pommades suivantes :

| | |
|---|---|
| ℞ Oxyde jaune d'hydrargyre | 1 gr. |
| Vaseline. . . . | 50 à 30 — |
| | (Brocq) |

| | |
|---|---|
| ℞ Calomel. . . . . . . . . . | 1 gr. |
| Vaseline . . . . . | 40 à 20 — |
| | (Brocq). |

**Si les taches sont peu confluentes, bien isolées** : essayer des applications d'*acide phenique concentre*, exactement localisees sur chaque tache, applications faites en tendant la peau avec les doigts. Laisser la croûte se detacher spontanement sans l'arracher (Gaucher).

*Masquer les taches* par l'application d'une mince couche de pommade a l'oxyde de zinc, recouverte d'une poudre inerte quelconque (poudre d'amidon, de talc, d'iris, de sous-nitrate de bismuth) (Gaucher).

**Lorsque les taches deviennent saillantes, prolifèrent et subissent la transformation cancroidale** : destruction avec le *thermocautere* et pansements avec une pommade au *chlorate de potasse :*

| | |
|---|---|
| ℞ Chlorate de potasse . . . | 6 gr. |
| Vaseline. . . . . . . . . . . . | 30 — |

Ou bien les badigeonnages avec une solution de *violet de methyle* (Gaucher).

**Si la peau s'ulcère** : panser avec une *poudre antiseptique* (iodoforme, xéroforme, aristol, iodol, amyloforme, crurine).

Chez les enfants des familles dans lesquelles des freres ou des sœurs sont déja atteints de la maladie, défendre l'exposition aux rayons solaires, faire porter des chapeaux a larges bords.

# ZONA

## Z. INTERCOSTAL.

Large application de *poudre isolante* (amidon, talc), et de *coton hydrophile*.

| | | |
|---|---|---|
| ℞ Salol finement pulvérisé. | | 10 gr |
| Poudre d'amidon | } ãã | 20 — |
| — de talc | | |

Ou bien appliquer une légère couche de glycérolé d'amidon sur les plaques et saupoudrer ensuite abondamment et fréquemment avec le mélange suivant :

| | |
|---|---|
| ℞ Talc de Venise | 100 gr |
| Poudre de lycopode | 40 — |
| Oxyde de zinc. | 25 — |
| Camphre pulvérisé | 10 — |
| Iris de Florence pulvérisé | 5 — |

Protéger la peau contre les irritations extérieures, par exemple celle résultant de l'usage du corset.

**Une fois les vésicules séchées**, appliquer des *pommades* (vaseline boriquée) :

| | | |
|---|---|---|
| ℞ Acide borique. | | 2 gr. |
| Chlorhydrate de cocaïne. | | 50 cgr |
| Vaseline | } ãã | 12 gr. |
| Lanoline. | | |

Ou bien recourir aux pansements à l'*acide picrique*, comme s'il s'agissait d'une brûlure au second degré : imbiber d'une *solution aqueuse d'acide picrique* à 12 p. 1000, des compresses de tarlatane ou un gâteau de coton hydrophile et après avoir exprimé compresse ou coton, en recouvrir la région où siègent les vésicules. Appliquer au-dessus une couche de ouate sèche et une bande, sans jamais recouvrir d'une étoffe imperméable. Renouveler ce pansement tous les 3 jours.

Ou encore, ouvrir les vésicules à l'aide d'un instrument bien aseptisé et sans exercer aucune pression pour faciliter l'écoulement de leur contenu, badigeonner toute la région atteinte avec :

| | |
|---|---|
| ℞ Acide picrique. | 5 gr |
| — citrique. | 10 — |
| Eau distillée | 50 — |

(Alger).

ou avec l'*acide picrique en solution alcoolique* à 1 p. 10. ou en *solution éthérée* à 1 p. 20.

Les parties badigeonnées une fois sèches, se servir de pommades ou de poudres destinées à combattre les sensations douloureuses.

Intérieurement, administrer l'*antipyrine*, l'*exalgine*, le *pyramidon*, la *quinine*, l'*aconitine*.

| | |
|---|---|
| ℞ Exalgine | 15 cgr. |
| Bromhydrate de quinine | 15 — |

Pour 1 cachet. 3 par jour (Herzen).

| | |
|---|---|
| ℞ Sulfate de quinine | 25 cgr. |
| Extrait d'opium | 2 — |

Pour 1 pilule 3 à 4 par jour.

Employer les *courants continus :* appliquer le pôle positif au niveau de l'origine des nerfs malades, et promener le pôle négatif autour des placards éruptifs, ainsi que sur les placards eux-mêmes, une fois qu'ils sont secs.

Se servir de courants dont l'intensité varie de 5 à 15 milliampères, suivant les dimensions des électrodes.

**Si les douleurs sont très fortes :** injection de *morphine* ou de *dionine ;* application d'un *vesicatoire*, au niveau de l'émergence du nerf malade.

℞ Sulfate neutre d'atropine 3 à 5 mgr.
Chlorhydrate de morphine 10 cgr.
Eau distillee de laurier-cerise. . . . . . . . 10 gr.
Injecter 1 cc , 2 fois par jour.

Injections épidurales de cocaine (5 à 10 cc. d'une solution a 1/2 p 100)

**Chez les paludéens :** donner la *quinine* à hautes doses.

**Chez les syphilitiques :** recourir au *traitement specifique mixte.*

Voy. *Nevralgies, Nevrites.*

**Z. OPHTALMIQUE.**

Ordonner l'*antifebrine*, l'*acetopyrine*, l'*aspirine*, la *lactophénine.*

Pratiquer une *saignee* (60 à 80 gr ) autour du point d'émergence du nerf nasal externe.

Appliquer des *poudres dessé-chantes* (amidon, talc).

**Contre les douleurs** . prescrire une pommade a la *cocaine* ou a la *morphine ;* pratiquer des instillations de *cocaine* a 2 p. 100, ou des *injections de morphine* à la tempe

℞ Chlorhydrate de morphine. . 2 gr.
Axonge benzoique. . . . . 30 —
Pour onctions (Landolt).

En outre, recourir à l'application de *compresses chaudes* imbibées de la solution suivante :

℞ Acetate neutre de plomb . . 3 gr.
Alun en poudre . . . . . . . . . 2 —
Eau distillee. . . . . . . . . . 150 —
(Landolt).

Utiliser enfin l'*electrotherapie* (courants continus, sédatifs).

# TABLE ALPHABÉTIQUE

## A

## B

## E

## Q



## R

## S

DIJON. — IMPRIMERIE DARANTIÈRE

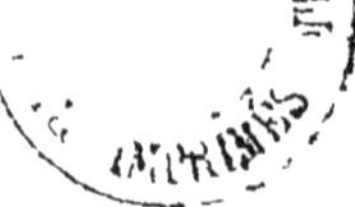

**Traité de Dermatologie,** par les Drs *Hallopeau* et *Leredde*. 1900, 1 vol. gr. in-8 de 996 pages, avec 24 pl. col., cart. . . . . . . . . . . . . . . . . **30 fr.**

**Atlas-Manuel des Maladies de la Peau,** par les Drs *Mracek* et *L. Hudelo* et *H. Rubens Duval*. 2e *édition*. 1905, 1 vol. in-16 de 580 p., avec 78 pl. coloriées et 37 pl. noires, relié. . . . . . . . . . . . . . . **24 fr.**

**Diagnostic et Traitement des Maladies de la Peau,** par le Dr *Barbe*. Préface du prof. *Gaucher*. 1900, in-18, 332 p., cart. . . . **4 fr.**

**Aide-Mémoire de Dermatologie et de Syphiligraphie,** par *P. Lefert*. 1899, 1 vol. in-18 de 288 pages, cart. . . . . . . . . . . . . . . . **3 fr.**

**La Pratique dermatologique et syphiligraphique** dans les hôpitaux de Paris, par *P. Lefert*. 1902, 1 vol. in-18, cart. . . . . . . . . . . . **3 fr.**

**Traité des Maladies de la Peau,** par le professeur *Alfred Hardy*. 1886, 1 vol. in-8 de 1228 pages. . . . . . . . . . . . . . . . . . . . . . . . **18 fr.**

**Iconographie photographique des Maladies de la Peau,** par *G.-H. Fox*. 1882, 1 vol. in-4, avec 48 pl. coloriees, cart. . . . . . **100 fr.**

**Les Maladies du Cuir chevelu,** par le Dr *P. Gastou*. 2e *édition*. 1907, 1 vol. in-16 de 96 p., avec 19 fig., cart. . . . . . . . . . . . . . . . . . **1 fr. 50**

**Les Psoriasis anomaux,** par le Dr *Bonnet*. 1900, in-8, 160 p. . **4 fr.**

**Les Erythèmes infectieux,** par *E. Detot*. 1904, gr. in-8, 39 p **2 fr.**

**Traité pratique des Maladies vénériennes,** par le Dr *Jullien*. 1899, 1 vol. in-8 de 1271 pages, avec 248 fig. . . . . . . . . . . . . . . . . **20 fr.**

**Maladies vénériennes,** par le Dr *Balzer*, médecin de l'hôpital Ricord. 1906, 1 vol. gr. in-8 de 318 p., avec figures. . . . . . . . . . . . . . . . . **6 fr.**

**Atlas-Manuel de la Syphilis et des Maladies vénériennes,** par les Drs *Mracek* et *Emery*, ancien chef de clinique à Saint-Louis. 2e *édition*. 1904, 1 vol. in-16 de 428 p., avec 71 pl. color., relié. **20 fr.**

**Précis des Maladies vénériennes,** par le Dr *Audry*. 1901, 1 vol. in-18 de 342 pages, cart. . . . . . . . . . . . . . . . . . . . . . . . . . . . . . **5 fr.**

**Traitement de la Syphilis,** par *Emery*, 1905, 1 vol. in-16, cart. **1 fr. 50**

**Leçons sur les Maladies vénériennes,** par le Dr *Mauriac*. *Syphilis primitive et secondaire*. 1883, 1 vol. in-8 de 1072 pages. . . . . . . **18 fr.**

**Nouvelles leçons sur les Maladies vénériennes,** par le Dr *Mauriac*. *Syphilis tertiaire et héreditaire*. 1890, 1 vol. in-8 de 1168 p. . **20 fr.**

**Lettres sur la Syphilis,** par *Ricord*. 1883, 1 vol. in-18 . . . **3 fr. 50**

**Syphilis et Cancer,** par *R. Horand*. 1908, 1 vol. in-16, cart. **1 fr. 50**

**Syphilis de la Moelle,** par le professeur *Gilbert* et le Dr *Lion* 1908, 1 vol. in-16 de 96 pages, cart. . . . . . . . . . . . . . . . . . . . . . . . . . **1 fr. 50**

**Les Myélites syphilitiques,** par le Dr *Gilles de la Tourette*. 1899, 1 vol. in-16 de 96 pages, cart. . . . . . . . . . . . . . . . . . . . . . . . . . . **1 fr. 50**

**Syphilis du Système nerveux,** par *Gajkiewicz*. 1892, in-8. . . . **5 fr.**

**Traitement hypodermique de la Syphilis** par les sels mercuriels, par le Dr *Eudlitz*. 1893, gr. in-8, 175 pages. . . . . . . . . . . . . . . . . **4 fr.**

**Syphilis et Santé publique,** par *T. Barthélemy*, médecin de Saint-Lazare. 1890, 1 vol. in-16 de 352 pages, avec 5 pl. . . . . . . . . . **3 fr. 50**

**Prophylaxie des Maladies vénériennes et Police des Mœurs,** par *Lévêque*. 1906, 1 vol. gr. in-8 de 271 pages. . . . . . . . . . . . . . . **5 fr.**

**L'Hérédo-Syphilis,** par le Dr *L. Jullien*. 1901, in-8, 96 pages. . **3 fr.**

**Les Origines de la Syphilis,** par le Dr *Pellier*. 1908, 1 vol. in-8 de 192 pages. . . . . . . . . . . . . . . . . . . . . . . . . . . . . . . . . . . . . . **3 fr.**

**Les Centres nerveux.** Physiopathologie clinique, par *J. Grasset*, professeur à l'Université de Montpellier. 1905, 1 vol. in-8 de 744 pages, avec 60 figures et 20 tableaux.......................... **12** fr.

**Atlas-Manuel du Système nerveux,** par le P[r] *C. Jakob*. 2e *édition française*, par le Dr *Rémond*, professeur de clinique mentale a Toulouse. 1900, 1 vol in-16 de 364 pages, avec 84 pl. col., relié, tête dorée. **20** fr.

**La Pratique des Maladies du Système nerveux** dans les Hôpitaux de Paris, par *P. Lefert*. 1894, 1 vol. in-18, cart....... **3** fr.

**Pour lutter contre les Maladies nerveuses,** par le Dr *E. Contet* 1903, 1 vol. in-16 de 96 pages, cart...................... **1** fr. **50**

**L'Evolution du Système nerveux,** par le professeur *Beaunis*. 1890, 1 vol. in-16 de 320 pages, avec 237 figures.................... **3** fr. **50**

**Anatomie des Centres nerveux,** par le professeur *Edinger*. 1889, 1 vol. in-8 de 235 pages, avec 122 figures....................... **8** fr.

**La Métamérie du système nerveux** et les maladies de la moelle, par le Dr *Constensoux*. 1904, gr. in-8 de 202 pages et 12 fig..... **5** fr.

**L'Encéphale,** par le Dr *Gavoy*. 1886, 1 vol. in-4 de 200 pages, et 1 atlas de 59 pl. en glyptographie. Ensemble, 2 vol. cart. . **100** fr.

**Petit Atlas photographique du Système nerveux. Le Cerveau,** par le Dr *Luys* 1888, 1 vol. in-18, avec 24 pl., cart.......... **12** fr.

**Le Corps et l'Esprit,** action du moral et de l'imagination sur le physique, par *Hack Tucke*. 1886, 1 vol. in-8 de 403 pages.......... **6** fr.

**Le Cerveau et l'Activité cérébrale,** par *A. Herzen*, professeur à l'Académie de Lausanne. 1887, 1 vol. in-16 de 312 pages.. **3** fr. **50**

**Le Génie, la Raison, la Folie,** par *Lélut*. 1 vol. in-16 de 348 p. **3** fr. **50**

**L'Education des Facultés mentales,** par le Dr *Nogier*. 1892, 1 vol. in-16 de 175 pages.......................................... **2** fr.

**La Physionomie chez l'Homme et chez les Animaux,** dans ses rapports avec l'expression des émotions et des sentiments, par *Schack* 1886, 1 vol. in-8 de 450 pages, avec 154 figures....... **7** fr.

**Magnetisme et Hypnotisme,** par *Cullerre*. 1893, 1 v. in-16. **3** fr. **50**

**Thérapeutique suggestive,** par *Cullerre* 1893, 1 vol. in-16. **3** fr **50**

**La Suggestion mentale et les variations de la Personnalité,** par les Drs *Bourru* et *Burot*. 1895, 1 vol. in-16 de 352 p.... **3** fr. **50**

**Le Somnambulisme provoqué,** par le P[r] *Beaunis*. 1887, 1 vol. in-16.................................................. **3** fr. **50**

**Hypnotisme expérimental,** par le Dr *Luys*. 1880, 1 vol. in-16. **2** fr.

**Les Somnambules extra-lucides,** par *de Perry*. 1896, gr. in-8. **5** fr.

**Le Sommeil et l'Insomnie,** par le Dr *Marvaud*. 1881, in-8. **3** fr. **50**

**La Psychologie du Rêve au point de vue médical,** par *Vaschide* et *Piéron*. 1902, 1 vol. in-16 de 96 pages, cart............ **1** fr. **50**

**Le Monde des Rêves,** par *P. Max-Simon*. 1888, 1 vol. in-16. **3** fr. **50**

**Le Rêve prolongé,** par le Dr *Trenaunay*. 1901, in-8........ **2** fr. **50**

**La Mimique faciale,** par le Dr *Pautet*. 1900, gr. in-8....... **3** fr. **50**

**Le Rire et les Exhilarants,** par le Dr *Raulin*. 1900, in-8. **7** fr. **50**

**Psycho-physiologie,** par le Dr *Sigaud*. 1890, gr. in-8... **2** fr. **50**

**Fous et Bouffons,** par *P. Moreau*. 1885, 1 vol. in-16 ..... **3** fr. **50**

**La Folie érotique,** par le P[r] *B. Ball*. 1893, 1 vol. in-16......... **2** fr.

**Les Fétichistes,** par le Dr *Garnier*. 1895, 1 vol. in-16 ........ **2** fr.

**Anthropologie, Hygiène individuelle, Éducation physique**, par *R. Anthony, E. Dupré, P. Riblerre, G. Brouardel, M. Boulay, V. Morax* et *P. Lafeuille.* 1906, 1 vol. gr. in-8 de 299 p., avec 38 fig. . **6 fr.**

**L'Hygiène à l'École**, par le Dr *Collineau.* 1889, 1 vol in-16.... **2 fr.**

**Le Surmenage intellectuel** et les exercices physiques, par le Dr *Riant.* 1889, 1 vol. in-16 de 312 pages.............. **3 fr. 50**

**Hygiène du Cabinet de travail**, par le Dr *Riant.* 1883, 1 vol in-16 de 182 pages.......................................... **2 fr 50**

**Hygiène des Orateurs**, par le Dr *Riant.* 1888, 1 vol. in-16. **3 fr. 50**

**Hygiène de l'Ame**, par *E. de Feuchtersleben.* Introduction par le Dr *Huchard.* 1904, 1 vol. in-18 de VIII-351 pages ........... **3 fr. 50**

**Hygiène de l'Esprit**, par *Réveillé-Parise* et *Carrière* 1881, 1 vol. in-16 de 435 pages.......................................... **3 fr. 50**

**Les Exercices du Corps**, le développement de la force et de l'adresse, par *Couoreur.* 1889, 1 vol. in-16 de 351 pages, cart.......... **4 fr.**

**La Gymnastique à la Maison**, à la chambre et au jardin, par *Angerstein* et *Eckler.* 1891, 1 vol. in-16, 160 pages, 55 fig...... **2 fr.**

**La Gymnastique des Demoiselles**, par *Angerstein* et *Eckler.* 1892, 1 vol. in-16 de 160 pages, avec 50 figures................... **2 fr.**

**La Gymnastique**, par le Dr *Collineau.* 1884, 1 vol. in-8, de 824 pages avec 136 figures ............................................ **10 fr.**

**Comment devenir fort**, par *J. de Lerne.* 1904, 1 vol. in-18. **3 fr. 50**

**Du Perfectionnement de l'Homme**, par *J. de Lerne.* 1903, 1 vol. in-18 de 312 pages....................................... **3 fr. 50**

**Formulaire d'Hydrothérapie**, par le Dr *O. Martin.* 1900, 1 vol in-18 de 252 pages, avec figures, cartonné..................... **3 fr.**

**La Pratique de l'Hydrothérapie**, par le Dr *E. Duval.* Préface par le prof. *Peter.* 1891, 1 vol. in-16 de 360 p., cart.............. **5 fr.**

**Formulaire des Eaux minérales et de Balnéothérapie**, par le Dr *E. De La Harpe.* 2e *édition.* 1896, 1 vol. in-18, cart......... **3 fr.**

**Formulaire des Stations d'hiver et de Climatothérapie**, par le Dr *De la Harpe.* 1895, 1 vol in-18 de 300 pages, cartonné..... **3 fr.**

**La Santé par le Grand air**, par le Dr *Bonnard.* 1906, 1 vol. in-16 de 272 pages, avec 19 planches et figures ................. **3 fr. 50**

**Atmosphère et climats**, par *J. Courmont*, professeur, et *Ch. Lesieur*, agrégé à la Faculté de Lyon. 1906, 1 vol. gr. in-8 de 124 pages, avec 27 figures et 2 pl. coloriées................................ **3 fr.**

**Précis d'Analyse microbiologique des Eaux**, par le Dr *Roux.* 1892, 1 vol. in-18 de 494 pages, avec 73 figures, cartonné.......... **5 fr.**

**Tableaux synoptiques pour l'Analyse de l'Eau**, par *Goupil.* 1900, 2 vol. in-16, de 70 p., avec 10 fig., cart., chaque.......... **1 fr. 50**

**Chimie hydrologique**, par *J. Lefort.* 2e *édit.* 1875, 1 vol. in-8. **12 fr.**

**L'Eau potable**, par *Coreil*, directeur du Laboratoire municipal de Toulon 1896, 1 vol. in-16 de 359 pages, avec 136 fig., cart... **5 fr.**

**Les Eaux d'alimentation**, épuration, filtration, stérilisation, par *Guinochet.* 1898, 1 vol. in-16 de 370 p. avec 52 fig., cart. **5 fr.**

**Précis d'Ophtalmologie,** par le Dr *Terrien,* ophtalmologiste des hôpitaux de Paris. Préface du professeur *de Lapersonne.* 1908, 1 vol. in-8 de 600 pages, avec 271 figures, cart................... **12 fr.**

**Atlas manuel des Maladies externes de l'Œil,** par les Drs *Haab* et *A. Terson.* 2e *édition.* 1905, 1 vol. in-16 de 316 pages, avec 40 planches coloriées, relié maroquin souple, tête dorée.. ............. **16 fr.**

**Atlas manuel de Chirurgie oculaire,** par *O. Haab* et *A. Monthus,* chef de laboratoire de la Faculté de médecine de Paris. 1905, 1 vol in-16 de 270 pages avec 30 planches coloriées et 166 figures, relié maroquin souple, tête dorée ............................ **16 fr.**

**Précis d'Ophtalmologie journalière,** par les Drs *Puech* et *Fromaget.* 1900, 1 vol. in-18 de 368 pages, 32 figures, cart. ........ **5 fr.**

**Chirurgie oculaire,** par le Dr *A. Terson.* 1901, 1 vol. in-18 de 540 pages, avec 129 figures, cartonné................... . **7 fr. 50**

**Technique ophtalmologique,** anesthésie, antisepsie, instruments employés en chirurgie oculaire, par le Dr *A. Terson.* 1898, 1 vol. in-18 de 208 pages, avec 83 figures, cart......... ................ **4 fr.**

**Thérapeutique Oculaire,** par le Dr *Terrien.* 1899, 1 vol. in-16 de 96 pages, avec figures, cart ............................ **1 fr. 50**

**La Fatigue oculaire** et le surmenage visuel, par le Dr *L. Dor,* chef de laboratoire à la Faculté de Lyon. 1900, 1 vol in-16, cart. **1 fr. 50**

**La Pratique des Maladies des Yeux dans les Hôpitaux de Paris,** par *P. Lefert.* 1895, 1 vol. in-18 de 288 pages, cart........... **3 fr.**

**Traité des Maladies des Yeux,** par le Dr *Galezowski.* 3e *édition.* 1888, 1 vol in-8 de 1020 pages, avec 483 fig. . .... ...... **20 fr.**

**Pathogénie du Glaucome,** par *A. Terson.* 1907, in-8.... **2 fr. 50**

**La Granulation conjonctivale,** par le Dr *Elouy.* 1902, gr in-8, **3 fr.**

**Atlas manuel d'Ophtalmoscopie,** par les Drs *Haab* et *A. Terson.* 3e *édition.* 1901, 1 vol. in-16 de 276 p., avec 88 pl col , relié **15 fr.**

**Traité iconographique d'Ophtalmoscopie,** par le Dr *Galezowski* 1885, 1 vol. in-4 de 281 pages, avec 28 planches color , cart. **35 fr.**

**Iconographie ophtalmologique,** par le Dr *Sichel.* 1859, in-4, 840 pages, avec 80 planches coloriées.. ...... ......... **100 fr.**

**Atlas d'Ophtalmoscopie médicale,** par le Dr *Bouchut.* 1876, 1 vol. in-4, avec 14 pl. coloriées, comprenant 137 figures, cart..... **25 fr.**

**Examen de la Vision,** par le Dr *Redard.* 1880, in-8, 4 pl. col. **4 fr.**

**L'Examen de la Vision** devant les conseils de revision, par le Dr *Barthélemy.* 1889, 1 vol. in-16, 336 p , avec fig et pl. col **3 fr. 50**

**Hygiène de la Vue,** par les Drs *Galezowski* et *Kopff.* 1888, 1 vol. in-16 de 328 pages, avec 44 figures............ ............ **3 fr 50**

**Les Anomalies de la Vision,** par *Imbert.* 1889, 1 vol. in-16. **3 fr. 50**

**L'Acuité visuelle,** par le Dr *Bordier.* 1893, gr. in-8, 163 p.... **5 fr.**

**Échelles portatives des Caractères et des Couleurs,** par le Dr *Galezowski.* 2e *édition.* 1890, in-18, 38 planches, cart... **2 fr. 50**

**Échelles optométriques et chromatiques,** par le Dr *Galezowski.* 1888, in-8. 34 planches noires et col., cart........... .... **7 fr 50**

**L'Œil artificiel,** par *Coulomb.* 1905, gr. in-8, 152 p., 22 pl... **10 fr.**

**Histologie pathologique de l'Œil,** par *O. Parisotti.* 1905. 1 vol. gr. in-8 de 224 pages avec 20 planches coloriées, cartonné.. **16 fr.**

**Atlas d'Anatomie descriptive**, par le Dr *J. Sobotta*, professeur d'anatomie à l'Université de Wurzbourg. *Édition française*, par *Abel Desjardins*, chef de clinique à la Faculté de médecine de Paris. — I. Ostéologie, Arthrologie, Myologie. — II. Splanchnologie, Cœur. — III. Nerfs, Vaisseaux, Organes des sens 1907, 3 vol. de texte et 3 atlas gr. in-8, ensemble 1400 pages, avec 788 planches et photogravures, la plupart en couleurs Ouvrage complet. Les 6 vol cart .. **90** fr.

**Nouveaux Eléments d'Anatomie descriptive et d'Embryologie**, par *H. Beaunis* et *A. Bouchard*. 5e *édition*. 1894, 1 vol. gr. in-8 de 1072 p , avec 557 fig , la plupart coloriées, cart .... **25** fr.

**L'Anatomie sur le vivant, Guide pratique des repères anatomiques**, par *L. Bruandet*, professeur à l'École de médecine de Reims. 1906, 1 vol. in-8 de 108 pag., avec 42 figures, cart. .... .. **4** fr.

**Tableaux synoptiques d'Anatomie descriptive**, par le Dr *Boutigny*. 1906, 2 vol. gr. in-8 de 200 pages, cartonnés.... **10** fr.

**Aide-mémoire d'Anatomie à l'amphithéâtre et de Dissection**, par le professeur *P. Lefert*. 4e *édition* 1897, 1 vol in-18, cart. **3** fr.

**Aide-mémoire d'Anatomie et d'Embryologie**, par le professeur *P. Lefert*. 5e *édition* 1905, 1 vol. in-18 de 276 pages, cart.... **3** fr.

**Atlas d'Anatomie élémentaire**, par *E. Cuyer*. 1895, 1 atlas in-4 27 planches coloriées, découpées et superposées, cartonné... **40** fr.

**Atlas-Manuel d'Anatomie descriptive du Corps humain**, par le Dr *Prodhomme*. 1890, 1 vol in-18, avec 135 planches, cart. **10** fr.

**Anatomie et Physiologie animales**, par *Mathias Duval* et *P. Constantin*. 2e *édition*. 1894, 1 vol. in-8, 580 pages, avec 472 fig **6** fr.

**Le Corps humain**, structure et fonctions, par *E. Couvreur*. 1892, 1 vol. in-16 de 368 pages, avec 120 figures ...... . ..... **3** fr **50**

**Programmes, Epreuves pratiques et Questionnaire d'Anatomie et d'Histologie**, par *Hamonaide*. 1895, in-18 .. **1** fr. **50**

**Traité élémentaire de Physiologie**, par *Mathias Duval* et *E. Gley*, professeur agrégé à la Faculté de médecine de Paris. 9e *édition*, 1907, 1 vol in-8 de 800 pages, avec 250 figures ..... ....... **14** fr.

**Tableaux synoptiques de Physiologie**, par *Blaincourt*. 1904, 1 vol. gr in-8 de 171 pages, cart ................................ **5** fr.

**Aide-mémoire de Physiologie**, par le prof. *Paul Lefert*. 4e *édition*. 1896, 1 vol. in-18 de 312 pages, cartonné...... .. ..... **3** fr.

**Manipulations de Physiologie**, par *L. Frédéricq*. 1892, 1 vol. gr. in-8 de 283 pages, avec 191 figures, cartonné ........ ........ **10** fr.

**La Science expérimentale**, par *Claude Bernard*. 4e *édition*. 1906, 1 vol in-16 de 448 pages, avec 18 figures...... ..... **3** fr. **50**

**Précis d'Anatomie pathologique**, par les Drs *Achard* et *Loeper*, professeurs agrégés à la Faculté de médecine de Paris. 1908, 1 vol. petit in-8 de 525 pages, avec 312 fig. et 2 planches col., cart. **12** fr.

**Traité élémentaire d'Anatomie pathologique**, par *Coyne*, professeur à la Faculté de médecine de Bordeaux. 2e *édition*. 1903, 1 vol. in-8 de 1056 pages, avec 355 fig noires et coloriées . .... **15** fr.

**Atlas-manuel d'Anatomie pathologique**, par *O. Bollinger* et *Gouget*, professeur agrégé à la Faculté de médecine de Paris. 1902, 1 vol. in-16 avec 137 planches coloriées, relié maroquin souple.... **20** fr.

**Aide-mémoire d'Anatomie pathologique**, par le professeur *Paul Lefert*. 3e *édition* 1898, 1 vol. in-18 de 296 pages, cart... ... **3** fr.

**Tableaux synoptiques pour la Pratique des Autopsies**, par *Ch. Valéry*. 1982, 1 vol. in-16 de 71 p., avec 13 fig., cart... **1** fr **50**

**Atlas d'Anatomie topographique,** par le professeur *A. Schultze* *Edition française*, par le Dr *P. Lecène,* professeur agrégé à la Faculté de médecine de Paris. 1905, 1 vol. gr. in-8 de 180 pages, avec 70 pl. coloriées, cartonné........ **24** fr.

**Précis d'Anatomie topographique,** par le Dr *N. Rudinger. Édition française*, par *P. Delbet*. Introduction par le Pr *Le Dentu.* 1893, 1 vol. gr. in-8, 252 p. et 68 fig. noires et coloriees, cart............ **8** fr.

**Aide-mémoire d'Anatomie topographique,** par le professeur *Paul Lefert*. 1894, 1 vol. in-18 de 248 pages, cart ........... **3** fr.

**Tableaux synoptiques d'Anatomie topographique,** par le Dr *Boutigny*. 1900, 1 vol. gr. in-8, 176 p., 117 fig., cart....... **6** fr.

**Précis de Dissection des Régions,** par le Dr *Regnault*, 1904, 1 vol. in-8 de 176 pages, avec 50 planches coloriées................ **5** fr.

**Atlas-Manuel de Chirurgie opératoire,** par les Drs *Zuckerkandl* et *Mouchet*. 2e *édition*. 1899, 1 vol. in-16 de 268 pages, avec 271 fig. et 24 pl coloriées, relié maroquin souple, tête dorée........... **16** fr.

**La Chirurgie enseignée par la Stéréoscopie,** par les Drs *P. Camescasse* et *R. Lehman*, *260 stereoscopies sur verre en boîtes 45 × 107* — **Prix**.......................................... **260** fr.

*Chacune des dix opérations se vend séparément.*

I. Cure radicale de la hernie inguinale, 32 plaques........... **35** fr.
II. Hystérectomie vaginale, 29 plaques................... **32** fr.
III. Laparotomie pour lésion unilatérale, 17 plaques........ **20** fr.
IV. Curettage, 24 plaques........................... **26** fr.
V. Hystéropexie abdominale, 28 plaques................. **32** fr.
VI. Amputation du Sein, 20 plaques..................... **22** fr.
VII. Amputation de la jambe, 27 plaques................. **30** fr.
VIII. Appendicite, 34 plaques.......................... **38** fr.
IX. Lipomes, 24 plaques............................ **26** fr.
X. Hygroma sous tricipital, 25 plaques.................. **28** fr.

Prix de la brochure explicative de chaque opération....... **1** fr. **50**

**Guide des opérations courantes,** par les Drs *Camescasse* et *Lehman*. 1906, 1 vol in-18 de 172 p, avec 60 photogravures........... 5 fr.

**Guide Pratique de Technique opératoire,** par le Dr *Brault*, professeur à l'Ecole d'Alger. 1904, 1 vol. in-18 de 332 p., cart.... **3** fr.

**Tableaux synoptiques de Médecine opératoire,** par le Dr *Lavarède* 1900, 1 vol. gr. in-8 de 208 p., avec 150 figures, cart... **6** fr.

**La Pratique des Opérations nouvelles en Chirurgie,** par le Dr *Guillemain*. 1895, 1 vol, in-18 jésus de 350 pages, cart...... **5** fr.

**Aide-mémoire de Médecine opératoire,** par le professeur *Paul Lefert*. 2e *édition*. 1904, 1 vol. in-18 de 300 pages, cart........ **3** fr.

**Précis de Medecine opératoire,** par le Dr *Ed. Lebec,* chirurgien de l'Hôpital St-Joseph. 1885, 1 vol. in-18 de 468 p., avec 410 fig. **6** fr.

**Précis d'Opérations de Chirurgie,** par le professeur *J. Chauvel*. 3e *édition*. 1891, 1 vol. in-18 de 818 p., avec 350 fig, cart.... **9** fr.

**Aide-mémoire de Petite Chirurgie** et de thérapeutique chirurgicale, par le professeur *P. Lefert*. 1901, 1 vol. in-18, cart...... **3** fr.

**Atlas manuel des Bandages, Pansements et Appareils,** par le professeur *Hoffa*. *Edition française*, par *P. Hallopeau*. Préface de *M. Berger*, professeur à la Faculté de médecine de Paris. 1900, 1 vol. in-16 de 160 pages, avec 128 pl en couleur, relié ...... **14** fr.

**Dictionnaire de Médecine**, de chirurgie, de pharmacie et des sciences qui s'y rapportent, par *E. Littré* (de l'Institut). 21e *édition*, entièrement refondue par le Dr A. Gilbert, professeur de thérapeutique à la Faculté de médecine de Paris. 1908, 1 vol. gr. in-8 de 1842 pages a 2 col., avec 860 figures. **25** fr. Relié......... **30** fr.

Le *Dictionnaire de medecine de Littré* est certainement le plus grand succes de la librairie medicale de notre époque, et il s'explique non seulement par la valeur scientifique du livre, mais par la necessite, quand on lit ou qu'on écrit, d'avoir pour la recherche d'une etymologie ou d'une définition, un guide sûr et méthodique.

Ce *Dictionnaire* — dont l'étendue s'explique par sa comprehension même, puisqu'il embrasse à la fois les termes de médecine, de chirurgie, de pharmacie, des sciences qui s'y rapportent — presente dans des articles nécessairement très courts, mais substantiels, un résumé synthetique des connaissances actuelles sur les sujets qu'il embrasse.

*Cent soixante-quinze mille exemplaires* vendus de ce *Dictionnaire de medecine* sont le temoignage le plus eclatant de sa haute valeur et de sa grande utilité pour tous ceux qui veulent se tenir au courant des progres des sciences contemporaines.

**Guide du Médecin praticien**. Aide-mémoire de médecine, de chirurgie et d obstétrique, par le Dr *P. Guibal*, ancien interne des hôpitaux de Paris. 1903, 1 vol. in-18 de 676 p., avec 349 fig., cart. **7** fr. **50**

**Le premier Livre de Médecine**, manuel de propédeutique pour le stage hospitalier, par les Drs *Bouglé*, chirurgien des hôpitaux de Paris, et *Cavasse*, ancien interne des hôpitaux. 1897, 1 vol. in-18 jésus de 978 pages et figures, reliure peau souple, tête dorée.... **12** fr.

**Consultations médicales**, par le Dr *Huchard*, membre de l'Académie de médecine, 4e *édition*. 1906, 1 vol. in-8 de 712 pages .... **10** fr.

**Nouvelles Consultations médicales**, par le Dr *Huchard*. *Nouvelle édition*. 1906. 1 vol. in-8 de 684 pages.................... **10** fr.

**Clinique médicale de l'Hôtel-Dieu de Paris**, par les professeurs *Trousseau* et *Peter*. 10e *édition*. 1902, 3 vol. in-8, ensemble 2616 pages.................................. **32** fr.

**La Pratique journalière de la Médecine dans les Hôpitaux de Paris**, par *P. Lefert*. 1895, 1 vol. in-18 de 300 pages, cart . . **3** fr.

**Lexique-Formulaire des Nouveautés médicales**, par le professeur *Paul Lefert*. 1898, 1 vol. in-18 de 336 pages, cart......... **3** fr.

**Aide-memoire de Médecine hospitalière**, par le professeur *Paul Lefert* 1895, 1 vol. in-18 de 308 pages, cart................. **3** fr.

**Conférences pour l'Externat des hôpitaux,** par *J. Saulieu* et *A. Dubois*, internes des hôpitaux de Paris. *Anatomie*. 1901, 1 vol. gr. in-8 de 358 pages, avec 277 figures. ...................... **8** fr.

— *Pathologie et Petite Chirurgie*. 1901, 1 vol. gr. in-8 de 350 pages, avec 47 figures.......................................... **8** fr.

**Conférences de Médecine clinique pour l'Internat des Hôpitaux**, par *J. Saulieu* et *A. Dubois*. — T. I. *Tête, thorax, système nerveux*. 1902, 1 vol. gr. in-8 de 480 pages, avec 101 figures... **10** fr.

T. II. *Cou, appareils digestif et urinaire*. 1902, 1 vol. gr. in-8 de 480 pages, avec 122 figures.............................. **10** fr.

T. III. *Appareil génital, membres et maladies générales*. 1903, 1 vol. gr. in-8 de 480 pages, avec 84 figures. ................ **10** fr.

**Tableaux synoptiques de Médecine d'urgence**, par le Dr *Debussières*. 1902, 1 vol gr. in-8 de 184 pages, cart..... ........ **5** fr.

**Dictionnaire des Termes de Médecine**, par *De Merlo*. 2 vol. in-8.
*Anglais-Français*. 1899, 1 vol. in-8 de 396 pages, cart....... **8** fr.
*Français-Anglais*. 1899, 1 vol. in-8 de 243 pages, cart....... **6** fr.

**Le Carnet du Médecin**, formulaires, tableaux du pouls, de la respiration et de la température, tableaux d'analyses d'urines et de bactériologie, comptabilité. 1 cahier oblong cart, papier souple. **1** fr. **25**

**Guide pratique de l'Accoucheur et de la Sage-Femme,** par les Drs *Pénard* et *Abelin.* 9e *édition.* 1906, 1 vol. in-18 de 701 pages, avec 229 fig., cartonné........................................ **6 fr.**

**Atlas-Manuel d'Obstétrique,** par *Schaeffer. Édition française,* par le Dr *Potocki,* accoucheur des hôpitaux de Paris 1900, 1 vol. in-16 de 300 pages, avec 55 planches coloriées, relié................ **20 fr.**

**Tableaux synoptiques d'Obstétrique,** par les Drs *Saulieu* et *Lebief.* 1900, 1 vol. gr. in-8, avec 200 photographies, cart............ **6 fr.**

**Aide-mémoire d'Accouchements,** par le professeur *Paul Lefert.* 1898, 1 vol. in-18 de 286 pages, cartonné.................... **3 fr.**

**La Pratique obstétricale dans les hôpitaux de Paris,** par le prof. *P. Lefert.* 1896, 1 vol. in-18 de 288 pages, cart......... **3 fr.**

**Traité pratique des Accouchements,** par le Dr *A. Charpentier,* agrégé à la Faculté de médecine de Paris. 2e *édition.* 1889, 2 vol. gr. in-8 de 1100 pages, avec 752 fig. et 1 pl. col............... **30 fr.**

**Traité pratique de l'Art des Accouchements,** par *Naegelé* et *Grenser.* 2e *édition,* 1880, in-8, 800 pages, avec 207 fig...... **12 fr.**

**Cours d'Accouchements,** par le Dr *N. Charles.* 4e *édition.* 1903-1904. 2 vol. gr. in-8 de 1332 p. avec 398 figures............. **15 fr.**

**Manuel complet des Sages-Femmes,** par le Dr *C. Fournier,* prof. à l'Ecole de médecine d'Amiens, Préface par *M Maygrier,* agrégé à la Faculté de médecine de Paris. 1895, 4 vol. in-18, cart....... **12 fr.**

I — Anatomie, physiologie et pathologie 1 vol. 300 pages, 104 figures....... 3 fr.
II — Accouchement normal 1 vol., 279 pages, 84 figures ................. 3 fr.
III — Accouchement pathologique. 1 vol, 322 pages, 36 figures.............. 3 fr.
IV. — Nouvelles accouchées et nouveau-nés. 1 vol 308 pages, 36 figures...... 3 fr.

**Manuel de la Sage-Femme** et de l'élève sage-femme, par le Dr *F. Gallois.* 1886. 1 vol. in-18 de 640 pages, avec figures.... **6 fr.**

**Les Médications nouvelles en Obstétrique,** par le Dr *G. Keim,* 1908, 1 vol. in-16 de 84 pages, cart...................... **1 fr. 50**

**La Pratique des Accouchements chez les peuples primitifs,** par le Dr *Engelmann.* 1886, 1 vol. in-8, avec 83 figures......... **7 fr.**

**L'Accouchement spontané** rapide aux points de vue obstétrical et médico-légal, par le Dr *J Collet.* 1904, in-18 de 196 p..... **3 fr. 50**

**Pouvoir ocytocique du sucre,** par *Marquis.* 1904, gr. in-8. **2 fr. 50**

**Traitement du placenta praevia** par *Challaye.* 1904, gr. in-8. **6 fr.**

**Hygiène de la Grossesse,** par le Dr *Ad. Olivier.* 1891, 1 vol. in-18 de 340 pages, avec 30 figures............................ **3 fr. 50**

**Le Diagnostic de la Grossesse,** par le Dr *Bouchacourt.* Préface du Dr *Bonnaire,* agrégé à la Faculté de Paris. 1906, 1 vol. in-16 de 288 p......................................... **3 fr. 50**

**Guide pratique de la Femme enceinte,** par le Dr *Dumas.* 1902, 1 vol. in-16 de 92 pages, cartonné...................... **1 fr. 50**

**Atlas d'Anatomie Obstétricale,** par *J. Carbonelli.* Préface par le Prof. *Paul Bar,* 1905, 1 vol. in-4, avec 20 planches col.... **15 fr.**

**Iconographie pathologique de l'Œuf humain fécondé** dans ses rapports avec l'étiologie de l'avortement, par le Dr *Martin-Saint Ange.* 1884, in-4, 188 pages, 19 pl. coloriées, cart................. **35 fr.**

**Revue mensuelle de Gynécologie,** d'Obstétrique et de Pédiatrie, par le Dr *Pierra.* Prix de l'abonnement : France, 10 fr. Etranger **12 fr.**

**Leçons cliniques sur les Maladies des Voies urinaires,** professées à l'hôpital Necker, par le professeur *Félix Guyon.* 4e *édition.* 1903, 3 vol. gr. in-8, 1891 p., avec 146 fig. et 15 pl. .. **37 fr. 50**

**Consultations sur les Maladies des Voies urinaires,** par le Dr *G. de Rouville,* agrégé à Montpellier. Préface par le Dr *Tuffier.* 1903, 1 vol in-8 de 272 pages, avec 110 figures.............. **5 fr.**

**Maladies des Organes génito-urinaires** de l'homme et de la femme, par les Drs *Le Fur* et *A. Sredey.* 1907, 1 vol. gr. in-8 de 458 pages, avec 67 fig ........................................ **8 fr.**

**Chirurgie des Voies urinaires,** par le Dr *Ed. Chevalier.* 1899, 1 vol. in-16 de 360 pages, avec 85 fig., cart......................... **5 fr.**

**Maladies des Voies urinaires,** par le Dr *H. Picard,* 1893, 1 vol. in-18 .................................................... **5 fr.**

**La Pratique des Maladies des Voies urinaires** dans les hôpitaux de Paris, par *P. Lefert.* 1895, 1 vol. in-18 de 288 p., cart..... **3 fr.**

**La Pratique de la Chirurgie des Voies urinaires,** par le Dr *Delefosse.* 2e *édition.* 1887, 1 vol. in-18 de 585 pages....... **7 fr.**

**La Pratique de l'Antisepsie dans les Maladies des Voies urinaires,** par le Dr *Delefosse.* 1893, 1 vol. in-18 de 234 p....... **4 fr.**

**Le Rein mobile,** par le Dr *Legueu,* professeur agrégé à la Faculté de Paris. 1906, 1 vol. in-16, de 96 p., avec fig. cart.......... **1 fr. 50**

**Traité pratique des Maladies des Voies urinaires,** par le prof. *H. Thompson.* 2e *édit*, 1881, 1 vol. in-8 de 1051 p, avec 280 fig. **20 fr.**

**Leçons cliniques sur les Maladies des Voies urinaires,** par le professeur *H. Thompson.* 1889, 1 vol. in-8 de 876 p. et 148 fig. **12 fr.**

**Les Capsules surrénales,** par *R. Oppenheim.* 1902, gr. in-8. **4 fr.**

**Traitement chirurgical des Néphrites médicales,** par le Dr *A. Pousson.* 1904, 1 vol. in-16 de 96 pages, avec 7 figures, cart. **1 fr. 50**

**Le Cloisonnement vésical.** Applications au diagnostic des lésions rénales, par le Dr *F. Cathelin.* 1903, 1 vol. in-16 de 96 pages, 32 figures, cart................................................ **1 fr. 50**

**Les Injections épidurales** et leurs applications dans les maladies des voies urinaires, par le Dr *F. Cathelin.* 1903, gr. in-8, 232 pages, 32 figures.............................................. **8 fr.**

**Le Cancer latent de la Vessie,** par *Nicolas.* 1900, gr. in-8.. **4 fr.**

**La Vessie chez l'Enfant,** par le Dr *Mayet.* 1897, gr. in-8, 222 p. **5 fr.**

**De l'Uretérectomie,** par le Dr *Liaudet.* 1894, gr. in-8, 172 p.. **4 fr.**

**Cathétérisme des Uretères,** par le Dr *Imbert.* 1898, gr. in-8. **4 fr.**

**L'Urètre hypogastrique chez les Cystostomisés,** par le Dr *Delore.* 1898, gr. in-8, 164 pages.............................. **4 fr.**

**Chirurgie conservatrice dans le traitement des Rétentions rénales,** par le Dr *Verriere.* 1899, gr. in-8, 152 pages........ **4 fr.**

**La Blennorragie,** par *G. Colin.* 1907, 1 vol. in-18 de 268 p. **3 fr. 50**

**Blennorragie et Mariage,** par le Dr *L. Jullien,* chirurgien de Saint-Lazare 1898, 1 vol in-16 de 320 pages. ................ **3 fr. 50**

**La Blennorragie, formes rares et peu connues,** par *L. Jullien* 1906, in-8, 84 pages............................................ **2 fr.**

**La Blennorragie,** par le Dr *Dind.* 1903, 1 vol gr. in-8 de 254 p **4 fr.**

**Précis d'Hygiène publique,** par le Dr *Bedoin*. Introduction par le Pr *P. Brouardel*. 1891, 1 vol. in-18 de 321 pages et 70 fig., cart. **5 fr.**

**Guide pratique pour la désinfection,** par les Drs *Rosenau, Allan* et *Vidal*. 1905, 1 vol. in-18 de 394 pages avec 103 fig., cart....... **5 fr.**

**La Protection de la Santé publique,** par le Dr *Mosny*. 1904, 1 vol. in-16 de 96 pages, cartonné ........................ **1 fr. 50**

**Les Maladies évitables.** Prophylaxie, hygiène publique et privée, par le Dr *Georges J.-B. Baillière*. 1898, 1 vol. in-18, 248 p. **3 fr. 50**

**Hygiène et Assainissement des Villes,** par le D. *Fonssagrives*. 1874, 1 vol. in-8 de 568 pages.. ........................ **8 fr.**

**Les Poisons de l'Air,** par *N. Gréhant*. 1890, 1 vol. in-16. **3 fr. 50**

**Le Génie sanitaire,** par *L. Barré*. 1897, 2 vol. in-16 de 350 pages, cartonnés. I. *La maison salubre.* — *La ville salubre*, chaque. **4 fr.**

**Hygiène des Rues,** par *A. Yvert*. 1904. 1 v. in-18 de 344 p. **3 fr. 50**

**L'Emplacement de l'Habitation,** par le Dr *H. Bertin-Sans*. Préface par *P. Brouardel*. 1902, gr. in-8, 224 pages, avec 82 figures .. **5 fr.**

**Les Matériaux de construction,** par le Dr *H. Bertin-Sans*. 1904, 1 vol. gr. in-8 de 116 p., avec 22 figures.................... **3 fr.**

**Les Maisons d'habitation,** construction et aménagement, par *Corfield*. 1889, 1 vol. in-16 de 160 pages, avec 34 figures........ **2 fr.**

**L'Hygiène à Paris,** l'habitation du pauvre, par le Dr *Du Mesnil*. 1890, 1 vol. in-16 de 250 pages.... ........................ **3 fr. 50**

**Hygiène rurale,** par le Dr *R. Laffon*, 1904, 1 vol in-16 de 160 p. **2 fr.**

**Hygiène des voyageurs en chemin de fer,** par le Dr *Bénech*. 1902, 1 vol. in-18 de 123 pages. ........................ **2 fr.**

**Précis d'Hygiène industrielle,** par le Dr *F. Brémond*. 1893, 1 vol. in-18 de 284 pages, avec 122 figures.. ........................ **5 fr.**

**Hygiène des Professions et des Industries,** par le Dr *Layet*. 1875, 1 vol. in-12 de 560 pages........................ **5 fr.**

**Le Cuivre et le Plomb,** au point de vue de l'hygiène, par le prof. *A. Gautier*, membre de l'Institut. 1890, 1 vol. in-16 de 310 p. **3 fr. 50**

**Le Service de l'Assistance médicale** gratuite en France, par *E. Dupont*. 1901, in-8, 376 pages, avec figures et cartes....... **5 fr.**

**Les Nouvelles Institutions de Bienfaisance,** les dispensaires pour enfants malades, l'hospice rural, par le Dr *Fooille*. 1888, 1 vol. in-16 de 256 pages, avec 10 planches........................ **2 fr.**

**Les Hôpitaux,** construction et organisation, par le Dr *Cowles*. 1887, in-8, 60 pages, avec figures........................ **2 fr.**

**De l'Assistance publique et des Hôpitaux** jusqu'au XIXe siècle. par *Tollet*. 1890, 1 vol. in-4, avec figures et 32 planches...... **30 fr.**

**Les Hôpitaux modernes** au XIXe siècle, par *Tollet*. 1894, 1 vol. in-4 avec 228 fig et plans........................ **50 fr.**

**Les Édifices hospitaliers** depuis leur origine jusqu'à nos jours. 1892, 1 vol. in-folio avec 300 figures et plans. ................ **80 fr.**

**Les Cimetières,** au point de vue de l'hygiène et de l'administration, par *Bertoglio*. 1899, 1 vol. in-16 de 280 pages........... **3 fr. 50**

**Hygiène hospitalière,** par le Dr *Louis Martin*, médecin en chef de l'hôpital Pasteur. 1907, gr. in-8, 255 pages avec 44 figures . **6 fr.**

**Hygiène alimentaire**, par les Drs *Rouget* et *Dopter*. 1906, 1 vol. gr. in-8 de 320 pages........................................ 6 fr.

**Formulaire des Régimes alimentaires**, par le Dr *H. Gillet*, ancien interne des hôpitaux. 1897, 1 vol. in-18 de 316 p., cart....... 3 fr.

**Principes de diététique moderne**, par le Dr *H. Labbé*. 1904, 1 vol. in-18 de 334 pages.................................. 3 fr. 50

**Hygiène de la table**, par le Dr *Degoix*. 1 vol. in-16 de 160 p. 2 fr.

**Le Végétarisme et le Régime végétarien**, par le Dr *Contet*. 1902. 1 vol. in-18 de 160 pages.................................. 2 fr.

**La Table du Végétarien**, par *C. Schultze*. 3e *édition*. 1907, 1 vol. in-18 de 416 pages........................................ 4 fr.

**Le Régime de Pythagore. De la Sobriété.** Conseils pour vivre longtemps, par *Cornaro*. 1889. 1 vol. in-18 de 243 pages. 3 fr. 50

**Le Lait et le Régime lacté**, par le Dr *Malapert du Peux*. 1890, 1 vol. in-16 de 160 pages........................................ 2 fr.

**Les Boissons hygiéniques**, par *Zaborowski*. 1889, 1 vol. in-16. 2 fr.

**Guide pratique des Falsifications et altérations des substances alimentaires**, par *P. Breteau*, pharmacien-major de l'armée. Préface du professeur *Cazeneuve*. 1907, 1 vol. in-8 de 386 pages, avec 143 figures et 8 planches coloriées.............................. 7 fr.

**Les Substances alimentaires étudiées au microscope**, par le Pr *Macé*. 1891, 1 vol. in-8 de 500 pages, avec 402 figures et 24 planches coloriées........................................ 14 fr.

**Précis d'Analyse microscopique des Denrées alimentaires**, par *V. Bonnet*. 1890, 1 vol. in-18, avec 168 fig. et 20 pl cart... 6 fr.

**Tableaux synoptiques pour l'analyse des Conserves alimentaires**, par le Dr *C. Manget*. 1902, 1 vol. in-16, cart...... 1 fr 50

**Les Aliments. Analyse, expertise, valeur alimentaire**, par *A. Balland*, 1907, 2 vol in-8 de 940 pages, avec figures...... 20 fr.

**Dictionnaire des Falsifications** et des altérations des aliments, des médicaments, par *L. Soubeiran*. 1874, 1 vol. gr. in-8..... 14 fr.

**Tableaux synoptiques pour l'Analyse du Lait**, du beurre et du fromage, par *Goupil*. 1900, 1 vol. in-16 de 64 p., cart.. 1 fr. 50

**Le Lait.** Études chimiques et microbiologiques, par *Duclaux*, de l'Institut. 2e *édition*. 1894, 1 vol. in-16 de 360 pages. .... 3 fr. 50

**La Margarine et le Beurre artificiel**, par *Ch. Girard* et *de Brévans*. 1889, 1 vol. in-16 de 172 pages.............................. 2 fr.

**Tableaux synoptiques pour l'analyse des Farines**, par *Marion* et *Manget* 1901, 1 vol. in-16 de 72 p., avec 16 fig, cart 1 fr 50

**L'essai des Farines**, par *Cauvet*. 1888, in-16, 100 p., 74 fig. .. 2 fr.

**Tableaux synoptiques pour l'Analyse des Vins**, vinaigre, bière, cidre, par *Goupil*. 1900, 1 v. in-16, de 80 p, 10 fig., cart... 1 fr 50

**Sophistication et Analyse des vins**, par *A. Gautier*. 2e *édition*. 1891, 1 vol in-18 jésus de 356 pages, avec 4 pl. col., cart..... 6 fr.

**Les Vins sophistiqués**, par *Bastide*. 1889, 1 vol. in-16..... .. 2 fr.

**Tableaux synoptiques pour l'Inspection des Viandes**, par le Dr *C. Manget*. 1903, 1 vol. in-16 de 88 p, avec 17 fig., cart. 1 fr 50

**Les Champignons** dans leurs rapports avec la médecine et l'hygiène, par *Gautier*. 1 vol gr. in-8 de 508 p., avec 195 fig et 15 pl. 18 fr.

**Tableaux synoptiques des Champignons comestibles et vénéneux**, par le Dr *Manget*. 1903, 1 vol. in-16, avec 20 fig. col., cart. 3 fr.

ENVOI FRANCO CONTRE UN MANDAT SUR LA POSTE

**Traité de Pathologie exotique,** publié sous la direction de MM. *Ch. Grall,* inspecteur du service de santé des troupes coloniales, et *Clarac,* directeur de l'école du service de santé des troupes coloniales. 1908, 8 vol. in-8, avec fig. Prix de souscription........ .... **50** fr.

**Maladies exotiques,** par les Drs *Netter, Mosny, Thoinot, Wurtz, Vaillard,* etc. 1906, 1 vol. gr. in-8 de 439 pages, avec 29 figures.. **8** fr.

**Traité des Maladies des Pays chauds,** par le Dr *J. Brault,* professeur à l'Ecole de médecine d'Alger. 1900, 1 vol. gr. in-8 de 930 p. **10** fr.

**Paludisme et Trypanosomiase,** par le Dr *A. Laveran,* membre de l'Institut. 1908, 1 vol. gr. in-8 de 128 pages et 13 figures. **2** fr. **50**

**Thérapeutique du Paludisme,** par les Drs *Burot* et *Legrand,* médecins principaux de la marine. 1897, 1 vol. in-16........... **3** fr. **50**

**Moustiques et Fièvre jaune,** par *A. Chantemesse,* professeur à la Faculté de médecine de Paris. 1905, 1 vol. in-16, cart.... **1** fr. **50**

**Mouches et Choléra,** par les Drs *Chantemesse* et *Borel.* 1906, 1 vol. in-16 de 96 pages, cart............................... **1** fr. **50**

**La Fièvre typhoide dans les Pays chauds,** par le Dr *Crespin,* professeur à l'École de médecine d'Alger. 1901, 1 vol. in-8.... **5** fr.

**Le Béribéri,** par *Dubruel.* 1906, gr. in-8, 160 pages........... **4** fr.

**Hygiène coloniale,** par *Alliot, Clarac, Fontoynont, Kermorgant, Marchoux, Noc, Ed.* et *Et. Sergent, Simond, Wurtz.* 1907, 1 vol. gr. in-8 de 550 pages, avec 3 pl. et 69 fig. noires et coloriées.......... **12** fr.

**Hygiène des Colons,** par le Dr *Reynaud,* médecin en chef des Colonies. 1903, 1 vol. in-18 de 406 pages, avec fig., cart................ **5** fr.

**Hygiène des Établissements coloniaux,** par le Dr *Gustave Reynaud.* 1903, 1 vol. in-18 de 412 pages, avec fig , cart.......... ... . . **5** fr.

**Hygiène et Prophylaxie des Maladies dans les Pays chauds,** l'Afrique française, par le Dr *J. Brault.* 1899, gr. in-8, 157 p... **4** fr.

**La Réglementation de la défense sanitaire,** par le Dr *Toy.* 1905, 1 vol. gr. in-8 de 474 p., avec fig.................. **10** fr.

**Hygiène de l'Indo-Chine.** par le Dr *Ch. Grall.* 1908, 1 vol. gr. in-8 de 483 pages, avec 4 planches et 73 figures................ **12** fr.

**Hygiène et médecine au Maroc,** par *Raynaud.* 1902, gr. in-8. **5** fr.

**Madagascar,** par le Dr *Lemure.* 1896, gr. in-8................. **3** fr.

**Le Paludisme au Sénégal,** par *Thiroux* et *d'Anfreville.* 1908, in-8. **5** fr.

**Hygiène militaire,** par *J. Rouget* et *Ch. Dopter,* professeurs agrégés au Val-de-Grâce. 1907, 1 vol. gr. in-8 de 348 p., avec 69 fig. **7** fr. **50**

**Traité d'Hygiène militaire,** par le Dr *Morache,* médecin inspecteur de l'armée. 2e *édition.* 1886, 1 vol. in-8 de 936 p., avec 173 fig. **15** fr.

**Manuel du Médecin militaire,** par le Dr *A. Coustan,* médecin-major de 1re classe. 1897, 3 vol. in-18 de 300 pages, cart............ **9** fr.

I. Aide-mémoire de Médecine militaire. Maladies et épidemies des armées. **3** fr.
II Aide-mémoire de Chirurgie militaire. 1 vol. in-18, cart .. ..... .. **3** fr.
III. Aide-mémoire de Chirurgie de guerre. 1 vol. in-18, cartonné...... . **3** fr.

**Aide-mémoire de l'examen de Médecin auxiliaire,** par le professeur *P. Lefert.* 1896, 1 vol. in-18, cartonné................ **3** fr.

**La Vie du Soldat, au point de vue de l'Hygiène,** par le Dr *Ravenez.* 1889, 1 vol in-16 de 375 pages, avec figures......... **3** fr. **50**

**Hygiène navale,** par *Duchateau, Jan* et *Planté,* médecin en chef de la marine. 1906, 1 vol. gr. in-8 de 356 pages, avec fig. et pl. **7** fr. **50**

**La Profession médicale au commencement du XX^e siècle**, par *P. Brouardel*. 1903, 1 vol. in-18 de 230 pages.............. 3 fr. 50
**Histoire des Sciences médicales**, par *Ch. Daremberg*. 1870, 2 vol. in-8 .. ........ .. .. .... ........ .. 20 fr.
**Précis de l'Histoire de la Médecine**, par le Dr *Bouillet*. Introduction par le prof *Laboulbène*. 1888, 1 vol. in-8 de 366 p .. .... 6 fr.
**Histoire de la Chirurgie française au XIX^e siècle**, par le Dr *J. Rochard*. 1875, 1 vol. in-8 de 809 pages.............. . 12 fr.
**La Médecine à travers les siècles**, Histoire et philosophie, par *Guardia*. 1865, 1 vol in-8 de 800 pages ............ . 10 fr.
**Lettres philosophiques et historiques sur la Médecine au XIX^e siècle**, par le Dr *Renouard*. 1861, 1 vol. in-8, 240 p.. 3 fr 50
**Histoire de la Faculté de Médecine de Paris**, par le Dr *Corlieu*. 1896, 1 vol. in-4 avec album de 130 portraits, cart... 100 fr.
**Médecine vieille et Médecine nouvelle**, par le professeur *Semmola*. 1881, in-8, 109 pages . . . . . . . . . ... . 2 fr. 50
**Œuvres complètes d'Hippocrate**, traduction par *E. Littré*, avec le texte grec en regard. 1839-1841, 10 vol. in-8 .... .. .. . 100 fr.
**Œuvres d'Oribase**, texte grec, traduit en français, et annoté par *Daremberg*. 1876, 6 vol in-8 ....... .................. .. 72 fr.
**Œuvres de Rufus d'Ephèse**, traduites en français, par *Ch. Daremberg* et *Emile Ruelle*. 1880, 1 vol gr in-8 de 678 pages....... 12 fr.
**Œuvres anatomiques, physiologiques et médicales de Galien**, traduites par *Ch. Daremberg*. 1854-1857, 2 vol. in-8....... .. 20 fr.
**Œuvres complètes d'Ambroise Paré**, accompagnées de notes, par *Malgaigne* 1840, 3 vol. in-8 avec fig... .............. . 36 fr.
**Médecine et Mœurs de l'ancienne Rome, d'après les poètes latins**, par le Dr *Dupouy*. 1891, 1 vol. in-16 de 432 p..... 3 fr. 50
**La Médecine grecque**, par *Tsintsiropoulos* 1892, 1 vol. in-8.. 4 fr.
**L'Ecole de Salerne.** Traduction en vers français, par *Ch. Meaux Saint-Marc*, avec le texte latin 1888, 1 vol in-18 de 600 p ... 7 fr.
**Lettres de Gui Patin**, *édition Réveillé-Parise* 1846, 3 vol in-8. 12 fr.
**La Médecine au temps d'Henri IV**, par le Dr *Minvielle*. 1903, 1 vol. in-16 de 203 pages ........................ 3 fr 50
**L'Obstétrique au XVII^e et au XVIII^e siècle**, par le Dr *Placet*. 1892, in-8, 190 pages, avec 8 planches..................... 6 fr.
**L'Obstétrique en Occident pendant le Moyen âge et la Renaissance**, par le Dr *Audureau*. 1892, gr. in-8, 194 p. 7 fr. 50
**Laënnec**, par le Dr *H. Saintignon*. 1904, 1 vol. in-18 ..... 7 fr. 50
**Récamier et ses Contemporains**, par le Dr *P. Triaire*. 1899, 1 vol. in-8 de 450 pages, avec 1 portrait. ........................ 10 fr.
**Scènes de la Vie médicale**, par *Cyr*. 1888, 1 vol. in-16 .. 3 fr. 50
**Les Charlatans de la Médecine**, par le Dr *Saint Aurens*. 1904, 1 vol. in-18 de 245 pages ...... . ......... ........... 3 fr. 50
**La Médecine et les Médecins**, par *L. Peisse*. 1857, 2 v. in-16. 7 fr
**La Médecine et les Religions**, par *P. Bruzon*. 1904, 1 vol. in-18 de 330 pages.............. ..... ........ ... ........ 3 fr. 50
**Le Roman scientifique d'Emile Zola**. *La médecine et les Rougon-Macquart*, par *Martineau*. 1907, 1 vol in-18 de 260 pages 3 fr. 50
**La Vie médicale d'autrefois**, par le Dr *J Roger*. 1907, 1 vol. gr. in-8 de 230 p., avec gravures et fac-similé..... ........... 10 fr.
**Principes de Philosophie positive**, par *Auguste Comte* et *Littré* (de l'Institut). 1890, 1 vol. in-16 de 268 pages . . ........ 3 fr. 50

**Le Conseiller médical des Familles.** Traité pratique de médecine domestique, par le Dr *Siebert*. 1907, 1 vol. gr. in-8 de 774 pages, avec 388 fig. et 51 planches en couleurs. Cart ... 25 fr.

| | | |
|---|---|---|
| 1 | *Structures et fonctions du corps humain avec 10 planches coloriées* | 3 fr. » |
| 2 | *Causes et signes des maladies* | 2 fr. 50 |
| 3 | *Maladies infectieuses* | 1 fr. 50 |
| 4 | *Maladies de la bouche, des dents, de la gorge et du nez* | 2 fr. » |
| 5 | *Maladies des poumons* | 2 fr. » |
| 6 | *Maladies du cœur* | 2 fr. » |
| 7 | *Maladies du sang, de la nutrition et des reins* | 2 fr. » |
| 8. | *Maladies de l'estomac et de l'intestin* | 1 fr. 50 |
| 9 | *Maladies de la peau* | 2 fr. 50 |
| 10 | *Maladies des yeux et des oreilles* | 1 fr. 50 |
| 11 | *Maladies nerveuses et mentales* | 2 fr. » |
| 12 | *Maladies des enfants* | 2 fr. » |
| 13 | *Maladies chirurgicales.* | 3 fr. 50 |
| 14 | *Hygiène.* | 2 fr. 50 |
| 15 | *Premiers secours* | 1 fr. 50 |

**Dictionnaire de Médecine domestique,** comprenant la médecine usuelle, l'hygiène journalière, la pharmacie domestique, par le Dr *Paul Bonami*. 1896, 1 vol. gr. in-8 de 950 pages à deux colonnes, avec 702 figures. Broché, **16** fr — Cartonné ... **18 fr.**

**Nouvelle Médecine des familles,** à la ville et à la campagne. Remèdes sous la main, premiers soins avant l'arrivée du médecin, art de soigner les malades, par le Dr *A. de Saint-Vincent*. 14e *édition*. 1905, 1 vol. in-18 de 462 pages, avec 129 figures, cartonné. **4 fr.**

**Médecine domestique.** Accidents et premiers secours. Pharmacie domestique, par *H. George*. 1905, 1 vol. in-16 de 338 p., cart **4 fr.**

**Guide pratique de l'Infirmière et de l'Infirmier,** par les Drs *Abadie* et *Glatard*. Préface du professeur *Forgue* 1908, 1 vol. in-18 de 269 pages, avec 117 figures, cartonné ... **4 fr.**

**Manuel des Infirmières,** par le Dr *Vincent*. 1901, 3 vol. in-16, avec 534 figures, cartonné ... **18 fr.**

**Guide de la garde-malade,** par *Monteuuis*. 1891, 1 vol. in-16 de 176 p. avec fig ... **2 fr.**

**Les Infirmières** en Angleterre et en France, par le Dr *Blatin*. 1905, 1 vol. in-16 de 276 pages ... **3 fr 50**

**Premiers secours en cas d'Accidents et d'Indispositions subites,** par *Ferrand* et *Delpech*. 5e *édition*. 1904, 1 vol. in-16 de 356 pages, avec 113 figures, cartonné... **4 fr**

**Premiers secours aux Malades et aux Blessés,** par *Osborn*. 1894, 1 vol. in-16 de 160 pages, avec fig ... **2 fr.**

**Secours aux Noyés. Asphyxiés et Blessés.** Organisation du service à Paris, par *Damico*. 1895, gr. in-8, 186 pages. ... **3 fr 50**

**Hygiène des Gens du monde,** par *Donné*. 1 vol in-16.. **3 fr. 50**

**Hygiène des Familles,** par *Corlieu*. 1890, 1 vol. in-16.. **3 fr 50**

**Hygiène de la Toilette,** par le Dr *Degoix*. 1891, 1 vol in-16 . **2 fr.**

**Maladies et Médicaments à la mode,** par le Dr *Degoix*. 1890, 1 vol. in-16 de 214 pages ... **2 fr.**

**Manuel du Pédicure,** par *Galopeau*. 1878, 1 vol. in-32... **2 fr.**

**Les Préjugés en médecine et en hygiène,** par le Dr *Brémond*. 1892, 1 vol in-16 de 160 pages ... **2 fr.**

**L'Art d'éviter les Maladies contagieuses mis à la portée de tous,** par le Dr *Trétrop*. 1905, 1 vol. in-18 de 236 pages... **3 fr.**

**Nouveaux éléments de Pharmacie,** par *Andouard,* professeur à l'Ecole de médecine de Nantes. 6e *édition.* 1905, 1 vol. gr. in-8 de 1168 pages, avec 225 figures, cartonné.................... **24** fr.

**Aide-mémoire de Pharmacie,** vade-mecum du pharmacien à l'officine et au laboratoire, par *E. Ferrand.* 5e *édition.* 1891, 1 vol. in-18 jésus de 852 pages, 168 figures, cartonné.................... **8** fr.

**Memento pharmaceutique.** Médicaments usuels, analyses bactériologiques et chimiques, empoisonnements, renseignements pratiques, par *A. Cartaz.* 1905, 1 vol. in-18 de 288 pages, cart.... **3** fr.

**Manuel de l'Etudiant en Pharmacie,** par *Ludovic Jammes,* pharmacien de 1re classe. 1892-1905, 10 volumes in-18 de 300 pages, illustrés de figures, cartonnés.................... **30** fr.

**Aide-mémoire d'Analyse chimique et de Toxicologie.** 1 vol. in-18, cart. **3** fr.
**Aide-mémoire de Botanique** 1 vol in-18, cart.................... **3** fr.
**Aide-mémoire de Chimie.** 1 vol in 18, cart.................... **3** fr.
**Aide-mémoire d'Essais et de Dosages** 1 vol. in-18, cart.................... **3** fr.
**Aide-mémoire d'Hydrologie et de Minéralogie,** 1 vol. in-18, cart....... **3** fr.
**Aide-memoire de Matière médicale** 1 vol in 18, cart.................... **3** fr.
**Aide-mémoire de Micrographie et de Zoologie.** 1 vol. in-18, cart....... **3** fr.
**Aide-memoire de Pharmacie chimique.** 1 vol. in-18, cart.................... **3** fr.
**Aide-mémoire de Pharmacie galenique** 1 vol. in 18, cart.................... **3** fr.
**Aide mémoire de Physique.** 1 vol. in-18, cart.................... **3** fr.

**Aide-mémoire de l'Examen de validation de stage,** par *Léon Feltz.* 2e *édition.* 1902, 1 vol. in-18 de 302 pages, cart........ **3** fr.

**Hygiène du Pharmacien,** par *A. Pannetier.* 1896, in-8... **3** fr. **50**

**Traité de Pharmacologie et de Matière médicale,** par *J. Hérail,* professeur à l'Ecole de médecine d'Alger. 1901, 1 vol. in-8 de 896 p., avec 484 figures.................... **12** fr.

**Aide-mémoire de Pharmacologie et de Matière médicale,** par *Paul Lefert.* 1894, 1 vol. in-18 de 288 p., cart.................... **3** fr.

**Eléments de Botanique médicale,** par *Moquin-Tandon.* 4e *édition.* 1894, 1 vol. in-8, avec 128 figures, cartonné.................... **4** fr.

**Nouveau dictionnaire des Plantes médicinales,** par *Héraud.* 3e *édition.* 1895, 1 vol. in-18 de 650 pages, avec 294 fig., cart. **7** fr.
*Edition in-8, avec figures coloriees, cartonné*.................... **20** fr.

**Manuel des plantes médicinales,** coloniales et exotiques, par *H. Bocquillon-Limousin.* 1905, 1 vol. in-18 de 314 p., cart..... **3** fr.

**Guide de l'Herboriste,** par *Reclu.* 1905, 1 vol. in-18 de 245 p., avec 52 figures, cartonné.................... **3** fr.

**Manipulations de Botanique médicale et pharmaceutique,** par *Hérail* et *Bonnet.* Préface par le professeur *G. Planchon.* 1891, 1 vol. gr. in-8, 320 pages, avec 223 figures et 36 pl. col., cart..... **20** fr.

**Nouveaux élements d'Histoire naturelle médicale,** par *Cauvet.* 3e *édition.* 1885, 2 vol. in-18 jésus avec 822 figures........ **12** fr.

**Aide-mémoire d'Histoire naturelle médicale,** par le professeur *P. Lefert.* 1894, 1 vol. in-18 de 288 pages, cartonné.......... **3** fr.

**Nouveaux élements de Matière médicale,** par *Cauvet.* 1886-1887, 2 vol. in-18 jésus, ensemble 1750 pages, avec 701 fig........ **15** fr.

**Traité élémentaire de Botanique,** par *L. Courchet,* professeur à l'Ecole de pharmacie de Montpellier. 1898, 2 vol. in-8 de 1320 pages, avec 514 figures.................... **18** fr.

**Atlas colorié des Plantes usuelles,** par *C. Hofmann* et *E. Perrot* professeur à l'Ecole supérieure de pharmacie de Paris...... **30** fr.

ENVOI FRANCO CONTRE UN MANDAT SUR LA POSTE

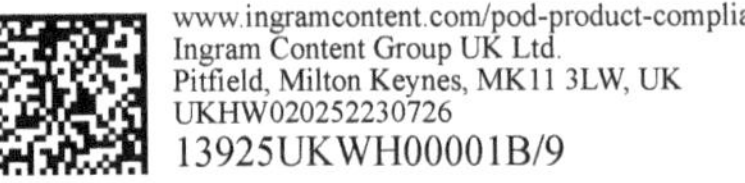

www.ingramcontent.com/pod-product-compliance
Ingram Content Group UK Ltd.
Pitfield, Milton Keynes, MK11 3LW, UK
UKHW020252230726
13925UKWH00001B/9